P. Drings, I. Vogt-Moykopf (Hrsg.)
Thoraxtumoren, 2. Auflage

Springer
*Berlin
Heidelberg
New York
Barcelona
Budapest
Hongkong
London
Mailand
Paris
Singapur
Tokio*

P. Drings, I. Vogt-Moykopf (Hrsg.)

Thoraxtumoren

Diagnostik – Staging –
gegenwärtiges Therapiekonzept

Zweite, völlig neubearbeitete Auflage

Mit 230 Abbildungen und 95 Tabellen

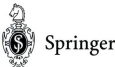

Springer

Prof. Dr. P. Drings
Abteilung Innere Medizin/Onkologie
Thoraxklinik Heidelberg-Rohrbach
der Landesversicherungsanstalt Baden
Amalienstr. 5
69126 Heidelberg

Prof. Dr. I. Vogt-Moykopf
Ziegelhäuser Landstraße 65
69117 Heidelberg

ISBN 3-540-63807-5 2. Auflage
Springer Verlag Berlin Heidelberg New York

ISBN 3-540-53186-6 1. Auflage Springer Verlag Berlin Heidelberg New York

Die Deutsche Bibliothek – CIP-Einheitsaufnahme
Thoraxtumoren : Diagnostik – Staging – gegenwärtiges Therapiekonzept / Peter Drings ;
I. Vogt-Moykopf (Hrsg.). – Berlin ; Heidelberg ; New York ; Barcelona ; Budapest ; Hongkong ;
London ; Mailand ; Paris ; Singapur ; Tokio : Springer 1998
ISBN 3-540-63807-5

Dieses Werk ist urheberrechtlich geschützt. Die dadurch begründeten Rechte, insbesondere die der Übersetzung, des Nachdrucks, des Vortrags, der Entnahme von Abbildungen und Tabellen, der Funksendung, der Mikroverfilmung oder der Vervielfältigung auf anderen Wegen und der Speicherung in Datenverarbeitungsanlagen, bleiben, auch bei nur auszugsweiser Verwertung, vorbehalten. Eine Vervielfältigung dieses Werkes oder von Teilen dieses Werkes ist auch im Einzelfall nur in den Grenzen der gesetzlichen Bestimmungen des Urheberrechtsgesetzes der Bundesrepublik Deutschland vom 9. September 1965 in der jeweils geltenden Fassung zulässig. Sie ist grundsätzlich vergütungspflichtig. Zuwiderhandlungen unterliegen den Strafbestimmungen des Urheberrechtsgesetzes.

© Springer Verlag Berlin Heidelberg 1991, 1998
Printed in Germany

Die Wiedergabe von Gebrauchsnamen, Handelsnamen, Warenbezeichnungen usw. in diesem Werk berechtigt auch ohne besondere Kennzeichnung nicht zu der Annahme, daß solche Namen im Sinne der Warenzeichen- und Markenschutz-Gesetzgebung als frei zu betrachten wären und daher von jedermann benutzt werden dürften.

Produkthaftung: Für Angaben über Dosierungsanweisungen und Applikationsformen kann vom Verlag keine Gewähr übernommen werden. Derartige Angaben müssen vom jeweiligen Anwender im Einzelfall anhand anderer Literaturstellen auf ihre Richtigkeit überprüft werden.

Umschlaggestaltung: de'blik, Berlin
Satz: Mitterweger, Plankstadt
Zeichner: P. Lübke, Wachenheim
SPIN 10558225 19/3133 – 5 4 3 2 1 0 – Gedruckt auf säurefreiem Papier

Vorwort zur zweiten Auflage

Nachdem die 1. Auflage unseres Buches eine positive Aufnahme fand, halten wir jetzt eine überarbeitete 2. Fassung für notwendig. In den vergangenen 6 Jahren wurden weitere diagnostische und therapeutische Verfahren in die Routine einbezogen, das Konzept der multimodalen Therapie erlebte besonders bei den nichtkleinzelligen Lungenkarzinomen seinen Durchbruch.

Das Kapitel über Ätiologie und Epidemiologie des Lungenkarzinoms wurde vollkommen neu gefaßt. Die verschiedenen biologischen und klinischen Eigenschaften der Lungentumoren werden bezüglich ihrer prognostischen Relevanz ausführlicher als bisher diskutiert. Die aktuelle Klassifikation der Lungentumoren der UICC (Union Internationale Contre la Cancer) aus dem Jahre 1996 wird in einem besonderen Kapitel gewürdigt. Besonders die Entwicklung der verschiedenen bildgebenden Verfahren findet ihren Niederschlag in 4 verschiedenen Beiträgen zur konventionellen Röntgendiagnostik, Computertomographie, Magnetresonanztomographie und Positronenemissionstomographie. Alle Kapitel zur Therapie der Lungenkarzinome wurden im Hinblick auf die Multimodalität der Behandlung neu gefaßt. Der sog. Lungenrundherd, seltene maligne Lungentumoren, das Karzinoid, die gutartigen Lungentumoren und die Trachealtumoren werden in separaten Kapiteln besprochen. Neu aufgenommen wurden ebenfalls Beiträge über primäre und sekundäre Tumoren des Herzens, des Perikards und Zwerchfells sowie die Behandlung des Chylothorax. Die Therapie der Mediastinaltumoren wurde vollständig neu konzipiert, der Buchteil über die Lungenmetastasenbehandlung durch einen Beitrag über Malignome im Kindesalter ergänzt.

Somit stellt die 2. Auflage eine wesentlich erweiterte und aktualisierte Fassung des ersten Buches dar. Wie in der vorangegangenen Auflage stellen Spezialisten der Thoraxklinik Heidelberg-Rohrbach der LVA Baden und des Tumorzentrums Heidelberg-Mannheim unter Einbeziehung von Autoren aus auswärtigen Kliniken und Instituten, mit denen eine wissenschaftliche Kooperation besteht, ihr gemeinsames Konzept vor. Drei Thoraxchirurgen in leitender Stellung, die Kollegen Privatdozent Dr. D. Branscheidt, Privatdozent Dr. H. Toomes und Prof. Dr. D. Zeidler sind aus der Rohrbacher Klinik hervorgegangen. Die Kollegen L. Latzke, Dr. S. Ott, Dr. W. Richter, Dr. P. Schneider und S. Trainer erscheinen im Mitarbeiterverzeichnis unter ihrer neuen Adresse. Sie waren ebenfalls vorübergehend Mitarbeiter der Thoraxklinik.

Die Begriffe Lungenkarzinom und Bronchialkarzinom werden gegenwärtig synonym verwendet. Dies findet auch in verschiedenen Beiträgen seinen Niederschlag.

Herrn Victor P. Oehm sowie Frau Michaela Mallwitz, Frau Sabine Scheffler, Frau Lindrun Weber, Herrn Lothar Picht und Herrn J. Sydor vom Springer-Verlag danken wir für Beratung, Hilfestellung und Geduld bei der Gestaltung des Manuskripts.

Wenn es uns gelingen sollte, dem Leser die Erkenntnis zu vermitteln, daß eine moderne und angemessene Therapie der Thoraxtumoren nur in einem interdisziplinären Konzept durch gleichberechtigte Partner erfolgen kann, würden wir dieses Buch als Erfolg bezeichnen dürfen.

Heidelberg, im Juni 1998   P. DRINGS und I. VOGT-MOYKOPF

Vorwort zur ersten Auflage

Das Bronchialkarzinom ist einer der häufigsten Tumoren in den Industrieländern und deshalb von großer klinischer und sozialer Bedeutung. Seine Klassifikation, Diagnose und Therapie steht im Mittelpunkt unseres Buches. Die modernen bildgebenden Verfahren, die prätherapeutische Funktionsdiagnostik und Untersuchungen zur Bestimmung sog. prognostischer Faktoren werden eingehend erläutert. Das derzeitige Behandlungskonzept wird aus der Sicht der Chirurgie, der Radiotherapie und der internistischen Onkologie diskutiert. Dabei wird auch die Bedeutung von Therapiestudien ausführlich gewürdigt.

Neben dem Bronchialkarzinom als häufigstem Thoraxtumor befaßt sich das Buch auch mit der außerordentlich heterogenen Gruppe der primären und sekundären Pleuratumoren. Die besondere Situation der Mediastinaltumoren wird in Kapiteln zur pathologischen Anatomie unter Berücksichtigung der malignen Lymphome sowie zur Diagnostik und interdisziplinären Therapie erörtert. Schließlich werden vor dem Hintergrund umfangreicher eigener Erfahrungen die Möglichkeiten der operativen Therapie von Lungenmetastasen diskutiert. Denn auch, wenn die Metastasierung eines Tumors in die Lungen dessen Generalisierung bedeutet und damit zunächst die medikamentöse Therapie im Vordergrund steht, kann nach derzeitigem Wissen eine ergänzende oder alleinige chirurgische Therapie indiziert sein.

Die Bedeutung der Lebensqualität für die Patienten unter der Tumortherapie, die Probleme der Therapiefolgen, der Nachsorge und der Rehabilitation finden ihre Würdigung in abschließenden Beiträgen.

Die Spezialisten der Thoraxklinik Heidelberg, die als großes interdisziplinäres Zentrum Patienten mit Lungen-, Pleura- und Mediastinaltumoren betreut, tragen in diesem Buch unter Einbeziehung von Autoren aus anderen Kliniken und dem benachbarten Ausland ihr gemeinsames Konzept vor.

Dieses Buch möchte dem Leser die Erkenntnis vermitteln, daß eine moderne, dem Patienten angemessene Therapie der Thoraxtumoren nur in interdisziplinärer Zusammenarbeit garantiert werden kann.

Heidelberg P. DRINGS und I. VOGT-MOYKOPF

Inhaltsverzeichnis

1	**Primäre Lungentumoren**............................	1
1.1	Pathologie der Lungentumoren (K.-M. Müller, A. Fisseler-Eckhoff)..................	3
1.2	Ätiologie und Epidemiologie des Lungenkarzinoms (H. Becher, J. Wahrendorf)........................	35
1.3	Molekularbiologische Faktoren und deren prognostische Relevanz bei nichtkleinzelligen Lungentumoren (M. Volm, J. Mattern)...............................	49
1.4	Prognostische Faktoren und Therapiestrategie beim kleinzelligen und nichtkleinzelligen Bronchialkarzinom (M. Wolf, K. Havemann)............................	63
1.5	Tumormarker – ihre Bedeutung für Diagnostik und Verlaufskontrolle des Bronchialkarzinoms (W. Ebert, T. Muley)...............................	81
1.6	Staging des Lungenkarzinoms (P. Hermanek, H. Bülzebruck)......................	97
1.7	Strategie der Diagnostik und des Stagings (P. Drings)...	118
1.8	Röntgendiagnostik des Bronchialkarzinoms: Projektionsradiographie („konventionelles" Röntgen) (S. J. Tuengerthal).................................	129
1.9	Der Beitrag der modernen Schnittbildverfahren zur Diagnostik des Lungenkarzinoms................	165
1.9.1	Computertomographie (G. van Kaick, M. L. Bahner)......................	165
1.9.2	Magnetresonanztomographie (M. V. Knopp, H. Hawighorst, F. Flömer)............	180
1.9.3	Positronenemissionstomographie (M. V. Knopp, H. Bischoff)........................	191

1.10 Präoperative Funktionsdiagnostik
(V. Schulz).. 202

1.11 Anästhesiologische Probleme in der Thoraxchirurgie
bei Malignomträgern
(K. Wiedemann, C. Diestelhorst)..................... 217

1.12 Chirurgische Therapie des Bronchialkarzinoms
(J. Schirren, T. Muley, P. Schneider, L. Latzke,
H. Bülzebruck, I. Vogt-Moykopf)..................... 232

1.13 Diagnostisches und therapeutisches Vorgehen
beim sogenannten Lungenrundherd
(H. Toomes, A. Linder, G. Friedel, M. Hürtgen)........ 270

1.14 Radiotherapie des Bronchialkarzinoms
(P. Schraube, B. Kimmig, D. Latz, M. Flentje,
M. Wannenmacher)................................. 277

1.15 Chemotherapie des kleinzelligen Lungenkarzinoms
(P. Drings, C. Manegold)........................... 296

1.16 Chemotherapie des nichtkleinzelligen Lungenkarzinoms
(C. Manegold, P. Drings)........................... 310

1.17 Identifizierung von Chemosensitivität bei menschlichen
Tumorzellen durch flavinschützende Tests in vitro
(C. Granzow, P. Drings, M. Kopun)................... 328

1.18 Optionen und Resultate der endobronchialen Therapie
beim Bronchialkarzinom
(H. D. Becker, S. Ott, I. Vogt-Moykopf) 333

1.19 Endobronchiale und endotracheale Brachytherapie
beim Lungenkarzinom
(D. Latz, P. Schraube, P. Drings, M. Wannenmacher,
H. D. Becker) 354

1.20 Therapie der seltenen malignen Lungentumoren
(H. Hoffmann, H. Dienemann) 365

1.21 Bronchuskarzinoid
(D. Zeidler)....................................... 373

1.22 Gutartige Lungentumoren
(D. Zeidler)....................................... 381

2 Tracheatumoren 393

2.1 Tracheatumoren und Tumoren der Bifurkation
(P. Schneider, J. Schirren, I. Vogt-Moykopf).......... 395

3	**Ösophagus**	411
3.1	Beteiligung des Ösophagus beim Bronchialkarzinom (H. D. Becker, I. Vogt-Moykopf)	413
4	**Primäre und sekundäre Pleuratumoren**	425
4.1	Pathologische Anatomie der primären und sekundären Pleuratumoren (M. Brockmann, K.-M. Müller)	427
4.2	Chirurgische Therapie der primären und sekundären Pleuratumoren (P. Schneider, C. Trainer, S. Trainer, H. Bülzebruck, D. Branscheid, I. Vogt-Moykopf)	445
4.3	Nichtoperative Behandlung primärer und sekundärer Pleuratumoren (C. Manegold, P. Schraube, H. Bischoff)	460
5	**Tumoren des Herzens**	471
5.1	Primäre und sekundäre Tumoren des Herzens (F.-U. Sack, S. Hagl)	473
6	**Tumoren des Perikards und des Zwerchfells**	497
6.1	Tumoren des Perikards und des Zwerchfells (J. Hasse)	499
7	**Mediastinaltumoren**	505
7.1	Pathologische Anatomie der Mediastinaltumoren (W. J. Hofmann, H. F. Otto)	507
7.2	Diagnostik mediastinaler Raumforderungen (C. Kugler, H. Dienemann)	521
7.3	Chirurgische Strategien bei Tumoren des Mediastinums (S. Krysa, H. Dienemann)	533
8	**Maligne Lymphome des Mediastinums**	543
8.1	Spezielle diagnostische und therapeutische Probleme der großen Lymphadenopathie (C. Manegold, M. Eble)	545

8.2 Das primär mediastinale (thymische) B-Zellymphom – ein eigenständiger Mediastinaltumortyp junger Erwachsener
(J. Sträter, C. Manegold, M. Paulli, M. Lazzarino, H. F. Otto, P. Möller) 554

9 Chylothorax 563

9.1 Chylothorax
(S. Trainer, C. Trainer, I. Vogt-Moykopf) 565

10 Primäre und sekundäre Brustwandtumoren 575

10.1 Chirurgische Therapie und Diagnostik der primären und sekundären Brustwandtumoren
(W. Richter, P. Schneider, I. Vogt-Moykopf) 577

11 Lungenmetastasen 597

11.1 Pulmonale Metastasierung von primär-extrapulmonalen Tumoren
(A. von Herbay, H. F. Otto) 599

11.2 Diagnostik der Lungenmetastasen
(S. J. Tuengerthal) 615

11.3 Chirurgische Therapie der Lungenmetastasen
(J. Schirren, T. Muley, P. Schneider, C. Kugler, C. Trainer, H. Bülzebruck, I. Vogt-Moykopf) 640

11.4 Nichtoperative Behandlung von Lungenmetastasen solider Tumoren
(C. Manegold, M. Flentje) 670

11.5 Lungenmetastasen bei Malignomen im Kindesalter
(H. Jürgens, J. Ritter) 681

12 Nachsorge und Rehabilitation 689

12.1 Folgen der Therapie, Nachsorge und Rehabilitation
(P. Drings, I. Vogt-Moykopf) 691

Sachverzeichnis 703

Autorenverzeichnis

Bahner, M.L., Dr.
Abt. Onkologische Diagnostik und Therapie, Deutsches Krebsforschungszentrum Heidelberg
Im Neuenheimer Feld 280, 69120 Heidelberg

Becher, H., Priv.-Doz. Dr.
Abt. Epidemiologie, Deutsches Krebsforschungszentrum Heidelberg
Im Neuenheimer Feld 280, 69120 Heidelberg

Becker, H.D., Prof. Dr.
Abt. Innere Medizin-Onkologie (Endoskopie) der Thoraxklinik Heidelberg-Rohrbach der LVA Baden
Amalienstraße 5, 69126 Heidelberg

Bischoff, H., Dr.
Abt. Innere Medizin-Onkologie der Thoraxklinik Heidelberg-Rohrbach der LVA Baden
Amalienstraße 5, 69126 Heidelberg

Branscheid, D., Priv.-Doz. Dr.
Abt. Thoraxchirurgie am Krankenhaus Grosshansdorf, Zentrum für Pneumologie und Thoraxchirurgie der LVA Freie und Hansestadt Hamburg
Wöhrendamm 80, 22927 Grosshansdorf

Brockmann, M., Priv.-Doz. Dr.
Institut für Pathologie am Krankenhaus Mehrheim, Kliniken der Stadt Köln
Ostmehrheimer Str. 200, 51109 Köln

Bülzebruck, H., Dr.
Medizinische Informatik der Thoraxklinik Heidelberg-Rohrbach der LVA Baden
Amalienstraße 5, 69126 Heidelberg

Dienemann, H., Prof. Dr.
Chirurgische Abt. der Thoraxklinik Heidelberg-Rohrbach der LVA Baden
Amalienstraße 5, 69126 Heidelberg

Diestelhorst, C., Dr.
Abt. Anästhesiologie und Intensivmedizin der Thoraxklinik Heidelberg-Rohrbach der LVA Baden
Amalienstraße 5, 69126 Heidelberg

Drings, P., Prof. Dr.
Abt. Innere Medizin-Onkologie der Thoraxklinik Heidelberg-Rohrbach der LVA Baden
Amalienstraße 5, 69126 Heidelberg

Ebert, W., Prof. Dr.
Klinische Chemie und Bakteriologie der Thoraxklinik Heidelberg-Rohrbach der LVA Baden
Amalienstraße 5, 69126 Heidelberg

Eble, M., Dr.
Abt. Klinische Radiologie (Schwerpunkt Strahlentherapie) und Poliklinik, Radiologische Universitätsklinik Heidelberg
Im Neuenheimer Feld 400, 69120 Heidelberg

Fisseler-Eckhoff, A., Priv.-Doz. Dr.
Institut für Pathologie der Berufsgenossenschaftlichen Kliniken Bergmannsheil, Universitätsklinik Bochum
Bürkle-de-la-Champ-Platz 1, 44789 Bochum

Flentje, M., Prof. Dr.
Klinik und Poliklinik für Strahlentherapie der Universität Würzburg
Josef-Schneider-Str. 11, 97080 Würzburg

Flömer, F., Dr.
Abt. Onkologische Diagnostik und Therapie, Deutsches Krebsforschungszentrum Heidelberg
Im Neuenheimer Feld 280, 69120 Heidelberg

Friedel, G., Dr.
Abt. Thoraxchirurgie der Klinik Schillerhöhe der LVA Württemberg, Zentrum für Pneumologie und Thoraxchirurgie
Solitüdestraße 18, 70839 Gerlingen

Granzow, C., Prof. Dr.
Abt. Biochemie der Zelle, Deutsches Krebsforschungszentrum Heidelberg
Im Neuenheimer Feld 280, 69120 Heidelberg

Hagl, S., Prof. Dr.
Abt. Herzchirurgie an der Chirurgischen Klinik der Ruprechts-Karls-Universität Heidelberg
Im Neuenheimer Feld 110, 69120 Heidelberg

Hasse, J., Prof. Dr.
Abt. Lungenchirurgie der Chirurgischen Universitätsklinik Freiburg
Hugstetter Str. 55, 79106 Freiburg

Havemann, K., Prof. Dr.
Fachbereich Humanmedizin der Philipps-Universität Marburg/Lahn, Zentrum für Innere Medizin, Abt. Innere Medizin, Schwerpunkt Hämatologie/Onkologie/Immunologie
Baldinger Str., 35034 Marburg/Lahn

Hawighorst, H., Dr.
Abt. Onkologische Diagnostik und Therapie, Deutsches Krebsforschungszentrum Heidelberg
Im Neuenheimer Feld 280, 69120 Heidelberg

Herbay, A. von, Priv.-Doz. Dr.
Pathologisches Institut der Universität Heidelberg
Im Neuenheimer Feld 220/221, 69120 Heidelberg

Hermanek, P., Prof. Dr. Dr. h.c.
Chirurgische Klinik mit Poliklinik der Universität Erlangen-Nürnberg
Krankenhausstraße 12, 91054 Erlangen

Hoffman, H., Dr.
Chirurgische Abt. der Thoraxklinik Heidelberg-Rohrbach der LVA Baden
Amalienstraße 5, 69126 Heidelberg

Hofmann, W.J., Dr.
Pathologisches Institut der Universität Heidelberg
Im Neuenheimer Feld 220/221, 69120 Heidelberg

Hürtgen, M., Dr.
Abt. Thoraxchirurgie der Klinik Schillerhöhe der LVA Württemberg, Zentrum für Pneumologie und Thoraxchirurgie
Solitudestraße 18, 70839 Gerlingen

Jürgens, H., Prof. Dr.
Klinik und Poliklinik für Kinderheilkunde, Pädiatrische Hämatologie/Onkologie der Universität Münster
Albert-Schweitzer-Str. 33, 48490 Münster

Kaick, G. van, Prof. Dr.
Abt. Onkologische Diagnostik und Therapie, Deutsches Krebsforschungszentrum Heidelberg
Im Neuenheimer Feld 280, 69120 Heidelberg

Kimmig, B., Prof. Dr.
Klinik für Strahlentherapie im Klinikum der Christian-Albrechts-Universität Kiel
Arnold-Heller-Str. 9, 24105 Kiel

Knopp, M.V., Priv.-Doz. Dr.
Abt. Onkologische Diagnostik und Therapie, Deutsches Krebsforschungszentrum Heidelberg
Im Neuenheimer Feld 280, 69120 Heidelberg

Kopun, M., Dr.
Abt. Biochemie der Zelle, Deutsches Krebsforschungszentrum Heidelberg
Im Neuenheimer Feld 280, 69120 Heidelberg

Krysa, S., Dr.
Chirurgische Abt. der Thoraxklinik Heidelberg-Rohrbach der LVA Baden
Amalienstraße 5, 69126 Heidelberg

Kugler, C., Dr.
Chirurgische Abt. der Thoraxklinik Heidelberg-Rohrbach der LVA Baden
Amalienstraße 5, 69126 Heidelberg

Latz, D., Dr.
Abt. Klinische Radiologie (Schwerpunkt Strahlentherapie) und Poliklinik-Czernyklinik, Radiologische Klinik der Ruprechts-Karls-Universität Heidelberg
Im Neuenheimer Feld 400, 69120 Heidelberg

Latzke, L., Dr.
Abt. Thoraxchirurgie am Krankenhaus Grosshansdorf, Zentrum für Pneumologie und Thoraxchirurgie der LVA Freie und Hansestadt Hamburg
Wöhrendamm 80, 22927 Grosshansdorf

Lazzarino, M., Prof. Dr.
Dipartimento di Patologica umana, Policlinico S. Matteo
Università di Pavia, Pavia/Italia

Linder, A., Dr., Dipl.-Phys.
Abt. Thoraxchirurgie der Klinik Schillerhöhe der LVA Württemberg, Zentrum für Pneumologie und Thoraxchirurgie
Solitudestraße 18, 70839 Gerlingen

Manegold, C., Prof. Dr.
Abt. Innere Medizin-Onkologie der Thoraxklinik Heidelberg-Rohrbach der LVA Baden
Amalienstraße 5, 69126 Heidelberg

Mattern, J., Priv.-Doz. Dr.
Abt. Onkologische Diagnostik und Therapie, Deutsches Krebsforschungszentrum Heidelberg
Im Neuenheimer Feld 280, 69120 Heidelberg

Möller, P., Prof. Dr.
Abt. Pathologie, Institut für Pathologie und Rechtsmedizin, Universitätsklinikum Ulm
Albert-Einstein-Str. 11, 89081 Ulm

Müller, K.-M., Prof. Dr.
Institut für Pathologie der Berufsgenossenschaftlichen Klinik Bergmannsheil, Universitätsklinik Bochum
Bürkle-de-la-Champ-Platz 1, 44789 Bochum

Muley, T., Dr.
Chirurgische Abt. der Thoraxklinik Heidelberg-Rohrbach der LVA Baden
Amalienstraße 5, 69126 Heidelberg

Ott, S., Dr.
St.-Josephs-Hospital Wiesbaden, Akademisches Lehrkrankenhaus der Johann-Wolfgang-Goethe-Universität Frankfurt am Main
Solmstraße 15, 65189 Wiesbaden

Otto, H.F., Prof. Dr. Dr. h.c.
Pathologisches Institut der Ruprechts-Karls-Universität Heidelberg
Im Neuenheimer Feld 220/221, 69120 Heidelberg

Paulli, M., Prof. Dr.
Dipartimento di Patologica umana, Policlinico S. Matteo
Università di Pavia, Pavia/Italia

Richter, W., Dr.
Abt. für Allgemein-, Viszeral- und Thoraxchirurgie, Kreiskrankenhaus Traunstein
Cuno-Niggl-Str. 3, 83278 Traunstein

Ritter, J., Prof. Dr.
Klinik und Poliklinik für Kinderheilkunde – Pädiatrische Hämatologie/Onkologie der Universität Münster
Albert-Schweitzer-Str. 33, 48490 Münster

Sack, F.-U., Dr.
Abt. Herzchirurgie an der Chirurgischen Klinik der Ruprechts-Karls-Universität Heidelberg,
Im Neuenheimer Feld 110, 69120 Heidelberg

Schirren, J., Priv.-Doz. Dr.
Chirurgische Abteilung der Thoraxklinik Heidelberg-Rohrbach der LVA Baden
Amalienstraße 5, 69126 Heidelberg

Schneider, P., Dr.
Fachbereich Humanmedizin der Freien Universität Berlin, Universitätsklinikum Benjamin-Franklin, Chirurgische Klinik und Poliklinik, Abt. Allgemein-, Gefäß- und Thoraxchirurgie
Hindenburgdamm 30, 12200 Berlin

Schraube, P., Dr.
Klinik für Radioonkologie (Strahlentherapie und Nuklearmedizin), Klinikum Ludwigsburg
Postfach 669, 71631 Ludwigsburg

Schulz, V., Prof. Dr.
Abt. Innere Medizin/Pneumologie der Thoraxklinik Heidelberg-Rohrbach der LVA Baden
Amalienstraße 5, 69126 Heidelberg

Sträter, J., Dr.
Abt. Pathologie, Institut für Pathologie und Rechtsmedizin, Universitätsklinikum Ulm
Albert-Einstein-Str. 11, 89081 Ulm

Toomes, H., Prof. Dr.
Abt. Thoraxchirurgie der Klinik Schillerhöhe der LVA Württemberg, Zentrum für Pneumologie und Thoraxchirurgie
Solitudestraße 18, 70839 Gerlingen

Trainer, C.
    Chirurgische Abt. der Thoraxklinik Heidelberg-Rohrbach der LVA Baden
    Amalienstraße 5, 69126 Heidelberg

Trainer, S.
    Abt. Allgemein-, Thorax- und Gefäßchirurgie des Kreiskrankenhauses Aurich
    Wallinghausener Str. 8, 26603 Aurich

Tuengerthal, S.J., Priv.-Doz. Dr.
    Röntgenabt. der Thoraxklinik Heidelberg-Rohrbach der LVA Baden
    Amalienstraße 5, 69126 Heidelberg

Vogt-Moykopf, I., Prof. Dr.
    Ziegelhäuser Landstraße 65, 69117 Heidelberg

Volm, M., Prof. Dr.
    Abt. Onkologische Diagnostik und Therapie, Deutsches Krebsforschungszentrum Heidelberg
    Im Neuenheimer Feld 280, 69120 Heidelberg

Wahrendorf, J., Prof. Dr.
    Abt. Epidemiologie, Deutsches Krebsforschungszentrum Heidelberg
    Im Neuenheimer Feld 280, 69120 Heidelberg

Wannenmacher, M., Prof. Dr.
    Abt. Klinische Radiologie (Schwerpunkt Strahlentherapie) und Poliklinik-Czernyklinik, Radiologische Klinik der Ruprecht-Karls-Universität Heidelberg
    Im Neuenheimer Feld 400, 69120 Heidelberg

Wiedemann, K., Prof. Dr.
    Abt. Anästhesiologie und Intensivmedizin der Thoraxklinik Heidelberg-Rohrbach der LVA Baden
    Amalienstraße 5, 69126 Heidelberg

Wolf, M., Priv.-Doz.
    Fachbereich Humanmedizin der Philipps-Universität Marburg/Lahn, Zentrum für Innere Medizin, Abt. Innere Medizin, Schwerpunkt Hämatologie/Onkologie/Immunologie
    Baldinger Str., 35035 Marburg/Lahn

Zeidler, D., Prof. Dr.
    Lungenklinik am Krankenhaus Merheim, Kliniken der Stadt Köln
    Ostmerheimer Str. 200, 51109 Köln

1 Primäre Lungentumoren

1.1 Pathologie der Lungentumoren

K.-M. Müller, A. Fisseler-Eckhoff

Weltweit sterben derzeit jährlich etwa 1 Mio. Menschen an bösartigen Krebsleiden der Lungen. Allein in der Bundesrepublik Deutschland liegt die Zahl der Lungenkrebstoten derzeit bei 36.000 pro Jahr. Bösartige Tumoren der Lungen liegen beim Mann mit 35 % aller bösartigen, zum Tod führenden Neubildungen seit Jahren an der Spitze. Allein in Nordrhein-Westfalen starben 1995 mehr als 8.000 Männer = 96,6/100.000 und mehr als 2.000 Frauen = 24,4/100.000 Einwohner an den Folgen bösartiger Tumoren der Atmungsorgane. Bei Frauen ist in Deutschland eine kontinuierliche Zunahme bösartiger Lungentumoren zu registrieren. In den USA nimmt das Bronchialkarzinom bei Frauen bereits seit 1980 die erste Stelle der Mortalitätsskala unter den bösartigen Tumoren ein.

Durch Entwicklung und Ausbau klinischer Untersuchungsmethoden wie Bronchoskopie, Thorakoskopie, Mediastinoskopie und perthorakale, CT-gesteuerte Lungenbiopsie können heute fast von jedem Lungentumor Gewebsproben für eine histologische oder zytologische Aufarbeitung gewonnen werden. Die diagnostische Bewertung durch den Pathologen ist dabei abhängig von Entnahmeort, Repräsentanz und Größe der Proben sowie vom Fixierungszustand des Untersuchungsgutes. Klinische und statistische Untersuchungsergebnisse haben gezeigt, daß Krankheitsverlauf, Prognose und Therapie bösartiger Tumoren entscheidend von Größe, Lokalisation und führendem histologischem Tumortyp zum Zeitpunkt der Diagnosestellung abhängig sind. Der Kliniker erwartet für seine therapeutischen Bemühungen vom Pathologen eine möglichst zweifelsfreie und klare Festlegung über die histologische und zytologische Charakterisierung des Tumors.

Basierend auf klinischen Erfahrungen zu Krankheitsverlauf und Therapie bösartiger Lungentumoren sind Fragen zur morphologischen Klassifikation an den Pathologen im wesentlichen auf die Differenzierung kleinzelliger oder nichtkleinzelliger bösartiger Lungentumoren ausgerichtet. Dabei muß aber berücksichtigt werden, daß mit einer derartigen pauschalen Gruppenbildung – allein nach einem histopathologisch führenden Parameter – die Tumorbiologie des individuellen Einzelfalles nur sehr grob und unzureichend charakterisiert werden kann.

Die morphologische Vielfalt der Tumoren – nur etwa 50 % der bösartigen Lungentumoren zeigen histologisch ein nahezu einheitliches Bild – hat in den letzten Jahrzehnten zu zahlreichen histologischen Klassifikationsvorschlägen geführt, die in die 1981 überarbeitete WHO-Klassifikation einmündeten (Salzer 1967; Larsson u. Zettergren 1976; Yesner 1981; WHO 1982; Hirsch et al. 1983; Müller 1984, 1986; Mountain 1986).

Die häufigsten klinisch relevanten histologischen Tumortypen sind in der Gruppe A der WHO-Klassifikation, den bösartigen epithelialen Neubildungen, zusammengefaßt.

Übersicht Histologische Klassifikation der Lungentumoren in Anlehnung an die WHO 1981

1 Bronchialkarzinom
   1.1 Plattenepithelkarzinom,
       spindelzelliges
       Plattenepithelkarzinom,
   1.2 kleinzelliges Bronchialkarzinom,
       kleinzelliges Bronchialkarzinom
       („oat-cell type"),
       kleinzelliges Bronchialkarzinom
       („intermediate cell type")
       kleinzelliges Bronchialkarzinom
       („combined oat-cell carcinoma")
   1.3 Adenokarzinome,
       azinäre Adenokarzinome,
       papilläre Adenokarzinome,
       solide, schleimbildende
       Adenokarzinome,
   1.4 großzelliges Bronchialkarzinom,
       großzelliges Karzinom mit
       Riesenzellen,
       hellzelliges Bronchialkarzinom.
2 Sonstige epitheliale Tumoren
   2.1 Papillome,
       Plattenepithelpapillome,
       Transitionalzellpapillome,
   2.2 Adenome,
       pleomorphes Adenom
       (Mischtumor),
       monomorphes Adenom,
       Zystadenome,
       Onkozytome,
       Klarzellentumoren,
   2.3 Karzinoidtumoren (Apudome),
   2.4 Karzinome der
       Bronchialwanddrüsen,
       zylindromatöse
       Adenokarzinome,
       Mukoepidermoidtumoren.
3 Benigne mesenchymale Tumoren
   3.1 Chondrome,
   3.2 Osteome,
   3.3 Lipome,
   3.4 Myxome,
   3.5 Fibrome,
   3.6 Leiomyofibrome,
   3.7 angiogene Tumoren.
4 Sarkome
   4.1 Fibrosarkome,
   4.2 myogene Sarkome,
   4.3 Angioblastome,
   4.4 Karzinosarkome.
5 Maligne Lymphome
   5.1 M. Hodgkin
   5.2 Non-Hodgkin-Lymphome,
   5.3 leukämische Lungeninfiltrate.
6 Sonstige seltene Lungentumoren
   6.1 neurogene Tumoren,
   6.2 Paragangliome,
   6.3 Granularzelltumoren,
   6.4 Melanome,
   6.5 Teratome,
   6.6 Lungenblastome.
7 Tumorartige Läsionen
   7.1 Hamartome,
       tuberöse Sklerose,
       Lymphangioleiomyomatose,
       fetales Lungenadenom,
   7.2 Plasmazellgranulom
       (entzündlicher Pseudotumor),
   7.3 Pseudolymphome
       (lymphoproliferative Läsionen),
   7.4 Amyloidtumor,
   7.5 Endometriose,
   7.6 sklerosierendes Angiom,
   7.7 intravaskulärer und
       sklerosierender
       Bronchioloalveolartumor
       (IVSBAT),
   7.8 Histiozytosis X,
   7.9 maligne Histiozytose.
8 Metastasen

Histologische Klassifikation der Lungentumoren in Anlehnung an die WHO (1981)

Nach vorgegebenen führenden histologischen Wachstumstypen sind als häufigste Tumortypen Plattenepithelkarzinome, kleinzellige Karzinome, Adenokarzinome und großzellige Karzinome voneinander zu unterscheiden. Die Untersuchungen mehrerer Gewebsproben aus verschiedenen Abschnitten eines Tumors in Operations- und Obduktionspräparaten und der Einsatz histochemischer, elektronenmikroskopischer, immunhistochemischer, impulszytofotometrischer und in neuerer Zeit auch molekulargenetischer Untersuchungsverfahren zeigt immer deutlicher, daß sich die Lungentumoren durch eine besonders große Heterogenität mit variabler Expression biologisch verschiedener Tumortypen bei hoher genetischer Instabilität auszeichnen (Fasske 1970; Mackay et al. 1977; Vincent et al. 1977; Barlogie et al. 1980; Höring et al. 1982; Saba et al. 1983; Wuketich et al. 1984; Roggli et al. 1985; Büchner et al. 1985; McDowell 1987; Kayser u. Stute 1989; Aru u. Nielsen 1989; Müller u. Gonzales 1991).

Molekulargenetische Aspekte

Die Fortschritte auf dem Gebiet der molekularen Genetik haben wesentlich zum besseren Verständnis von Genese und Progression bösartiger Lungentumoren beigetragen. Morphologisch als neoplastisch charakterisierte Zellen weisen meist unterschiedliche genetische Alterationen auf (Tabelle 1).

Die Entwicklung zur Tumorzelle ist nach heutigem Kenntnisstand mit 3–10 in der Regel unabhängigen genetischen Alterationen verknüpft. Die Veränderungen in der Erbsubstanz betreffen überwiegend Gene, die direkt oder indirekt Wachstum, Proliferation oder Differenzierung der Zelle positiv oder negativ regulieren. Bei den Onkogenen führt definitionsgemäß erst eine (Über-)aktivierung des betreffenden (Proto-)onkogens zu einer „Entartung" der Zelle. Bei Tumorsuppressorgenen ist eine (Teil-)inaktivierung des Gens Voraussetzung für eine Transformation der Zelle. Aktivierung oder Inaktivierung dieser Gene können Folge von chromosomalen Aberrationen (Translokation, Inversion, Deletion), Mutationen wie Punktmutationen, Deletion, Insertion, Amplifikationen oder Überexpressionen von Genen sein. Das Wissen um genetische Ursachen der Tumoren erlaubt heute bereits bedingt prognostische Aussagen zum Krankheitsverlauf und kann Einfluß auf therapeutische Maßnahmen haben. Wichtige Onko- und Tumorsuppressorgene, die bei Lungentumoren von Bedeutung sind, sind der Tabelle 1 zu entnehmen. Heute verfügbare molekularbiologische Untersuchungsverfahren ermöglichen in vielen Fällen die Konkretisierung bestimmter genetischer Anomalien als Ursache für die Tumorentstehung und teilweise als prognostische Marker. Das variable Bild der genetischen Alterationen korreliert dabei gut mit den schon mikroskopisch faßbaren Befunden einer fast individuell geprägten Heterogenität bösartiger Lungentumoren (Müller et al. 1995; Wiethege et al. 1994).

Tabelle 1. Veränderungen in Onkogenen und Tumorsuppressorgenen bei bösartigen Lungentumoren (**gy** Glykoprotein, **pp** Phosphoprotein). (Nach: Wiethege et al. 1994)

Onkogene

Onkogen	„Name"	Proteinmasse [kDA]	Chromosom	Genetische Alteration	Tumortyp	Verlauf bei positivem Befund/Prognose
ras-Familie	(<u>M</u>urine) <u>r</u>at <u>s</u>arcoma <u>v</u>irus = MuSV			Punktmutation	Adenokarzinom	Negativ
N-ras	<u>N</u>euroblastoma	21	1p13			
H-ras	<u>H</u>arvey-MuSV	21	11p15.5			
K-ras	<u>K</u>irsten-MuSV	21	12p12.1			
erbB-1 (EGFR)	<u>E</u>rythroblastosis Virus (<u>E</u>pidermal <u>g</u>rowth <u>f</u>actor <u>r</u>eceptor)	gp170	7p13-p12	Überexpression (Genamplifikation)	Plattenepithelkarzinom	Negativ
erbB-2 (HER2)	<u>E</u>rythroblastosis virus	gp185	17q21-q22	Überexpression (mRNA-Stabilisierung)	Adenokarzinom	Negativ
myc-Familie	<u>My</u>elo<u>cy</u>tomatosis virus			Überexpression (Genamplifikation)	Kleinzelliges Karzinom	Negativ
c-myc		pp64/pp67	8q24			
N-myc	<u>N</u>euroblastoma	pp66	2p24.1			
L-myc	small cell <u>l</u>ung carcinoma	pp60/pp66/pp68	1p32			
raf-1	<u>r</u>as <u>a</u>ctivated <u>f</u>ragment	pp74-pp78	3p25	Überexpression (Amplifikation) Deletion/Translokation	Nichtkleinzellige und kleinzellige Karzinome	Negativ bei Plattenepithelkarzinomen
fos	<u>F</u>inkel <u>o</u>steosarcoma virus	pp52/pp62	14q24.3	Überexpression	Nichtkleinzellige und kleinzellige Karzinome	Negativ bei Plattenepithelkarzinomen
jun	<u>A</u>vian sarcoma virus 17 (japanese 17 = <u>ju</u> <u>n</u>ana)	39	1p32-p31	Überexpression	Nichtkleinzellige und kleinzellige Karzinome	Negativ bei Adenokarzinomen und Plattenepithelkarzinomen

1.1 Pathologie der Lungentumoren

Onkogen	„Name"	Proteinmasse [kDA]	Chromosom	Genetische Alteration	Tumortyp	Verlauf bei positivem Befund/ Prognose
bcl-2	B cell leukaemia/ lymphoma	28/30	18q21	Überexpression/ Akkumulation	Kleinzellige Karzinome (Nichtkleinzellige Karzinome)	Positiv
myb	Avian myeoloblastosis virus	75/90	6q22-q23	Überexpression (Genamplifikation; mRNA-Stabilisierung)	Kleinzellige Karzinome (Nichtkleinzellige Karzinome)	
mdm2	Murine double minute 2	pp90	12q13-q14	Überexpression (Amplifikation)	Kleinzellige Karzinome, nichtkleinzellige Karzinome, (Bronchialepithel)	
CSF1R (fms)	Colony stimulating factor 1 receptor (feline myeloid sarcoma virus)	gp150	5q33.3-34	Überexpression (Amplifikation/ Mutation)	Kleinzellige Karzinome	
kit	Protein kinase thyrosine specific (?); kitty (?)	gp124/gp60	4q11-q21	Überexpression (mRNA-Stabilisierung)	Kleinzellige Karzinome	
met	N-methyl-N'-nitroso-guanidin treated human osteosarcoma cell line (?)	gp190	7q31	Überexpression (Amplifikation)	Kleinzellige Karzinome	
Cycline cyclin D1	cell cycle		11q13	Überexpression (Amplifikation)	?	
cyclin D2			12p13	?	?	
cyclin D3			6p21	?	?	

Tabelle 1. Fortsetzung

Tumorsuppressorgene

Tumor-suppressorgen	„Name"	Proteinmasse [kDA][1]	Chromosom	Genetische Alteration	Tumortyp	Verlauf bei positivem Befund/Prognose
rb	*Retino*blastoma	pp105	13q14.2	Gendeletion	Kleinzelliges Karzinom	Häufiger negativ in fortgeschrittenen Stadien
mts-Familie *mts1* (*cdk4I*; *p16*^INK4; *CDKN2*) *mts2* (*p15*^INK4B)	Multiple tumor suppressor (Cyclin-dependent kinase-4 inhibitor)	16 15	9p21 9p21	Gendeletion, Mutation Gen-Deletion (homozygot)	Nichtkleinzellige Karzinome (Metastasen) Nichtkleinzellige Karzinome (Primärtumoren)	
p53	*Protein 53.000 Dalton*	pp53	17p13.1	Punktmutation	Nichtkleinzellige und kleinzellige Karzinome	negativ
?	?	?	3p21	Deletion	Kleinzellige und nichtkleinzellige Karzinome	

Aus dieser Tumorheterogenität erklären sich die klinisch sehr unterschiedlichen Krankheitsverläufe bei Patienten mit primär gleichartigen histopathologischen Befunden in 2 mm großen Biopsien. Eine vergleichsweise geringe Fünfjahresüberlebensrate, verbunden mit einer hohen Mortalitätsrate bei Patienten mit bösartigen Lungentumoren, hat in den letzten Jahren dazu geführt, daß sich Forschungsansätze neben neuen Therapieansätzen verstärkt auf die Entwicklung und Charakterisierung neuer Prognosefaktoren konzentrierten. Prognosefaktoren werden durch den Einsatz zytofotometrischer, immunhistochemischer und molekularbiologischer Techniken ermittelt (z.B. Bestimmung von sog. Serummarkern wie Cyfra 21-1, NSE, CEA oder Zytokinen, Hormonrezeptoren, Proliferationsmarkern und Genalterationen, z.B. in Onko- oder Tumorsuppressorgenen etc.).

Klinisch meßbare, als Prognosefaktoren und Tumormarker geführte Parameter sind mit den mit morphologischen und molekularbiologischen Methoden faßbaren Befunden nur bedingt korrelierbar. Bis heute kommt den etablierten Befunden wie den klinischen und pathologisch-anatomischen TNM-Klassifikationen, dem Performance-Status, den führenden histologischen Phänotypen und der Festlegung des Tumorstadiums bei kleinzelligen und nichtkleinzelligen Lungentumoren die größte Bedeutung zu (Müller u. Wiethege 1996).

Histogenetische Aspekte

Der lichtmikroskopische Tumorbefund in der Biopsie spiegelt nur einen groben phänotypischen Tumorparameter ohne zuverlässige Rückschlüsse auf die Tumorbiologie wider. Die schon lichtmikroskopisch faßbare häufige Heterogenität innerhalb eines Tumors wirft immer wieder die Frage nach der Histogenese der bösartigen Neubildungen von Bronchien und Lunge auf.

Die unterschiedliche histologische Differenzierung manifester Lungentumoren läßt sich z.T. aus der bereits normalerweise unterschiedlichen Differenzierung der Zellen der Bronchialschleimhaut mit kinozilientragenden Zylinderzellen, Bürstenzellen, schleimbildenden Zellen, Basalzellen und Zellen des APUD-Systems (neuroendokrines System) ableiten (Mc Dowell 1978; Müller 1979; 1984, 1988; Mc Dowell u. Trump 1983; Mark 1984; Gonzales et al. 1985, 1986).

So können z.B. vorwiegend als Plattenepithelkarzinome wachsende Tumoren graduell wechselnde Differenzierungsgrade und Varianten unterschiedlich differenzierter adenoider oder kleinzelliger Strukturen aufweisen (Abb. 1).

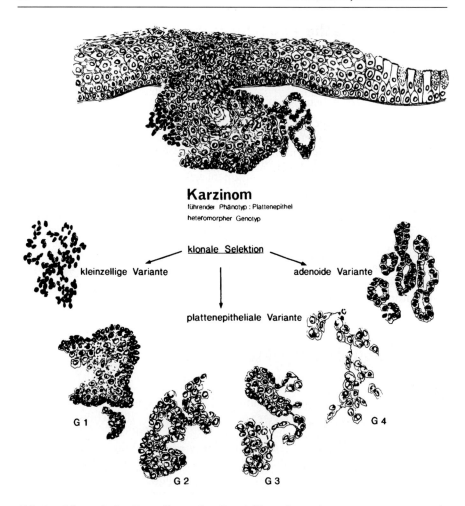

Abb. 1. Schematische Darstellung der Entwicklung bösartiger Lungentumoren mit Ableitung phänotypisch-histologisch unterschiedlich führender Varianten. *Oben:* Entwicklung eines Plattenepithelkarzinoms mit adenoider und kleinzelliger Komponente im Bereich präneoplastischer Epithelveränderungen des bronchialen Oberflächenepithels. *Unten:* Gewebliche und zytologische Differenzierungsunterschiede als Basis des Tumorgradings (G1–G4) nach den Empfehlungen der UICC

Epidemiologische Aspekte

Die Entwicklung manifester bösartiger Lungen- bzw. Bronchialtumoren ist Folge chronischer Umbauprozesse von Zellen des Bronchialsystems und der Alveolen.
Der fast regelmäßige Nachweis präneoplastischer Epithelveränderungen im Bronchialsystem von Patienten mit manifesten Karzinomen ist ein wesentliches Indiz dafür, daß bösartige Tumoren nicht unmittelbar aus einer normalen Zelle hervorgehen, sondern als Endstufe einer Reihe von Zell- und Gewebsveränderungen anzusehen sind. Die morphologischen Befunde von Krebsvorstadien auch mehrere Jahre vor einem manifesten Karzinom lassen sich bedingt mit epidemiologischen Daten zur Karzinomrealisation als Folge chronischer Schleimhautirritationen mit erhöhtem Zellumsatz korrelieren. Unter Berücksichtigung einer auch dosisabhängigen Krebsrealisation bei gesicherten karzinogenen Noxen konnte eine dosisabhängige Assoziation zwischen der Anzahl der gerauchten Zigaretten und dem Risiko, ein Lungenkarzinom zu entwickeln, nachgewiesen werden. In den letzten Jahren haben Veränderungen im Rauchverhalten das Risiko der Karzinomentwicklung gesenkt. Führende histologische Tumortypen bei Rauchern sind Plattenepithelkarzinome und kleinzellige Karzinome. Möglicherweise ist die Abnahme der Häufigkeit von Plattenepithelkarzinomen mit Änderungen im Rauchverhalten assoziiert. 80 % der Todesfälle an Lungentumoren beim Mann und 75 % bei der Frau müssen auf das Zigarettenrauchen zurückgeführt werden. Als berufsbedingte Risikofaktoren sind u. a. die Expositionen gegenüber radioaktiver Strahlung, z. B. im Uranbergbau, und in besonderem Maße die Einwirkung von Asbeststaub statistisch gesichert. Es konnte ein Dosis-Wirkungs-Effekt zwischen dem Ausmaß einer Asbestexposition, der daraus individuell unterschiedlich erhöhten chronischen Asbestbelastung der Lungen und der Entwicklung von Lungentumoren aller histologischer Tumortypen dokumentiert werden. Die Abschätzung der Kausalfaktoren der Lungenkrebsentwicklung durch berufliche Noxen wird jedoch meist durch gleichzeitigen Zigarettenkonsum bei diesen Berufsgruppen erschwert. Nach epidemiologischen Studien soll ein synergistischer und multiplikatorischer Effekt zwischen Rauchen und Asbestexposition mit einem 50fach höheren Lungenkrebsrisiko vorliegen (Minna et al. 1989; Woitowitz et al. 1986; Churg u. Greene 1988; Mohr 1979; Nasiell et al. 1982). Die zeitversetzte Manifestation bösartiger Tumoren des Rippenfells und der Lungen etwa 20–30 Jahre nach erfolgter Asbeststaubexposition stützt das Konzept einer relativ langen Latenzphase der Tumorentwicklung als Reaktion auf chronisch einwirkende kanzerogene Noxen und Schadstoffe. Eine Vielzahl potentieller kanzerogener Noxen für die Entwicklung bösartiger Tumoren der Lungen sind bekannt.

Präneoplasien

Zu den häufigen, in täglichen Biopsien nachweisbaren präneoplastischen Strukturanomalien des Bronchialepithels gehören Epithelhyperplasien, -metaplasien und -dysplasien bis zum Carcinoma in situ.

Basalzellhyperplasien und Becherzellhyperplasien

Basalzellhyperplasien stellen den häufigsten, vom regelrechten Schleimhautbild abweichenden histologischen Befund dar. Die normalerweise in einer Zellreihe der Basalmembran anliegenden Basalzellen sind auf 3–10 Zellschichten vermehrt. Die Becherzellhyperplasie resultiert aus einer verstärkten Proliferation schleimbildender Zellen. Das Verhältnis von Flimmerzellen zu Becherzellen ist stark zugunsten schleimbildender Zellvarianten verschoben. Epithelhyperplasien werden auch als temporäre regeneratorische Veränderungen bei chronischen Reizzuständen angetroffen.

Plattenepithelmetaplasien und Mikropapillomatose

Die Plattenepithelmetaplasie ist durch eine epidermisähnliche Zellschichtung in unterschiedlicher Dicke bei weitgehendem Verlust des zilientragenden und schleimbildenden Oberflächenepithels gekennzeichnet. Fast ausschließlich im Zusammenhang mit Plattenepithelmetaplasien tritt die Mikropapillomatose auf. Sie ist gekennzeichnet durch hernienartige Vorwölbungen vaskularisierter Stromapapillen im Bereich der Basalmembran. Mikropapillomatosen werden gehäuft im Randbereich bereits manifester Karzinome gefunden.

Epitheldysplasien

Dysplastische Epithelveränderungen sind durch zelluläre Atypien in metaplastischen Gewebsarealen charakterisiert. Nach Ausprägung und Ausmaß der Zell- und Kernatypien und der Mitosehäufigkeit in verschiedenen Gewebsabschnitten lassen sich 3 Schweregrade unterscheiden. Bei der geringgradigen Dysplasie (Grad I) sind Zell- und Kernatypien nur im unteren Drittel des Epithelverbandes in geringer Zahl vorhanden.

Bei der mittelgradigen Dysplasie (Grad II) treten Atypien häufiger und ausgeprägter auf und sind auch im mittleren Epithelabschnitt zu finden. Bei der schwergradigen Dysplasie (Grad III) sind die Atypien auf die gesamte Epitheldicke verteilt.

Carcinoma in situ

Als Carcinoma in situ bezeichnet man schwerwiegende Epithelveränderungen, bei denen Zellschichtung, Zellpolarität und Zellausreifung vollständig aufgehoben sind. Grundlage für die Veränderungen sind Störungen der spezifischen Zellfunktion und der Zellkinetik in präneoplastischen Epithelzellen. Da die Entwicklung präneoplastischer und neoplastischer Epithelveränderungen der Bronchialschleimhaut mit einer Änderung von Zellmorphologie und epithelialer Differenzierung einhergeht, ist mit zunehmendem Kontrollverlust der genetisch fixierten epithelialen Differenzierungsprogramme eine Änderung der geordneten *Zytokeratinexpression* zu erwarten. Es konnte bei präneoplastischen Epithelveränderungen eine Zunahme der Expression der plattenepitheltypischen Zytokeratine (CK4, CK17) in Hyperplasien, Metaplasien und Präneoplasien der Bronchialschleimhaut mit einer verstärkten Expression des basalzelltypischen Zytokeratins 17 nachgewiesen werden (Fisseler-Eckhoff et al. 1996).

Thrombomodulin, ein 72 kD schweres Glykoprotein, das am Prozeß der Keratinisierung der Epithelzellen beteiligt sein soll und dem eine Bedeutung als Adhäsionsmolekül zugesprochen wird, wird normalerweise nur in Endothelzellen, Blutzellen sowie Makrophagen und Mesothelzellen exprimiert. Im Rahmen der metaplastischen Transformation der bronchialen Epithelzellen wird Thrombomodulin von Plattenepithelmetaplasien, Dysplasien unterschiedlicher Schweregrade, beim Carcinoma in situ und Plattenepithelkarzinom exprimiert (Tolnay et al. 1997). Bereits im Vorfeld der potentiellen Tumorrealisation sind auf der Ebene von Präneoplasien Veränderungen im *Proliferationsverhalten* des Zellzyklus als Ausdruck der gestörten genetischen Information immunhistochemisch mit Antikörpern gegen das „Ki67 related antigen" MIB1 morphologisch faßbar.

Mit steigendem Präneoplasiegrad bis hin zum Carcinoma in situ konnten deutlich höhere Proliferationsindices der bronchialen Epithelzellen nachgewiesen werden (Fisseler-Eckhoff et al. 1995).

Wie bereits ausgeführt, konnten in manifesten Lungentumoren zahlreiche Onkogene und Tumorsuppressorgene nachgewiesen werden, die als potentielle molekulare Marker für die Prognose dieser Lungentumoren angesehen werden. Das *p53-Tumorsuppressorgen* ist ein 53-kD-Phosphoprotein. Bei Funktionsverlust des p53-Tumorsuppressorgens durch Punktmutationen kann es zu einer Akkumulation des mutierten Genproduktes kommen. Dieses ist immunhistochemisch in den Zellen darstellbar. Bei präneoplastischen Epithelveränderungen konnte mit zunehmendem Grad der Epitheldysplasie eine verstärkte Akkumulation von p53 in den atypischen Zellen belegt werden (Bennett et al. 1993; Wiethege et al. 1995). Nach den bisher vorliegenden Untersuchungen kann die Karzinogenexposition zu einer somatischen Mutation der bronchialen Epithelzelle führen, so daß eine Transformation der regelrechten bronchialen Epithelzelle in eine präneoplastische Epithelzelle resultiert. Die Anhäufung verschiedener genetischer Alterationen in Onkogenen und Tumorsuppressorgenen kann schließlich zu einem Übergang der Präneoplasien in ein infiltrierendes bösartiges Tumorwachstum führen (Abb. 1).

Das entscheidende lichtmikroskopische Kriterium für die diagnostische Fragestellung „Noch-Präneoplasie oder bereits infiltrierend wachsendes Karzinom?" sind die Verhältnisse im Bereich der Basalmembran. Obwohl die Basalmembran noch intakt ist, zeigt die Kontaktzone nach immunhistochemischen Untersuchungen der extrazellulären Basalmembrankomponenten eine erhebliche Diskontinuität sowie eine besondere Interaktion zwischen der Basalzellschicht und der angrenzenden Stromazone. Elektronenmikroskopisch lassen sich tentakelförmige Zellprotrusionen unterschiedlicher Form und Größe nachweisen, die sich in die aufgelockerten Matrixstrukturen der Basalmembran vorschieben (Mc Dowell u. Trump 1983; Müller u. Müller 1983; Gonzales et al. 1986; Fisseler-Eckhoff et al. 1990).

Nach molekulargenetischen Untersuchungen sind sowohl ein Verlust als auch eine *Neosynthese von Basalmembrankomponenten* als Ausdruck eines gestörten Basalmembran-Turnovers zu werten (Fisseler-Eckhoff 1993).

Im Rahmen der Stromareaktion ist eine verstärkte Angiogenese an der Epithel-Basalmembran-Grenzzone nachweisbar.

Nach morphometrischen Untersuchungen konnte eine Zunahme der Gefäßanzahl pro Fläche bestimmt werden, wobei beim Carcinoma in situ eine Gefäßdichte vergleichbar den Arealen von manifesten Plattenepithelkarzinomen belegt werden konnte (Fisseler-Eckhoff et al. 1996). Als ein wesentlicher Faktor für die Induktion der Angiogenese in Präneoplasien konnte u. a. der „vascular endothelial growth factor" (VEGF), ein selektives Mitogen für Gefäßendothelien, nachgewiesen werden.

Die am Biopsat gestellte histologische Diagnose eines Carcinoma in situ erfordert die dringende weitere diagnostische Befundabklärung, da derartige Schleimhautanomalien besonders häufig in der Randzone bereits manifester Karzinome (v. a. vom Typ der Plattenepithelkarzinome) gefunden werden.

Frühkarzinom des Bronchus („early cancer")

Entscheidendes Bewertungskriterium für die pathologisch-anatomische Diagnose eines Frühkarzinoms ist die Beschränkung des lokal infiltrierenden Wachstums auf die verschiedenen Schichten der Bronchialwand ohne Infiltration des angrenzenden Lungengewebes. Definitionsgemäß müssen auch Lymphknotenmetastasen ausgeschlossen werden (Brockmann u. Müller 1986; Müller 1988; Müller u. Brockmann 1992). Aufgrund der dargestellten Ausschlußkriterien ist die Diagnose nur am Operationspräparat möglich. Das Frühkarzinom des Bronchus kann bisher nur beim histologischen Typ des Plattenepithelkarzinoms zuverlässig belegt werden. Die Häufigkeit liegt bei etwa 2,4 %. Makroskopisch kann ein polypoider intraluminaler, bevorzugt in den Lappen- und Segmentbronchien lokalisierter Tumor von einem oberflächlich ulzerierend wachsenden Typ abgegrenzt werden.

Das Frühkarzinom kann bisher einer eigenen Formel im TNM-System entsprechend den Empfehlungen der UICC (1979) nicht zugeordnet werden. Im Vergleich zur Gruppe der Tumoren im Stadium T1 mit einer größten Tumorausdehnung von bis zu 3 cm hat das Frühkarzinom eine deutlich bessere Prognose mit einer Fünfjahresüberlebensrate von 95 %.

Okkultes Karzinom

Hierunter wird der positive zytologische Nachweis von Tumorzellen im Sputum bei negativem Röntgenbefund verstanden. Die Befundkonstellation erfordert eine rasche endoskopische Abklärung, bei der in der Mehrzahl der Fälle manifeste Karzinome in einer frühen Entwicklungsphase verifiziert werden.

Mikrokarzinom

Der Begriff „Mikrokarzinom der Lunge" wird für klinisch nicht aufgedeckte Primärtumoren der Lunge mit einem Durchmesser von meist nur 3–10 mm verwendet. Es handelt sich häufig um kleinzellige Mikrokarzinome, die klinisch bereits durch ausgedehnte Metastasierungen manifest werden. Bei der Obduktion kann der noch kleine Primärtumor u. U. erst nach aufwendiger Präparation auch der feinsten peripheren Äste des Bronchialsystems entdeckt werden.

Tumorlets

Als Tumorlets werden u.a. atypische Epithelproliferate im Bereich der bronchioalveolären Endstrecke definiert. Sie sind häufig im vorgeschrittenen Stadium von Lungenfibrosen, besonders bei der Asbestose, und in Lungen nach zytostatischer Therapie vorhanden.

Als Tumorlets vom Karzinoidtyp werden umschriebene, nur mikroskopisch faßbare, gelegentlich multipel auftretende Mikrokarzinoide bezeichnet. Sie leiten sich von den Zellen des APUD-Systems („amine precursor uptake and decarboxylation") ab und werden als Vorläufer peripherer kleinzelliger Karzinome diskutiert (Theile u. Müller 1996).

Topografische und makroskopische Befunde bösartiger epithelialer Lungentumoren

Die Topografie der Entwicklung bösartiger Lungentumoren ist für Früherkennung, Operabilität und Metastasierungsmuster von wesentlicher Bedeutung. Nach Topografie und Wachstumsform und basierend auf radiologischen Befunden lassen sich die häufigsten bösartigen Lungentumoren (Abb. 2) einteilen in:
1. Zentrale und hilusnahe Tumoren entwickeln sich als intermediäre Karzinome, besonders im Bereich der Teilungsstellen von Segment- und Subseg-

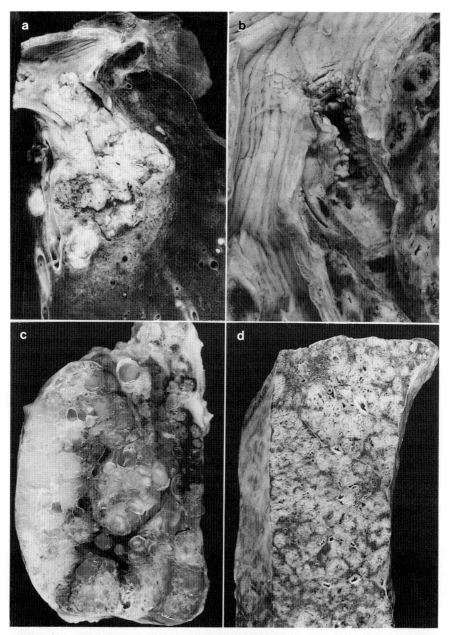

Abb. 2a–d. Makrofotos mit unterschiedlichen Wachstumsmustern bösartiger Lungentumoren. **a** Zentrales Plattenepithelkarzinom mit papillärer intraluminaler Tumorpropagation, **b** ulzerierendes zentrales Plattenepithelkarzinom mit Arrosion eines größeren Pulmonalarterienastes, **c** ausgedehntes Adenokarzinom mit schleimig-glasiger Schnittfläche, **d** pneumonischer Wachstumstyp eines bronchioloalveolären Karzinoms (sog. Lungenadenomatose)

mentbronchien. Nach endoskopischen Untersuchungsbefunden mit der Erfassung relativ früher Entwicklungsphasen der Tumoren entstehen ca. 70–80 % der Tumoren als intermediäre Karzinome.
2. Periphere, relativ scharf begrenzte Tumoren sind mit ca. 20–30 % der Gesamtzahl vertreten. Radiologisch sind sie als klassische Rundherde frühzeitig faßbar.
3. Pneumonisch oder multifokal disseminiert wachsende Tumoren sind mit ca. 1,5–2,5 % der Lungentumoren relativ selten. Sie entwickeln sich im bronchioloalveolären Bereich der Lunge. Die Häufigkeitsangaben über die toporegionale Verteilung der Tumoren zeigen nur geringe Schwankungen. Mehr als 60 % der Tumoren sind in den Oberlappen lokalisiert.

Bedingt lassen sich Beziehungen zwischen dem biologischen Charakter, dem Ausbreitungsmodus sowie der Wachstumsart der Tumoren herstellen. Höher differenzierte Karzinome wie Plattenepithel- und Adenokarzinome imponieren makroskopisch als rundlich-weiche oder trockene Tumorknoten mit meist kokardenartiger Oberfläche. Sie wachsen lokal infiltrierend und breiten sich im Lungengewebe, später auch entlang der Alveolarräume aus. Bei Ausbreitung in der Bronchuslichtung entstehen intrakanalikuläre, hilipetal und hilifugal wachsende polypöse Tumorzapfen im Bronchuslumen mit sekundärer Lichtungsobturation (Abb. 3).

Ulzerierende Tumoren führen klinisch zu Tumorblutungen. Niedrig differenzierte kleinzellige Karzinome mit hoher Wachstumsgeschwindigkeit entwickeln sich manschettenförmig infiltrierend in der Bronchuswand (Abb. 4).

Das bronchioloalveoläre Karzinom zeigt ein pneumonisches Wachstumsmuster und füllt oft ganze Lungenlappen mit einem schleimig-glasigen Infiltrat aus. Ein gehäuftes Auftreten mit zystischen Lungenveränderungen wird beschrieben. Differentialdiagnostisch können klinisch und morphologisch Schwierigkeiten bei der Abgrenzung zu einer Alveolenkarzinose primär extrapulmonaler Adenokarzinome auftreten (Abb. 5; Müller et al. 1995).

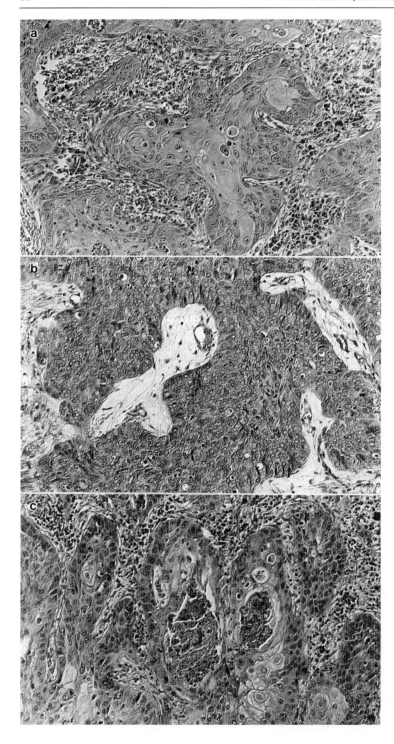

Abb. 3a–c
(Legende
s. S. 19)

Histologische Klassifikation der Lungentumoren

Da jeder bösartige Lungentumor in einer fortgeschrittenen Entwicklungsphase heute bezüglich seiner zytologischen Varianten und unterschiedlichen Differenzierungsmuster als ein heterogener Tumor aufgefaßt werden muß, kann eine sinnvolle histopathologische Klassifikation nur nach dem vorherrschenden phänotypischen Differenzierungsmuster und Differenzierungsgrad erfolgen. Basierend auf der WHO-Klassifikation von 1981 sind häufige und seltene gutartige und bösartige Lungentumoren sowie die Lungenmetastasen in 8 Gruppen (A-H) gegliedert. Von den mehr als 50 in der WHO-Klassifikation von 1981 erfaßten Lungentumoren sind folgende histologische Tumortypen am häufigsten: Plattenepithelkarzinome, Adenokarzinome und kleinzellige Karzinome entsprechend der Gruppe A der bösartigen epithelialen Neubildungen.

Neben der histologischen Typisierung der Tumoren mit Angabe des führenden histologischen Wachstumsmusters und der Zellgrößen können zusätzlich Unterschiede der geweblichen und zytologischen Differenzierung als sog. Tumorgrading mit den Symbolen GI-GIV angegeben werden (GI = hoher, GII = mittlerer, GIII = geringer und Gx = unbestimmbarer Grad der Differenzierung; Hermanek et al. 1987; Spießel et al. 1989; Abb. 1). Angaben zur Häufigkeitsverteilung der verschiedenen histologisch bestimmbaren Tumortypen zeigen Unterschiede in Abhängigkeit von der Selektion des Untersuchungsgutes.

Plattenepithelkarzinome

Plattenepithelkarzinome sind mit 30-40% der häufigste histologische Tumortyp, obwohl in den letzten Jahren eine Zunahme der Adenokarzinome zu beobachten ist. 89% der Patienten mit Plattenepithelkarzinomen sind Raucher, meist ist das männliche Geschlecht im 5.-6. Lebensjahrzehnt betroffen (Nagamoto et al. 1989). In ca. 66% sind Plattenepithelkarzinome zentral lokalisiert, mit Ausgangspunkt von größeren Segment- und Subsegmentbronchien. Die Infiltration und Verlegung größerer Luftwege durch endobronchiale, exophytische und polypoide Tumormassen bedingt im Vergleich zu anderen Tumortypen ein relativ frühzeitigeres Auftreten klinisch faßbarer Symptome. Aufgrund der verstärkten Exfoliation von Tumorzellen konnte in etwa 40% eine Tumorsicherung allein durch zytologische Sputumuntersuchungen erfolgen. In bioptisch entnommenen Proben aus dem Tumorrandbereich sind in proximalen oder distalen Bronchusabschnitten häufig Befunde eines Carcinoma in situ, Mikropapillomatosen

◀

Abb. 3a-c. Mikrofotogramme von Plattenepithelkarzinomen der Lunge mit unterschiedlichen Differenzierungsgraden (Vergr. je 140:1). **a** Zeichen kräftiger zellulärer Keratinexpression und Entwicklung von sog. Interzellularbrücken als Kriterium eines hohen Differenzierungsgrades. **b** Stärkergradige zelluläre Atypien bei aber noch erhaltenem Wachstum in größeren Zellverbänden eines vorwiegend mittelgradig differenzierten Plattenepithelkarzinoms. **c** Ungeordnetes Wachstumsmuster mit herdförmig starker Zellpolymorphie, fokalen Nekrosen und dichter entzündlicher Stromareaktion in einem heteromorph, partiell nur niedrig differenzierten Plattenepithelkarzinom

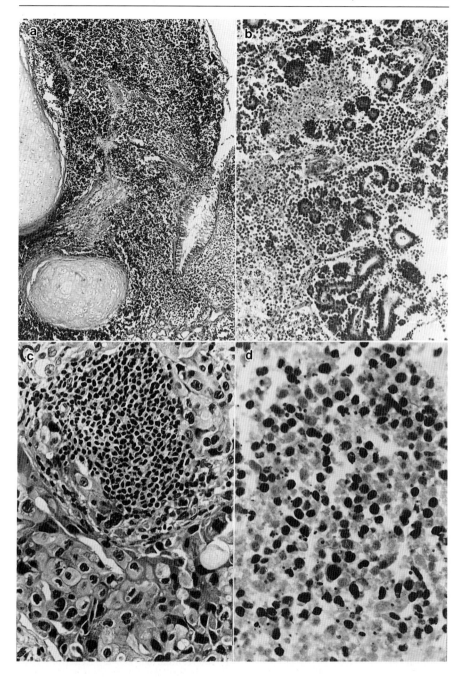

Abb. 4 (Legende s. S. 21)

und Dysplasien unterschiedlicher Schweregrade histologisch faßbar. Makroskopisch entwickeln sich Plattenepithelkarzinome im T1-Stadium entweder als isolierte Rundherde mit knolliger Oberfläche oder als intraluminale papilläre und mural stenosierende Tumoren. Sie zeigen meist eine grau-weiße oder gelbliche, meist trockene, bröckelige, gelegentlich auch körnige Schnittfläche. Fortgeschrittene Tumorphasen sind durch Ulzerationen und ausgedehntere trockene und brüchige Nekrosen als Folge von Ernährungsstörungen bis hin zu Tumorkavernen charakterisiert (Abb. 2 a, b).

Hochdifferenzierte Plattenepithelkarzinome weisen phänotypisch relativ gleichförmige, epidermisähnlich wachsende Epithelkomplexe mit unterschiedlich deutlicher Ausprägung von Interzellularbrücken auf.

Die Tumorzellen sind zu kleinen Nestern oder langgestreckten bandartigen Formationen zusammengelagert, die sie im Querschnitt als wirbelartige oder zwiebelschalenähnliche Strukturen erscheinen lassen. Die polygonalen, kubischen bis zylindrischen Tumorzellen haben einen mittleren Kerndurchmesser von 9 μm und einen Zelldurchmesser von 16 μm. Hierdurch unterscheiden sie sich von kleinzelligen und großzelligen Tumorformen. In Abhängigkeit vom Grad der Keratinisierung lassen sich konzentrisch geschichtete Hornperlen, meist im Zentrum der atypischen Epithelformationen, nachweisen. Die mehr anaplastischen Zellen der niedrig differenzierten Plattenepithelkarzinome zeigen einen mehr lockeren Verband unregelmäßiger Zellformen mit Abnahme und Unregelmäßigkeiten der Keratinbildung und nur noch vereinzeltem Nachweis von Interzellularbrücken (Abb. 3; Schmitz et al. 1994).

Von den 20 bis heute bekannten Zytokeratinen werden bevorzugt die plattenepitheltypischen Zytokeratine 5 und 6 exprimiert (True 1990). Elektronenmikroskopisch sind die Tumorzellen durch ausgedehnte Kernatypien mit Lappungen und prominenten Nukleolen charakterisiert. Es können verschiedene Phasen der Zytokeratinexpression, beginnend in der Kernnähe bis zur massiven Anreicherung im Zytoplasma und im Bereich von Tonofilamenten der Desmosomen dargestellt werden. Anzahl und Struktur interzellulärer desmosomaler Kontakte in Plattenepithelkarzinomen lassen sich bedingt mit dem Differenzierungsgrad korrelieren. Die morphologischen Befunde belegen den Aspekt der gestörten interzellulären Regulation als einen Parameter der komplexen Tumorbiologie.

Das bindegewebige gefäßführende Stroma ist nach immunhistochemischer Kollagensubtypisierung überwiegend aus Kollagen Typ III und Typ I aufgebaut. Es ist netzartig um die Epithelkomplexe angeordnet und enthält neugebildete Gefäßäste vorwiegend aus dem Bereich der nutritiven Gefäße der Lunge. Mit

◀

Abb. 4a–d. Mikrofotogramme von Wachstumsmustern kleinzelliger Karzinome. **a** Übersicht der lymphomartig infiltrierten verdickten Bronchialschleimhaut unter Einbeziehung der Tunica fibrocartilaginea (Vergr. 55:1). **b** Adenoide Wachstumsstrukturen in einem heteromorph differenzierten, vorwiegend kleinzelligen Karzinom (Vergr. 140:1). **c** Umschriebenes Areal eines kleinzelligen Karzinoms in einem überwiegend großzelligplattenepithelial differenzierten bösartigen Lungentumor (Vergr. 350:1). **d** Nekrobiotische Zellveränderungen mangelhaft adaptierter und ernährter Tumorzellen eines kleinzelligen Karzinoms (Vergr. 560:1)

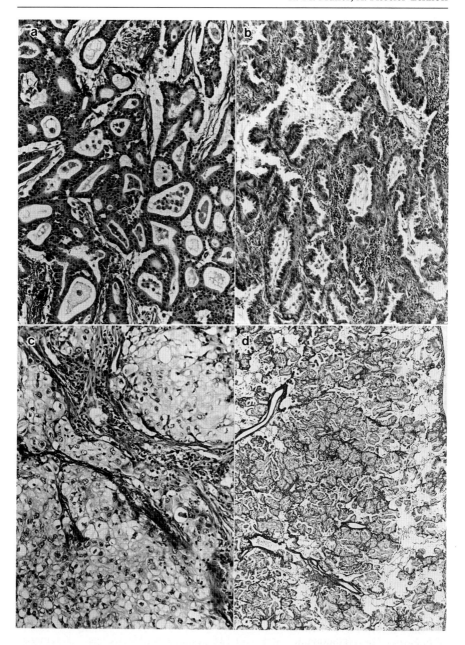

Abb. 5a–d. Mikrofotogramme unterschiedlicher phänotypischer Wachstumsmuster pulmonaler Adenokarzinome. **a** Vorwiegend tubulär wachsendes Adenokarzinom (Vergr. 140:1), **b** papillär wachsendes Adenokarzinom (Vergr. 85:1), **c** solide-hellzellig wachsendes Adenokarzinom (Vergr. 140:1), **d** pneumonisch wachsendes bronchioloalveoläres Karzinom

abnehmendem Differenzierungsgrad nimmt nach morphometrischen Untersuchungen der Stromaanteil ab (Fisseler-Eckhoff et al. 1987, 1988).

Vorgeschrittene Tumorphasen sind als Folge von Ernährungsstörungen durch ausgedehnte Nekrosen bis hin zu Tumorkavernen charakterisiert. Als Variante des Plattenepithelkarzinoms ist in der WHO-Klassifikation von 1981 auch das sog. spindelzellige Plattenepithelkarzinom aufgenommen. Neben atypischen Epithelkomplexen finden sich spindelzellige Tumorareale mit sarkomähnlichem Wachstumsmuster, starker Zellpolymorphie und unterschiedlicher Entwicklung des Fasergewebes.

Immunhistochemisch und elektronenoptisch kann in den Tumorzellen von Plattenepithelkarzinomen eine stark unterschiedliche Expression von Zytoskelettproteinen, von Tonofilamenten und Verhornungsstörungen nachgewiesen werden. Durch den Einsatz immunhistochemischer Antikeratinantikörper an histologischen Schnittpräparaten lassen sich verschiedene Zytokeratine in den Tumorzellen erfassen, was möglicherweise für eine weitergehende Charakterisierung der Lungentumoren eine wesentliche Bedeutung erlangen kann (Espinoza u. Azar 1982; Saba et al. 1983; Moll et al. 1986).

Kleinzellige Karzinome

Kleinzellige Karzinome machen ca. 20–25 % aller bösartigen Lungentumoren aus. In den Vereinigten Staaten werden jährlich ca. 34.000 neue Fälle diagnostiziert (Minna et al. 1989). Im eigenen Untersuchungsgut standen kleinzellige Karzinome mit 30 % im Biopsiegut an zweiter Stelle. Für das therapeutische Vorgehen erlangt die histomorphologische Differenzierung in kleinzellige und nichtkleinzellige Karzinome wesentliche Bedeutung. Die klinischen Untersuchungsergebnisse unter Einschluß sog. Tumormarker und die besonders hohe Ansprechrate auf eine Chemotherapie zeigen deutlich, daß die Führung kleinzelliger Lungenkarzinome als besondere Tumorgruppe offensichtlich gerechtfertigt ist. In den letzten 20 Jahren ist bei einem Häufigkeitsanstieg aller pulmonalen Karzinomtypen auch eine relative Zunahme kleinzelliger Bronchialkarzinome besonders im Sektionsgut festzustellen.

Die histomorphologische Abgrenzung kleinzelliger Bronchialkarzinome nach der WHO-Klassifikation beruht zunächst fast allein auf dem sehr groben phänotypisch-zytologischen Parameter relativ „kleiner" Tumorzellen im Vergleich zu den anderen Tumortypen. Zell- und Kerndurchmesser variieren zwischen 7 und 9 µm, wogegen der mittlere Zelldurchmesser bei Plattenepithelkarzinomen 16 µm und bei großzelligen Adenokarzinomen bis zu 40 µm beträgt (Abeloff et al. 1979.) Die Tumorzellen liegen einzeln oder in einem sehr lockeren Zellverband. Die histomorphologische und zytologische Diagnostik basiert in vielen Fällen auf charakteristischen Quetschartefakten der weichen, intramural, submukös ausgebreiteten Karzinome mit leicht vulnerablen, schlecht adaptierten Einzelzellen (Abb. 4).

Die für die medikamentöse Therapie entscheidende Gefäßversorgung durch ein spärlich entwickeltes Stromagerüst ist in frühen Entwicklungsphasen relativ gut ausgeprägt. Bei kurzer Tumorverdopplungszeit und schnellem Tumorwachstum entstehen frühzeitig ausgedehnte Nekrosen mit gelegentlich charakteristischen hämatoxiphilen Gefäßanomalien als Folge der muralen Anreicherung von DNA-Strukturen aus nekrotischen Tumorzellen (Fisseler-Eckhoff et al. 1987 b).

Ultrastrukturell und immunhistochemisch kann heute fast regelmäßig der Nachweis der Expression von Aminen und/oder Peptidhormonen geführt werden.

Bei klinischen Befunden paraneoplastischer Syndrome, z.B. einer ektopen Hormonproduktion bei Patienten mit kleinzelligem Karzinom, ist durch immunhistochemische Zusatzuntersuchungen fast immer ein entsprechendes Korrelat zu liefern. Dabei sind aber neue Untersuchungsergebnisse hervorzuheben, wonach die Expression von Antigenen und Neoantigenen in den Tumorzellen quantitative und qualitative Unterschiede zeigt. Schließlich bestehen offensichtlich auch Unterschiede in der Sekretion und Aufnahme von Antigenen. Auch für das kleinzellige Karzinom gibt es bis heute keine spezifischen sog. Tumormarker. Es existieren aber zahlreiche Mitteilungen über verschiedenartig kombinierte Markerprofile (Hattori et al. 1972; Abeloff et al. 1979; Churg et al. 1980; Müller u. Menne 1985).

In der WHO-Klassifikation von 1981 werden 3 Subtypen des kleinzelligen Karzinoms unterschieden. Wesentliche klinische Konsequenzen sind wohl bisher aus der Bildung derartiger Untergruppen nicht abzuleiten. Andererseits unterstreicht aber diese schon vor 17 Jahren allein anhand lichtmikroskopischer Befunde vorgenommene phänotypische Untergliederung die heute besser faßbare Beobachtung einer heterogenen Tumorpopulation auch in der Gruppe der kleinzelligen Karzinome. So kann man bei vorwiegend kleinzelligen Karzinomen gelegentlich durchaus auch Inseln niedrig differenzierter, plattenepithelial oder adenoid strukturierter Tumoranteile im Primärtumor (aber auch in Metastasen) finden. Andererseits sind auch in phänotypisch vorwiegend plattenepithelial differenzierten Tumoren inselartige kleinzellige Tumorherde möglich (Abb. 4 c; Churg et al. 1980; Müller u. Menne 1985; Müller 1985).

Histogenetische Beziehungen bestehen zu den Karzinoidtumoren (Gruppe BIII der WHO), die heute unter dem Oberbegriff der neuroendokrinen Tumoren (früher APVD-System) zusammengefaßt werden. Diese histogenetische Verwandtschaft spiegelt sich einerseits in ähnlichen, elektronenoptisch und immunhistochemisch faßbaren Zellprodukten und andererseits in besonderen phänotypischen morphologischen und klinischen Bildern mit den sog. atypischen Karzinoidtumoren mit infiltrierendem Tumorwachstum und Metastasen wider.

Zu den besonderen Aufgaben der pathologisch-anatomischen Untersuchungen von Operationspräparaten mit bioptisch gesicherten kleinzelligen Karzinomen gehört die quantitative und qualitative Bewertung der Tumorregression nach präoperativ erfolgter zytostatischer Therapie.

Die bisherigen Ergebnisse zur therapieinduzierten Tumorregression zeigen relativ typische morphologische Veränderungen, die auf die präoperative Chemotherapie zurückzuführen sind. Als wichtige Kriterien der therapieinduzierten Tumorregression konnten kokardenartige ehemalige Tumorareale mit einer

wiederkehrenden Abfolge von zentraler eosinophiler Nekrose, umgebender Resorptionszone mit zahlreichen Schaumzellen, Übergang in ein neugebildetes gefäßreiches Bindegewebe und peripheres fibröses Narbengewebe nachgewiesen werden. Derartige Regressionsherde können demnach im Operationspräparat als morphologischer Ausdruck der Reaktion auf die Chemotherapie gewertet werden. Insgesamt handelt es sich aber um unspezifische Veränderungen, die in vergleichbarer Form auch bei der Organisation spontaner Tumornekrosen entstehen können. Entsprechend dem Grad der nachweisbaren Regression wurde ein Regressionsgrading nach folgendem Vorschlag erarbeitet:
- Grad I: keine oder nur geringfügige (i. allg. spontane) Tumorregression.
- Grad II: inkomplette Tumorregression.
- Grad III: komplette Tumorregression, kein vitales Tumorgewebe (Müller 1987; Junker et al. 1995).

Die im Bereich des ehemaligen Primärtumors und im umgebenden Lungenparenchym nachgewiesenen Gefäßveränderungen reichen über obliterierende und endangiitische Befunde bis hin zum vollständigen narbigen Lumenverschluß auch größerer Pulmonalarterienäste (Fisseler-Eckhoff u. Müller 1994).

In bronchoskopisch gewonnenen Proben zur Verlaufskontrolle nach Chemotherapie wurden im tumorfreien Untersuchungsgut gehäuft subepitheliale Anreicherungen kondensierter elastischer Fasern und Transformationen des bronchialen Oberflächenepithels zu Plattenepithelmetaplasien nachgewiesen.

Die Kombination dieser zunächst unspezifischen Befunde kann daher bei entsprechender Fragestellung und Anamnese als Hinweis auf eine vorbestehende Tumorinfiltration in diesem Bereich gewertet werden.

Neben den in Tabelle 1 dargestellten Onko- und Tumorsuppressorgenen ist heute eine Vielzahl weiterer Gene bekannt, die wahrscheinlich auch bei kleinzelligen Tumoren von Bedeutung sind. So konnte bei kleinzelligen Tumoren und deren Zellinien eine erhöhte Expression des myb-Gens, des kit-Gens, des met-Gens sowie eine verstärkte Amplifikation des raf-Gens nachgewiesen werden (Wiethege et al. 1994; Tabelle 1)

Adenokarzinome

Die Angaben im Schrifttum zur Häufigkeit dieses Tumortyps schwanken in den letzten Jahren erheblich. Entsprechend den Beobachtungen in den USA werden auch in unserem Untersuchungsgut zunehmend Adenokarzinome der Lunge diagnostiziert, wobei die Häufigkeitsangaben vom Untersuchungsgut abhängig sind. Mit 23 % im Biopsiegut und 40 % im Operationsgut liegen sie hinter den Plattenepithelkarzinomen an dritter bzw. zweiter Stelle.

Dabei ist die Frage noch nicht abschließend geklärt, ob es sich nur um eine detailliertere histomorphologische Analyse oder eine echte Verschiebung im Häufigkeitsspektrum – wie von verschiedenen Autoren angenommen – handelt (Vincent et al. 1977; Hess et al. 1981; Hirsch et al. 1983).

Adenokarzinome entwickeln sich bevorzugt in der *Lungenperipherie* als subpleurale grau-weiße *Rundherde*. Eine Beziehung zu größeren Bronchien ist meist nachweisbar. Die angrenzende Pleura ist häufig fibrös verdickt.

Makroskopisch imponieren sie als grau-weiße, z.T. lobulierte Tumoren mit meist zentraler Vernarbung und Inkrustation von anthrakotischem Pigment. Nekrosen und Einblutungen sind häufig. Tumoren mit Schleimbildung weisen eine fadenziehende, schleimige, Tumoren mit desmoplastischer Reaktion eine feste härtere Schnittfläche auf. In 20 % wurden multiple Tumoren in beiden Lungen beobachtet (Mc Elvaney et al. 1989). Periphere Adenokarzinome können bei frühzeitiger ausgedehnter Infiltration der Pleura makroskopisch das Bild eines malignen Mesothelioms vortäuschen.

Entsprechend der WHO-Klassifikation werden nach den führenden histologischen Merkmalen vorwiegend azinäre, papilläre und solide schleimbildende Adenokarzinome unterschieden (Abb. 5 und 6). Als besondere Form wird das bronchioloalveoläre Karzinom (sog. Alveolarzellkarzinom) mit tapetenartiger Auskleidung der Alveolarräume unter Benutzung der vorgegebenen Lungenstruktur abgegrenzt.

Charakteristisch für Adenokarzinome in frühen Entwicklungsphasen ist eine alveoläre Tumorpropagation. Die Tumorzellen füllen die Alveolen fast vollständig aus. Die Epithelverbände sind häufig gefäßassoziiert angeordnet. Die Zellen der Adenokarzinome weisen einen mittleren Zelldurchmesser von 13,5 ± 2,3 µm und einen mittleren Kerndurchmesser von 8,5 ± 1,3 µm auf. Sie sind polygonal, kubisch bis zylindrisch, mit bläschenförmigen Kernen, prominenten Nukleolen und relativ feinem Chromatin.

Nach elektronenoptischen und immunhistochemischen Befunden lassen sich bedingt histogenetisch unterschiedliche Stammzellen der Bronchialschleimhaut und der bronchioloalveolären Endstrecke den histomorphologisch besonders charakterisierten Adenokarzinomen zuordnen. Die Tumorzellen zeigen Charakteristika, die mehr oder weniger den schleimbildenden Becherzellen der Bronchialschleimhaut, den Clarazellen der bronchioloalveolären Endstrecke oder den Pneumozyten II entsprechen (Dämmrich 1987).

Umfangreiche vergleichende immunhistochemische Untersuchungen bezüglich der Expression von Antikörpern der CEA-Familie haben keine Möglichkeit der zuverlässigen Unterscheidung azinärer, papillärer und bronchioloalveolärer Adenokarzinome durch ein fest umrissenes Expressionsmuster ergeben. Vielmehr hat sich auch bei den adenoid differenzierten Tumortypen der Lunge die Erwartung einer relativ hohen Heterogenität bezüglich einer inkonstanten, qualitativ und quantitativ unterschiedlichen Antigenexpression der Tumorzellen bestätigt (Brockmann et al. 1987; Herberg 1989; Müller u. Herberg 1991).

Diese Untersuchungsergebnisse relativieren auch die Möglichkeiten immunhistochemischer Untersuchungsverfahren zur Abgrenzung primärer Adenokarzinome der Lunge von Lungenmetastasen extrapulmonaler drüsiger Primärtumoren. Adenokarzinome sind unter den primären, peripher entwickelten Lungentumoren besonders bei Frauen gegenwärtig immer noch relativ häufig. Bei einem oft hohen Differenzierungsgrad und guter Operabilität ist die Prognose wegen häufiger hämatogener, besonders zerebraler Metastasen ver-

1.1 Pathologie der Lungentumoren

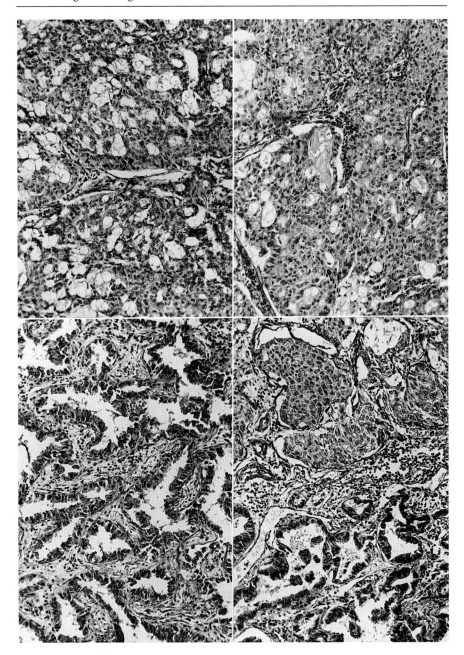

Abb. 6. Mikrofotogramme mit Ausschnitten verschiedener Abschnitte desselben Adenokarzinoms der Lunge. Toporegional sehr unterschiedliche phänotypische Wachstumsmuster eines histogenetisch-zytologisch als Adenokarzinom abzuleitenden bösartigen Lungentumors (Vergr. je 140:1)

gleichsweise schlecht. Dieser klinischen Beobachtung entspricht morphologisch eine frühzeitige ausgeprägte Gefäßinvasion der Adenokarzinome mit vaskulär bedingten, infarktähnlichen, regressiven Vernarbungen meist in zentralen Tumorabschnitten. Nach unseren Erfahrungen führen derartige charakteristische Tumorvernarbungen der Adenokarzinome häufig zu Fehlinterpretationen sog. primärer Narbenkarzinome. Dieser zunächst mehr akademisch erscheinende Gesichtspunkt kann aber versicherungsmedizinisch erhebliche Bedeutung bei der Abgrenzung z. B. posttraumatischer oder sog. silikotischer Narbenkarzinome zu spontanen Tumorvernarbungen erlangen (Müller u. Reitemeyer 1986; Fisseler-Eckhoff et al. 1987a).

Großzellige Karzinome

Nach phänotypisch-histologischen und zytologischen Kriterien werden in der WHO-Klassifikation von 1981 großzellige Karzinome mit Riesenzellen und hellzelliger Komponente als eigene Gruppen geführt. In früheren Arbeiten ist dieser Tumortyp mit bis zu 20 % angegeben. Elektronenoptische und immunhistochemische Untersuchungen der letzten Jahre haben aber gezeigt, daß es sich bei den als vorwiegend großzellig klassifizierten Tumoren in der Regel um Varianten von Adenokarzinomen, Plattenepithelkarzinomen oder Kombinationstumoren handelt. Bei den phänotypisch hellzelligen Tumoren kann die Abgrenzung zu Metastasen eines hellzelligen Nierenkarzinoms schwierig sein.

Seltene Lungentumoren

Bei der gegenwärtig erdrückenden Situation von mehr als 10.000 jährlich allein in NRW diagnostizierten bösartigen Lungentumoren der Gruppe A der WHO-Klassifikation von 1981 haben die anderen 40 aufgeführten Tumortypen nur eine untergeordnete Bedeutung. Von klinischer Relevanz bei der Differentialdiagnose meist peripherer Rundherde im Schnellschnitt sind Hamartome, die sich meist als knollige, knorpelreiche Hamartochondrome gut aus dem Lungengewebe isolieren lassen und einen charakteristischen morphologischen Befund aufweisen.

Zu den Tumoren mit besonderer Biologie und Morphologie gehört die Gruppe der Karzinoidtumoren, die zu Recht von den wesentlich selteneren Adenomen der Bronchialwand abgegrenzt wurden. Alle anderen eigenständigen Neubildungen sind sehr selten und können in der Regel erst durch umfangreiche morphologische Untersuchungen eindeutig charakterisiert werden.

Unter den tumorartigen Läsionen müssen verschiedene Bilder und Entwicklungsphasen der Histiocytosis X (eosinophiles Granulom) als häufige Ursache rezidivierender Spontanpneumothoraces besondere Erwähnung finden.

Schließlich erlebt gegenwärtig die Chirurgie von Lungenmetastasen eine bemerkenswerte Renaissance, seitdem beachtliche Steigerungen der Überlebensraten nach Metastasektomie für mehrere Tumorentitäten mitgeteilt wurden. Neben der histopathologischen Charakterisierung der Metastasen in

Abgrenzung zu primären Lungentumoren spielt heute die pathologisch-anatomische Überprüfung von Form und Ausmaß medikamentös erzielter Metastasenregressionen eine besondere Rolle.

TNM-System

1996 wurde eine weitergehende differenzierte Stadieneinteilung mit den Stadien IA, IB und IIA/IIB vorgenommen (Mountain 1996). Exemplarisch sind in Abb. 7 mögliche Kombinationen verschiedener T- und N-Kategorien mit daraus resultierenden Tumorstadien (Stadium I–IIIB) zusammengefaßt.

Für das TNM-Staging werden klinische Untersuchungsbefunde sowie morphologische Ergebnisse von Lungen- und Lymphknotenbiopsien aus unterschiedlichen topographischen Regionen herangezogen. Die daraus resultierende Stadieneinteilung ist wesentlich für die Beurteilung der Operabilität (Abb. 7).

Durch die postoperative Begutachtung der Resektionspräparate wird durch den Pathologen das postoperative Staging (pTNM) erstellt. Die pTNM-Klassifikation umfaßt das Ausbreitungsstadium des Primärtumors, die Infiltrationstiefe und den evtl. vorhandenen Lymphknotenbefall (Bülzebruck et al. 1992; Maassen et al. 1988; Mountain 1996).

Zusammenfassung

Die morphologische Untersuchung von Lungentumoren einschließlich der histologischen Typisierung und Graduierung (GI–GIV) nach der Absprache von Pathologen bei der WHO 1981 liefert nach unseren heutigen Kenntnissen nur sehr grobe Parameter zur Bildung von Tumorgruppen nach phänotypischen Gesichtspunkten. Die Unterscheidung von Subtypen bei Plattenepithelkarzinomen, Adenokarzinomen und kleinzelligen Karzinomen ist mikroskopisch bedingt möglich, gegenwärtig aber kaum von nennenswerter klinischer Relevanz. Probebiopsien von 1–3 mm Größe aus Tumoren zwischen 3 und 10 cm Durchmesser ermöglichen verständlicherweise nur sehr bedingt konkrete Rückschlüsse auf unterschiedliche Wachstumsmuster und Graduierungsvarianten innerhalb desselben Tumors.

Erweiterte morphometrische, elektronenoptische, immunhistochemische und molekularbiologische Untersuchungsverfahren der vergangenen 20 Jahre haben gezeigt, daß so gut wie jeder bösartige Lungentumor eine Kombination heterogener atypischer Zellpopulationen als Folge einer genetischen Instabilität der Tumorzellen darstellt. Immunhistochemisch sind auch in relativ hochdifferenzierten Lungentumoren wechselnde Expressionen von Neoantigenen mit toporegionalen Unterschieden der qualitativen und quantitativen Antigenex-

T1 Rundherd < 3 cm
N0
M0

Stadium IA

T2 Tumor > 3 cm / Befall des Hauptbronchus ≥ 2 cm distal der Hauptkarina / Pleura visceralis Beteiligung
N0
M0

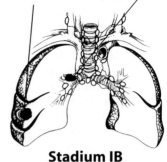

Stadium IB

T1
N1 ipsilat. peribronchiale und/oder hiläre Lk-Beteiligung
M0

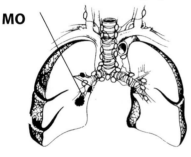

Stadium IIA

T3 Infiltration von Brustwand (einschl. Sulcus sup.) Zwerchfell / mediast. Pleura / pariet. Perikard / Befall des Hauptbronchus < 2 cm distal der Hauptkarina
N0
M0

T2
N1
M0

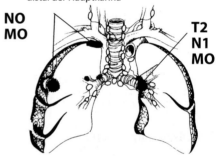

Stadium IIB

T1-3
N2 ipsilaterale mediastinal und / oder subcarinale Lk-Beteiligung
M0

T3
N1
M0

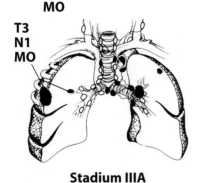

Stadium IIIA

T1-4
N3 kontralat. mediast., kontralat. hilär, ipsi- oder kontralat. Skalenus- oder supraklav, Lk-Beteiligung
M0

T4 Infiltration von Mediast., Herz, gr. Gefäße, Ösophagus, Trachea Carina oder Wirbelk.

N1-3
M0

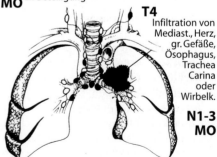

Stadium IIIB

Abb. 7 (Legende s. S. 31)

pression bis hin zur zellulären differenten Lokalisation, Aufnahme bzw. Sekretion von antigenen Strukturen faßbar geworden.

Die auch biochemisch belegbare Heterogenität korreliert mit pathologischanatomisch faßbaren Befunden einer biologischen Heterogenität in Zusammenhang mit Unterschieden der Invasionstendenz, dem Ausmaß der Metastasierung und variablen Behandlungserfolgen. Spezifische sog. Tumormarker für gruppenweise nach histomorphologischen Kriterien grob zu ordnenden Tumortypen der Lunge gibt es bisher nicht. Möglicherweise erlaubt aber die Erweiterung unserer Kenntnisse über wiederkehrende Kombinationen von Markerprofilen, einschließlich neuer Kenntnisse über die Faktoren der Stromainvasion bzw. Tumor-Stroma-Interaktion, die bessere Abgrenzung und Ordnung von Tumorentitäten mit Relevanz für die therapeutische Strategie. Im Einzelfall sind bis heute Rückschlüsse auf Krankheitsverlauf und Therapieerfolg wegen der großen, fast individuell geprägten Heterogenität der Tumoren nur mit Zurückhaltung und Kritik unter Berücksichtigung klinischer Daten und Befunde möglich.

Literatur

Abeloff MD, Eggleston JC, Mendelsohn G, Ettinger DS, Baylin SB (1979) Changes in morphologic and biochemical characteristics of small cell carcinoma of the lung. Am J Med 66:757–764
Aru A, Nielsen K (1989) Stereological estimates of nuclear volume in primary lung cancer. Pathol Res Pract 185:735–739
Barlogie B, Drewinko B, Schumann et al. (1980) Cellular DNA content as a marker of neoplasia in man. AM J Med 69: 195–203
Bennett WP, Colby TV, Travis WD, Borkowski A, Jones RT, Lane DP, Metcalf RA Samet JM, Takeshima Y, Gu JR, Vahakangas KH, Soini Y, Paakko P, Welsh JA, Trump BF, Harris CC (1993) p53 protein accumulates frequently in early bronchial neoplasia. Cancer Res 53:4817–4822
Brockmann M, Brockmann I, Herberg U, Müller K-M (1987) Adenocarcinoma of the lung. Immunohistochemical findings (Keratin/CEA). J Cancer Res Clin Oncol 113:379–382
Brockmann M, Müller K-M (1986) Das Frühkarzinom des Bronchus. GBK-Fortbild Aktuell 49:73–75
Büchner T, Hiddeman W, Wörmann B et al. (1985) Differential pattern of DNA-aneuploidy in human malignancies. Pathol Res Pract 179:310–317
Bülzebruck H, Bopp R, Drings P, Bauer E, Krysa S, Probst G, Van Kaick G, Müller K-M, Vogt-Moykopf I (1992) New aspects in the staging of lung cancer: Prospective validation of the International Union Against Cancer TNM classification. Cancer 70:1102–1110
Churg A, Greene FH (1988) Pathology of occupational lung disease. Igaku-Shoin, New York, p 50
Churg A, Johnston WH, Stulbarg M (1980) Small cell squamous and mixed small cell squamous-small cell anaplastic carcinomas of the lung. Am J Surg Pathol 4:255–263
Dämmrich JR (1987) Histogenetische und funktionelle Charakterisierung der pulmonalen Adenocarcinome. Habilitationsschrift, Med. Fakultät der Julius-Maximilians-Universität, Würzburg

◄

Abb. 7. Schematische Übersicht verschiedener Befundkombinationen nach dem TNM-System als Grundlage der klinischen Stadieneinteilungen (Stadium I--IIIB). (Nach Mountain 1986)

Espinoza CG, Azar HA (1982) Immunohistochemical localization of keratin-type proteins in epithelial neoplasms-correlation with electron microscopic findinds. Am J Clin Pathol 78:500–507

Fasske E (1970) Histo- und Cytomorphologie der Lungencarcinome. Internist 11:318–327

Fisseler-Eckhoff A, Erfkamp S, Müller K-M (1996) Cytokeratin expression in preneoplastic lesions and early squamous cell carcinoma of the bronchi. Pathol Res Pract 192:552–559

Fisseler-Eckhoff A, Jensen W, Müller K-M (1995) Proliferationsmarker (PCNA, MiB1) bei reaktiv-hyperplastischen und präneoplastischen Läsionen der Bronchialschleimhaut. Verh Dtsch Ges Pathol 79:679

Fisseler-Eckhoff A, Müller K-M (1992) Early cancer and preneoplastic lesions of the lung: extracellular matrix components. In: Bernal SD, Hesketh PJ (eds) Lung cancer differentiation. Dekker, New York, pp 45–46

Fisseler-Eckhoff A, Müller KM (1994) Pathologie der Pulmonalarterien bei Lungentumoren. Dtsch Med Wochenschr 119:1415–1420

Fisseler-Eckhoff A, Rothstein D, Müller K-M (1996) Neovascularization in hyperplastic, metaplastic and potentially preneoplastic lesions of the bronchial mucosa. Virchows Arch 429:95–100

Fisseler-Eckhoff A, Snyder E, Achatzy R, Kunze W-P, Müller K-M (1987) Stromal composition in bronchogenic carcinoma – morphometric structure analysis. Thorac Cardiovasc Surg 35 (Spec Iss) 160–163

Fisseler-Eckhoff A, Becker B, Müller K-M (1978 b) Hämatoxyphile Gefäßanomalien beim kleinzelligen Brochialcarcinom – ein pathognomonischer Befund. Verh Dtsch Ges Pathol 71:347

Fisseler-Eckhoff A, Voss B, Kunze WP, Müller K-M (1988) Differenzierung des Matrix-bildenden Bindegewebes in histologisch unterschiedlich differenzierten Lungentumoren. Verh Dtsch Ges Pathol 72:272–277

Fisseler-Eckhoff A, Prebeck M, Voss B, Müller K-M (1990) Extracellular matrix in preneoplastic lesions and early cancer of the lung. Pathol Res Pract 186:95–101

Gonzales S, von Bassewitz DB, Grundmann E, Müller K-M, Nakhosteen JA (1985) Rudimentary cilia in hyperplastic, metaplastic and neoplastic cells of the lung and pleura. Pathol Res Pract 180:511–515

Gonzalez S, von Bassewitz DB, Grundmann E, Nakhosteen JA, Müller K-M (1986) The ultrastructural heterogeneity of potentially preneoplastic lesions in the human bronchial mucosa. Pathol Res Pract 181:408–417

Hattori S, Matsuda M, Tateishi R, Nishihara H, Horai T (1972) Oat cell carcinoma of the lung. Clinical and morphological studies in relation to its histogenesis. Cancer 30:1014–1024

Herberg U (1989) Carcinoembryonales Antigen (CEA) und Keratin in Lungentumoren. Immunhistologische Untersuchung. Diss, Ruhr-Univ Bochum

Hermanek P, Scheibe O, Spiessl B, Wagner (Hrsg) (1987) TNM Klassifikation maligner Tumoren, 4. Aufl. Springer, Berlin Heidelberg New York Tokyo

Hess FG, McDowell EM, Trump BF (1981) Pulmonary cytology: current status of cytological typing of respiratory tract tumors. Am J Pathol 103:323

Hirsch FR, Ottesen G, Poedenphant J, Olsen J (1983) Tumor heterogenity in lung cancer based on light microscopic features. Virchows Arch [A] 402:147–153

Höring E, Wörmann B, Büchner T, Müller K-M (1982) Heterogeneity of tumor cells in human bronchial carcinoma. Histological and flow-cytomorphometrical analysis. Verh Dtsch Krebsges 4:846

Junker K, Krapp D, Müller K-M (1995) Kleinzelliges Bronchialkarzinom nach Chemotherapie – Morphologische Befunde. Pathologe 16:217–222

Kayser K, Stute H (1989) Minimum spanning tree, Voronoi's tesselation and Johnson-Mehl diagrams in human lung carcinoma. Pathol Res Pract 185:729–734

Kayser K, Schmidt A, Stute H, Bach S (1989) DNA-content, inflammatory tissue response and tumor in human lung carcinoma. Pathol Res Pract 185:584–588

Larsson S, Zettergren L (1976) Histological typing of lung cancer. Application of the WHO classification to 479 cases. Acta Pathol Microbiol Scand [A] 84:529–537

Maassen W, Greschuchna D, Kaiser D, Liebig S, Loddenkemper R, Stapenhorst K, Toomes H (1988) Recommendations on diagnosis, staging, and therapy of lung cancer. Thorac Cardiovasc Surg 36:295–306

Mackay B, Osborne BM, Wilson RA (1977) Ultrastructure of lung neoplasm. In: Straus MJ (ed) Lung cancer. Grunde & Stratton, New York, pp 71–84

Mark EJ (1984) Lung biopsy interpretation. In: Stamathis G (ed) Williams & Wilkins, Baltimore
McDowell EM (1987) Bronchogenic carcinomas. In: McDowell EM (ed) Current problems in tumour pathology, lung carcinomas. Churchill Livingstone, Harlow, pp 255-285
McDowell EM, Trump BF (1983) Histogenesis of preneoplastic and neoplastic lesions in tracheobronchial epitheliun, Surv Synth Pathol Res 2:235-279
McDowell EM, Mc Laughlin JS, Merenyl DK, Kieffer RF, Harris CC, Trump BF (1978) The respiratory epithelium. V. Histogenesis of lung carcinomas in the human. JNCI 61:587-606
Mc EG, Miller RR, Müller NL, Nelems B, Evans KG, Ostrow DN (1989) Multicentricity of adenocarcinoma of the lung. Chest 95:151-164
Minna JD, Pass H, Glatstein E, Ihde D (1989) Cancer of the lung. In: DeVita VT, Hellman S, Rosenberg SA (eds) Cancer, principles and practice of oncology. Lippincott, Philadelphia, pp 591-705
Mohr M (1979) Ätiologie und Pathogenese der frühen neoplastischen Veränderungen an Experimentalbeispielen. Verh Dtsch Krebsges II:165-174
Moll R, Blobel GA, Frank WW (1986) Zytoskelett-Proteine in der Diagnostik der Bronchialkarzinome. In: Drings P, Schmähl D, Vogt-Moykopf I (Hrsg) Bronchialkarzinom. Fortbildungskurs unter der Schirmherrschaft der UICC. Zuckschwerdt, München (Aktuelle Onkologie 26, S 81-92)
Mountain CF (1986) A new international staging system for lung cancer. Chest 89:225-233
Mountain CF (1996) Lung cancer staging: 1997 revisions. In: Antypas G (ed) 2nd Int Congr Lung Cancer. Monduzzi, Bologna, pp 11-13
Müller K-M, Gonzales S (1991) Präneoplasien und Frühkarzinome der Lunge – Histogenetische Aspekte des Bronchialkarzinoms. Pneumologie 45:971-976
Müller K-M, Junker K, Wiethege Th (1995) Nicht-kleinzellige Bronchialkarzinome. Morphologie, Tumorregression, Molekularpathologie. Onkologe 1:429-440
Müller K-M, Theile A (1994) Lungentumoren. Pathologisch-anatomische Diagnostik. Internist 35:710-723
Müller K-M (1979) Krebsvorstadien der Bronchialschleimhaut. Verh Dtsch Ges Pathol 63:112-131
Müller K-M (1983) Lungentumoren. In: Doerr W, Seifert G, Uehlinger E (Hrsg) Pathologie der Lungen II. Springer, Berlin Heidelberg New York (Spezielle pathologische Anatomie, Bd 16/II, S 1081-1274)
Müller K-M (1984) Histological classification and histogenesis of lung cancer. Eur J Respirat Dis 65:4-19
Müller K-M (1985) Pathologie der Lungentumoren. In: Trendelenburg F (Hrsg) Tumoren der Atmungsorgane und des Mediastinums A. Springer, Berlin Heidelberg New York Tokyo (Handbuch der inneren Medizin IV/4A, S 87-127)
Müller K-M (1986) Bronchialkarzinom. Verschiedene Formen – verschiedene Prognosen. Therapiewoche 36:1622-1627
Müller K-M (1987) Pathologische Anatomie der Lungentumoren. In: Frommhold W, Gerhardt P (Hrsg) Tumoren der Lunge. Thieme, Stuttgart, S 16-28
Müller K-M (1988 a) Die Bronchialschleimhaut und das Bronchialkarzinom. Atemweg Lungenkrankh 14:370-374
Müller K-M (1988 b) Early cancer of the lung. Recent Results Cancer Res. 106:119-130
Müller K-M, Fisseler-Eckhoff A (1989) What's new in lung tumor heterogeneity? Pathol Res Pract 184:108-115
Müller K-M, Gonzales S (1986) Elektronenmikroskopische Befunde bösartiger Lungentumoren. In: Drings P, Schmähl D, Vogt-Moykopf I (Hrsg) Bronchialkarzinom. Fortbildungskurs unter der Schirmherrschaft der UICC. Zuckschwerdt, München (Aktuelle Onkologie 26, S 70-80)
Müller K-M, Herberg U (1991) Immunhistologische Marker bei Lungentumoren – eine Standortbestimmung. Pneumologie 45:140-146
Müller K-M, Menne R (1985) Small cell carcinoma of the lung: pathological anatomy. Recent Results Cancer Res 97:11-24
Müller K-M, Müller G (1983) The ultrastructure of preneoplastic changes in the bronchial mucosa. Curr Topics Pathol 73:233-263
Müller K-M, Reitemeyer E (1986) Lungentuberkulose und Lungenkrebs aus der Sicht der Pathologen. Öff Gesundheitswes 48:1-7

Müller K-M, Brämer UG, Hiddemann W (1986) Probleme der morphologischen Klassifikation bösartiger Lungentumoren. Atemweg Lungenkrankh 12 10:459-465
Müller K-M, Wiethege Th (1996) Neue Prognosefaktoren bei Lungentumoren. GBK Fortbildung Aktuell 66
Müller K-M, Brockmann M (1992) Morphologische Diagnostik. In: Ferlinz R (Hrsg) Diagnostik in der Pneumologie. Thieme, Stuttgart, S 179-208
Müller K-M, Herberg U (1991) Immunhistochemische Marker bei Lungentumoren – eine Standortbestimmung. Pneumologie 45:131-194
Müller K-M, Menne R (1985) Small cell carcinoma of the lung: Pathological anatomy. Recent Results Cancer Res 97:11-24
Nagamoto N, Saito Y, Suda H, Imai T, Sato M, Ohta S, Kanma K, Sagawa M, Takahashi S, Usuda K (1989) Relationship between length of longitudinal extension and maximal depth of transmural invasion in roentgenographically occult squamous cell carcinoma of the bronchus (nonpolypoid type). Am J Surg Pathol 13:11-20
Nasiell M, Carlens E, Auer G (1982) Pathogenesis of bronchial carcinoma, with special reference to morphogenesis, and the influence on the bronchial mucosa of 20-methylcholanthrene and cigarette smoking. Recent Results Cancer Res 82:53-68
Roggli VL, Vollmer RT, Greenberg SD, McGavran MH, Spjut HJ, Yesner R (1985) Lung cancer heterogeneity: a blinded and randomized study of 100 consecutive cases. Human Pathol 16:569-579
Saba SR, Espinoza CG, Richman AV, Azar HA (1983) Carcinomas of the lung: an ultrastructural and immunocytochemical study. Am J Clin Pathol 80:6-13
Salzer G (1967) Klinische Überlegungen zur Histologie des Bronchuskarzinoms. Das Fiasko der Klassifizierung. Thoraxchirurgie 15:121-124
Schmitz I, Fisseler-Eckhoff A, Erfkamp S, Twent U, Müller K-M, Becker HD (1994) Characterization of cytoceratine expression in carcinoma of the lung immunohistochemical and electronmicroscopical investigations. In: Antipas G (ed) International congress for lung cancer. Monduzzi, Bologna, pp 123-127
Spiessl B, Beahrs OH, Hermanek P, Hutter RVP, Scheibe O, Sobin LH, Wagner G (eds) (1989) UICC TNM Atlas. Illustrated guide to the TNM/pTNM Classification of Malignant Tumours, 3rd edn. Springer, Berlin Heidelberg New York London Paris Tokyo
Theile A, Müller K-M (1996) Proliferationskinetik bronchiolo-alveolärer Tumorlets. Pathologe 17:163-170
Tolnay E, Wiethege T, Müller K-M (1997) Expression and localization of thrombomodulin in preneoplastic bronchial lesions and in lung cancer. Virchows Arch 430:209-212
True LT (1990) Atlas of diagnostic immunohistopathology. Lippincott, Philadelphia
Vincent RG, Pickren JW, Lane W (1977) The changing histopathology of lung cancer. A review of 1682 cases. Cancer 39:1647
Wiethege Th, Voss B, Müller K-M (1994) Onkogene und Tumorsupressorgene bei der Pathogenese von Lungentumoren. Pathologe 15:321-330
Wiethege Th, Voss B, Müller K-H (1995) p53 accumulation and proliferating-cell nuclear antigen expression in human lung cancer. J Cancer Res Clin Oncol 121:371-377
Woitowitz H, Lange K, Rödelsberger K et al. (1986) Berufskrebsstudie Asbest: Möglichkeiten und Grenzen epidemiologischer Todesursachenforschung in der Bundesrepublik Deutschland. Dtsch Med Wochenschr 13:490-499
World Health Organization (1982) The World Health Organization histological typing of lung tumors, 2nd edn. Am J Clin Pathol 77:123-136
Wuketich St, Müller K-M, Salzer G (1984) Gemeinschaftsstudie zur histologischen Klassifikation des Bronchuskarzinoms. Verh Dtsch Ges Pathol 68:558
Yesner R (1981) The dynamic histopathologic spectrum of lung cancer. Yale J Biol Med 54:447-456

1.2 Ätiologie und Epidemiologie des Lungenkarzinoms

H. Becher, J. Wahrendorf

Die mit Abstand häufigste Krebstodesursache in Deutschland ist das Bronchialkarzinom (ICD 162). Im Jahr 1995 starben in der Bundesrepublik Deutschland 37.147 Personen an Lungenkrebs, die meisten davon aufgrund des Rauchens. Bei keiner anderen Tumorform könnten durch wirksame Prävention so viele Todesfälle vermieden werden wie beim Bronchialkarzinom. Das Bronchialkarzinom zog früh das Interesse der Epidemiologen auf sich. Bereits in den 30er Jahren wurden in Deutschland Arbeiten veröffentlicht, die auf einen Zusammenhang zwischen Rauchen und Lungenkrebs hindeuteten (Lickint 1935; Müller 1939), allerdings führten erst große Studien in den 50er Jahren zu einer größeren Akzeptanz dieser Erkenntnis (Wynder u. Graham 1950; Doll u. Hill 1950). Radioaktive Strahlung als Risikofaktor wurde ebenfalls bereits früh entdeckt. Mittlerweile sind eine Reihe von Substanzen bekannt, nach deren Exposition das Lungenkrebsrisiko erhöht ist. Nach gegenwärtiger Kenntnis können über 90 % aller Lungenkrebsfälle durch bekannte Risikofaktoren erklärt werden.

Von den vorliegenden Übersichtsarbeiten zur Epidemiologie des Bronchialkarzinoms seien Gilliland u. Samet (1994) und insbesondere das Lehrbuch von Schottenfeld u. Fraumeni (1996) genannt, das einen exzellenten Überblick liefert. Zahlreiche Reviews sind auch zu spezifischen Expositionen verfügbar. Die Monographiereihe der International Agency for Research on Cancer liefert hierbei umfassende Darstellungen zu einzelnen Substanzen (z.B. IARC 1990 zu Chrom und Nickel). Unter den deutschsprachigen Übersichtsarbeiten sei noch Brüske-Hohlfeld et al. (1995) erwähnt.

Deskriptive Epidemiologie

Histologische Typen des Bronchialkarzinoms und ihre Verteilung

Man unterscheidet folgende histologische Hauptformen des Bronchialkarzinoms: kleinzelliges Karzinom (englisch „small cell"), Adenokarzinom, Plattenepithelkarzinom („squamous cell"), großzelliges Karzinom („large cell"). Kleinzelliges Karzinom und Plattenepithelkarzinom werden bisweilen zu Kreyberg Typ I zusammengefaßt. Häufig sind auch Mischtypen zu beobachten, wo eine

Klassifizierung in der Regel nach dem vorherrschenden Typ erfolgt. Die Verteilung histologischer Typen scheint sich in verschiedenen Ländern relativ stark voneinander zu unterscheiden. In einer Übersichtsarbeit (Becher 1992) wurde die Verteilung histologischer Typen des Lungenkrebses, die sich aus verschiedenen Studien ergab, dargestellt. Demnach ist bei Männern das Plattenepithelkarzinom der häufigste histologische Typ. Bei Frauen sind Adenokarzinom, kleinzelliges Karzinom und Plattenepithelkarzinom etwa gleich häufig. In einer deutschen Fall-Kontroll-Studie zum Bronchialkarzinom (Jöckel et al. 1995) mit 1004 Fällen ergab sich bei Männern das Plattenepithelkarzinom mit 42,2 % als der häufigste Typ, gefolgt von Adenokarzinom (25,3 %) und kleinzelligem Karzinom (19,9 %). Bei Frauen war hier das Adenokarzinom mit 36,4 % der häufigste Typ, gefolgt von kleinzelligem Karzinom (27,3 %) und Plattenepithelkarzinom (19,4 %). In einer Untersuchung über den zeitlichen Trend haben El-Torky et al. (1990) in den USA einen ansteigenden Anteil von kleinzelligem Karzinom und Adenokarzinom sowie einen Rückgang von Plattenepithelkarzinom und großzelligem Karzinom beobachtet. Identische Ergebnisse berichteten Perng et al. (1996) für Taiwan über den Zeitraum 1970–1993.

Regionale, zeitliche und Altersverteilung der Lungenkrebshäufigkeit

Die altersstandardisierte Sterberate in Deutschland lag bei Männern in den alten bzw. in den neuen Bundesländern im Jahr 1995 bei 45,5 bzw. bei 53,7 Todesfällen pro 100.000 Personen pro Jahr (standardisiert nach der Segi-Weltbevölkerung). Die entsprechenden Raten bei Frauen betrugen 9,6 bzw. 7,6. Im Jahr 1995 starben in der Bundesrepublik Deutschland 28.887 Männer und 8.260 Frauen an Lungenkrebs. Diese Tumorart ist damit die häufigste Krebstodesursache bei Männern mit einem Anteil von 26,5 % (West) bzw. 27,6 % (Ost) und die dritthäufigste bei Frauen (nach Brustkrebs und Dickdarmkrebs). Von 1950–1980 stieg die Mortalität bei Männern steil an, bewegte sich in den 80er Jahren relativ konstant auf diesem Niveau und fällt seitdem leicht ab. Die absoluten Zahlen sind aufgrund der allgemein steigenden Lebenserwartung noch steigend. Bei den Frauen in Deutschland ist 1995 die Sterblichkeit etwa um den Faktor 5 geringer als bei Männern, ein bis heute steigender Trend der Sterberate bei Frauen ist zu erkennen. Für die Jahre 1976–1980 betrug die Rate noch 5,5. Dies ist im wesentlichen auf einen Anstieg der Prävalenz des Rauchens bei Frauen zurückzuführen (Tabelle 1, Abb. 1).

Es besteht eine auffällige regionale Verteilung der Lungenkrebsmortalität innerhalb der Bundesrepublik Deutschland. Nach dem Krebsatlas von 1984 (Becker et al. 1984), in dem die Mortalität der Jahre 1976–1980 beschrieben wird, liegen in den alten Bundesländern die Mortalitätsraten in Industriegebieten, z.B. im Ruhrgebiet, etwa um den Faktor 1,5 über dem Bundesdurchschnitt. Bei Frauen ist dieser Unterschied auch vorhanden, aber weniger stark ausgeprägt. Niedrige Mortalitätsraten findet man vorwiegend im süddeutschen Raum, sowohl bei Männern als auch bei Frauen. Die regionale Verteilung hat sich bis heute nur wenig geändert, wie der neue Krebsatlas zeigt (Becker u.

1.2 Ätiologie und Epidemiologie des Lungenkarzinoms 37

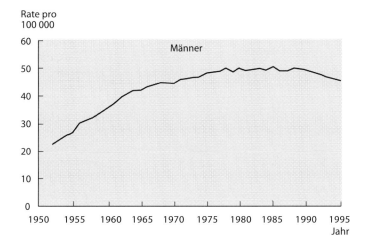

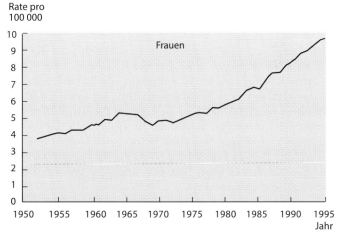

Abb. 1. Standardisierte Mortalitätsrate nach Segi für Lungenkrebs, 1955–1995, Bundesrepublik Deutschland (1955–1972, 1979: alte Bundesländer)

Wahrendorf 1997). Die Raten in den neuen Bundesländern sind bei Männern etwas höher, bei Frauen etwas niedriger als in den alten Ländern.

Lungenkrebs tritt in den meisten Fällen im mittleren bis hohen Lebensalter auf, also etwa ab dem 50. Lebensjahr. Die altersspezifische Mortalitätsrate erreicht heute etwa bei dem 80. Lebensjahr ihr Maximum und fällt im höheren Alter wieder ab. Im Alter unter 35 ist Lungenkrebs ausgesprochen selten. Diese Angaben gelten gleichermaßen für Männer und Frauen.

Für die Inzidenz (Neuerkrankungsrate) von Lungenkrebs liegen für Deutschland keine Zahlen vor, da ein vollständiges Krebsregister derzeit nur für das Saarland existiert und für die anderen Bundesländer z. Z. im Aufbau begriffen ist. 18,4 % (4,1 %) aller Krebsneuerkrankungen bei Männern (bei Frauen)

Tabelle 1. Todesfälle und altersspezifische Mortalitätsraten pro 100.000 für Lungenkrebs, 1995, Bundesrepublik Deutschland

Altersgruppe (Jahre)	Männer		Frauen	
	Anzahl (n)	Mortalitätsrate	Anzahl (n)	Mortalitätsrate
< 30	23	0,19	11	0,095
30–< 35	33	1,1	18	0,6
35–< 40	79	3,0	50	2,0
40–< 45	287	12,4	146	6,5
45–< 50	624	30,0	256	12,9
50–< 55	1477	67,8	400	19,0
55–< 60	2809	118,5	564	24,0
60–< 65	3419	198,0	698	38,8
65–< 70	4535	307,9	1011	56,7
70–< 75	4066	396,1	1207	67,4
75–< 80	2307	445,7	876	83,4
80–< 85	2141	464,9	981	88,0
≥ 85	1209	426,8	754	86,6

fallen danach auf den Lungenkrebs, es ist damit auch die häufigste Krebsneuerkrankung bei Männern und die sechsthäufigste aller Krebsneuerkrankungen bei Frauen. Aufgrund des Verhältnisses von Neuerkrankungsrate zu Sterberate im Saarland, das 1994 bei Männern 1,05, bei Frauen 1,02 betrug (Statistisches Landesamt Saarland 1996), kann man auf die Anzahl der Neuerkrankungen im gesamten Bundesgebiet schließen. Es ergibt sich daraus eine geschätzte Zahl von Neuerkrankungen von etwa 30.500 bei Männern und von 8.500 bei Frauen für das Jahr 1995 in Deutschland. Aus der Tatsache, daß die Inzidenz nur leicht über der Mortalität liegt, läßt sich auch die geringe Überlebensrate für das Bronchialkarzinom ableiten.

Insgesamt betrug für Lungenkrebs in Deutschland, Zeitraum 1983–1985, die Einjahresüberlebensrate 27 % und die Fünfjahresüberlebensrate 7 %. Im Verlauf der letzten 15 Jahre sind diese Raten nur geringfügig gestiegen, und sie unterscheiden sich nur unwesentlich in den verschiedenen europäischen Ländern. Es gibt allerdings Unterschiede nach dem histologischen Typ, wobei die Überlebenszeit beim Adenokarzinom länger ist als z.B. beim kleinzelligen Karzinom.

Im europäischen Vergleich haben bei Männern Ungarn (81,0), gefolgt von Belgien, der Tschechischen Republik, Rußland und Polen, die höchsten Sterberaten (Negri u. LaVecchia 1995). Interessant ist die Tatsache, daß die Mortalität in den südeuropäischen Ländern, z.B. Spanien oder Griechenland, deutlich geringer ist, obwohl die Prävalenz des Rauchens dort ebenfalls hoch ist. Dies deutet auf einen möglichen Einfluß von Ernährungsgewohnheiten hin (s. unten). In den USA steht das Lungenkarzinom insgesamt an der zweiten Stelle der Todesursachenhäufigkeit. Sowohl bei Männern mit einer Sterberate von 58,2 als auch seit einigen Jahren bei Frauen mit einer Sterberate von 25,3 ist es die häufigste Krebstodesursache. Weltweit wird zur Jahrtausendwende voraussichtlich von 1 Mio. Erkrankter pro Jahr auszugehen sein.

Risikofaktoren für das Bronchialkarzinom

Rauchen

Mit dem Beginn der modernen Epidemiologie in den 50er Jahren wurde ein Zusammenhang zwischen Lungenkrebs und Rauchen zum erstenmal in groß angelegten Studien nachgewiesen (Doll u. Hill 1950; Wynder u. Graham 1950). Dieser Zusammenhang wurde in den darauffolgenden Jahrzehnten weiter im Detail untersucht, so daß bis heute auch genaue Kenntnisse zu den Risiken vorliegen, die mit speziellen Rauchgewohnheiten einhergehen (IARC 1986). Folgende Resultate können heute als gesichert gelten: das Lungenkrebsrisiko steigt mit zunehmender Dosis, wobei dies sowohl bei Betrachtung der täglichen Rauchmenge als auch bei der kumulierten Anzahl gerauchter Zigaretten oder anderer Tabakprodukte gilt. Während generell für Raucher im Vergleich zu Nichtrauchern von einem um das 10fache erhöhten Risiko gesprochen werden kann, ist es bei Personen, die täglich mehr als 20 Zigaretten rauchen, um etwa das 20fache erhöht. Abbildung 2 zeigt den Verlauf des relativen Risikos für Raucher und Exraucher in Abhängigkeit von der Dosis, aufgeteilt in histologische Typen. Diese Daten stammen aus einer Fall-Kontroll-Studie in Polen (Jedrychowski et al. 1992).

Auch eine geringe tägliche Rauchmenge ist mit einem signifikant erhöhten Lungenkrebsrisiko verbunden. Alter bei Beginn des Rauchens ist ein weiterer relevanter Faktor – je früher, desto schädlicher. Falls vor dem 17. Lebensjahr mit Rauchen begonnen wird, steigt das Risiko noch einmal um 50 % an. Durch Auf-

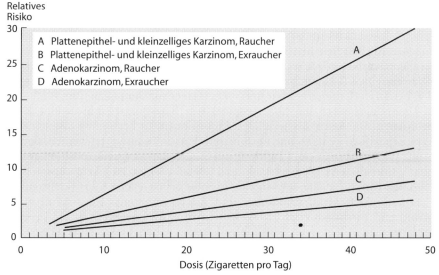

Abb. 2. Dosis-Wirkungs-Beziehungen für Rauchen und Lungenkrebs. (Aus: Jedrychowski et al. 1992)

hören mit dem Rauchen kann man sein Lungenkrebsrisiko entscheidend reduzieren. Bereits nach 5 Jahren ist das Lungenkrebsrisiko nur noch halb so groß, als wenn man weiter geraucht hätte. Nach 10 Jahren ohne aktives Rauchen ist das Risiko auf 1/4 des vorherigen Wertes zurückgegangen. Das Risiko wird allerdings nie wieder so gering wie das eines Nichtrauchers sein. Für Pfeifen- und Zigarrenrauchen ist eine damit verbundene Erhöhung des Lungenkrebsrisikos ebenfalls nachgewiesen (Lubin u. Blot 1984), allerdings ist der Effekt weniger stark als bei Zigarettenrauchen, was mit einer unterschiedlichen Inhalationstiefe erklärt wird. Rauchen ist ein Risikofaktor für alle histologischen Typen des Lungenkrebses, wobei allerdings eine unterschiedliche Höhe des Effekts zu beobachten ist. Während das Risiko beim kleinzelligen Karzinom und beim Plattenepithelkarzinom besonders ausgeprägt ist, ist der Effekt für das Adenokarzinom und das großzellige Karzinom weniger stark ausgeprägt (Jedrychowski et al. 1992). Dies gilt für alle vorher beschriebenen mit dem Rauchen zusammenhängenden Faktoren.

Berufsbedingte Faktoren

Es gibt eine Reihe von Schadstoffen, die in dem Arbeitsumfeld anzutreffen sind oder waren und die mit einem erhöhten Lungenkrebsrisiko einhergehen. Ein bekanntes Beispiel stammt aus dem Erzgebirge mit der sog. Schneeberger Krankheit, wo bereits im letzten Jahrhundert eine Häufung von Lungenkrebsfällen bei Arbeitern im Kobaltbergbau beobachtet wurde, eine Folge der Radonexposition in den Gruben. Zu den weiteren Schadstoffen gehören Arsen, Asbest, Cadmium, Chrom, Nickel, polyzyklische aromatische Kohlenwasserstoffe (LAI 1992; Schottenfeld u. Fraumeni 1996; Jöckel et al. 1995). Einige Hinweise für eine kanzerogene Wirkung bestehen ebenfalls für Dieselmotorabgase und für Dioxin (TCDD). Bisweilen werden für bestimmte Berufsgruppen erhöhte Lungenkrebsraten gefunden, bei denen von einer Mischexposition auszugehen ist. Beispiele hierfür sind Beschäftigte in Eisen- und Stahlhütten oder Straßenbauarbeiter (Jöckel et al. 1992). Es ist hierbei nicht möglich, das Risiko einer einzelnen Substanz zuzuschreiben. Besonders auffällige Risikoraten wurden bei Kupferhüttenarbeitern mit hoher Arsenexpositon (Enterline 1987) und in Uranminarbeitern mit hoher radioaktiver Belastung (Lubin u. Blot 1984) beobachtet. Die Frage, ob berufliche Expositionen für bestimmte histologische Typen spezifisch sind, konnte noch nicht schlüssig beantwortet werden. Becher et al. (1993) fanden in einer Fall-Kontroll-Studie, daß Langzeitexposition gegenüber Mineralfasern, Zementstaub und Metallstäuben zu einem etwa 2fach erhöhten Risiko für alle betrachteten histologischen Typen führt (kleinzelliges Karzinom, Plattenepithelkarzinom und Adenokarzinom). Hoar-Zahm et al. (1989) und Pershagen et al. (1994) kamen zu ähnlichen Ergebnissen. In einer umfangreichen deutschen Fall-Kontroll-Studie haben Jöckel et al. (1995) die Wirkung beruflicher Faktoren auf das Lungenkrebsrisiko untersucht und dabei neben einer Bestätigung der bereits bestehenden Erkenntnisse auch deutliche Hinweise auf eine lungenkanzerogene Wirkung der Exposition gegenüber Dieselruß und Schweißrauchen gefunden sowie auch Hinweise auf eine solche Wirkung bei Exposition gegenüber Kühlschmiermitteln und künstlichen Mineralfasern. Diese Arbeit enthält auch einen ausführlichen Review aller beruflichen Risikofaktoren für das Bronchialkarzinom.

Für den gesamten Anteil der beruflich bedingten Lungenkrebsfälle werden unterschiedliche Zahlen angegeben. Doll u. Peto (1980) gehen für die USA von 15 % bei Männern und 5 % bei Frauen aus. Simonato et al. (1988) kamen zu ähnlichen Ergebnissen, wobei auf die große Spannweite hingewiesen wird, die sich durch unterschiedliche Belastungsszenarien ergibt. Steenland et al. (1996) schätzen, daß die Hälfte der beruflich bedingten Bronchialkarzinome auf Asbest zurückgeführt werden kann. Da diese Angaben für spezifische Expositionsszenarien gelten, sind sie nicht direkt auf andere Populationen übertragbar. Aus der Studie von Jöckel et al. (1995) läßt sich für Asbest bei Männern ein Anteil von etwa 10 % errechnen.

Umweltfaktoren

Die im vorherigen Abschnitt genannten Substanzen kommen in geringerer Konzentration auch in der allgemeinen Atemluft vor. Es ist allerdings schwierig, einen relevanten Einfluß der Luftverschmutzung auf das Lungenkrebsrisiko nachzuweisen. Der augenfällige Unterschied der Lungenkrebsmortalität in Industriegebieten und ländlichen Gebieten in der Bundesrepublik Deutschland läßt sich nicht unmittelbar auf die Luftverschmutzung zurückführen, da in den Großstädten mehr geraucht wird und auch die berufliche Exposition gegenüber Kanzerogenen häufiger ist. Jedrychowski et al. (1990) haben in einer großen Fall-Kontroll-Studie in Krakau, Polen, zeigen können, daß für Personen, die in den am stärksten belasteten Gebiet leben, das Lungenkrebsrisiko um etwa 40 % erhöht ist. Die dort anzutreffende Luftverschmutzung ist allerdings deutlich höher als in Deutschland. Xu et al. (1989) konnten ebenfalls in einer Fall-Kontroll-Studie in Shenyang, China, ein erhöhtes Lungenkrebsrisiko bei Luftverschmutzung nachweisen. Hierbei war Metallverhüttung die Belastungsquelle. Benzo(a)pyrenkonzentrationen betrugen durchschnittlich 60 ng/m^3 im Winter. Im Vergleich dazu ist in Deutschland der Jahresmittelwert der B(a)P-Immissionsbelastung in Ballungsgebieten 1–3 ng/m^3 (LAI 1992).

Eine tendenziell ähnliche Aussage trifft Vena (1982) in einer Untersuchung in Erie County, USA. Es deutet sich in dieser Untersuchung an, daß ein synergistischer, d. h. ein verstärkter Effekt zwischen Rauchen und Luftverschmutzung besteht. Jedrychowski et al. (1992) konnten zeigen, daß die 3 untersuchten Faktoren Rauchen, berufliche Belastung und Luftverschmutzung multiplikativ auf das Lungenkrebsrisiko wirken. Pershagen u. Simonato (1990) kamen in einer zusammenfassenden Würdigung der Literatur zu Luftverschmutzung und Lungenkrebs zu dem Schluß, daß in hoch mit Luftverschmutzung belasteten Gebieten etwa 5 bis 10 Lungenkrebsfälle pro 100.000 Personen pro Jahr dadurch hervorgerufen wurden. Hemminki u. Pershagen (1992) kamen in einem Vergleich von Risikoschätzungen, die sich aus Berechnungen für Benzo(a)pyren und Arsen ergeben, zu der Aussage, daß ein Wert von 1,5 für das relative Risiko für Luftverschmutzung in stark belasteten Regionen realistisch ist.

Strahlenbelastung (Radon)

Durch Berufskrebsstudien ist mit hinreichender Sicherheit bekannt, daß radioaktive Strahlung Lungenkrebs verursachen kann (BEIR 1988). Radioaktive Strahlung in Form des Edelgases Radon tritt auch in der Umwelt auf. Hierbei sind je nach geologischer Beschaffenheit starke regionale Unterschiede zu erkennen. Gebiete mit erhöhtem Vorkommen von Radon sind etwa die Eifel, der Bayerische Wald oder das Erzgebirge. In England ist insbesondere Cornwall als ein Gebiet mit hoher Radonstrahlung bekannt. In einem nationalen Meßprogramm wurden in Deutschland (alte Bundesländer) bei etwa 1 % aller untersuchten Häuser eine Strahlung von über 200 Bq gemessen. Eine Risikoabschätzung von Steindorf et al. (1995) ergab, daß pro Jahr in Deutschland (alte Bundesländer) etwa 2000 Lungenkrebstodesfälle auf Innenraumbelastung von Radon zurückzuführen sind. Vorliegende Fall-Kontroll-Studien zur Untersuchung der Wirkung von Innenraumradonbelastung sind z.T. widersprüchlich. Während z.B. Pershagen et al. (1994) einen solchen Zusammenhang in einer schwedischen Fall-Kontroll-Studie nachweisen konnten, kamen Auvinen et al. (1996) in einer großen Fall-Kontroll-Studie aus Finnland mit 1973 Fällen und 2885 Kontrollen allerdings zu dem Ergebnis, daß nicht von einem erhöhten Risiko nach Innenraumbelastung von Radon auszugehen ist. Die Frage, in welchem Umfang umweltbedingte Radonbelastung für die Mortalität von Lungenkrebs verantwortlich ist, muß damit zum gegenwärtigen Zeitpunkt noch offen bleiben. Eine derzeit laufende umfangreiche Studie in der Bundesrepublik Deutschland (Wichmann et al. 1993) wird weiteren Aufschluß über das Lungenkrebsrisiko bei umweltbedingter Radonbelastung geben. Lubin et al. haben in zahlreichen Arbeiten Extrapolationen von den radonexponierten Minenarbeitern auf Expositionen im Umweltbereich (z.B. Lubin et al. 1994 a) vorgenommen und sind zu dem Schluß gekommen, daß die Resultate von Studien im Bereich der Radonumweltbelastung damit kompatibel sind (Lubin et al. 1994 b).

Ernährung

Die weltweiten Unterschiede in der Lungenkrebsmortalität können nicht allein durch unterschiedliche Rauchgewohnheiten erklärt werden. So ist beispielsweise die Lungenkrebsmortalität bei Männern in Japan sehr viel niedriger als in den westlichen Industrieländern, obwohl die Prävalenz des Rauchens ähnlich ist. Die naheliegende Vermutung, daß Ernährungsgewohnheiten für einen Teil dieser Unterschiede verantwortlich sind, ist in zahlreichen Studien untersucht worden. Ziegler et al. (1996) haben dies in einer Übersichtsarbeit dargestellt. Steinmetz u. Potter (1991) haben in einer Übersichtsarbeit den Effekt von Obst- und Gemüseverzehr auf das Krebsrisiko untersucht. Für das Bronchialkarzinom ergab sich dabei aus Kohortenstudien und Fall-Kontroll-Studien ein überwiegend inverser Zusammenhang, insbesondere für den Verzehr von Karotten und grünem Blattgemüse, die beide als Quellen für β-Karotin gelten. Ein häufiger Verzehr dieser Gemüse führt zu einer Reduktion des Risikos um etwa den Faktor 0,5, wobei eine unterschiedliche Wahl der Kategorien (sehr häufig, häufiger, regelmäßiger Verzehr etc.) einen Vergleich zwischen verschiedenen Studien erschwert. Einige Studien zeigen, daß der protektive Effekt von Gemüseverzehr bei Rauchern stärker ausgeprägt ist (z.B. Le Marchand et al. 1989). Weniger deutlich ist ein Effekt von Obstverzehr.

Die Rolle der Fettaufnahme untersuchten Wynder et al. (1987) in einer Korrelationsstudie in 43 Ländern. Die geschlechtsspezifischen, altersadjustierten Mortalitätsraten wurden mit Ernährungsvariablen in Beziehung gesetzt. Dabei zeigte sich eine starke Korrelation (r = 0,81) zwischen der durchschnittlichen täglichen Fettaufnahme und der Lungenkrebsmortalität.

Als Folge der augenscheinlich protektiven Wirkung von β-karotinhaltigen Lebensmitteln wurde die Rolle von β-Karotin auf das Lungenkrebsrisiko auch in kontrollierten epidemiologischen Interventionsstudien untersucht. Es war damit eine der ersten getesteten Substanzen für eine Chemoprävention. Diese Versuche schlugen fehl: Entgegen den Erwartungen beobachtete man bei den Probanden mit einer β-Karotinsupplementierung sogar eine signifikant erhöhte Lungenkrebsinzidenz (Albanes et al. 1996; Omenn et al. 1996).

Genetische Ursachen

In einzelnen Untersuchungen wurde versucht, die Rolle genetischer Faktoren bei der Lungenkrebsentstehung zu klären. Eine familiäre Häufung von Lungenkrebs konnte dabei in einigen Studien nachgewiesen werden. Bei den meisten dieser Studien beschränkte sich diese Aussage auf einen Häufigkeitsvergleich von Krebsfällen in den Familien von Lungenkrebspatienten und in den Familien von Kontrollpersonen (z.B. Shaw et al. 1991). In Nakachi et al. (1991) wird eine genetische Suszeptibilität für das Plattenepithelkarzinom untersucht. Es konnte gezeigt werden, daß eine Mutation im Cytochrom-P450IA1-Gen zu einer Erhöhung des Lungenkrebsrisikos führt, die bei starken Rauchern weniger ausgeprägt ist als bei schwachen Rauchern oder Nichtrauchern. Das Cytochrom P450IA1 ist für die Metabolisierung von Benzo(a)pyren verantwortlich, die bei dem mutierten Genotyp vermutlich verändert ist. In der untersuchten Population in Japan tritt dieser Genotyp zu etwa 10% auf. Eine genetische Zwillingsstudie von Brown et al. (1994) ergab allerdings keinen Hinweis auf einen genetischen Einfluß bei der Entstehung des Bronchialkarzinoms. Eine Familienstudie von Schwartz et al. (1996) ergab bei Nichtrauchern unter 60 Jahren ein signifikant erhöhtes Lungenkrebsrisiko bei Vorliegen der Erkrankung bei Verwandten ersten Grades. Wu et al. (1996) fanden ebenfalls bei Nichtrauchern ein leicht erhöhtes Risiko bei Fällen unter Verwandten ersten Grades. Nach dem gegenwärtigen Stand der Forschung muß man davon ausgehen, daß der genetische Effekt, wenn er vorhanden sein sollte, eher schwach ist.

Passivrauchen

Bedingt durch den sehr starken Effekt von aktivem Rauchen auf das Lungenkrebsrisiko scheint ein ähnlicher, wenn auch deutlich schwächerer Effekt des

Passivrauchens plausibel. Epidemiologen haben sich seit Beginn der 80er Jahre mit dieser Frage beschäftigt. Relevante Fall-Kontroll- und Kohortenstudien wurden in einigen Übersichtsarbeiten zusammenfassend bewertet. Saracci u. Riboli (1989) schätzen daraus ein gemeinsames relatives Risiko für Passivrauchen von 1,35 (95 % Konfidenzintervall 1,20–1,53). Die Risikoabschätzung von Becher u. Wahrendorf (1994) stützt sich wesentlich auf die Ergebnisse von zwei weiteren Studien (Fontham et al. 1994; Stockwell et al. 1992). Sie kommen ebenfalls auf ein gemeinsames relatives Risiko von 1.35 (95 % KI 1,21–1,50).

Die Studie von Fontham et al. (1994) ist eine Fall-Kontroll-Studie mit 653 Lungenkrebsfällen und 1253 Kontrollen. Alle Fälle wurden histologisch gesichert und klassifiziert. Das Adenokarzinom war mit 76 % der häufigste histologische Typ in dieser Studienpopulation. Eine biochemische Bestimmung der gegenwärtigen Exposition gegenüber Tabakrauch und der Abgleich verschiedener Informationsquellen, um den Status eines lebenslangen Nichtrauchers sicherzustellen, wurden angewendet, um so die Wahrscheinlichkeit einer Mißklassifikation von Rauchern als Nichtraucher in der Studienpopulation zu minimieren. Insgesamt wurde ein relatives Risiko von 1,29 für Lungenkrebs gefunden, wenn der Partner rauchte. Für Adenokarzinom betrug das relative Risiko ebenfalls 1,28. Eine Dosis-Wirkungs-Analyse zeigte einen Anstieg des relativen Risikos mit der Exposition durch den rauchenden Partner ($p = 0,03$ für alle histologischen Typen, $p = 0,05$ für das Adenokarzinom). Die Dosis wurde als Exposition in Packungsjahren durch den rauchenden Partner definiert. Die Resultate unterschieden sich praktisch nicht bei Einzelbetrachtung beider Kontrollgruppen, ebenso ergaben sich keine Unterschiede, wenn Eigenangaben oder Fremdangaben zur Passivrauchexposition verwendet wurden.

Die Studie von Stockwell et al. (1992) umfaßt 210 histologisch gesicherte Lungenkrebsfälle und 301 Populationskontrollen. Auch in dieser Studie wurden nur Frauen untersucht. Die Definition des Nichtrauchens ist identisch zu der von Fontham et al. (1994). Ebenso wurden verschiedene Informationsquellen herangezogen, um den Nichtraucherstatus einer Person genau zu bestimmen und damit Mißklassifikationsraten zu minimieren. Das relative Risiko für Lungenkrebs, wenn der Partner rauchte, betrug 1,6 (95 % KI 0,8–3,0). Auch in dieser Studie war das Adenokarzinom mit 61 % aller Fälle der häufigste Typ. Hier werden allerdings die höchsten Risiken für die anderen Zelltypen beobachtet. Eine Dosis-Wirkungs-Analyse zeigt ein signifikant steigendes relatives Risiko mit der Dosis, hier definiert als Dauer der Exposition durch (I) Ehemann und (II) alle im Haushalt lebenden Personen.

Eine weitere, in Deutschland durchgeführte Studie (1995) ergänzt dieses Bild (Jöckel et al. 1995). In dieser Studie, die primär zur Untersuchung beruflicher Risiken am Arbeitsplatz konzipiert war, wurden 71 Fälle (18 Männer, 53 Frauen) und 236 Kontrollen (138 Männer, 58 Frauen), die als Nie- oder Gelegenheitsraucher klassifiziert waren, bezüglich ihrer Passivrauchbelastung näher untersucht. In Übereinstimmung zu der obigen Studie zeigte sich auch hier bei Passivrauchbelastung durch einen rauchenden Partner ein erhöhtes relatives Risiko, das allerdings aufgrund der relativ geringen Fallzahl nicht signifikant ist (relatives Risiko 1,58, 95 % KI 0,83–2,98).

Für die Bundesrepublik Deutschland haben Becher u. Wahrendorf (1994) eine Risikoabschätzung vorgenommen. Auf der Basis verfügbarer Angaben zur Passivrauchexposition in der Population der Bundesrepublik Deutschland kommen sie zu dem Ergebnis, daß 400 Todesfälle pro Jahr auf diese Exposition zurückzuführen seien.

Die amerikanische Umweltbehörde EPA hat im Jahr 1992 eine zusammenfassende Bewertung durchgeführt und den Effekt von Passivrauchen auf die Lungenkrebsmortalität in den Vereinigten Staaten abgeschätzt (EPA 1992). Sie kommen zu dem Ergebnis, daß Passivrauchen als ein kausaler Faktor für die Entstehung des Bronchialkarzinoms angesehen werden muß und daß pro Jahr 3000 Lungenkrebstodesfälle in den USA auf Passivrauchexposition zurückzuführen seien.

Diskussion

Im Gegensatz zu vielen anderen Tumorformen können beim Bronchialkarzinom die weitaus meisten Fälle durch bekannte Risikofaktoren erklärt werden. Ein Erkenntnisgewinn in den letzten 15 Jahren ist für die Faktoren zu verzeichnen, deren Effekt, relativ gesehen, gering ist. Dazu gehört z.B. das Passivrauchen. Während Anfang der 80er Jahre erste positive Studien von vielen noch als Zufallsbefund abgetan wurden, haben sich nunmehr die Hinweise verdichtet, daß Passivrauchen zwar einen schwachen, aber klar erkennbaren Risikofaktor für das Bronchialkarzinom darstellt. Eine weitere große internationale Studie, koordiniert von der International Agency for Research on Cancer (IARC) in Lyon, steht kurz vor der Veröffentlichung und sollte dazu beitragen, dieses Thema abzuschließen.

Der Lungenkrebs ist in Deutschland, wie in fast allen westlichen Industrieländern, die mit Abstand häufigste Krebstodesursache bei Männern. In den USA ist dies heute bei Frauen bereits auch der Fall, und sollte sich der steigende Trend bei der Lungenkrebsmortalität in Deutschland fortsetzen, so wird dies auch hier in absehbarer Zeit so sein. In Anbetracht der Tatsache, daß ca. 85% der Todesfälle durch Bronchialkarzinom auf das aktive Rauchen zurückzuführen sind, sollten präventive Maßnahmen primär auf eine Vermeidung bzw. Minderung des Zigarettenkonsums ausgerichtet sein. Da generelle Übereinstimmung darüber besteht, daß der Rauchbeginn in der Jugend das höchste Risiko einer Nikotinabhängigkeit birgt, sollten präventive Maßnahmen v.a. unter diesem Gesichtspunkt ergriffen werden. In der sog. „Heidelberger Erklärung" vom Februar 1997, die von maßgeblichen Ärzten und Wissenschaftlern unterzeichnet wurde, wird dazu aufgefordert, zum Schutz der Kinder und Jugendlichen in Deutschland ein nationales Programm zur Tabakprävention umzusetzen:
- Verbot des Verkaufs von Tabakprodukten an Minderjährige.
- Abschaffung der frei zugänglichen Zigarettenautomaten und Verkauf von Tabakwaren nur in ausgewiesenen Verkaufsläden, jedoch nicht über die Auslage zur Selbstbedienung.

- Verbot der öffentlichen direkten und indirekten Werbung für Tabak (außer in nichtöffentlichen definierten Bereichen, z. B. Tabakläden).
- Nachdrückliche Durchsetzung der Rauchfreiheit in Schulen, Ausbildungsstätten und Jugendeinrichtungen.
- Einrichtung eines bundesweiten Tabakinformationsdienstes, bei dem sich der Bürger über Rauchen, seine gesundheitlichen Folgen und die Vermeidung des Rauchens bzw. die Abgewöhnung informieren kann.
- Finanzierung von Maßnahmen für ein Tabakpräventionsprogramm in Deutschland in angemessenem Verhältnis zum Tabaksteueraufkommen.

Präventive Maßnahmen zur Reduktion anderer Risikofaktoren (Radon, berufliche Schadstoffe) sind ebenfalls möglich und werden z.T. durchgeführt (Optimierung arbeitsmedizinischer Vorsorgeuntersuchungen; Vermeidung ubiquitär vorhandener potentieller Umweltkrebsrisiken). Diese Maßnahmen sind eine sinnvolle Ergänzung, sollen aber nicht von der primären Aufgabe ablenken, durch Erreichen der Reduktion des Zigarettenkonsums eine massive Reduktion der Lungenkrebsinzidenz zu erreichen.

Literatur

1. Albanes D, Heinonen OP, Taylor PR et al. (1996) Alpha-Tocopherol and beta-carotene supplements and lung cancer incidence in the alpha-tocopherol, beta-carotene cancer prevention study: effects of base-line characteristics and study compliance. J Natl Cancer Inst 88: 1560–1570
2. Auvinen A, Mäkeläinen I, Hakama M et al. (1996) Indoor radon exposure and risk of lung cancer: a nested case-control study in Finland. J Natl Cancer Inst 88: 966–972
3. Becher H, Jedrychowski W, Wahrendorf J, Basa-Cierpialek Z, Flak E, Gomola K (1993) Effect of occupational air pollutants on various histologic types of lung cancer. A population-based case-control study. Br J Indust Med 50: 136–142
4. Becher H, Wahrendorf J (1994) Passivrauchen und Lungenkrebsrisiko. Gegenwärtiger epidemiologischer Erkenntnisstand und Abschätzung des Effektes in der Bundesrepublik Deutschland. Dtsch Ärztebl 48, A: 3352–3357
5. Becher H (1992) Epidemiologie des Bronchialkarzinoms. MMW 134: 569–574
6. Becker N, Frentzel-Beyme R, Wagner G (1984) Krebsatlas der Bundesrepublik Deutschland. Springer, Berlin Heidelberg New York Tokyo
7. Becker N, Wahrendorf J (1997) Krebsatlas der Bundesrepublik Deutschland. 2. Auflage Springer, Berlin Heidelberg New York Tokio
8. BEIR, IV National Research Council (1988) Health risks of radon and other internally deposited alpha-emitters. National Academy Press, Washington
9. Brown MM, Caporaso NE, Page WF, Hoover RN (1994) Genetic component of lung cancer: cohort study of twins. Lancet 344: 440–443
10. Brüske-Hohlfeld I, Wichmann HE, Konietzko N (1995) Lungenkrebs. In: Wichmann H-E, Schlipköter HW, Füllgraff G (Hrsg) Handbuch der Umweltmedizin, 6. erg Lfg, Kap V-1.3.4. Ecomed, Landsberg
11. Doll R, Hill AB (1950) Smoking and carcinoma of the lung. Preliminary report. Br Med J II: 739–748
12. Doll R, Peto R (1991) The causes of cancer: Quantitative estimates of avoidable risks of cancer in the United States today. J Natl Cancer Inst 66: 1191–1308
13. El-Torky M, El-Zeky F, Hall JC (1990) Significant changes in the distribution of histologic types of lung cancer. Cancer 65: 2361–2367
14. Enterline PE, Henderson VL, Marsh GM (1987) Exposure to arsenic and respiratory cancer. A reanalysis. Am J Epidemiol 125: 929–38
15. Environmental Protection Agency (EPA) (1992) Respiratory health effects of passive smoking: lung cancer and other disorders, Office of Research and Development,

1.2 Ätiologie und Epidemiologie des Lungenkarzinoms

Office of Health and Environmental Assessment, Washington, D.C., EPA/600/6-90-006F
16. Fontham ETH, Correa P, Reynolds P, Wu-Williams A, Buffler PA, Greenberg RS, Chen VW, Alterman T, Boyd P, Austin DF et al. (1994) Environmental tobacco smoke and lung cancer in nonsmoking women. A multicenter study. JAMA 271: 1752–9
17. Gilliland FD, Samet JM (1994) Lung cancer. Cancer Surv 19–20: 175–95
18. Hemminki K, Perhagen G (1992) Cancer risk of air pollution: epidemiological evidence. In: Proceedings Risk assessment of Urban Air. Stockholm
19. Hoar-Zahm S, Browson RC, Chang JC, Davis JR (1989) Study of lung cancer histologic types, occupation, and smoking in Missouri. Am J Indust Med 15: 565–578
20. IARC Monographs on the Evaluation of the Carcinogenic Risk of Chemicals to Humans (1986) Tobacco smoking, vol 38. International Agency for Research on Cancer, Lyon, France
21. IARC Monographs on the Evaluation of Carcinogenic Risks of Chemicals to Humans (1990) Chromium, nickel and welding, vol 49. International Agency for Research on Cancer, Lyon, France
22. Jedrychowski W, Becher H, Wahrendorf J, Basa-Cierpialek Z (1990) A case-control study of lung cancer with special reference to the effect of air pollution in Poland. J Epid Comm Health 44: 114–120
23. Jedrychowski W, Becher H, Wahrendorf J, Basa-Cierpialek Z, Gomola G (1992) Effect of tobacco smoking on various histologic types of lung cancer. J Cancer Res Clin Oncol 118: 276–282
24. Jöckel KH, Ahrens W, Jahn I, Pohlabeln H, Bolm-Audorff U (1995) Untersuchungen zu Lungenkrebs und Risiken am Arbeitsplatz. Schriftenreihe der Bundesanstalt für Arbeitsmedizin. Wirtschaftsverlag, Bremerhaven
25. Jöckel K-H, Ahrens W, Wichmann H-E, Becher H, Bolm-Audorff U, Jahn I, Molik B, Greiser E, Timm J (1992) Occupational and environmental hazards associated with lung cancer. Int J Epidemiol 21: 202–213
26. Länderausschuß für Imissionsschutz (1992) Beurteilungsmaßstäbe zur Begrenzung des Krebsrisikos durch Luftverunreinigungen. Ministerium für Umwelt, Raumordnung und Landwirtschaft des Landes NW (Hrsg), S 1-158
27. Le Marchand L, Yoshizawa CN, Kolonel LN, Hankin JH, Goodman MT (1989) Vegetable consumption and lung cancer risk: a population-based case-control study in Hawaii. JNCI 81: 1158–64
28. Lickint F (1935) Der Bronchialkrebs der Raucher. MMW 82: 1158–1164
29. Lubin JH, Blot WJ (1984) Assessment of lung cancer risk factors by histologic category. JNCI 73: 383–389
30. Lubin JH, Boice JD, Edling C, Hornung RW, Howe G, Kunz E, Kusiak A, Morrison HI, Radford EP, Samet JM, Tirmarche M, Woodward A, Xiang YS, Pierce DA (1994a) Radon and lung cancer risk: A joint analysis of 11 underground miners studies. National Institutes of Health, NIH Publ 94: 3644
31. Lubin JH, Zhonghua L, Hrubec Z, Pershagen G, Schoenberg JB, Blot WJ, Klotz JB, Xu Z-Y, Boice JD Jr. (1994b) Radon exposure in residences and lung cancer among women: combined analysis of three studies. Cancer Causes Control 5: 114–128
32. Müller FH (1939) Tabakmißbrauch und Lungenkrebs. Z Krebsforsch 49: 57–85
33. Nakachi K et al. (1991) Genetic susceptibility to squamous cell carcinoma of the lung in relation to cigarette smoking dose. Cancer Res 51: 5177–5180
34. Negri E, La Vecchia C (1995) Epidemiology of lung cancer: recent trends in mortality with emphasis on Europe. Lung Cancer 12: S3–11
35. Omenn GS, Goodman GE, Thornquist MD, Balmes J, Cullen MR, Glass A, Keogh JP, Meyskens FL Jr, Valanis B, Williams JH Jr, Barnhart S, Cherniack MG, Brodkin CA, Hamar S (1996) Risk factors for lung cancer and for intervention effects in CARET, the beta-carotene and retinol efficacy trial. J Natl Cancer Inst 88: 1550–9
36. Perng DW, Perng RP, Kuo BI, Chiang SC (1996) The variation of cell type distribution in lung cancer: a study of 10,910 cases at a medical center in Taiwan between 1970 and 1993. Jpn J Clin Oncol 26: 229–33
37. Pershagen G, Simonato L (1990) Epidemiological evidence on air pollution and cancer. In: Tomatis L (ed) Air pollution and human cancer. Springer, Berlin Heidelberg New York

38. Pershagen G, Åkerblom G, Axelson O, Clavensjö B, Damber L, Desai G, Enflo A, Lagarde F, Mellander H, Svartengren M, Swedjemark GA (1994) Residential radon exposure and lung cancer in Sweden. N Engl J Med 330: 159–64
39. Saracci R, Riboli E (1989) Passive smoking and lung cancer: current evidence and ongoing studies at the International Agency for Research on Cancer. Mutat Res 222: 117–127
40. Schottenfeld D u. Fraumeni JF Jr (eds) (1996) Cancer epidemiology and prevention, 2nd edn. Oxford Univ Press, New York Oxford
41. Schwartz AG, Yang P, Swanson GM (1996) Familial risk of lung cancer among nonsmokers and their relatives. Am J Epidemiol 144: 554–62
42. Shaw GL et al. (1991) Lung cancer risk associated with cancer in relatives. J Clin Epidemiol 44: 429–437
43. Simonato L, Vineis P, Fletcher AC (1988) Estimates of the proportion of lung cancer attributable to occupational exposure. Carcinogenesis 9: 1159–1165
44. Statistisches Landesamt Saarland (Hrsg.) (1996) Morbidität und Mortalität an bösartigen Neubildungen im Saarland 1993. Eigenverlag, Saarbrücken
45. Steenland K, Loomis D, Shy C, Simonsen N (1996) Review of occupational lung carcinogens. Am J Ind Med 29: 474–90
46. Steindorf K, Lubin, J, Wichmann H-E, Becher H (1995) Lung cancer deaths attributable to indoor radon exposure in West Germany. Int J Epidemiol 24
47. Steinmetz KA, Potter JD (1991) Vegetables, fruit, and cancer. I. Epidemiology. Cancer Causes Control 2: 325–357
48. Stockwell HG, Goldman AL, Noss CI, Armstrong AW, Pinkham PA, Candelora EC, Brusa MR (1992) Environmental tobacco smoke and lung cancer risk in non-smoking women. J Natl Cancer Inst 84: 1417–1422
49. Vena JE (1982) Air pollution as a risk factor in lung cancer. Am J Epidemiol 116: 42–56
50. Wichmann HE, Kreienbrock L, Kreuzer M, Goetze HJ, Heinrich J, Gerken M (1993) Radon und Lungenkrebs – Kenntnisstand und erste Erfahrungen mit einer Studie in der Bundesrepublik Deutschland. In: Veröffentlichungen der Strahlenschutzkommission. Fischer, Stuttgart
51. Wu AH, Fontham ET, Reynolds P, Greenberg RS, Buffler P, Liff J, Boyd P, Correa P (1996) Family history of cancer and risk of lung cancer among lifetime nonsmoking women in the United States. Am J Epidemiol 143: 535–42
52. Wynder EL, Graham EA (1950) Tobacco smoking as a possible etiologic factor in bronchiogenic carcinoma. A study of six hundred and eighty-four proved cases. J Am Med Assoc 143: 239–336
53. Wynder EL, Hebert JR, Kabat GC (1987) Association of dietary fat and lung cancer. JNCI 79: 631–637
54. Xu Z-Y, Blot WJ, Xiao H-P, Wu A, Feng Y-P, Stone BJ, Sun J, Ershow AG, Henderson BE, Fraumeni Jr JF (1989) Smoking, air pollution, and the high rates of lung cancer in Shengyang, China. J Natl Cancer Inst 81: 1800–1806
55. Ziegler RG, Mayne ST, Swanson CA (1996) Nutrition and lung cancer. Cancer Causes Control 7: 157–177

1.3 Molekularbiologische Faktoren und deren prognostische Relevanz bei nichtkleinzelligen Lungentumoren

M. Volm, J. Mattern

Trotz intensivster Forschungsanstrengungen sind die Mechanismen, die bei der Entstehung von Tumoren eine Rolle spielen, noch immer nicht vollständig geklärt. Unser Verständnis von der Ätiologie maligner Erkrankungen ist jedoch durch die Entdeckung molekularer und zellulärer Veränderungen in Tumoren gewachsen. Inzwischen ist bekannt, daß Tumoren unterschiedliche genetische Alterationen besitzen und im Verlauf des Tumorwachstums es zu weiteren genetischen Umstrukturierungen kommen kann. Nach heutiger Ansicht sind für eine bösartige Entartung von Zellen mehrere solcher genetischer Variationen notwendig. Diese betreffen v.a. Gene, die für das Wachstum verantwortlich sind. Wichtige Komponenten für das Wachstum sind Protoonkogene, Suppressorgene, Zellzyklusproteine und angiogene Faktoren, wobei eine Zelle in der Regel nicht nur auf einen Faktor, sondern auf ein fein abgestimmtes Zusammenspiel verschiedener Faktoren reagiert.

Protoonkogene

Eine Reihe von Genen werden mit der Entartung von Zellen in Verbindung gebracht. Diese sog. Onkogene sind Gensequenzen, die man zuerst bei krebsinduzierenden Viren fand. Werden diese Gene auf normale Zellen übertragen, entarten diese Zellen und beginnen unkontrolliert zu wachsen. Interessanterweise befinden sich im menschlichen Genom Genabschnitte, die zu diesen Onkogenen eine sehr große strukturelle Ähnlichkeit aufweisen. Sie werden als Protoonkogene bezeichnet und kodieren für Proteine, die in den verschiedensten Bereichen des normalen Zellstoffwechsels und der Proliferation wesentliche Aufgaben erfüllen (Barbacid 1986; Bishop 1987). Die Protoonkogene sind normalerweise einer strengen Kontrolle unterworfen. Treten jedoch Veränderungen bei diesen Genen auf, bilden sich Onkoproteine mit transformierendem Potential. Die Aktivierung der Protoonkogene zu Onkogenen kann z.B. durch eine Punktmutation erfolgen, wobei es zum Austausch einer Base im DNA-Strang kommt, wodurch eine falsche Aminosäure in das kodierte Protein eingebaut wird. Werden Protoonkogene durch Translokation auf ein anderes Chromosom integriert, so können diese als Onkogene wirken. Eine Genamplifikation führt ebenfalls häufig zu einer veränderten Expression. Wichtige Onkogene für nichtkleinzellige Bronchialkarzinome sind erbB1, erbB2 und ras, die für mem-

Tabelle 1. Protoonkogene und Suppressorgene mit einer prognostischen Bedeutung bei nichtkleinzelligen Bronchialkarzinomen

	Chromosomale Lokalisation	Proteinmasse [kD]	Vorkommen
Protoonkogene			
erbB1 (EGFR)	7p13	170	Zellmembran
erbB2 (HER-2/neu)	17q21	185	Zellmembran
ras (N-, H-, K-)	1p13, 11p15, 12p12	21	Zytoplasma
myc	8q24	62–67	Kern
fos	14q24	62	Kern
jun	1p32	39	Kern
bcl-2	18q21	28–30	Mitochondriale Membran
Suppressorgene			
p53	17p13	53	Kern
Rb	13q14	105	Kern

branständige Proteine kodieren und myc, fos und jun, die für nukleäre Proteine verantwortlich sind (Tabelle 1).

erbB1 und erbB2

erbB1 und erbB2 sind Gene, welche für Rezeptoren epidermaler Wachstumsfaktoren kodieren. Das Produkt von c-erbB1 (auch als EGFR bezeichnet) ist ein transmembranes Glykoprotein mit einer Masse von 170 kD. Seine extrazelluläre Komponente kann sowohl EGF als auch TGF-α binden, während sein intrazellulärer Anteil tyrosinspezifische Proteinkinaseaktivität besitzt. Eine Überexpression von c-erbB1 entsteht häufig durch eine Amplifikation. Diese Aktivierung wurde bei nichtkleinzelligen Bronchialkarzinomen von Veale et al. (1987) in 62 von 77 Fällen (80 %) beschrieben. Ähnliche Daten fanden Dazzi et al. (1989). Sie untersuchten immunhistochemisch 152 nichtkleinzellige Lungentumoren und fanden in 87 % der Fälle deutlich positive Reaktionen. Dittadi et al. (1991) fanden eine erhöhte Konzentration des erbB1-Genproduktes in 62 % der untersuchten Bronchialkarzinome. In eigenen Analysen konnte eine erhöhte Expression von erbB1 in ca. 80 % der Plattenepithelkarzinome nachgewiesen werden (Volm et al. 1992 a; Volm 1993). Dabei wurde erbB1 häufiger bei Plattenepithelkarzinomen als bei Adenokarzinomen der Lunge gefunden. Plattenepithelkarzinome von Rauchern exprimierten häufiger erbB1 (Volm et al. 1992 b; Wodrich u. Volm 1993). Da erbB1 vorwiegend in Plattenepithelkarzinomen exprimiert wird und diese Histologieform eng mit den Rauchgewohnheiten korreliert ist (Jedrychowski 1992), liegt die Vermutung nahe, daß die Expression von erbB1 ein wichtiger Schritt bei der Entstehung von Plattenepithelkarzinomen ist. Die Expression von erbB1 ist zudem ein signifikanter prognostischer Faktor für die Überlebenszeit der Patienten mit Plattenepithelkarzinomen (Volm et al. 1993 b; Abb. 1).

1.3 Molekularbiologische Faktoren ...

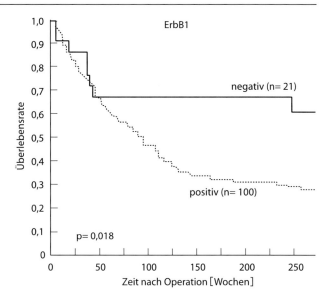

Abb. 1. Überlebenskurven von Patienten mit Plattenepithelkarzinomen der Lunge (Kaplan-Meier-Schätzungen) in Abhängigkeit von der Expression von ErbB1 (n = 121)

c-erbB2 (auch als HER-2 oder neu bezeichnet) ist ebenfalls ein transmembranes Glykoprotein mit einer Masse von 185 kD. Dieses Protein wird in 60 % der nichtkleinzelligen Bronchialkarzinome exprimiert (Volm et al. 1993 a). Dabei ist eine Expression von c-erbB2 v. a. bei Adenokarzinomen der Lunge zu finden (82 %), während der Anteil bei Plattenepithelkarzinomen deutlich geringer ist (47 %). Dieser Befund ist deshalb interessant, weil c-erbB2 z. B. auch bei Adenokarzinomen anderer Tumorarten eine wichtige Rolle in der Tumorprogression spielt (Kallioniemi et al. 1991). Die Bedeutung von c-erbB2 als prognostischem Faktor ist ebenfalls beschrieben worden. Eine Überexpression bei Adenokarzinomen der Lunge ist mit einer kürzeren Überlebenszeit korreliert (Kern et al. 1990).

ras

Die ras-Genfamilie (N-ras, K-ras und H-ras) kodiert für Phosphoproteine mit der Masse 21 kD. Diese sind auf der inneren Seite der Plasmamembran lokalisiert. Sie haben die Fähigkeit, Guanosintriphosphat (GTP) und Guanosindiphosphat (GDP) zu binden und besitzen GTPase-Aktivität. Sie sind an der Übermittlung von Signalen beteiligt und regeln somit ebenfalls die Proliferation. Die ras-Gene können durch Punktmutationen aktiviert werden, wobei die Proteine ihre Fähigkeit verlieren, GTP zu spalten. Dadurch kommt eine Dauerstimulation zustande. Außerdem kann eine Überexpression von ras infolge Amplifikation oder Translokation entstehen. Die Gene der ras-Familie sind bei nichtkleinzelligen Bronchialkarzinomen in 20 % der Fälle mutiert. Punktmutationen (v. a. im Kodon 12, 13 und 61) wurden vorwiegend bei K-ras und bei Adenokarzinomen gefunden (Rodenhuis et al. 1988). Die Bedeutung der ras-

Onkogene für die Entstehung von Lungentumoren bei Rauchern wird bisher jedoch widersprüchlich diskutiert. So fanden Rodenhuis et al. (1988) und Slebos et al. (1991) einen Zusammenhang zwischen dem Auftreten von K-ras-Mutationen (Kodon 12) und Rauchen, während Kobayashi et al. (1990) einen derartigen Zusammenhang nicht feststellen konnten. Da die Beziehung zwischen Rauchen und Vorkommen von Adenokarzinomen bei den nichtkleinzelligen Bronchialkarzinomen am wenigsten ausgeprägt ist, ist die Erklärung schwierig, warum diese Mutationen gerade bei dieser Histologieform gehäuft vorkommen.

Miyamoto et al. (1991) und Harada et al. (1992) untersuchten 91 bzw. 116 Lungentumoren mit immunhistochemischen Methoden und fanden eine Erhöhung des ras-Proteins in 55 bzw. 72 % der untersuchten Fälle. Patienten mit ras-negativen Tumoren zeigen eine längere Überlebenszeit als Patienten mit ras-positiven Bronchialkarzinomen (Slebos 1990; Sugio 1992; Rosell et al. 1993; Volm et al. 1993 a, d).

myc

Die myc-Genfamilie besteht ebenfalls aus mehreren Mitgliedern, die nukleäre Phosphoproteine mit einem Mokelulargewicht von 62–67 kD kodieren. Diese Proteine sind DNA-bindende Proteine, die über die Aktivierung der Transkription von anderen Genen auch die Proliferation regulieren. Eine Überexpression von myc wurde hauptsächlich bei kleinzelligen Bronchialkarzinomen beobachtet, aber auch in nichtkleinzelligen Bronchialkarzinomen war eine Überexpression von myc nachweisbar. Tumoren mit einer Überexpression des myc-Proteins zeigten im Vergleich zu Tumoren ohne nachweisbare Erhöhung ein aggressiveres Verhalten. Insbesondere die Amplifikation des c-myc-Gens in kleinzelligen Bronchialkarzinomen war mit einer schlechteren Prognose der Patienten verbunden (Johnson et al. 1987). Wir untersuchten die Beziehung zwischen Metastasierung und Expression von c-myc in nichtkleinzelligen Bronchialkarzinomen und fanden, daß Tumoren mit einer Expression des myc-Proteins häufiger Metastasen bilden (Volm et al. 1993 c). Ein Vergleich primärer Lungentumoren mit Metastasen zeigte, daß Metastasen häufiger das myc-Protein exprimieren (Volm et al. 1994 a).

fos und jun

c-fos und c-jun kodieren Kernproteine mit einer Masse von 62 bzw. von 39 kD. Die jun- und fos-Proteine bilden einen DNA-bindenden, dimeren Komplex, der Bestandteil des Transkriptionsfaktors AP-1 ist. AP-1 spielt eine wichtige Rolle bei der Regulation der Transkription von zahlreichen Genen (Angel u. Karin 1991). Beide Proteine besitzen auch wesentliche Aufgaben bei der Zellproliferation. Die erhöhte Expression beider Genprodukte ist bei Patienten mit Plattenepithelkarzinomen der Lunge mit einer signifikant kürzeren Überlebenszeit verbunden (Volm et al. 1993 b; Abb. 2). Hinzu kommt, daß jun sich als wichtiger Indikator für die Metastasierung bei Lungentumoren erwiesen hat (Volm et al.

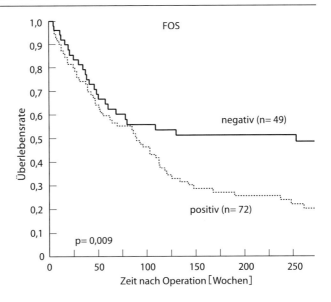

Abb. 2.
Überlebenskurven von Patienten mit Plattenepithelkarzinomen der Lunge (Kaplan-Meier-Schätzungen) getrennt nach der Expression von fos (n = 121)

1993 c). Die Expression beider Gene kann durch eine Vielzahl von Stimuli (EGF, Interleukin-1, Strahlen, Alkohol) induziert werden. Beide Protoonkogene sind auch bei Rauchern vermehrt exprimiert (Volm et al. 1992 b; Wodrich et al. 1993).

In diesem Zusammenhang sind auch Untersuchungen über die Resistenz von Bronchialkarzinomen interessant. Es konnte gezeigt werden, daß Lungentumoren von Rauchern vermehrt gegen Chemotherapeutika resistent sind (Volm et al. 1990). Bei diesen Patienten waren mehrere für die Resistenz verantwortliche Proteine (z.B. P-Glykoprotein 170, Glutathion S-Transferase-π) erhöht (Volm et al. 1991). Die Expression verschiedener Resistenzproteine wird tatsächlich durch den Transkriptionsfaktor AP-1 reguliert (Teeter et al. 1991). Es spricht vieles für die Ansicht, daß Rauchen zu einer Erhöhung der Expression von fos und jun führt und daß über die AP-1-Expression verschiedene Resistenzproteine induziert werden (Volm 1993).

bcl-2

In etwa 20% der nichtkleinzelligen Bronchialkarzinome ist das bcl-2-Protein exprimiert (Pezella et al. 1993; Volm u. Mattern 1995). Bcl-2 ist in der äußeren Mitochondrienmembran, der Kernhülle und Teilen des endoplasmatischen Retikulums lokalisiert und schützt die Zelle vor dem programmierten Zelltod (Apoptose). Pezella et al. (1993) berichteten, daß die Fünfjahresüberlebensrate bei Patienten mit bcl-2-positiven Bronchialkarzinomen höher ist als bei Patienten mit negativen Tumoren. Ähnliche Ergebnisse wurden von Fontanini et al. und von uns gefunden (Fontanini et al. 1995 b; Volm u. Mattern 1995). In unserer Studie war die mittlere Überlebenszeit der Patienten mit Plattenepithelkarzinomen und mit bcl-2-negativen Tumoren 2 Jahre und mit bcl-2 positiven Tumoren über 6 Jahre. Interessanterweise waren alle bcl-2-positiven Tumoren in vitro gegen Doxorubicin resistent, wobei verschiedene Resistenzproteine erhöht waren (Volm u. Mattern 1995).

Tumorsuppressorgene

Bei den Tumorsuppressorgenen handelt es sich um eine Gruppe von Genen, die unter physiologischen Bedingungen die Zellproliferation blockieren. Diese werden auch als rezessive Onkogene oder Antionkogene bezeichnet (Tabelle 1). Da eine Kopie des Gens ausreicht, um die Wachstumskontrolle aufrecht zu erhalten, macht sich der Defekt erst dann bemerkbar, wenn beide Allele betroffen sind.

p53

p53 ist bei der Kontrolle des Zellzyklus, der DNA-Synthese, beim Repair-Mechanismus und bei der Apoptose beteiligt. Mutationen des p53-Gens (Genlokus Chromosom 17p13) sind die am häufigsten gefundenen Alterationen bei menschlichen Tumoren. p53 kodiert für ein nukleäres Phosphoprotein mit einem Molekulargewicht von 53 kD. Schon 1987 konnte gezeigt werden, daß der Verlust des kurzen Arms von Chromosom 17 mit dem gehäuften Auftreten von Lungentumoren assoziiert ist (Yokoso et al. 1987). Inzwischen konnte nachgewiesen werden, daß eine Inaktivierung des p53-Tumorsuppressorgens durch Mutationen in weit mehr als 50 % der analysierten nichtkleinzelligen Bronchialkarzinome vorkommt (Wiethege et al. 1994). Die Mutationen sind im Gegensatz zu ras auf das gesamte Gen verteilt. Der Zusammenhang zwischen p53-Mutationen und Rauchen bzw. Radon wird diskutiert, eine eindeutige Meinung besteht jedoch nicht. Patienten mit einer p53-Mutation haben eine kürzere Überlebenszeit (Horio et al. 1993). Tumoren mit Mutationen zeigen eine immunhistochemisch nachweisbare Akkumulation des p53-Proteins. Der immunhistochemische Nachweis des akkumulierten p53-Proteins beruht auf einer erhöhten Halbwertszeit des veränderten Proteins. Dementsprechend zeigten Patienten mit immunhistochemisch nachgewiesenem p53-Protein nicht die erwartete längere, sondern eine kürzere Überlebenszeit (Quinlan et al. 1992; Ebina et al. 1994; Volm et al. 1994 b). Allerdings liegen auch Studien vor, die keine Korrelation von p53 und der Überlebenszeit aufweisen. Ob „mutiertes Protein" oder „Wildtypprotein" nachgewiesen wird, scheint auch von den verwendeten Antikörpern abzuhängen. So fanden Passlick et al. (1994) mit dem Antikörper p1801, daß Patienten mit nichtkleinzelligen Bronchialkarzinomen und mit p53-Expression eine bessere Prognose hatten als Patienten ohne p53-Expression; ein Befund, den wir bestätigen konnten (Volm u. Mattern 1994).

Rb

Das Rb-Gen kodiert für ein nukleäres Phosphoprotein mit der Masse von 105 kD, das ebenfalls die Zellteilung stoppt. Da seine mutationsbedingte Inaktivierung erstmals bei dem bösartigen Retinoblastom des Kleinkindes als Ursache der Tumorentstehung ermittelt werden konnte, wurde es als Retinoblastomgen bezeichnet. Daß die genetische Alteration dieses Gens nicht nur auf Retinoblastome beschränkt ist, sondern auch bei Bronchialkarzinomen vorkommt, konnten bereits Harbour et al. (1988) zeigen. Schimuzu et al. (1994) analysierten 80 Zellinien von Patienten mit nichtkleinzelligen Bronchialkarzinomen und konnten bei 68 Linien Rb-Protein nachweisen, während bei 12 Zellinien keine Rb-Expression vorhanden war. Reissman et al. (1993) fanden ebenfalls kein Rb-Protein in 53 von 163 untersuchten nichtkleinzelligen Lungentumoren. Beide Arbeitsgruppen fanden keine Beziehung zwischen Inaktivierung von Rb und klinischem Verlauf. Dagegen konnten Xu et al. (1994) zeigen, daß die mittlere Überlebenszeit bei Patienten mit Rb-positiven Karzinomen 32 Monate betrug, während sie bei Patienten mit Rb-negativen Bronchialkarzinomen nur 18 Monate erreichte. Dieses Ergebnis konnte inzwischen bei Plattenepithelkarzinomen der Lunge bestätigt werden (Volm u. Stammler 1996).

Cycline

Cycline sind Proteine, die bei der Regulation des Zellzyklus beteiligt sind, wobei diese v. a. beim Übergang von der G1-Phase in die S-Phase eine wichtige Rolle spielen. Der Zellzyklus wird kontrolliert durch Proteinkomplexe, die sich aus Cyclinen und cyclinabhängigen Kinasen (Cdks) zusammensetzen. Dabei wirken die Cycline als regulatorische Moleküle und die Cdks als katalytische Untereinheiten (Cordon-Cardo 1995). 5 Hauptklassen von Cyclinen (als A–E bezeichnet) wurden bisher beschrieben. Die Cycline C, D und E zeigen ihre höchste Expression in der G1-Phase und regulieren wahrscheinlich den Übergang von der G1-Phase zur S-Phase (Abb. 3). Die Cycline A und B haben ihre stärkste Expression während der S- und G2-Phase und sind für den Übergang zur Mitose verantwortlich. Es wird angenommen, daß Cyclin D1 und Cdk4 bzw. Cdk6 die G1-Phase kontrollieren, während Cyclin E und Cdk2 für den Eintritt in die S-Phase verantwortlich sind. Beteiligt an der Regulation des Zellzyklus sind auch die Suppressorgene p53 und Rb. Bei einer Schädigung der Zellen wird p53 erhöht. Dieses Protein verursacht entweder einen Stop in der G1-Phase, der für eine Reparatur des Schadens ausreicht, oder aktiviert bei einer größeren Schädigung die Apoptose. Das nicht- oder unterphosphorylierte Rb-Protein blockiert die Zellen in der G1-Phase, wobei dieses einen Komplex mit dem Transkriptionsfaktor E2F bildet. Durch Phosphorylierung von Rb durch Cyclin D1/Cdk4 wird E2F abgespalten, und dieses ungebundene E2F kann die Transkription von Genen stimulieren, die für die Induktion der S-Phase notwendig sind. Das periodische Auftreten der verschiedenen Cycline in den einzelnen Zellzyklusphasen

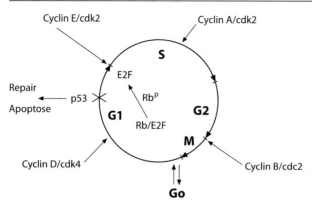

Abb. 3. Schematische Darstellung des Zellzyklus und dessen Kontrolle. Die verschiedenen Cycline (A–E) sind in den einzelnen Zellzyklusphasen (G1, S, G2, M) unterschiedlich exprimiert. Der Zellzyklus wird durch Proteinkomplexe, die aus Cyclinen und cyclinabhängigen Kinasen (Cdks) bestehen, kontrolliert. Cyclin D1/cdk4 reguliert z. B. die G1-Phase. Rb bildet einen Komplex mit E2F und blockiert die Zelle in G1. Durch Phosphorylierung wird E2F abgespalten und stimuliert als Transkriptionsfaktor Gene, die für den Eintritt in die S-Phase notwendig sind. Bei einer Schädigung der Zelle wird p53 erhöht, wodurch die Zelle in der G1-Phase für eine Reparatur des Schadens gestoppt wird (bei einem größeren Schaden erfolgt Apoptose). (Nach Cordon-Cardo 1995)

läßt die Cycline als geeignete Marker der Proliferation erscheinen. Es konnte nachgewiesen werden, daß tatsächlich eine direkte Beziehung zwischen der Expression von Cyclin A und dem Anteil von S-Phasen besteht, welche durchflußzytometrisch bestimmt wurden (Dutta et al. 1995).

Patienten mit Cyclin-A-positiven nichtkleinzelligen Bronchialkarzinomen haben signifikant kürzere Überlebenszeiten als Patienten mit Cyclin-A-negati-

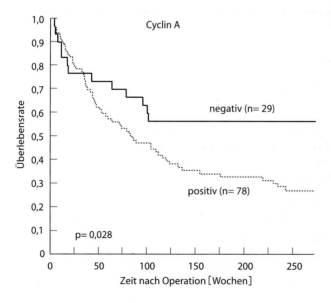

Abb. 4. Überlebenskurven von Patienten mit Plattenepithelkarzinomen der Lunge (Kaplan-Meier-Schätzungen) getrennt nach der Expression von Cyclin A (n = 107)

ven Tumoren (Abb. 4). Dies deckt sich mit früheren Befunden, bei denen die Proliferation durchflußzytometrisch bestimmt wurde (Volm et al. 1988). Patienten mit nichtkleinzelligen Bronchialkarzinomen, die einen hohen Anteil von S- und G2/M-Phasetumorzellen hatten, hatten eine signifikant kürzere mittlere Überlebenszeit gegenüber Patienten, deren Anteil an diesen Zellzyklusphasen gering war.

Zwischen Expression von Cyclin A und dem Ansprechen der Lungentumoren auf Zytostatika besteht ebenfalls eine direkte Beziehung. Cyclin-A-negative Bronchialkarzinome sind häufiger resistent und Cyclin-A-positive Lungentumoren häufiger sensibel (unveröffentlichte Daten). Eine prognostische Bedeutung von Cyclin D wurde ebenfalls von verschiedenen Autoren beschrieben (Betticher et al. 1996; Volm et al. 1996).

Angiogene Faktoren

Das Wachstum solider Tumoren ist auf die Bildung neuer Gefäße angewiesen. Erst eine adäquate Gefäßversorgung ermöglicht den Transport von Nährstoffen und zahlreichen Wachstumsfaktoren. Untersuchungen an einer Vielzahl von Tumorarten machen deutlich, daß die Gefäßbildung (Tumorangiogenese) ein wichtiger prognostischer Faktor ist. Verschiedene klinische Studien, bei denen an insgesamt 850 Patienten mit forgeschrittenen Lungenkarzinomen die Gefäßdichte mit der Prognose in Beziehung gesetzt wurde, wiesen die prognostische Bedeutung der Angiogenese für die Überlebenszeit der Patienten nach (Fontanini et al. 1995 a; Angeletti et al. 1996; Harpole et al. 1996; Otha et al. 1996). Eine Korrelation zwischen Tumorangiogencse und Metastasierung wurde ebenfalls nachgewiesen (Macchiarini et al. 1992; Yuan et al. 1995; Angeletti et al. 1996; Fontanini et al. 1995 a). Inzwischen sind mehrere Faktoren entdeckt worden, die die Tumorangiogenese steuern. Als Hauptkandidaten werden VEGF („vascular endothelial growth factor") und bFGF („basic fibroblast growth factor") diskutiert. VEGF ist in hypoxischen Arealen vieler solider Malignome erhöht exprimiert und stimuliert neben der Angiogenese auch die Permeabilität des Tumorendothels. Bei Bronchialkarzioemen konnte gezeigt werden, daß die Expression von VEGF eng mit einer erhöhten Gefäßbildung und Metastasenbildung verknüpft ist und Patienten mit VEGF-negativen Plattenepithelkarzioemen signifikant länger leben als Patienten mit VEGF-positiven Tumoren (Abb. 5). Dagegen kommt dem VEGF-Rezeptor Flt-1 keine prognostische Bedeutung zu (Volm et al. 1997 a). Auch Patienten mit nichtkleinzelligen Bronchialkarzinomen und hoher bFGF-Expression wiesen signifikant kürzere Überlebenszeiten als Patienten mit niedrigen Werten auf (Takanami et al. 1996 a).

Auch der FGF-Rezeptor FGFR-1 erwies sich als prognostischer Faktor (Volm et al. 1997 c). Neuere Untersuchungen lassen jedoch erkennen, daß die Tumorangiogenese weitaus komplexer ist als bisher angenommen. Neben der Expression von VEGF und FGF werden weitere Wachstumsfaktoren mit gefäßbildender Aktivität bei Lungentumoren diskutiert. Patienten mit nichtkleinzelligen

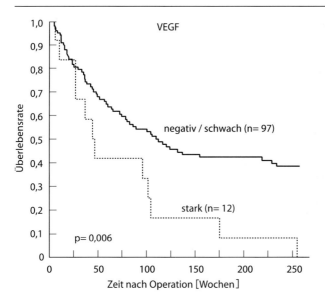

Abb. 5. Überlebenskurven von Patienten mit Plattenepitelkarzinomen der Lunge (Kaplan-Meier-Schätzungen) in Abhängigkeit von der Expression von VEGF (n = 109)

Lungentumoren und einer hohen Expression von HGF („hepatocyte growth factor") und dessen Rezeptoren zeigen eine signifikant kürzere Überlebenszeit (Takanami et al. 1996 b; Ichimura et al. 1996). Verschiedene andere epitheliale Wachstumsfaktoren wie PD-ECGF („platelet-derived endothelial growth factor"), TGF-α („transforming growth factor") und IL-4 (Interleukin 4) werden als zusätzliche angiogene Faktoren der Lunge diskutiert. Bisher liegen jedoch erst wenige Daten über die Beziehung dieser Faktoren zur Angiogenese und Prognose bei Lungentumoren vor.

Da die Vaskularisation der Tumoren nicht mit der Tumormasse Schritt hält, besitzen solide Tumoren häufig Subpopulationen von Zellen mit geringem O_2-Gehalt und wenig Nährstoffen, die schließlich als hypoxische Areale Resistenzproteine exprimieren und somit die Therapie beeinflussen können. So konnte in verschiedenen Untersuchungen gezeigt werden, daß Tumoren mit geringer Gefäßbildung neben einer Doxorubicinresistenz vermehrt die Resistenzproteine Glutathion-S-Transferase, Thymidylat-Synthase und Metallothionein exprimieren. In begrenztem Umfang war auch das Multidrug-Resistenz-Protein P-170 erhöht (Koomägi et al. 1995; Volm et al. 1997 b). Die Expression von VEGF und Flt-1 bzw. FGFR-1 war signifikant geringer in resistenten Lungentumoren im Vergleich zu sensiblen Tumoren (Volm et al. 1997 b). Diese Ergebnisse machen deutlich, daß eine verminderte Gefäßbildung und die damit verbundene erhöhte Expression von Resistenzproteinen zur klinischen Resistenz bei Bronchialkarzinomen beitragen können.

Schlußfolgerungen

Die Evaluation von Prognosefaktoren ist wichtig, weil sie nicht nur Rückschlüsse auf die individuelle Prognose eines Patienten erlaubt, sondern auch mögliche therapeutische Optionen eröffnet. Zellorientierte Faktoren vermögen bestimmte Risikogruppen herauszufinden, die in bestimmte klinische Therapieplanungen Eingang finden können. Die vorliegenden Untersuchungen sind retrospektiv durchgeführt worden. Multivariatanalysen bei den eigenen Untersuchungen zeigten jedoch, daß unabhängig vom nodalen Status VEGF und fos den deutlichsten prognostischen Einfluß haben (Tabelle 2). Entsprechende Daten erhielten wir, wenn wir den nodalen Status durch das Tumorstadium ersetzten. Diese Ergebnisse müssen nun in prospektiven Studien überprüft werden. Wenn diese zellulären Faktoren in prospektiven Studien als prognostisch prägend bestätigt werden, müßten sie in multimodalen Therapiestudien als Stratifikationsmerkmale verwendet werden (Siewert u. Sendler 1995).

Tabelle 2. Multivariate Analyse des prognostischen Wertes von nodalem Status *(LN)*, VEGF und fos bei 121 Patienten mit Plattenepitelkarzinomen der Lunge *(RR relatives Risiko)*

	β	RR	P-value
LN	0,71	2,0	0,006
VEGF	0,77	2,2	0,02
fos	0,61	1,8	0,03

Literatur

Angel P, Karin M (1991) The role of jun, fos and the AP-1 complex in cell-proliferation and transformation. Biochim Biophys Acta 1072: 129–157

Angeletti CA, Lucchi M, Fontanini G et al. (1996) Prognostic significance of tumoral angiogenesis in completely resected late state lung carcinoma (stage IIIa-N2). Cancer 78: 409–415

Barbacid M (1986) Oncogenes and human cancer: Cause or consequence. Carcinogenesis 7: 1037–1042

Bishop JM (1987) The molecular genetic of cancer. Science 238: 1386–1392

Betticher DC, Heighway J, Hasleton PS et al. (1996) Prognostic significance of CCND1 (cyclin D1) overexpression in primary non-small cell lung cancer. Br J Cancer 73: 294–300

Cordon-Cardo C (1995) Mutation of cell cycle regulators. Biological and clinical implications of human neoplasia (Review). Am J Pathol 147: 545–560

Dazzi H, Hasleton PS, Thatcher N et al. (1989) Expression of epidermal growth factor receptor (EGF-R) in non-small cell lung cancer. Use of archival tissue and correlation of EGF-R with histology, tumor size, node status and survival. Br J Cancer 59: 746–749

Dittadi R, Gion M, Pagan V et al. (1990) Epidermal growth factor receptor in lung malignancies. Comparison between cancer and normal tissue. Br J Cancer 64: 741–744

Dutta A, Chandra R, Leiter L, Lester S (1995) Cyclins as marker of tumor proliferation: Immunocytochemical studies in breast cancer. Proc Natl Acad Sci USA 92: 5386–5390

Ebina M, Steinberg SM, Mulshine JL, Linnoila RI (1994) Relationship of p53 overexpression and up-regulation of proliferating cell nuclear antigen with the clinical course of non-small cell lung cancer. Cancer Res 54: 2496–2503

Fontanini G, Bigini D, Vignati S et al. (1995 a) Microvessel count predicts metastasis disease and survival in non-small cell lung cancer. J Pathol 177: 57–63

Fontanini G, Kignati S, Bigini D et al. (1995 b) Bcl-2 protein: a prognostic factor inversely correlated to p53 in non-small cell lung cancer. Br J Cancer 71: 1003–1007

Harada M, Dosaka-Akita H, Miyamoto H, Kuzumaki N, Kawakami Y (1992) Prognostic significance of the expression of ras oncogene product in non-small cell lung cancer. Cancer 69: 72–77

Harbour JW, Lai SL, Whang-Penk J, Gazdar AF, Minna JD, Kaye FJ (1988) Abnormalities in structure and expression of the retinoblastoma gene in SCLC. Science 241: 353–357

Harpole DH, Richards WG, Herndon JE, Sugarbaker DJ (1996) Angiogenesis and molecular substaging in patients with stage I non-small cell lung cancer. Ann Thorac Surg 61: 1470–1476

Horio Y, Takahashi T, Kuroishi T et al. (1993) Prognostic significance of p53 mutations and 3p deletions in primary resected non-small cell lung cancer. Cancer Res 53: 1–4

Ichimura E, Maeshima A, Nakajima T, Nakamura T (1996) Expression of c-met/HGF receptor in human non-small cell lung carcinomas in vitro and in vivo and its prognostic significance. Jpn J Cancer Res 87: 1063–1069

Jedrychowski W, Becher H, Warendorf J, Basa-Cierpialek Z, Gomola K (1992) Effect of tobacco smoking on various histological types of lung cancer. Cancer Res Clin Oncol 118: 276–282

Johnson BE, Ihde DC, Makuch RW et al. (1987) myc family oncogene amplification in tumor cell lines established from small cell lung cancer patients and its relationship to clinical status and course. J Clin Invest 79: 1629–1634

Kallioniemi OP, Holli K, Visakorpi T, Koivula T, Helin HH, Isola JJ (1991) Association of c-ErbB-2 protein overexpression with high rate of cell proliferation, increased risk of visceral metastasis and poor long-term survival in breast cancer. Int J Cancer 49: 650–655

Kern JA, Schwartz D, Nordberg JE et al. (1990) p185^{neu} expression in lung adenocarcinomas predicts shortened survival. Cancer Res 50: 5184–5191

Kobayashi T, Tsuda H, Noguchi M et al. (1990) Association of point mutation in c-Ki-ras oncogene in lung adenocarcinoma with particular reference to cytologic subtypes. Cancer 66: 289–294

Koomägi R, Mattern J, Volm M (1995) Up-regulation of resistance-related proteins in human lung tumors with poor vascularization. Carcinogenesis 16: 2129–2133.

Macchiarini P, Fontanini G, Hardin MJ, Squartini F, Angeletti CA (1992) Relation of neovascularisation to metastasis of non-small cell lung cancer. Lancet 340: 145–146

Miyamoto H, Harada M, Isobe H et al. (1991) Prognostic value of nuclear content and expression of the ras oncogene product in lung cancer. Cancer Res 51: 6346–6350

Ohta Y, Watanabe Y, Oda M, Hayashi Y, Endo Y, Sasaki T (1996) Vascular endothelial growth factor-121 mRNA expression and neomicrovessel density in primary lung cancer. Oncol Rep 3: 713–717

Passlick B, Izbicki JR, Riethmüller G, Pantel K (1994) p53 in non-small cell lung cancer. J Natl Cancer Inst 86: 801–802

Pezella F, Turley H, Kuzu I et al. (1993) Bcl-2 protein in non-small cell lung carcinoma. N Engl J Med 329: 690–694

Quinlan DC, Davidson AG, Summers CL, Warden HE, Doshi HM (1992) Accumulation of p53 protein correlates with a poor prognosis in human lung cancer. Cancer Res 52: 4828–4831

Reissmann RT, Koga H, Takahashi R et al. (1993) Incactivation of the retinoblastoma susceptibility gene in non-small cell lung cancer. Oncogene 8: 1913–1919

Rodenhuis S, Slebos RJC, Boot AJM et al. (1988) Incidence and possible clinical significance of K-ras oncogene activation in adenocarcinoma of the human lung. Cancer Res 48: 5738–5741

Rosell R, Li S, Skacel Z et al. (1993) Prognostic impact of mutated k-ras gene in surgically resected non-small cell lung cancer patients. Oncogene 8: 2407–2412

Shimizu E, Coxon A, Otterson GA et al. (1994) Rb protein status and clinical correlations from 171 cell lines representing lung cancer, extrapulmonary small cell carcinoma and mesothelioma. Oncogene 9: 2441–2448

Siewert JR, Sendler A (1995) Onkologische Prognosefaktoren. Langenbecks Arch Chir 380: 195–196

Slebos RJC, Kibbelaar RE, Dalesio O et al. (1990) K-ras oncogene activation as a prognostic marker in adenocarcinoma of the lung. N Engl J Med 323: 561–565

Slebos RJC, Hruban RH, Dalesio O, Mooi WJ, Offerhaus GJA, Rodenhuis S (1991) Relationship between K-ras oncogene activation and smoking in adenocarcinoma of the human lung. J Natl Cancer Inst 83: 1024–1027

Sugio K, Ishida T, Tokoyama H, Inoue T, Sugimachi K, Sasazuki T (1992) ras gene mutations as a prognostic marker in adenocarcinoma of the human lung without lymph node metastases. Cancer Res 52: 2903–2906

Takanami I, Tanaka F, Hashizume T et al. (1996 a) The basic fibroblast growth factor and its receptor in pulmonary adenocarcinomas: an investigation of their expression as prognostic markers. Europ J Cancer 32 A: 1504–1509

Takanami I, Tanana F, Hashizume T et al. (1996 b) Hepatocyte growth factor and c-met/hepatocyte growth factor receptor in pulmonary adenocarcinomas: an evaluation of their expression as prognostic markers. Oncology 53: 392–397

Teeter LD, Eckersberg T, Tsai Y, Kuo MT (1991) Analysis of the chinese hamster P-glycoprotein /multidrug resistance gene pgp1 reveals that the AP-1 site is essential for full promoter activity. Cell Growth Different 2: 429–437

Veale D, Ashcroft T, Marsh C, Gibson GJ, Harris AL (1987) Epidermal growth factor receptors in non-small cell lung cancer. Br J Cancer 55: 513–516

Volm M (1993) P-glycoprotein associated expression of c-fos and c-jun products in human lung carcinomas. Anticancer Res 13: 375–378

Volm M, Mattern J (1994) Immunohistochemical detection of p53 in non-small cell lung cancer. J Natl Cancer Inst 86: 1249

Volm M, Mattern J (1995) Increased expression of Bcl-2 in drug-resistant squamous cell lung carcinomas. Int J Oncol 7: 1333–1338

Volm M, Stammler G (1996) Retinoblastoma (Rb) protein expression and resistance in squamous cell lung carcinomas. Anticancer Res 16: 891–894

Volm M, Hahn EW, Mattern J, Müller T, Vogt-Moykopf I, Weber E (1988) Five-year follow-up study of independent clinical and flow cytometric prognostic factors for the survival of patients with non-small cell lung carcinomas. Cancer Res 48: 2923–2928

Volm M, Samsel B, Mattern J (1990) Relationship between chemoresistance of lung tumours and cigarette smoking. Br J Cancer 62: 255–256

Volm M, Mattern J, Samsel B (1991) Overexpression of P-glycoprotein and glutathione S-transferase-π in resistant non-small cell lung carcinomas of smokers. Br J Cancer 64: 700–704

Volm M, Efferth T, Mattern J (1992 a) Oncoprotein (c-myc, c-erbB1, c-erbB2, c-fos) and suppressor gene product (p53) expression in squamous cell carcinomas of the lung. Clinical and biological correlations. Anticancer Res 12: 11–20

Volm M, Efferth T, Mattern J, Wodrich W (1992 b) Overexpression of c-fos and c-erbB1 encoded proteins in squamous cell carcinomas of the lung of smokers. Int J Oncol 1: 69–71

Volm M, Drings P, Mattern J, Wodrich W (1993 a) Prognostic value of oncoproteins for the survival of patients with non-small cell lung carcinomas. Int J Oncol 2: 767–772

Volm M, Drings P, Wodrich W (1993 b) Prognostic significance of the expression of c-fos, c-jun and c-erbB1 oncogene products in human squamous cell lung carcinomas. J Cancer Res Clin Oncol 119: 507–510

Volm M, Drings P, Wodrich W, van Kaick G (1993 c) Expression of oncoproteins in primary human non-small cell lung cancer and incidence of metastases. Clin Exp Metastasis 11: 325–329

Volm M, Vogt-Moykopf I, Wodrich W (1993 d) c-K-ras and c-N-ras protein are important and stage independent prognostic indicators in adenocarcinomas of the lung. Cancer J 6: 37–42

Volm M, van Kaick G, Mattern J (1994 a) Analysis of c-fos, c-jun, c-erbB1, c-erbB2 and c-myc in primary lung carcinomas and their lymph node metastases. Clin Exp Metastasis 12: 329–334

Volm M, Mattern J, Hecker S, Pommerenke EW (1994 b) Association of p53 expression with proliferative activity and poor prognosis in patients with squamous cell lung carcinomas. Int J Oncol 5: 533–538

Volm M, Stammler G, Koomägi R, Mattern J (1996 a) Coexpression of cyclin D1 and retinoblastoma gene product (pRb) in human squamous cell lung carcinomas is associated with increased tumor take rate in nude mice. Int J Oncol 9: 1253–1257

Volm M, Koomägi R, Mattern J (1997 a) Prognostic value of vascular endothelial growth factor and its receptor Flt-1 in squamous cell lung cancer. Int J Cancer 74: 64–68

Volm M, Koomägi R, Mattern J, Stammler G (1997 b) Angiogenic growth factors and their receptors in non-small cell lung carcinomas and their relationships to drug response in vitro. Anticancer Res 17: 99–104

Volm M, Koomägi R, Mattern J, Stammler G (1997 c) Prognostic value of basic fibroblast growth factor and its receptor (FGFR-1) in patients with non-small cell lung carcinomas. Eur J Cancer 33: 691–693

Wiethege T, Voss B, Müller KM (1994) Onkogene und TumorSuppressor-Gene bei der Pathogenese von Lungentumoren. Pathologe 15: 321–330

Wodrich W, Volm M (1993) Overexpression of oncoproteins in non-small cell lung carcinomas of smokers. Carcinogenesis 14: 1121–1124

Xu HJ, Quinlan DC, Davidson AG et al. (1994) Altered retinoblastoma protein expression and prognosis in early-stage non-small cell lung carcinoma. J Natl Cancer Inst 86: 695–699

Yokota J, Wada M, Shimosato Y, Terada M, Sugimura T (1987) Loss of heterozygosity on chromosomes 3, 13, and 17 in small cell carcinoma and on chromosome 3 in adenocarcinoma of the lung. Proc Natl Acad Sci USA 84: 9252–9256

Yuan A, Yang PC, Yu CJ et al. (1995) Tumor angiogenesis correlates with histologic type and metastasis in non-small cell lung cancer. Am J Respir Crit Care Med 152: 2157–2162

1.4 Prognostische Faktoren und Therapiestrategie beim kleinzelligen und nichtkleinzelligen Bronchialkarzinom

M. Wolf, K. Havemann

Die Prognose der Patienten mit Bronchialkarzinomen hat sich in den vergangenen Jahrzehnten nur unwesentlich verbessert. Fortschritte sind in der multimodalen Therapie bei lokal fortgeschrittenem Krankheitsstadium, insbesondere beim nichtkleinzelligen Bronchialkarzinom erreicht worden, während bei den kleinzelligen sowie im metastasierten Stadium der nichtkleinzelligen Bronchialkarzinome signifikante Verbesserungen der Langzeitprognose mit den gegenwärtig zur Verfügung stehenden Behandlungsmethoden nicht erreicht worden sind. Eine Verbesserung der Behandlungsergebnisse ist heute in erster Linie über eine Individualisierung der Therapie und eine Anpassung der Behandlung an die Prognose der Patienten zu erwarten. Daher kommt der Analyse und der Kenntnis von Prognosefaktoren eine zunehmende Bedeutung zu. Dieser Beitrag faßt die derzeit bekannten Prognoseparameter beim kleinzelligen und nichtkleinzelligen Bronchialkarzinom zusammen. Die Daten zum kleinzelligen Bronchialkarzinom beruhen dabei im wesentlichen auf Analysen der Ergebnisse von multizentrischen deutschen Therapiestudien [1-3], die in den Jahren 1981-1990 durchgeführt worden sind und insgesamt 1.200 Patienten einschlossen. Im Rahmen des Abschnitts zum nichtkleinzelligen Bronchialkarzinom wird schwerpunktmäßig auf die biologischen und molekularbiologischen Prognoseparameter eingegangen. Da für beide Tumorentitäten nach wie vor als entscheidender Prognoseparameter die Tumorausbreitung angesehen werden kann, wird hierauf innerhalb beider Krankheitsentitäten etwas ausführlicher eingegangen.

Prognoseparameter beim kleinzelligen Bronchialkarzinom

Als mögliche Prognoseparameter beim kleinzelligen Bronchialkarzinom stehen prinzipiell zur Verfügung:
a) die klinischen Symptome der Patienten,
b) die prätherapeutischen Laborparameter,
c) die prätherapeutischen Tumormarkerwerte,
d) die Patientencharakteristika und
e) die Tumorausbreitung.

Im folgenden soll die prognostische Bedeutung dieser einzelnen Parameter getrennt dargestellt werden.

Klinische Symptome

Die prognostische Bedeutung von klinischen Symptomen bei der Diagnosestellung konnte an einem Kollektiv von 302 Patienten untersucht werden. Analysiert wurden Daten zu Husten, Hämopthysen, Dyspnoe, Heiserkeit, Nachtschweiß, Fieber, Schmerzen im Thorax-, Abdomen- und Knochenbereich, Verwirrheit, Flushsymptomatik, Diarrhö, verstärktem Durst, Abgeschlagenheit und Leistungsminderung sowie Appetitlosigkeit und Gewichtsverlust. Das Vorliegen der meisten dieser Symptome war mit einer durchschnittlichen Prognose entsprechend der des Gesamtkollektives mit einer medianen Überlebenszeit von 10,2 Monaten und einer Dreijahresüberlebensrate von 7 % verbunden. Für keinen Parameter ließ sich eine günstigere Prognose ermitteln. Ungünstigere Symptome waren das Vorliegen von Heiserkeit mit einer medianen Überlebenszeit von 9,9 Monaten und einer Dreijahresüberlebensrate von 2 % sowie das Auftreten von Schmerzen im Bereich des Abdomens und/oder des Skelettsystems mit einer medianen Überlebenszeit von 8 Monaten und einer Dreijahresüberlebensrate von 2 %. Diese Symptome sind im Regelfall also als Ausdruck der Tumormetastasierung aufzufassen. Ein prätherapeutischer Gewichtsverlust von mehr als 5 % des ursprünglichen Körpergewichtes war nicht mit einer ungünstigeren Prognose verbunden. Insgesamt sind somit die vorhandenen klinischen Symptome bei Diagnosestellung von einer untergeordneten prognostischen Bedeutung.

Prätherapeutische Laborparameter

Unter den prätherapeutischen Laborparametern waren BSG, Harnstoff, Kreatinin, Harnsäure und Bilirubin ohne prognostische Bedeutung. Mit einer ungünstigen Prognose vergesellschaftet waren Thrombozytopenien sowie erhöhte Werte für GOT, AP, γ-GT und LDH. Dabei sind erniedrigte Thrombozytenzahlen sowie erhöhte Werte für GOT, AP und γ-GT zwar für die Gesamtgruppe der Patienten prognostisch ungünstig, in der Untergruppe der Patienten mit fehlender Fernmetastasierung besitzen sie jedoch keine eigenständige Prognoserelevanz. Demgegenüber kommt der LDH bei Diagnosestellung eine eigenständige Bedeutung zu, die sowohl für alle Patienten wie auch für die beiden Stadien „limited" und „extensive disease" nachzuweisen ist. Tabelle 1 faßt die prognostische Bedeutung prätherapeutischer Laborparameter und einiger ausgewählter Tumormarker zusammen. Auf der Abb. 1 ist die Überlebenskurve der Patienten mit normaler und erhöhter LDH dargestellt.

Tabelle 1. Prognostische Relevanz prätherapeutischer Laborparameter und Tumormarker

	Gruppe	Anzahl (n)	Mediane Überlebenszeit (Monate)	Dreijahresüberlebensrate [%]	p-Wert
LDH					
< 240 IE/l	Alle	635	12,0	9	0,0001
> 240 IE/l		459	7,7	5	
< 240 IE/l	Ohne FM	411	13,4	12	0,0001
> 240 IE/l		172	9,8	9	
< 240 IE/l	Mit FM	224	9,7	2	0,0001
> 240 IE/l		287	5,6	0	
GOT					
< 20 IE/l	Alle	977	10,7	8	0,0001
> 20 IE/l		172	6,6	2	
< 20 IE/l	Ohne FM	543	12,6	11	0,21
> 20 IE/l		63	13,4	12	
γ-GT					
< 30 IE/l	Alle	690	11,0	8	0,0001
> 30 IE/l		444	8,7	4	
< 30 IE/l	Ohne FM	423	12,6	12	0,06
> 30 IE/l		183	11,6	8	
AP					
< 180 IE/l	Alle	810	10,9	8	0,0001
> 180 IE/l		314	8,8	4	
> 180 IE/l	Ohne FM	493	12,4	11	0,31
< 180 IE/l		103	12,3	11	
Thrombo	Alle				
> 150.000		1093	10,3	8	
> 150.000		49	5,9	0	0,0001
NSE					
< 25 mg/ml	Alle	321	12,1	9	0,0001
> 25 mg/ml		176	7,7	2	
NCAM					
< 20 IE/ml	Alle	121	11,2	7	0,04
> 20 IE/ml		128	8,5	4	

Tumormarker

Das kleinzellige Bronchialkarzinom ist in der Lage, eine Vielzahl verschiedener Tummormarker (CEA, ACTH, Kalzitonin, CK, BB, Neurotensin) zu bilden und zu sezernieren. Diese Parameter sind jedoch nur bei 20–40 % der Patienten erhöht, was ihren Nutzen in Diagnostik und Therapiekontrolle erheblich einschränkt. Als Marker mit der höchsten Sensitivität und Spezifität für das kleinzellige Bronchialkarzinom kann die neuronspezifische Enolase (NSE) angesehen werden. Mit einer Erhöhung über 25 ng/ml ist in ca. 35 % der Patienten zu rechnen. Erhöhte NSE-Serumspiegel gehen mit einer univariat signifikant ungünstigeren Prognose einher, wobei die Überlebenskurven für Patienten mit erhöhtem bzw.

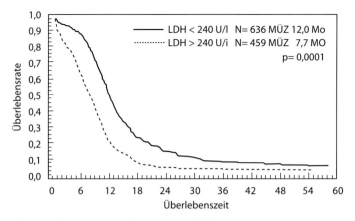

Abb. 1. Prognostische Relevanz der LDH

normalem NSE nahezu deckungsgleich zu den Überlebenskurven der Patienten mit normaler bzw. erhöhter LDH sind. Darüber hinaus korreliert die Erhöhung des Markers mit dem Stadium der Erkrankung, so daß der prädiktive Wert in der Patientengruppe ohne Fernmetastasen gering ist.

In den letzten Jahren ist als neuer Tumormarker ein neuronales Zelladhäsionsprotein identifiziert worden, das als NCAM bezeichnet wird. NCAM-Erhöhungen über 20 IE/ml finden sich in der Hälfte aller Patienten mit kleinzelligem Bronchialkarzinom. Auch hier geht ein erhöhter NCAM-Spiegel mit einer ungünstigeren Prognose einher. Die Aussagekraft des Tumormarkers NCAM übersteigt jedoch nicht diejenige von LDH und NSE. Die Angaben zu den Inzidenzen, Überlebenszeiten und Überlebensraten sind in Tabelle 1 enthalten.

Patientencharakteristika

Eine Übersicht zur prognostischen Bedeutung der wesentlichen Patientencharakteristika, Geschlecht, Allgemeinzustand, Raucheranamnese und Alter bei Diagnosestellung zeigt Tabelle 2. Für die Prognose in den ersten beiden Jahren nach Diagnosestellung kommt dem Allgemeinzustand eine wesentliche Bedeutung zu. Je niedriger der Karnofsky-Index eingestuft wird, um so ungünstiger ist die Prognose der Patienten. Abbildung 2 zeigt die Überlebenskurven in Abhängigkeit vom Karnofsky-Index. Nach 2 Jahren nähern sich die Überlebenskurven für die verschiedenen Kategorien jedoch einander an, so daß der Parameter für das Erreichen eines Langzeitüberlebens weniger aussagekräftig ist.

Zur Vorhersage des Langzeitüberlebens besser geeignet ist das Geschlecht der Patienten. Weibliche Personen weisen eine günstigere Prognose im Vergleich zu männlichen Patienten auf. Die Einbeziehung weiterer Prognoseparameter in die Analyse sowie Geschlechtsdifferenz ergibt, daß der Vorteil des weiblichen Geschlechtes auf die Altersgruppe unter 60 Jahren beschränkt ist. Bei nicht fernmetastasierter Erkrankung beträgt die mediane Überlebenszeit hier

1.4 Prognostische Faktoren und Therapiestrategie ...

Tabelle 2. Prognostische Bedeutung der Patientencharakteristika

Gruppe	Anzahl (n)	Mediane Überlebenszeit (Monate)	Dreijahres-überlebens-rate [%]	p-Wert
Männer	995	10,0	5	0,0001
Frauen	179	11,9	14	
Männer ohne FM unter 60 Jahren	313	12,3	8	0,0001
Frauen ohne FM unter 60 Jahren	61	16,4	26	
Karnofsky				
50–70	244	6,9	4	0,0001
80	408	9,6	7	
80–100	515	12,3	8	
Raucher	1080	10,1	6	0,01
Nichtraucher	85	12,2	13	
Alter				
50	222	11,2	8	0,12
50–60	460	10,1	7	
60–70	425	9,4	6	
> 70	67	9,5	6	

16,4 Monate für Frauen und 12,3 Monate für Männer und die Dreijahresüberlebensrate 26 % für Frauen und 8 % für Männer. In der Altersgruppe über 60 Jahre zeigt sich kein Unterschied in der Prognose zwischen den weiblichen und männlichen Patienten. Die Überlebenskurven für Frauen und Männer im Alter unter 60 Jahren zeigt Abb. 3.

Neben dem Geschlecht kommt auch der Raucheranamnese eine prognostische Bedeutung für das Erreichen eines Langzeitüberlebens zu. Weibliche

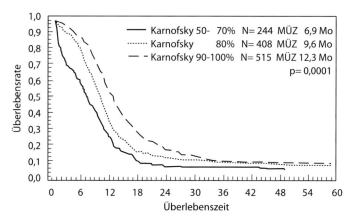

Abb. 2. Prognostische Relevanz des Karnofsky-Index

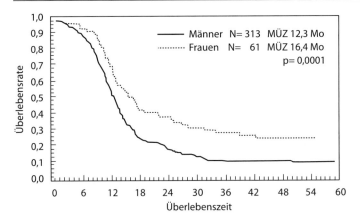

Abb. 3. Prognostische Relevanz des Geschlechts bei Patienten ohne Fernmetastasen im Alter unter 60 Jahren

Patienten sind in 22% und männliche in lediglich 5% Nichtraucher. Darüber hinaus liegt der durchschnittliche Tabakkonsum bei Frauen niedriger als bei Männern. Aufgrund der relativ geringen Fallzahlen der Nichtraucher sind Interferenzen zwischen Geschlecht und Rauchgewohnheiten heute noch nicht sicher auszuschließen und müssen bei der Interpretation dieser Daten berücksichtigt werden. Das Alter der Patienten stellt keinen eigenständigen Prognosefaktor dar.

Tumorausbreitung

Nach wie vor stellt die Tumorausbreitung einen der wichtigsten Prognoseparameter beim kleinzelligen Bronchialkarzinom dar. International üblich ist die Differenzierung nach „limited" und „extensive disease", wobei „limited disease" definiert ist als eine auf einen Hemithorax beschränkte Tumorausbreitung, die in einem Strahlenfeld bestrahlt werden kann. Jede Ausbreitung darüber hinaus wird als „extensive disease" bezeichnet. Dabei umfaßt das Stadium „extensive disease" sowohl Patienten mit einer lokal fortgeschrittenen Erkrankung mit kontralateralem supraklakivulären oder hilären Lymphombefall, einem Pleuraerguß oder einem V.-cava-Syndrom als auch Patienten mit hämatogener Fernmetastasierung. Diese beiden Patientengruppen weisen in der Langzeitüberlebensanalyse signifikante prognostische Unterschiede auf. Aus diesem Grund wird im deutschsprachigen Raum häufig eine Differenzierung in die 3 Tumorstadien „limited disease", „extensive disease I" mit lokal fortgeschrittener Erkrankung und „extensive disease II" mit hämatogener Fernmetastasierung vorgenommen. Die entsprechenden Überlebenskurven für diese 3 Tumorstadien zeigt Abb. 4.

Innerhalb der Gruppe der fernmetastasierten Patienten kann eine weitere Differenzierung der Prognose durch die Anzahl der Fernmetastasenlokalisatio-

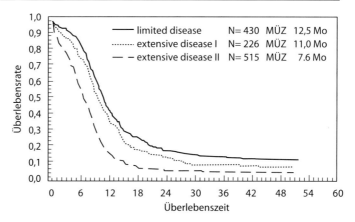

Abb. 4. Prognostische Relevanz der Unterteilung der ED-Stadien

nen erreicht werden. Ist bei Diagnosestellung lediglich ein Organ befallen, beträgt die mediane Überlebenszeit 9 Monate, bei Befall von 2 Organen 7 Monate und bei Befall von 3 oder mehr verschiedenen Organen gar lediglich ca. 5 Monate. Zu beachten bleibt jedoch, daß innerhalb der fernmetastasierten Patienten im Regelfall kein Langzeitüberleben erreicht wird. Von knapp 1.200 Patienten, die hier untersucht wurden, erreichte lediglich ein Patient mit einem initialen Tumorstadium EDII ein Langzeitüberleben, wobei die Einstufung als metastasiertes Tumorstadium auf einem positiven knochenszintigraphischen Befund beruhte. Der Ort der Fernmetastasierung spielt für die Prognose eine untergeordnete Rolle. Patienten mit Leber-, Knochen, Knochenmark- oder Hirnmetastasen weisen bei solitärer Metastasierung in dieses Organsystem keine unterschiedliche Prognose auf.

Wird allein die Patientengruppe ohne hämatogene Fernmetastasierung betrachtet, so lassen sich einige Tumormanifestationen mit einer ungünstigeren Prognose nachweisen. Wird als Vergleichskollektiv eine Patientengruppe mit auf die Lunge begrenztem Primärtumor ohne mediastinale oder supraklavikuläre Lymphknotenbeteiligung herangezogen, so weisen Patienten mit supraklavikulären Lymphknoten, einer Rekurrensparese, einem V.-cava-superior-Syndrom und einem malignen Pleuraerguß eine ungünstigere Prognose auf (Tabelle 3). Diese Analysen erlauben heute eine noch weitere Differenzierung der Tumorausbreitung hinsichtlich ihrer prognostischen Bedeutung und die Übertragung in ein neues Stagingsystem der folgenden Untergruppen.

VLD = „Very Limited Disease"

Von Lungengewebe oder parietaler Pleura umgebener Primärtumor, keine mediastinale oder supraklakivuläre Lymphknotenbeteiligung (durch CT gesichert), allenfalls partielle Atelektase.

Tabelle 3. Prognostische Bedeutung intrathorakaler Tumormanifestationen *(LK Lymphknotenbeteiligung)*

Merkmal	Anzahl (n)	Mediane Überlebenszeit (Monate)	Dreijahresüberlebensrate [%]	p-Wert
Mediastinalverschattung	243	12,8	11	0,85
Ipsilaterale mediastinale LK	143	12,1	9	0,05
Kontralaterale mediastinale LK	52	12,2	9	0,09
Ipsilaterale supraklavikuläre LK	45	11,3	2	0,03
Kontralaterale supraklavikuläre LK	14	11,1	0	–
Rekurrensparese	66	10,5	2	0,01
VCS-Syndrom	38	10,3	6	0,43
Thoraxwandinfiltration	27	13,2	13	0,60
Pleuraerguß	97	11,6	7	0,25

LD = „Limited Disease"

Die Thoraxwand oder viszerale Pleura infiltrierender Tumor, mediastinale Lymphknotenbeteiligung ipsi- und/oder kontralateral. Kontralaterale hiläre Lymphknotenbeteiligung.

„Extensive Disease I", ED I

Kriterien von „limited disease" plus ipsilaterale und/oder kontralaterale supraklavikuläre Lymphknotenbeteiligung, Rekurrensparese, Pleuraerguß, V.-cava-Syndrom.

„Extensive Disease II", ED II

Fernmetastasierung in einem oder mehreren Organsystemen.

Dieses neue Klassifikationssystem definiert somit 4 Tumorstadien mit unterschiedlicher Prognose. Die Überlebenswahrscheinlichkeit der einzelnen hier genannten Tumorstadien zeigt Abb. 5. Es kann als Grundlage für die Entscheidung zur prognoseadaptierten Therapie herangezogen werden: während für Patienten mit VLD prinzipiell ein operatives Verfahren in Frage kommt, stellen die Patienten mit „limited disease" und „extensive disease I" Kandidaten für Therapieintensivierungen zur Erhöhung der Langzeitüberlebensrate dar. Im Stadium „extensive disease" besteht kein kurativer Therapieanspruch, hier konzentriert sich die Therapie auf eine möglichst effektive Palliation.

1.4 Prognostische Faktoren und Therapiestrategie ...

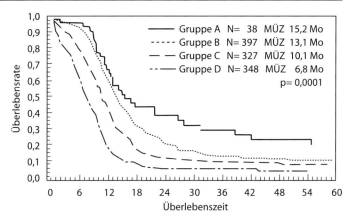

Abb. 5. Überlebenswahrscheinlichkeiten der Prognosegruppen

Zusammenfassung der wesentlichen Prognosefaktoren beim kleinzelligen Bronchialkarzinom

Die Prognoseparameter beim kleinzelligen Bronchialkarzinom lassen sich wie folgt zusammenfassen:
a) Die klinischen Symptome bei Diagnosestellung sind ohne wesentlichen Einfluß auf die Prognose.
b) Die höchste Aussagekraft unter den Laborparametern besitzt die Laktatdehydrogenase, deren Erhöhung auch in den einzelnen unterschiedlichen Tumorstadien einen prognostisch ungünstigen Effekt nach sich zieht.
c) Die Erhöhung der Tumormarker NSE und NCAM korreliert mit dem Tumorstadium und besitzt keine weitere wesentliche prognostische Aussagekraft in Ergänzung zur LDH.
d) Unter den Patientencharakteristika ist der Allgemeinzustand ein Prognoseparameter für den initialen Therapieverlauf; Geschlecht und Rauchgewohnheiten hingegen repräsentieren Parameter für die Langzeitprognose.
e) Der einzige Parameter, der sicher zwischen kurativer und nichtkurativer Therapieindikation zu entscheiden hilft, ist die Tumorausbreitung. Bei fernmetastasierter Erkrankung ist eine Heilung im Regelfall nicht möglich. Bei nicht fernmetastasierter Erkrankung besteht ein kurativer Therapieanspruch mit einer Fünfjahresüberlebenswahrscheinlichkeit zwischen 10% und 15%.

Prognoseparameter beim nichtkleinzelligen Bronchialkarzinom

Das nichtkleinzellige Bronchialkarzinom unterscheidet sich von dem kleinzelligen durch die langsamere Proliferationsgeschwindigkeit, die niedrigere Zellteilungsrate und die spätere Metastasierungstendenz. Diese biologischen Attribute sind für die niedrigere Chemotherapiesensibilität im Vergleich zu den kleinzelligen Bronchialkarzinomen verantwortlich und begründen die zentrale Stellung der Chirurgie in der Therapie der Erkrankung. Dementsprechend ist als entscheidender Prognosefaktor und wegweisend für die Therapieentscheidung die Tumorausbreitung anzusehen. Darüber hinaus sind in den vergangenen Jahren neuere zusätzliche Prognoseparameter identifiziert worden, die möglicherweise zukünftig innerhalb der einzelnen Tumorstadien eine weitere Prognosedifferenzierung erlauben werden. Nach der Darstellung dieser neueren Prognoseparameter wird auf die prognostische Bedeutung der Tumorausbreitung und der sich daraus ergebenden Therapiestrategie eingegangen.

Patientencharakteristika als Prognosefaktoren

Neben der Tumorausbreitung stellen einige Patientencharakteristika Prognosefaktoren bei nichtkleinzelligem Bronchialkarzinom dar.

In den Stadien I und II der Erkrankung sind mit einer ungünstigeren Prognose vergesellschaftet ein männliches Geschlecht, ein fortgeschrittenes Alter sowie Histologievarianten, die nicht Plattenepithelkarzinomen entsprechen [1]. Die ungünstigere Prognose des männlichen Geschlechtes ist bei vielen Tumorerkrankungen bekannt, das höhere Alter ist mit einer erhöhten operativen Mortalität vergesellschaftet. Bei Nichtplattenepithelkarzinomdifferenzierung muß mit einer höheren Fernmetastasierungsrate gerechnet werden.

Im Gegensatz zu den lokalisierten Stadien besitzen die Patientenmerkmale reduzierter Allgemeinzustand und prätherapeutischer Gewichtsverlust von mehr als 10 % des Körpergewichtes in den fortgeschrittenen Stadien IIIB und IV prognostische Bedeutung. Sie spiegeln die bereits fortgeschrittene Tumorerkrankung wider. Gleiches trifft auf eine Erhöhung der Laktatdehydrogenase (LDH) zu. Die histologische Differenzierung sowie das Alter spielen als Prognosefaktoren im Stadium IIIB und IV eine untergeordnete Rolle [5].

Molekulare Veränderungen als Prognosefaktoren

In den vergangenen Jahren sind vielfältige molekulare Veränderungen beim nichtkleinzelligen Bronchialkarzinom auf ihre prognostische Bedeutung hin untersucht wurden. Tabelle 4 zeigt eine Übersicht und faßt die bisher bekannte prognostische Bedeutung dieser Parameter zusammen.

1.4 Prognostische Faktoren und Therapiestrategie ...

Tabelle 4. Prognostische Bedeutung molekularer Veränderungen beim nichtkleinzelligen Bronchialkarzinom

Onkogene/ Suppressorgene	Abnormalität	Häufigkeit [%]	Prognoseeinfluß
K-ras	Punkmutation	30	Ungünstig (Adenokarzinom)
Her2/NEU	Überexpression	30	Ungünstig (Adenokarzinom)
BCL-2	Expression	20	Günstig (Plattenepithelkarzinom)
myc	Überexpression	5–10	Unbekannt
p53	Überexpression Punkmutation Deletion	50–70	Nicht gesichert
3p-	Deletion	50	Nicht gesichert
RB	Deletion Punktmutation	10	Nicht gesichert

Onkogene aus der Ras-Familie spielen in der Pathogenese eine wichtige Rolle. Sie kodieren für ein membranassoziiertes 21 kD-Proteinprodukt, das Guaninnukleotide bindet, Guanosintriphosphataktivität besitzt und in der Signaltransduktion involviert ist. Ras-Punktmutationen finden sich in etwa 30 % der nichtkleinzelligen Bronchialkarzinome. Die spezifischen Formen der Mutation variieren zwischen den verschiedenen histologischen Typen. Von besonderer Bedeutung ist die K-Ras-Mutation in Adenokarzinomen, welche in der weit überwiegenden Mehrzahl am Codon 12, seltener in Codon 13 oder 61 nachweisbar ist. Der Nachweis solcher K-Ras-Mutationen ist ein starker negativer prognostischer Faktor und assoziiert mit einem früheren Rückfall und einer verkürzten Überlebenszeit nach operativer Resektion [6].

Das Onkogen HER2/NEU ist in etwa 30 % der Patienten mit nichtkleinzelligem Bronchialkarzinom überexprimiert. Es kodiert für einen Membranwachstumsfaktorrezeptor. Die Überexpression ist wie der Nachweis der K-Ras-Mutationen mit einer verkürzten Überlebenszeit assoziiert [7]. BCL2 stellt ein Protoonkogen dar, welches den programmierten Zelltod (Apoptose) inhibiert. Die Expression von BCL2 ist in etwa 20 % der NSCLC-Tumoren nachweisbar. Überraschenderweise und bisher nicht hinreichend erklärt ist die Beobachtung, daß BCL2-Expression mit einer verbesserten Prognose und einer verlängerten Überlebenszeit nach chirurgischer Resektion bei Patienten mit Plattenepithelkarzinomen korreliert. In der diesbezüglichen Studie [8] wiesen BCL2-positive Patienten eine Fünfjahresüberlebensrate von 68 % im Vergleich zu nur 42 % bei BCL2-negativen Patienten auf. Die Abb. 6 zeigt die entsprechenden Überlebenskurven.

Die Bedeutung der Onkogen-MYC-Familie beim nichtkleinzelligen Bronchialkarzinom ist bisher nur unzureichend charakterisiert.

Aus dem Bereich der Tumorsuppressorgene ist mit einer Frequenz von 50–70 % eine Veränderung von p53 beim nichtkleinzelligen Bronchialkarzinom nachweisbar [9]. Das p53-Proteinprodukt ist in die Zellzykluskontrolle und Proliferation eingeschaltet. Mutationen und Inaktivierungen von p53 sind mit einer

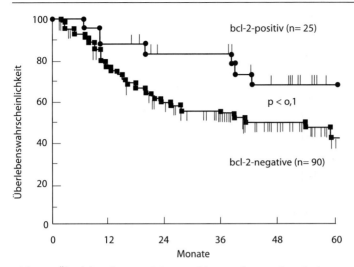

Abb. 6. Überlebenskurven BCL2-positiver und -negativer Patienten. (Nach [8])

erhöhten genomischen Instabilität und einer erleichterten malignen Transformation assoziiert. Die nachweisbaren Veränderungen sind heterogen, neben Punktmutationen lassen sich auch Deletionen oder gar Überexpressionen nachweisen. Leider ist die prognostische Bedeutung dieser Veränderungen bisher nur sehr unzureichend charakterisiert, in kleineren Studien waren sowohl positive wie auch negative prognostische Einflüsse beobachtet worden. Hier bedarf es zur weiteren Klärung größerer prospektiver Studien.

Neben p53 lassen sich Deletionen der Tumorsuppressorregion 3p in etwa 50 % der Patienten mit nichtkleinzelligem Bronchialkarzinom nachweisen. Die prognostische Bedeutung dieser Veränderungen ist bisher nicht gesichert.

Relativ selten mit einer ca. 10 %igen Inzidenz sind Deletionen und Punktmutationen des Retinoblastomgens. Auch hier ist die prognostische Bedeutung letztlich nicht gesichert. In kleineren Untersuchungen waren Veränderungen mit einer Verschlechterung der Überlebensprognose vergesellschaftet. Insbesondere bei gleichzeitigem Vorhandensein einer abnormalen RB und p53-Expression war die Prognose ungünstiger im Vergleich zur Normalexpression beider Proteine [10].

Differenzierungs- und Proliferationsmarker als Prognosefaktoren

Der epidermale Wachstumsfaktor EGF ist ein Zytokin, das Wachstum von normalen und malignen Zellen stimuliert. Der EGF-Rezeptor ist in bis zu 80 % der Fälle beim nichtkleinzelligen Bronchialkarzinom überexprimiert, bisher ist die prognostische Bedeutung dieser Überexpression jedoch nicht sicher identifiziert.

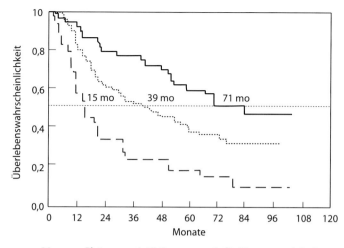

n: 28 — — Blutgruppe A, AB, Tumor negativ für Blutgruppe A Antigen
n: 43 ········ Blutgruppe A, AB, Tumor positiv für Blutgruppe A Antigen
n: 93 ——— Blutgruppe 0, B

Abb. 7. Überlebenskurven in Abhängigkeit vom Verlust des Blutgruppenantigens

Von prognostischer Bedeutung ist hingegen die Expression von Blutgruppenantigenen auf nichtkleinzelligen Bronchialkarzinomzellen. Die Expression des Blutgruppenantigens A auf den Tumorzellen ist in einer retrospektiven Studie von Lee et al. [11] ein unabhängiger günstiger prognostischer Faktor. Insbesondere war der Verlust des Blutgruppenantigens A bei Patienten mit Blutgruppe A oder AB streng korreliert mit dem Auftreten von Fernmetastasen und einer verkürzten Überlebenszeit. Die Abb. 7 zeigt die entsprechenden Überlebenskurven.

Der Verlust dieser Merkmale spiegelt offenbar einen höheren Grad der Entdifferenzierung wider und mag somit behilflich sein in der Identifikation von Patientengruppen mit ungünstiger Prognose nach Resektion.

Neben den Blutgruppenmerkmalen ist von einigen Untersuchern postuliert worden, daß eine neuroendokrine Differenzierung beim nichtkleinzelligen Bronchialkarzinom mit einer günstigeren Prognose vergesellschaftet sei. Hierbei wurde insbesondere nach dem immunhistochemischen Nachweis des neuronalen Zelladhäsionsmoleküls NCAM gesucht. NCAM läßt sich in 20–30 % der nichtkleinzelligen Bronchialkarzinome nachweisen. Die neuronspezifische Enolase (NSE) als weiterer Marker der neuroendokrinen Differenzierung ist ebenfalls in etwa 20 % der Patienten nachweisbar. Trotz einer möglicherweise erhöhten Chemotherapiesensitivität für neuroendokrin differenzierte nichtkleinzellige Bronchialkarzinome steht der Nachweis einer verbesserten Prognose für diese Patientengruppe bisher aus [12].

Analysen der Proliferationsfraktion in Tumorzellpopulationen besitzen ebenfalls prognostische Bedeutung. Patienten mit einem hohen Anteil von Tumorzellen in G0- bzw. G1-Phase besitzen eine günstigere Prognose als Patienten mit hoher Proliferationsfraktion. Damit korreliert auch die klinische Beobachtung, daß Patienten mit einem Tumorwachstum innerhalb von 4–6 Wochen eine ungünstigere Prognose im Vergleich zu Patienten mit „no change" über einen entsprechenden Beobachtungszeitraum aufweisen [13].

Zusammenfassend muß festgehalten werden, daß die prognostische Bedeutung der molekularen Veränderungen und der Differenzierungsmarker beim nichtkleinzelligen Bronchialkarzinom bisher nur unzureichend definiert ist. Es mangelt entschieden an großen prospektiven Therapiestudien mit entsprechender Analyse der Prognosefaktoren. Möglicherweise wird es jedoch zukünftig möglich sein, über die Bestimmung genetischer Veränderungen innerhalb der einzelnen Tumorstadien Patienten mit höherer Rezidivwahrscheinlichkeit bzw. ungünstigerer Überlebensprognose zu identifizieren und für weiterführende Therapiemaßnahmen zu selektionieren.

Tumorausbreitung als Prognoseparameter

Die Tumorausbreitung beim nichtkleinzelligen Bronchialkarzinom wird nach dem internationalen TNM-Stagingsystem und dessen Übertragung in die UICC-Stadien vorgenommen. Die Definition der einzelnen Tumorausbreitungsmanifestationen sind in den Tabellen 5 und 6 zusammengefaßt.

Tabelle 5. Definitionen der TNM-Klassifikation

T	*Primärtumor*
TX	Positive Zytologie
T1	Tumordurchmesser > 3 cm
T2	> 3 cm/Ausbreitung in Hilusregion/Invasion von viszeraler Pleura/partieller Atelektase
T3	Brustwand/Zwerchfell/Perikard/mediastinale Pleura u. a./totale Atelektase
T4	Mediastinum/Herz/große Gefäße/Trachea/Speiseröhre u. a./maligner Erguß
N	*Regionäre Lymphknoten*
N1	Peribronchiale/ipsilaterale hiläre Lymphknoten
N2	Ipsilaterale mediastinale Lymphknoten
N3	Kontralaterale mediastinale/Skalenus- oder supraklavikuläre Lymphknoten
M	*Fernmetastasen*
M0	Nicht nachweisbar
M1	Nachweisbar

Tabelle 6. UICC-Stadien

Stadium I	T1N0	T2N0
Stadium II	T1N1	T2N1
Stadium IIIA	T3N0	T1–2N2
	T3N1	T3N2
Stadium IIIB	T4N1–2	T1–3N3
		T4N3
Stadium IV	Jedes T	Jedes N
	M1	M1

Unterschieden werden sollte stets zwischen dem klinischen Stadium (C-TNM), das die bestmögliche präoperative Schätzung des Tumorstadiums vor Durchführung einer Therapiemaßnahme darstellt, und dem pathologischen Stadium (P-TNM), welches sich durch die pathologische Aufarbeitung des resezierten Tumormaterials ergibt.

Das UICC-Stadium I setzt sich aus auf die Lunge begrenzten Tumorerkrankungen ohne Lymphknotenbeteiligung, das UICC-Stadium II aus entsprechender Primärtumorausdehnung mit hilärer Lymphknotenbeteiligung zusammen. Während im Stadium I nach alleiniger Resektion mit Fünfjahresüberlebensraten zwischen 50 % und 70 % zu rechnen ist, liegt diese im Stadium II lediglich bei 30–50 %. Beide Stadien stellen jedoch relativ homogene Patientenpopulationen hinsichtlich der Tumorausbreitung dar. Große Heterogenität liegt hingegen in dem UICC-Stadium III vor. Hier wird bereits von seiten des Stagingsystems zwischen einem Stadium IIIA mit T3 und/oder N2-Merkmalen und einem Stadium IIIB mit T4- und/oder N3-Merkmalen unterschieden. Während im Stadium IIIA in vielen Fällen technische Resektabilität besteht und dementsprechend der Chirurgie große Bedeutung im therapeutischen Vorgehen zukommt, muß der überwiegende Anteil der Stadium IIIB-Patienten (Ausnahme Bifurkationstumor, V.-cava-superior-Infiltration) als nicht resektabel eingestuft werden. Die Prognose der einzelnen Tumorstadien ist der Abb. 8 zu entnehmen [14].

Auch innerhalb des Stadiums IIIA bestehen zwischen verschiedenen Tumorausbreitungen große prognostische Unterschiede. So weisen Patienten mit einem endobronchialen T3/N0 (Hauptbronchusbefall innerhalb 2 cm zur Karina) mit ggf. Totalatelektase einer Lunge eine dem Stadium II vergleichbare Prognose auf. Auch bei Infiltration der lungenangrenzenden Strukturen (Thoraxwand, Diaphragma, mediastinale Pleura, Perikard) ist bei fehlendem Lymphknotenbefall eine Fünfjahresüberlebensrate von 20–40 % zu erwarten.

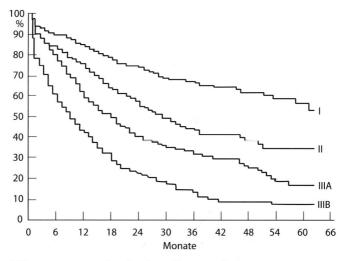

Abb. 8. Prognose der einzelnen Tumorstadien

Entscheidend ungünstiger wird die Prognose bei Beteiligung von mediastinalen Lymphknoten (N2-Situation). Hier beträgt die Fünfjahresüberlebensrate für alle Patienten ca. 10 % [15]. Die Prognose variiert innerhalb der N2-Patientengruppe wesentlich in Abhängigkeit von der Ausdehnung des N2-Befalls. Wird dieser präoperativ nicht nachgewiesen und läßt sich lediglich durch pathologische Beurteilungen der entnommenen Lymphknoten nachweisen, werden Fünfjahresüberlebensraten zwischen 20 % und 50 % erreicht. Ist die N2-Situation bereits mediastinoskopisch durch Biopsie grenzwertig vergrößerter mediastinaler Lymphknoten nachgewiesen, sinkt die Fünfjahresüberlebensrate auf einen Bereich von 10–20 %. Ist bereits in konventioneller Röntgenthoraxuntersuchung eine mediastinale Beteiligung sichtbar, liegt die Fünfjahresüberlebensrate unter 10 % [16]. In den letztgenannten Fällen ist durch ein primär chirurgisches Vorgehen häufig keine vollständige Tumorresektion erreichbar.

Die Prognose der N2-Population verschlechtert sich mit steigender Zahl befallener Lymphknotenstationen. Während bei Befall einer einzigen Lymphknotenstation Fünfjahresüberlebensraten von über 20 % erreicht werden, liegen diese bei Befall mehrerer Stationen unter 10 % [17]. Neben der Anzahl der befallenen Lymphknotenstationen hat offenbar auch die Lokalisation Einfluß auf die Prognose. Dabei wird dem paraösophagealen Lymphknotenbefall sowie dem subkarinalen Lymphknotenbefall eine ungünstigere Prognose im Vergleich zu einem tracheobronchialen und paratrachealen Befall zugesprochen [18].

Innerhalb des Stadiums IIIA kann somit aus prognostischer Sicht zunächst eine Differenzierung in Patienten mit und ohne mediastinalen Lymphknotenbefall vorgenommen werden. Dies hat dazu geführt, daß von vielen Seiten das Tumorstadium T3/N0 bzw. T3/N1 als ein gesondertes Stadium angesehen wird und eher als Stadium IIB zu klassifizieren wäre. Innerhalb der Patienten mit N2-Befall hängt die Prognose von der Ausdehnung des mediastinalen Lymphknotenbefalls ab.

Auch im Tumorstadium IIIB sind verschiedene Tumorausdehnungen mit unterschiedlicher Prognose zusammengefaßt. Operative Resektabilität ist z. T. bei Patienten mit einem Bifurkationstumor T4/N0 bzw. einer Infiltration der V. cava superior oder bei ipsilateraler intrapulmonaler Metastase gegeben. Hier werden Fünfjahresüberlebensraten von z. T. über 20 % erreicht. Deutlich ungünstiger ist die Prognose der nicht resektablen T4-Manifestationen mit Fünfjahresüberlebensraten von ca. 5 %. Von großer Bedeutung für die Therapieentscheidung ist die Tatsache, daß bei vorhandener N3-Situation durch operative Therapiemaßnahmen kein Langzeitüberleben erreichbar ist. Entsprechende Behandlungsserien an hohen Patientenzahlen weisen keine 5 Jahre überlebenden Patienten mit N3-Situation nach alleiniger operativer Resektion aus [14, 15]. Abbildung 9 zeigt die Überlebenskurven in Abhängigkeit vom TNM-Stadium.

Im Stadium IV der Erkrankung ist die Prognose als ausgesprochen ungünstig anzusehen. Bei vorhandener hämatogener Fernmetastasierung beträgt die mediane Überlebenszeit zwischen 6 und 9 Monaten, die Einjahresüberlebensrate zwischen 30 und 40 % und die Zweijahresüberlebensrate unter 10 %. Bei einem vorhandenen solitären Metastasierungsherd sollte die Möglichkeit der operativen Resektion in Erwägung gezogen werden.

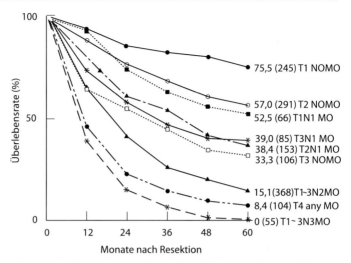

Abb. 9. Überlebenskurven in Abhängigkeit vom TNM-Stadium

Zusammenfassung

Nach wie vor stellt die Tumorausbreitung den entscheidenden Prognosefaktor bei Patienten mit nichtkleinzelligem Bronchialkarzinom dar. Bisher ist dies das einzig therapierelevante Kriterium. Im Stadium I und II stellt die primäre operative Resektion nach wie vor die Therapie der ersten Wahl dar. Ob adjuvante bzw. Chemo- und Strahlentherapieprogramme die Prognose dieser Patienten weiter zu verbessern vermögen, muß in kontrollierten Studien geprüft werden.

Bisher nicht standardisiert ist das therapeutische Vorgehen im Tumorstadium IIIA. Aufgrund der dargestellten Prognoseunterschiede zwischen Patienten mit T3N0-1 und T1–3N2-Ausdehnung stellt für die erstgenannte Patientengruppe ohne mediastinalen Lymphknotenbefall die primäre Operation nach Ansicht vieler Zentren die Therapie der Wahl dar. Auch hier ist bisher nicht gesichert, ob durch eine zusätzliche adjuvante oder auch neoadjuvante Chemo- oder Chemo-Strahlen-Therapie die Prognose signifikant verbessert werden kann. Stark in der Diskussion ist derzeit das Vorgehen bei Patienten mit N2-Befall. Während von einigen Zentren bei präoperativ nachgewiesener N2-Situation in jedem Fall auf eine primäre Operation verzichtet wird und diese Patienten im Rahmen eines neoadjuvanten Therapievorgehens behandelt werden, kann bei begrenzter klinischer N2-Situation mit offensichtlicher chirurgischer Resektabilität auch weiterhin ein primär chirurgisches Vorgehen mit einer adjuvanten Therapiestrategie durchgeführt werden. Patienten mit klinisch bereits offensichtlichem ausgedehntem N2-Befall stellen heute primäre Kandidaten für eine neoadjuvante Chemo- oder Chemo-Strahlen-Therapie dar.

Patienten mit einem Tumorstadium IIIB sind bis auf wenige Ausnahmen keine primären Operationskandidaten. Hier ist primär die Indikation zur Durchführung einer neoadjuvanten Behandlungsmaßnahme gegeben.

Da jedoch auch innerhalb der einzelnen Tumorstadien eine große prognostische Heterogenität vorliegt und die Prognose selbst in den lokalisierten Tumorstadien nach alleiniger operativer Resektion als unzureichend angesehen werden muß, wird die Bestimmung von biologischen und molekularbiologischen Parametern es in Zukunft ermöglichen, eine differenzierte Prognose in den definierten Tumorstadien zu treffen und hierüber Patienten für weiterführende Therapiemaßnahmen zu identifizieren.

Literatur

1. Havemann K, Wolf M, Holle R et al. (1987 a) Alternating vs sequential chemotherapy in small cell lung cancer. Cancer 59: 1072–1082
2. Wolf M, Pritsch M, Drings P et al. (1991) Cyclic-alternating versus response-oriented chemotherapy in small-cell lung cancer: a German multicenter randomized trial of 321 patients. J Clin Oncol 9 (4): 614–624
3. Wolf M, Havemann K, Holle R et al. (1987) Cisplatinum/etoposide (PE) vs ifosfamide/etoposide (IE) combination chemotherapy in small cell lung cancer (SCLC) A multicenter German randomized trial. J Clin Oncol 5: 1880–1889
4. Gail MH, Eagan RT, Feld R et al. (1984) Prognostic factors in patients with resected stage I non-small cell lung cancer. Cancer 54: 1802–1813
5. Albain KS, Crowley JJ, LeBlanc M et al. (1991) Survival determinants in extensive-stage non-small-cell lung cancer: the Southwest Oncology Group Experience. J Clin Oncol 9: 1618–1626
6. Slebos RJC, Kibbelaar RE, Dalesio O et al. (1990) K-RAS oncogene activation as a prognostic marker in adenocarcinoma of the lung N Engl J Med 323 :561
7. Tateishi M, Ishida T, Mitsudomi T et al. (1991) Prognostic value of c-erbB-2 protein expression in human lung adenocarcinoma and squamous cell carcinoma. Eur J Cancer 27: 1372
8. Pezzella F, Turley H, Kuzu I et al. (1993) bcl-2 protein in non-small-cell lung carcinoma. N Engl J Med 329: 690–694
9. Hollstein M, Sidransky D, Vogelstein B et al. (1991) p53 mutations in human cancers. Science 253: 49
10. Yu HJ, Quinlan DC, Davidson AG et al. (1994) Altered retinoblastoma protein expression and prognosis in early-stage non-small-cell lung carcinoma. JNCI 86: 692
11. Lee JS, Ro JY, Sahin AA et al. (1991) Expression of blood-group antigen a – a favorable prognostic factor in non-small-cell lung cancer. N Engl J Med 324: 1084–1090
12. Sundaresan V, Reeve JG, Stenning S et al. (1991) Neurendocrine differentiation and clinical behaviour in non-small cell lung tumours. Br J Cancer 64: 333–338
13. Wolf M, Havemann K, Hans K et al. (1989) Spontaneous tumor growth as a selection criterion for chemotherapy in non small cell lung cancer. ECCO 5 (Abstr): 0–0006
14. Bülzebruck H, Bopp R, Drings P et al: (1992) New aspects in the staging of lung cancer. Cancer 70: 1102–1110
15. Naruke T, Goya T, Tsuchiya R et al: (1988) Prognosis and survival in resected lung carcinoma based on the new international staging system. J Thorac Cardiovasc 96: 440–447
16. Pearson FG, DeLarue NC, Ilves R et al. (1982) Significance of positive superior mediastinal nodes identified at mediastinoscopy in patients with resectable cancer of the lung. J Thorac Cardiovasc Surg 83: 1–11
17. Martini N, Felhinger BJ (1987) The role of surgery in N2 lung cancer. Surg Clin N Am 67: 1037
18. Schirren J, Richter W, Trainer C et al. (1995) 277 Chirurgie des Bronchialkarzinoms im Stadium IIIa: Indikation Technik Ergebnisse. Langenbecks Arch Chir Suppl II (Kongreßbericht 1995)

1.5 Tumormarker – ihre Bedeutung für Diagnostik und Verlaufskontrolle des Bronchialkarzinoms

W. Ebert, T. Muley

Einleitung

Unter Tumormarkern versteht man Substanzen, die bei bestehendem malignen Leiden in erhöhter Konzentration in Körperflüssigkeiten vorkommen oder verstärkt zellulär exprimiert werden.

Für das Bronchialkarzinom wurde in den letzten Jahren eine Vielzahl biochemisch heterogener Serummarker beschrieben. In der klinischen Routine haben sich im wesentlichen CEA (Ebert et al. 1993 a, 1994; Stieber et al. 1993; Rastel et al. 1994), CYFRA 21-1 (Pujol et al. 1993; Stieber et al. 1993; Ebert et al. 1993 a, 1994) und NSE (Ebert et al. 1989, 1993 b, 1994; Bergman et al. 1992; Stieber et al. 1993) durchgesetzt. Daneben erlangten SCC (Ebert et al. 1988, 1992; Body et al. 1990) sowie TPA (Oehr et al. 1992; Stieber et al. 1993; Ebert et al. 1997) und TPS (Stieber et al. 1993; Ebert et al. 1997) eine gewisse Bedeutung. Die biochemischen Charakteristika dieser Substanzen sind in Tabelle 1 zusammengefaßt.

Auch ektop gebildete Hormone sind aufgrund der hohen Inzidenz paraneoplastischer Syndrome als Marker für das Bronchialkarzinom von Interesse. So zeichnet sich SCLC durch die ektope Synthese von ADH, ACTH bzw. Pro-ACTH und Calcitonin aus, während bei NSCLC eine parathormonähnliche Substanz (Parathormon-related Peptid) verbunden mit Hyperkalziämie auftreten kann.

Tabelle 1. Biochemische Charakteristika von Tumormarkern

	Tumormarker	Biochemie	Molekulargewicht
CEA	Carcinoembryonales Antigen	Glykoprotein, Kohlenhydratanteil 45–60%	
CYFRA 21-1	Cytokeratinfragment	Cytokeratin-19-Fragment	30
TPA	Tissue-Polypeptid-Antigen	Fragmente der Cytokeratine 8, 18, 19	20–40
TPS	Tissue-polypeptidspezifisches Antigen	Cytokeratin-18-Fragment	14
SCC	„Squamous cell carcinoma"	Fraktion des TA4-Antigens	42
NSE	Neuronspezifische Enolase	Isoenzym der Enolase-γγ- und αγ-Dimere	87

Keiner der bis jetzt beschriebenen Marker ist tumorspezifisch, da diese auch in erhöhten Konzentrationen bei benignen Erkrankungen und gelegentlich in Gesunden gefunden werden können.

Bei der klinischen Gewichtung der Tumormarker muß ferner berücksichtigt werden, daß die Höhe ihrer Serumkonzentrationen von der Syntheserate, der Freisetzung aus den Tumorzellen durch Sekretion, Apoptose oder Zellnekrose, der Gefäßversorgung des Tumors und der Elimination aus der Zirkulation abhängt. Der Einfluß dieser Faktoren führt zwangsläufig zu einer beachtlichen interindividuellen Variabilität der Serumkonzentrationen der Marker. Ausschlaggebend für die diagnostische Effizienz der Tumormarker sind Sensitivität (Prozentsatz richtig-positiver Resultate bei Tumorpatienten) und Spezifität (Prozentsatz richtig-negativer Resultate bei Nichttumorpatienten).

Beide Größen hängen von der Lage des Schwellenwerts zur Diskriminierung zwischen malignen und benignen Erkrankungen ab. Üblicherweise basiert dieser Trennwert auf der 95%igen Spezifität gegenüber benignen Erkrankungen des gleichen Organs.

Einflußgrößen und Störfaktoren

Die Möglichkeit, daß bei benignen Begleiterkrankungen erhöhte Tumormarkerwerte auftreten können, muß in die differentialdiagnostischen Überlegungen einbezogen werden.

Es ist bekannt, daß CEA beispielsweise bei chronischen Lebererkrankungen, Cholestase, Pankreatitis oder entzündlichen Erkrankungen des Gastrointestinaltrakts erhöht sein kann (Touitou u. Bogdan 1988). Falsch-positive SCC-Konzentrationen wurden bei Patienten mit Leber- und Nierenfunktionsstörungen (Filella et al. 1990) sowie Hauterkrankungen (Psoriasis, Pemphigus, atopische Dermatitis) beobachtet (Duk et al. 1989). Erhöhte CYFRA 21-1-Werte wurden bei benignen Erkrankungen des Gastrointestinaltrakts, der Niere, besonders bei akuter und chronischer Niereninsuffizienz, sowie bei gynäkologischen Erkrankungen beschrieben (Stieber et al. 1993; Molina et al. 1994).

Einen störenden Einfluß auf das Analyseergebnis kann auch das Rauchverhalten der Patienten haben. Während die Höhe der SCC, CYFRA 21-1 und NSE-Spiegel unabhängig von den Rauchgewohnheiten ist, können bei starken Rauchern CEA-Konzentrationen bis 20 ng/ml auftreten.

Als Störfaktoren spielen bei NSE die Hämolyse bzw. ein langes Zeitintervall zwischen Probenahme und Zentrifugation infolge Freisetzung von NSE aus Blutzellen eine Rolle. Die SCC-Bestimmung kann durch Hautkontakt mit den Probengefäßen und Speichelkontamination gestört sein. Zusätzlich sind heterophile Antikörper (humane Antikörper gegen Maus-Immunglobulin: HAMA) als Störfaktoren bekannt. Solche HAMAs können im Rahmen einer Immunszintigraphie oder Immuntherapie mit Maus-Immunglobulin bei Patienten induziert werden.

Screening asymptomatischer Individuen

Sämtliche bisher bekannten Tumormarker sind für das Screening und damit zur Vorsorge asymptomatischer Individuen mangels Organspezifität und infolge unzureichender diagnostischer Effizienz (Sensitivität, Spezifität) sowie niedriger Prävalenz des Bronchialkarzinoms in der Gesamtbevölkerung (ca. 0,05 %) ungeeignet. Beispielsweise würde der prädiktive Wert für das Vorliegen eines Bronchialkarzinoms bei einer 95 %igen Spezifität und einer 50 %igen Sensitivität eines Markertests nach dem Bayes-Theorem (Büttner 1977) nur 0,5 % betragen.

Diagnostik von Tumorpatienten nach Symptommanifestation (Primärdiagnostik)

In Verbindung mit bildgebenden Verfahren haben Tumormarker einen begrenzten Stellenwert in der Primärdiagnostik.

Tabelle 2 faßt die prätherapeutisch ermittelten Positivitätsraten (Tumorsensitivität) repräsentativer Studien für die wichtigsten Marker des Bronchialkarzinoms in Abhängigkeit von den histologischen Subtypen zusammen. Gemäß dieser Übersicht sind CYFRA 21-1 für das Plattenepithelkarzinom, CEA für das Adenokarzinom und NSE für SCLC Marker der ersten Wahl. In Tabelle 2 fällt unabhängig von der generellen Aussage eine beträchtliche Variabilität in den mitgeteilten Tumorsensitivitäten auf. Diese Streuung ist begründet durch die Wahl der Schwellenwerte und v. a. durch die unterschiedliche Zusammensetzung der Studienpopulationen hinsichtlich der TNM-Stadien. Sämtliche Studien gehen jedoch konform, daß CYFEA 21-1 den anderen Markern in der Primärdiagnostik des NSCLC überlegen ist (Abb. 1).

Die diagnostische Bedeutung der Marker ist jedoch in Zusammenhang mit dem routinemäßig durchgeführten prätherapeutischen Diagnostikprogramm zu sehen. Dieses Programm beinhaltet die Anwendung bildgebender Verfahren und zytopathologischer Untersuchungen mit dem Ziel, nicht nur das maligne Leiden zu beweisen, sondern auch Tumorausdehnung und Histologie einschließlich des Zelldifferenzierungsgrades festlegen zu können. Die Trefferquote der Sputumzytologie bei der Gewinnung von 3 Sputumproben und zentraler Lage des Tumors beträgt ca. 80 %, bei peripherer Lage allerdings nur 50 % (Mehta et al. 1993).

Biopsate, die bei der minimalinvasiven Bronchoskopie gewonnen werden, liefern unabhängig von der Tumorlokalisation in ca. 63 % der Fälle ein positives Ergebnis. Wenn der Tumor bronchoskopisch sichtbar ist, beträgt die Trefferquote sogar über 90 % (Arroliga u. Matthay 1993).

Damit sind die Tumormarker mit partieller Ausnahme der NSE den zytopathologischen Verfahren sowohl in der Trefferquote als auch in der Beurteilung der Histologie eindeutig unterlegen. Tumormarker können deshalb nur als additive Parameter in der Primärdiagnostik eingesetzt werden.

Tabelle 2. In repräsentativen Studien ermittelte Positivitätsraten (Tumorsensitivität) der wichtigsten Marker des Bronchialkarzinoms

	Schwellen-wert [ng/ml]	Bronchial-karzinom	NSCLC	Platte	Adeno	Groß-zellig	SCLC
CEA							
Bergmann et al. (1992)	5	–	62	–	–	–	69
Ebert et al. (1993a)	5	53	–	44	56	67	64
Stieber et al. (1993)	7,4	29	33	25	41	27	18
Rastel et al. (1994)	7,5	–	–	25	50	40	–
Ebert et al. (1994)	7,8	32	33	23	44	36	28
CYFRA 21-1							
Pujol et al. (1993)	3,6	52	56	63	–	–	46
Stieber et al. (1993)	3,3	47	49	60	42	45	34
Ebert et al. (1993a)	3,3	61	–	67	46	67	68
Rastel et al. (1994)	3,3	–	–	57	27	34	–
Ebert et al. (1994)	3,3	46	50	58	42	45	36
NSE							
Ebert et al. (1989)	12,5	–	15	–	–	–	74
Bergmann et al. (1992)	12,5	–	12	–	–	–	69
Stieber et al. (1993)	18,0	19	5	5	3	9	55
Ebert et al. (1994)	13,7	28	12	14	9	14	77

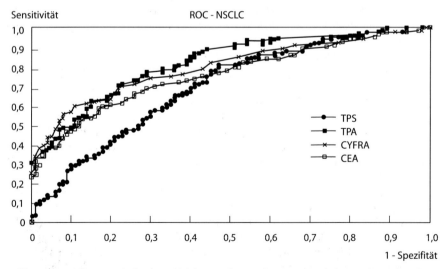

Abb. 1. Beziehung zwischen Sensitivität und Spezifität von Markertests (*ROC* Receiver-operating-characteristic-Kurven) bei Patienten mit NSCLC (Sensitivität) in bezug auf Patienten mit benignen Lungenerkrankungen (Spezifität)

Ihr Einsatz ist jedoch gerechtfertigt bei fortgeschrittenem Tumorleiden. Solche Patienten sind invasiven Maßnahmen nicht zugänglich. Der Einsatz von Tumormarkern ist auch sinnvoll bei Patienten, bei denen die Diagnosesicherung längere Zeit andauert. Hier weisen erhöhte Tumormarkerwerte mit steigender Tendenz bei Mehrfachbestimmung auf die maligne Ätiologie hin. So konnte anhand einer Serie von Patienten mit primärem Bronchialkarzinom gezeigt werden, daß zwar die Diagnose bei 50 % der Patienten innerhalb einer Woche gesichert werden konnte, bei 22 % der Patienten benötigte die Diagnosefindung jedoch mehr als einen Monat. In ca. der Hälfte der Fälle waren erhöhte Werte des Markerprofils CEA, NSE und CA 50 (hybridomdefiniertes Tumorantigen) das einzige Indiz für das maligne Leiden (Bergmann et al. 1992).

Differenzierung zwischen SCLC und NSCLC

Zum potentiellen Aufgabenbereich der Tumormarker gehört die therapeutisch und prognostisch bedeutsame Unterscheidung zwischen SCLC und NSCLC. Da NSE sich durch eine hohe Tumorsensitivität bei SCLC auszeichnet und CYFRA 21-1 im Gegensatz zu NSE häufig bei NSCLC erhöht ist, liegt es nahe, die beiden Marker zu dieser Differenzierung heranzuziehen. In einer Studie mit einer limitierten Anzahl von NSCLC (n = 50) und SCLC-Patienten (n = 17) konnte nach logarithmischer Transformation der Markerspiegel mit Hilfe einer computerunterstützten Diskriminationsanalyse eine 97 %ige korrekte Klassifikation erreicht werden (Paone et al. 1995). Das Ergebnis dieser Untersuchung ist aber mit Vorsicht zu interpretieren, da erhöhte NSE-Werte bei ca. 15 % der NSCLC-Patienten (Ebert et al. 1989, 1993 b, 1994; Bergmann et al. 1992) und erhöhter CYFRA 21-1-Werte bei ca. 36–68 % der Patienten mit SCLC in umfangreichen Studien (Pujol et al. 1993; Stieber et al. 1993; Ebert et al. 1993 a, 1994) nachgewiesen werden konnten. In der kritischen Betrachtung der mangelnden Diskriminationsleistung der Marker ist außerdem zu beachten, daß ca. 30–50 % der Bronchialkarzinome aus Mischpopulationen bestehen (Müller 1989), aber gemäß den Regeln der WHO nach dem dominanten Zelltyp klassifiziert werden (WHO, 1981). Somit ist es nicht außergewöhnlich, daß bei NSCLC erhöhte NSE-Werte als Indikatoren kleinzelliger Anteile auftreten können.

Differenzierung zwischen Bronchialkarzinom und anderen malignen Tumoren im Thoraxraum

Die Verbreitung von Hilus und Mediastinum im Röntgenthorax ist ein charakteristischer Befund sowohl bei SCLC als auch bei Tumoren des Mediastinums wie Hodgkin- und Non-Hodgkin-Lymphomen, Thymomen und Teratomen (Byrd et al. 1969, Colby et al. 1981). Zur Differenzierung dieser Entitäten wurde in dieser Studie NSE als Marker für SCLC eingesetzt (Ebert et al. 1996). Diese Studie ergab jedoch, daß NSE nicht nur bei SCLC (73,1 %), sondern auch bei 13,2 %

der Patienten mit mediastinalen Tumoren (Hodgkin: 6,5 %, Non-Hodgkin: 17,2 %, Thymom: 11,1 %, Teratom: 31,6 %) erhöht sein kann.

Erst durch deutliche Erhöhung des Schwellenwertes von 13,8 auf 25,4 ng/ml konnte mit einer Spezifität von 95 % gegenüber der Gruppe mit mediastinalen Tumoren SCLC mit einer Sensitivität von allerdings nur noch 49,2 % abgegrenzt werden. Dieser Befund schränkt den Wert von NSE als diagnostischer Marker für SCLC deutlich ein.

Stadieneinteilung

Die Beurteilung der Tumorausdehnung stellt ein weiteres potentiell wichtiges Einsatzgebiet der Tumormarker dar, da vom Staging sowohl die Therapie als auch die Prognose abhängen. Obwohl die Tumormarker mit zunehmendem TNM-Stadium generell ansteigen, können sie aufgrund der beträchtlichen Überlappung der Markerspiegel zwischen den einzelnen Stadien zu dieser Fragestellung nicht herangezogen werden (Ebert et al. 1995). Die Ergebnisse mehrerer Studien lassen nur die Aussage zu, daß hohe Markerwerte in der Regel inkompatibel sind mit Tumorfrühstadien.

Die Marker sind auch nicht in der Lage, bei NSCLC inoperable von operablen Fällen zuverlässig abzugrenzen. So wurde gefunden, daß CYFRA 21-1 zwar signifikant zwischen den potentiell kurativ operablen (TNM I–III a) und den inoperablen (TNM III b–IV) Stadien unterscheidet, die inoperablen Fälle wurden aber nur mit einer Trefferquote von 17 % bei 95 % richtiger Klassifizierung der operablen Patienten (Trennwert 20 ng/ml) erkannt (Ebert et al. 1993 a; Abb. 2).

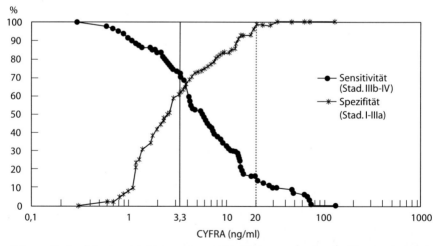

Abb. 2. Verlauf der Sensitivitätswerte zur Identifizierung der inoperablen Stadien III b/IV und der Spezifitätswerte zur Kennzeichnung der operablen Stadien I–III a in Abhängigkeit von der CYFRA 21-1-Konzentration. Bei einem Diskriminationswert von 20 ng/ml und einer Spezifität von 95 % werden 17 % der inoperablen NSCLC-Patienten erkannt

Prognostische Bedeutung

Neben den Faktoren Tumorausbreitung, Histologie, Allgemeinzustand, prätherapeutischer Gewichtsverlust, Geschlecht und Alter können auch Markeranalysen zur Beurteilung der Prognose des Tumorleidens beim Bronchialkarzinom herangezogen werden. So bestimmte bei Patienten mit SCLC neben Tumorstadium, Allgemeinzustand und Geschlecht die Höhe der NSE-Spiegel die Prognose (Jorgensen et al. 1988). Für Patienten mit NSCLC wurde die prognostische Bedeutung von CYFRA 21-1 untersucht. Es konnte in mehreren Studien demonstriert werden, daß die Überlebenszeit bei Patienten mit CYFRA 21-1-Spiegeln über dem Schwellenwert signifikant kürzer ist als bei solchen mit normalen Markerwerten (Pujol et al. 1993, 1996; Ebert et al. 1995; Niklinski et al. 1995).

Mit Hilfe der Multivarianzanalyse (Cox-Modell) konnte zusätzlich demonstriert werden, daß CYFRA 21-1 als ein von Tumorstadien und Histologie (Ebert et al. 1995; Abb. 3) sowie als ein von Karnofsky-Index, der Anwesenheit von Fernmetastasen und erhöhter LDH-Spiegel unabhängiger prognostischer Faktor angesehen werden kann (Pujol et al. 1993, 1996).

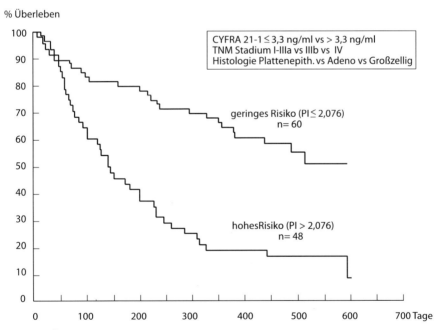

Abb. 3. Überlebenswahrscheinlichkeit von Patienten mit NSCLC (n = 108) in Abhängigkeit von prognostischen Indizes (*PI*), die nach dem Cox-Modell (1972) ermittelt wurden. Für die Multivarianzanalyse wurden die Variablen: Histologie (Plattenepithel-vs. Adeno-vs. großzelliges Karzinom), TNM-Stadien (I–III a vs. III b vs. IV) und CYFRA 21-1-Konzentrationen (≤ 3,3 ng/ml vs. > 3,3 ng/ml) berücksichtigt

Diagnostik des malignen Pleuraergusses

Tumormarker können prinzipiell zur Diagnostik des malignen Pleuraergusses herangezogen werden. Mit Ausnahme des CEA ist die Sensitivität der Marker jedoch der Trefferquote der Ergußzytologie (40–87%) (Grunze 1964) unterlegen. In einer retrospektiven Untersuchung von 190 Pleuraergüssen unterschiedlicher Ätiologie betrugen die Positivitätsraten bei histologisch gesicherten Pleurakarzinose 62% für CEA, 12,5% für SCC und 30% für NSE (Ebert et al. 1993 c). Diese Sensitivitätswerte basieren auf Schwellenwerten, die durch Optimierung der Youden-Indizes (Sensitivität + Spezifität − 1) erhalten wurden. Sie betrugen für CEA 13,5 ng/ml, für SCC 6,9 ng/ml und für NSE 13,5 ng/ml. Auch die Tumorsensitivität von CYFRA 21-1 lag bei einer Spezifität von 81% nur bei 38% (Schwellenwert: 50 ng/ml; Romero et al. 1996).

Infolge der akzeptablen Tumorsensitivität des CEA kann dieser Marker auch in Kombination mit der Ergußzytologie eingesetzt werden. Dadurch konnte die Trefferquote der alleinigen Ergußzytologie von 78,6% auf 87,5% gesteigert werden, womit die diagnostische Ausbeute der histologischen Untersuchung der gezielten Pleurabiopsie durch Thorakoskopie (87,2%) erreicht wurde (Ebert et al. 1993 c).

Die Sensitivität des CEA ist besonders hoch bei sekundären Adenokarzinomen. Sie kann bis zu 90% betragen, während erhöhte CEA-Werte beim Pleuramesotheliom eher eine Rarität darstellen (Ebert et al. 1991). Eingeschränkt wird die diagnostische Bedeutung des CEA durch die beachtliche Frequenz erhöhter CEA-Spiegel (bis 58%) in paramalignen Ergüssen, d. h. solchen ohne zytopathologischem Nachweis einer Pleurakarzinose (Ebert et al. 1991, 1993 c). Streng genommen kann deshalb CEA nur bei nachgewiesener Pleurakarzinose für die Differentialdiagnose zwischen metastasierenden Adenokarzinomen und epithelial wachsenden Pleuramesotheliomen eingesetzt werden (Whitaker et al. 1986; Ebert et al. 1991).

Verlaufskontrolle

Wichtigstes Anwendungsgebiet für Tumormarkerbestimmungen ist die Therapieüberwachung und die Früherkennung eines Rezidivs nach erfolgreicher Therapie. Die Abb. 4 zeigt als typisches Beispiel die erfolgreiche Therapieüberwachung mit dem Marker CEA über einen Zeitraum von 8 Jahren.

Welche Tumormarker bei der Verlaufskontrolle zur Anwendung kommen, kann prinzipiell durch die prätherapeutische Bestimmung einer relevanten Markerpalette geklärt werden. Für SCLC empfehlen sich NSE und CEA, für NSCLC sind ein Cytokeratinmarker (z. B. CYFRA 21-1) und CEA angezeigt. Ob Tumormarker auch zur Verlaufskontrolle bei initial markernegativen Individuen herangezogen werden können, ist schwierig zu entscheiden. Da es sich bei Bronchialkarzinomen häufig um Mischzelltumoren handelt (Müller 1989), kann es im Verlauf der Behandlung zu einer Proliferation einer ursprünglich nicht ins Gewicht fallenden Teilpopulation mit Markerproduktion kommen, so daß auch in diesen Fällen Markerbestimmungen gerechtfertigt sein können.

1.5 Tumormarker

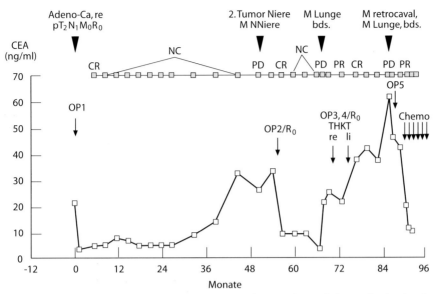

Abb. 4. Serielle CEA-Bestimmungen bei einem Patienten (männlich, 43 Jahre) mit Adenokarzinom im linken Unterlappen ($pT_2N_1M_0$). Nach kurativer Resektion fällt prätherapeutisch erhöhtes CEA in den Normbereich ab. Im postoperativen Verlauf steigt CEA 616 Tage vor dem definitiven klinischen Nachweis eines erneuten Tumorgeschehens wieder an. Bei dem Rezidiv handelt es sich um eine Nebennierenmetastase des Adenokarzinoms sowie einen Zweittumor (tubulopapilläres Nierenkarzinom, T_1N_0). Nach erfolgreicher Resektion verbunden mit CEA-Abfall kommt es erneut zur Tumorprogression mit retrokavaler Lymphknotenmetastasierung sowie gleichzeitiger Lungenmetastase des Adenokarzinoms. Nach operativer Entfernung eines befallenen Lymphknotens (retrokaval) Progression der Lungenmetastasen sowie weitere retroperitoneale Lymphknotenmetastasierung (Rezidivmetastasen). Unter 6 Zyklen Chemotherapie partielle Remission. *CR* komplette Remission (WHO), *PR* partielle Remission, *NC* keine Änderung gegenüber dem Vorbefund, *PD* Tumorprogression, *M* Fernmetastasen

Zur korrekten Interpretation der Markerbewegungen bei der Verlaufsbeurteilung bedarf es grundlegender Kenntnisse über die Eliminationshalbwertszeiten der Marker (1–8 Tage) und die Interassay-Varianz (bis 10%) sowie über die individuelle biologische Varianz.

Neben diesen Größen sind zusätzlich postoperative Verdünnungseffekte (Infusionen, Hämodilution) zu beachten und bei Chemo-/Radiotherapie die Freisetzung der Marker durch Zellnekrose, die zur kurzzeitigen Bildung sog. „spikes" Anlaß geben können. Die Chemotherapie kann aber auch zur Unterdrückung der Markersynthese ohne gleichzeitige Reduktion der Tumormasse führen.

Weiterhin müssen zur Objektivierung einer signifikanten Abweichung einer Markerkonzentration von ihrem Vorwert verbindliche Kriterien definiert werden. Hierzu existieren verschiedene Ansätze:
1. Nach Costongs et al. (1985) gilt, daß 2 konsekutive Werte sich dann signifikant unterscheiden, wenn die sog. kritische Differenz D_K übertroffen wird. $D_K = 2 \cdot \sqrt{2} \cdot V_K \approx 2{,}8 \cdot V_K$, wobei V_K dem Interassay-Variationskoeffizien-

ten entspricht. Voraussetzung für die Anwendung der Formel ist eine annähernd normale Verteilung der Meßwerte. Da die Interassay-Variationskoeffizienten der Markertests in Abhängigkeit von der Konzentration bis zu 10 % betragen können, kann als Faustregel eine Änderung in den Markerkonzentrationen um mehr als 30 % als signifikant angesehen werden.
2. Es gibt aber auch die Möglichkeit, individuelle Referenzbereiche zu ermitteln, wenn beispielsweise mehrere Markerwerte in der postoperativen, krankheitsfreien Verlaufskontrolle vorliegen. Von dieser individuellen Basis aus lassen sich dann klinisch-relevante Anstiege der Markenkonzentrationen beurteilen (Hölzel et al. 1995).
3. Weitere Kriterien zur Verlaufsbeurteilung wurden von van der Gaast et al. (1994) eingeführt. Diese Kriterien lehnen sich an die WHO-Richtlinie zur Abschätzung des Therapieerfolgs an (WHO 1979). Sie gehen von der Vorstellung aus, daß Tumormarkerkonzentrationen in dreidimensionaler Weise die gesamte Tumormasse eines Individuums reflektieren, während Röntgenaufnahmen nur eine zweidimensionale Beurteilung zulassen. So entsprechen einer 50 %igen Abnahme der Tumorgröße im Röntgenbild (Remission gemäß WHO) eine 65 %ige Abnahme der Markenkonzentrationen und einer 25 %igen Zunahme im Röntgenbild (Progression gemäß WHO) einem 40 %igen Anstieg der Markerkonzentrationen. Werte, die dazwischen liegen, entsprechen dem Zustand „stable disease".

Bei Anwendung dieser Kriterien zeichnen sich für die Verlaufskontrolle beim Bronchialkarzinom mit den verfügbaren Markern z. Z. 3 Indikationen ab:
1. Verlaufskontrolle des SCLC unter Chemo-Radiotherapie anhand serieller NSE-Bestimmungen:
Beispielsweise konnte in einem Kollektiv von 90 Patienten mit SCLC gezeigt werden, daß bei klinisch festgestellter Remission 90 % der prätherapeutisch erhöhten NSE-Spiegel bereits nach dem 1. Chemotherapiezyklus in den Normbereich abfallen. Der NSE-Abfall erfolgte allerdings unabhängig vom Ausmaß der Remission, so daß NSE-Analysen ein sorgfältiges klinisches Restaging nicht ersetzen können. Bei 92,5 % der Patienten, die nach einer Remissionsphase ein Rezidiv entwickelten, stieg NSE wieder an.
Der Anstieg von NSE erfolgte mit einer Vorwarnzeit von 38 ± 8 Tagen. Dem NSE-Anstieg beim Rezidiv kommt zudem eine prognostische Bedeutung zu, da die NSE-Verdopplungszeiten signifikant mit der Überlebenszeit dieser Patienten korrelieren (Ebert et al. 1989). Die Abb. 5 zeigt als Beispiel für serielle Analysen das Markenprofil eines Patienten mit SCLC unter Chemotherapie.
2. Noch in der Prüfungsphase befindet sich die Verlaufsbeurteilung anhand der Tumormarker bei inoperablen Patienten mit NSCLC (TNM III b/IV):
In einer prospektiven Studie (Ebert et al. 1997) wurde gefunden, daß bei Anwendung der Kriterien von van der Gaast et al. (1994) die Konkordanz mit der klinischen Erfolgsbeurteilung für CYFRA 21-1 insgesamt nur 59 % beträgt (TPS: 66 %, TPA: 65 %, CEA: 55 %).
Größere Abweichungen traten insbesondere bei der Remissionsbeurteilung auf. Zwar korrelierte die Verlaufskinetik der Marker in der Regel mit dem

1.5 Tumormarker

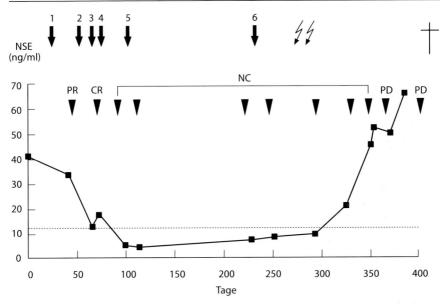

Abb. 5. Serielle NSE-Bestimmungen bei einem Patienten (männlich, 61 Jahre) mit SCLC, Oat-cell-Subtyp, im Stadium T4 N2 M1 (Metastase im Schädelknochen) unter Chemotherapie. Prätherapeutisch erhöhtes NSE fällt in Übereinstimmung mit zunächst partieller, dann kompletter Remission in den Normbereich ab. Noch in der Remissionsphase von ca. 300 Tagen steigt NSE mit einer Vorwarnzeit von ca. 50 Tagen vor klinischer Feststellung des Rezidivs wieder an. Behandelt wurde der Patient mit den Kombinationen Vincristin/VP 16 (Zyklen 1–3) und Adriablastin/Holoxan (Zyklen 4–6)

Therapieerfolg, die geforderte Abnahme der Markenkonzentrationen um > 65 % wurde aber nur partiell erreicht (CYFRA 21-1: 28 %, TPA: 32 %, TPS 42 %, CEA: 5 %).
Besser schneiden die Marker bei der Beurteilung einer Tumorprogression ab. Die Abb. 6 zeigt die Verteilung der prozentualen Anstiege der Markerkonzentrationen bei klinisch festgestellter Progression. Die Markeranstiege erfolgten entweder gleichzeitig oder vor der klinisch-manifesten Progression (Vorwarnzeit). Die Markeranstiege in Abhängigkeit von relevanten Beurteilungskriterien sind in Abb. 7 wiedergegeben. Die nach diesen Kriterien geforderte Zunahme um > 40 % wird von CYFRA 21-1 in 60 % der Fälle erfüllt (TPA: 50 %, TPS: 57 %, CEA: 29 %).
Die gegenüber der klinischen Evaluation diskordanten Markerkinetiken kommen im wesentlichen durch unzureichende Markerbewegungen zustande, wobei die Kriterien von van der Gaast (1994) nicht erfüllt werden.
Ein weiterer Grund für Diskrepanzen ist darin zu sehen, daß die Serumkonzentrationen der jeweiligen Marker nur markerproduzierende Teilpopulationen reflektieren können. So kann die Abnahme der Serumkonzentrationen eines Markers trotz klinisch festgestellter Progression die auf Therapie ansprechende markerproduzierende Teilpopulation anzeigen, während der Anstieg eines anderen Markers die Progression insgesamt verläßlich wiedergibt (Abb. 8).

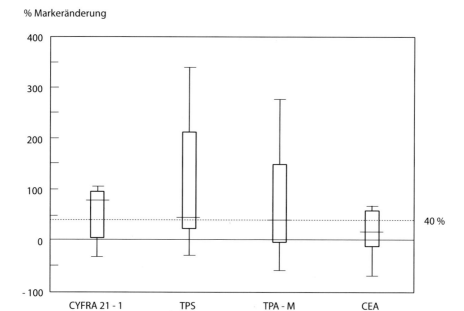

Abb. 6. Verteilung der prozentualen Änderungen der Markerkonzentrationen im Vergleich zu den Vorwerten bei Tumorprogression als Box- und Whisker-Plots. Untere Grenze der Box: 25%-Perzentile, obere Grenze der Box: 75%-Perzentile. *Durchgezogene Markierung* Median, *gepunktete Linie* Anstieg um 40%. (Nach van der Gaast et al. 1994)

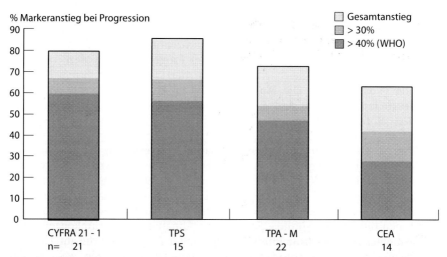

Abb. 7. Prozentualer Anstieg der Markerkonzentrationen bei Tumorprogression. Anstieg um 30% nach Costongs et al. (1985), Anstieg um 40% nach van der Gaast et al. (1994)

1.5 Tumormarker

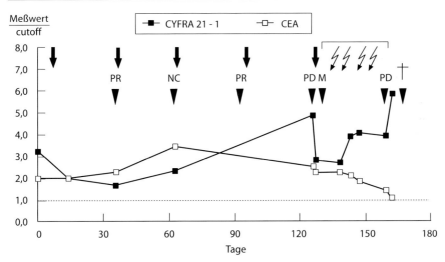

Abb. 8. Verlaufskontrolle eines mit Chemo- und Radiotherapie behandelten Patienten (weiblich, 57 Jahre) mit inoperablem Adenokarzinom (T4 N3 M1). Trotz partieller Remission steigen die CYFRA 21-1-Konzentrationen stetig an und zeigen 60 Tage vor dem klinischen Befund die Progression an. Bemerkenswerterweise fallen die CEA-Werte kontinuierlich ab und belegen somit eine Chemo- bzw. Radio-sensitive Subpopulation

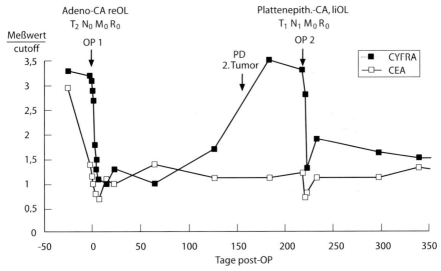

Abb. 9. Serielle CYFRA 21-1- und CEA-Analysen bei einem Patienten (männlich, 64 Jahre) mit einem Adenokarzinom im rechten Oberlappen. Nach kurativer Lobektomie und mediastinaler Lymphknotendissektion ($pT_2 N_0 M_0/R_0$) fallen die Markerwerte in den Normbereich ab. Zirka 100 Tage nach Operation steigt CYFRA 21-1 im Gegensatz zu CEA wieder an, um ein Plattenepithelkarzinom als Zweittumor im linken Oberlappen mit einer Vorwarnzeit von ca. 50 Tagen anzuzeigen. Nach atypischer Segmentresektion und Lymphknotendissektion ($pT_1 t\ N_1\ M_0/R_0$) fällt CYFRA 21-1 in Richtung Normbereich ab

3. Serielle Markerbestimmungen im postoperativen Verlauf eignen sich zur Früherkennung eines Rezidivs.
In einer Untersuchung von 29 Patienten mit Plattenepithelkarzinom wurde SCC als Marker für die Rezidivdiagnostik in der Nachsorge eingesetzt. Sämtliche Patienten hatten prätherapeutisch erhöhte SCC-Spiegel. Das SCC stieg bei 77 % der Patienten bereits 55 ± 22 Tage vor klinischer Manifestation des Rezidivs wieder an. Falsch-positive Anstiege wurden nicht beobachtet (Ebert et al. 1995).
Niklinski et al. (1995) untersuchte das Markerverhalten von CYFRA 21-1 im postoperativen Verlauf. Bei 9 von 10 Patienten mit ansteigenden CYFRA 21-1-Konzentrationen wurde klinisch ein Rezidiv festgestellt. Zur Illustration dieses Anwendungsbereiches zeigt Abb. 9 ein typisches Beispiel.

Schlußfolgerungen

Es ist unbestritten, daß Tumormarkerbestimmungen nur dann sinnvoll sind, wenn aus dem Ergebnis Konsequenzen für Diagnostik und Therapie abgeleitet werden können.

In der Primärdiagnostik können Tumormarkertests nur bei Patienten eingesetzt werden, bei denen das routinemäßig durchgeführte Diagnostikprogramm versagt oder bei denen invasive diagnostische Maßnahmen aufgrund der Tumorausdehnung oder des Allgemeinzustands nicht durchgeführt werden können.

In der Verlaufskontrolle des SCLC weisen wiederansteigende NSE-Werte in der Remissionsphase frühzeitig auf ein Rezidiv hin. Der NSE-Anstieg kann nach klinischer Diagnosesicherung Anlaß für eine Zweittherapie mit palliativem Ansatz sein.

Bei inoperablem NSCLC (TNM IIIb/IV) weisen trotz Chemotherapie stetig ansteigende Tumormarkerwerte auf eine Progression hin. Zur Zeit wird in einer europaweiten Multicenterstudie geprüft, ob der Marker CYFRA 21-1 die Progression so verläßlich anzeigt, daß den betroffenen Patienten sowohl Maßnahmen zur Diagnosesicherung als auch die weitere Behandlung mit ineffektiven und toxischen Chemotherapeutika erspart werden können.

In der Nachsorge kurativ operierter Patienten können Tumormarker zur Rezidivdiagnostik eingesetzt werden. Zu beachten ist jedoch, daß bei entzündlichen Prozessen Tumormarker interkurrent erhöht sein können. Deshalb beweisen nur stetig ansteigende Markerwerte – häufig mit einer Vorwarnzeit – das Rezidiv.

Der klinische Wert dieser Vorwarnzeiten wird jedoch unterschiedlich beurteilt, weil es den Onkologen vor die Wahl stellt, bei einem Patienten in Remission eine therapeutische Entscheidung treffen zu müssen, wobei eine chirurgische Intervention ohne morphologisches Korrelat a priori ausgeschlossen ist. Wenn jedoch ein kuratives Behandlungskonzept verfolgt wird (Lokalrezidiv) oder von einer frühzeitigen Therapie im Vergleich zu später einsetzender

Behandlung zumindest eine Lebensverlängerung zu erwarten ist, rechtfertigen stetig ansteigende Markerwerte zur Sicherung der Tumorprogression eingreifende diagnostische Maßnahmen. Auch bei palliativem Behandlungskonzept lassen sich weiterführende Schritte begründen, um drohende Komplikationen nach Möglichkeit frühzeitig zu erkennen.

Literatur

Arroliga AC, Matthay RA (1993) The role of bronchoscopy in lung cancer. Clinics Chest Med 14:87–89

Bergman B, Brezicka F, Engström C (1992) Clinical utility of serum assays of neuronspecific enolase, carcinoembryonic antigen and CA-50 antigen in the diagnostic evaluation of lung cancer patients. Eur J Cancer 29:198–202

Body JJ, Sculier JP, Raymakers N, Paesmans H, Ravez P, Libert P, Richez M, Dabouis G, Lacroix H, Bureau G (1990) Evaluation of squamous cell carcinoma antigen as a new marker for lung cancer. Cancer 65:1552–1556

Büttner J (1977) Die Beurteilung des diagnostischen Wertes klinisch-chemischer Untersuchungen. J Clin Chem Clin Biochem 15:1–12

Byrd RB, Carr DT, Miller WE, Payne WS, Woolner LB (1969) Radiographic abnormality in carcinoma of the lung as related to histological cell type. Thorax 24:573–575

Colby TV, Hoppe RT, Warnke RA (1981) Hodgkin's disease: A clinicopathologic study of 659 cases. Cancer 49:1848–1858

Costongs GMBJ, Janson PCW, Bas BM, Hermans J, Brombacher PJ, van Wersch JWJ (1985) Short-term and long-term intra-individual variation and citical difference of haematological laboratory parameters. J Clin Chem Clin Biochem 23:69–76

Cox D (1972) Regression models and life tables. SR Statist Soc B 34:187–202

Ebert W, Stabrey A, Bülzebruck H, Kayser K, Merkle N (1988) Efficiency of SCC antigen determination for diagnosis and therapy-monitoring of squamous cell carcinoma. Tumor Diagn Ther 9:87–95

Ebert W, Hug G, Stabrey A, Bülzebruck H, Drings P (1989) Evaluation of tumour markers NSE and CEA for the diagnosis and follow-up of small cell lung cancer. Ärztl Lab 35:1–10

Ebert W, Stabrey A, Sibinger M, Schrenk M (1991) Value of pleural fluid hyaluronic acid and carcinoembryonic antigen determinations in the differential diagnosis between malignant mesothelioma and pleuritis carcinomatosa. Tumor Diagn Ther 12:1–6

Ebert W, Leichtweis B, Bülzebruck H. Drings P (1992) The role of IMx SCC assays in the detection and prognosis of primary squamous-cell carcinoma of the lung. Diagn Oncol 2:203–210

Ebert W, Leichtweis B, Schapöhler B, Muley Th (1993 a) The New Tumor Marker CYFRA is Superior to SCC antigen and CEA in the primary diagnosis of lung cancer. Tumor Diagn Ther 14:91–99

Ebert W, Muley Th, Wassenberg D (1993 b) NSE in the primary diagnosis of small cell lung cancer. Comparison of the DELFIA NSE with the RIA technique. Tumor Diagn Ther 14:61–65

Ebert W, Schleifer A, Bülzebruck H (1993 c) Usefullness and limits or tumor marker assays in pleural effusions. Tumor Diagn Ther 14:147–151

Ebert W, Dienemann H, Fateh-Moghadam A, Scheulen M, Konietzko N, Schleich T, Bombardieri E (1994) Cytokeratin 19 fragment CYFRA 21-1 compared wirh carcinoembryonic antigen, squamous cell carcinoma antigen and neuron-specific enolase in lung cancer. Results of an international multicentre study. Eur J Clin Chem Clin Biochem 32:189–199

Ebert W, Bodenmüller H. Hölzel W (1995) CYFRA 21-1 Medical decision-making and analytical standardization and requirements. Scand J Clin Lab Invest 55 Suppl. 221:72–80

Ebert W, Ryll R, Muley Th, Hug D, Drings P (1996) Do neuron-specific enolase levels discriminate between small-cell lung cancer and mediastinal tumors? Tumor Biol 17:362–368

Ebert W, Hoppe M, Muley T, Drings P (1997) Monitoring of therapy in inoperable lung cancer patients by measurement of CYFRA 21-1, TPA-M, TPS, CEA and NSE. Anticancer Res 17:2875-2878

Filella X, Cases A, Molina R et al. (1990) Tumor markers in patients with chronic renal failure. Int J Biol Markers 5:85-88

Grunze H (1964) The comparative diagnostic accuracy, efficiency and specificity of cytologic techniques used in the diagnosis of malignant neoplasm in serous effusions of the pleural and pericardial cavities. Acta Cytol 8:150-164

Hölzel WGE, Beer R, Deschner W, Griesmacher A, Müller MM (1995) Individual reference ranges of CA 15-3, MCA and CEA in recurrence of breast cancer. Scand J Clin Lab Invest Suppl 55 221:93-101

Jorgensen LGM, Osterlind K, Hansen HH, Cooper EH (1988) The prognostic influence of serum neuron-specific enolase in small cell lung cancer. Br J Cancer 58:805-807

Mehta AC, Marty JJ, Lee FYW (1993) Sputum cytology. Clinics Chest Med 14:69-85

Molina R, Agusti C, Filella X, Jo J, Joseph J, Gimenez N, Ballesta AM (1994) Study of a new tumor marker, CYFRA 21-1, in malignant and nonmalignant diseases. Tumor Biol 15:318-325

Müller KM (1989) Morphologische Diagnostik. In: Nakhosteen JA, Niederle Z, Zavala DC (Hrsg.) Atlas und Lehrbuch der Bronchoskopie. Springer, Berlin Heidelberg New York, S. 94-126

Niklinski J, Furman M, Chyczewska E, Chyczewski L, Rogowski F, Laudanski J (1995) Diagnostic and prognostic value of the new tumor marker CYFRA 21-1 in patients with squamous lung cancer. Eur Resp J 8:291-294

Oehr P, Lütghens ML, Liu Q (1992) Tissue polypetide antigen and specific TPA. In: Sell S (ed) serological cancer markers. Humana, Tolowa, NJ, pp 193-206

Paone G, De Angelis G, Munno R, Pallotta G, Bigioni D, Saltini C, Bisetti A, Ameglio F (1995) Discriminant analysis on small cell lung cancer by means of NSE and CYFRA 21-1. Eur Respir J 8:1136-1140

Pujol J-L, Grenier J, Daures J-P, Daver A, Pujol H, Michel F-B (1993) Serum fragment of cytokeratin subunit 19 measured by cytokeratin 19 fragment CYFRA 21-1 immunoradiometric assay as a marker of lung cancer. Cancer Res 53:61-66

Pujol J-L, Grenier J, Parrat E, Lehmann M, Lafontaine T, Quantin X, Michel F-B (1996) Cytokeratins as serum markers in lung cancer: A comparison of CYFRA 21-1 and TPS. Am J Respir Crit Care Med 154:725-733

Rastel D, Ramaioli A, Cornillie F, Thirion B (1994) CYFRA 21-1, a sensitive and specific new tumour marker for squamous cell lung cancer. Rep 1st Eur Multicenter evaluation. Eur J Cancer 30A:601-606

Romero S, Fernandez C, Arriero JM, Espasa A, Candela A, Martin C, Paya-Sanchez J (1996) CEA, CA 15-3 and CYFRA 21-1 in serum and pleural fluid of patients with pleural effusions. Eur Respir J 9:17-23

Stieber P, Dienemann H, Hasholzner U, Müller C, Poley S, Hofmann K, Fateh-Moghadam A (1993) Comparison of cytokeratin fragment 19 (CYFRA 21-1), tissue polypeptide antigen (TPA) and tissue polypeptide specific antigen (TPS) as tumour markers in lung cancer. Eur J Clin Chem Clin Biochem 31:689-694

Touitou Y, Bogdan A (1988) Tumor markers in non-malignant diseases. Eur J Cancer Clin Oncol 24:1083-1091

Van der Gaast A, Schoenmakers CHH, Kok TC, Blijenberg BG, Cornilie F, Splinter TAW (1994) Evaluation of a new tumour marker in patients with non-small-cell lung cancer: CYFRA 21-1. Br J Cancer 69:525-528

Whitaker D, Shilkin KB, Stucky M, Nieuwhof WN (1986) Pleural fluid levels in the diagnosis of malignant mesothelioma. Pathology 18:328-329

WHO - World Health Organization (1979) Handbook of reporting results of cancer treatment. WHO, Geneva, Offset Publ 48

WHO - World Health Organization (1981) Histological classification of lung tumours. WHO, Geneva

1.6 Staging des Lungenkarzinoms

P. Hermanek, H. Bülzebruck

Für therapeutische Entscheidungen und für die Prognose sind beim Lungenkarzinom der histologische Typ, insbesondere die Zugehörigkeit zu kleinzelligem oder nicht-kleinzelligem Karzinom, und die anatomische Ausbreitung des Tumors die wichtigsten Parameter. Bezüglich der anatomischen Tumorausbreitung ist zwischen jener vor Therapie und jener nach Ersttherapie zu unterscheiden. Die Bestimmung der anatomischen Ausbreitung vor Therapie wird als „Staging" (im engeren Sinn) bezeichnet, erfolgt zumeist nach dem TNM-System und kann entweder klinisch oder pathologisch erfolgen. Der Tumorstatus nach erfolgter Therapie wird mit der Residualtumor-(R-)Klassifikation beschrieben. Zwischen Stadium und Resektabilität bzw. R-Klassifikation bestehen ebenso Beziehungen wie zwischen histologischem Typ und Stadium bzw. R-Klassifikation.

Systeme zur Klassifikation der anatomischen Tumorausbreitung

Die Beschreibung der *anatomischen Tumorausbreitung vor Therapie* (Staging im engeren Sinn) erfolgt beim nicht-kleinzelligen Lungenkarzinom allgemein nach dem TNM-System. Beim kleinzelligen Lungenkarzinom wurde in den 70er Jahren von der Veterans Administration Lung Cancer Study Group (VALG) für die klinische Anwendung eine Einteilung in „limited disease" und „extensive disease" vorgenommen (Zelen 1973). Diese einfache Methode wird seither vielfach verwendet, wurde allerdings mehrfach modifiziert und dabei wieder kompliziert (Stahel et al. 1989; Wolf u. Havemann 1995). 1987 wurde das TNM-System in Hinblick auf seine Anwendbarkeit auch beim kleinzelligen Karzinom modifiziert. Seither wird die TNM-Klassifikation immer mehr auch beim kleinzelligen Karzinom angewandt.

Für die selten vorkommenden malignen Tumoren, die nicht Karzinomen entsprechen, wie etwa mesenchymale maligne Geschwülste (Fibro-, Neurofibrosarkom, Hämangiosarkom, malignes Hämangioperizytom), Karzinomsarkom, pulmonales Blastom, primäres malignes Melanom oder maligne Lymphome, wird zum Staging eine vereinfachte Einteilung in Anlehnung an die Klassifikation des SEER-Programms verwendet (UICC 1993).

Die *anatomische Ausbreitung nach Therapie* wird allgemein nach der Residualtumor-(R-)Klassifikation (UICC 1987, 1997 a) vorgenommen.

TNM-System der UICC

Allgemeine Prinzipien

Das TNM-System, anwendbar bei allen Karzinomen der Lunge (einschließlich Karzinoidtumoren), beschreibt die anatomische Ausbreitung des Tumors getrennt für den Primärtumor, die regionären Lymphknoten und Fernmetastasen. Es ist ein duales System und beinhaltet 2 Klassifikationen:
1. klinische Klassifikation: TNM (oder cTNM),
2. pathologische Klassifikation: pTNM.

Die *klinische Klassifikation* beruht auf Befunden, die mit klinischen Methoden einschließlich Biopsie und chirurgischer Exploration vor der Behandlung erhoben werden. Die Resultate des klinischen Staging werden von den angewandten Untersuchungsmethoden beeinflußt. Um dies zu erfassen, kann fakultativ der sog. C-Faktor („certainty", Sicherheit der Diagnostik) der bestimmten Kategorie zugesetzt werden, z. B. T2C1 N0C2. Tabelle 1 zeigt die Zuordnung der verschiedenen Untersuchungsverfahren zu den C-Faktoren.

Die *pathologische Klassifikation* beruht auf histopathologischen Befunden, wobei die Erfordernisse für die pT-, pN- und pM-Klassifikation im einzelnen festgelegt sind.

Erfordernisse für pTNM (Mod. nach Wagner u. Hermanek 1995)

pT Histologische Untersuchung des Primärtumors ohne makroskopisch erkennbaren Tumor an den Resektionsflächen
    oder mikroskopische Bestätigung von vom Primärtumor getrennten Tumorherden gleicher Histologie im gleichen Lappen wie der Primärtumor (pT4)
    oder mikroskopische Bestätigung der direkten Infiltration von Mediastinum, Herz, großen Gefäßen, Trachea, Carima, Ösophagus, Wirbelkörper (pT4)
    vom Primärtumor getrennten Tumorherden gleicher Histologie im gleichen Lappen wie der Primärtumor (pT4)
    oder zytologische Bestätigung maligner Zellen in Pleura- oder Perikarderguß (pT4).

pN0 Regionäre Lymphadenektomie und histologische Untersuchung üblicherweise von 6 oder mehr regionären Lymphknoten.

pN1 Mikroskopische Bestätigung von Metastasen in ipsilateralen peribronchialen oder hilären Lymphknoten.

pN2 Mikroskopische Bestätigung von Metastasen in ipsilateralen mediastinalen oder subcarinalen Lymphknoten.

1.6 Staging des Lungenkarzinoms

pN3 Mikroskopische Bestätigung von Metastasen in kontralateralen hilären oder mediastinalen oder (ipsi- oder kontralateralen) Skalenus- oder supraklavikulären Lymphknoten.

pM1 Mikroskopischer (histologischer oder zytologischer) Nachweis von Fernmetastasen.

Aufgrund der T-, N- und M- bzw. pT-, pN- und pM-Kategorien kann dann eine *Gruppierung in Stadien* vorgenommen werden.

Tabelle 1. Verfahren zur Bestimmung der klinischen T-, N- und M-Kategorien, geordnet nach dem C-Faktor (aus: Wagner u. Hermanek 1995)

	C-Faktor	Diagnostische Verfahren
Primärtumor	C1	Klinische Untersuchung, Thoraxröntgenaufnahmen, Thoraxdurchleuchtung, Sputumzytologie
	C2	Bronchoskopie (einschließlich Bronchialbiopsie, -bürstenzytologie und -lavage), Thorakoskopie (einschließlich Biopsie und Pleuralavage), Sonographie, CT, NMR, Szintigraphie, Angiographie, Feinnadelbiopsie, PET
	C3	Chirurgische Exploration (Thorakotomie)
Regionäre Lymphknoten	C1	Klinische Untersuchung
	C2	Sonographie, CT, Mediastinoskopie (einschließlich Biopsie), Ösophaguskontrastbreipassage, Angiographie, PET
	C3	Chirurgische Exploration (Thorakotomie, Mediastinotomie)
Fernmetastasen	C1	Klinische Untersuchung, Thoraxröntgenaufnahmen
	C2	Elektroenzephalogramm, Sonographie, CT, NMR, Szintigraphie, Myelographie, Thorakoskopie, Laparoskopie
	C3	Chirurgische Exploration

Klassifikation des Primärtumors

Derzeit gültige Kategorien zur Klassifikation des Primärtumors (UICC 1997a, 5. Aufl.)

(p)TX Primärtumor kann nicht beurteilt werden, oder Nachweis von malignen Zellen im Sputum oder bei Bronchialspülungen, jedoch Tumor weder radiologisch noch bronchoskopisch sichtbar.
(p)T0 Kein Anhalt für Primärtumor.
(p)Tis Carcinoma in situ.
(p)T1 Tumor 3 cm oder weniger in größter Ausdehnung, umgeben von Lungengewebe oder viszeraler Pleura, kein bronchoskopischer Nachweis einer Infiltration proximal eines Lappenbronchus (Hauptbronchus frei).
(p)T2 Tumor mit wenigstens einem der folgenden Kennzeichen hinsichtlich Größe oder Ausbreitung:
- Tumor mehr als 3 cm in größter Ausdehnung,
- Tumor befällt Hauptbronchus, 2 cm oder weiter distal der Carina,
- Tumor infiltriert viszerale Pleura,
- assoziierte Atelektase oder obstruktive Entzündung bis zum Hilus, aber nicht der ganzen Lunge.
(p)T3 Tumor jeder Größe mit direkter Infiltration einer der folgenden Strukturen: Brustwand (einschließlich der Sulcus-superior-Tumoren), Zwerchfell, mediastinale Pleura, parietales Perikard; *oder* Tumor im Hauptbronchus weniger als 2 cm distal der Carina, aber Carina selbst nicht befallen; *oder* Tumor mit Atelektase oder obstruktiver Entzündung der ganzen Lunge.
(p)T4 Tumor jeder Größe mit Infiltration wenigstens einer der folgenden Strukturen: Mediastinum, Herz, große Gefäße, Trachea, Ösophagus, Wirbelkörper, Carina; vom Primärtumor getrennte Tumorherde im gleichen Lappen; oder Tumor mit malignem Pleuraerguß.

Erläuterungen (UICC 1993, 1997a)

Zu (p)T1 Die seltenen, sich oberflächlich ausbreitenden Tumoren mit einer nur auf die Bronchialwand begrenzten Infiltration werden unabhängig von ihrer Größe auch dann als (p)T1 klassifiziert, wenn sie sich proximal des Lappenbronchus ausbreiten.
Zu (p)T3 Als (p)T3 werden auch klassifiziert
- Invasion des N. phrenicus,
- direkte Ausbreitung auf das *parietale* Perikard.
Zu (p)T4 Als (p)T4 werden auch klassifiziert
- Stimmbandlähmung (durch Invasion des N. phrenicus),
- Obstruktion der V. cava superior,
- Kompression der Trachea,
- Kompression des Ösophagus,
- direkte Ausbreitung auf das *viszerale* Perikard,

- direkte Infiltration des subpleural gelegenen mediastinalen Binde- und Fettgewebes (nicht jedoch ausschließlicher Befall der Pleura mediastinalis),
- Tumorherde der ipsilateralen parietalen und viszeralen Pleura, getrennt von einer direkten Pleurainvasion durch den Primärtumor (diskontinuierliche Tumorherde).

Als große Gefäße gelten
- Aorta,
- V. cava inferior,
- V. cava superior,
- Truncus pulmonalis,
- intraperikardiale Abschnitte der rechten und linken A. pulmonalis,
- intraperikardiale Abschnitte der rechten und linken V. pulmonalis superior und inferior.

Invasion weiter distal gelegener Äste der Gefäße gilt nicht als (p)T4.

Pleuraerguß: Die meisten Pleuraergüsse bei Lungenkarzinom sind durch Tumor verursacht. Es gibt jedoch einige wenige Patienten, bei denen die mehrfache zytologische Untersuchung des Pleuraergusses negativ und der Erguß weder hämorrhagisch noch exsudativ ist. Wenn diese Befunde und die klinische Beurteilung einen tumorbedingten Erguß ausschließen, sollte der Erguß als Kriterium der Klassifikation nicht berücksichtigt werden und der Tumor als (p)T1, (p)T2 oder (p)T3 eingestuft werden, sofern nicht andere Kriterien für (p)T4 vorliegen.

Perikarderguß: Ein Perikarderguß wird in gleicher Weise wie ein Pleuraerguß klassifiziert.

Bei *multiplen Tumorherden in einer Lunge* kann ein synchrones zweites primäres Lungenkarzinom nur dann diagnostiziert werden, wenn durch histologische und/oder zytologische Untersuchung ein unterschiedlicher mikrokopischer Typ bewiesen wird und gleichzeitig die Metastase eines extrapulmonalen Tumors ausgeschlossen werden kann. In allen anderen Fällen wird der Befund zusätzlicher Tumorherde im gleichen Lappen als (p)T4, in anderen Lappen als (p)M1 klassifiziert. Bei *synchronen Tumoren in beiden Lungen* werden bei histologischer Bestätigung beide Tumoren gesondert klassifiziert und dokumentiert (synchroner Doppeltumor). Ohne histologische Bestätigung wird einer der Tumoren als Primärtumor und der kontralaterale Tumor als Fernmetastase angesehen.

Änderungen gegenüber der 4. Auflage

Die jetzige 5. Auflage bringt nur bezüglich der Einstufung von vom Primärtumor getrennten intrapulmonalen Tumorherden gleicher Histologie eine Neuerung (Tabelle 2). Angaben zur Klassifikation solcher Tumorherde wurden erstmals im TNM Supplement 1993 publiziert, die 5. Auflage sieht diesbezüglich eine Änderung vor. Derartige zusätzliche Tumorherde werden im Krankengut der Thoraxklinik Heidelberg-Rohrbach bei insgesamt 509 (9,9 %) der 5155 Patienten aus den Jahren 1988–1994 beobachtet (25 Patienten im gleichen Lappen, 230 Patienten in einem anderen ipsilateralen Lappen und 254 Patienten

Tabelle 2. Klassifikation von vom Primärtumor getrennten intrapulmonalen Tumorherden gleicher Histologie

Lokalisation der Tumorherde	UICC (1993)			UICC (1997a)
	Befund am Haupttumor	„Up-staging"	Definitive Klassifikation	
Gleicher Lappen wie Haupttumor	(p)T1	Ja	(p)T2	(p)T4
	(p)T2	Ja	(p)T3	
	(p)T3	Ja	(p)T4	
	(p)T4	Nein	(p)T4	
Anderer Lappen der gleichen Lunge	Unberücksichtigt	–	(p)T4	(p)M1
Kontralaterale Lunge	Unberücksichtigt	–	(p)M1	

kontralateral). Durch die Klassifikationsänderung der 5. Auflage ergaben sich bei 154 Patienten (3,0 %) auch Verschiebungen in der klinischen Stadieneinteilung.

Ramifikationen

Im TNM Supplement 1993 (UICC 1993) wurden aufgrund der Ergebnisse der deutschen TNM-Lungenkarzinomstudie (Bülzebruck et al. 1989) folgende Ramifikationen, d.h. fakultative Unterteilungen der bestehenden TNM-Kategorien, vorgeschlagen:

(p)T3 (p)T3a Atelektase oder obstruktive Entzündung der gesamten Lunge, keine anderen Kriterien für (p)T3.

     (p)T3b Andere Kriterien für (p)T3.

(p)T4 (p)T4a Kriterien für (p)T4, ausgenommen die unter (p)T4b angeführten.

     (p)T4b Invasion der Carina oder Tumor mit malignem Pleuraerguß.

Klassifikation der regionären lymphogenen Metastastierung

Definition der regionären Lymphknoten

Die regionären Lymphknoten für das Lungenkarzinom sind die intrathorakalen Lymphknoten sowie die Skalenus- und die supraklavikulären Lymphknoten. Die intrathorakalen Lymphknoten werden entsprechend dem TNM-Atlas (UICC 1997b) wie folgt unterteilt (Abb. 1):
mediastinale Lymphknoten:
(1) höchste (oberste) mediastinale,
(2) paratracheale (obere paratracheale),
(3) prätracheale
    (3a) vordere (anteriore) mediastinale,
    (3b) retrotracheale (hintere) mediastinale,

(4) tracheobronchiale (untere paratracheale) (inkl. sog. Azygoslymphknoten),
(5) subaortale (Lymphknoten im Aortenfenster),
(6) paraaortale (Lymphknoten an Aorta ascendens oder phrenische Lymphknoten),
(7) subcarinale,
(8) paraösophageale (unter Carina),
(9) Lymphknoten im Lig. pulmonale,

parabronchiale und hiläre Lymphknoten:
(10) hiläre (am Stammbronchus),
(11) interlobäre,
(12) lobäre,
(13) segmentäre.

Die Gruppen (11)–(13) entsprechen peribronchialen Lymphknoten.

Gültige Klassifikation (UICC 1987, 1997a, 5. Auflage, unverändert gegenüber 4. Auflage)

(p)NX Regionäre Lymphknoten können nicht beurteilt werden.
(p)N0 Keine regionären Lymphknotenmetastasen.
(p)N1 Metastasen in ipsilateralen peribronchialen Lymphknoten und/oder in ipsilateralen Hiluslymphknoten (einschließlich einer direkten Ausbreitung des Primärtumors).
(p)N2 Metastasen in ipsilateralen mediastinalen und/oder subcarinalen Lymphknoten.
(p)N3 Metastasen in kontralateralen mediastinalen, kontralateralen Hilus-, ipsi- oder kontralateralen Skalenus- oder supraklavikulären Lymphknoten.

Erläuterungen (UICC 1993)
Direkte Ausbreitung des Primärtumors in Lymphknoten wird als Lymphknotenmetastase klassifiziert. Mehr als 3 mm große Tumorherde im Binde- und Fettgewebe des Lymphabflußgebietes ohne histologisch erkennbare Residuen von Lymphknoten werden als regionäre Lymphknotenmetastasen klassifiziert. Metastasen in anderen Lymphknoten als den regionären werden als Fernmetastasen klassifiziert.

Ramifikationen
Aufgrund der unterschiedlichen Prognose (Bülzebruck et al. 1991 a, b; Drings et al., persönliche Mitteilung) wurde im TNM Supplement 1993 (UICC 1993) folgende Unterteilung von (p)N2 vorgeschlagen
(p)N2a Metastasen in anderen ipsilateralen mediastinalen Lymphknoten als den paratrachealen und paraösophagealen Lymphknoten.
(p)N2b Metastasen in ipsilateralen paratrachealen oder paraösophagealen Lymphknoten.

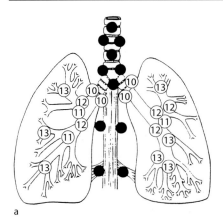
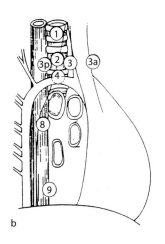
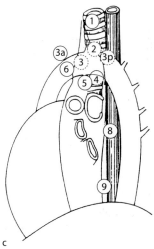

Abb. 1 a–e.
Intrathorakale regionäre Lymphknoten.
a–c Schema nach Naruke, **d, e** Schema des American Joint Committee (AJCC 1997). Die Numerierung der Lymphknotenstationen entspricht der Auflistung im Text (S. 103). In **a** sind die mediastinalen Lymphknoten durch *schwarz ausgefüllte* Kreise gekennzeichnet (aus UICC 1997 b)

1.6 Staging des Lungenkarzinoms

Abb. 1 d, e
(Legende s. S. 104)

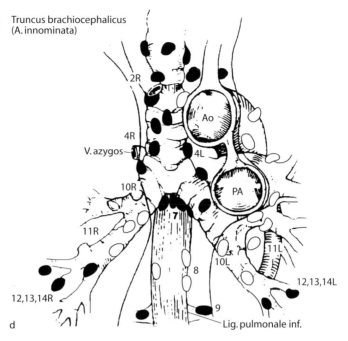

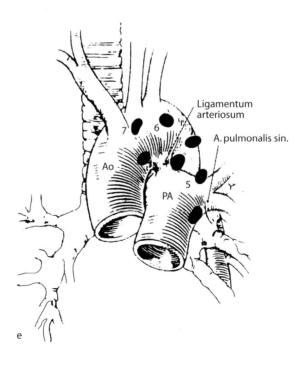

In Hinblick auf unterschiedliches radiotherapeutisches Vorgehen ist im TNM Supplement 1993 (UICC 1993) folgende Unterteilung von (p)N3 vorgesehen:

(p)N3a Ausschließlich intrahorakale Lymphknotenmetastasen (kontralateral mediastinal, kontralateral hilär).
(p)N3b Metastasen in Skalenus- oder supraklavikulären Lymphknoten.

Klassifikation der Fernmetastasen

Gültige Klassifikation (UICC 1997 a, 5. Auflage)

(p)MX Fernmetastasen können nicht beurteilt werden.
(p)M0 Keine Fernmetastasen.
(p)M1 Fernmetastasen, einschließlich vom Primärtumor getrennte Tumorherde in einem anderen Lungenlappen (ipsilateral oder kontralateral).

Bezüglich Änderungen gegenüber der 4. Auflage s. Tabelle 2, S. 102.

Erläuterungen

Diskontinuierliche Tumorherde in der Brustwand jenseits der parietalen Pleura oder im Diaphragma gelten als Fernmetastasen, alle anderen diskontinuierlichen Läsionen innerhalb des ipsilateralen Hemithorax werden jedoch *nicht* als Fernmetastasen klassifiziert, sondern in der T/pT- und N/pN-Klassifikation berücksichtigt, z. B. Carcinomatosis pleurae als (p)T4 (UICC 1993).

Ramifikationen

Aufgrund der Daten der deutschen TNM-Lungenkarzinomstudie (Bülzebruck et al., persönliche Mitteilung) wurde im TNM Supplement 1993 (UICC 1993) folgende Ramifikation von (p)M1 vorgeschlagen:
(p)M1a Fernmetastasen beschränkt auf kontralaterale Lunge (intraparenchymal und/oder pleural).
(p)M1b Andere Fernmetastasen.

Stadiengruppierung

Abbildung 2 zeigt die jetzt gültige Stadiengruppen (5. Auflage, UICC 1997 a). In Tabelle 3 sind die Veränderungen gegenüber der 4. Auflage (UICC 1987) ersichtlich. Ferner ergibt sich hieraus die Möglichkeit einer Konversion von Daten der 4. Auflage in die Stadieneinteilung der 5. Auflage. Ausdrücklich sei darauf hingewiesen, daß die Zahl der Patienten des Stadiums IIA sehr gering ist. Im Krankengut der Thoraxklinik Heidelberg-Rohrbach fanden sich 1988–1994 unter 5155 Patienten (kleinzelliges und nicht-kleinzelliges Karzinom) nur 31 (0,6 %) Patienten im klinischen Stadium IIA, was mit dem entsprechenden Wert im Krankengut von Mountain (1996) (29/5247 = 0,6 %) identisch ist.

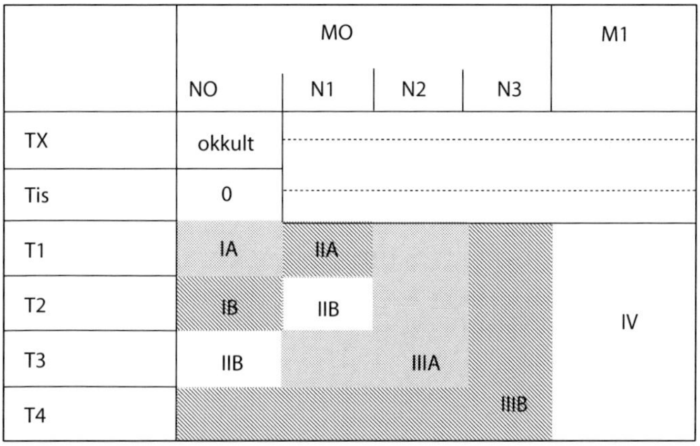

1.6 Staging des Lungenkarzinoms

	M0				M1
	N0	N1	N2	N3	
TX	okkult				
Tis	0				
T1	IA	IIA			
T2	IB	IIB			IV
T3	IIB		IIIA		
T4				IIIB	

Abb. 2. Stadiengruppierung nach 5. Auflage der TNM-Klassifikation (UICC 1997 a)

Tabelle 3. Konversionstabelle für Stadieneinteilung 1987/1997

4. Auflage (UICC 1987)		5. Auflage (UICC 1997 a)
Stadium I	T1N0M0 ⟶	Stadium IA
	T2N0M0 ⟶	Stadium IB
Stadium II	T1N1M0 ⟶	Stadium IIA
	T2N1M0	Stadium IIB
Stadium III	T3N0M0	
	T1N2M0 ⎫	
	T2N2M0 ⎬ ⟶	Stadium IIIA
	T3N1M0	
	T3N2M0 ⎭	
Stadium IIIB	— unverändert ⟶	Stadium IIIB
Stadium IV	— unverändert ⟶	Stadium IV

„Limited disease" und „extensive disease"

Die ursprüngliche Einteilung der VALG sowie Modifikationen dieser Einteilung sind in Tabelle 4, dargestellt, in der auch die Beziehung zum TNM-System erkennbar ist. In bezug auf die Therapieplanung kann auch eine wieder vereinfachte Definition von „limited disease" als Zusammenfassung der UICC-Stadien I–IIIB und von „extensive disease" entsprechend dem UICC-Stadium IV verwendet werden (Drings 1996).

Tabelle 4. „Limited disease" und „extensive disease"

TNM 5. Auflage (UICC 1997a)			VALG (Zelen 1973)	IASLC (Stahel et al. 1989)	Wolf u. Havemann 1995
Stadium IA	T1N0M0		L	L	L
Stadium IB	T2N0M0				
Stadium IIA	T1N1M0				
Stadium IIB	T2N1M0				
	T3N0M0	Ohne Infiltration der Brustwand, ohne Rekurrens- oder Phrenikusparese, kein Sulcus-superior-Tumor			
		Mit Infiltration der Brustwand oder mit Rekurrens- oder Phrenikusparese oder Sulcus-superior-Tumor	E	L	EI
Stadium III A	T1N2M0	Ohne Infiltration der Brustwand, ohne Rekurrens- oder Phrenikusparese, kein Sulcus-superior-Tumor	L	L	L
	T2N2M0				
	T3N1,2M0	Mit Infiltration der Brustwand oder mit Rekurrens- oder Phrenikusparese oder Sulcus-superior-Tumor	E	L	EI
Stadium IIIB		LK-Metastasen hilär kontralateral oder supraklavikulär ipsilateral	L	L	L
	Jedes T, N3 M0	LK-Metastasen mediastinal kontralateral oder supraklavikulär ipsilateral	E	L	EI
		Ohne malignen Pleura- und ohne malignen Perikarderguß, ohne Infiltration großer Gefäße	L	L	L
	T4, jedes N, M0	Mit malignem Pleuraerguß oder mit diskontinuierlichem ispilateralem Pleurabefall (Pleurakarzinose) oder mit Infiltration großer Gefäße [a], jedoch ohne malignem Pleuraerguß	E	L	EI
		Mit malignem Perikarderguß	?[b]	?[b]	EI
Stadium IV	Jedes T, jedes N, M1		E	E A: Fernmetastasen nur in einem Organ B: Fernmetastasen in mehreren Organen	EII

[a] Als große Gefäße gelten Aorta, V. cava superior, V. cava inferior, Truncus pulmonalis, intraperikardiale Anteile der rechten und linken A. pulmonalis sowie intraperikardiale Anteile der oberen und unteren V. pulmonalis beidseits.
[b] In den Definitionen dieser Klassifikationen keine diesbezüglichen Angaben.

Vereinfachte Stadieneinteilung für nicht-karzinomatöse maligne Tumoren

Das TNM-System ist nur für Karzinome einschließlich Karzinoidtumoren anwendbar. Für andere maligne Tumoren wurde von der UICC (1993) eine Stadieneinteilung empfohlen, die den diesbezüglichen Vorschlägen des SEER-Programms der USA folgt (SEER 1992):
- in situ (nichtinvasiv),
- lokalisiert (begrenzt auf die Lunge),
- regionär, direkte Ausbreitung,
- regionär, Befall regionärer Lymphknoten,
- regionär, direkte Ausbreitung und Befall regionärer Lymphknoten,
- Befall von Fernorganen durch direkte Ausbreitung oder Fernmetastasen,
- Befall von nicht-regionären Lymphknoten.

Residualtumor-(R-)Klassifikation

Während TNM und pTNM die anatomische Ausbreitung des Tumors ohne Berücksichtigung der Behandlung beschreiben, erfaßt die R-Klassifikation den Tumorstatus nach Behandlung. Sie spiegelt die Effekte der Therapie wider, beeinflußt das weitere therapeutische Vorgehen und liefert die zuverlässigsten Aussagen zur Prognose (UICC 1987, 1997 a).

Aus historischen Gründen ist die R-Klassifikation nicht obligater Bestandteil des TNM-Systems und in diesem nur als fakultativ angeführt. Aufgrund ihrer prognostischen Bedeutung (Hermanek u. Wittekind 1994a) ist sie aber, insbesondere nach chirurgischer Therapie, unerläßlich und daher auch im Dokumentationssystem der Arbeitsgemeinschaft Deutscher Tumorzentren (ADT) als essentieller Bestandteil der Tumorklassifikation neben der Erfassung der anatomischen Tumorausbreitung durch die TNM-Kategorien zwingend vorgesehen (Dudeck et al. 1994; Wagner u. Hermanek 1995, UICC 1997a, deutsche Übersetzung).

Die Definitionen der R-Klassifikationen sind:
RX Vorhandensein von Residualtumor kann nicht beurteilt werden.
R0 Kein Residualtumor.
R1 Mikroskopischer Residualtumor.
R2 Makroskopischer Residualtumor.

Fälle mit makroskopischem Residualtumor können nach der Sicherheit der Diagnose in R2a (ohne mikroskopische Bestätigung) und R2b (mit mikroskopischer Bestätigung) unterteilt werden (Dudeck et al. 1994).

In der R-Klassifikation wird nicht nur die lokoregionäre Situation berücksichtigt, sondern auch etwa verbleibende Fernmetastasen. R0 entspricht der „kompletten Remission" oder der „kurativen Resektion". Es trifft zu für Patienten, bei denen Residualtumor durch die angewandten diagnostischen Methoden nicht nachgewiesen werden kann. R0 schließt daher nicht aus, daß zum Zeitpunkt der Klassifikation nicht-faßbarer Residualtumor vorhanden ist, der später zu klinisch manifestem lokoregionärem Rezidiv oder Fernmetastasen führt. R0 entspricht daher tatsächlich nicht-bestimmbarem Residualtumor und ist nicht identisch mit der Heilung.

Die Bestimmung der R-Klassifikation erfordert neben der Berücksichtigung der prä- und intraoperativen Befunde (klinischer Nachweis von zurückbleibendem lokoregionärem Residualtumor oder zurückgelassenen Fernmetastasen?) die pathohistologische Untersuchung des Tumorresektates. Hierbei ist in erster Linie eine Ausbreitung des Tumors im Bereich der Bronchien und des peribronchialen Gewebes bis zu den Resektionsflächen auszuschließen. Neben dieser konventionellen Methode können auch spezielle Verfahren angewandt werden, um die R-Klassifikation zu verbessern. Hierzu gehören:
- Imprintzytologie der Resektionslinien,
- zytologische Untersuchung von Pleuraspülungen bei Patienten ohne makroskopisch erkennbaren Befall der Pleura und ohne Pleurametastasen,
- immunzytologische Untersuchung von Knochenmarkbiopsien bei Patienten ohne Knochenmetastasen.

Patienten, die mit konventioneller Methodik untersucht wurden, können natürlich nicht mit solchen verglichen werden, bei denen spezielle Methoden angewandt wurden. Daher wurde vorgeschlagen, die Untersuchungsmethodik bei der R-Klassifikation durch Zusatz des Symbols „conv" (für konventionell) oder „soph" (für „sophisticated") anzuzeigen, z.B. R0 (conv) oder R0 (soph) (Hermanek u. Wittekind 1994b). Statt „(soph)" wird die UICC den Zusatz „(spec)" (für spezielle Methoden) empfehlen.

Histologischer Typ und Stadium

Tabelle 5 zeigt, daß die Stadienverteilung beim kleinzelligen und nicht-kleinzelligen Lungenkarzinom statistisch signifikant unterschiedlich ist ($p < 0,001$). Kleinzellige Karzinome sind zum Zeitpunkt der Diagnose wesentlich weiter fortgeschritten als nicht-kleinzellige Karzinome.

Tabelle 5. Histologischer Typ und klinisches Stadium. Krankengut der Thoraxklinik Heidelberg-Rohrbach 1988–1994 (n = 5155). Klinisches Stadium nach UICC (1997a, 5. Auflage). Nicht berücksichtigt 147 Patienten mit Karzinoidtumor

Anzahl (n)	Nicht-kleinzelliges Karzinom 4046	Kleinzelliges Karzinom 1109
Stadium IA	169 (4,2%)	13 (1,2%)
Stadium IB	349 (8,6%)	31 (2,8%)
Stadium IIA	26 (0,6%)	5 (0,4%)
Stadium IIB	463 (11,4%)	59 (5,3%)
Stadium IIIA	859 (21,2%)	156 (14,1%)
Stadium IIIB	1110 (27,4%)	370 (33,4%)
Stadium IV	975 (24,1%)	461 (41,6%)
Unbestimmt	95 (2,4%)	14 (1,3%)

Klinisches vs. pathologisches Staging

Das klinische Staging hat eine beträchtliche Fehlerbreite. Tabelle 6 zeigt anhand der Patienten, bei denen eine Tumorresektion vorgenommen wurde, den Vergleich zwischen dem prätherapeutisch-klinisch bestimmten Stadium und dem nach Tumorresektion mit Lymphadenektomie durch pathohistologische Untersuchung des Tumorresektates festgestellten pathologischen Stadium. Übereinstimmung ergab sich bei 44% der Patienten mit nicht-kleinzelligem Karzinom und bei 49% der Patienten mit kleinzelligem Karzinom; Understaging bei der klinischen Beurteilung zeigte sich bei 25% bzw. 26%, Overstaging bei 31% bzw. 25% der Patienten.

Stadium, Resektabilität und R-Klassifikation

Je höher das Stadium, desto seltener ist der Tumor resektabel und desto seltener ist eine R0-Resektion zu erzielen. Die entsprechenden Daten zeigt Tabelle 7.

Prognostische Bedeutung der anatomischen Tumorausbreitung

Prognose in Abhängigkeit vom klinischen Stadium

Die Prognose in Abhängigkeit vom klinischen Stadium zeigt Tabelle 8, und zwar getrennt für nicht-kleinzellige und kleinzellige Karzinome. Bei beiden Karzinomtypen zeigt sich eine graduelle Verschlechterung der Prognose mit höherem Stadium. In den Stadien I–IIIB ist die Prognose des kleinzelligen Karzinoms jeweils signifikant schlechter als jene der nicht-kleinzelligen Karzinome. Für das Stadium IIA läßt sich dies allerdings wegen der geringen Patientenzahlen nicht sichern. Im Stadium IV überleben bei beiden Karzinomtypen nur 1% der Patienten 5 Jahre.

Abbildung 3 zeigt die Überlebenskurven für nicht-kleinzellige Karzinome, und zwar vergleichend sowohl für die Stadieneinteilung nach der 4. Auflage als auch der 5. Auflage des TNM-Systems (UICC 1987, 1997a). Die signifikante Unterschiedlichkeit in der Prognose verschiedener Stadien ist sowohl bei der früheren als auch bei der jetzigen Stadieneinteilung erkennbar. Der Vorteil der Stadieneinteilung 1997 besteht v.a. darin, daß die bisherigen Stadien I, II und IIIA nunmehr genauer differenziert werden. Allerdings sind prognostische Aussagen für das Stadium IIA wegen der geringen Zahl der Patienten bislang noch problematisch.

Tabelle 6. Vergleich zwischen klinischem und pathologischem Stadium (UICC 1997 a). Krankengut der Thoraxklinik Heidelberg-Rohrbach 1988–1994, nur Patienten mit Tumorresektion, nicht berücksichtigt 84 Patienten mit Karzinoidtumor

A. Patienten mit nicht-kleinzelligem Lungenkarzinoms (n = 1772, davon klinisches Stadium nicht bestimmt bei 32 Patienten)

Klinisches Stadium	Pathologisches Stadium IA	IB	IIA	IIB	IIIA	IIIB	IV	Summe		
IA	100	22	6	6	6	13	–	153	Übereinstimmung:	763 (44 %)
IB	27	142	7	48	29	14	5	272	Understaging:	434 (25 %)
IIA	12	2	5	2	1	2	1	25	Overstaging:	543 (31 %)
IIB	12	110	8	99	50	49	10	338		
IIIA	16	93	6	123	145	124	11	518		
IIIB	4	19	2	45	61	205	28	364		
IV	1	1	–	–	–	1	67	70		
Gesamt	172	389	34	323	292	408	122	1740		

B. Patienten mit kleinzelligem Lungenkarzinom (n = 120, davon klinisches Stadium nicht bestimmt bei 4 Patienten)

Klinisches Stadium	Pathologisches Stadium IA	IB	IIA	IIB	IIIA	IIIB	IV	Summe		
IA	7	–	–	–	1	–	–	8	Übereinstimmung:	57 (49 %)
IB	5	4	–	3	2	3	–	17	Understaging:	30 (26 %)
IIA	1	–	–	–	–	1	–	3	Overstaging:	29 (25 %)
IIB	2	3	2	9	5	6	–	27		
IIIA	–	4	–	6	12	8	–	30		
IIIB	–	–	–	3	2	19	1	25		
IV	–	–	–	–	–	1	6	7		
Gesamt	15	11	2	21	22	38	7	116		

1.6 Staging des Lungenkarzinoms

Tabelle 7. Klinisches Stadium, Resektabilität und R-Klassifikation. Krankengut der Thoraxklinik Heidelberg-Rohrbach 1988–1994. Alle Patienten mit Ersterkrankung an Lungenkarzinom. Nicht berücksichtigt 147 Patienten mit Karzinoidtumor

Histologisches Typ und klinisches Stadium (UICC 1997 a)	Anzahl (n)	davon Tumorresektion (jedes R)	R0-Resektion
A. Nicht-kleinzelliges Karzinom			
Stadium IA	169	153 (90,5 %)	151 (89,3 %)
Stadium IB	349	272 (77,9 %)	254 (72,8 %)
Stadium IIA	26	25 (96 %)	24 (92 %)
Stadium IIB	463	338 (73,0 %)	307 (66,3 %)
Stadium IIIA	859	518 (60,3 %)	444 (51,7 %)
Stadium IIIB	1110	364 (32,8 %)	231 (20,8 %)
Stadium IV	975	70 (7,2 %)	37 (3,8 %)
Unbestimmt	95	32 (34 %)	30 (32 %)
Zwischensumme	4046	1772 (43,8 %)	1478 (36,5 %)
B. Kleinzellige Karzinome			
Stadium IA	13	8 (62 %)	8 (62 %)
Stadium IB	31	17 (55 %)	16 (52 %)
Stadium IIA	5	2 (40 %)	2 (40 %)
Stadium IIB	59	27 (46 %)	21 (36 %)
Stadium IIIA	156	30 (19,2 %)	24 (15,4 %)
Stadium IIIB	370	25 (6,8 %)	14 (3,8 %)
Stadium IV	461	7 (1,5 %)	6 (1,3 %)
Unbestimmt	14	4 (29 %)	4 (29 %)
Zwischensumme	1109	120 (10,8 %)	95 (8,6 %)
Gesamtsumme	5155	1892 (36,7 %)	1573 (30,5 %)

Tabelle 8. Prognose in Abhängigkeit von klinischem Stadium und histologischem Typ. Beobachtete 5-Jahres-Überlebensraten mit 95 %-Vertrauensbereich; postoperative Letalität nicht ausgeschlossen. Krankengut der Thoraxklinik Heidelberg-Rohrbach 1988–1994. Alle Patienten, unabhängig von der Art der Therapie. Klinische Stadiengruppierung nach UICC (1997 a). Nicht berücksichtigt 147 Patienten mit Karzinoidtumor (*n.d.* nicht definiert, *n.s.* nicht signifikant)

Klinisches Stadium	Beobachtete 5-Jahres-Überlebensrate (%) mit 95 %-Vertrauensbereich				Statistisch signifikante Unterschiede
	Nicht-kleinzelliges Karzinom		Kleinzelliges Karzinom		
IA	52 (42–62)	(n = 169)	34 (5–63)	(n = 13)	p = 0,03
IB	42 (37–49)	(n = 349)	25 (7–43)	(n = 31)	p = 0,045
IIA	n.d.	(n = 26)	n.d.	(n = 5)	–
IIB	36 (31–41)	(n = 463)	20 (7–33)	(n = 59)	p = 0,019
IIIA	22 (19–25)	(n = 859)	8 (5–11)	(n = 156)	
IIIB	9 (7–11)	(n = 1110)	5 (2–8)	(n = 370)	p < 0,001
IV	1 (0– 2)	(n = 975)	1 (0– 2)	(n = 461)	n.s.
Unbestimmt	n.d.	(n = 35)	n.d.	(n = 14)	–
Alle	19 (17–21)	(n = 4046)	6 (4–8)	(n = 1109)	p < 0,001

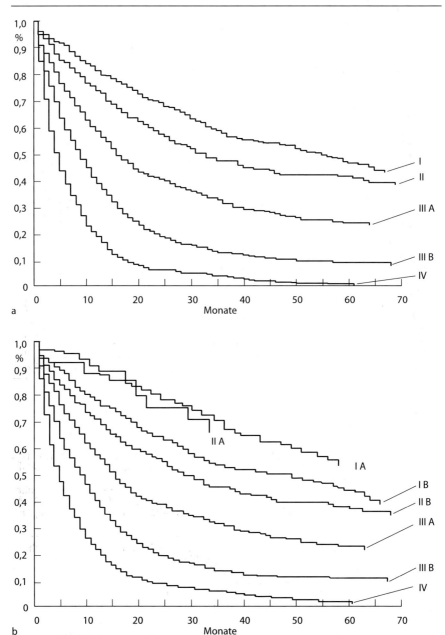

Abb. 3 a, b. Prognose des nicht-kleinzelligen Lungenkarzinoms in Abhängigkeit vom klinischen Stadium. Beobachtete Überlebenskurven (postoperative Letalität nicht ausgeschlossen): **a** Stadieneinteilung nach 4. Auflage der TNM-Klassifikation (UICC 1987), **b** nach 5. Auflage (UICC 1997 a). Krankengut und Zahlenwerte zu **b** siehe Tabelle 8. Zahlenwerte zu **a**: Stadium I (n = 518): 5-Jahres-Überlebensrate mit 95%-Vertrauensbereich 46 (41–51)%, Stadium II (n = 340): 41 (35–47)%, Stadium IIIA (n = 1013): 24 (21–27)%, Stadium IIIB (n = 1224): 9 (7–11)%, Stadium IV (n = 856): 1 (0–2)%

Prognose bei Patienten mit Tumorresektion

Bei Patienten mit Tumorresektion kann die anatomische Ausbreitung vor Behandlung durch die pathologische TNM-Klassifikation zuverlässiger bestimmt werden (vgl. S. 98), überdies ist hier eine exakte Klassifikation des Tumorstatus nach Therapie (R-Klassifikation) möglich. Dadurch wird die Schätzung der Prognose wesentlich genauer. Tabelle 9 zeigt die beobachteten 5-Jahres-Überlebensraten bei Patienten mit nicht-kleinzelligem Karzinom in Abhängigkeit von pathologischem Stadium und R-Klassifikation.

Für die kleinzelligen Karzinome wurde wegen der geringen Zahl der Patienten in den einzelnen Stadien eine Zusammenfassung vorgenommen; die diesbezüglichen Ergebnisse zeigt Tabelle 10.

Perspektiven

1994 hat sich das TNM Project Committee der UICC in TNM Prognostic Factor Project Committee umbenannt, um die Bedeutung der Identifikation und Evaluation von prognostischen Faktoren, die zusätzlich zur anatomischen Tumorausbreitung von Bedeutung sind, zum Ausdruck zu bringen. Ziel zukünftiger klinischer und klinisch-pathologischer Forschung ist die Etablierung von sog. prognostischen Systemen. Darunter werden mathematische Modelle verstan-

Tabelle 9. Prognose und Resektion nicht-kleinzelliger Lungenkarzinome in Abhängigkeit von pathologischem Stadium und R-Klassifikation (UICC 1997 a). Krankengut der Thoraxklinik Heidelberg-Rohrbach 1988–1994, nicht berücksichtigt 84 Patienten mit Karzinoidtumor (*n.d* nicht definiert, *n.s.* nicht signifikant)

Patholo-gisches Stadium	Beobachtete 5-Jahres-Überlebensraten (%) mit 95 % Vertrauensbereich			
	Jedes R	R0	R1,2	Statistisch signifikante Unterschiede
IA	64 (54–74) (n = 175)	66 (56–76) (n = 172)	n.d. (n = 3)	–
IB	54 (48–60) (n = 392)	55 (49–61) (n = 382)	n.d. (n = 10)	–
IIA	65 (47–83) (n = 34)	n.d. (n = 33)	n.d. (n = 1)	–
IIB	42 (36–48) (n = 329)	43 (37–49) (n = 313)	n.d. (n = 16)	–
IIIA	25 (19–31) (n = 299)	26 (18–34) (n = 260)	23 (7–39) (n = 39)	n.s.
IIIB	16 (10–22) (n = 419)	19 (13–25) (n = 253)	13 (7–19) (n = 166)	$p < 0{,}001$
IV	10 (2–18) (n = 124)	19 (5–33) (n = 65)	3 (0–9) (n = 59)	$p = 0{,}003$
Alle Stadien	37 (34–40) (n = 1772)	42 (38–46) (n = 1478)	12 (8–16) (n = 294)	$p < 0{,}001$

Tabelle 10. Prognose nach Resektion kleinzelliger Lungenkarzinome in Abhängigkeit von pathologischem Stadium und R-Klassifikation (UICC 1997 a). Krankengut der Thoraxklinik Heidelberg-Rohrbach 1988–1994

A. Beobachtete 3-Jahres-Überlebensrate (%) mit 95%-Vertrauensbereich

	Jedes R	R0	R1,2
Stadium I	60 (40–80) (n = 28)	60 (40–80) (n = 28)	–
Stadium II	39 (17–61) (n = 24)	39 (17–61) (n = 24)	–
Stadium IIIA–IV	28 (16–40) (n = 68)	31 (15–47) (n = 43)	23 (5–41) (n = 25)
Alle Stadien	38 (28–48) (n = 120)	42 (30–54) (n = 95)	23 (5–41) (n = 25)

B. Beobachtete 5-Jahres-Überlebensrate (%) mit 95%-Vertrauensbereich

	Jedes R	R0	R1,2
Stadium I	53 (31–75) (n = 28)	53 (31–75) (n = 28)	–
Stadium II	31 (9–53) (n = 24)	31 (9–53) (n = 24)	–
Stadium IIIA–IV	19 (7–31) (n = 68)	22 (6–38) (n = 43)	14 (0–28) (n = 25)
Alle Stadien	30 (20–40) (n = 120)	34 (22–46) (n = 95)	14 (0–28)[a] (n = 25)

[a] Statistisch signifikanter Unterschied R0 vs. R1,2 p = 0,030.

den, die für den einzelnen Patienten auf der Grundlage der Ausgangssituation bei Diagnose und unter Berücksichtigung der Therapie Überleben und Risiko für Tumorrückfälle (lokoregionäres Rezidiv, Fernmetastasen) schätzen (Hermanek 1995; Hermanek et al. 1995).

Zusätzlich zur anatomischen Tumorausbreitung sind beim Lungenkarzinom bisher der Allgemeinzustand des Patienten (Leistungsindex, „performance status") und die funktionellen pulmonalen Reserven als gesichert anzusehen, zahlreiche weitere Faktoren sind in Diskussion (Asamura u. Naruke 1995).

Erste Ansätze für prognostische Systeme wurden für das nicht-kleinzellige Karzinom von Shinkai et al. (1992), für das kleinzellige Karzinom von Sagman et al. (1991) vorgelegt. Sie bedürfen der Testung an anderen Datensätzen. Für eine allgemeine Etablierung prognostischer Systeme sind große Sammlungen von uniform erhobenen Daten auf multiinstitutioneller und internationaler Basis erforderlich.

Literatur

American Joint Committee on Cancer (1997) AJCC Cancer staging manual, 5th edn. Lippincott/Roven, Philadelphia

Asamura H, Naruke T (1995) Lung carcinoma. In: Hermanek P, Gospodarowicz MK, Henson DE, Hutter RVP, Sobin LH (eds) Prognostic factors in cancer. Springer, Berlin Heidelberg New York Tokyo

Bülzebruck H, Probst G, Vogt-Moykopf I (1989) Validierung des TNM-Systems für das Bronchialkarzinom: Güte der klinischen Klassifikation, Wertigkeit diagnostischer Verfahren und prognostische Relevanz. Z Herz Thorax Gefäßchir 3:195–298

Bülzebruck H, Krya A, Bauer E, Probst G, Drings P, Vogt-Moykopf I (1991 a) Validation of the TNM classification (4th edn) for lung cancer – first results of a prospective study of 1086 patients with surgical treatment. Eur J Cardiothorac Surg 5:356–362

Bülzebruck H, Drings P, Kayser K, Schulz V, Tuengertal S, Vogt-Moykopf I (1991 b) Classification of lung cancer: first experience with the new TNM classification (4th edn). Eur Respir J 4:1197–1206

Drings P (Hrsg) (1996) Therapeutische Standards Lungenkarzinom. Qualitätssicherung in der Onkologie 4.1. Zuckschwerdt, München Bern Wien New York

Dudeck J, Wagner G, Grundmann E, Hermanek P (Hrsg) (1994) Basisdokumentation für Tumorkranke, 4. Aufl. ADT Tumordokumentation in Klinik und Praxis 1. Springer, Berlin Heidelberg New York

Hermanek P (1995) Evaluation of new prognostic factors in oncology. Virchow's Arch 427:335–336

Hermanek P, Wittekind Ch (1994 a) Residual tumor (R) classification and prognosis. Seminars Surg Oncol 10:12–20

Hermanek P, Wittekind Ch (1994 b) Seminar: The pathologist and the residual tumor (R) classification. Pathol Res Pract 190:115–123

Hermanek P, Gospodarowicz MK, Henson DE, Hutter RVP, Sobin LH (eds) (1995) Prognostic factors in cancer. Springer, Berlin Heidelberg New York Tokyo

Mountain CF (1996) Lung cancer staging: 1997 revisions. In: Antypas G (ed) 2nd International Congress on Lung Cancer, Crete, Greece, November 9–13, 1996. Monduzzi, Bologna

Sagman U, Maki E, Evans WKM, Shepherd FA, Sculier JP, Haddad R, Payne D, Pringle JF, Yeoh JL, Ciampi A, DeBoer G, McKinney S, Ginsberg R, Feld R (1991) Small-cell carcinoma of the lung: derivation of a prognostic staging system. J Clin Oncol 9:1639–1649

SEER Program (1992) Code manual, rev edn, June 1992. Cunningham J, Ries L, Hankey B, Seiffert J, Lyles B, Shambaugh E, Percy C, van Holten V (eds) NIH Publ No 92-1999. National Cancer Institute, Bethesda

Shinkai T, Eguchi K, Sasaki Y, Tamura T, Ohe Y, Kojima A, Oshita F, Miya T, Okamoto H, Iemura K, Saijo N (1992) A prognostic-factor index in advanced non-small-cell lung cancer treated with cisplatin-containing combination therapy. Cancer Chemother Pharmacol 30:1–6

Stahel RA, Ginsberg R, Havemann K, Hirsch FR, Ihde DC, Jassem J, Karrer K, Maurer LH, Osterlind K, van Houtte P (1989) Staging and prognostic factors in small cell lung cancer: a consensus report. Lung Cancer 5:119–126

UICC (1987) TNM Classification of malignant tumours, 4th edn. Hermanek P, Sobin LH (eds) Deutsche Übersetzung: Hermanek P, Scheibe O, Spiessl B, Wagner G (Hrsg) TNM-Klassifikation maligner Tumoren, 4. Aufl. Springer, Berlin Heidelberg New York Tokyo

UICC (1993) TNM Supplement 1993. A commentary on uniform use. Hermanek P, Henson DE, Hutter RVP, Sobin LH (eds) Springer, Berlin Heidelberg New York Tokyo

UICC (1997 a) TNM classification of malignant tumours, 5th edn. Sobin LH, Wittekind Ch (eds). Wiley & Sons, New York. Deutsche Übersetzung: Wittekind C, Wagner G (Hrsg) TNM-Klassifikation maligner Tumoren, 5. Aufl. Springer, Berlin Heidelberg New York Tokyo

UICC (1997 b) TNM Atlas. Illustrated guide to the TNM/pTNM classification of malignant tumours, 4th edn. Hermanek P, Hutter RVP, Sobin LH, Wagner G, Wittekind C (eds) Deutsche Übersetzung: Hermanek P, Wagner G, Wittekind C (Hrsg) TNM-Atlas. Springer, Berlin Heidelberg New York Tokyo

Wagner G, Hermanek P (1995) Organspezifische Tumordokumentation. ADT Tumordokumentation in Klinik und Praxis 2. Springer, Berlin Heidelberg New York Tokyo

Wolf M, Havemann K (1995) Kleinzellige Bronchialkarzinome. In: Seeber S, Schütte J (Hrsg) Therapiekonzepte Onkologie, 2. Aufl. Springer, Berlin Heidelberg New York Tokyo

Zelen M (1973) Keynote adress on biostatistics and data retrival. Cancer Chemother Rep 3/4:31–42

1.7 Strategie der Diagnostik und des Stagings

P. Drings

Die Prognose des Patienten und das therapeutische Konzept (Operation, Radiotherapie oder Chemotherapie) werden beim Bronchialkarzinom von dessen histologischem Typ und seiner Ausdehnung wesentlich bestimmt. Die Masse des Tumors dokumentiert sich hauptsächlich in seiner anatomischen Ausbreitung. Zusätzlich liefern die Aktivitäten verschiedener Enzyme (z. B. Laktatdehydrogenase, neuronenspezifische Enolase), Hormone (z. B. ACTH, Parathormon, Kalzitonin) oder der Nachweis tumorspezifischer Antigene (z. B. CEA) Hinweis auf die Tumorausdehnung. Mit diesen Parametern ist es möglich, aus prognostischer Sicht Subgruppen von kleinzelligen Bronchialkarzinomen zu charakterisieren. Dies mag für klinische Studien hinsichtlich einer Stratifikation

Tabelle 1. Beurteilung der Leistungsfähigkeit eines Patienten nach der Skala von Karnofsky et al. (1948)

Patient entfaltet normale Aktivität, eine spezielle Betreuung ist nicht erforderlich.	100 %	Patient ist beschwerdefrei.
	90 %	Patient ist fähig zur normalen Aktivität, nur geringe Krankheitszeichen.
	80 %	Mit Anstrengung normale Aktivität, mäßige Krankheitszeichen.
Patient ist arbeitsunfähig; er kann zu Hause leben und sich bis auf geringe Unterstützung selbst versorgen.	70 %	Selbstversorgung ist möglich, Patient ist jedoch unfähig zur Entfaltung einer normalen Aktivität oder aktiven Tätigkeit.
	60 %	Patient benötigt gelegentlich fremde Hilfe.
	50 %	Patient benötigt erhebliche Hilfeleistungen und häufig medizinische Pflege.
Patient ist erheblich behindert und kann sich nicht mehr selbst versorgen. Er benötigt ständige Pflege. Die Tumorerkrankung schreitet rasch voran.	40 %	Patient ist behindert und pflegebedürftig.
	30 %	Patient ist stark behindert, Krankenhausaufnahme ist indiziert.
	20 %	Patient ist schwerkrank. Krakenhausaufnahme ist zur aktiven unterstützenden Therapie notwendig.
	10 %	Patient ist moribund. Rasches Fortschreiten der lebensbedrohlichen Erkrankung.

1.7 Strategie der Diagnostik und des Stagings

von Bedeutung sein, jedoch ersetzen diese Daten nicht die Parameter eines anatomischen Stagings (Stahel et al. 1989). Von prognostischer Bedeutung sind außerdem die Tumorverdopplungszeit, der Nachweis eines Gefäßeinbruches, die Anzahl von Fernmetastasen, das Vorhandensein klinischer Tumorsymptome, ein Gewichtsverlust von 10 % und mehr sowie der Leistungsindex, das Alter, das Geschlecht und die psychischen Reserven des Patienten (s. Kap. 1.4).

Allgemeinzustand und Leistungsindex des Patienten werden seit über 30 Jahren nach der Leistungsskala beurteilt, die von Karnofsky et al. (1948) für das Bronchialkarzinom vorgeschlagen wurde (Tabelle 1). Eine etwas einfachere Einteilung in nur 5 Leistungsstufen hat die in den letzten Jahren häufiger verwendete Leistungsskala der Weltgesundheitsorganisation, der Eastern Cooperative Group und des American Joint Committee.

Übersicht Beurteilung der Leistungsfähigkeit eines Patienten nach Empfehlungen der WHO, der ECOG und des AJC

0   Patient entfaltet volle Aktivität.
1   Geringe Einschränkung der physischen Leistungsfähigkeit, geringgradige Tumorsymptome. Patient lebt zu Hause, kann leichte Arbeiten verrichten.
2   Patient lebt unter behindernden Tumorsymptomen, ist weniger als die Hälfte der Tageszeit bettlägerig. Es besteht Arbeitsunfähigkeit.
3   Patient ist stark behindert und mehr als die Hälfte der Tageszeit bettlägerig, jedoch noch fähig aufzustehen.
4   Patient ist schwerkrank und vollständig bettlägerig, kann sich nicht mehr selbst versorgen.

Das anatomische Ausbreitungsstadium des Tumors wird nach dem TNM-System der UICC prätherapeutisch bestimmt (Mountain 1986; s. Kap. 1.6). Postoperativ wird diese Klassifikation unter Berücksichtigung der histopathologischen Untersuchung des Resektionspräparates ergänzt (pTNM). Dieses System ist unverzichtbar, wenn eine operative Therapie geplant ist. Dies gilt hauptsächlich für die nichtkleinzelligen Bronchialkarzinome. Für die Therapieentscheidung beim kleinzelligen Bronchialkarzinom bewährte sich in der Vergangenheit die von der Veterans Administration Lung Cancer Study Group (VALG) vorgeschlagene Einteilung in die beiden Stadien „limited disease" und „extensive disease" (Zelen 1973).

Diese beiden Stagingsysteme sind sowohl für die klinische Routine als auch für die klinische Forschung ausreichend. Es muß jedoch ergänzend hinzugefügt werden, daß im Falle einer geplanten chirurgischen Therapie des kleinzelligen Bronchialkarzinoms in den Stadien I und II die Klassifikation „limited disease" nicht ausreicht. In dieser Situation wird das TNM-System benötigt.

Die von der VALG vorgeschlagene Einteilung in die Stadien „limited disease" und „extensive disease" genügt weitgehend den Anforderungen der Radiotherapie und Chemotherapie (Zelen 1973). Die Klassifikation von Patienten mit kontralateraler mediastinaler oder supraklavikulärer Lymphknotenbeteiligung und von Patienten mit ipsilateralen Pleuraergüssen wurde zunächst nicht präzise definiert und in den vergangenen Jahren von den verschiedenen Gruppen unterschiedlich vorgenommen. Es wird vorgeschlagen, sich zukünftig

Übersicht Stadieneinteilung eines kleinzelligen Bronchialkarzinoms

„Limited disease"
1. Primärtumor auf eine Hemithorax begrenzt.
2. Ipsilaterale hiläre Lymphknoten.
3. Ipsilaterale supraklavikuläre Lymphknoten.
4. Ipsilaterale und kontralaterale mediastinale Lymphknoten.
5. Eventuell vorhandene Atelektase.
6. Rekurrensparese und/oder Phrenikusparese.
7. Kleiner Winkelerguß ohne maligne Zellen.

„Extensive disease"
1. Kontralaterale hiläre Lymphknoten.
2. Kontralaterale supraklavikuläre Lymphknoten.
3. Thoraxwandinfiltration (auch ipsilateral).
4. Pleuritis carcinomatosa.
5. Pleuraerguß (außer kleiner Winkelerguß ohne maligne Zellen).
6. Lymphangiosis carcinomatosa.
7. V.-cava-superior-(VCS)-Syndrom.
8. Metastase in der kontralateralen Lunge.
9. Sonstige Fernmetastasen (Leber, Gehirn, Knochen, sonstige Lymphknoten usw.).

der Empfehlungen einer Expertengruppe der International Association for the Study of Lung Cancer (Stahel et al. 1989) zu bedienen. Nach einem Vorschlag dieser Gruppe schließt das Stadium „limited disease" Patienten mit einem auf einen Hemithorax begrenzten Tumor mit regionären Lymphknotenmetastasen inkl. hilärer, ipsilateraler und kontralateraler mediastinaler und ipsilateraler sowie kontralateraler supraklavikulärer Lymphknoten ein und rechnet auch Patienten mit ipsilateralem Pleuraerguß unabhängig von dem Befund, ob eine zytologische Untersuchung ein positives oder negatives Ergebnis erbrachte, ein. Der Einschluß kontralateraler mediastinaler und supraklavikulärer Lymphknotenmetastasen sowie ipsilateraler Pleurametastasen in diesem Stadium ist akzeptabel, da sich die Prognose dieser Patienten signifikant von jener der Patienten mit Fernmetastasen unterscheidet (Livingston et al. 1982). Das TNM-System klassifiziert diese Ausdehnung auch in das Stadium IIIb, und nicht in das Stadium IV. Das Stadium „extensive disease" ist damit dem Stadium IV des TNM-Systems äquivalent. Da die Anzahl extrathorakaler Metastasen von großer prognostischer Bedeutung ist (Ihde et al. 1981), wird von der Expertengruppe der IASLC eine Unterteilung des Stadiums IV bzw. „extensive disease" in A und B, entsprechend Patienten mit nur einer extrathorakalen Organmanifestation (A) und Patienten mit mehreren extrathorakalen Organmanifestationen (B), vorgeschlagen.

In Therapiestudien bewährte sich in den vergangenen Jahren der sog. Manchester-Score (Czerny et al. 1987), der beim kleinzelligen Bronchialkarzinom sowohl das Tumorstadium als auch einzelne Laborbefunde und den Leistungsindex des Patienten einbezieht (Tabelle 2).

Die Addition der verschiedenen Score-Werte ergibt den Manchester-Score für den Patienten mit 3 unterschiedlichen prognostischen Gruppen (Tabelle 3).

Diagnostik und Staging des Bronchialkarzinoms erfordern ein außerordentlich umfangreiches Untersuchungsprogramm (Aissner u. Whitley 1989; Hirsch

1.7 Strategie der Diagnostik und des Stagings

Tabelle 2. Manchester-Score. (Nach Czerny et al. 1987)

Variable	Score
	0
LDH oberhalb des oberen Normwertes	+1
Nachweis des Stadium „extensive disease"	+1
Natrium unterhalb des unteren Normwertes	+1
Prätherapeutischer Karnosfky-Index < 60	+1
Alakalische Phosphatase über dem 1,5fachen des Normwertes	+1

Tabelle 3. Die 3 unterschiedlichen prognostischen Gruppen, die sich durch Addition der Werte aus dem Manchester-Score ergeben

Score	Prognostischer Gruppe
0-1	Gut
2-3	Zwischenstadium
4-5	Schlecht

1989; Luketich u. Glusberg 1995; Pankow et al. 1995; Moore u. Lee 1996; Feld et al. 1996). Dieses muß sich an der individuellen subjektiven und objektiven Belastbarkeit des Patienten orientieren. Es dient nicht nur der Sicherung der Diagnose und der Beurteilung der Tumorausdehnung, sondern ermöglicht zusätzlich eine Beurteilung der Belastbarkeit des Patienten für das zu wählende Therapieverfahren. Es ist selbstverständlich, daß sich der Umfang des diagnostischen Programms immer an seinen therapeutischen Konsequenzen orientieren muß. Man wird deshalb bei Patienten mit einer potentiell kurativen Therapie wie einer Operation in den frühen Stadien des nichtkleinzelligen Bronchialkarzinoms oder einer Chemo-/Radiothreapie im Stadium „limited disease" des kleinzelligen Bronchialkarzinoms zu einem ausgedehnten Untersuchungsprogramm verpflichtet sein, andererseits aber die Diagnostik auf ein Minimum beschränken, wenn nur noch eine palliative, rein symptomatische Behandlung möglich ist. Die Behandlung von Patienten innerhalb klinischer Therapiestudien erfordert gelegentlich ein weitergehendes Untersuchungsprogramm, welches prognostische Subgruppen prätherapeutisch definiert. Das Vorgehen ist in den entsprechenden Studienprotokollen definiert und wird von Fall zu Fall mit dem Patienten besprochen.

Aus der Sicht des Klinikers hat sich eine Unterteilung der diagnostischen Verfahren in eine *standardisierte Basisdiagnostik* bewährt, bestehend aus
- Anamnese,
- klinischer Untersuchung und physikalischem Befund,
- Laboruntersuchungen,
- Röntgenaufnahme der Thoraxorgane in 2 Ebenen (Durchleuchtung und Tomographie nach Befunderhebung),
- Bronchoskopie (Bronchuslavage)

und eine *weiterführende Diagnostik*, bestehend aus
- Perfusionsszintigraphie der Lunge,
- Computertomographie,
- Kernspintomographie,
- Positronenmissionstomographie,
- Mediastinoskopie,
- Thorakoskopie,
- diagnostischer Thorakotomie,
- Diagnostik zum Ausschluß von Fernmetastasen.

Diagnostik und Staging des Primärtumors (T) und der Lymphknoten (N)

Die Anamnese des Patienten liefert erste Hinweise auf die Ausdehnung des Primärtumors. Reizhusten, Fieber und Hämoptoe weisen auf einen Befall des zentralen Bronchialsystems hin. Eine Dyspnoe kann Ausdruck eines lokal weit fortgeschrittenen Tumorwachstums (Atelektase eines Lungenflügels, Bifurkationssyndrom, ausgedehnter Pleuraerguß) sein, eine kardiale Symptomatik mit Herzrhythmusstörungen und Herzinsuffizienz auf eine Infiltration des Perikards hinweisen. Bei intrathorakalen Schmerzen muß immer an die Infiltration der Thoraxwand oder eines Wirbelkörpers gedacht werden. Eine Dysphagie weist auf eine Beteiligung des Ösophagus durch den Primärtumor oder eine ausgedehnte mediastinale Lymphknotenmetastasierung hin (Midthun u. Jett 1996).

Die in 2 Ebenen anzufertigende *Röntgenübersicht* (Hartstrahltechnik) gilt als radiologische Basisuntersuchung (s. Kap. 1.8). Man muß berücksichtigen, daß das Bronchialkarzinom nicht nur in seiner klinischen Symptomatik, sondern auch im Röntgenbild jede andere Lungenerkrankung imitieren kann (Grunze 1982). Selbst ein normaler Thoraxröntgenbefund schließt einen Lungentumor nicht aus. Eine paradoxe Zwerchfellbeweglichkeit, erkennbar bei der ergänzenden Thoraxdurchleuchtung, kann auf die Beteiligung des N. phrenicus durch den Tumor (T3) oder seine Metastasen (N2) hinweisen.

Die *Bronchoskopie* stellt eine weitere wichtige diagnostische Maßnahme dar. Sie ist vor jedem operativen Eingriff unerläßlich. Die Bronchoskopie liefert nicht nur bei 60–70 % aller Patienten die histologische Diagnose, sondern sie gibt dem Operateur Hinweise auf die Operabilität des Tumors und sein T-Stadium (Abstand zur Carina bzw. Befall der Carina) (Cook u. Miller 1995).

In den vergangenen Jahren entwickelte sich die *Computertomographie* des Thorax zu einem unverzichtbaren Untersuchungsverfahren sowohl für das primäre Staging des Bronchialkarzinoms als auch für die Entscheidung zur Therapie, besonders zur Operation oder Radiotherapie (s. Kap. 1.9.1). Für die Beurteilung eines möglichen Befalls des Mediastinums und zum Nachweis kleinerer intrapulmonaler oder pleuraler Tumoren hat sich die Computertomographie als die nichtinvasive Untersuchungsmethode mit höchster Sensitivität bewährt (van Kaick u. König 1987).

1.7 Strategie der Diagnostik und des Stagings

In den letzten Jahren kamen Kernspintomographie (s. Kap. 1.9.2) mit Positronenemissionstomographie (s. Kap. 1.9.3) als weitere bildgebende Verfahren hinzu. Sie ergänzen die Röntgendiagnostik und Computertomographie.

Wenn sich Hinweise auf einen Pleuraerguß ergeben, wird man mittels *Pleurapunktion*, bei weiter unklarem Befund zusätzlich durch *Pleurastanzbiopsie* oder *Thorakoskopie* die Genese dieses Ergusses abklären. Ein Pleuraerguß muß auch bei Befall zentraler hilärer Strukturen als Folge des daraus resultierenden Lymphstaus oder bei pneumonischer Infiltration und Atelektasen entstehen. In diesen Fällen ist die Ergußflüssigkeit selbstverständlich immer tumorzellfrei.

Die *Mediastinoskopie* kann für die prognostische Beurteilung eines Bronchialkarzinoms von entscheidender Bedeutung sein, da sie die höchste Sensitivität bezüglich des Befalls mediastinaler Lymphknoten aufweist. Ihre Stellung als präoperative Untersuchungsmethode wurde bezüglich von verschiedenen Thoraxchirurgen (Goldberg et al. 1974; Goldstraw et al. 1983; Maassen 1967; Pearson et al. 1972) ausführlich diskutiert. Es setzte sich schließlich eine individuelle Indikationsstellung zur Mediastinoskopie weitgehend durch. Wir (Vogt-Moykopf et al. 1986) sehen in einem nicht sehr ausgedehnten mediastinalen Lymphknotenbefall eines Bronchialkarzinoms (z.B. N2) nicht unbedingt eine Inoperabilität und empfehlen deshalb bezüglich der Mediastinoskopie folgendes individuelles Vorgehen:
- Bei jüngeren Patienten in gutem Allgemeinzustand wird unter der Voraussetzung, daß kein massiver mediastinaler Befall vorliegt, ohne Mediastinoskopie sofort thorakotomiert. Damit werden dem Patienten alle Chancen einer potentiell kurativen Tumorresektion geboten. Die weitere Therapie orientiert sich am postoperativen Tumorstadium.
- Bei älteren Patienten mit erhöhtem Operationsrisiko wird die Mediastinoskopie vorgenommen. Ihr positives Ergebnis erlaubt unabhängig vom Zelltyp des Tumors den Verzicht auf die wesentlich belastendere Thorakotomie.
- Bei kleinzelligen Karzinomen kann das Ergebnis der Mediastinoskopie über die Indikation zur Operation entscheiden, da ein mediastinaler Befall eine Kontraindikation zur kurativen Resektionsbehandlung darstellt. Deshalb wird die Mediastinoskopie, wenn eine operative Behandlung zur Diskussion steht, gefordert.

Die Beurteilung des Mediastinums erfolgt nicht nur durch die Mediastinoskopie, sondern auch durch die Computertomographie und die Galliumszintigraphie. Bei einer vergleichenden Wertung dieser Untersuchungsmethoden ist zu berücksichtigen, daß sich Computertomographie und Mediastinoskopie bezüglich der Sensitivität nur gering unterscheiden, die Mediastinoskopie jedoch der Computertomographie hinsichtlich der Spezifität eindeutig überlegen ist. Die Galliumszintigraphie ist in den letzten Jahren in den Hintergrund getreten.

Der Nachweis vergrößerter Lymphknoten beweist nicht unbedingt ihren metastatischen Befall. Man wird nur durch prospektive klinische Studien mit sorgfältigem Erheben des Lymphknotenstatus sowohl bei einer präoperativen Mediastinoskopie als auch bei einer folgenden Thorakotomie klären können, ob Patienten mit vergrößerten mediastinalen Lymphknoten prinzipiell noch Kandidaten für eine Tumorresektion sein können oder nicht (Spiro u. Goldstraw

1985). Gegenwärtig gilt dieses Problem als ungelöst. Brion et al. (1985) sowie Friedman et al. (1984) und Goldstraw et al. (1983) fordern den bioptisch gesicherten Ausschluß einer mediastinalen Lymphknotenmetastasierung vor einer Thorakotomie mit potentiell kurativer Tumorresektion. Wir würden hingegen – wie oben dargestellt – bei gutem Allgemeinzustand des Patienten und den Chancen zur potentiell kurativen Operation direkt die Thorakotomie anstreben.

Die vergleichende Wertung der verschiedenen diagnostischen Verfahren wird durch die therapeutische Konzeption bestimmt. Bei bestehender Bereitschaft zur weitergehenden Indikationsstellung des Thoraxchirurgen zur Tumorresektion mit Dissektion der mediastinalen Lymphknoten relativiert sich der Wert der einzelnen Methoden. Die Problematik verschärft sich jedoch erheblich, wenn man im Vorhandensein mediastinaler Lymphknotenmetastasen keine Möglichkeit mehr für einen potentiell kurativen Eingriff sieht und deshalb auf die Operation verzichten würde.

Staging der Fernmetastasen (M)

Zum Zeitpunkt der primären Diagnose ist das Bronchialkarzinom häufig bereits fernmetastasiert (Tabellen 4 und 5). Aus diesem Grund muß die Suche nach möglichen Fernmetastasen unbedingt in das primäre diagnostische Programm einbezogen werden, wenn sich aus einem positiven Befund therapeutische Konsequenzen ergeben. Die Untersuchungen orientieren sich an den Prädilektionsstellen der Fernmetastasierung, dem Skelett, der Leber, dem Gehirn und den Nebennieren (Tabelle 5). Das Ausmaß der Fernmetastasierung variiert je nach dem histologischen Typ des Tumors. Wegen der besonders hohen Malignität und Tendenz zur frühzeitigen hämatogenen Dissemination werden Fernmetastasen am häufigsten bereits zum Zeitpunkt der Diagnose beim kleinzelligen Bronchialkarzinom beobachtet. Es folgen das Adenokarzinom, das großzellige Karzinom und das Plattenepithelkarzinom.

Lebermetastasen

Häufig weisen bereits der klinische Untersuchungsbefund und die laborchemischen Untersuchungsergebnisse auf einen Befall der Leber hin. Die typischen Laborparameter (SGOT, GGT, alkalische Phosphatase und LDH) können selbstverständlich auch durch Begleiterkrankungen pathologisch verändert werden. Ihre Erhöhung sollte deshalb immer nur im Sinne einer Richtungsweisung interpretiert werden. Sonographie und Computertomographie werden als nichtinvasive Untersuchungsmethoden routinemäßig verwendet. Beide bildgebenden Verfahren ergänzen sich, jedes liefert Informationen, die vom anderen nicht zu erwarten sind. Wenn durch diese Verfahren die Frage nach einer Metastasierung des Bronchialkarzinoms in die Leber nicht zweifelsfrei beantwortet werden kann – dies ist denkbar bei fraglichem Befund vor einer geplanten

Tabelle 4. Häufigkeit von Fernmetastasen beim primären Staging (eigene Analyse)

	Anzahl der Patienten	M0 n	(%)	M1 n	(%)
Kleinzelliges Karzinom	365	180	(49)	185	(51)
Plattenepithelkarzinom	620	474	(77)	146	(23)
Adenokarzinom	436	267	(61)	169	(39)
Großzelliges Karzinom	142	87	(61)	55	(39)
Mischtumoren	77	58	(75)	19	(25)
Nicht exakt klassifizierbare Karzinome	118	68	(58)	50	(42)
Gesamt	1758	1134	(65)	624	(35)

Tabelle 5. Verteilung der Fernmetastasen beim primären Staging (M1-Patienten der Tabelle 4; die Prozentwerte beziehen sich auf die Gesamtzahl der M1-Fälle des entsprechenden histologischen Karzinomtyps)

	Kleinzellige Karzinome (n = 185)		Nichtkleinzellige Karzinome (n = 389)		Karzinome ohne nähere Klassifizierung (n = 50)	
	n	[%]	n	[%]	n	[%]
Lunge[a]	32	17	156	40	18	36
Pleura	7	4	44	11	4	8
Leber	78	42	65	17	20	20
Nebenniere	20	11	42	11	11	2
Skelett	64	35	129	33	18	36
Gehirn	11	6	26	7	3	6
Lymphknoten[b]	41	22	28	30	10	20
Sonstige	14	8	20	5	1	2

[a] Metastasen in der ipsi- bzw. kontralateralen Lunge.
[b] Extrathorakale Lymphknotenmetastasen.

Tumorresektion – wird man eine Laparoskopie durchführen. Sie wurde bereits vor der Ära der Computertomographie und Sonographie erfolgreich zur Metastasensuche, besonders beim kleinzelligen Bronchialkarzinom, eingesetzt. Mit dieser Methode können auch kleinere Herde nachgewiesen werden. Sie müssen allerdings auf der Leberoberfläche oder im Sichtbereich des Untersuchers liegen.

Diese Untersuchung bietet zusätzlich den Vorteil der histologischen Bestätigung der Diagnose und der Beurteilung des benachbarten Lebergewebes. Die gezielte Feinnadelpunktion, durch Sonographie oder Computertomographie gesteuert, ließ die Laparaskopie in den Hintergrund treten.

Extrahepatische abdominelle Metastasen

Die Nebennieren und die retroperitoneal gelegenen Lymphknoten sind häufig metastatisch befallen. Die Nebennieren werden echographisch in der Regel nicht abgebildet. Auf der rechten Seite sind raumfordernde Prozesse mit einem Durchmesser von 2–3 cm mittels Sonographie darstellbar, auf der linken Seite muß man jedoch mit einer Nachweisgrenze erst bei einem Durchmesser von 3–4 cm rechnen. Somit ist diese Methode eher als Screeningverfahren anwendbar (van Kaick 1983). Zum Nachweis kleinerer raumfordernder Prozesse wird die Computertomographie gewählt. Die Spezifität dieses Verfahrens ist wesentlich höher als die der Sonographie. Ihr Nachteil liegt allerdings darin, daß auch bereits geringe Vergrößerungen der Nebennieren erfaßt werden, die keineswegs einen pathologischen Befund darstellen müssen. Wenn eine unklare Raumforderung im Bereich der Nebennieren als einziger fraglicher extrathorakaler Befund existiert, schlagen wir vor, die Operation mit der Freilegung dieser Raumforderung zu beginnen. Wenn die intraoperative Schnellschnittuntersuchung keine Metastasierung ergeben sollte, wird die Operation als Thorakotomie fortgesetzt. Es ist zu hoffen, daß mit der weiteren Entwicklung der Kernspintomographie die schwierige Frage eines Befalls der Nebennieren in der Zukunft rascher zu beantworten sein wird.

Die retroperitoneal gelegenen Lymphknoten sind mittels Sonographie und Computertomographie ab einem Durchmesser von 1,5–2 cm in gleicher Weise darstellbar. Deshalb wird man die Ultraschalluntersuchung als erstes Untersuchungsverfahren einsetzen. Dies gilt jedoch weniger für Lymphknoten des kleinen Beckens, die allerdings in der Metastasierung des Bronchialkarzinoms eine untergeordnete Rolle spielen. Bei zweifelhaften Befunden oder ungünstigen Untersuchungsbedingungen wird man ergänzend zur Sonographie immer eine computertomographische Untersuchung vornehmen. Die Lymphographie bietet keine zusätzlichen Vorteile.

Aus dem Gesagten ergibt sich die schlüssige Konsequenz, daß man, wenn die technischen Voraussetzungen gegeben sind, eine computertomographische Untersuchung der Thoraxorgane auf das obere Abdomen bis in Höhe der Nieren ausdehnt. Man erhält dann sehr rasch alle wesentlichen Informationen (s. Kap. 1.9.1).

Skelettmetastasen

Als erstes Untersuchungsverfahren wird beim beschwerdefreien Patienten die Skelettszintigraphie eingesetzt. Röntgenuntersuchungen werden nur ergänzend und gezielt bei pathologischem Szintigraphiebefund oder bei umschriebenen Schmerzen vorgenommen. Eine Knochenmarkaspiration oder -biopsie ist nur beim kleinzelligen Bronchialkarzinom sinnvoll. Bei den nichtkleinzelligen Bronchialkarzinomen ist sie unnötig.

Neue Techniken zum Nachweis einzelner Tumorzellen mögen diese Aussage in der Zukunft relativieren. In den letzten Jahren ergänzte die Kernspintomographie die bildgebenden Verfahren zum Nachweis einer Skelettmetastasierung (Jelinek et al. 1990). Sie erlaubt beim kleinzelligen Bronchialkarzinom den Nachweis von Metastasen, die durch Szintigraphie und Biopsie nicht erkennbar sind.

ZNS-Metastasen

Die Metastasen in das zentrale Nervensystem sind besonders beim kleinzelligen Bronchialkarzinom von klinischer Bedeutung. Sie werden mittels Computertomographie und zusätzlicher Kontrastmittelgabe oder durch die Kernspintomographie nachgewiesen. Beim beschwerdefreien Patienten werden diese Untersuchungen jedoch nicht prinzipiell gefordert, da der Anteil positiver Befunde in dieser Patientengruppe beim kleinzelligen Bronchialkarzinom zum Zeitpunkt des primären Stagings unter 2 % liegt.

Aus der Erfahrung, daß primär asymptomatische Patienten kurzfristig nach Operation des Primärtumors Symptome einer Hirnmetastasierung entwickeln, die selbstverständlich schon präoperativ bestand, empfiehlt es sich, besonders bei Patienten mit einem Adenokarzinom, ab Stadium III präoperativ eine Computertomographie, evtl. auch Kernspintomographie des Hirns durchzuführen.

Diagnostik und Staging während der Therapie (Restaging)

Zur Beurteilung der Therapie sind unabhängig davon, ob der Patient im Rahmen einer klinischen Therapiestudie behandelt wird oder nicht, wiederholte Untersuchungen erforderlich. Sie sind besonders bedeutsam, wenn von ihrem Ergebnis therapeutische Konsequenzen abhängen. Dies gilt beispielsweise für die prophylaktische Hirnbestrahlung beim kleinzelligen Bronchialkarzinom, die ausschließlich bei kompletter Remission durchgeführt wird. Die diagnostischen Verfahren im Rahmen des Restagings sollten die weiter oben genannten Basisuntersuchungen beinhalten. Eine Rebronchoskopie wird beim kleinzelligen Bronchialkarzinom gefordert, wenn alle sonstigen Untersuchungen eine komplette Remission wahrscheinlich machen und im primären Staging der Tumor bronchoskopisch nachweisbar war. Ohne Rebronchoskopie dürfte man in diesem Fall nicht von einer kompletten Remission sprechen. Außerhalb klinischer Therapiestudien wird man beim Restaging mindestens alle primär pathologischen Befunde kontrollieren.

Literatur

Aissner J, Whitley NO (1989 Current Staging of lung cancer: an overview of current and newer approaches. In: Hansen HH (ed) Basic and clinical concepts of lung cancer. Kluwer Academic, Boston, pp 183–213

Brion JP, Depauw L, Kuhn G, de Francquen P, Friberg J, Rocmans P, Struyen J (1985) Role of computed tomography and mediastinoscopy in preoperative staging of lung carcinoma. J Comput Assist Tomogr 9: 480–484

Cook RM, Miller YE (1995) Fexible fiberoptic bronchoscopy in the diagnosis and staging of lung cancer. In: Johnson BE, Johnson DH (eds) Lung cancer, Wiley-Liss, New York, pp 123–144

Czerny T, Blair V, Anderson H et al. (1987) Pretreatment prognostic factors and scoring system in 407 small-cell lung cancer patients. In J Cancer 39: 146-149

Feld R, Sagman U, LeBlanc M (1996) Staging and prognostic factors: small cell lung cancer. In: Passe HE, Mitchell JB, Johnson DH, Turrisi AT (eds) Lung cancer – principles and practice. Lippincott-Raven, Philadelphia, pp 495-510

Friedman PJ, Feigin DS, Liston SE, Alazraki NP, Haghighi P, Young J, Peters RM (1984) Sensitivity of chest radiography, computed tomography and gallium scanning to metastasis of lung carcinoma. Cancer 54: 130-1306

Goldberg EM, Shapiro CHM, Glicksman AS (1974) Mediastinoscopy for assessing mediastinal spread in clinical staging of lung carcinoma. Semin Oncol 1: 205-215

Goldstraw P, Kurzer H, Edwards D (1983) Preoperative staging of lung cancer: Accuracy of computed tomography versus mediastinoscopy. Thorax 38: 10-15

Grunze H (1982) Tumoren der Thoraxorgane. In: Barteilheimer H, Mauer HJ (Hrsg) Diagnostik der Geschwulstkrankheiten. Thieme, Stuttgart

Hirsch FR (1989) Staging procedures in small cell lung cancer. Lung Cancer 5: 152-162

Hochstenbag MMH, Snoep G, Cobben NAM, Schols AMWL, Thunnissen FBJM, Wouters EFM, ten Velde GPM (1996) Detection of bone marrow metastases in small cell lung cancer. Comparison of magnetic resonance imaging with standard methods. Eur J Cancer 32A: 779-782

Ihde DC, Makuch RW, Carney DN et al. (1981) Prognostic implications of stage of disease and sites of metastases in patients with small cell carcinoma of the lung treated with intensive combination chemotherapy. Am Rev Resp Dis Chest 123: 500-507

Jelinek JS, Redmont J, Perry JJ et al. (1990) Small cell lung cancer: staging with MR imaging. Radiology 177: 837-842

Karnofsky D, Abelmann WH, Craver LF (1948) The use of nitrogen mustards in the palliative treatment of carcinoma with particular reference to bronchogenic carcinoma. Cancer 1: 634-656

Kaick G van (1983) Ultraschall versus CT. In: Otto CH, Jann FX (Hrsg) Ultraschalldiagnostik. Thieme, Stuttgart, S 39-47

Kaick G van, König R (1987) Computertomographie bei Lungentumoren. In: Frommhold W, Gerhardt P (Hrsg) Tumoren der Lunge. Thieme, Stuttgart. Klinisch-radiologisches Seminar, Bd 17, S 39-47

Livingston RB, McCraken JD, Trauft CJ et al. (1982) Isolated pleural effusion in small cell lung carcinoma: favourable prognosis. Chest 81: 208-215

Luketich JD, Ginsberg RJ (1995) Diagnosis and staging of lung cancer. In: Johnson BE, Johnson DH (ed) Lung cancer. Wiley-Liss, New York, pp 161-173

Maassen W (1967) Ergebnisse und Bedeutung der Mediastinoskopie und anderer thoraxbioptischer Verfahren. Springer, Berlin Heidelberg New York

Midthun, DE, Ginsberg, R J (1995) Dianosis and staging of lung cancer. In: Johnson BE, Johnson DH, Turrisi AT (eds), Lung Cancer – principles and practice. Lippicott-Raven, Philadelphia, pp 481-494

Moore, DF, Lee JS (1996) Staging and prognostic factors: non-small cell lung cancer. In: Pass HE, Mitchell JB, Johnson DH, Turrisi AT (eds) Lung cancer – principles and practice. Lippincott-Raven, Philadelphia, pp 481-494

Mountain CF (1986) A new international staging system for lung cancer. Chest 89: 225-233

Pankow W, Köhler U, von Wichert P (1995) Diagnostik des nichtkleinzelligen Bronchialkarzinoms. Onkologe 1: 141-446

Pearson FG, Nelems JM, Henderson RD, Delarue NC (1972) The role of mediastinoscopy in the selection of treatment for bronchial carcinoma with involvement of superior mediastinal lymph nodes. J Thorax Cardiovasc Surg 64: 382

Spiro SG, Goldstraw T (1985) The staging of lung cancer. Thorax 39: 401-407

Stahel RA, Ginsberg R, Havemann K et al. (1989) Staging and prognostic factors in small cell lung cancer: a consensus report. Lung Cancer 5: 119-126

Vogt-Moykopf I, Becker HD, Bülzebruck H, Merkle NM, Meyer G (1986) Präoperative Diagnostik und operative Therapie des nicht-kleinzelligen Bronchialkarzinoms. In: Drings P, Schmähl D, Vogt-Moykopf I (Hrsg) Bronchialkarzinom. Zuckschwerdt, München (Aktuelle Onkologie, Bd 16, S 287-339)

Zelen M (1973) Keynote address on biostatistics and data retrival. Cancer Chemother Rep 3/4: 31-42

1.8 Röntgendiagnostik des Bronchialkarzinoms: Projektionsradiographie („konventionelles" Röntgen)

S. J. Tuengerthal

Zur Primärdiagnose, dem Staging und der Verlaufskontrolle des Bronchialkarzinoms stehen dem Radiologen heute eine Vielzahl bildgebender Verfahren zur Verfügung.

Übersicht Bildgebende Verfahren in der Diagnostik des Bronchialkarzinoms
---

Projektionsradiographie
   klassische Technik
   - Film-Folien-System
   - digitalisiert (Laserscannen eines Wide-dynamic-range-Films, Lumineszensradiographie, Großbildverstärkerradiographie),
   Schlitztechnik
      Film-Folien,
      digitalisiert,
   Untersuchungen unter Durchleuchtungskontrolle mit BV-Fernsehen (analog/digital),
   lineare Tomographie (Planigraphie).

Schnittbildverfahren
   Ultraschall (perkutan, auch transösophageal, transbronchial),
   Computertomographie (CT),
   Magnetresonanztomographie (MRT).

Nuklearmedizinische Untersuchungen (planar und Schnittbildverfahren SPECT, PET)
   Perfusionsszintigraphie,
   Ventilationsszintigraphie,
   „Tumorimaging" mit tumoraffinen Tracern.

Als „konventionelles" Röntgenverfahren bezeichnet man projektionsradiographische Röntgenuntersuchungen und unterscheidet sie so von den Schnittbildverfahren: Computertomographie, Magnetresonanztomographie (MRT), Ultraschall (einschließlich der farbkodierten Dopplersonographie) sowie nuklearmedizinische planare und Schnittbildverfahren: SPECT (singuläre Photonenemissionstomographie) und PET (Positronenemissionstomographie). Alle diese Verfahren werden heute zur Diagnostik, dem präoperativen Staging, dem präoperativen Roadmapping, zur perioperativen Diagnostik und Verlaufskontrolle unter spezieller Indikationsstellung eingesetzt [24, 39, 40, 41, 43].

- Ohne Kontrastmittel
  - Zielaufnahmen peripherer Lungenbefunde (klinische Fragestellungen: Staging: T1/T2/T2?).
  - Quantifizierende Diagnostik des Zwerchfells etc. T3-Stadium IIIB nach UICC.
- Mit Kontrastmittel
  - *Ösophagusdarstellung*: mediastinale Tumorausdehnung mit Wandinfiltration (T4-Stadium/Stadium IIIB nach UICC. „Down-hill-varicosis"?, V.-cava-superior-Verschluß? Ausdehnung und Lokalisation ösophagobronchialer Fisteln?
  - *Resthöhlendarstellung, Fistulographie.*
  - *Cavographie:* Ausdehnung und Kollateralisierung bei oberer Einflußstauung. Ist ein V.-cava-Stent indiziert?
  - *Pulmonalisarteriographie* (funktionell grenzwertiger Patient): Gibt es Hindernisse für eine geplante parenchymsparende Operation?
  - *Bronchialarteriographie* (Embolisierung bei schwerer Hämoptyse)
- Sonstiges: DL-gezielte interventionelle Maßnahmen
  - perkutane Thoraxwand-, Pleura- oder Lungenpunktion/-biopsie.
  - Drainageeinlage etc. zur Diagnose und Therapie von Pleuraerguß, Empysem, Hämatom, Tumor, Lymphknoten etc.

Einige der früher angewandten projektionsradiographischen Verfahren (s. oben) wurden teilweise, andere vollständig, durch die aufgeführten Schnittbildverfahren, insbesondere die Spiral-CT, die MRT und die thorakale Ultraschalluntersuchung ersetzt. Darüber hinaus hat sich die Indikationsstellung zur konventionellen radiologischen Diagnostik durch sehr unterschiedliche Faktoren geändert, von denen lediglich wenige im folgenden aufgelistet sind:

- Digitalisierung der Projektionsradiographie, einschließlich der rechnergestützten Bildbearbeitung, die rasch in die Thoraxdiagnostik eingeführt wurde;
- Weiterentwicklung und Perfektionierung diagnostischer, auch bildgebender Verfahren, die nicht vom Radiologen durchgeführt werden wie:
  - Endoskopie (Bronchoskopie, Mediastinoskopie, Thorakoskopie, videoassistierte Thorakotomie) auch mit Ergänzung durch andere bildgebende Verfahren, die die Möglichkeiten der Endoskopie erweitern, wie die transösophageale oder transbronchiale Ultraschalluntersuchung, einschließlich der farbkodierten Echokardiographie;
- Fortschritte in der Bioptatanalyse;
- neue Laborverfahren und Tumormarker CEA, NSE, CYFRA etc.;
- zunehmend aggressivere, aber auch differenzierte Resektionsverfahren und aktuell:
- der Kostendruck im Gesundheitswesen, der insbesondere dazu geführt hat, daß die diagnostischen Verfahren unter dem Blickwinkel der Effizienz neu bewertet werden.

Der Begriff Effizienz beinhaltet nicht nur Faktoren wie diagnostische Exaktheit, sondern betrifft auch die gesamte Organisationsstruktur im Gesundheitswesen.

Tabelle 1. Vor- und Nachteile der analogen und digitalen Thoraxübersichtaufnahme (Th) im Vergleich zu Schnittbildverfahren

	Th Film-Folien-System	Th-Digitalisierung	CT	MRT
Räumliche Auflösung	++++	+++	+++	++
Dichtenauflösung	+	++	++++	++++
Investitionskosten[a]	++	+++	+++	++++
Folgekosten	++	+++	+++	+++
Archivierungskosten[a]	+++	++	++	++
Wirtschaftlichkeit[a]	++	++	++++	++++

[a] In Verbindung mit HIS, RIS, digitaler Archivierung und PACS-System.

Bis heute wird zur Diagnostik von Thoraxerkrankungen als erstes bildgebendes Verfahren die Thoraxübersichtsaufnahme durchgeführt [18] Die speziellen Vor- und Nachteile des Verfahrens sind in Tabelle 1 aufgelistet. Es sind v. a. die folgenden Vorteile, die die Thoraxübersichtsaufnahme zur Basisdiagnostik des Bronchialkarzinoms machen: sie ist
- ein sensitives bildgebendes Verfahren zur Diskriminierung des Normalbefundes vom pathologischen Befund;
- stets verfügbar;
- einfach und rasch anzufertigen;
- relativ preiswert.

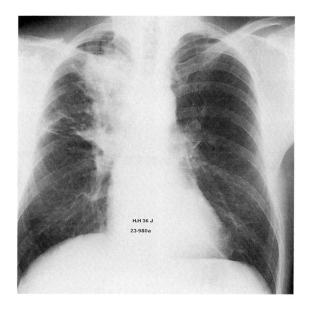

Abb. 1.
Thoraxaufnahme p.-a. (36 Jahre, männlich). Tumorverschattung im rechten Oberlappen. Anhiebsdiagnose: Bronchialkarzinom mit N2-Lymphknotenmetastasierung

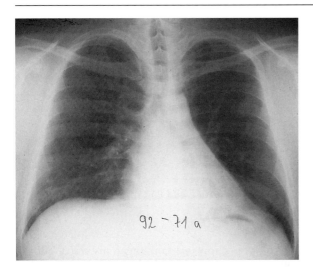

Abb. 2.
Thoraxübersichtaufnahme p.-a. (56 Jahre, männlich). Einseitig „helle" Lunge mit kleinem Hilus links bei Plattenepithelkarzinom im linken Unterlappen mit Unterlappenatelektase

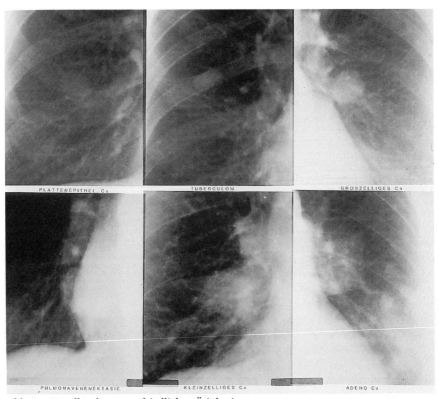

Abb. 3. Rundherde unterschiedlicher Ätiologie

Spezifität

Anhand der Thoraxaufnahme läßt sich, v.a. im fortgeschrittenen Stadium, die Anhiebsdiagnose Bronchialkarzinom stellen (Abb. 1), und es kann sogar in gewissen Grenzen eine histologische Zuordnung getroffen werden (Tabelle 2). Die Diagnose stützt sich dann auf mehr oder weniger ausgedehnte, periphere oder an der Lungenwurzel gelegene Raumforderungen mit oder ohne Zerfall (Abb. 2). Ist gleichzeitig der Mediastinalschatten aufgeweitet und liegen dystelektatische Infiltrate oder auch eine Ergußbildung vor, ist die Diagnose mit 90- bis 95%iger Spezifität zu stellen [36]. Bei Frühformen hingegen lassen sich anhand der Thoraxübersichtsaufnahmen keine pathognomonischen Röntgenbefunde abgrenzen (Abb. 3). Zwar muß jeder kleine solitäre Rundherd ohne Verkalkungen immer – bis zum histologischen Gegenbeweis – als tumorverdächtig gelten, aber eine glatte Begrenzung oder Verkalkungen der Raumforderungen sind keine Garanten für die Gutartigkeit der Läsion. Toomes et al. [77] konnten in einer 955 Rundherde umfassenden Studie zeigen, daß es keine pathomorphologischen Kriterien zur sicheren Differenzierung von benignen und malignen Rundherden gibt. Daher gilt die Regel: Bei auffälligen Röntgenbefunden der Thoraxorgane wie:

- Transparenzdifferenz der Lungen,
- einseitig kleiner Hilus,
- solitäre oder einzelne rundliche oder irreguläre Verschattungen,
- dystelektatische Infiltration,
- Atelektase,
- Mediastinalverziehung,
- Zwerchfellhochstand und paradoxe Beweglichkeit,
- Pleuraverdickung und -erguß,
- Rippen- oder Wirbelkörperdestruktion

muß auch an ein Bronchialkarzinom gedacht werden [36, 63]. Bereits dieser Verdacht sollte Anlaß sein, möglichst rasch die definitive, wenn möglich zytologische oder histologische Diagnose anzustreben. Ob hierzu weitere bildgebende

Tabelle 2. Röntgenmorphologie des Bronchialkarzinoms. (Nach Keßler 1981)

Röntgenmorphologie	Histologischer Typ des Lungenkarzinoms			
	Plattenepithel	Kleinzellig	Adeno	Großzellig
Hiläre/perihiläre Raumforderung	40	78	17	32
Periphere Rundherde				
< 4 cm	9	21	45	18
> 4 cm	19	8	26	41
Bronchusobstruktion (obstruktive Pneumonie, Atelektase, Schrumpfung)	53	38	25	33
Peripleurale Tumormanifestation	31	32	74	65
Mediastinale Raumforderung	2	13	3	10

Verfahren indiziert sind, oder ob in typisch gelagerten Einzelfällen bereits die Information der Thoraxaufnahme ausreicht, um eine invasive Diagnostik mit Biopsie durchzuführen, ist im Einzelfall festzulegen. Die radiologische Verdachtsdiagnose Bronchialkarzinom ist ein schwerwiegender Befund, der immer, soweit möglich, durch Biopsie gesichert werden sollte. Die zytologische Diagnostik durch Analyse einer Lavage hat hierbei einen geringeren Stellenwert als die Gewinnung eines histologischen Präparates durch transbronchiale oder transtracheale Biopsie bei der Bronchoskopie, Thorakoskopie (auch videoassistiert), Mediastinoskopie, transthorakale Feinnadelpunktion unter Durchleuchtung, Ultraschall oder CT-Kontrolle, diagnostische Thorakotomie.

Voraussetzung für invasive Diagnostik ist aber, daß sie dem Patienten zumutbar ist und daß sich aus der Diagnose Bronchialkarzinom eine therapeutische Konsequenz ergibt [18].[]

Sensitivität

Bei einem Patienten mit einem Bronchialkarzinom dokumentiert eine technisch ausreichende Thoraxaufnahme beim Auftreten typischer klinischer Symptome bei 97 % der Patienten einen pathologischen Befund, der als Voraussetzung für weitergehende Diagnostik angesehen wird [36]. Nicht der eindeutig pathologische Röntgenbefund ist das Problem, sondern der negative oder der diskrete Befund. Ein negativer Thoraxbefund wird zwar bei unauffälliger Klinik als ausreichende Information angesehen, aber es stellt sich in der Diagnostik des Bronchialkarzinoms die Frage, bei welcher klinischen Symptomatik zusätzliche diagnostische Verfahren indiziert sind. Im frühen Stadium ist der Patient symptomlos oder hat nur geringe und dazu meist uncharakteristische Beschwerden wie Husten mit oder ohne Auswurf. Hämoptysen, Atemnot, Leistungsknick oder Gewichtsabnahme > 10 %, Abnahme des Karnofski-Index, Anstieg des Enzyms LDH [18] und ein Anstieg der Tumormarker [21] sind bereits klinische Zeichen des fortgeschrittenen Bronchialkarzinoms mit schlechter Prognose und eingeschränkter Therapiemöglichkeit.

Die frühzeitige Diagnose des Bronchialkarzinoms ist aber von entscheidender prognostischer Bedeutung. Ein falsch-negativer Befund verschlechtert die Überlebensaussichten des Patienten [3]. Nur das radikal operierte (nichtkleinzellige) Bronchialkarzinom mit einem Tumordurchmesser unter 3 cm (T1) – keine Tumorabsiedlung in den regionären Lymphknoten (N0) und anderen Organen (M0); (Stadium I UICC/AJC) – hat eine relativ günstige Prognose. Martini et al. [49] und Bülzebruck et al. [9] berichten, daß von diesen Patienten 60–70 % 5 Jahre überleben. Bei fortgeschrittenerem Tumorleiden im Stadium III sinkt der Anteil der Patienten, die 5 Jahre überleben, unter 20 %, und im Stadium IV UICC trifft dies für nur einzelne zu. Leider werden nur ca. 30 % der Tumoren in einem potentiell kurablen Ausdehnungsgrad entdeckt [8]. Es ist die Aufgabe des Radiologen, den kleinen und diskreten pathologischen Prozeß zu erkennen und unverzüglich der histologischen Klärung und ggf. der potentiell kurativen Resektion zuzuführen. Im Screening der rauchenden Risikopatienten haben sich routinemäßig durchgeführte sputumzytologische Untersuschungen als nicht effektiv erwiesen [23].

Zur Entdeckung des klinisch okkulten Bronchialkarzinoms ist die Thoraxaufnahme das effektivste und sensitivste diagnostische Verfahren [55]. Wesentliche Hilfe in der Erkennung subtiler Befunde ist die Voraufnahme [20]. Der Wert der vergleichenden Analyse in der Erkennung eines Bronchialkarzinoms wird vielfach unterschätzt. So muß bei einer Größenzunahme auch eines kleinen Fleckschattens innerhalb von 2 Jahren immer an eine maligne Neubildung gedacht werden, allerdings bietet die Größenkonstanz eines Rundherdes innerhalb eines Jahres keine absolute Sicherheit [55]. Ob die Forderung, bei Risikogruppen jährliche Röntgenkontrollen durchzuführen, sinnvoll und effektiv ist, wird noch kontrovers diskutiert [71].

Grenzen

Zwar lassen sich im Lungenmantel einer optimal belichteten Thoraxübersichtsaufnahme bereits 5 mm große Rundherde und < 1 mm dicke septale Strukturen erkennen, aber bei retrokardialer, paramediastinaler oder pleuranaher Lage sind auch vielfach größere Befunde leicht zu übersehen. Die hohen Absorptionsdifferenzen für Röntgenstrahlen, die im Thorax zwischen lufthaltiger Lunge und weichteiläquivalenter Struktur bestehen, lassen sich mit Röntgenverfahren, die Film-Folien-Kombinationen verwenden, ohne externen Dichteausgleich nicht adäquat abbilden [74]. Trotz optimierter Technik werden auf den üblichen projektionsradiographischen Übersichtsaufnahmen 20–30 % aller positiven Befunde als negativ und 2–5 % der durch CT-Untersuchungen nachgewiesenen negativen Aufnahmen als falsch-positiv befundet. Gleichwertig erfahrene Filmbeurteiler stimmen in 10–20 % der Beurteilung pathologischer Prozesse nicht überein, und Interobserverdifferenzen von 5–10 % sind üblich [28]. Im Vergleich zur CT werden 30–40 % der Rundherde nicht erkannt [60, 61]. Die Sensitivität der Thoraxübersichtsaufnahme in der Erkennung des kleinen Herdes ist also neben den technischen Faktoren auch abhängig von der Ausbildung und dem Können des Filmlesers. Auf eine ausreichende Schulung und Fortbildung des Radiologen ist daher großer Wert zu legen [74].

Technische Fortschritte der Projektionsradiographie

Schlitztechnik

Zur Verbesserung der Dichteauflösung des großen Objektumfangs der Thoraxorgane wurde die *Amber-Technik* entwickelt. Es handelt sich um eine „Schlitztechnik". Die Röntgenstrahlung wird röhrennah und röhrenfern auf 1 mm Schlitzbreite kollimiert. Bei der Röntgenaufnahme wird der horizontal angeordnete Schlitzkollimator motorisch von kranial nach kaudal bewegt. Während der mehrere Sekunden dauernden Aufnahme wird elektronisch ein externer Dichteausgleich durchgeführt und der Röhrenstrom geregelt. Wesentliche Vorteile der Schlitztechnik in der Thoraxdiagnostik sind der optimierte Dichteausgleich und die Reduktion der Streustrahlung. Augenfällige Vorteile der Schlitztechnik sind die Darstellung der auf üblichen Film-Folien-Aufnahmen unterbelichteten mediastinalen oder retrodiaphragmalen Lungenabschnitte. Auch die Strukturen der Brustwirbelsäule sind deutlich besser zu erkennen. Von den Autoren wird hervorgehoben, daß mit der Amber-Technik Rundherde oder andere pathologische Befunde besser dargestellt werden können als auf der herkömmlichen Film-Folien-Kombination [82, 83].

Digitale Bildgebung

Folgende Verfahren sind heute in klinischer Anwendung:
- Digitalisierung eines Wide-dynamic-range-Films,
- Laserabtastung von fluoreszierenden Platten,
- Digitalisierung des Videosignals des Großbildverstärkers,
- digitalisierte Schlitztechnik (Amber).

Bei der Verwendung von Film-Folien-Kombinationen mit erniedrigtem Kontrastgradienten kann der große Objektumfang des Thorax auf einem Film erfaßt werden. Die Schwärzungswerte eines derartigen Wide-dynamic range-Films werden durch eine Laserkamera zeilenweise ausgelesen, und die erhaltene Bildinformation wird digitalisiert. Beim Auslesen des Films kann eine hohe räumliche Auflösung durch Verwendung einer Bildmatrix von bis zu 4000×3600 Bildpunkten erreicht werden. Bei einer Thoraxaufnahme mit einem Format von 35×43 cm ist theoretisch eine Differenzierung von $> 3{,}0$ Linienpaaren/mm möglich. Ein solches System würde somit die Anforderungen der Richtlinien der Thoraxdiagnostik der Bundesärztekammer erfüllen [10, 38]. Um den großen Objektumfang des Thorax darzustellen, muß die Dichteauflösung mindestens 12 bit betragen [11]. Bei einer so großen Bildmatrix und einer hohen Dichteauflösung ist für jedes Bild ein Datenspeicherplatz von > 100 MB erforderlich. Die Bearbeitung der anfallenden großen Datenmengen kann nur von einem sehr leistungsfähigen Rechner in zumutbarer Zeit durchgeführt werden, und auch die Speicherkapazität eines Rechners ist bei Verwendung einer derartig hochauflösenden Bildmatrix schnell erschöpft. Als kostengünstiger Kompromiß wird wahlweise eine Matrixgöße von 1600 × 2000 Bildpunkten angeboten, hierbei liegt jedoch die Auflösung mit < 2,3 Linienpaaren/mm deutlich unterhalb der geforderten Leitlinien [12].

Bei der Verwendung fluoreszierender Platten wird als Informationsträger statt der herkömmlichen Film-Folien-Kombination ein Datenträger verwendet, auf dem das Röntgenlicht ein elektrisches Ladungsrelief erzeugt, das wiederum von einer Laserkamera ausgelesen wird. Die verwendete Bildmatrix liegt unter 2000 Bildpunkten und erlaubt damit bei einer Thoraxaufnahme eine maximale Auflösung von 2,2–2,4 Linienpaaren/mm, was dicht unter den Anforderungen der Ärztekammer liegt. Wesentlicher Vorteil des Verfahrens ist, daß das Ladungsrelief der fluoreszierenden Platte wieder gelöscht wird und diese erneut verwendet werden kann. Ein Film zur Dokumentation des Röntgenstrahlenreliefs ist nicht mehr erforderlich. Fluoreszierende Platten werden bereits in vielen Kliniken v.a. bei radiologischen Thoraxuntersuchungen auf der Intensivstation und zu Kontrollaufnahmen verwendet, wo gesteigerte Dichteauflösung wichtiger ist als hohe räumliche Auflösung [86].

Seit 1996 sind selendotierte fluoreszierende Platten in klinischer Erprobung, die eine effizientere Umwandlung des Strahlenreliefs erlauben und eine etwas höhere räumliche Auflösung von ca. 2,5 Linienpaaren haben, womit sie den genannten Anforderungen entsprechen [13, 64, 87].

Bei der Thoraxdiagnostik mit dem Großbildverstärker wird das analoge Videosignal digitalisiert und in eine Bildmatrix von meist 1024 × 1024 Bildpunkten übertragen. Die maximale räumliche Auflösung bei Großbildverstärkertechnik beträgt damit > 2,0 Linienpaare/mm und liegt somit deutlich unter den Richtlinien für die Thoraxdiagnostik [12, 19].

Die digitalisierte Schlitztechnik kombiniert die Effekte der Streustrahlenreduzierung und der digitalen Bildbearbeitung, da statt des Films im Amber-System eine fluoreszierende Platte als Bildinformationsträger verwendet wird. Die Einschränkungen der räumlichen Auflösung durch die eingeschränkte Bildmatrix werden aber von den Befürwortern des Amber-Systems nicht überall akzeptiert, die darauf hinweisen, daß gerade die hohe räumliche Auflösung mit gesteigerter Dichteauflösung den Vorteil der konventionellen Amber-Technik ausmacht [72].

Vorteile digitaler Bildgebung

Durch die Digitalisierung der Bildinformation läßt sich rechnerunterstützt eine Bildverarbeitung durchführen. Die Modulation der Bildinformation durch Kantenanhebung [58] und 2-Energie-Subtraktion [34, 37] erleichtert das Auffinden nodulärer Strukturen v.a. in den paramediastinalen, retrokardialen und retrodiaphragmalen Lungenabschnitten [12, 64, 69, 72].

Bis heute bestehen noch deutliche bildtechnische Unterschiede zwischen konventioneller Film-Folien-Technik und digitaler Bildgebung [12, 44]. Im Vergleich zu einer konventionellen Aufnahme mit 400 Film-Folien-Speed ist die räumliche Auflösung geringer, aber diese Unterschiede sind diagnostisch wohl ohne Belang [13, 70]. Zähringer et al. [87] stellten fest, daß digitalisierte Thoraxdiagnostik mit selendotierter Speicherfolientechnik die konventionelle Film-Folien-Aufnahme ersetzen kann.

In der digitalen Thoraxdiagnostik werden bis heute in den meisten Instituten (noch) analoge Bilddokumente auf Filmbasis verwendet. Diese „Aufnahmen" werden mittels Laserprintern belichtet und wie bisher am Leuchtkasten analysiert. Die meisten Ärzte wollen nicht auf die Befundung des „Films" verzichten, da ihnen die Monitorbildinformation ungewohnt ist und es ihnen wichtig erscheint, daß der Datenträger Film überall, also auch in der Endoskopie, im OP, aber auch auch am Patientenbett, zur Verfügung steht [11].

In Zukunft wird die Dokumentation auf silberhaltigem – und daher teurem – Film wohl vermieden werden. Schon jetzt erfolgt in vielen Instituten die analoge Bilddokumentation nicht mehr auf dem ökologisch bedenklichen, silberhaltigen Filmmaterial, sondern auf Folienträgern mit Kohlenstoffpigmenten (Kollath, persönliche Mitteilung 1997). Noch kostengünstiger ist es, das digitale Thoraxbild sofort auf einem hochauflösenden Betrachtungsmonitor zu befunden, und dies ohne Einbuße an diagnostischer Information [70].

Die Verknüpfung von elektronischer Bildübermittlung, Radiologieinformationssystem und Hausnetz („Intranet"), ggf. unter Berücksichtigung der Datensicherheit, mit dem weltweiten „Internet" erlaubt eine rasche und kostensparende Bild- und Informationsübertragung an andere Stellen [32]. Allerdings sind die Probleme der Speicherung der bei der Digitalisierung von großformatigen Thoraxaufnahmen anfallenden Datenmengen von mehreren MB/Bild und der dadurch erfordlichen Datenkompression noch nicht zufriedenstellend gelöst [48]. Auch wenn die räumliche Auflösung der digitalen Aufnahmeverfahren (noch) geringer ist als die der konventionellen Film-Folien-Technik, ist es realistisch, davon auszugehen, daß sich in den nächsten Jahren – zumindest in den größeren diagnostischen Instituten – die digitale Bildtechnik aus wirtschaftlichen Gründen durchsetzen wird [11, 32, 72].

- *Rechnergesteuerte Bildbearbeitung,*
- *Speicherung der Bildinformation in rasch abzurufenden elektronischen Datenbanken* und
- *die Möglichkeiten der elektronischen Bildverschickung* (Teleradiologie) bieten logistische Vorteile im Patientenmangement und sind daher trotz beträchtlicher Investitions- und Folgekosten wirtschaftlich [42].

Ergänzende konventionelle Diagnostik

Die unübersichtliche Röntgenanatomie der Thoraxorgane und die vielfältige und gelegentlich diskrete Röntgensymptomatologie des Bronchialkarzinoms machen es häufig schwierig, den pathologischen Befund vom Normalbefund oder nichttumorösen Veränderungen abzugrenzen. Daher ergibt sich insbesondere bei uncharakteristischem klinischem oder nicht sicher pathologischem radiologischem Befund häufig die Notwendigkeit einer weiterführenden Diagnostik. Im durchschnittlichen Patientenkollektiv kommt es seltener darauf an, einen pathologischen Befund zu dokumentieren, sondern es ergibt sich meist die Notwendigkeit, den Normalbefund nachzuweisen. Hierbei stellt sich besonders nachdrücklich die Frage nach einem sofort durchführbaren, wenig invasiven und preiswerten Verfahren.

Schnittbildverfahren wie CT und MRT oder andere bildgebende Verfahren und insbesondere invasive Diagnostik wie Bronchoskopie und Mediastinoskopie sind nur zu verantworten, wenn der begründete Verdacht auf einen pathologischen Prozeß besteht. Zur Differenzierung sind zusätzliche projektionsradiographische Röntgenuntersuchungen hilfreich und in Grenzen ausreichend sensitive Verfahren.

Thoraxdurchleuchtung

Beim unauffälligen Thoraxbild – okkulter Tumor – wird die Thoraxdurchleuchtung von den meisten Autoren abgelehnt und als unnötige Strahlenbelastung angesehen. Die Autoren weisen darauf hin, daß die räumliche Auflösung auch des digitalisierten BV-Fernsehens mit 1,5–1,8 Linienpaaren/mm geringer ist als die der konventionellen Aufnahme mit Film-Folien-Kombinationen (FFS = 400), die > 3 Linienpaare/mm auflösen. Kontrovers wird jedoch diskutiert, ob eine Durchleuchtung indiziert ist, wenn anhand der Thoraxaufnahme fragliche oder diskrete pathologische Befunde weiter abgeklärt werden sollen. Befürworter der Durchleuchtung argumentieren, daß hiermit dem erfahrenen Radiologen eine gering invasive, rasch durchführbare und auch preisgünstige Untersuchung zur Verfügung steht, die besser als jedes andere diagnostische Verfahren geeignet ist, eine gestörte Funktion von Thoraxorganen zu erkennen [74].

Lineare Schichtuntersuchung

Der Einsatz der „konventionellen" Tomographie in der Primärdiagnose des Bronchialkarzinoms wird heute kaum mehr kontrovers diskutiert. Fast alle Autoren halten planare Schichtuntersuchungen für entbehrlich, ja überflüssig, wenn hochauflösende CT- oder MRT-Untersuchungen zur Verfügung stehen, und betrachten die lineare Tomographie als unnötige Strahlenbelastung und vermeidbaren Kostenfaktor.

Ob diese klare Feststellung aber auch für den Pneumologen gilt, der in einer niedergelassenen Praxis tätig ist und einen fraglich pathologischen Befund auf der Thoraxaufnahme abklären möchte, darf bezweifelt werden. Optimierte lineare Tomographie, z.B. mit anatomisch geformten variablen Ausgleichsfiltern [78], ist ein sehr nützliches und sensitives Verfahren, um einen krankhaften Befund am zentralen Bronchialbaum auszuschließen und auch um komplizierende Befunde wie Bronchusstenosen oder zentrale Lymphknotenvergrößerungen im Hilus zu dokumentieren (Abb. 4; [14, 27, 33, 54, 55]). Lineare

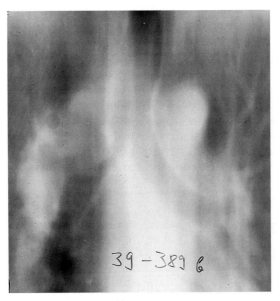

Abb. 4.
Lineare Tomographie mit anatomisch geformten variablen Ausgleichsfiltern aus bleihaltigem Acrylglas; (46 Jahre, weiblich). Radiologische Diagnose durch lineare Tomographie. Hochgradige Stenose des rechten Hauptbronchus bei histologisch gesichertem großzellig-anaplastichem Karzinom T4, N2

Tomographie ist preiswerter und damit in bestimmten Fällen effizienter als andere Schnittbildverfahren.

Sonstige projektionsradiographische Diagnostik

Kymographie, Bronchographie, Mediastinalphlebographie, Pulmonalarteriographie oder Bronchialarteriographie werden in der Diagnose des Bronchialkarzinoms nicht mehr benötigt. Sie sind gelegentlich indiziert, um spezielle Fragen des Chirurgen im präoperativen Roadmapping zu beantworten oder wenn es darum geht, Komplikationen des Tumorleidens zu dokumentieren, die ggf. durch interventionelle radiologische Maßnahmen zu behandeln sind.

Radiologisches Staging des Bronchialkarzinoms

Der Begriff Staging umfaßt die differenzierte, normierte Beschreibung des gesamten Tumorleidens. Das TNM-Regelwerk ist vielfach publiziert und wurde in einem instruktiven Atlas (TNM-Atlas) auch in deutscher Sprache publiziert. Auch die ergänzenden Kommentare zur Benutzung des TNM-UICC-Regelwerkes wurden 1993 und 1997 im Springer-Verlag veröffentlicht [7, 75, 76].

Beim TNM-Regelwerk wird die Lokalisation, Ausdehnung und Größe des Tumors (T), der Lymphknotenmetastasen (N) und der Organmetastasen (M) definiert.

Im allgemeinen erfolgt nur das Staging des nichtkleinzelligen Bronchialkarzinoms nach dem TNM-Regelwerk, es sollte nach Drings aber auch beim kleinzelligen Bronchialkarzinom angewendet werden.[17]. Das TNM-Staging ist Grundlage der Stadieneinteilung nach Mountain [52], die nach den Regeln der UICC [1] das Gesamttumorstadium beim Bronchialkarzinom in 4 Hauptgruppen gliedert. Die exakte prätherapeutische Diagnostik des klinisch gesicherten Bronchialkarzinoms ist die Grundlage jeglicher therapeutischer Überlegungen [2, 51]. Es hat sich gezeigt, daß die bildgebenden Verfahren bei der Auswahl des optimalen therapeutischen Konzepts unentbehrlich sind und somit prognostische Bedeutung haben [8, 9].

- T-Staging
  - Tumorgröße und -lokalisation sowie Folgewirkungen im Thorax (TX–T4).
  - Tumorbefallene Lymphknoten (N0–N3).
  - Fernmetastasen (M).
  - Größe der Läsion (T1/T2).
  - Ist die Läsion von Lungengewebe oder von viszeraler Pleura umgeben (T1/T2; Pleuraerguß)?
  - Welche Anteile des Bronchialsystems sind betroffen (T2–T4)? Totalatelektase eines Lungenlappens (T3)?
  - Sind Thoraxwand oder Mediastinalkonturen einschließlich des Perikards infiltriert (T3)?
  - Sind große mediastinale Gefäße, Herz, Ösophagus, Wirbelsäule vom Tumor befallen (T4)?
- N-Staging (Lymphknoten > 1 cm)
  - Ipsilaterale pulmonale oder hiläre (N1)?
  - Ipsilaterale paratracheale oder infrakarinäre (N2)?
  - Kontralaterale paratracheale (N3)?
- M-Staging (Metastasen)
  - Gibt es Hinweise für entfernte Metastasen in den benachbarten oder entfernten Geweben (M)?

Das prätherapeutische Staging des Bronchialkarzinoms stützt sich heute in erster Linie auf die Schnittbildverfahren CT und MRT und Ultraschall sowie ergänzende nuklearmedizinische Untersuchungen.

Bewertung der prätherapeutischen Bildgebung

Onkologen und Chirurgen bestehen heute in den meisten therapierbaren Fällen auf Schnittbildverfahren als Grundlage ihrer therapeutischen Entscheidung. Noch vor 10 Jahren war dies nicht so. Epstein berichtet 1985, daß nur 1/3 der Chirurgen auf einer präoperativen CT bestanden [22]. Es hat sich aber gezeigt, daß sich auch mit der CT oder MRT viele wichtige, das Staging beeinflussende Fragestellungen nicht ausreichend exakt beantworten lassen. Frühere Angaben über hohe diagnostische Sicherheit der Schnittbildverfahren in der Differenzierung der T-Stadien konnten trotz technischen Fortschritts durch höher auflösende CT- und MRT-Geräte nicht wiederholt werden. Während in den Publikationen in den frühen 80er Jahren Spezifität und Sensitivitäten von > 85%, ja 95% angegeben wurden, weisen jetzt eine Reihe von Autoren auf den begrenzten Wert des CT im T-Staging hin [15, 24, 56]. Herman et al. [31] betonen, daß es sich mit einer CT-Untersuchung in ca. der Hälfte der Fälle nicht exakt voraussagen läßt, ob eine Mediastinalinfiltration vorliegt, White et al. [85] stellen fest, daß ein Stadium IIIB UICC in weniger als 40% korrekt diagnostiziert wurde, und Quint et al.[62] bemängeln, daß in der präoperativen Planung anhand des CT-Befundes nicht vorausgesagt werden kann, ob bei zentralem Tumor eine Pneumonektomie erforderlich ist. Die Wertigkeit der MRT ist noch nicht klar definiert [84].

Eine Steigerung der diagnostischen Exaktheit der Verfahren im Staging des Bronchialkarzinoms ist bei dem raschen technischen Fortschritt abzusehen [61]. Gelingt die Entwicklung von schnellen hochauflösenden Bildsequenzen, dürfte die bisher wichtigste Schwachstelle der MRT-Untersuchung bald ausgeräumt werden [41, 46]. Aufgrund der Aufnahmezeit von mehreren Minuten war bisher die räumliche Auflösung der MRT insbesondere in basalen und parakardialen Thoraxabschnitten im Vergleich zur CT deutlich schlechter. Bis heute konnte lediglich nachgewiesen werden, daß die MRT in der Differenzierung des Tumorwachstums in der Thoraxwand und der Pleurakuppel Vorteile bietet [4, 25, 61, 84]. Anatomische Strukturen, die protonendichtes Fettgewebe enthalten, sind im T1-gewichteten Protonenbild signalintensiv und werden mit hohem Kontrastgradienten dargestellt. Dadurch ergibt sich eine im Vergleich zur CT verbesserte Abgrenzbarkeit von Tumorgewebe gegenüber normaler Anatomie. Daher hat die MRT im „präoperativen Roadmapping" bei Thoraxwand- und „Ausbrechertumoren" diagnostische Vorteile. Enttäuschend ist, daß trotz moderner bildgebender Verfahren immer wieder die exakte Tumorausdehung unklar bleibt, so daß die Probethorakotomierate in den letzten Jahren nicht gesenkt werden konnte [6, 31, 56].

Daher sollte man sich daran erinnern, daß einige der offen bleibenden Fragen im Staging des Bronchialkarzinoms mit konventioneller Röntgendiagnostik einfach beantwortet werden können.

T-Klassifikation

Die Differenzierung von T1- und T2-Tumoren beruht auf den Kriterien:
- Größe,
- Lage zum Bronchus und
- Befall der Pleura visceralis.

Bei peripherer Tumorlokalisation läßt sich eine T1-Klassifikation bereits mit relativ großer Sicherheit auf der Thoraxübersichtsaufnahme mit ergänzender Durchleuchtung dokumentieren. Die Durchleuchtung während In- und Exspiration ist hilfreich in der Differenzierung von T2 und T3. Bewegt sich die intrapulmonale Verschattung bei der Durchleuchtung gegenüber der Thoraxwand, ist eine T3-Situation auszuschließen.

Sichere positive Kriterien bei fortgeschrittenem Tumorwachstum sind die Dokumentation von Rippendestruktionen (T3) oder des Wirbelkörpers (T4) in Nachbarschaft zum Tumor. Röntgenaufnahmetechnik mit Digitalisierung und computergesteuerte Bildbearbeitung ist sensitiver in der Diagnose und Differenzierung pathologischer Knochenstrukturen als die herkömmliche Film-Folien-Kombination, da ein Ausgleich der großen natürlichen Dichtedifferenzen des Thorax mit rechnergesteuerter Bildbearbeitung möglich ist [11].

Bei speziellen Fragen der Tumorausdehnung sind daher im Einzelfall durchaus zusätzliche projektionsradiographische Verfahren indiziert, und es lassen sich mit diesen als ergänzende Methoden zum Schnittbildverfahren funktionelle Informationen beisteuern. Hierzu gehört auch die Analyse der Zwerchfellbeweglichkeit. Fehlende oder paradoxe Beweglichkeit ist ein recht sicheres Zeichen einer mediastinalen Tumorinfiltration mit Infiltration des N. phrenicus als Hinweis darauf, daß mindestens ein T3-Tumorstadium vorliegt. Eine T4-Situation der mediastinalen Tumorausbreitung läßt sich häufig durch projektionsradiographische Methoden sichern. Eine umschriebene tumorbenachbarte Wandstarre des Ösophagus mit gewulsteter Schleimhaut weist mit hoher Sicherheit auf eine als T4 definierte Wandinfiltration hin (Abb. 5).

Mit angiogaphischen Verfahren kann man gelegentlich übersichtlicher als mit Schnittbildverfahren die tumorverursachte Verlagerung, eine Kompression oder den Verschluß der großen thorakalen Gefäße dokumentieren. Die mit der Kavographie nachgewiesene Stenose oder der kurzstreckige Verschluß großer

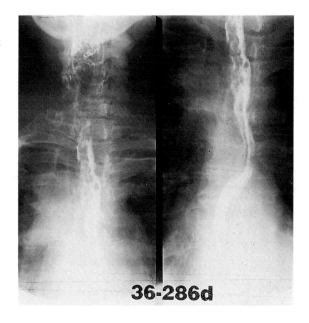

Abb. 5.
Thoraxdurchleuchtung und Ösophagusuntersuchung (48 Jahre, männlich): Adenokarzinom linker Unterlappen, Ösophaguswandinfiltration mit Schleimhautwulstung und umschriebener Wandstarre bei mediastinaler Tumorinfiltration (T4, N3; Stadium IIIB UICC)

mediastinaler Venen (Abb. 5, *links*) oder die mit der Pulmonalisarteriographie dokumentierte Infiltration aller abgehenden Segementarterien (Abb. 6 a, b) beweisen ein T4-Stadium, wenn es sich um direkte Tumorinfiltration handelt. Ob es sich hierbei um direkte Tumorinfiltration oder um Effekte der Lymphknotenmetastasierung handelt, läßt sich aber nicht unterscheiden. Daher ist es bei zentraler Tumorausbreitung sinnvoller, die UICC-Stadieneinteilung mit der Bewertung Stadium IIIA und IIIB in der Beurteilung der Tumorausdehnung zu verwenden und die betroffenen Strukturen exakt zu beschreiben.

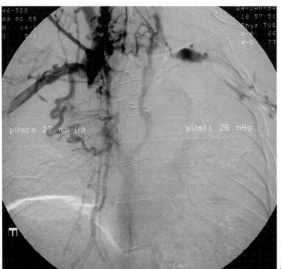

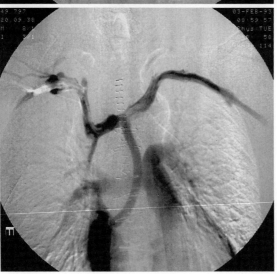

Abb. 6 a, b.
Kavographie (52 Jahre, männlich). **a** Klinisch akute Einflußstauung. Kleinzelliges Bronchialkarzinom mit mediastinaler Lymphknotenmetastasierung. Diagnose: Verschluß der V. cava superior und Stenose der V. anonyma sinistra durch mediastinale Tumorinfiltration Stadium IIIB UICC. **b** Gleicher Patient; postoperative Kavographie; Zustand nach Implantation einer Goretex-Gefäßprothese zwischen V. anonyma dextra und rechtem Vorhof. Unauffälliger Kontrastmittelabfluß durch die V.-cava-Prothese, Rückbildung der Kollateralgefäße

Die modernen Schnittbildverfahren haben in der Beurteilung der Tumorausdehnung im Mediastinum – gleichgültig, ob es sich dabei um Tumoren oder Lymphknotenvergrößerungen handelt – die übrigen projektionsradiographischen Untersuchungen Kymographie, lineare Tomographie, die Bronchographie etc. weitgehend abgelöst.

N-Klassifikation

Bei der N-Klassifikation werden N0–N3 (kontralateral oder supraklavikulär) unterschieden. Wesentliche Aufgabe der bildgebenden Verfahren sollte es sein, Nichtbefall (N0) oder Befall (N1–N3) nachzuweisen. Patienten mit befallenen Lymphknoten haben eine erheblich eingeschränkte Prognose. Befall wird angenommen, wenn die Lymphknoten vergrößert sind, wobei die Grenzgröße zum „normalen" Lymphknoten in der Literatur zwischen 1,0 und 1,5 cm angegeben wird. Glazer et al. [26] haben die Durchmesser „normaler" hilärer und mediastinaler Lymphknoten bestimmt und für jede Lymphknotenstation entsprechend dem Lymphknotenschema der UICC „Normaldurchmesserwerte" angegeben.

Die Thoraxübersichtsaufnahme ist ein effektives bildgebendes Verfahren, mit dem auf Anhieb aufgrund der Verplumpung des ipsilateralen Hilus die N1- und bei Aufweitung des oberen Mediastinums die N2- bzw. kontralaterale N3-Lymphknotenmetastasierung mit hoher positiver Spezifität nachgewiesen werden kann (Abb. 1). Auf der Übersichtsaufnahme lassen sich pathologische Raumforderungen durch eine buckelige Verformung der Mediastinalkonturen erkennen. Muhm [54] betont, daß die Läsion aber mindestens 2 cm Durchmesser haben muß, um – bei günstigem Sitz – als Tumormanifestation erkannt zu werden. Da eine Lymphknotenvergrößerung über 4 cm Durchmesser bei bekanntem Bronchialkarzinom nach McLoud et al. [47] in 100 % durch malignes Tumorwachstum verursacht ist, erklärt sich so der erstaunlich hohe korrekte prädiktive Wert der Thoraxübersichtsaufnahme im Staging des mediastinalen Lymphknotenbefalls. Der negative prädiktive Wert der Thoraxaufnahme bei der Diagnose metastatischen Lymphknotenbefalls ist hingegen aus zwei Gründen als sehr gering anzusehen:

Eine normale Mediastinalkontur schließt nicht aus, daß Lymphknoten aufgrund metastastischen Befalls vergrößert sind. Infrakarinär oder im aortopulmonalen Fenster sind bis zu 4 cm große Lymphknoten durch umgebende Strukturen so überlagert, daß sie auch vom erfahrenen Radiologen nicht diagnostiziert werden können [53]. Bei paratracheal oder infrakarinär gelegenen Lymphknoten kann eine mediastinale Raumforderung nur dann nachgewiesen werden, wenn es tumorbedingt zur Aufweitung des Mediastinums, zur Kompression, Verlagerung oder Infiltration der Bronchien, der Gefäße oder des Ösophagus kommt. Die Feststellungen von Chasen u. Yrizarry [14] und Muhm [54], daß sich mit konventioneller Röntgendiagnostik intrapulmonale sowie hiläre und bronchopulmonale Lymphknoten besser und übersichtlicher auf konventionellen Schichtuntersuchungen darstellen lassen als mit CT, ist heute nicht mehr zutreffend. Mit der Verbesserung der Schnittbildverfahren in den letzten

Jahren und inbesondere der Einführung der Spiral-CT hat sich die Darstellbarkeit pathologischer Strukturen im Mediastinum deutlich verbessert, und bei fetthaltigem Mediastinum lassen sich Lymphknoten ab einem Durchmesser > 5 mm sicher abgrenzen [5]. Daher wird heute beim präoperativen N-Staging des Bronchialkarzinoms auf die Schnittbildverfahren zurückgegriffen.

Dennoch ist klar, daß auch eine optimierte und hochauflösende CT oder MRT in der N-Klassifikation nicht korrekt sein kann, wie es in Publikationen vor 1985 immer wieder dargestellt wurde [45]. Eine Aussage über malignen Lymphknotenbefall im Mediastinum, die sich auf das Kriterium Durchmesser gründet, kann nicht exakt sein. Bülzebruck et al. [9], Vogt-Moykopf et al. [80] und Schirren et al. [65] konnten anhand des operierten Krankengutes der Thoraxklinik Heidelberg-Rohrbach zeigen, daß bei operierten Patienten nach radikaler mediastinaler Lymphadenektomie, je nach Lokalisation, die Aussage tumorfrei bzw. tumorbefallen lediglich zwischen 40% und 55% korrekt war. Die morphometrische Analyse operativ entnommener Lymphknoten nach radikaler Lymphadenektomie zeigte, daß Lymphknoten mit einem maximalen Durchmesser > 1,5 cm – daher im CT als „Lymphknotenmetastase" angesehen – in ca. 7% lediglich entzündlich-hyperplastisch vergrößert sind. Noch wichtiger ist, daß bis zu 20% der Lymphknoten mit einem Durchmesser < 1 cm – also computertomographisch unverdächtig – im histologischen Schnitt als tumorbefallen diagnostiziert wurden. Diese Ergebnisse entsprechen auch den Untersuchungen von Dienemann et al. [16], Gross et al. [29], Naruke et al. [57] und McLoud et al. [47], die nachweisen konnten, daß bis zu 28% der tumorös befallenen Lymphknoten kleiner als 1 cm sind.

M-Klassifikation

Der Nachweis von Fernmetastasen des Bronchialkarzinoms entspricht den Prinzipien onkologischer Diagnostik. Hierbei soll eine Metastasierung entweder ausgeschlossen oder nachgewiesen werden. Projektionsradiogaphische Röntgendiagnostik ist hilfreich, um fragliche positive Befunde anderer Untersuchungen, wie eine vermehrte Nuklidanreicherung oder eine „cold lesion" in der Skelettszintigraphie, abzuklären. Es ist bekannt, daß die Sensitivität, die Spezifität und der positive prädiktive Wert der Röntgenuntersuchungen in der Diagnostik von Knochenmetastasen leider gering ist. Die durch Metastasen hervorgerufenenen Osteolysen lassen sich häufig erst Monate nach positivem Szintigramm auf den Röntgenaufnahmen erkennen. Bei negativer Übersichtsaufnahme sind daher ergänzende Untersuchungen wie die gezielte Aufnahme, die konventionelle Skelettomographie oder auch CT-Untersuchungen indiziert. Die MRT hat sich als überlegene Methode zur Diagnostik des Knochenmetastasierung etabliert.

In der Diagnostik sonstiger Metastasen hat die Projektionsradiographie eine untergeordnete Bedeutung. Durchleuchtung oder Abdomenübersichtsaufnahmen sind gelegentlich indiziert, um klinische Symptome abzuklären, z.B. Abdomenübersichtsaufnahme bei Verdacht auf Ileus etc.

Ergänzende Röntgenuntersuchungen zur präoperativen Stadieneinteilung

Ist bei zentralem Tumor unter kurativer oder palliativer Zielsetzung eine Operation geplant, reicht dem Chirurgen das TNM- oder UICC-Staging u. U. nicht aus. Der Radiologe sollte mit seinen bildgebenden Verfahren möglichst exakt die Tumorausdehnung an den vitalen Strukturen darstellen. Hierbei ist neben der endoskopischen Dokumentation der Luftwege, ggf. ergänzt durch transtrachealen oder -bronchialen sowie transösophagealen Ultraschall, auch eine exakte Dokumentation der Pulmonalgefäße für die Operationsplanung wichtig.

Pulmonalisarteriographie

Im präoperativen Roadmapping hat für die meisten Thoraxchirurgen die Pulmonalisarteriographie eine untergeordnete Bedeutung, obwohl Vogt-Moykopf wiederholt auf den Wert exakter morphologischer Dokumentation der pulmonalen Strombahn vor einer geplanten parenchymsparenden Operation hingewiesen hat. Um auch bei funktionell grenzwertigen Patienten eine radikale Tumorentfernung durchführen zu können, bei denen nur eine begrenzte Parenchymresektion erlaubt ist, hält er es zur Planung derartiger parenchymsparender Lungenresektionen für erforderlich, – in ausgewählten Fällen – präoperativ eine Angiographie durchzuführen. Nur so lassen sich mit ausreichender Sicherheit operationsbehindernde Gefäßstenosen, deren Auswirkungen im Perfusionsszintigramm nicht immer erkannt werden, oder auch venöse Gefäßanomalien ausschließen.

Mit der Entwicklung der Spiral-CT und der schnellen MRT-Sequenzen stehen zwar heute nichtinvasive diagnostische Verfahren zur Verfügung, mit denen die zentralen Abschnitte der Pulmonalgefäße analysiert und in 2-D- oder 3-D-Technik dargestellt werden können. In der präoperativen Planung einer parenchymsparenden Operation ist aber zusätzlich die Darstellung der segmentalen Pulmonalgefäße wichtig, die mit diesen Verfahren nicht ausreichend exakt dargestellt werden können. Eine eventuelle Einbeziehung der das Segment S-6 versorgenden Arterie oder Vene würde eine Manschettenresektion des linken Oberlappens sehr erschweren oder umöglich machen (Abb. 7 u. 8 a, b). Mit der Pulmonalisarteriographie kann dem Thoraxchirurgen der Verlauf der Gefäße durch den Tumor und das Kaliber der evtl. zu anastomosierenden Lungenarterien und der zentralen Venen exakter als mit jeder anderen bildgebenden Methode aufgezeigt werden.

Derartig spezielle Fragestellungen sind auch von erfahrenen Radiologen anhand von Querschnittbildern (CT oder MRT) nicht ausreichend sicher zu beantworten. Daher wurde in der Thoraxklinik Heidelberg-Rohrbach im präoperativen Staging bei Risikopatienten mit zentral gelegenem Tumor die Pulmonalisarteriographie als chirurgisches Roadmapping routinemäßig durchgeführt (Vogt-Moykopf, persönliche Mitteilung). Den Stellenwert der Pulmonalis-

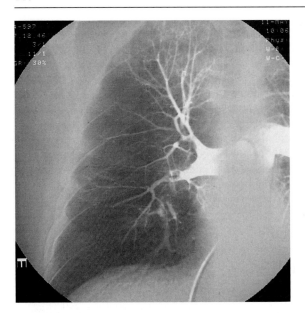

Abb. 7
Pulmonalisarteriographie (72 Jahre, männlich). Plattenepithelkarzinom im rechten Unterlappen; Infiltration der Abgänge aller zentralen Segmentarterienäste. Keine Gefäßmanschettenresektion möglich

arteriographie exakt zu definieren, dürfte schwierig sein, da es von dem jeweiligen Thoraxchirurgen abhängt, welche Operationstaktik und -strategie in jedem Einzelfall gewählt wird.

Die Invasivität und das Risiko bei einer Pulmonalisarteriographie wird i. allg. überschätzt. Im Zeitraum 1985–1996 wurde bei über 1.500 Pulmonalisarteriographien in der Thoraxklink Heidelberg-Rohrbach kein schwerwiegender Zwischenfall beobachtet.

Digitale Subtraktionsangiographie (DSA)

Die transvenöse digitale Subtraktionsangiographie wird als weniger invasiv angesehen, da man auf die transkardiale Katheterisierung verzichten kann. Durch die digitale Bildverarbeitung mit Kontrastanhebung und Bildsubtraktion gelingt es nach intravenöser Kontrastmittelinjektion, das gesamte pulmonale Gefäßsystem, das Herz und die thorakale Aorta übersichtlich darzustellen. Die Untersuchung ist jedoch artefarktanfällig und die räumliche Auflösung zu gering, um pulmonalarterielle oder -venöse Konturen ausreichend exakt darzustellen. Zwar läßt sich in der übersteuerten Auswertung eine tumorbedingte Minderdurchblutung gut erkennen, aber tumorbedingte Gefäßkaliberveränderungen oder -abbrüche sind häufig nur diskret und nur sicher zu erkennen, wenn das Gefäß in mindestens 2 Ebenen überlagerungsfrei dokumentiert wird. Dies ist bei der intravenösen DSA nicht möglich.

1.8 Röntgendiagnostik des Bronchialkarzinoms

Abb. 8 a, b.
Pulmonalisarteriographie (69 Jahre, männlich). Adenokarzinom des linken Lungenoberlappens mit Oberlappenatelektase.
a Spiral-CT-Untersuchung. **b** Pulmonalisarteriographie. Die Pulmonalisarteriographie dokumentiert ein etwas verschmälertes Kaliber der Unterlappenarterie, keine Einengung des Abgangs der S6-Arterie

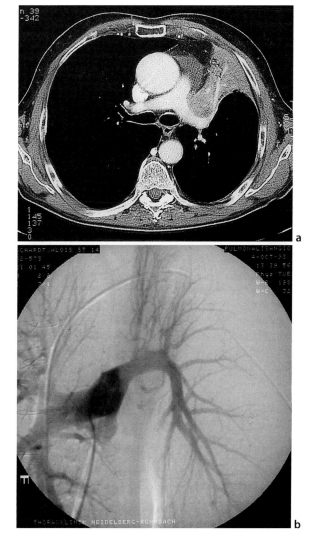

Funktionelles Roadmapping bei geplanter Resektion des Bronchialkarzinoms (pulmonalarterielle Blockung)

Die postoperativ zu erwartende funktionelle Einbuße an Lungenfunktion durch die geplante Lungenresektion kann aufgrund der spirometrischen Meßdaten und der Perfusionsszintigraphie berechnet werden. Als Kriterium der In-

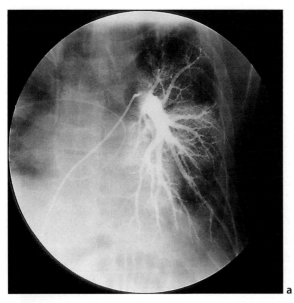

Abb. 9 a, b.
Asynchrones Doppelkarzinom (74 Jahre, männlich) in rechter und linker Lunge (1992 Adenokarzinom rechts + 1996 Plattenepithelkarzinom).
a Zustand nach Oberlappenektomie rechts, pulmonarterielle Blockung links; Ballonkatheter in linker Pulmonalarterie, Swan-Ganz-Katheter im Truncus pulmonalis. Wedgearteriographie 25 ml Solutrast 300.
b Monitoring von p_S, p_M und pO_2 während der Blockung in Ruhe und unter gestufter Belastung von 25 W und 50 W je 2 min sowie nach Öffnen des Ballons

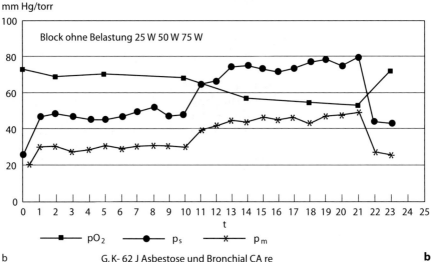

operabilität wird eine postoperative $FEV_1 < 1$ angesehen. Nach Vogt-Moykopf (persönliche Mitteilung) sind diese Angaben beim pulmonal funktionell grenzwertigen Patienten zu unsicher, um diesen von einer potentiell kurativen Tumorresektion auszuschließen. Olsen et al. [59] führten bereits 1975 zur Abklärung des funktionellen Risikos vor Pneumonektomie eine Blockung der zentralen Pulmonalarterie der vom Tumor betroffenen Lunge mittels eines Ballonkatheters durch. Durch diese Maßnahme wird temporär eine Pneumonektomie simuliert.

1.8 Röntgendiagnostik des Bronchialkarzinoms

In der Thoraxklinik Heidelberg-Rohrbach wurde dieses Verfahren durch Tuengerthal [79] wieder aufgegriffen und weiterentwickelt. Unter Durchleuchtungskontrolle werden ein drehstabiler Angiographiekatheter und ein Einschwemmkatheter in die Pulmonalarterie eingeführt. Ein am Ende des Katheters angebrachter Latexballon wird mit 15–20 ml CO_2 aufgeblasen, so daß der ca. 2–3 cm große Ballon im Hauptstamm der vom Tumor betroffenen Lungenarterie lokalisiert ist und so temporär einseitig die Lungenperfusion vollständig blockiert (Abb. 9 a, b). Eine Kontrolle der kompletten Blockung erlaubt das Monitoring des Verschlußdrucks (p_{wedge}) in der geblockten Arterie. Ein kontinuierliches Monitoring der rechtsventrikulären Funktion erfolgt über Registrierung der pulmonalarteriellen Druckwerte (p_M, p_S) durch den Einschwemmkatheter, der Lungenfunktion durch oxymetrische Messung der peripheren Sauerstoffspannung des Kapillarblutes am Finger und durch Messung des arteriellen pO_2 nach 2, 5 und 10 min aus Kapillarblut des Ohrläppchens. Treten keine die Lungenresektion behindernden Änderungen der pulmonalarteriellen Druck- oder der Blutgaswerte auf, wird bei weiter bestehender Blockung eine gestufte Belastung am Fahrradergometer durchgeführt. Schulz (persönliche Mitteilung 1996) betont, daß diese komplexe Funktionsprüfung dem verantwortlichen Pneumologen eine größere Sicherheit gibt zu entscheiden, ob die funktionelle Reserve des Patienten für die geplante Resektion ausreicht. In der Thoraxklinik Heidelberg wurden bis 1996 über 100 dieser pulmonalarteriellen Blockungen ohne Zwischenfall durchgeführt.

Allerdings ist eine Validierung der Zweckmäßigkeit des Verfahrens im präoperativen funktionellen Roadmapping des Bronchialkarzinoms schwierig, da die Parameter sich auf postoperative Morbidität und Mortalität stützen müssen, die von sehr unterschiedlichen Faktoren abhängen. Bei den untersuchten Patienten ließen sich 2 Gruppen unterscheiden. Bei ca 30 % kam es zum Anstieg des pO_2 unter Blockung und Belastung. Diese profitierten somit von der geplanten Pneumonektomie. Bei ca. 20 % der Patienten wurde ein Abfall des pO_2 < 50 mmHg festgestellt. Als funktionell inoperabel für eine Pneumonektomie wurden in dieser Gruppe die Patienten angesehen, bei denen der pulmonalarterielle Mitteldruckanstieg p_M > 50 mmHg betrug. Die meisten dieser Patienten wurden nicht operiert.

Interventionelle projektionsradiographische Methoden

Bronchialarteriographie und Embolisierung bei tumorbedingten Hämoptysen

Die Bronchialarteriographie ist im präoperativen Roadmapping des Bronchialkarzinoms nicht indiziert. Sie ist zu risikoreich und mit der Gefahr der thorakalen Querschnittslähmung verbunden. Sie ist aber indiziert, um zu prüfen, ob beim primär inoperablen Bronchialkarzinom mit komplizierender Hämoptoe eine interventionelle radiologische Therapie wie eine Embolisierung oder ggf. eine palliative Tumorresektion indiziert ist. Nach Günther [30] sollte die Embolisierung der Bronchialarterie nur bei lebensbedrohlicher schwerer Hämoptyse von 200-500 ml/Tag durchgeführt werden. Das Verfahren ist eine Palliativmaßnahme und behandelt nicht die zugrunde liegende Erkrankung.

V.-cava-Stent

Die Implantation eines Stents in die V. cava superior ist eine radiologische Notfalltherapie beim Gefäßverschluß mit den Symptomen einer akuten oberen Einflußstauung beim inoperablen Tumorpatienten (Abb. 10 a, b). Die Indikation zur Stentimplantation sollte sehr zurückhaltend gestellt werden, da die Komplikationsrate venöser Interventionen relativ hoch ist [30] Die Stenteinlage ist nur sinnvoll bei kurzstreckigem Verschluß; in solchen Fällen darf man aber davon ausgehen, daß sich unter medikamentöser Therapie relativ rasch Kollateralgefäße öffnen und sich die Einflußstauung spontan zurückbildet.

Intraarterielle Chemotherapie

Die Diskussion nach dem Stellenwert intraarterieller Chemotherapie beim Bronchialkarzinom ist abgeflaut, in der Bundesrepublik wird diese Therapie nur

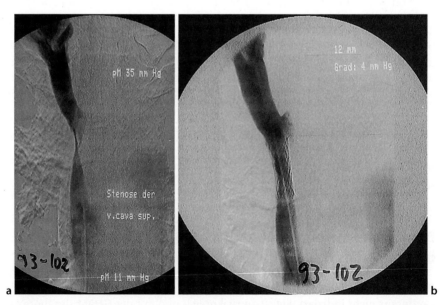

Abb. 10 a, b. Zielaufnahmen unter Durchleuchtung vor (a) und nach (b) Implantation eines V.-cava-Stents als Notfalltherapie beim Gefäßverschluß mit den Symptomen einer akuten oberen Einflußstauung beim inoperablen Tumorpatienten

noch in wenigen Instituten unter Studienbedingungen durchgeführt. Literaturangaben bestätigen, daß sich in einzelnen Fällen zwar deutliche Tumorremission erzielen lasssen, es zeigt sich aber, daß die Ergebnisse dieser aufwendigen und gleichzeitig risikoreichen Behandlungsmethode insgesamt enttäuschend sind (Reber, persönliche Mitteilung 1997).

Bronchographie

Die Bronchographie hat nach der Perfektionierung der bronchoskopischen Verfahren und der Entwicklung der Schnittbildverfahren weitgehend ihre Bedeutung im „Roadmapping" des Bronchialkarzinoms verloren. Nur noch Einzelindikationen ergeben sich bei der präoperativen Lokalisationsdiagnostik eines pathologischen Befundes bei unübersichtlicher pulmonaler Anatomie beim geschrumpften Thorax und ausgeprägter pleuropulmonaler Verschwielung.

Projektionsradiographie im Therapiemonitoring

Peri- und posttherapeutische Kontrolle

Das wichtigste bildgebende Verfahren im Monitoring des Bronchialkarzinoms ist die Thoraxübersichtaufnahme. Dies gilt sowohl für die postoperative Bettaufnahme wie auch für das Follow-up.

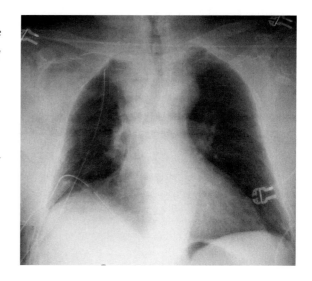

Abb. 11.
Postoperative Bettaufnahme nach Oberlappenektomie. Technik: kV 120, mAs 8, 10/40 Raster, asymmeterische Film-Folien-Kombination, Filmfolienspeed 400. Diagnosen: Zwerchfellhochstand rechts, rechts apikal Ablösung der Lunge ca. 3 cm, korrekte Lage der Saugdrainagen, des zentralen Venenkatheters, Ausweitung des oberen Mediastinums mit Eindellung der Trachea durch Struma *(rechts)*

Postoperative Komplikationen wie Dystelektasen, Infiltration, Blutung, Pleuraerguß oder unzureichende Ausdehnung der Lunge sollten auf der Bettaufnahme sicher diagnostiziert werden und quantifizierbar sein, daneben müssen auch Trachealtubus, intravasale Katheter und Thoraxsaugdrainagen sicher abgrenzbar sein (Abb. 11). Optimale Aufnahmequalität bei Bettaufnahmen erfordern Hartstrahltechnik, Streustrahlenreduzierung mit stehenden hochselektiven Rastern und die Verwendung eines Aufnahmesystems mit hoher Dichteauflösung. Vorteile bieten Kassetten mit asymmetrischen Film-Folien-Systemen und digitale Bildgebung mit fluoreszierenden Platten [44, 86].

Die übliche, unkomplizierte posttherapeutische klinische Nachsorge umfaßt neben den klinischen Parametern und Labor, einließlich der Tumormarker, als wichtigstes bildgebendes Verfahren die Thoraxübersichtaufnahme [18]. Die Thoraxaufnahme, in 2 Ebenen angefertigt, ist insbesondere für Patienten mit Bronchialkarzinom, die aufgrund ihres Alters oder eingeschränkten Gesundheitszustandes lediglich eine palliative Behandlung erhalten, das ideale bildgebende Verfahren zum Monitoring der Erkrankung. Die Patienten empfinden diese Untersuchung als wenig belastend.

Die meisten typischen pulmonalen Komplikationen oder unerwünschten Therapiefolgen wie eine Strahlenpneumonitis (Abb. 12) lassen sich anhand der Thoraxaufnahme diagnostizieren [74]. Dies trifft aber häufig nicht zu für Patienten mit Fieberschüben in der Neutropenie nach Chemotherapie.

Während mit der HRCT-Untersuchung bereits typische Infiltrate nachweisbar sind, kann bei initialer Infektion mit atypischen Erregern der Thoraxröntgenbefund noch unauffällig sein. Meist sind aber die typischen Komplikationen der Tumorerkrankung oder der durchgeführten Therapie mit der Thoraxaufnahme und ggf. mit ergänzender Durchleuchtung und Zielaufnahmen ein-

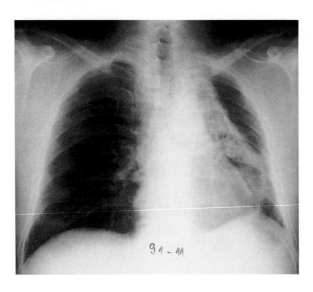

Abb. 12.
Thoraxübersichtaufnahme (74 Jahre, männlich). Adenokarzinom des linken Lungenoberlappens, radiologisches Staging T3N2, Kontrolle 3 Wochen nach Beendigung der Strahlentherapie

facher, schneller und gelegentlich auch mit größerer Sicherheit zu diagnostizieren als mit Schnittbildverfahren. Die Tumorverkleinerung unter der Therapie, aber auch das Tumorrezidiv, sind nicht selten auf der Thoraxaufnahme einfach mit dem Lineal auszumessen.

Komplizierende Befunde, wie Lokalisation und Ausdehnung einer ösophagotrachealen Fistel, sind nach oraler Gabe wasserlöslichen Röntgenkontrastmittels sofort zu erkennen (Abb. 13). Die Kontur der Empyemresthöhle nach Bronchusstumpfinsuffizienz zeigt, ob eine weitere Spülbehandlung indiziert ist.

Weisen Klinik oder im Skelettszintigramm neu aufgetretene Mehrspeicherungen auf eine mögliche Knochenmetastasierung hin, wird man zunächst versuchen, diese mit projektionsradiographischen Verfahren einschließlich der konventionellen Tomographie nachzuweisen. MRT ist zwar das überlegene bildgebende Verfahren und dokumentiert auch bei negativem Röntgenbefund sehr häufig eine disseminierte Knochemarkmetastasierung, aber bei der Wahl der diagnostischen Methoden ist zu berücksichtigen, daß es die Aufgabe des Radiologen ist, den behandelnden Arzt darüber zu informieren, ob die tragenden Skelettabschnitte frakturgefährdet sind. Diese Fragen lassen sich inbesondere im Bereich der Wirbelsäule und des Beckens in der Regel nur durch konventionelle Tomographie oder CT-Untersuchungen mit Scandicken < 3 mm mit ausreichender Sicherheit beantworten.

Kontrovers ist zu diskutieren, ob die projektionsradiographische Thoraxdiagnostik ausreicht, um die Ergebnisse chirurgischer, internistisch-onkologischer Behandlung sowie der Strahlentherapie ausreichend exakt zu dokumentieren.

Sicherlich gilt für Patienten, die unter Studienbedingungen behandelt werden, daß ergänzend zur Thoraxaufnahme die exakteren Schnittbildverfahren indiziert sind. Bei der posttherapeutischen Routineüberwachung ist bei der Indikationsstellung zu ergänzenden Schnittbilduntersuchungen zu prüfen, ob

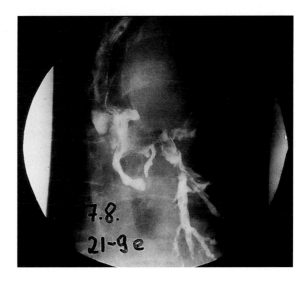

Abb. 13.
Ösophagotracheale Fistel bei inoperablem Bronchialkarzinom (72 Jahre, weiblich)

die Therapie unter palliativer oder kurativer Zielsetzung durchgeführt wird. Bei primär kurativem Ansatz einer Therapie sollte das Prinzip des primären Stagings gelten. Zur Dokumentation des Behandlungserfolgs, aber auch der Komplikationen, sind alle erforderlichen und geeigneten bildgebenden Verfahren, also auch die kostenintensiven Schnittbildverfahren, einzusetzen. Bei palliativer Therapie dürfte es erlaubt sein, in der Indikationstellung etwas zurückhaltender zu sein.

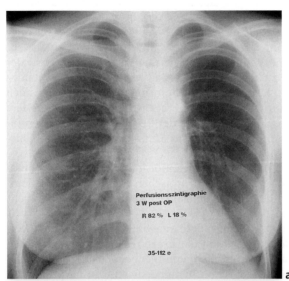

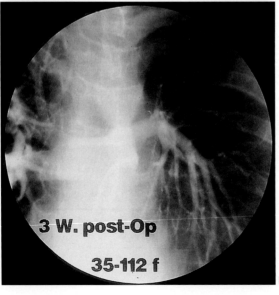

Abb. 14 a, b.
Postoperative Pulmonalisarteriographie nach Y-Manschettenresektion links nach Unterlappenektomie links bei Adenokarzinom UICC Stadium IIIA, TNM: pT2N2 (a). b Ausschnitt

1.8 Röntgendiagnostik des Bronchialkarzinoms

Zur Qualitätskontrolle chirurgischer Maßnahmen kann es im Einzelfall indiziert sein, auch invasive Diagnostik durchzuführen. Wurde z.B. eine V.-cava-Prothese eingenäht, läßt sich die Anastomose mit einer DSA einfach und problemlos dokumentieren (Abb. 6 b).

Nach einer Lungenresektion mit angioplastischer Gefäßrekonstruktion läßt sich der postoperative Gefäßsitus mit einer Pulmonalisarteriographie in hoher räumlicher Auflösung mit DSA-Technik dokumentieren. Dies erlaubt über die perfusionszintigraphische globale Berechnung der Lungenduchblutung hinaus detaillierte Aussagen über das Ergebnis der durchgeführten Operation (Abb. 14 a, b).

Kostendruck im Gesundheitswesen

Die gesetzlich verordnete Budgetierung der Gesundheitskosten hat dazu geführt, daß auch bei der Diagnose, dem Staging und beim Follow-up des Bronchialkarzinoms der Stellenwert der diagnostischen Verfahren zunehmend unter wirtschaftlichen Aspekten kritisch analysiert wird. Vor kurzem war das ganze Heft der Zeitschrift „Radiologe" (Springer-Verlag 1996 Heft 5) dem Thema Kostenentwicklung bei bildgebenden Verfahren gewidmet. Es wurde dargelegt, daß im Gesamtkostenbereich der Medizin die bildgebende Diagnostik einschließlich der Inventionskosten für Großgeräte ein eher kleiner Faktor ist (Abb. 15). Die Investitionskosten für die Projektionsradiographie nehmen mit der Einführung der Großgeräte prozentual ab. Die Kosten für die Projektionsradio-

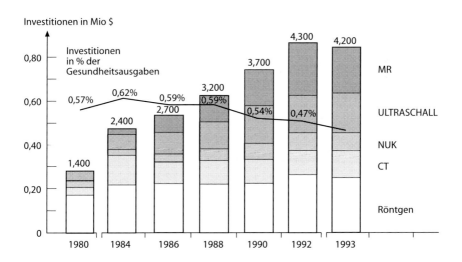

Abb. 15. Ausgaben für Gesundheit und Kostenanteil elektromedizinischer Technik

graphie (klassisches Röntgen) sind zwischen 1989 und 1992 lediglich um 10,1 %, also im Vergleich zu anderen diagnostischen Verfahren nur moderat, gestiegen (Tabellen 3 und 4). Die Aufwendungen für die radiologische Untersuchung (Film, Kontrastmittel, Röntgengerät, Personal etc.) sind für die projektionsradiographischen Verfahren vergleichsweise niedrig und machen im Krankenhaus nur ein kleinen Teil der Gesamtkosten im Management des Patienten aus.

Bedeutsamer sind Kostenfaktoren im Rahmen des Organisationsablaufs in einer Praxis oder im Krankenhaus, die unmittelbare Auswirkungen auf die Patientenverweildauer haben:
- Verfügbarkeit diagnostischer Verfahren,
- Übermittlung von Röntgenaufnahmen und -befund bei therapeutischen Entscheidungen,
- Management des Patienten im Gesamtablauf diagnostischer und therapeutischer Maßnahmen.

Hier haben digitale Verfahren klare Vorteile. Der Radiologe kann die Anforderungen im effektiven Patientenmanagement nur mit Hilfe der elektronischen Datenverarbeitung erfüllen. Für die Verknüpfung von Hospital- und Radiologieinformationssystem mit der zentralen elektronischen Bildspeicherung und den Möglichkeiten der Teleradiologie im Intranet werden heute von der Industrie optimierte technische Lösungen angeboten. Voraussetzung für derartige Lösungen ist aber die vollständige Digitalisierung der radiologischen Projektionsradiographie. Die möglichen Kosteneinsparungen bzw. die Einbuße an diagnostischer Sicherheit müssen daher gegeneinander abgewogen werden. Dabei werden Konflikte entstehen durch den Anspruch des behandelnden Kollegen auf ausreichende diagnostische Exaktheit und den Druck möglichst geringer Kosten für die Diagnostik.

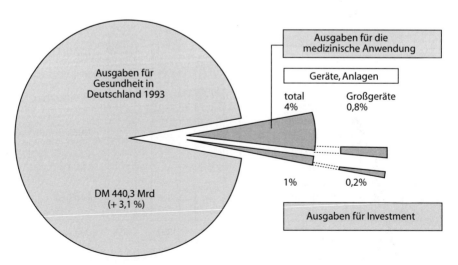

Abb. 16. Investitionen in bildgebende Diagnostik in den USA

Tabelle 3. Vergütungen einzelner Leistungen der GKV mit Zuwachs 1989–92

Umsatz 92 MDM	Anteil GL (%)	Zuwachs MDM	Anteil GL %	Veränd %	
6.054	21.58	1.261	17,7	+ 26,3	Beratungen
1.523	5,43	129	1,18	+ 9,22	Besuche
1.157	4,13	533	7,48	+ 85,35	Sonographie
342	1,22	149	7,09	+ 77,2	Endoskopie
1.344	4,79	132	1,85	+ 10,1	Klass. Röntg.
322	1,15	128	1,80	+ 66,1	CT
148	0,53	120	1,68	+ 433,7	MRT
272	0,97	84	1,18	+ 44,6	NUK

P Gerhard Diagn. Radiologie im Spektrum der Kostenentwicklung in der Medizin Radiologe (1996) 36: 270–278

Tabelle 4. Kosten für Thorax-Diagnostik (GoA 1,8 x) [DM]

Thorax 2 E	92,34	Quantifizierung (1,0)	85,50
DL	49,25	Phlebographie (beide Beine)	410,40
Zielaufn.	36,94	Cavographie	328,32
Tomographie	133,38	Pulmonalisart.	570,00
CT Thorax	471,96	× je Serie	114,00
KM Injektion	34,09	Herzkatheter	319,20
MRT	882,36	Punktion Lunge	131,10
Ultraschall	52,44	Punktion Pleura	91,77
Perf. + Vent.	533,52	Bronchoskopie	157,32
Skelett-GK	461,70	Mediastinoskopie	288,42
Tumorsz.	246,24	KM-Einbringung	59,85
SPECT zusätzlich	248,00	RöKM 100 ml nicht jonisch	115,00

Die Möglichkeit, Kosten zu senken durch verstärkte Anwendung projektionsradiographischer Methoden, ist sicherlich nur in den aufgeführten Teilbereichen möglich, da Schnittbildverfahren in der Regel kosteneffizienter sind wie Stehr [90] ausführt. Dies beeinflußt in zunehmendem Maß die Auswahl der diagnostischen Verfahren. Jend u. Tödt [89] zeigen hier Entscheidungsbäume auf. Um kostenträchtige Doppeluntersuchungen zu vermeiden, werden allerdings bereits in der Vorfelddiagnose häufig Schnittbildverfahren angefordert, die sich im Nachhinein als überflüssig herausstellen.

Bei der Berechnung des Aufwands zur Behandlung des Bronchialkarzinoms sind Kosten für die Diagnostik fast zu vernachlässigen. Dennoch muß der Radiologe heute nicht nur eine exakte Diagnose stellen, sondern er hat auch die Aufgabe, als Experte der bildgebenden Diagnostik den Onkologen, den endoskopisch tätigen Kollegen und den Thoraxchirurgen zu beraten, welche der zur Verfügung stehenden bildgebenden Verfahren die jeweils erforderliche Information am wirtschaftlichsten bringt. Dabei muß er kostenbewußt sein, und er muß bedenken, daß das Untersuchungsverfahren den Patienten nicht gefährden darf (Tabelle 5). Er hat auch eventuelle Kosten zu berücksichtigen, die entstehen können durch Nebenwirkungen und Zwischenfälle bei diagnostischen Maßnahmen, durch unzureichende oder falsche Diagnose und hieraus folgenden insuffizienten oder falschen Therapien. Dabei sind zwangsläufig Konflikte nicht zu vermeiden, und ein Radiologe, der sich v. a. der diagnostischen Exaktheit verpflichtet fühlt, darf dennoch nicht die unvermeidlichen ökonomischen Zwänge negieren.

Gerhardt [88] stellte 1996 fest: Beim differenzierten Einsatz radiologischer Bildgebung in der Diagnostik thoraxaler Erkrankungen sind folgende Empfehlungen zu beachten: „Eine eindeutige Indikation durch den überweisenden Arzt, eine von der Indikation abhängige, therapierelevante, allgemeingültige Untersuchungsstrategie, eine den Erfordernissen gerecht werdende Befundung und die Verminderung der Mengenausweitung durch bessere Nutzung der vorhandenen Geräte". Bei der Auswahl der bildgebenden radiologischen Verfahren sind zudem die Ergebnisse anderer diagnostischer Methoden angemessen zu berücksichtigen, deren Stellenwert der Radiologe korrekt einschätzen sollte.

Tabelle 5. Radiologische Thoraxerkrankungen

	Morbidität/Mortalität
CT-Kontrastmittel	0,03 – 1 %
Angiographie	
Morbidität	0,7 %
Mortalität	0.06 %
Pulm.-Arteriographie	
Morbidität	> 0,01 %
Mortalität	0,06 %
(n = 1763 Thoraxklinik Heidelberg 1992)	
Bronchoskopie	
Mortalität	0,2 %
Mediastinoskopie	
Morbidität	0,9 %
Mortalität	0,08 %
transthorakale Biopsie (Pneu)	5 – 20 %
Mortalität	0,2 %
Thorakotomie (Rundherdresektion)	
Mortalität	1,0 %

Literatur

1. American Joint Committee on Cancer (1987) Beahrs OH, Myers MD (eds) Manual for staging of cancer, 3rd edn. Lippincott, Philadelphia
2. American Thoracic Society, Medical Section of the American Lung Association (1983) Clinical staging of primary lung cancer. Am Respirat Dis 127: 659–664
3. Austin J, Romney BM, Goldsmith LS (1992) Missed bronchogenic Carcinoma: Radiographic findings in 27 patients with a potentially resectable lesion evident in retrospect. Radiology 182: 115–122
4. Bittner R, Schörner W, Weiss Th et al. (1989) Maligne Thoraxwandinfiltrationen in der MR: Vergleich mit CT- und operativen Befunden. RöFo 151: 590–596

1.8 Röntgendiagnostik des Bronchialkarzinoms

5. Bollen ECM, Goei R, Hof-Grootenboer et al. (1994) Interobserver variability and accuracy of computed tomographic assessment of nodal status in lung cancer. Ann Thorac Surg 58: 158–612
6. Bressler E L, Kirkham J A (1994) Mediastinal masses: Alternative Approaches to CT-guided needle biopsy. Radiology 191: 391–396
7. Bülzebruck H, Probst G, Vogt-Moykopf I (1987) Das neue TNM-System für das Bronchialkarzinom. Z Herz Thorax Gefäßchir 1: 2–11
8. Bülzebruck H, Probst G, Vogt-Moykopf I (1989) Validierung des TNM-Systems für das Bronchialkarzinom – Güte der klinischen Klassifikation, Wertigkeit diagnostischer Verfahren und prognostische Relevanz. Z Herz Thorax Gefäßchir 3: 195–208
9. Bülzebruck H, Probst G, Drings P, Vogt-Moykopf I (1991) Konzeption und erste Ergebnisse einer prospektiven Analyse zur Validierung des TNM-Systems für das Bronchialkarzinom. In: (Drings P, Vogt-Moykopf I (Hrsg) Thoraxtumoren Diagnostik – Staging – gegenwärtiges Therapiekonzept. Springer, Berlin Heidelberg New York Tokio, S 132–146
10. Bundesärztekammer (1997) Änderungen der Qualitätsbeurteilungsrichtlinien für die radiologische Diagnostik. Dtsch Ärztbl 94: B 621–628
11. Busch H, Georgi M (1991) Digitale Radiographie – Illusion oder Zukunftsperspektive? In: Günther RW, Gockel HP (Hrsg) Jahrbuch der Radiologie. Biermann, Zülpich, S 47–66
12. Busch HP, Lehmann KJ, Drescher P et al. (1992) New chest imaging techniques: a comparison of five analogue and digital methods. Eur Radiol 2: 335–341
13. Caron-Poitreau C, Gourdier L, Tuahais E et al. (1955) Comparison of digital pulmonary radiogaphs (selenium based detector and storage phosphor plates) in emphysema, bronchiectasis and interstitial syndrom: Pathologic CT-correlation. Eur Radiol (Suppl 5)
14. Chasen MH, Yrizarry JM (1983) Tomography of the pulmonary hili. Radiology 149: 365–369
15. Daly BDT, Müller JD, Faling LJ et al. (1993) N2 lung cancer: outcome in patients with false negative computed tomographic scans of the chest. J Thorac Cardiovasc Surg 105: 094–011
16. Dienemann H, Sunderplassmann L, Voigt C (1987) Lymphknoten bei Bronchialkarzinom: Beziehung zwischen Durchmesser und Infiltrationstiefe. J Thorac Cardiovasc Surg (Spec Issue) 1: 5–12
17. Drings P (1991) Strategie der Diagnostik und des Staging. In: Drings P, Vogt-Moykopf KI (Hrsg) Thoraxtumoren – Diagnostik – Staging – gegenwärtiges Therapiekonzept. Springer, Berlin Heidelberg New York Tokio, S 72–80
18. Drings P, Vogt-Moykopf I (Hrsg) (1991) Folgen der Therapie, Nachsorge und Rehabilitation. In: Thoraxtumoren – Diagnostik – Staging – gegenwärtiges Therapiekonzept. Springer, Berlin Heidelberg New York Tokio, S 493–501
19. Dölken W, Krabbe T, Jennet M (1989) Digitale BV-Radiographie und Film-Folien-Kombination bei Lungenrundherden. RöFo 151: 131–137
20. Dwyer AJ (1989) Time and disease: The fourth dimension of radiology. Radiology 173: 17–21
21. Ebert W, Hoppe M, Muley T, Drings P (1997) Monitoring ot therapy in inoperable lung cancer patiens by measurements of CYFRA 21-1, TPA-TP CEA, and NSE. Anticancer Res 17: 1875–1878
22. Epstein DM (1986) Value of CT in the preoperative assessment of lung cancer. A survey of thoracic surgeons. Radiology 161: 423–426
23. Fontana RS, Sanderson OR, Taylor WR et al. (1984) Early lung cancer detection: results of the inital (prevalence) radiologic and cytologic screening in the Johns Hopkins study. Am Rev Respirat Dis 130: 549–554
24. Friedmann PJ (1992) Lung cancer staging: Efficacy of CT [Editorial]. Radiology 182: 307–309
25. Freundlich IM, Chazen MH, Varma DGK (1996) Magnetic resonance imaging of pulmonary apical tumors. J Thorac Imag 11/3: 210–216
26. Glazer GM, Gross BH, Quint LR et al. (1985) Normal mediastinal lymph nodes: number and size according to the American Thoracic Society mapping. AJR 147: 261–265
27. Glazer GM, Gross BH, Aisen AM (1985) Imag of the pulmonary hilum: a prospective comparative study in patients with lung cancer. AJR 145: 245–248
28. Gray JE, Taylor KW, Hobbs BB (1978) Detection accuracy in chest radiography. Am J Radiol 131: 247–253

29. Gross BH, Glazer GM, Orringer MB et al. (1988) Bronchogenic carcinoma metastatic to normal sized lymph nodes: Frequency and significance. Radiology 166: 71–74
30. Günther RW (1988) Embolisation der Lunge. In: Günther RW, Thelen M (Hrsg) Interventionelle Radiologie. Thieme, Stuttgart, S 162–170
31. Herman SJ, Winton TL, Weisbrod GL et al. (1994) Mediastinal invasion by bronchogenic carcinoma: CT signs. Radiology 190: 841–846
32. Huda W, Choneyman J, Frost MM et al. (1996) Cost analysis of computed radiography and picture archiving and communications systems in portable radiography. Digit Imag 9: 39–43
33. Husten J, Muhm JR (1987) Solitary pulmonary opacities: Plain tomography. Radiology 163: 481–485
34. Ishigaki T, Sakuma S, Ikeda M (1988) One-shot dual-energy subtraction chest imaging with computed radiography: clinical evaluation of film images. Radiology 168: 67–72
35. Izbicki JR, Passlick B, Kaarg O et al. (1995) Impact of radical systematic mediastinal lymphadenectomy on tumor staging in lung cancer. Ann Thorac Surg 59: 209–214
36. Keßler M, Küffer G, Stelter W et al. (1981) Vielfältigkeit und Vieldeutigkeit des Röntgenbildes bei Bronchialkarzinom. Radiologe 21: 134–141
37. Kido S, Ikezoe J, Naito H et al. (1993) Single exposure dual energy chest images with computed radiography. Invest Radiol 28: 482–487
38. Leitlinien der BÄK (1989) Qualitätssicherung in der Röntgendiagnostik (Beschlüsse des Vorstandes der Bundesärztekammer vom 9.12.88). Dtsch Ärztebl 86: 2021
39. Klein JS, Webb WR (1991) The radiologic staging of lung cancer. J Thorac Imag 7: 29–47
40. Knopp MV, Bischoff H, Oberdorfer F, Kaick G van (1994) Positronenemissionstomographie des Thorax. Derzeitiger klinischer Stellenwert. Radiologe 32: 290–295
41. Laissy, JP, Gay-Depassier P, Soyer P (1994) Enlarged mediastinal lymph nodes in bronchogenic carcinoma: Assessment with dynamic contrast-enhanced MR imaging. Work in progress. Radiology 167: 191–263
42. Langer G (1996) 232. Röntgenabend Universitätsklinik Heidelberg, Vortrag 6.12.96
43. Layer G, Kaick G van (1990) Staging des nichtkleinzelligen Bronchialkarzinoms mit CT und MRT. Radiologe 30: 155–163
44. Leppert AGA, Prokop M, Schäfer-Prokop CM, Galanski M (1995) Detection of simulated chest lesions: comparison of a conventional scree-film-system, an assymetric screen-film-system and storage phosphor radiography. Radiology 195: 259–263
45. Libshitz HI, McKenna RJ (1984) Mediastinal lymph node size in lung cancer. AJR 143: 715–718
46. Lutterbey G, Giseke J, Sommer T et al. (1996) Ein neuer Ansatz in der Magnetresonanztomographie der Lunge mit einer ultrakurzen Turbo-Spin-Echo-Sequenz (UTSE). Fortschr Röntgenstr 164: 388–393
47. McLoud T, Bourgoin PM, Greenberg RW et al. (1992) Bronchogenic Carcinoma: Analysis of staging in the mediastinum with CT by correlative lymphnode mapping and sampling. Radiology 182: 319–323
48. MacMahon H, Vybory CJ (1994) Technical advances in chest radiography. AJR 163: 51–62
49. Martini N, Battie EJ (1977) Result of surgical treatment in stage 1 lung cancer. J Thorac Cardivasc Surg 74: 499–505
50. Martini N, Yellin A, Ginsberg RJ (1994) Management of non-small cell lung cancer with direct mediastinal involvement. Ann Thorac Surg 58: 1447–1451
51. Miller JD, Gorenstein LA, Patterson GA (1992) Staging: the key to rational management of lung cancer. Ann Thorac Surg 53: 170–178
52. Mountain CF (1986) A new international staging system for lung cancer. Chest 89: 225–233
53. Müller NL, Webb W R, Gamsu G (1985) Subcarinal lymph node enlargement Radiographic findings and CT-Correlation. AJR 145: 9–15
54. Muhm JR (1985) Current place of plain film tomography. J Thor Imag 1: 32
55. Muhm JR, Miller WE, Fontana RS et al. (1983) Lung cancer detected during a screening program using four month chest radiographs. Radiology 148: 609–615
56. Naidich DP (1996) Staging of lung cancer: Computed tomography vs. bronchoscopic needle aspiration. J Bronchol 3: 69–73
57. Naruke T, Suemasu K, Ishikawa S (1978) Lymph node mapping and curability at various leves of metastases in resected lung cancer. J Thorac Cardivasc Surg 76: 832–839

58. Oestmann JW, Kushner DC, Borugouin PM et al. (1988) Subtle lung cancers: Impact of edge enhancement and gray scale reversal on detection with digitized chest radiographs. Radiology 167: 657–658
59. Olsen GE, Block AJ, Jensen EW et al. (1975) Pulmonary funktion evaluation of the lung resection candidate. Am Rev Respirat Dis 111: 379–387
60. Primack SL, Lee KS, Logan PM et al. (1994) Bronchogenic carcinoma: utility of CT in the evaluation of patients with suspected lesions. Radiology 193: 795–800
61. Pougatch RD (1995) Radiologic evaluation in chest malignancies: A review of imaging modalitites. Chest 107: 294–297
62. Quint LE, Glazer GM, Orringer MB (1987) Central lung masses: Predicition with CT of need for pneumoectomy vs. lobectomy. Radiology 165: 171–175
63. Reeder MM, Felson B (1994) Gamuts in radiology, 3rd edn. Audiovisual Radiology, Cincinatti, Congress Catalog Card No 74-27229
64. Schaefer-Prokop CM, Denecker E, Schmidt A et al. (1996) Selenium radiography vs. storage phosphor and conventional radiography in the detection of simulated chest lesions. Radiology 201: 45–50
65. Schirren J, Krysa S, Trainer S (1993) Die Technik der systematischen Lymphadenektomie beim Bronchialkarzinom unter besonderer Berücksichtigung am linken Hemithorax. Z Herz Thorax Gefäßchir 7: 178–183
66. Schmidt T, Stieve F-E (Hrsg) (1996)Digitale Bildgebung in der diagnostischen Radiologie, Bildqualität und Strahlenexposition. Hoffman Bering
67. Schulz V (1991) Präoperative Funktionsdiagnostik. In: Drings P, Vogt-Moykopf I (Hrsg) Thoraxtumoren – Diagnostik – Staging – gegenwärtiges Therapiekonzept. Springer, Berlin Heidelberg New York Tokio, S 147–158
68. Schwickert H, Thelen C M, Schwedes F et al. (1994) CT und MRT in der Pneumologie. Pneumologie 48: 1–11
69. Sherrier R, Chiles C, Wilkinson WE et al. (1988) Effects of images processing on nodule detection rats in digitized chest radiographs: ROC study of observer performance. Radiology 166: 447–450
70. Slasky BS, Gur D, Good WF et al. (1990) Reciever operating characteristic analysis of chest interpretation with conventional, laser printed, and high resolution workstation images. Radiology 173: 775–780
71. Soda H, Tomita H, Kohno S et al. (1994) Limitations of annual screening chest radiography for the diagnosis of chest cancer: retrospective analysis. Radiology 14: 169–74
72. Souto M, Malagari KS, Tucker DM et al. (1994) Digital radiography of the chest: state of the art. Eur Radiol 4/4: 281
73. Steinbaum SS, Uretzky ID, McAdams HP (1995) Exploratory thoracotomy for nonresectable lung cancer. Chest 107: 1058–1061
74. Stender HS (1982) Vorgehen und Effizienz bei der Röntgenuntersuchung des Thorax. Radiologe 22: 291–299
75. TNM-Atlas – Illustrated guide to the TNM/pTNM-classification of malignant tumours UICC (1985) [Spiessl B, Beahrs OH, Hermanek P (Hrsg)]. Springer, Berlin Heidelberg New York Tokio
76. TNM Supplement. A Commentary on uniform use (1996) [Hermanek P, Henson DE, Hutter RVP, Sobin LH (Hrsg)]. Springer, Berlin Heidelberg New York Tokio
77. Toomes H, Delphendahl A, Manke HG et al. (1983) The coin lesion of the lung. A review of 955 resected coin lesions. Cancer 51: 534–537
78. Tuengerthal S (1990) Konventionelle Schichtuntersuchung der Thoraxorgane. Verbesserte Diagnostik mit Ausgleichskörpern aus anatomisch geformten bleihaltigem Acrylglas. Bildgebung 57: 24–31
79. Tuengerthal S (1991) Konventionelle Röntgendiagnstik des Bronchialkarzinoms. In: Drings P, Vogt-Moykopf I (Hrsg) Thoraxtumoren – Diagnostik – Staging – gegenwärtiges Therapiekonzept. Springer, Berlin Heidelberg New York Tokio, S 81–108
80. Vogt-Moykopf I, Krysa S, Probst G et al. (1991) Die chirurgische Therapie des Bronchialkarzinoms. In: Drings P, Vogt-Moykopf I (Hrsg) Thoraxtumoren – Diagnostik – Staging – gegenwärtiges Therapiekonzept. Springer, Berlin Heidelberg New York Tokio, S 170–186
81. Wahl RL, Quint LE, Greenough RL et al. (1994) Staging of mediastinal non-small cell lung cancer with FDG-PET, CT, and fusion images: preliminary prospective evaluation. Radiology 191: 371–377
82. Wandtke JC, Plewes DB, McFaul JA (1988) Improved pulmonary nodule detection with scanning equalization radiography. Radiology 169: 23–27

83. Wandtke JC, Plewes (1989) Comparison of scanning equilization and conventional chest radiography. Radiology 172: 641–645
84. Webb WR, Sostman HD (1992) MR imaging of thoracic diseases: clinical uses. Radiology 182: 621–30
85. White PG, Adams H, Crane MD (1994) Preoperative staging of carcinoma of the bronchus: Can computed tomographic scanning reliably identify stage III tumors? Thorax 94: 951–957
86. Witte G, Bause HW, Pothmann W et al. (1988) Die Thoraxaufnahme auf der Intensivstation als digitale Luminiszenzradiographie. RöFo 149: 453–458
87. Zähringer M, Krug B, Dölken W et al. (1997) Kann die digitale Selenradiographie in der Thoraxdiagnostik die analoge Thoraxröntgenaufnahme ersetzen? RöFo 167: 4–10
88. Gerhardt P (1996) Diagnostische Radiologie im Spektrum der Kostenentwicklung. Radiologe 36: 278–80
89. Jend HH, Tödt HC (1992) Wegweiser Bildgebende Diagnostik. Klinisch orientierte Entscheidungshilfen zu Effizienz und Wirtschaftlichkeit. Hippokrates, Stuttgart
90. Stehr H (1996) Zur Wirkung und Wirtschaftlichkeit innovativer Medizintechnik im Gesundheitswesen. Radiologe 36: 279–284

1.9 Der Beitrag der modernen Schnittbildverfahren zur Diagnostik des Lungenkarzinoms

1.9.1 Computertomographie

G. van Kaick, M. L. Bahner

Einleitung

Das Bronchialkarzinom ist einer der wenigen Tumoren, bei dem eine führende Kausalität bekannt ist, so daß durch Änderung der Lebensgewohnheiten eine primäre Prävention erfolgreich möglich wäre.

Für das bereits klinisch faßbare Bronchialkarzinom spielt heute die Computertomographie (CT) eine wichtige Rolle sowohl für die frühe Abklärung unklarer Befunde, die Stadieneinteilung, die Therapieplanung und unter bestimmten Voraussetzungen auch für eine Therapiekontrolle. Die Spiral-CT (Kalender et al. 1990; Heiken et al. 1993) hat nochmals eine deutliche Verbesserung sowohl in bezug auf die diagnostische Zuverlässigkeit als auch die Verkürzung der Untersuchungszeiten erbracht.

Technik der Spiral-Computertomographie

Bei der Spiral-CT wird der Patient während der Datenaufnahme gleichmäßig durch die Geräteöffnung des CT bewegt. Dabei beschreibt der Röntgenstrahl eine spiralförmige Bewegung um den Patienten, das ganze zu untersuchende Volumen wird mit angehaltenem Atem in ca. 20–30 s abgetastet.

Durch die nur kurz dauernde Datenaufnahme mit angehaltenem Atem ergeben sich Vorteile der Spiral-CT gegenüber der herkömmlichen, inkrementalen CT. Einerseits entfallen atembedingte fehlende Darstellungen insbesondere kleiner Lymphknoten und intrapulmonaler Herde. Darüber hinaus kann durch die kurze Untersuchungszeit ein Kontrastmittelbolus kürzer und damit auch konzentrierter in eine periphere Vene gespritzt werden, eine optimale Kontrastierung gerade der hilären Gefäßstrukturen ist dadurch möglich.

In der Spiral-CT ist zur Berechnung der gewohnten CT-Schichten eine Interpolation der Rohdaten notwendig. Dadurch können zum einen überlappende

Schichten mit einer verbesserten Detektion kleiner Herde ohne zusätzliche Strahlenexposition berechnet werden. Durch die dabei entstehende feinere Auflösung in der Körperlängsachse sind zum anderen auch Rekonstruktionen entlang beliebiger Raumachsen mit verbesserter Auflösung möglich. Dies kann im Bereich der Lunge für die Beurteilung einer Infiltration z.B. des Zwerchfells oder der Lungenspitze von Bedeutung sein.

In unserer Abteilung hat sich eine 2phasische Technik mit verminderter Schichtdicke bewährt. In einer ersten Spirale untersuchen wir von kaudal der Hili bis kranial der Lungenspitze nach intravenöser Injektionen von 70-80 ml nichtionischen Kontrastmittels (Startzeitverzögerung 25 s). Dadurch ist eine gute Kontrastierung der Gefäße einschließlich der Hilusstrukturen sichergestellt, mögliche Einstromartefakte im Bereich der V. suclavia/V. anonyma sind durch die kaudokraniale Untersuchungsrichtung auf ein Mindestmaß reduziert. In einer zweiten Spirale wird der untere Thoraxanteil bis einschließlich der Nebennieren dargestellt. In diesem Bereich ist eine extreme Kontrastierung der Gefäße nicht so kritisch, die Belastung des Patienten vermindert sich, da die einzelnen Atemanhaltephasen ca. 15-20 s betragen. Eine längere Untersuchungszeit mit einer einzelnen Spirale ist zwar technisch problemlos möglich, allerdings nur von den wenigsten der lungenkranken Patienten zu bewerkstelligen.

Viele Protokolle für den Thorax verwenden eine Schichtdicke von 8-10 mm. Eine Untersuchung mit nur 5 mm Schichtdicke und einem in der Spiral-CT problemlos möglichen erhöhten Tischvorschub (Pitch 1,5) hat sich allerdings gerade für die Diagnostik kleiner Läsionen bewährt, ist allerdings nur mit neueren, leistungsfähigen Geräten möglich.

Screening

Was bis vor einigen Jahren noch nicht vorstellbar war, wird inzwischen versucht, nämlich die Spiral-CT für Screeninguntersuchungen bei Hochrisikopersonen einzusetzen. Dies ist nur möglich durch eine Verminderung der Strahlenbelastung des Patienten. Erste Mitteilungen (Kaneko et al. 1996) berichten über Erfahrungen bei über 1300 Personen und fast 3500 Untersuchungen. Dabei konnten 15 periphere Bronchialkarzinome (0,3 %) erfaßt werden. Wichtig ist die Feststellung, daß von den 15 erkannten Tumoren 11 (73 %) röntgenologisch nicht entdeckt werden konnten. Bei diesen Tumoren handelte es sich jeweils um ein Stadium I mit einer relativ guten Prognose. Einschränkend muß man allerdings hinzufügen, daß in Japan mehr Bronchialkarzinome in der Peripherie entstehen (70 %) als in Europa. Die Strahlendosis konnte bei dem genannten System auf $1/6$ einer normalen CT-Untersuchung reduziert werden. Die Strahlenbelastung ist damit aber immer noch 10fach höher als bei einer konventionellen Lungenübersichtsaufnahme. Auch in Deutschland wurde jetzt ein Programm mit Niedrigdosis-CT für Screeninguntersuchungen vorgestellt (Diederich et al. 1996).

Abklärung unklarer Befunde

Gegenüber der herkömmlichen Röntgenaufnahme ist ein Vorteil der CT die überlagerungsfreie Darstellung von Prozessen, insbesondere, wenn sie auf dem Übersichtsbild im Schatten des Herzens oder des Mediastinums schwer erkennbar sind. Ein weiterer Vorteil ist die Möglichkeit, mit Hilfe der Dichtemessung zwischen rein flüssigen (Wasser), verfetteten oder weichteildichten Prozessen sowie Verkalkungen zu unterscheiden. Die Diagnose eines Bronchialkarzinoms wird weitgehend anhand klinischer Untersuchungen, der Thoraxübersichtsaufnahme und der bronchoskopischen Biopsie gestellt. In der klinischen Praxis liegt bei den meisten Patienten, wenn sie zur Computertomographie überwiesen werden, noch keine histologische Diagnose vor. Die CT kann jedoch bei einem erheblichen Anteil von Patienten mit Verdacht auf Bronchialkarzinom zur Diagnosefindung beitragen (Primack et al. 1994).

Für die Differenzierung von gut- und bösartigen Rundherden wurden morphologische Kriterien analysiert. Die glatt begrenzte Läsion spricht eher für einen gutartigen Lungenprozeß, während die Corona radiata mit größerer Wahrscheinlichkeit Ausdruck eines malignen primären pulmonalen Tumors ist. Trotz Anwendung der Dünnschichttechnik zeigte sich, daß bei ca. 10 % der peripheren Bronchialkarzinome eine glatte Begrenzung vorliegen kann, wie übrigens auch bei den meisten Arten von Lungenmetastasen (Gamroth et al. 1988). Chronisch entzündliche Prozesse wiederum können strahlenförmige Ausläufer wie bei einem malignen Tumor zeigen.

Die von Siegelmann et al. (1986) empfohlene Dichtemessung bei Lungenrundherden ist bei Mittelwerten von über 170 HE mit hoher Wahrscheinlichkeit Hinweis für einen benignen Prozeß. In Deutschland konnte mit diesem Verfahren jedoch nur bei 7 % der Lungenrundherde eine diagnostische Aussage getroffen werden (König et al. 1984). Vorsicht ist angezeigt bei exzentrischen Verkalkungen, die auch bei Malignomen vorkommen können. Weitere Hinweise für Malignität, die allerdings auch häufig nicht vorliegen, sind: Einstrahlen des bronchovaskulären Bündels in die Läsion, Dichteanstieg > 20 HE nach Bolusinjektion des Kontrastmittels (Gaeta et al. 1991; Swensen et al. 1995). Diese Veränderungen sind jedoch nicht spezifisch für Malignität. Sie finden sich auch bei benignen, z.B. chronisch entzündlichen Prozessen. Fazit: Auch mit einer Dünnschicht-CT lassen sich gut- und bösartige Rundherde nicht genügend sicher unterscheiden. Rundherde müssen daher, wenn irgend möglich, operativ entfernt werden (Seemann et al. 1996).

Bei eingeschränkter Operabilität ermöglicht die CT die diagnostische Abklärung über eine CT-gesteuerte Feinnadelbiopsie, die an mehreren Zentren erfolgreich mit einer relativ geringen Rate an Nebenwirkungen durchgeführt wird (Reddy et al. 1991; Akamatsu et al. 1996). Schwierig ist die diagnostische Situation bei Herden unter 5 mm, die mit einer Punktion nur noch schwer mit ausreichender Sicherheit zu erreichen sind.

Staging

T-Staging

Die Beurteilung des T-Stadiums wird aus mehreren Gründen durch Fehleinschätzungen belastet. Die Größenbeurteilung eines allseits von Lungengewebe umgebenen Tumors bereitet in der Regel keine Schwierigkeiten (Abb. 1). Diese treten dann auf, wenn eine Atelektase oder poststenotische Entzündung vorliegt, die vom Tumor schwer abgrenzbar ist. Auch bei zentralem Sitz des Tumors ist häufig eine genaue Abgrenzung zwischen Primärtumor und befallenen Lymphknoten kaum möglich.

Die Feststellung einer Atelektase als soche begründet schon ein T2- (kleiner als ein Lungenflügel) oder T3-Stadium (größer als ein Lungenflügel; Spiessl et al. 1993). Nur anhand morphologischer Kriterien, z.B. konkave Form der Atelektase oder polyzyklische Begrenzung bzw. filiforme Ausläufer des Tumors, kann eine Unterscheidung herbeigeführt werden.

Die Erkennung der Infiltration der viszeralen (T2; Abb. 2) oder parietalen (T3; Abb. 3) Pleura ist ebenfalls nur mit begrenzter Sicherheit möglich. Für den Befall der Pleura parietalis werden als CT-Kriterien angegeben: Pleuraverdickung, Verstreichen der Fettlamelle sowie Größe und Winkel der Kontaktflächen zwischen Tumor und Pleura. Auch bei dieser strengen Kriterienvorgabe blieben die Ergebnisse unbefriedigend mit einer großen Variationsbreite von Sensitivitäten und Spezifitäten zwischen 40 und 100% (Layer u. van Kaick 1990). Mit Hilfe mehrfacher Schichtaufnahmen wurde versucht, die Dynamik der Exspiration zu nutzen, um die Fixation des Tumors an die Brustwand zu erfassen (Murata et al. 1994). Ein weiterer Ansatz versucht die 3D-Rekonstruktion aus Spiral-CT-Datensätzen, die sich gegenüber den 2D-Bildern als überlegen zeigten (Kuriyama et al. 1994). Diese Ergebnisse basieren alle auf kleinen Patientenzahlen und bedürfen weiterer Bestätigung.

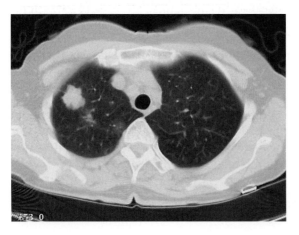

Abb. 1.
Unscharf und polyzyklisch begrenzte Raumforderung, ca. 3 cm messend, im rechten Oberlappen einer 69jährigen Patientin. Die Raumforderung ist allseits von Lungengewebe umgeben, ein Kontakt zur Pleura läßt sich nicht nachweisen. Peripheres Bronchialkarzinom, Tumorstadium T1

Abb. 2.
Bis 4 cm messende weichteildichte Raumforderung vom Hilus bis zur Thoraxwand. Der Tumor erreicht die viszerale Pleura, die parietale Pleura scheint allerdings aufgrund der durchgehenden Fettlamelle nicht infiltriert zu sein. Vergrößerte hiläre Lymphknoten, die an die Raumforderung heranreichen, sowie ein vergrößerter tracheobronchialer Lymphknoten. Tumorstadium T2N2

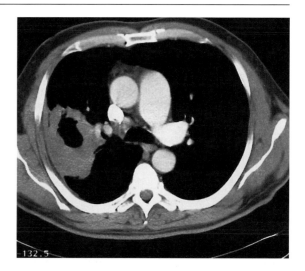

Bemerkenswert ist das gute Abschneiden des Ultraschalls bei der genannten Fragestellung. Mit den sonographischen Kriterien: Unterbrechung der Pleura, Fixation des Tumors, Einbruch des Tumors in die Thoraxwand wurden in der Untersuchung von Suzuki et al. (1993) bei 120 Patienten eine Sensitivität von 100 % und eine Spezifität von 98 % erzielt im Vergleich zu 68 bzw. 66 % bei der Computertomographie.

Für die Beurteilung des Sulcus-superior-Tumors kommt der Magnetresonanztomographie (MR) durch die sagittalen Aufnahmen eine leichte diagnostische Überlegenheit zu (Layer u. van Kaick 1990).

Der Tumoreinbruch in das Mediastinum, das Herz, die großen Gefäße, den Ösophagus und die Trachea sowie die Wirbelsäule als Ausdruck eines T4-Stadi-

Abb. 3.
Bei dieser Raumforderung im linken Unterlappen stellt sich eine deutliche Verdickung der benachbarten Pleura dar, die bis zur Thoraxwand reicht. Darüber hinaus ca. 1,5 cm messende Raumforderung kontralateral. Tumorstadium T3M1

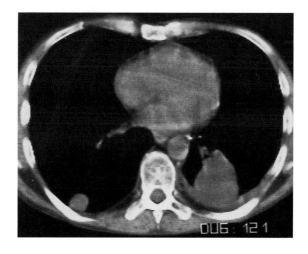

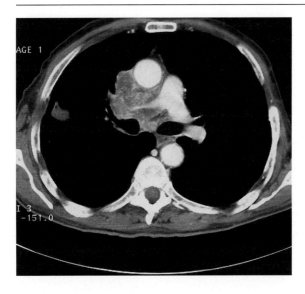

Abb. 4.
Große, inhomogen Kontrastmittel anreichernde Raumforderung zentral rechts mit Infiltration der rechten A. pulmonalis und der Aorta ascendens sowie Verschluß der V. caca superior. Tumorstadium T4

ums ist mit der CT bei einem ausgeprägten Befund zu erkennen (Abb. 4 und 5). Die Untersuchungen von Herman et al. (1994) zeigen, wie die Festlegung der „Grenzwerte" das diagnostische Ergebnis verändert. Eines der benutzten Kriterien ist die Größe der Kontaktfläche zwischen Tumor und den mediastinalen Organen, z. B. Aorta. Wird ein Winkelbereich von mehr als 90° als Ausdruck einer Tumorinvasion betrachtet, dann resultiert eine Sensitivität von 40 %, bei einem Winkelbereich von 180° geht die Sensitivität auf 28 % zurück. Diese diagnostische Unsicherheit ist klinisch von erheblicher Relevanz, da zu den

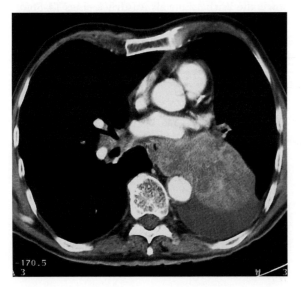

Abb. 5.
Große, inhomogen Kontrastmittel anreichernde Raumforderung mit massiver Einengung des linken Hauptbronchus, Unterlappenatelektase, Kompression des Ösophagus sowie Infiltration der Aorta descendens. Pleuraerguß links sowie kontralaterale hiläre Lymphknoten. Histologisch Plattenepithelkarzinom. Tumorstadium T4N3

wichtigsten Aufgaben der CT-Diagnostik die Erkennung des inoperablen Tumorstadiums gehört (Tumorstadium IIIb oder IV). Die Mitteilung von White et al. (1994), daß für die Beurteilung der Inoperabilität eine Sensitivität von nur 27 % erreicht wurde, gibt zu denken!

N-Staging

Durch das Spiral-CT wurden die untersuchungstechnischen Voraussetzungen für die Beurteilung des N-Stadiums zwar verbessert (Abb. 6; Huch Böni et al. 1994). Dennoch bleibt der klinische Wert der CT-Ergebnisse weiterhin strittig. Die normalen Lymphknoten in den verschiedenen Stationen sind nicht oder unterschiedlich gut darstellbar. Die Grundlage der CT-Beurteilung für einen neoplastischen Befall der Lymphknoten ist weiterhin die Biometrie. Je nach Lymphknotenstation müssen etwas unterschiedliche „Normwerte" angesetzt werden. Bei den prätrachealen und retrokavalen Lymphknoten hat sich ein Grenzwert von 1,4 cm Durchmesser in der kurzen Achse als zweckmäßig erwiesen (König et al. 1983; Izbicki et al. 1991; McLoud et al. 1992; Kobayashi u. Kitamura 1995; Huch Böni et al. 1994). Bei Annahme des genannten Grenzwertes ist davon auszugehen, daß bei etwa 10–15 % der „normal großen" Lymphknoten dennoch ein metastatischer Befall vorliegt und daß andererseits bei 20–30 % der vergrößerten Lymphknoten nur eine reaktive Hyperplasie pathohistologisch gefunden wird (Tabelle 1). Die klinische Bedeutung der prätherapeutisch richtigen Einstufung eines N2-Stadiums (Abb. 7) hat sich dadurch etwas vermindert, daß heute auch N2-Stadien operiert werden. Die richtige Erkennung des N3-Stadiums (Abb. 8) ist wichtig, da es eine Operabilität ausschließt. McLoud et al. (1992) geben eine patientenbezogene Sensitivität für die Mediastinallymphknoten von 64 % und eine Spezifität von 62 % an (Tabelle 2). Die Sensitivität für die

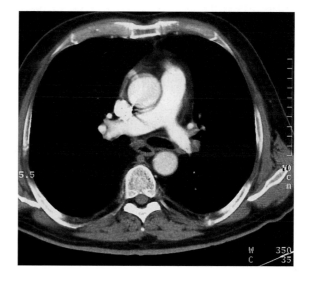

Abb. 6.
Suspekter Lymphknoten links hilär, ca. 1,5 cm im Durchmesser, bei peripherem Bronchialkarzinom (nicht abgebildet). Durch die kräftige Kontrastierung der Gefäße in der Spiral-CT sind solche Befunde sicherer als in der herkömmlichen CT abgrenzbar

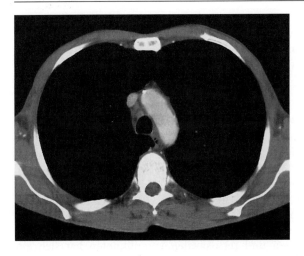

Abb. 7.
Vergrößerte mediastinale Lymphknoten bei peripherem Bronchialkarzinom rechts (nicht auf dieser Schicht abgebildet). Verdacht auf Stadium N2

einzelnen Lymphknotenstationen lag nur bei 44% (Tabelle 3). Nach Bülzebruck et al. (1992) wurde das N3-Stadium nur in 35% richtig eingestuft bei einer Gesamtzahl von 1404 Patienten.

Diese insgesamt doch sehr schwachen Ergebnisse führten immer wieder zur Diskussion der Bedeutung der Computertomographie für das prätherapeutische Staging und der Notwendigkeit einer Mediastinoskopie (Izbicki et al. 1991; Aaby et al. 1995). Das diesbezügliche diagnostische Procedere ist in den einzelnen Zentren verschieden. Bemerkenswert trotz der vorgenannten Einschränkungen sind zwei Untersuchungen, die darauf hinweisen, daß auch bei einem

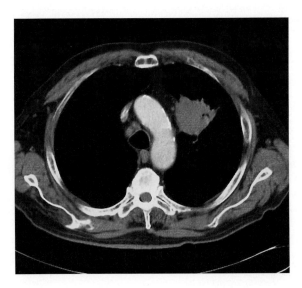

Abb. 8.
Polyzyklisch, unscharf begrenzte Raumforderung im linken Lungenoberlappen mit mehreren vergrößerten mediastinalen Lymphknoten. Da diese Lymphknoten die Mittellinie überschreiten, muß von einem Stadium T2N3 ausgegangen werden

Tabelle 1. Größenverteilung der Lymphknoten im CT (kurze Achse). (Nach Trost 1993)

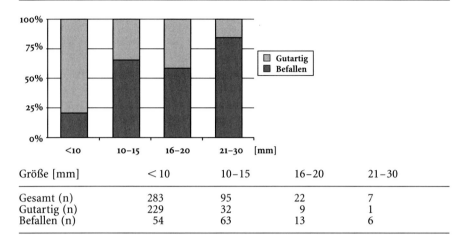

Größe [mm]	< 10	10–15	16–20	21–30
Gesamt (n)	283	95	22	7
Gutartig (n)	229	32	9	1
Befallen (n)	54	63	13	6

Tabelle 2. Lymphknotenmetastasen und -größe im CT. (Nach McLoud et al. 1992)

Anzahl (n)	Größe [cm]	Metastasen [%]
336	< 1	13
57	1.0–1.9	25
13	2.0–2.9	62
6	3.0–3.9	67
2	> 4	100

Tabelle 3. Genauigkeit der CT für das Staging der einzelnen Lymphknotenstationen. (Nach McLoud et al. 1992)

Lymphknotengruppe	Sensitivität [%]	Spezifität [%]	Lymphknoten (n)
4R	78	79	104
4L	33	86	70
5	83	83	30
7	25	91	108
10R	30	72	42
10L	27	94	29
11R	29	73	22
11L	17	86	20

auf dem Röntgenübersichtsbild eindeutigen T1-Stadium sich mit Hilfe der CT in bis zu 20 % der Fälle Metastasen der mediastinalen Lymphknoten (N2 und N3) nachweisen lassen, was für eine CT-Untersuchung auch bei diesen frühen T-Stadien spricht (Seely et al. 1993; Duncan et al. 1993).

Verbesserungen besonders bezüglich der N-Diagnostik konnten inzwischen mit Hilfe der Positronenemissionstomographie (PET) erreicht werden (Knopp et al. 1994; Steinert et al. 1997, s. auch Beitrag 1.9.3 in diesem Band).

M-Staging

Die häufigsten Metastasierungsorte des Bronchialkarzinoms sind Leber, Gehirn, Skelett und Nebennieren. Einer routinemäßigen Durchführung der Skelettszintigraphie steht man inzwischen eher skeptisch gegenüber, v. a. wegen der relativ hohen Rate an falsch-positiven Ergebnissen. Bei szintigraphisch verdächtigen Läsionen werden üblicherweise Röntgenaufnahmen durchgeführt. Bei Skelettläsionen im Körperstammbereich kann die Computertomographie zur besseren Beurteilung hilfreich sein.

Eine routinemäßige Computertomographie des Schädels im Rahmen von Staginguntersuchungen ist nicht sinnvoll, da selbst bei kleinzelligen Bronchialkarzinomen ohne Vorliegen einer neurologischen Symptomatik Hirnmetastasen nur in einem sehr geringen Prozentsatz von 1,5 % gefunden werden (Drings et al. 1987). Wenn jedoch bei einem Patienten ein operativer Eingriff vorgesehen ist, ist eine CT-Untersuchung des Schädels mit Kontrastmittel, oder besser eine MRT-Untersuchung, präoperativ angezeigt (Ferrigno u. Buccheri 1994).

Für die Diagnostik der Lebertumoren ist die Kontrastmittel-CT immer noch das führende Verfahren, zumal die Untersuchung der Leber beim Staging des Thorax sozusagen mit erfaßt werden kann. Herde bis etwa 1 cm Größe sind dabei noch sicher zu detektieren. Problematisch ist jedoch die hohe Prävalenz gutartiger Veränderungen in der Leber, v. a. in bezug auf Zysten (kleine Zysten, die durch das Teilkörperphänomen wie Metastasen aussehen können!) und Hämangiome. Besonders für das kleinzellige Karzinom ist die CT-Diagnostik bei dem häufigen metastatischen Befall der Leber, aber auch gelegentlich der Milz, angezeigt (Hirsch et al. 1992).

Die Darstellung der normalen Nebennieren gelingt mit der CT in über 95 %, d. h. auch Vergrößerungen des Organs sind gut zu erfassen. Etwa 5 % aller Bronchialkarzinompatienten zeigen vergrößerte Nebennieren (Abb. 9). Das diagnostische Problem entsteht dadurch, daß nur etwa 50–60 % dieser vergrößerten

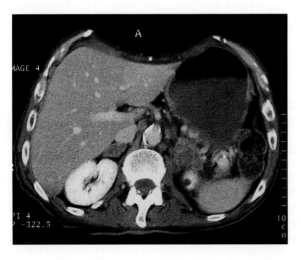

Abb. 9.
Unregelmäßige Vergrößerung beider Nebennieren, links mehr als rechts, mit inhomogener Konrastmittelanreicherung. Insbesondere aufgrund der Anreicherung muß bei diesen Nebennierenvergrößerungen von Metastasen des zentralen Bronchialkarzinoms ausgegangen werden

Nebennieren auch metastatisch befallen sind. Häufig finden sich gerade bei den Bronchialkarzinompatienten Adenome und Hyperplasien der Nebennieren. Eine Differenzierung mit Hilfe der MRT-Technik wurde mehrfach versucht (s. Beitrag 1.9.2 in diesem Band). Eine neuere Veröffentlichung (Boland et al. 1997) belegt, daß durch den hohen Fettgehalt der gutartigen Veränderungen mit Hilfe der CT anhand der Dichtewerte im Präkontrastscan eine Differenzierung zwischen Nebennierenadenom bzw. Metastasen möglich ist. Diese Trennung gelingt auch noch bei verspäteten Kontrastmitteluntersuchungen, z.B. in Anschluß an eine Untersuchung des Lungenhilusbereichs.

Die Diagnostik von Metastasen der kontralateralen Lungenseite wurde durch die Spiral-CT verbessert (Collie et al. 1994). Diese untersuchungstechnische Entwicklung ist auch für die Erkennung von Lungenmetastasen extrapulmonaler Tumoren von Bedeutung (Abb. 10 und 11). Bei 39 Patienten konnten Remy-Jardin et al. (1993) 497 Rundherde mit der konventionellen CT und 705 mit der Spiral-CT entdecken. Der weitaus stärkste Unterschied lag in der Größenklasse unter 5 mm Durchmesser vor.

Therapieplanung und Verlaufskontrolle

Die Computertomographie ist für die Strahlentherapieplanung, speziell im Lungenbereich, ein Standardverfahren geworden, das es gestattet, sowohl das Zielvolumen als auch die Risikoorgane zuverlässig auch in der 3. Dimension durch Rekonstruktion abzubilden.

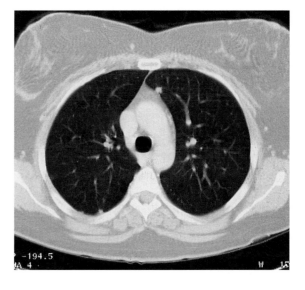

Abb. 10.
Lungenmetastasen eines Nierenzellkarzinoms: ventral des Mediastinums, ca. 1 cm, sowie rechts dorsal, subpleural, ca. 8 mm

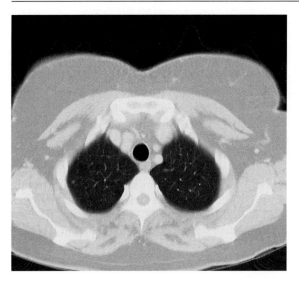

Abb. 11.
Kleine, ca. 4 mm messende Metastase eines Nierenzellkarzinoms im rechten Oberlappen. Bei der Diagnostik solch kleiner Herde bietet die Spiral-CT mit der kontinuierlichen Aufnahme des gesamten Lungenvolumens Vorteile gegenüber der herkömmlichen, inkrementalen CT. Bei dieser Patientin fanden sich in der Thoraxübersichtaufnahme 3 Rundherde, computertomographisch mehr als 30

Bei der Therapieverlaufskontrolle lassen sich mit der CT strahlenbedingte Lungenveränderungen sehr sensitiv darstellen. Eine Nachuntersuchung therapierter Patienten mit der Computertomographie macht aus Kostengründen nur dann Sinn, wenn eine zweite therapeutische Maßnahme möglich ist, so daß das frühere Erkennen eines Rezidivs mit der Computertomographie auch klinisch für den Patienten einen Vorteil erbringt (Görich et al. 1990).

Zwischen postoperativen Veränderungen und Rezidiv ist mit der Computertomographie oft schwer zu unterscheiden. Daher sollte nach chirurgischen Eingriffen möglichst bald ein Basis-CT durchgeführt werden, um spätere Veränderungen durch ein Rezidiv erkennen zu können. Durch die Strahlentherapie induzierte Veränderungen sind bei typischer Ausprägung unschwer zu diagnostizieren.

Schlußbemerkungen

Die einschneidenden Sparmaßnahmen im Gesundheitssystem, nicht nur in Deutschland, sondern auch in anderen europäischen Ländern und in den USA, führen dazu, daß eine Untersuchungsmethode sich heute sehr kritisch hinsichtlich ihrer Effizienz überprüfen lassen muß. Die kritischen Fragen können lauten:
1. Wie gut stellen sich die anatomischen Strukturen dar?
2. Wie gut korrelieren die Befunde mit den pathoanatomischen Ergebnissen?
3. Ist die Untersuchung eine Hilfe für den Kliniker zur Diagnosefindung?
4. Werden die therapeutischen Schritte durch das diagnostische Ergebnis beeinflußt?

5. Werden die Behandlungsergebnisse für den Patienten besser durch den Einfluß der Untersuchung?
6. Ist dieses diagnostische Verfahren ein kostengünstiger Weg, um dieses bessere Behandlungsziel zu erreichen (Friedman 1992)?

Die klinische Akzeptanz und die Erfahrung bezüglich der Möglichkeiten und Grenzen der CT sind soweit fortgeschritten, daß die Untersuchung der letzten 3 Fragen im Rahmen von Studien mit randomisierten Patientengruppen ethisch nicht mehr zu vertreten wäre. Trotz aller genannten Einschränkungen ist die Spiral-CT das derzeit beste morphologische Untersuchungsverfahren für die Thoraxorgane bei onkologischer Fragestellung.

Literatur

Aaby C, Kristensen S, Nielsen SM (1995) Mediastinal staging of non-small-cell lung cancer: Computed tomography and cervical mediastinoscopy. ORL 57: 279-285

Akamatsu H, Terashima M, Koike T, Takizawa T, Kurita Y (1996) Staging of primary lung cancer by computed tomography – guided percutaneous needle cytology of mediastinal lymph nodes. Ann Thorac Surg 62: 352-355

Boland GW, Hahn PF, Pena C, Mueller PR (1997) Adrenal masses: characterization with delayed contrast-enhanced CT. Radiology 202: 693-696

Bülzebruck H, Bopp R, Drings P, Bauer E, Krysa S, Probst G, van Kaick G, Müller K-M, Vogt-Moykopf I (1992) New aspects in the staging of lung cancer. Cancer 70: 1102-1110

Collie DA, Wright AR, Williams JR, Hashemi-Malayeri B, Stevenson AJM, Turnbull CM (1994) Comparison of spiral-acquisition computed tomography and conventional computed tomography in the assessment of pulmonary metastatic disease. Br J Radiol 67: 436-444

Diederich S, Lenzen H, Puskas Z, Koch AT, Yelbuz TM, Eameri M, Ross N, Peters PE (1996) Niedrigdosiscomputertomographie des Thorax. Radiologe 36: 475-482

Drings P, Rizi B, Abel U, van Kaick G (1987) Die Inzidenz von Hirnmetastasen bei kleinzelligen Bronchialkarzinomen. Prax Klin Pneumol 41: 695-696

Duncan KA, Gomersall LN, Weir J (1993) Computed tomography of the chest in T1NoMo non-small cell bronchial carcinoma. Br J Radiol 66: 20-22

Ferrigno D, Buccheri G (1994) Cranial computed tomography as a part of the initial staging procedures for patients with non-small-cell lung cancer. Chest 106: 1025-1029

Friedman PJ (1992) Lung cancer staging: efficacy of CT. Radiology 182: 307-309

Gaeta M, Pandolfo I, Voöta S, Russi EG, Bartiromo G, Girone G, La Spada F, Barone M, Casablanca G, Minutoli A (1991) Bronchus sign on CT in peripheral carcinoma of the lung: value in predicting results of transbronchial biopsy. AJR 157: 1181-1185

Gamroth A, van Kaick G, Görich J, Probst G, Eichberger D, Beyer-Enke S, Tuengerthal S (1988) Beurteilung intrapulmonaler Rundherde mit Hilfe der Dünnschichtcomputertomographie. Fortschr Röntgenstr 148: 21-27

Görich J, Beyer-Enke SA, Flentje M, Zuna I, Vogt-Moykopf I, Kaick G van (1990) Evaluation of recurrent bronchogenic carcinoma by computed tomography. Clin Imaging 14: 131-137

Heiken JP, Brink JA, Vannier MW (1993) Spiral (helical) CT. Radiology 189: 647-656

Herman SJ, Winton TL, Weisbrod GL, Towers MJ, Mentzer (1994) Mediastinal invasion by bronchogenic carcinoma: CT signs. Radiology 190: 841-846

Hirsch FR, Osterlind K, Ingemann Jensen L, Thomsen C, Peters K, Jensen F, Hansen HH (1992) The impact of abdominal computerized tomography on the pretreatment staging and prognosis of small cell lung cancer. Ann Oncol 3: 469-474

Huch Böni R, Sartoretti-Schefer S, Voellmy DR, Krestin GP (1994) Lungenhilusdiagnostik: Vergleich der konventionellen CT mit der Spiral CT. Fortschr Röntgenstr 161: 126-132

Izbicki JR, Thetter O, Kreusser T, Passlick B, Trupka A, Karg O, Wilker DK, Schweiberer L (1991) Der Wert der Computertomographie in der chirurgischen Beurteilung für das Lymphknoten-Staging beim Bronchialkarzinom. Chirurg 62: 885–890

Izbicki JR, Thetter O, Karg O, Kreusser T, Passlick B, Trupka A, Häussinger K, Woeckel W, Kenn RW, Wilker DK, Limmer J, Schweiberer L (1992) Accuracy of computed tomography scan and surgical assessment for staging of bronchial carcinoma. J Thorac Cardiovasc Surg 104: 413–420

Kalender WA, Seissler W, Klotz E, Vock P (1990) Spiral volumetric CT with single-breath-hold technique, continuous transport, and continuous scanner rotation. Radiology 176: 181–3

Kaneko M, Eguchi K, Ohmatsu I, Kakinuma R, Naruke T, Suemasu K, Moriyama N (1996) Peripheral lung cancer: screening and detection with low-dose spiral CT versus radiography. Radiology 201: 798–802

Knopp M, Bischoff H, Lorenz WJ, van Kaick G (1994) PET imaging of lung tumours and mediastinal lymphoma. Nucl Med Biol 21: 749–757

Kobayashi J, Kitamura S (1995) Evaluation of lymph nodes on computed tomography images in epidermoid lung cancer. Intern Med 34: 507–513

König R, van Kaick G, Lüllich G, Vogt-Moykopf J (1983) Computertomographische Beurteilung mediastinaler Lymphknoten beim Bronchialkarzinom. Fortschr Röntgenstr 138: 682–688

König R, Steinbächer M, van Kaick G, Feussner W, Schaaf J (1984) Computertomographische und röntgenologische Beurteilung solitärer Lungenherde. Fortschr Röntgenstr 140: 651–656

Kuriyama K, Tateishi R, Kumatani T, Kodama K, Doi O, Hosomi N, Sawai Y, Inoue E, Kadota T, Narumi Y, Fujita M, Kuroda C (1994) Pleural invasion by peripheral bronchogenic carcinoma: assessment with three-dimensional helical CT. Radiology 191: 365–369

Layer G, van Kaick G (1990) Staging des nichtkleinzelligen Bronchialkarzinoms mit CT und MRT. Radiologe 30: 155–163

McLoud TC, Bourgouin PM, Greenberg RW, Kosuik JP, Templeton PA, Shepard J-O O, Moore EH, Wain JC, Mathisen DJ, Grillo HC (1992) Bronchogenic carcinoma: analysis of staging in the mediastinum with CT by correlative lymph node mapping and sampling. Radiology 182: 319–323

Murata K, Takahashi M, Mori M, Shimoyama K, Mishina A, Fujino S, Itoh H, Morita R (1994) Chest wall and mediastinal invasion by lung cancer: evaluation with multisection expiratory dynamic CT. Radiology 191: 251–255

Primack SL, Lee KS, Logan PM, Miller RR, Müller NL (1994) Bronchogenic carcinoma: utility of CT in the evaluation of patients with suspected lesions. Radiology 193: 795–800

Reddy VB, Gattuso P, Abraham KP, Moncada R, Castelli MJ (1991) Computed tomography-guided fine needle aspiration biopsy of deep-seated lesions. Acta Cytol 35: 753–756

Remy-Jardin M, Remy J, Giraud F, Marquette C-H (1993) Pulmonary nodules: detection with thick-section spiral CT versus conventional CT. Radiology 187: 513–520

Seely JM, Mayo JR, Miller RR, Müller NL (1993) T1 Lung cancer: prevalence of mediastinal nodal metastases and diagnostic accuracy of CT. Radiology 186: 129–132

Seemann MD, Beinert T, Spelsberg F, Obst B, Dienemann H, Fink U, Reiser M (1996) Differenzierung von solitären Lungenherden durch hochauflösende Computertomographie. Radiologe 36: 579–585

Siegelman SS, Khouri NF, Leo FP, Fishman EK, Braverman RM, Zerhouni EA (1986) Solitary pulmonary nodules: CT assessment. Radiology 160: 307–312

Spiessl B, Beahrs OH, Hermanek P, Hutter RVP, Scheibe O, Sobin LH, Wagner G (eds) (1993) UICC TNM-Atlas, 3. Aufl. Springer, Berlin Heidelberg New York

Steinert HC, Hauser M, Allemann F, Engel H, Berthold T, von Schulthess GK, Weder W (1997) Non-small cell lung cancer: nodal staging with FDG PET versus CT with correlative lymph node mapping and sampling. Radiology 202: 441–446

Suzuki N, Saitoh T, Kitamura S (1993) Tumor invasion of the chest wall in lung cancer: diagnosis with US. Radiology 187: 39–42

Swensen SJ, Brown LR, Colby TV, Weaver AL (1995) Pulmonary nodules: CT evaluation of enhancement with iodinated contrast material. Radiology 194: 393–398

Trost U (1993) Einfluß der Untersuchungstechnik auf die Aussagekraft der thorakalen Computertomographie bei Patienten mit Bronchialkarzinom. Diss Med Fak Univ Heidelberg

Webb WR, Gatsonis C, Zerhouni EA, Heelan RT, Glazer GM, Francis IR, McNeil BJ (1991) CT and MR imaging in staging non-small cell bronchogenic carcinoma: report of the radiologic diagnostic oncology group. Radiology 178: 705–713

White PG, Adams H, Crane MD, Butchart EG (1994) Preoperative staging of carcinoma of the bronchus: can computed tomographic scanning reliably identify stage III tumours? Thorax 49: 951–957

1.9.2 Magnetresonanztomographie

M.V. Knopp, H. Hawighorst, F. Flömer

Die Magnetresonanztomographie (MRT) hat sich in den letzten Jahren als die wichtigste bildgebende Methode zur Darstellung im ZNS-Bereich etabliert. MR-Untersuchungen des Thorax waren zu Beginn der MRT aufgrund langer Bildaufnahmezeiten und der dadurch bedingten Atmungs- und Gefäßpulsationsartefakte qualitativ eingeschränkt, so daß kein diagnostischer Vorteil für die Thoraxbildgebung bestand. Die Möglichkeit der beliebigen Schnittführung, insbesondere in koronarer und sagittaler Ebene, stellt jedoch einen wichtigen Vorteil gegenüber der Computertomographie (CT) dar [24, 25]. Diese ursprünglich gesehenen Vorteile der MR-Tomographie sind durch Einführung der Spiralcomputertomographie und der nun auch im CT möglichen Volumendarstellung relativiert worden [7, 20]. Ein potentieller Vorteil der MRT besteht in der Möglichkeit, die jeweiligen gewebecharakteristischen physikalischen Eigenschaften durch gezielte MR-Sequenztechniken bildlich darzustellen und dementsprechend diagnostisch zu nutzen. Die technischen Weiterentwicklungen in der MRT, insbesondere in den letzten 5 Jahren, ermöglichen es durch leistungsstärkere Gradientensysteme, eine ultraschnelle Bildgebung im Bereich des Thorax zu erzielen [11]. Durch Kombination dynamischer Kontrastmitteluntersuchungen mit einer MR-angiographischen Gefäßdarstellung wird eine komplette bildgebende Diagnostik des Thoraxraumes möglich.

Grundlagen der Magnetresonanztomographie

Die Magnetresonanztomographie nutzt keine ionisierende Strahlung. Durch Einstrahlung von Hochfrequenzimpulsen in einem starken Magnetfeld werden Wasserstoffatome (Protonen) auf der Grundlage ihres Drehmoments, dem sog. Kernspin, ausgelenkt. In diesem durch Hochfrequenzen angeregten Zustand befinden sich die Protonen physikalisch auf einem höheren Energieniveau. Nach Abschalten des Impulses richten sich die Protonen parallel zum äußeren im MRT permanent vorhandenen Grundmagnetfeld wieder aus, d.h. sie kehren auf ein niedrigeres Energieniveau zurück. Hierbei geben sie Radiowellen (elektromagnetische Wellen) ab, die von Spulensystemen (Abb. 1) registriert werden. Durch zusätzlich geschaltete Magnetfelder (Gradienten) über das Grundmagnetfeld und Anwendung komplexer mathematischer Berechnungenverfahren ist es möglich, Schnittbilder in jeder beliebigen Raumrichtung (Abb. 2) zu

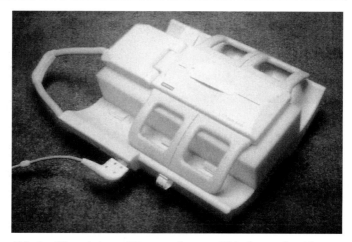

Abb. 1. Phased-Array-Körperspule zur Bildgebung des Thoraxraumes

berechnen. Für die klinische Anwendungen werden heute Ganzkörpermagnetresonanztomographen mit einer Feldstärke von 0,5–2 Tesla verwendet (Abb. 3).

Die Intensität des Signals bestimmt die Helligkeit des Bildes und wird sowohl von der Protonendichte des Gewebes als auch von den longitudinalen (T1) und transversalen (T2) Relaxationszeiten beeinflußt. Unterschiede in den Relaxationszeiten entstehen durch die Interaktion der Protonen mit den sie umgebenden Molekülen (T1) und den Protonen untereinander (T2).

Von zunehmender Bedeutung ist der Einsatz von Kontrastmitteln, die eine verbesserte Darstellung des Gefäßsystems ermöglichen, wodurch insbesondere Änderungen der Mikrozirkulation von Tumoren dargestellt und diagnostisch genutzt werden können [5].

Eine T1-gewichtete Spinechobildgebung des gesamten Thoraxraumes dauert ca. 5 min. Neuentwickelte, ultraschnelle Bildgebungsmethoden, sog. Gradientenechosequenzen [4], ermöglichen die Thoraxbildgebung in weniger als 1 s. Diese neuen ultraschnellen Gradientenechosequenzen erlauben aufgrund ihrer hohen zeitlichen Auflösung gleichermaßen eine sequentielle Untersuchung unter Kontrastmittelapplikation, so daß die Kontrastmittelanflutung im Gewebe im zeitlichen Verlauf mit einer sehr hohen Auflösung analysiert werden kann. Die Unterschiede in der Kontrastmittelanflutungskinetik ermöglichen eine Differenzierung zwischen malignen und benignen Herden. Maligne Tumoren weisen z. B. des öfteren eine intensive und rasche Anflutung von Kontrastmittel auf. Voraussetzung für die Befundung ist die strenge Einhaltung von Standards für die Untersuchung. Eine Parametrisierung der Kontrastmittelanreicherung wird durch pharmakokinetische Berechnungen erzielt und mit Hilfe von Farbüberlagerungsmethoden visualisiert [6]. Die somit quantifizierten Unterschiede in den Kontrastmittelanflutungseigenschaften von Tumoren können durch Farbmarkierung der Parameter bildlich dargestellt werden.

Eine weitere seit einigen Jahren an Bedeutung gewinnende Methode in der Magnetresonanztomographie ist die MR-Angiographie zur selektiven Gefäß-

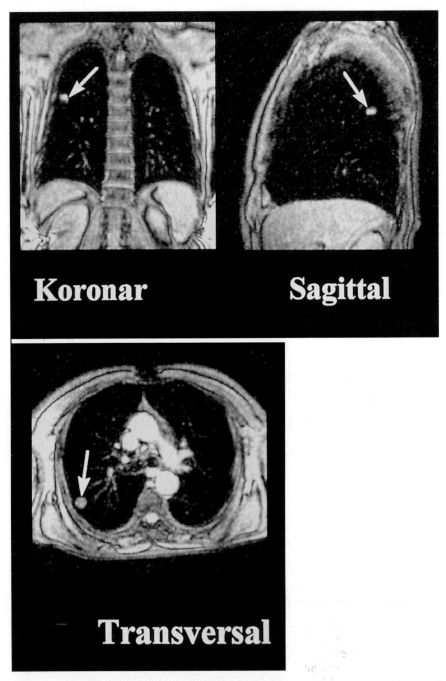

Abb. 2. Ultraschnelle MR-Aufnahmen (1 Bild/s) des Thorax in koronarer, sagittaler und transversaler Ebene. Die Pfeile (→) markieren eine 12 mm große Lungenmetastase

1.9.2 Magnetresonanztomographie

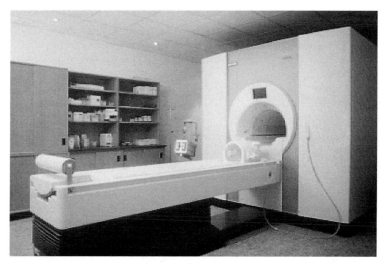

Abb. 3. Ganzkörper-MR-System (Magnetom Vision, Fa. Siemens, Erlangen) mit supraleitendem, 1,5 Tesla starkem Magneten

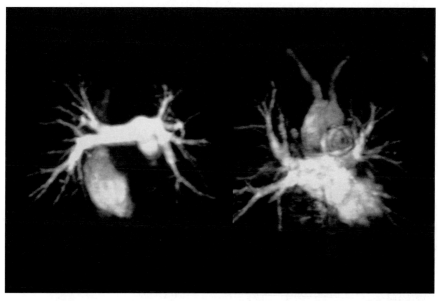

Abb. 4. Multiphasische MR-Angiographie nach bolusartiger Infusion von Kontrastmittel. Das pulmonale Gefäßsystem kann selektiv in der arteriellen und venösen Phase dargestellt werden. Die sequentiellen Bilder (6 s) wurden in Atemanhaltetechnik innerhalb von 25 s aufgenommen

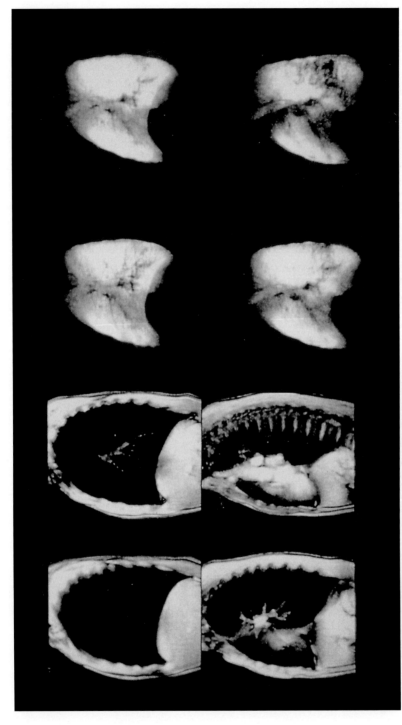

Abb. 5. MR-Ventilationsuntersuchung mit hyperpolarisiertem Helium-3-Gas zur kompletten Darstellung des Hohlraumsystems der Lunge (rechte Bildhälfte). Die erkennbaren Aussparungen sind durch das thorakale Gefäßsystem bedingt, das in einer T1-gewichteten Gefäßdarstellung (linke Bildhälfte) abgebildet wird

darstellung [8]. Diese konnte ebenfalls durch Einsatz von Kontrastmittel wesentlich verbessert werden [18]. Durch spezielle ultrakurze Aufnahmetechniken ist eine sog. multiphasische Angiographie möglich mit einer sequentiellen Darstellung des arteriellen und venösen Lungengefäßsystems (Abb. 4).

Eine von unserer Arbeitsgruppe zusammen mit dem Physikalischen Institut der Universität Mainz erstmals realisierte In-vivo-Bildgebung des Lungenhohlraumsystems befindet sich derzeit noch in der Entwicklungsphase (Abb. 5) [1, 3, 19]. Diese spezielle MR-Methode, die sog. MR-Ventilationstomographie (MRVT), erlaubt die direkte Darstellung des pulmonalen Hohlraumsystems analog zur nuklearmedizinischen Ventilationsszintigraphie.

Pathophysiologische Grundlagen

Die MR-Bildgebung basiert, wie bereits erwähnt, auf dem Mechanismus der Wechselwirkung von Protonen mit den benachbarten Molekülen (T1) sowie den Protonen untereinander (T2). Diese unterschiedlichen Eigenschaften können zur Charakterisierung des untersuchten Gewebes eingesetzt werden. Bereits in der Anfangsphase der Magnetresonanz konnten Unterschiede in der Relaxivität von Tumorzellen im Vergleich zu normalen Zellen experimentell an Gewebeproben nachgewiesen werden [2, 17]. In vivo ist es bisher nicht möglich, lediglich anhand der Relaxationseigenschaften von Geweben eine zuverlässige Differenzierung zwischen benignen und malignen Tumoren zu erreichen. Unter Verwendung verschiedener Sequenztechniken können jedoch die Unterschiede in den Relaxationseigenschaften von Geweben gezielt dargestellt werden. Beispielsweise bilden sich Tumoren im T2-gewichteten Bild durch ihre im Vergleich zum umliegenden Gewebe verstärkte Vaskularisation und ödematöse Komponente signalreicher ab. Eine weitere Differenzierung von Raumforderungen kann durch Kontrastmittel erreicht werden, die aus dem Intravasalraum in das Interstitium diffundieren, wie z.B. gadoliniumhaltige Chelate. Dabei können tumorspezifische Unterschiede bedingt durch die Neovaskularisation, wie sie bereits bei Mammakarzinomen nachgewiesen wurden, beobachtet werden [10].

Diese Unterschiede erlauben nicht nur eine mögliche Trennung von benignen und malignen Tumoren, sondern auch eine Klassifikation der histologischen Untergruppen von malignen und benignen Prozessen untereinander.

Die Intensität der Kontrastmittelanreicherung steht dabei in Beziehung zur Gefäßdichte und der Austauschgeschwindigkeit des Kontrastmittels zur Expression des „vascular endothelial growth factors" (VEGF) [12]. Somit kann durch die dynamische kontrastmittelgestützte MRT eine nichtinvasive Abschätzung der Neovaskularisation von Tumoren erreicht werden. VEGF ist ein wesentlicher Faktor für die Neoangiogenese. Anhand seiner Expression in histologischen Präparaten von Lungentumoren sind sowohl diagnostische als auch prognostische Aussagen [21] möglich.

Die dynamische MRT kann sowohl die Charakterisierung von Tumoren erleichtern und dadurch u.U. prognostische Hinweise z.B. hinsichtlich des Therapieansprechens auf eine durchgeführte Chemotherapie und der Überlebenswahrscheinlichkeit erbringen.

Klinische Anwendungen

Die klinische Wertigkeit der Magnetresonanztomographie in der thorakalen Diagnostik muß derzeit unter Berücksichtigung der oben dargestellten Methoden neu eingestuft werden. Über folgende Anwendungsgebiete liegen sowohl wissenschaftliche Studien als auch klinische Erfahrungen vor:
- Abklärung von Tumoren (T-Staging),
- Staging von Lymphknoten (N-Staging),
- Metastasendiagnostik im Thoraxraum,
- Verlaufskontrolle unter Chemotherapie,
- Beurteilung der Perfusion und Ventilation,
- Rezidivdiagnostik.

T-Staging

Die Wertigkeit der MRT zum T-Staging von Bronchialkarzinomen wurde im Rahmen einer Multicenterstudie Anfang der 90er Jahre mit den zu diesem Zeitpunkt verfügbaren Sequenzen in einer über 250 Patienten umfassenden Studie untersucht [23]. Diese Studie zeigte, daß zum Tumorstaging bis auf eine verbesserte Treffsicherheit des MRT hinsichtlich mediastinaler Invasion kein signifikanter Unterschied zwischen MRT und CT beobachtet werden konnte. Diese Ergebnisse wurden bereits im Vorfeld der o. g. Studie von anderen Arbeitsgruppen [15, 16, 22] gefunden und dahingehend interpretiert, daß die MRT i. allg. keinen Vorteil im Vergleich zum CT beim Tumorstaging aufweist. Seit Durchführung dieser Studie hat sich sowohl die CT als auch die MRT erheblich weiterentwickelt. Dadurch ist eine erneute Bestimmung des Stellenwertes der MRT notwendig geworden. Die MRT wird derzeit zur Klärung spezieller Probleme im Einzelfall eingesetzt, v. a. bei Brustwandinfiltration (Abb. 6), bei Pancoast-Tumoren oder zur diagnostischen Abklärung einer möglichen mediastinalen Infiltration. Die Abgrenzung von aorten- oder herznahen Bronchialkarzinomen ist mit der MRT häufig besser durchführbar als mit der CT. Durch Kombination von schneller MR-Bildgebung mit gleichzeitiger MR-angiographischer Darstellung des pulmonalen Gefäßbaumes sind deutliche Verbesserungen der thorakalen Diagnostik in naher Zukunft zu erwarten. Weitere Fortschritte in der Thoraxbildgebung können sich durch dynamische Untersuchungen zum Tumorstaging ergeben, die eine verbesserte Charakterisierung der thorakalen Raumforderungen ermöglichen. Dies konnte bereits in Pilotstudien [9, 11] aufgezeigt werden.

Zusammenfassend bietet die MRT derzeit zum Tumorstaging keinen diagnostischen Vorteil gegenüber der CT. Die fehlende ionisierende Strahlenbela-

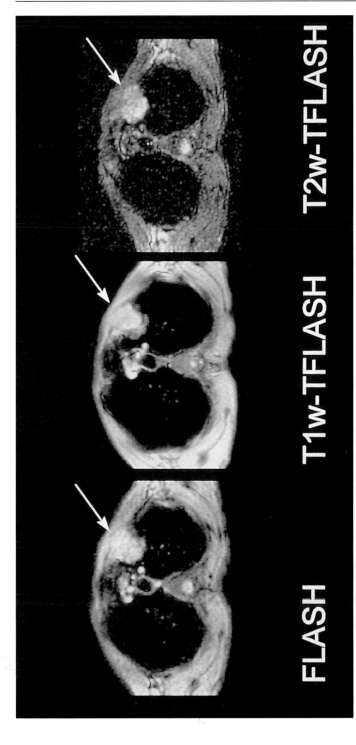

Abb. 6. Peripheres Bronchialkarzinom der rechten Lunge mit Brustwandinfiltration, aufgenommen mit ultraschneller MR-Bildgebung (< 1 s) in axialer Schnittführung und 3 Sequenzen (FLASH, T1-TurboFLASH und T2-TurboFLASH)

stung ist jedoch nur bei Verlaufsuntersuchungen von potentiellem Vorteil. Aus diesem Grund wird die MRT nur als gezielte Ergänzungsuntersuchung zur CT eingesetzt, wenn diagnostische Unsicherheiten hinsichtlich Brustwand und Mediastinalinfiltration sowie Gefäßabgrenzungen bestehen. Zusätzlich hat die MRT den Vorteil, daß die verwendeten Kontrastmittel eine deutlich geringere Rate an allergischen und nephrotoxischen Reaktionen aufweisen als die heute üblichen Röntgenkontrastmittel.

N-Staging

Das Lymphknotenstaging mit der MRT war zunächst aufgrund der eingeschränkten räumlichen Auflösung im Vergleich zur CT, durch das intensive Fettsignal im Mediastinum sowie den physiologischen Atmungs- und Pulsationsartefakten in seinen diagnostischen Möglichkeiten eingeschränkt. Die bereits erwähnte Multicenterstudie [23] zeigte auch für das Lymphknotenstaging keinen signifikanten Vorteil der MRT gegenüber dem CT. Die technischen Innovationen der letzten Jahre im Bereich der schnellen bildgebenden Diagnostik, Fettunterdrückung und der Einsatz neuartiger Kontrastmittel mit ihren vielversprechenden Ergebnissen lassen auf wesentliche Verbesserungen in naher Zukunft schließen.

Metastatisch befallene Lymphknoten weisen ebenfalls eine den Primärtumoren ähnliche Kontrastmittelanreicherung bei dynamischen Untersuchungen [14] auf, obwohl aus der Sicht des Pathologen eine Neoangiogenese in Lymphknoten nicht bekannt ist. In diesem Bereich der magnetresonanztomographischen Bildgebung sind noch viele Fragen offen, die es im Laufe der nächsten Jahre zu klären gilt. Ziel der weiteren Entwicklung der MRT für die Thoraxdiagnostik ist es, zusätzliche funktionelle diagnostische Kriterien basierend auf der Mikrozirkulation in Ergänzung zur Morphologie zu entwickeln.

Zusammenfassend kann die MRT zum Lymphknotenstaging derzeit im Vergleich zur Spiralcomputertomographie keine wesentlichen diagnostischen Fortschritte leisten, solange nicht die in Pilotstudien aufgezeigten Vorteile der dynamischen MR-Untersuchung zur Lymphknotencharakterisierung klinisch genutzt werden können.

Metastasendiagnostik

In einer prospektiven Studie bei 25 Patienten mit Verdacht auf Lungenmetastasen vor thoraxchirurgischer Operation wurde die klinische Wertigkeit der MRT mit schnellen Gradientenechosequenzen evaluiert [11]. Dabei konnte festgestellt werden, daß mit diesen Methoden eine sehr gute Differenzierung von Gefäßstrukturen und intrapulmonalen Herden aufgrund unterschiedlicher Relaxationseigenschaften möglich ist. Weiterhin war die direkte sagittale und koronare Schnittführung vorteilhaft im Vergleich zur lediglich axialen im CT [Abb. 2]. Diese Ergebnisse aus dem Jahr 1994 lassen erwarten, daß mit den heute verfügbaren, nochmals verbesserten Methoden die MRT, ein möglicher diagnostischer Vorteil zur Differenzierung intrapulmonaler Raumforderungen erzielt werden kann. Die CT, insbesondere die Spiral-CT, ist derzeit immer noch der MRT hinsichtlich der räumlichen Auflösung überlegen.

Therapieverlaufskontolle

Derzeit werden Pilotstudien zum Monitoring von Patienten unter neoadjuvanter Chemotherapie von Bronchialkarzinomen durchgeführt. Hierbei konnten in Analogie zu den Ergebnissen mit der Positronenemissionstomographie [13] und Studien über die neoadjuvante Chemotherapie beim Mammakarzinom [10] Veränderungen in der Vaskularisation beobachtet werden, die bereits vor einer zeitlich verzögerten Tumorvolumenänderung eintreten. Es ist potentiell damit zu rechnen, daß Änderungen in der Angiogenese sich ähnlich verhalten wie Änderungen des Stoffwechsels, die die Grundlage für PET-Untersuchungen zum Therapiemonitoring darstellen. In einer zum gegenwärtigen Zeitpunkt durchgeführten Studie wird die dynamische MRT zum Monitoring von Mesotheliomen unter Chemotherapie evaluiert. Es ist davon auszugehen, daß auch bei Mesotheliomen eine Veränderung der Mikrozirkulation mit dem Therapieansprechen korreliert.

Schlußbetrachtung

Die Magnetresonanztomographie des Thorax befindet sich zum gegenwärtigen Zeitpunkt noch in der klinischen Entwicklung. Die ursprünglich gesehenen Vorteile der Volumenbildgebung und direkten Darstellung von koronaren und sagittalen Schnittebenen bestehen seit Einführung der Spiral-CT und der dadurch ebenfalls durchführbaren Volumenbildgebung heute nicht mehr. Die methodische Weiterentwicklung der MRT in den letzten Jahren erlaubt nun eine ultraschnelle MR-Bildgebung. Zusätzlich dient die MR-Angiographie zur nichtinvasiven Darstellung des thorakalen Gefäßsystems und die dynamische MRT zur Analyse der Mikrozirkulation.

Die MRT ist derzeit als gezielte, ergänzende Diagnostik sinnvoll, wenn mit der Computertomographie die Tumorausdehnung, insbesondere in peripheren, herz- und gefäßnahen Bezirken der Lunge, nicht ausreichend beurteilt werden kann. Weiterhin sollte die MRT dann eingesetzt werden, wenn die Strahlendosis von CT-Untersuchungen bei Verlaufskontrollen relevant wird.

Literatur

1. Bachert P, Schad LR, Bock M et al. (1996) Nuclear magnetic resonance imaging of airways in humans with use of hyperpolarized 3He. Magn Reson Med 36: 192–196
2. Damadian R (1971) Tumor detection by nuclear magnetic resonance. Science 171: 1151–1153

3. Ebert M, Grossmann T, Heil W et al. (1996) Nuclear magnetic resonance imaging with hyperpolarised helium-3. Lancet 347: 1297–1299
4. Frahm J, Haase A, Matthaei D (1986) Rapid NMR imaging of dynamic processes using the FLASH technique. Magn Reson Med 3: 321–327
5. Griebel J, Mayr NA, Vries A de et al. (1997) Assessment of tumor microcirculation: a new role of dynamic contrast MR imaging. J Magn Reson Imag 7: 111–119
6. Hoffmann U, Brix G, Knopp MV, Hess T, Lorenz WJ (1995) Pharmacokinetic mapping of the breast: a new method for dynamic MR mammography. Magn Reson Med 33: 506–514
7. Kalender WA, Vock P, Polacin A, Soucek M (1990) Spiral-CT: Eine neue Technik für Volumenaufnahmen. I: Grundlagen und Methodik. Röntgenpraxis 43: 323–330
8. Kauczor HU, Knopp MV, Branscheid D, Semmler W (1993) Lungensequestration: Einsatz der MR-Angiographie. Aktuelle Radiol 3: 120–122
9. Knopp MV, Bischoff H, Geißler C et al. (1997) Fast and ultrafast contrast enhanced imaging of lung tumors. ECR 138 (Abstr)
10. Knopp MV, Brix G, Junkermann HJ, Sinn HP (1994) MR mammography with pharmacokinetic mapping for monitoring of breast cancer treatment during neoadjuvant therapy. Magn Reson Imag Clin N Am 2: 633–658
11. Knopp MV, Hess T, Schad LR et al. (1994) MR-Tomographie von Lungenmetastasen mit schnellen Gradientenechosequenzen. Erste Ergebnisse in der diagnostischen Anwendung. Radiologe 34: 581–587
12. Knopp MV, Hoffmann U, Brix G et al. (1995) Schnelle MR-Kontrastmitteldynamik zur Charakterisierung von Tumoren. Erfahrungen bei der funktionellen MR-Mammographie. Radiologe 35: 964–972
13. Knopp MV, Strauss LG, Dimitrakopoulou A et al. (1989) Use of PET for optimisation of chemotherapy of lung malignancies. Radiology 173 (P): 420–420 (Abstract)
14. Laissy JP, Gay DP, Soyer P et al. (1994) Enlarged mediastinal lymph nodes in bronchogenic carcinoma: Assessment with dynamic contrast-enhanced MR imaging. Work in progress. Radiology 191: 263–267
15. Levitt RG, Glazer HS, Roper CL, Lee JK, Murphy WA (1985) Magnetic resonance imaging of mediastinal and hilar masses: comparison with CT. AJR (Am J Roentgenol) 145: 9–14
16. Martini N, Heelan R, Westcott J et al. (1985) Comparative merits of conventional, computed tomographic, and magnetic resonance imaging in assessing mediastinal involvement in surgically confirmed lung carcinoma. J Thorac Cardiovasc Surg 90: 639–648
17. Martino AF, Damadian R (1984) Improved discrimination of normal and malignant tissue using 1H NMR relaxation time measurements at 2.18 MHz. Physiol Chem Phys Med NMR 16: 49–55
18. Prince MR (1994) Gadolinium-enhanced MR aortography. Radiology 191: 155–164
19. Schad LR, Bachert P, Bock M et al. (1997) Hyperpolarized gases – a new type of MR contrast agents? Acta Radiol (Suppl) 412: 43–46
20. Strunk H, Schweden F, Schild H, Thelen M (1993) Spiral-CT mit dreidimensionaler (3D) Oberflächendarstellung zur Beurteilung solitärer Lungenherde. Röfo Fortschr Geb Rontgenstr Neuen Bildgeb Verfahr 158: 26–30
21. Volm M, Koomagi R, Mattern J (1996) Interrelationships between microvessel density, expression of VEGF and resistance to doxorubicin of non-small lung cell carcinoma. Anticancer Res 16: 213–217
22. Webb WR, Gamsu G (1984) Clinical NMR imaging of the chest and mediastinum. Diagn Imag Clin Med 53: 22–28
23. Webb WR, Gatsonis C, Zerhouni EA et al. (1991) CT and MR imaging in staging non-small cell bronchogenic carcinoma: Report of the Radiologic Diagnostic Oncology Group. Radiology 178: 705–713
24. Webb WR, Jensen BG, Gamsu G, Sollitto R, Moore EH (1984) Coronal magnetic resonance imaging of the chest: normal and abnormal. Radiology 153: 729–735
25. Webb WR, Jensen BG, Gamsu G, Sollitto R, Moore EH (1985) Sagittal MR imaging of the chest: normal and abnormal. J Comput Assist Tomog. 9: 471–479

1.9.3 Positronenemissionstomographie

M.V. Knopp, H. Bischoff

Die bildgebende Diagnostik des Bronchialkarzinoms hat sich in den letzten Jahren wesentlich weiterentwickelt. Die Computertomographie (CT) ermöglicht erstmals eine Schnittbilddarstellung und führte so zu einer deutlichen Verbesserung der nichtinvasiven Bildgebung. Die Positronenemissionstomographie (PET) hat sich seit 1989 von einer experimentellen zu einer klinisch relevanten Bildgebungstechnik, insbesondere in der Beurteilung von thorakalen Raumforderungen, weiterentwickelt [3, 4]. Erstmals wurde 1987 beschrieben, daß mit dem stoffwechselaktiven Radiopharmakon, der Fluor-18-markierten Deoxyglukose (FDG), eine bildgebende Darstellung von Lungentumoren möglich ist [11, 14]. Wir stellten erstmals die Positronenemissionstomographie zum Staging von Lungentumoren im Jahr 1989 vor [8]. Unsere grundlegenden Arbeiten haben zu einem inzwischen breiten Interesse der FDG-PET von Lungentumoren geführt. Durch die Weiterentwicklung der PET-Systeme läßt sich inzwischen nicht nur eine gezielte Evaluierung eines Lungenprozesses erreichen, sondern die neuen PET-Systeme erlauben die gesamte Darststellung der Thoraxregion [13]. Die Positronenemissionstomographie kann sowohl für die Beurteilung des T-Stadiums als auch des N-Stadiums eingesetzt werden. PET ist nicht als primäres Diagnostikum, sondern im Rahmen einer gezielten therapieorientierten Diagnostik einzusetzen [2, 6].

Methodik

Ein PET-Gerät ähnelt äußerlich einem Computertomographen, bei dem jedoch keine Röntgenstrahlung aus einer Röntgenröhre, sondern die Emission des applizierten Radiopharmakons durch Koinzidenzdetektion registriert wird (Abb. 1). Ein kompletter Ring von Kristallen mißt schnittbildartig die durch die Positronen ausgelöste Strahlung. Diese Meßwerte werden mit Hilfe von mathematischen Rückprojektionstechniken in ein axiales Schnittbild umgerechnet. Während die ersten PET-Systeme nur 3 Schichten parallel aufnahmen, lassen sich mit der derzeitigen Gerätegeneration bis zu 32 Schichten gleichzeitig erfassen (Abb. 2). Damit kann in einem Untersuchungsgang der gesamte Thorax untersucht werden. Entscheidend für die Bildqualität ist eine sog. Transmissionsaufnahme, anhand derer die Strahlenabsorption im Untersuchungsvolumen erfaßt und damit die empfangenen Signale dementsprechend korrigiert werden können [12].

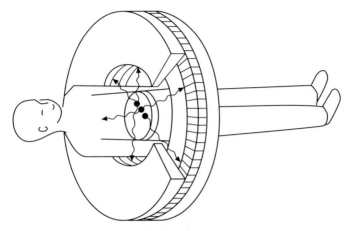

Abb. 1. Prinzip der Positronenemissionstomographie, die beim Zerfall auftretende Strahlung von 512 keV wird durch Koinzidenzmessung im Kristalldetektorsystem zur digitalen Weiterverarbeitung erfaßt

In Verbindung mit einer interativen Bildrekonstruktion kann so eine für die Thoraxdiagnostik ausreichende Bildqualität erreicht werden (Abb. 3). Um den gesamten Thoraxraum schnittbildmäßig abzudecken, werden mehrere statisch aufgenommmene Bildserien aneinandergereiht. Zusätzlich können auch PET-

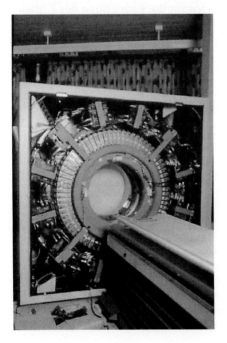

Abb. 2.
Aufblick auf einen Multidetektorring eines Ganzkörper-PET-Systems der neuesten Generation, ECAT Exact, Siemens AG, Erlangen

1.9.3 Positronenemissionstomographie

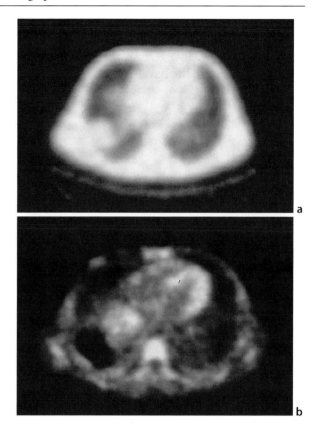

Abb. 3 a, b.
Transthorakale Transmissionsaufnahme (a) und korrigiertes PET-Bild (b) eines Patienten mit großem Tumor im rechten Lungenflügel. Im Transmissionsbild wird die Strahlenabsorption der Weichteile und Knochen erfaßt. Das PET-Bild wird aus der Emissionsaufnahme unter Korrektur des Transmissionsbildes errechnet. So wird eine exakte Abbildung der FDG-Anreicherung möglich. Im vorliegenden Fall findet sich eine intensive Anreicherung im Tumor, lateral davon befindet sich ein großes, stoffwechselfreies Areal, das einer großen Einblutung entspricht. Zusätzlich findet sich eine FDG-Anreicherung im Myokard und im Knochenmark

Untersuchungen mit sequentiellen, dynamischen Aufnahmeverfahren durchgeführt werden, um eine weitere Charakterisierung von Läsionen mit Hilfe von pharmakokinetischen Quantifizierungsmethoden zu ermöglichen. Der entscheidende Vorteil der schnittbildmäßigen Positronenemissionstomographie ist die hohe Raum- und Kontrastauflösung.

Alternativ dazu gibt es in Analogie zur Knochenszintigraphie auch sog. Ganzkörperaufnahmen in Projektionstechnik, die eine Verteilung des Radiopharmakons im gesamten Körper ohne Zuordnung der 3. Dimension aufzeigen. Dabei lassen sich jedoch keine zuverlässigen quantitativen Auswertungen durchführen [13].

Eine PET-Untersuchung dauert ca. 45 60 min. Am häufigsten wird Fluor-18-markierte Deoxyglukose als positronenmarkiertes Radiopharmakon eingesetzt. FDG stellt ein kompetitives Substrat zur Glukose in der hexokinasekatalysierten Phosphorilierung (Abb. 4) dar. Zusätzlich zu FDG kann auch O-15-markiertes Wasser für Perfusionsuntersuchungen, C-11-markiertes Methionin, N-13-markiertes Glutamat sowie Fluor-18-markiertes 5-Fluoruracil als radioaktiv markiertes Chemotherapeutikum eingesetzt werden. Zur Quantifizierung der Anreicherungsintensität wird der von uns vorgeschlagene „standardized uptake value" (SUV) berechnet [9].

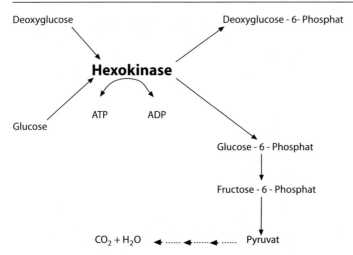

Abb. 4. Stoffwechselschema der Fluor-18-markierten Deoxyglukose (FDG)

Positronenstrahler sind charakterisiert durch eine sehr kurze Halbwertszeit von z. B. 110 min für Fluor-18. Sie werden in einem Teilchenbeschleuniger (Zyklotron) hergestellt. Aufgrund der kurzen Halbwertszeit müssen die Radiopharmaka rasch vom Herstellungsort zum Patienten gebracht werden. Neben einer Produktion vor Ort konnten zwischenzeitlich auch sog. Versorgungsbereiche eingerichtet werden, die von einem zentral betriebenen Zyklotron beliefert werden.

Pathophysiologische Grundlagen

Bereits 1931 zeigte Warburg [17], daß maligne Tumoren einen erhöhten Glukosestoffwechsel aufweisen. Diese grundlegende Erkenntnis konnte erst mit der Positronenemissionstomographie nach Entwicklung von Ganzkörpergeräten diagnostisch genutzt werden. Im allgemeinen ist die Anreicherung von FDG in malignen Tumoren höher als in benignen (Abb. 5). Eine erhöhte FDG-Aufnahme konnte jedoch auch für gutartige, entzündliche Prozesse wie die Tuberkulose und Sarkoidose beobachtet werden. Die unterschiedliche Intensität ist an Patienten mit einer dem Tumor nachgeschalteten Atelektase zu beobachten, wobei die unterschiedlichen Intensitäten der FDG-Anreicherung ggf. diagnostisch nutzbar sind (Abb. 6).

Neben der Anreicherung in thorakalen Prozessen zeigt FDG auch eine Anreicherung bei pleuralen Veränderungen, so daß zwischen unspezifischer Verdickung der Pleura und einem Pleuramesotheliom aufgrund der Stoffwechselintensität unterschieden werden kann (Abb. 7). Ebenfalls kann eine Anreicherung von FDG auch im Knochenmark beobachtet werden, wobei dies mit

1.9.3 Positronenemissionstomographie

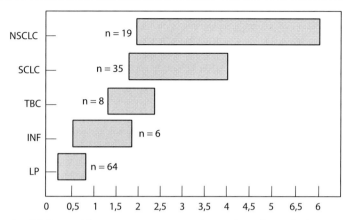

Abb. 5. Verteilung der FDG-Anreicherungswerte von 65 Patienten berechnet als SUV 60 min nach Applikation (*NSCLC* nichtkleinzelliges Bronchialkarzinom, *SCLC* kleinzelliges Bronchialkarzinom, *TBC* aktive Tuberkulose, *INF* entzündlicher Prozeß, *LP* Lungenparenchym)

dem Grad der Aktivierung der Hämatopoese in Beziehung steht. So konnte eine erhöhte FDG-Anreicherung nach Gabe von hämatopoetischen Wachstumsfaktoren (HGF) wie G-CSF oder GM-CSF beobachtet werden [5].

Klinische Anwendungen

Folgende Anwendungsgebiete von FDG-PET im Thorax haben sich mittlerweile etabliert:
- Abklärung einer pulmonalen Raumforderung (T-Staging),
- Beurteilung der lymphogenen Metastasierung (N-Staging),
- Verlaufskontrolle unter Chemotherapie,
- Rezidivdiagnostik.

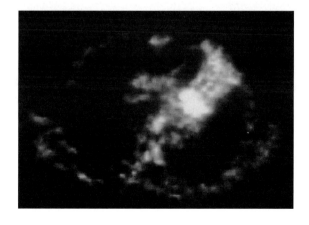

Abb. 6.
Links zentral sitzendes Bronchialkarzinom mit nachgeschalteter Atelektase und subkarinaler Lymphknotenmetastase. Die FDG-Anreicherung im Tumor und der Lymphknotenmetastase ist deutlich höher als in der poststenotischen, entzündlich infiltrierten Atelektase

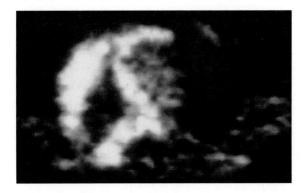

Abb. 7.
Ausgedehntes, rechtsseitiges malignes Mesotheliom mit intensiver FDG-Anreicherung. Die aktiven, insbesondere mediastinal gelegenen Anteile des Mesothelioms, lassen sich klar erkennen

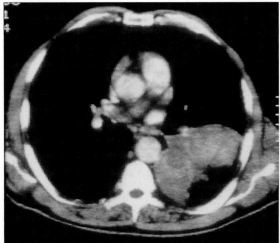
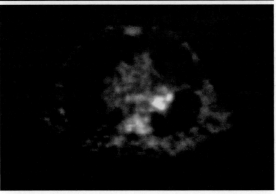

Abb. 8 a, b.
Patient mit einem großen zentralen, linksseitigen Tumor im CT (**a**). Die entsprechende PET-Schicht (**b**) zeigt einen kleinen, zentral lokalisierten Tumor mit einem großen nachgeschalteten Hämatom. Die diskret FDG-anreichernden Lymphknoten erwiesen sich als reaktiv verändert. Weiterhin ist eine unspezifische FDG-Anreicherung im Knochenmark erkennbar

T-Staging

In einer von uns durchgeführten Studie bei 65 Patienten mit einer pulmonalen Raumforderung konnten wir 53 von 54 malignen und 10 von 11 benignen Tumoren mit PET richtig klassifizieren. PET zeigte somit eine hohe Sensitivität von 98 % zur Klassfizierung von Bronchialkarzinomen bei einer Spezifität von 91 %. Kubota et al. [10] fanden ebenfalls in einer Studie bei 46 Patienten eine gute Sensitivität von 83 % bei einer Spezifität von 90 %. Die Untersuchungen von Wahl et al. [16] ergaben bei 22 Patienten eine ebenfalls hohe Sensitivität und Spezifität. Bronchialkarzinome weisen eine intensive FDG-Anreicherung auf und lassen sich somit deutlich vom umgebenden Parenchym abgrenzen (Abb. 8). Übereinstimmend weisen die verschiedenen Ergebnisse der bisherigen Studien darauf hin, daß FDG-PET einen wichtigen Beitrag zur Dignitätsbeurteilung von Lungentumoren leisten kann.

N-Staging

Die teilweise ernüchternden Ergebnisse der Computertomographie beim N-Staging im Vergleich zum chirurgischen und pathologischen Staging erfordern deutliche Verbesserungen. So berichteten Bülzebruck et al. [1], daß nur 35 % der N3-Stadien mit CT richtig eingestuft wurden. Lymphknoten werden bei CT-Untersuchungen aufgrund ihrer Größe und Form als „verdächtig auf metastatischen Befall" oder „wahrscheinlich gutartig" beurteilt. Bei alleiniger Berücksichtigung der Lymphknotengröße ist daher mit einer erheblichen Anzahl falsch-positiver und falsch-negativer Werte zu rechnen. Metastatisch befallene Lymphknoten weisen eine fast ebenso intensive FDG-Anreicherung wie der Primärtumor auf und können somit aufgrund der deutlichen Unterschiede in der Anreicherung im Vergleich zum umgebenden Lungenparenchym dargestellt werden. So ließen sich beispielsweise bei einer Patientin mit kleinzelligem Bronchialkarzinom (Abb. 9) erst anhand der PET-Untersuchung die ipsilateralen

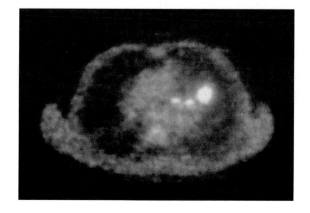

Abb. 9.
Patientin mit einem kleinzelligen Bronchialkarzinom links. Intensive FDG-Anreicherung im Tumor und in den ipsilateralen Lymphknotenmetastasen

Lymphknotenmetastasen mit hoher Sicherheit belegen. In einer Studie zur Beurteilung der klinischen Aussagekraft von PET (n = 95) konnten wir für das Lymphknotenstaging nachweisen, daß anhand der PET-Untersuchung in 38 % der Fälle das N-Stadium geändert wurde. Dabei wurde am häufigsten ein N3-Stadium erstmals entdeckt.

Wahl et al. [16] berichteten bei nichtkleinzelligen Bronchialkarzinomen ebenfalls von einer hohen Sensitivität (82 %) und Spezifität (81 %). Dabei wurde eine signifikant ($p < 0,05$) bessere Treffsicherheit von 81 % für PET im Vergleich zu 51 % im CT gefunden. Steinert et al. [15] untersuchten 47 Patienten und erreichten dabei eine Sensitivität von 89 % und eine Spezifität von 99 % für die Klassifikation der N2- und N3-Stadien. Die richtige Klassifikation einer N3-Situation ist klinisch von besonderer Relevanz, da bei nachgewiesener N3-Situation eine kurative chirurgische Intervention in den meisten Fällen nicht mehr möglich ist. Die FDG-PET-Untersuchung ist derzeit die aussagekräftigste bildgebende Methode zur Beurteilung mediastinaler Lymphknoten.

Therapieverlaufskontrolle

Die Einstufung des Therapieansprechens auf eine chemotherapeutische Behandlung erfolgt bisher im wesentlichen anhand der morphologischen Veränderung im Röntgenbild und dem Abfall der Tumormarker. Durch die stoffwechselabhängige Bildgebung ist PET geeignet, ein Therapieansprechen wesentlich früher zu registrieren als morphologische Veränderungen des Tumorvolumens. In einer prospektiven Studie bei Patienten (n = 39) mit kleinzelligem Bronchialkarzinom, bei denen eine primäre Chemotherapie durchgeführt wurde, konnte festgestellt werden, daß mittels FDG-PET nach dem 2. Therapiezyklus der zu erwartende Therapieerfolg bereits erkennbar war (Abb. 10). Für die mittels PET als „no change, progressive disease" eingestuften Patienten wurde eine mittlere Überlebenszeit von 7,6 Monaten (Verteilung von 3–12 Monaten), für die Patienten mit einem partiellen Ansprechen von 17,6 Monaten (Verteilung von 11–32 Monaten) und für ein komplettes Ansprechen von 32 Monaten (Verteilung von 17–56 Monaten) beobachtet. Eine Einteilung anhand der Veränderungen von Tumormarkern wie z. B. der neuronspezifischen Enolase (NSE) oder des klinischen Eindrucks inklusive der radiologischen Bildgebung wies keine signifikanten Unterschiede in der Überlebenszeit auf. Mit der PET konnte somit eine „prognostische Aussage" gemacht werden, die eine Unterteilung in eine kurze Überlebenszeit, d.h. ≤ 12 Monate, oder eine längere ermöglichte mit einer Sensitivität von 83 % und Spezifität von 90 %. Eine in Pilotstudien postulierte Korrelation zwischen der Intensität der FDG-Anreicherung und der Überlebenszeit von Patienten konnte in der prospektiven Studie nicht beobachtet werden. FDG-PET ist derzeit die aussagekräftigste Methodik zur Beurteilung des Ansprechens unter Therapie durch die stoffwechselabhängige Bildgebung. Potentiell scheint ein Monitoring anhand Änderungen der Angiogenese unter Therapie mit Hilfe der dynamischen MRT ebenfalls möglich [7].

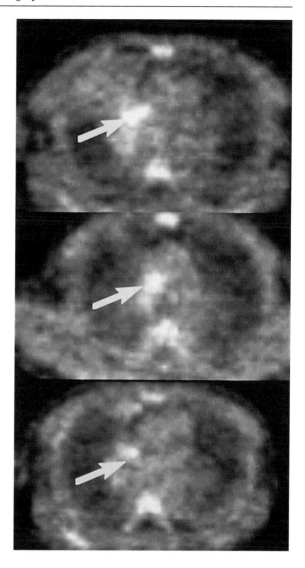

Abb. 10.
Patient mit einem rechtsseitigen, kleinzelligen Bronchialkarzinom mit nachgeschalteter Atelektase. Verlaufsuntersuchungen vor Chemotherapie *(oben)*, nach dem 2. Therapiezyklus *(Mitte)* und nach dem 4. Zyklus *(unten)*. Trotz deutlicher Volumenreduktion des Tumors verblieb ein aktiver zentraler Fokus *(Pfeil)*

Rezidivdiagnostik

In der Rezidivdiagnostik treten bei rein morphologischer Betrachtung häufig diagnostische Schwierigkeiten aufgrund der veränderten Anatomie und Narbenbildung auf. Die Differenzierung von Narbengewebe und Rezidiv ist eine wichtige diagnostische Fragestellung, die in der Regel nur durch invasive Maßnahmen oder im zeitlichen Verlauf geklärt werden kann. Die frühzeitige Einstufung eines Rezidivs ist für das therapeutische Vorgehen häufig von größter Wichtigkeit, um einerseits unnötige Maßnahmen zu vermeiden und andererseits eine notwendige Behandlung, soweit diese noch möglich ist, frühzeitig zu beginnen. Neben der Kontrastmittel-MR hat insbesondere die FDG-PET einen wichtigen Stellenwert, um frühzeitig ein Rezidiv nachzuweisen. In einer eigenen Studie bei 22 Patienten mit thorakalen Rezidiven ließ sich durch PET bei 11 Patienten eine andere Klassifikation als mit der Computertomographie erreichen. Die Richtigkeit dieser Änderung konnte in allen Fällen durch den weiteren Therapieverlauf oder histologisch gesichert werden. Dabei wurden 6 als Rezidivtumoren und 5 als gutartige Veränderungen richtig eingestuft. Differentialdiagnostisch bleibt jedoch eine floride Entzündung kaum unterscheidbar von einem Rezidiv. Diagnostisch eindeutig ist eine fehlende FDG-Anreicherung in einem verdächtigen Areal, womit ein Rezidiv ausgeschlossen werden kann.

Schlußbetrachtung

Die Positronenemissionstomographie mit der Fluor-18-markierten Deoxyglukose als nichtinvasive, ergänzende Untersuchungsmethode hat bereits eine klinische Bedeutung erlangt, insbesondere dann, wenn die Ergebnisse der Computertomographie oder Magnetresonanztomographie differentialdiagnostische Fragen offen lassen. PET ist eine kostenintensive Untersuchungsmethode, da ein Positronenemissionstomograph derzeit ca. das 3fache eines Computertomographen kostet. Ferner betragen die Herstellungskosten von Fluor-18-markierter Deoxyglukose für eine Untersuchung zwischen 800 und 1600 DM. Abrechnungstechnisch ist PET bereits in der GOÄ verankert und im Bereich der Gesetzlichen Krankenkassen auf Einzelantrag vergütungsfähig. Besonders klinisch relevant ist die FDG-PET-Untersuchung zum N-Staging, wobei dem Nachweis oder dem Ausschluß einer N3-Situation die größte therapeutische Konsequenz zukommt. Der Aufwand für den einzelnen Patienten ist als gering im Vergleich zum Nutzen einzustufen, die Kosten jedoch als erheblich. Die klinische Akzeptanz der PET-Untersuchungsergebnisse ist bereits hoch. Die Verfügbarkeit von PET-Installationen hat sich in den letzten Jahren wesentlich verbessert, wobei jedoch die qualitativen Ergebnisse aufgrund der aufwendigen Bildkorrektur und Quantifizierungstechnik noch außerordentlich unterschiedlich sind. Außerdem steht mit PET eine zuverlässige, für den schwerkranken Patienten zumutbare Untersuchungsmethode zum Therapiemonitoring zur Verfügung. Dies ist v.a. in den Fällen sinnvoll, bei denen anhand einer frühzeitigen Einstufung des Therapieansprechens eine Umstellung des Behandlungskonzeptes im Sinne einer gezielten Individualisierung noch möglich erscheint. Inwieweit sich die stoffwechselabhängige PET-Diagnostik auch auf funktionelle, angiogeneseabhängige MR-Untersuchungen übertragen läßt, ist derzeit noch nicht abschließend beurteilbar.

Literatur

1. Bülzebruck H, Bopp R, Drings P et al. (1992) New aspects in the staging of lung cancer. Prospective validation of the International Union Against Cancer TNM classification. Cancer 70: 1102–1110
2. Hoh CK, Schiepers C, Seltzer MA, Gambhir SS et al. (1997) PET in oncology: will it replace the other modalities? Semin Nucl Med 27: 94–106
3. Knopp MV, Bischoff H, Lorenz WJ, Kaick G van (1994) PET imaging of lung tumours and mediastinal lymphoma. Nucl Med Biol 21: 749–757
4. Knopp MV, Bischoff H, Oberdorfer F, Kaick G van (1992) Positronenemissionstomographie des Thorax. Derzeitiger klinischer Stellenwert. Radiologe 32: 290–295
5. Knopp MV, Bischoff H, Rimac A et al. (1996) Bone marrow uptake of fluorine-18-fluorodeoxyglucose following treatment with hematopoietic growth factors: initial evaluation. Nucl Med Biol 23: 845–849
6. Knopp MV, Bischoff HG (1994) Beurteilung von pulmonalen Herden mit der Positronenemissionstomographie. Radiologe 34: 588–591
7. Knopp MV, Brix G, Junkermann HJ, Sinn HP (1994) MR mammography with pharmacokinetic mapping for monitoring of breast cancer treatment during neoadjuvant therapy. Magn Reson Imaging Clin North Am 2: 633–658
8. Knopp MV, Strauss LG, Dimitrakopoulou A et al. (1989) Comparison of PET with F-18 deoxyglucose and CT in imaging of lung tumors. Radiology 173 (P): 69–70 (Abstr)
9. Knopp, MV, Strauss LG, Haberkorn U (1990) Positron emission tomography for the diagnostic work up in thoracic oncology. Schmidt & van der Schoot. Schattauer, Stuttgart, pp 58–60
10. Kubota K, Matsuzawa T, Fujiwara T et al. (1990) Differential diagnosis of lung tumor with positron emission tomography: a prospective study. J Nucl Med 31: 1927–1932
11. Nolop KB, Rhodes CG, Brudin LH et al. (1987) Glucose utilization in vivo by human pulmonary neoplasms. Cancer 60: 2682–2689
12. Ostertag H, Kuebler WK, Doll J, Lorenz WJ (1989) Measured attenuation correction methods. Eur J Nucl Med 15: 722–726
13. Rege SD, Hoh CK, Glaspy J et al. (1993) Imaging of pulmonary mass lesions with whole-body positron emission tomography and fluorodeoxyglucose. Cancer 72: 82–90
14. Schiepers C (1997) Role of positron emission tomography in the staging of lung cancer. Lung Cancer 17 (Suppl 1): S 29–S 35
15. Steinert HC, Hauser M, Allemann F et al. (1997) Non-small cell lung cancer: nodal staging with FDG PET vs. CT with correlative lymph node mapping and sampling. Radiology 202: 441–446
16. Wahl RL, Quint LE, Greenough RL et al. (1994) Staging of mediastinal non-small cell lung cancer with FDG PET, CT, and fusion images: preliminary prospective evaluation. Radiology 191: 371–377
17. Warburg O (1931) The metabolism of tumors. Smith, New York

1.10 Präoperative Funktionsdiagnostik

V. Schulz

Die Funktionsdiagnostik im Rahmen der Thoraxchirurgie dient der Festlegung der funktionellen Operabilität und weiterführend der peri- und postoperativen Risikoabschätzung. Obwohl bei den zu besprechenden onkologischen Operationsindikationen wegen häufig fehlender therapeutischer Alternativen die Grenzen des chirurgischen Vorgehens nicht zu eng zu setzen sind, bedeutet dies andererseits nicht, daß die Funktionsdiagnostik grundsätzlich vernachlässigt werden kann. Beispielhaft wird ihr Wert bei älteren, multimorbiden Patienten deutlich, bei denen – zumal wenn sie tumorbezogen asymptomatisch sind – der Ausfall der Funktionsdaten wesentlich die Entscheidung für oder gegen eine Operation bestimmt.

Neben der Evaluierung kardialer Risiken kommt der Erfassung pulmonaler Funktionseinbußen hervorragende Bedeutung zu. Diese gründet in dem Faktum, daß Bronchialkarzinompatienten, bedingt durch die gleiche inhalative Noxe Zigarettenrauchen, die für die Tumorentstehung verantwortlich ist, altersabhängig zwar unterschiedlich, allgemein aber in hoher Zahl, in 37%–90%, eine chronische obstruktive Bronchitis aufweisen (Lockwood u. Westaby 1981; Petro u. Konietzko 1987) und daß zusätzlich durch die Lungenoperation die pulmonale Funktion kurzzeitig, teilweise auch anhaltend, verschlechtert werden kann. Anastomosenoperationen können zwar funktionsfähiges Lungenparenchym erhalten, auch kann eine gleichzeitige „Volumenreduktion", die Entfernung emphysematös umgebauter Lunge, zur Funktionsverbesserung geprüft werden, es bleiben aber die bronchialen Komplikationen – verschiedener Pathogenese –, die vorwiegend Morbidität und Mortalität dieser Patienten in den ersten 30 Tagen nach der Operation festlegen. Aus diesem Grund sind die mit einfacher Methodik zu messenden Lungenvolumina und Flußwerte, die über das Ausmaß einer endo- und/oder exobronchialen Obstruktion globale Auskunft geben, an den Anfang der präoperativen Funktionsdiagnostik zu stellen. Diese Parameter erfassen aber ebenso ein restriktives Funktionsmuster, das bei Pleuraschwarten „alter" Lungentuberkulosen, fortgeschrittenen fibrosierenden Alveolitiden u. a. ein operatives Risiko bieten kann.

Globale Lungenvolumina, Flußwerte

Unabhängig von der Art und Größe des lungenchirurgischen Eingriffs belegt Lockwood (1973), der bisher über die größte Untersuchungszahl verfügt, folgende Parameterkonstellation mit der Inzidenz hoher postoperativer Mortalität (> 10 %): VK < 1,5 l, FEV1 < 1,2 l, FEV 1/VK < 35 %, AGW < 28 l/min, RV > 3,3 l, TK > 7,9 l, RV/TK > 47 %. Differenziert nach dem Ausmaß des operativ gesetzten Parenchymverlusts wurden von Miller (1981) spirometrische Parameter mit der Mortalitätsrate bei 500 Patienten in Beziehung gebracht: Bei Einhaltung der gewählten Risikogrenzen (Tabelle 1) beträgt die postoperative Mortalität bei Wedge- oder Segmentresektionen 2 %, bei Lobektomie 0 % und ist bei Pneumonektomie auch noch niedrig mit 4,4 % festzulegen. Breit akzeptiert sind die von Loddenkemper (1983) angegebenen spirometrischen Grenzwerte (Abb. 2).

Vergleichbare Verbindungen zu Lungenvolumina und Flußwerten bestehen auch mit Blick auf die perioperative Morbidität. Nach einer retrospektiven Analyse (Abb. 1) vorwiegend lobektomierter Patienten trennt das absolute Einsekundenvolumen am sichersten Gruppen unterschiedlicher Komplikationshäufigkeit und -schwere, gefolgt von FEF 25–75 und AGW, die eine nur unwesentlich geringere Unterscheidungskraft aufweisen. Für FEV 1 ($\geq$ 80 % des Sollwertes), FEF 25–75 ($\geq$ 30 % des Sollwertes) und AGW ($\geq$ 70 % der Sollwertes) lassen sich Risikogrenzen einkreisen, deren Einhaltung perioperative pulmonale Komplikationen unwahrscheinlich machen; unterschreiten die Parameter die Risikogrenze, ist in Abhängigkeit vom Ausmaß des Funktionsausfalls eine Zunahme der perioperativen Komplikationen – bis hin zur mehrtägigen Beatmung – zu erwarten. Differenziert ist die Abhängigkeit zwischen einer präoperativen therapieabhängigen „Besserung" der Parameter und einer damit verbundenen Änderung des Morbiditätsrisikos zu werten: bei Patienten mit niedriger Komplikationsrate kann diese durchaus die behandlungsbedingte Abnahme der bronchialen Obstruktion spiegeln. Patienten „mit sehr schlechter Ausgangsfunktion" behalten ihr hohes Morbiditätsrisiko, auch wenn sich die bronchiale Flußdynamik präoperativ wesentlich verbessern läßt (Abb. 1). Bezogen auf die relative Änderung untersuchter Parameter – FEV 1, FEF 25–75, AGW – wäre vorstellbar, daß die Behandlungsstrategien vornehmlich an den großen Atemwegen wirksam sind, die Pathologie der Small-airways-Region, erkennbar an der nur geringen Zunahme des FEF 25–75, jedoch kaum beeinflußt wird und

Tabelle 1. Spirometrische Risikogrenzen pulmonaler Operationen. *FEV 1,0* absolutes Einsekundenvolumen. *FEF 25–75* forcierter expiratorischer Fluß zwischen 25 und 75 % der expiratorischen forcierten Vitalkapazität, *AGW* Atemgrenzwert. (Nach Miller et al. 1981)

Operation	Risikogrenze nach spirometrischen Daten	
Pneumonektomie	FEV 1,0	$\leq$ 2 l
	FEF 25–75	$\leq$ 1,6 l/s
	AGW	$\leq$ 55 % des Solls
Lobektomie	FEV 1,0	$\leq$ 1,0 l
	FEF 25–75	$\leq$ 0,6 l/s
	AGW	$\leq$ 40 % des Solls
Wedge- oder Segmentresektion	FEV 1,0	$\leq$ 0,6 l
	FEF 25–75	$\leq$ 0,6 l/s
	AGW	$\leq$ 35 % des Solls

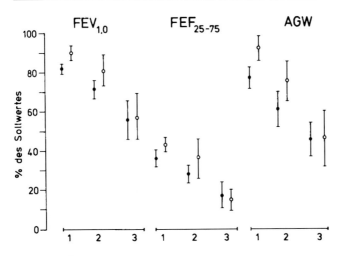

Abb. 1. Häufigkeit und Schwere postoperativer Komplikationen in Abhängigkeit vom Grad präoperativer pulmonaler Funktionseinschränkung (n = 124, vorwiegend Lobektomie). Gruppe 1: keine postoperativen Komplikationen; Gruppe 2: Komplikationen – vermehrte Bronchialsekretbildung mit wiederholtem Absaugen, therapeutische Bronchoskopie, Atelektase, Bronchopneumonie, respiratorische Insuffizienz; Gruppe 3: Komplikationen vergleichbar Gruppe 2, jedoch zusätzlich Beatmungsindikation. *FEV 1,0* absolutes Einsekundenvolumen, *FEF 25–75* maximaler exspiratorischer Fluß in mittlerem Vitalkapazitätsbereich (25–75 % der forciert exspirierten Vitalkapazität), *AGW* Atemgrenzwert (● vor bronchialer Therapie, ○ nach bronchialer Therapie)

dann in der perioperativen Phase, gemittelt über Airway-closure und abnehmende dynamische Compliance, arterielle Hypoxie und steigende Atemarbeit verursacht.

Diese Deutung läßt den Ansatz fordern, Parameter, die unterschiedliche pathophysiologische Aspekte der pulmonalen Funktionen erfassen, in multivariaten Diskriminanzanalysen zu verbinden und in dieser Weise den Voraussagewert postoperativer Risiken zu erhöhen. Deskriptiv kann eine vergleichbare Aussage erhalten werden, wenn schrittweise mehrere Parameter kombiniert werden und deren jeweiliger prädiktiver Wert geprüft wird (Tabelle 2): Bei diesem Vorgehen ist offensichtlich, daß die 2-Parameter-Analyse FEV 1 und RV der Einzelwertbetrachtung FEV 1 überlegen ist, Komplikationen vorauszusagen, die auf postoperativer bronchialer Hypersekretion und vermindertem Hustenstoß beruhen: eine Tripelanalyse unter Einschluß des arteriellen O_2-Partialdrucks erhöht die „Trefferrate" nicht. Der durch Berücksichtigung von RV bedingte Voraussagezuwachs erklärt sich dadurch, daß mehr noch als durch das absolute Einsekundenvolumen allein die dynamische Atemwegskompression und auch der Funktionsstand der Atemmuskulatur auf die Effizenz des Hustenstoßes mit erfaßt werden. Bezogen auf die Komplikation einer längeren postoperativen Beatmungsperiode bietet die Hirnzunahme von RV allerdings nur einen geringen Voraussagegewinn, der erst durch die Kombination mit einem arteriellen O_2-Partialdruck, der eine Partialinsuffizienz der Atmung präoperativ anzeigt, signifikant erhöht wird (Tabelle 2).

Tabelle 2. Pulmonale Komplikationen nach thoraxchirurgischen Eingriffen in Abhängigkeit von verschieden präoperativ bestimmten Parameterkonstellationen der Lungenfunktion. Vergleich zwischen Einzel- und Mehrparameteranalyse – Interpretation s. Text. Patienten n = 84 vorwiegend Lob- und Segmentektomien; die %-Angaben vermitteln die jeweilige Komplikationsrate der Patienten, die nach Meßwertausfall als Risikopatienten (Zahl in Klammern) eingestuft wurden

Postoperative Komplikation	Parameterkonstellation		
	FEV 1,0 $\leq$ 60% des Sollwertes	FEV 1,0 $\leq$ 60% des Sollwertes, RV $\geq$ 140% des Sollwertes	FEV 1,0 $\leq$ 60% des Sollwertes, RV $\geq$ 140% des Sollwertes, $p_aO_2 \leq$ 65 mm Hg
Atelektase, Pneumonie, therapeutische Bronchoskopie, $p_aO_2 \leq$ 50 mm Hg	46% (12%)	78% (5%)	73% (7%)
Tracheotomie	62% (15%)	69% (12%)	64% (4%)
Beatmung ($>$ 5 Tage)	53% (19%)	57% (11%)	86% (9%)

Verteilungsanalysen, prognostische FEV 1

Werden dargestellte Grenzwerte spirometrischer Parameter eingehalten (s. Tabelle 1 und Abb. 2) ist funktionelle Operabilität ohne erhöhtes Risiko gegeben – wenn man diesen Terminus auf eine postoperative 30-Tage-Mortalität < 5% bezieht. Allerdings werden diese Operabilitätskriterien heute nur noch bedingt befolgt. Es ist zu bedenken, daß die die Funktionsdaten und postoperatives Letalitätsrisiko verbindende Aussage aus den 70er Jahren stammt, aus einer Zeit, in der die perioperativen Möglichkeiten intensivmedizinischer Betreuung geringer waren als heute. Zudem erscheint eine postoperative 30-Tage-Mortalitätsrate bis zu 10% durchaus vertretbar, berücksichtigt man, daß in der Regel außer der Operation bei einem Bronchialkarzinom andere Behandlungsmaßnahmen – Chemo-/Radiotherapie – keinen kurativen Ansatz bieten. Aus diesen Gründen wird heute auch bei Patienten die Operabilität geprüft, deren spirometrische Parameter die genannten Grenzbereiche unterschreiten. Ziel der Untersuchungen ist es, eine postoperativ zu erwartende, sog. prognostische FEV 1 aus verschiedenen Meßdaten zu berechnen, die langzeitig eine nicht pulmonal beschränkte Lebensführung erlaubt. Obwohl nicht unwidersprochen, wird als vertretbare prognostische FEV-1-Grenze – je nach Größe des Parenchymverlusts – ein Wert von 0,8–1,0 l vorgegeben. In Entsprechung zum Krankheitsverlauf von Patienten mit chronischen Atemwegserkrankungen wird davon ausgegangen, daß der Übergang in eine Globalinsuffizienz der Atmung, Entwicklung eines Cor pulmonale chronicum wie Verlust auch nur geringer körperlicher Leistungsfähigkeit im Mittel erst dann auftreten, wenn dieser

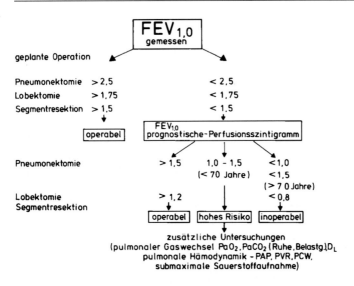

Abb. 2. Flußschema zur Evaluierung der funktionellen Operabilitätsgrenzen thoraxchirurgischer Eingriffe. (Mod. nach Loddenkemper 1983)

FEV-1-Bereich unterschritten wird (Kristersson et al. 1972; Olsen et al. 1975; Segal u. Butterworth 1966).

Dieses Konzept setzt Methoden voraus, die die regionale Funktion der Lunge erfassen. Die früher verwandte Bronchospirometrie wie auch spirometrische Messungen in unterschiedlicher Körperposition (sog. LPT-Test) sind heute verlassen zugunsten Ventilations- und Perfusionsstudien mit Hilfe radioaktiver Isotopen.

Ventilationsszintigraphie

Die Ventilationsszintigraphie wird mit Xenon 133 oder Krypton 85 durchgeführt. Die berechneten Korrelationskoeffzienten zwischen präoperativ geschätzter und postoperativ gemessener FEV 1 liegen in einem Bereich von 0,63–0,83 (Ali et al. 1980; Kristersson et al. 1972; Le Roy Ladurie u. Ranson-Bitker 1986). Allgemein sind die Berechnungsmodi so ausgelegt, daß ein szintigraphisch erfaßter – relativ – hoher Ventilationsanteil des zu operierenden Lungenanteils die prognostische FEV 1 niedrig bestimmen läßt, während andererseits durch eine gemessene Unterventilation bis hin zum Ventilationsausfall (auch wegen der zu vermutenden niedrigen $\dot{V}_A/\dot{Q}$-Verhältnisse und Shunteffekte im Operationsgebiet) eine hohe postoperative FEV 1 vorausgesagt werden kann. In dieser Weise wird in der Studie von Kristersson et al. (1972) die postoperative FEV 1 – bei Pneumektomie – durch Multiplikation von präoperativer FEV 1 mit der anteiligen Radioaktivität der nichtoperierten Lunge an der Gesamtradioaktivität (Gesamtventilation) vorausgesagt.

Perfusionsszintigraphie

Die Perfusionsszintigraphie der Lunge – unter Verwendung von ^{99m}Tc-Makroaggregaten – ist das häufigst verwandte Verfahren zur Evaluierung der prognostischen FEV 1. Der Korrelationskoeffizient zwischen vorausgesagtem und postoperativ gemessenem FEV-1-Wert wird in einem Bereich von 0,66–0,72 berechnet (Boysen et al. 1977; Loddenkemper 1983; Olsen et al. 1974). Allgemein führen alle Auswertungsverfahren zur Annahme einer prognostisch relativ hohen FEV 1, wenn der zu resezierende Lungenbereich minderdurchblutet ist oder sogar einen Perfusionsausfall zeigt. Obwohl es „im umgekehrten Fall" – bei erhaltener oder Überperfusion – in der Regel gerechtfertigt ist, niedrige postoperative FEV-1-Werte vorauszusagen, trifft diese Prognose nur bedingt zu, wenn der Perfusion der zu operierenden Lungenregion große Shuntanteile beigemischt sind. Ein solcher pathophysiologischer Faktor könnte erklären, weswegen in Gegenüberstellung zu postoperativ gemessenen FEV-1-Werten bei einer großen Patientenzahl das prognostische FEV 1 zu niedrig bestimmt wird (Le Roy Ladurie u. Ranson-Bitker 1986). Ebenso kann sich eine Unterschätzung der prognostischen FEV 1 ergeben, wenn neben der Tumorresektion eine sog. „Volumenreduktion" erfolgt. Eine Unterschätzung bietet allerdings den Vorteil einer „Sicherheitsgrenze", hat andererseits für manche Patienten den Nachteil, daß er fälschlicherweise als inoperabel eingestuft wird.

Die von der Deutschen Gesellschaft für Pneumologie vorgeschlagene Formel (mod. nach Konietzko et al. 1983) zur Berechnung der prognostischen FEV 1 aus Spirometrie und Perfusionsdaten, lautet:

$$\text{FEV 1,0 postop.} = \text{FEV 1,0 präop.} \cdot \frac{100 - A - K \cdot B}{100} \quad [1]$$

FEV 1,0 postoperativ = für die frühe postoperative Phase aus Daten des Perfusionsszintigramms errechnetes (prognostiziertes) absolutes Einsekundenvolumen
FEV 1,0 präoperativ = präoperativ gemessenes absolutes Einsekundenvolumen
A = Perfusion des Resektats in % der Gesamtlunge
B = Perfusion des Rests der zu operierenden Seite in % der Gesamtlunge
K = 0,37 (Konstante für die frühe postoperative Phase)

Beispiel: Ein 56jähriger Mann hat einen malignen Rundherd im rechten Oberlappen der Lunge. Präoperativ wird FEV 1,0 mit 1,5 l bestimmt. Die Perfusion in Projektion auf den zu resezierenden rechten Oberlappen ist szintigraphisch aufgehoben, die restliche Perfusion der rechten Lunge beträgt 40 % der Gesamtlungenperfusion.

Bei einer Oberlappenresektion berechnet sich

$$\text{FEV } 1{,}0 \text{ postoperativ} = 1{,}5 \cdot \frac{100 - 0 - 40 \cdot 0{,}37}{100} = 1{,}28 \text{ l.}$$

Bei einer evtl. Pneumonektomie berechnet sich der

$$\text{FEV } 1{,}0 \text{ postoperativ} = 1{,}5 \cdot \frac{100 - 40 - 0 \cdot 0{,}37}{100} = 0{,}91 \text{ l.}$$

Nach diesen Daten ist dem Patienten funktionell die Lobektomie zumutbar, eine Pneumonektomie wäre mit einem zu hohen Risiko belastet (Abb. 2).

Aus der Verbindung zu den beobachteten postoperativen Mortalitäsraten wird deutlich, daß die Vorstellung gerechtfertigt ist, die Operabilitätsgrenzen in einen Bereich von FEV 1 = 0,8–1,0 l festzulegen. Unterschreitet die prognostische FEV 1 (bei einer geplanten Pneumonektomie) 1,0 l, steigt die Mortalitätsrate auf über 15 % an. Der Bereich zwischen 1,0 und 1,5 ist als Zone hohen Risikos zu bezeichnen, da die Mortalität „gleitend" von 7 % bis auf 13 % übergeht; in diesen Fällen sind zusätzliche Untersuchungen – Pulmonalisdruckmessung, Bestimmung der maximalen symptomlimitierten O_2-Aufnahme – zu veranlassen, um eine Entscheidung zu fällen. Patienten, deren prognostische FEV 1 > 1,5 l berechnet wird, weisen eine Mortalitätsrate < 5 % auf – und sind daher im Mittel ohne Vorbehalt pneumonektomierbar (Abb. 2).

Obwohl die funktionelle Einschränkung bei Lobektomie einsehbar geringer ist als bei Pneumonektomie, gilt diese Aussage allgemein nur für den langzeitigen postoperativen Verlauf. In der postoperativen Frühphase ist dagegen häufig mit einer Funktionseinbuße zu rechnen, die der nach Pneumonektomie gleichkommen kann. Dies erklärt sich aus der mangelnden Entfaltung im Hemithorax verbliebener Lappen, die durch Ergußkompression oder auch Bronchusabknickung mit folgender Sekretretention und Pneumonieentwicklung gefördert werden kann; besonders bei Gefäßanastomosen ist auch eine verminderte Perfusion als pathogenetischer Faktor zu bedenken. Für die präoperative Risikoabschätzung bedeutet die Kenntnis dieser möglichen Komplikationen, daß die Operationsgrenzen zwischen Lob- und Pneumektomie nicht zu weit auseinanderliegen dürfen. In diesem Zusammenhang bezeichnet eine prognostische FEV 1 von 1,2 l eine Grenze, bei deren Einhaltung die postoperative Mortalität nach Lobektomie < 5 % anzusetzen ist. Ausdehnung der Operationsindikation in einen prognostischen FEV-1-Bereich von 1,2–0,8 l, heißt hohe (> 10 %) Mortalitätsraten in Kauf zu nehmen (Abb. 2).

Weiterführende Untersuchungen bei Risikopatienten

Risikopatienten sind durch beschriebene Grenzwerte verschiedener spirometrischer und szintigraphischer Parameter, hervorragend durch das absolute Einsekundenvolumen, definiert. Diese Funktionswerte erfassen vorwiegend das atemmechanische Verhalten von Lunge und Thorax. Um aus der Gruppe „hohes Risiko" (Abb. 2) Patienten abzutrennen, bei denen „doch noch" eine Operation zu vertreten ist, werden zusätzlich weitere Funktionskreise der Lunge – Gaswechsel wie Hämodynamik – geprüft und kardiale Untersuchungen in die Entscheidung einbezogen.

Pulmonaler Gaswechsel, arterielle Blutgaspartialdrücke

In der Regel wird ein pathologischer Ausfall der arteriellen Blutgaspartialdrücke beobachtet, wenn nach Kriterien der Spirometrie, kombiniert mit Daten der Perfusions- und Ventilationsszintigraphie, Inoperabilität besteht. In diesem Zusammenhang stützen daher die arteriellen Blutgaspartialdrücke den Vorsatz, von einem operativen Vorgehen Abstand zu nehmen.

Eine solche Entscheidung sollte man auch treffen, wenn sich bei einem Patienten, der der Gruppe „hohes Risiko" zuzuordnen ist, eine Globalinsuffizienz der Atmung entwickelt hat: ein Versagen der Atemmuskulatur, wie es durch eine Hyperkapnie bezeichnet wird, wird postoperativ durch vielfältige Faktoren – Sedierung, Schmerzhemmung, mögliche Phrenikusparese, gehinderte muskuläre Kraft-Druck-Übertragung bei ausgedehnter Pleuraergußbildung, sog. Blindarbeit nach Pneumonektomie u. a. – wesentlich verstärkt, andererseits ist gerade die Inspirationsmuskulatur gefordert, um durch ein normales Ventilationsmuster einer Sekretretention entgegenzuwirken wie auch durch eine hohe pulmonale „Vorspannung" einen effektiven Hustenstoß zu gewährleisten. In diesem Dilemma verbietet sich einsehbar eine Operation.

Differenziert ist eine Partialinsuffizienz der Atmung zu werten. In mittleren Bereichen einer arteriellen Hypoxie (p_aO_2 = 55–65 mm Hg) ist das Verhalten unter Belastung bedeutsam. Steigt der arterielle O_2-Partialdruck belastungsabhängig an, kann – bei allen Vorbehalten gegen diese Aussage – von einer pathologischen Ventilationsverteilung als unterliegendem Faktor ausgegangen werden, die meist durch eine bronchiale Therapie zu bessern ist. Bei einem solchen Verhalten wäre dann einem Risikopatienten eher die Operation zu raten. Fällt der – schon in Ruhe erniedrigte – arterielle O_2-Partialdruck unter Belastung ab, ist zu entscheiden, ob eine Zunahme von Ventilations-Perfusions-Inhomogenitäten, eine Diffusionslimitation oder ein hohes Shuntblutvolumen ursächlich in Frage kommen. Sind $\dot{V}_A/\dot{Q}$-Inhomogenitäten oder eine D_L-Abnahme wahrscheinlich, ist der Patient von einer Operation zurückzustellen. Hilfreich kann in dieser Entscheidung die Messung der Diffusionskapazität der Lunge sein, die allgemein als Maß für die „Güte des pulmonalen Gaswechsels" gelten kann. Eine Diffusionskapazität der Lunge, mit einer CO-Einatemzugsmethode gemessen, die 60 % des altersbezogenen Istwerts unterschreitet, läßt die postoperative Mortalität sprunghaft ansteigen, während D_L-Werte, die zwischen 60–100 % liegen, mit einer Mortalitätsrate < 10 % einhergehen (Abb. 3).

Der Nachweis eines pulmonalen Shunts ist qualitativ durch Messung des arteriellen O_2-Partialdrucks unter O_2-Atmung (F_iO_2 =1) zu führen. Bleibt unter diesen Bedingungen ein Anstieg von p_aO_2 > 400 mm Hg aus, ist von einem Kurzschlußblut als wesentlichem pathogenetischem Faktor der arteriellen

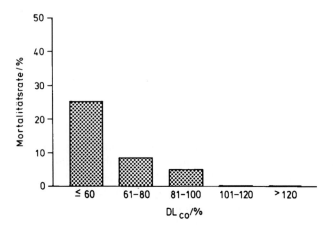

Abb. 3. Mortalitätsinzidenz nach thoraxchirurgischen Eingriffen in Abhängigkeit von der Diffusionskapazitätsmessung (DLCO-Diffusionskapazität – Single-breath-CO-Methode). (Nach Ferguson et al. 1988)

Hypoxie auszugehen. Vorausgesetzt, der pulmonale Shunt läßt sich in Synopsis mit anderen Methoden (Ventilations- und Perfusionsscan) in dem zu operierenden Lungenbereich lokalisieren, ist postoperativ mit einer Besserung, wenn nicht Aufhebung der arteriellen Hypoxie zu rechnen. Bei dieser Konstellation kann ein nach üblichen Daten als risikoreich bezeichneter Patient eher einer Operation zugeführt werden.

Pulmonale Hämodynamik

Die Evaluierung der pulmonalen Hämodynamik mit Rechtsherzkatheterisierung und Druckaufnahme in Ruhe und unter Belastung, unter Umständen bei einseitiger pulmonalarterieller Ballonokklusion, kann weiterhin bei Risikopatienten indiziert sein.

Grenzwerte, bei deren Überschreiten postoperativ mit erhöhter Mortalität zu rechnen ist, werden überaus variabel angegeben (Petro u. Konietzko 1987). Olsen et al. (1975) gehen dann von funktioneller Inoperabilität aus, wenn bei Patienten, die nach spirometrischen und szintigraphischen Daten der Risikogruppe zugerechnet werden müssen, unter unilateraler Pulmonalarterienokklusion der Pulmonalarterienmitteldruck auf > 30 mm Hg ansteigt – und sich gleichzeitig eine arterielle Hypoxie ($p_aO_2 < 45$ mm Hg) entwickelt. Nach Weis et al. (1980) ist selbst bei Risikopatienten die Höhe des Pulmonalarterienmitteldrucks in Ruhe nicht geeignet, Gruppen unterschiedlicher postoperativer Mortalität zu diskriminieren. Erst das Verhalten unter Belastung gibt verwertbare Aufschlüsse, so daß bis zu einem $\overline{PAP} \leq 40$ mm Hg eine Mortalität $< 10\%$ vorauszusetzen ist, bei Überschreiten dieses Wertes allerdings, besonders bei Pneumonektomie, Letalitätszahlen bis $> 15\%$ eintreten. Fee et al. (1975) setzen als Operationsgrenze einen pulmonalvaskulären Widerstand unter Belastung von $PVR \leq 190$ dynes $\cdot$ s $\cdot$ cm^{-5} ein. Folgt man unseren Ergebnissen, ist die Festlegung hämodynamischer Grenzwerte nach dem Ausmaß des geplanten Eingriffs abzustufen: bei Lobektomie hat der Grad einer vorbestehenden pulmonalarteriellen Hypertonie keinen Einfluß auf postoperative Komplikationen oder Todesfälle; Pneumonektomie sind nur mit vertretbarem Risiko ($< 10\%$ Mortalität) durchzuführen, wenn $\overline{PAP} \leq 40$mm Hg unter Belastung bleibt.

Bei Patienten, die zwar nach üblicher Spirometrie als risikoreich, nach prognostischer FEV-1-Bestimmung allerdings als operabel zu beurteilen sind, bietet die präoperative Rechtsherzkatheterisierung keine zusätzliche Entscheidungshilfe. In der Regel findet sich auch bei dieser Patientengruppe eine (präkapillare) pulmonale Hypertonie, die jedoch auch unter Berücksichtigung der Belastungswerte ohne Einfluß auf postoperative Komplikationen oder Mortalität bleibt; ein Beitrag zur Risikoidentifizierung, die über den durch Spirometrie und Szintigraphie erkennbaren hinausgeht, ist nicht gegeben (Konietzko et al. 1986). Offensichtlich besteht bei diesen Patienten trotz operativer Resektion noch eine so große vaskuläre Reserve, daß postoperativ ein wesentlicher pulmonalarterieller Druckanstieg und eine beginnende Rechtsherzinsuffizienz nicht eintreten. Diese Annahme bestätigen Untersuchungen, die bei dieser Patientengruppe postoperativ lediglich einen Druckzuwachs des Pulmonalarterienmitteldrucks bis zu 6 mm Hg unter Belastung belegen (Widimsky 1981).

Allgemein gilt für die Langzeitprognose, daß selbst eine Pneumonektomie nicht zu einer ausgeprägten pulmonalen Hypertonie führt, falls die verbleibende Lunge normal ist. Auch eine anfangs – präoperativ – gemessene leichtgradige pulmonale Hypertonie verstärkt sich in der Regel nicht im langjährigen Verlauf. Allerdings ist aus Erfahrung immer mit einem postoperativen Fortschreiten einer pulmonalen Hypertonie zu rechnen, wenn eine schlecht behandelbare obstruktive Bronchitis besteht.

Kardiale Funktion

Die kardiale Funktion erfassende Parameter sind allgemein, besonders aber bei nach pulmonalen Funktionsdaten definierten Risikopatienten, in die Entscheidung zur Operabilität einzubeziehen. Es ist ohne Frage, daß eine Pumpinsuffizienz des Herzens wie auch nicht einstellbare höhergradige Rhythmusstörungen Inoperabilität bedeuten. Angaben, die im Detail das kardiale Risikomuster pulmonaler Operationen erfassen helfen, sind allerdings unzureichend. Die immer wieder betonte zeitliche Grenze, bis zu 6 Monaten nach einem Myokardinfarkt eine Lungenresektion zurückzustellen, ist nicht durch eine statistisch zu wertende Patientenzahl als gesichert anzusehen (Berggen et al. 1984). Der Einfluß einer koronaren Herzerkrankung, klinisch unterschiedlich geprägt, einer systemarteriellen Hypertonie und auch von grenzwertig pathologischen Werten des Pulmonalkapillardrucks, der links- wie rechtsventrikulären Ejektionsfraktion oder enddiastolischer Volumina auf den perioperativen Verlauf sind bisher nur qualitativ erarbeitet (Schlimmer 1987). Große Beachtung ist in diesem Zusammenhang der Messung der maximalen oder symptomlimitierten maximalen O_2-Aufnahme entgegenzubringen.

Eugen et al. (1982) untersuchten die Beziehung zwischen maximaler O_2-Aufnahme $\dot{V}O_{2max}$ und postoperativer Mortalität: wurde $\dot{V}O_{2max} > 1$ l/min gemessen, war ein postoperativer letaler Ausgang nicht zu verzeichnen: $\dot{V}O_{2max}$-Werte < 1 l/min waren dagegen mit einer hohen Mortalitätsrate (75 %!) verbunden. Smith et al. (1984) verfaßten eine Studie, die die relative Wertigkeit von $\dot{V}O_{2max}$, spirometrischen und szintigraphischen Parametern evaluierte, um postoperative kardiopulmonale Komplikationen – respiratorisches Versagen, Myokardinfarkt, Arrhythmien, Atelektasebildung u.a. – und sog. 30-Tage-Letalität vorauszusagen. Die Diskriminanzkraft von $\dot{V}O_{2max}$, Gruppen unterschiedlichen Risikos zu bezeichnen, war von allen untersuchten Parametern am größten, so daß geschlossen wurde, $\dot{V}O_{2max}$ sei in der präoperativen Risikoabschätzung auch der prognostischen FEV-1-Bestimmung vorzuziehen.

Vergleichbare Ergebnisse berichten Olsen et al. (1989): Im submaximalen Belastungsbereich durchgeführte Messungen des Herzzeitvolumens und der O_2-Aufnahme korrelieren mit dem postoperativen Verlauf enger als „übliche" Funktionsdaten. Eine solche Überlegenheit von $\dot{V}O_{2max}$ überrascht nicht. Bisher ist die präoperative Risikoabgrenzung zu sehr auf pulmonale Funktionsdaten fixiert; nicht ausreichend berücksichtigt wird aber, daß der postoperative Verlauf vom Zusammenspiel mehrerer Organfunktionen abhängig ist. Die kardiale Funktion bestimmt hervorragend das organbezogene O_2-Angebot mit, wie es auch die Atemmechanik (pulmonale Compliance) und pulmonale Hämodynamik (Perfusionsverteilung) beeinflußt. Die maximale oder auch submaximal gemessene O_2-Aufnahme kann als Maß für die kardiale Funktion gelten, gleichzeitig geht aber in sie die thorakopulmonale Funktion ein –, da, um Beispiele zu geben, bei sog. bronchialer Flußlimitation oder hoher Totraumventilation auch $\dot{V}O_{2max}$ begrenzt wird. Aus diesem Integral, die kardiale und pulmonale Funktion übergreifend zu erfassen, erklärt sich im Vergleich mit spirometrischen und szintigraphischen Daten die größere Trennschärfe von $\dot{V}O_{2max}$, in der präoperativen Evaluierung Gruppen verschiedenen Risikogrades zu bezeichnen.

Folgt man in diesem Sinne Smith et al. (1984), belegt ein $\dot{V}O_{2max} < 15$ ml/kg/min ein hohes Risiko, während $\dot{V}O_{2ma} > 20$ ml/kg/min mit einem niedrigen Risiko zu verbinden ist. $\dot{V}O_{2max}$-Werte zwischen 15 und 20 ml/kg/min umreißen eine Zone mittleren Risikos (postoperative Komplikationen $< 30 \%$, Mortalität 10–18 %).

„Volumenreduktion" im Rahmen der Tumorchirurgie

Die Methode der sog. Volumenreduktion der Lunge (Cooper et al. 1995) wird als chirurgisches Verfahren in der Behandlung des inhomogenen Lungenemphysems seit Mitte der 90er Jahre breit eingesetzt. Der Effekt beruht vorwiegend auf einem Anstieg des – vorangehend emphysematös abhängigen niedrigen – transpulmonalen Drucks, so daß das Residualvolumen abfällt, die dynamischen Lungenvolumina – FEV 1, maximale exspiratorische Flüsse – dagegen ansteigen; der Wirkungsgrad der Inspirationsmuskulatur, besonders des Zwerchfells, nimmt zu.

Ist eine Tumorresektion an sich aus funktionellen Gründen zurückzustellen, kann bei ausgewählten Patienten, die die Kriterien einer Volumenreduktion erfüllen (Cooper et al. 1995), die Operation aus onkologischer Indikation trotz allem erwogen werden, da eine gleichzeitig vorgenommene Wegnahme emphysematöser Lungenanteile eine Verbesserung der pulmonalen Funktion verspricht. Über diesen Ansatz wurde berichtet (McKenna et al. 1996), in einem Beispiel (Abb. 4–6, Tabelle 3) wird die Aussage verdeutlicht.

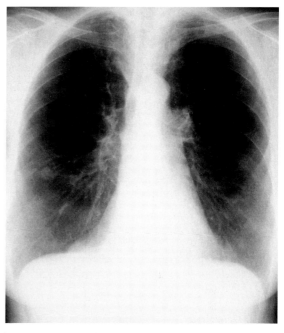

Abb. 4. Thoraxübersichtsaufnahme (p.-a.-Strahlengang) – Patient E.G., geboren 02.06.33. Im Mittelfeld der rechten Lunge, S 6 zuzuordnen, erkennt man einen 5 cm großen Rundherd. Die Funktionsdaten sprachen für eine ausgeprägte exobronchiale Obstruktion (Abb. 5), die, folgt man üblichen Grenzwerten, eine Resektionsbehandlung nicht zuließ. Weitere Daten – HR-Computertomographie, Ventilations-/Perfusionsscan – ließen ein inhomogenes Lungenemphysem als Ursache des pathologischen Funktionsbildes sichern. Unter der Vorstellung, daß eine gleichzeitig vorgenommene „Volumenreduktion" wegen der einsetzenden Verbesserung der pulmonalen Funktion die Tumorresektion ermöglichen müßte, wurde die Indikation zur Operation gestellt: „über VATS" wurde S 6 reseziert (Plattenepithelkarzinom), Emphysemteile von S 2 und S 3 wurden abgetragen. Der postoperative Verlauf war günstig, die pulmonale Funktion im Vergleich zur präoperativen Messung gebessert (Abb. 5 u. 6), den gewählten Therapieansatz – Tumorresektion bei gleichzeitiger Volumenreduktion – bestätigend

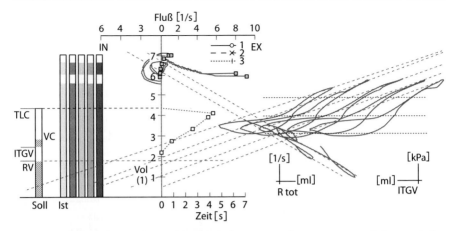

Abb. 5. Präoperative Funktionsdaten – Patient E.G., geboren 02.06.33. Spirometrische Meßwerte, maximale in- und exspiratorische Flußvolumenkurve und Druck-Fluß-Schleife sind visualisiert. Zusammengefaßt bestehen die Zeichen einer hochgradigen Überblähung und ausgeprägten „Entspannungsobstruktion"

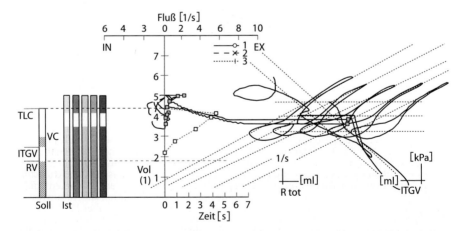

Abb. 6. Postoperative Funktionsdaten – Patient E.G., geboren 02.06.33. Spirometrische Meßwerte, maximale in- und exspiratorische Flußvolumenkurve und Druck-Fluß-Schleife sind visualisiert. Im Vergleich zur präoperativen Untersuchung (Abb. 5) sind Überblähung und exobronchiale Obstruktion geringer, wie auch die Zahlenwerte ausweisen (Tabelle 3). Durch die gleichzeitige Volumenresektion wurde eine Besserung der pulmonalen Funktion erreicht – und damit eine Tumorresektion vertretbar!

Tabelle 3. Gegenüberstellung der prä- und postoperativen Funktionsdaten – Patient E.G., geboren 02.06.33. Die Daten zeigen die durch die Volumenreduktion erreichte Besserung der pulmonalen Funktion. Eine durch die Tumorresektion und begleitenden Parenchymverlust vorstellbare weitere Funktionseinbuße wurde verhindert

Parameter		Präoperativer Meßwertausfall	Postoperativer Meßwertausfall (nach Volumenreduktion und Tumorresektion)
VK	[l]	1,47	1,70
FEV 1	[l]	0,56	0,81
FEV 1/VK	[%]	38	48
PEF	[l/s]	1,01	1,98
MEF_{50}	[l/s]	0,23	0,25
MEF_{25}	[l/s]	0,14	0,14
R_{tot}	[kPa/l/s]	1,63	1,51
sR_{tot}	[kPa/l/s]	10,6	7,49
RV	[l]	5,72	3,49
TLC	[l]	7,19	5,13
RV/TLC	[%]	79,5	68,0

Literatur

Ali ML, Mountain CF, Ewer MS, Johnston D, Haynie TP (1980) Predicting loss of pulmonary function after pulmonary resection for bronchogenic carcinoma. Chest 77: 337

Berggren H, Ekroth R, Malmbers R, Nander S, William-Olsson G (1984) Hospital mortality and longterm survival in relation to preoperative function in elderly patients with bronchogenic carcinoma. Ann Thorac Surg 38: 633

Boysen PG, Block AJ, Nolsen G, Moulders PV, Harris JO, Rawittischer RE (1977) Prospective evaluation for pneumonectomy using the technetium quantitative perfusion lung scan. Chest 72: 422

Cooper JD, Trulock ED, Trientafillon AN (1995) Bilateral pneumectomy (volume reduction) for chronic obstructive lung disease. J Thor Cardiovasc Surg 109: 106–119

Eugen J, Brown SE, Light RW, Milne NE, Stemmer EA (1982) Maximum oxygen consumption: a physiology guide to pulmonary resection. Surg Forum 33: 260

Fee JH, Holmes EC, Gewintz HS, Remming KP, Alexander JM (1975) Role of pulmonary vascular resistance measurements in preoperative evaluation of candidates for pulmonary resection. J Thorac Cardiovas Surg 75: 519

Ferguson MK, Little L, Rizzo L et al. (1988) Diffusion capacity predicts morbidity and mortality after pulmonary resection. J Thorac Cardiovasc Surg 96: 894

Konietzko N, Ferlinz R, Loddenkemper R, Magnussen H, Schlimmer P, Toomes H, v. Wiechert P (1983) Empfehlungen zur präoperativen Lungenfunktionsdiagnostik. Prax Klin Pneumol 37: 1199

Konietzko N, Petro W, Brockmann M, Tante K, Heye M (1986) Bronchialkarzinom und pulmonale Hypertonie. Dtsch Med Wschr 48: 1830

Kristersson S, Lindell S, Sranberg L (1972) Prediction of pulmonary function loss due to pneumonectomy using 133 Xe-radiospirometry. Chest 62: 694

Le Roy Ladurie M, Ranson-Bitker B (1986) Uncertainties in the expected value for forced exspiratory volume in one second after surgery. Chest 90: 222

Loddenkemper R (1983) Criteria of functional operability in patients with bronchial carcinoma: preoperative assessment of risk and prediction of postoperative function. J Thorac Cardiovasc Surg 31: 334

Lookwood P (1973) Lung function test results and the risk of postthoracotomy complications. Respiration 30: 529

Lookwood P, Westaby S (1981) Assessment of generalized airway obstruction in patients with carcinoma of the bronchus. Respiration 42: 252

Mc Kenna RJ Jr, Fischel RJ, Brenner M, Gelb AF (1996) Combined operations for lung volume reduction surgery and lung cancer. Chest 110: 885

Miller JI, Grossman GD, Hatcher CR (1981) Pulmonary function test criteria for operability and pulmonary resection. Surg Gynecol Obstet 153: 893

Olsen GN, Block AJ, Tobias JA (1974) Prediction of postpneumonectomy pulmonary function using quantitative macroaggregate lung scanning. Chest 66: 13

Olsen GN, Block AJ, Swanson EW, Castle JR, Wynne J (1975) Pulmonary function evaluation of the lung resection candidate: a prospective study. Am Rev Respir Dis 111: 379

Olsen GN, Weiman DS, Bolton JWR, Gass GD, Mc Lain WC, Schoonover GA (1989) Submaximal invasive exercise testing and quantitative lung scanning in the evaluation for tolerance of lung resection. Chest 95: 267

Petro W, Konietzko N (1987) Pulmonale Funktionsdiagnostik in der Lungenchirurgie. Möglichkeiten und Grenzen invasiver Maßnahmen. Steinkopff, Darmstadt

Segal JJ, Butterworth BA (1966) Ventilatory capacity in chronic bronchitis in relation to carbon dioxide reduction. Scand J Respir Dis 47: 215

Smith TP, Kinasewitz GT, Tucker WY, Spikers WP, George RB (1984) Exercise capacity as a predictor of postthoracotomy morbidity. Am Rev Respir Dis 129: 730

Weis A, Patterson J, Rauch HS (1980) Pulmonary hemodynamics in the preresectional evaluation of lung cancer. Respiration 36: 166

Widimsky (1981) Pulmonale Hypertonie. Thieme, Stuttgart

1.11 Anästhesiologische Probleme in der Thoraxchirurgie bei Malignomträgern

K. Wiedemann, C. Diestelhorst

Überlegungen zur Anästhesie und Intensivtherapie bei Patienten mit pulmonalen Malignomen betreffen neben pulmonal-funktionellen Aspekten zunächst die Besonderheiten der häufig damit verknüpften Vorerkrankungen sowie Einwirkungen der perioperativen Maßnahmen auf die Krebskrankheit selbst. Sodann müssen die anästhesiologischen und intensivmedizinischen Verfahren betrachtet werden, die thoraxchirurgische Patienten im allgemeinen betreffen. Die speziellen Erfordernisse der Zusammenarbeit zwischen Operateur und Anästhesist werden beim pulmonalen Malignom dann deutlich, wenn Eingriffe am Bronchialbaum oder die Resektion von multiplen Metastasen durchgeführt werden. Schließlich haben in der postoperativen Phase sowohl Anästhesist als auch Chirurg zur Sicherung der Atmung und Sekretbefreiung das Zusammenspiel von Schmerzbekämpfung und operativen Luftwegszugängen abzuwägen.

Risikofaktoren

Rauchen

Die meisten Patienten (90%) mit pulmonalem Malignom sind Raucher. Das Risiko postoperativer pulmonaler Komplikationen hängt mit der Intensität des Rauchens eng zusammen. Die postoperative respiratorische Morbidität erreichte in einer prospektiven Studie an 111 Patienten bei einem Zigarettenkonsum von mehr als 30 pro Tag 43% im Vergleich zu 7,9% bei Nichtrauchern [6]. Als Ursachen sind Beeinträchtigung der mukoziliaren Clearance, Verengung der Bronchiolen, Steigerung der unspezifischen bronchialen Reaktivität und Störung der bronchialen Epithelabdichtung zu nennen. Um die Komplikationsrate deutlich zu senken, müßte das Rauchen 4–6 Wochen präoperativ eingestellt werden. Es wurde gezeigt, daß in diesem Zeitraum eine Erholung sämtlicher Störungen möglich ist.

Dennoch profitiert der Patient auch von einer kürzeren nikotinfreien präoperativen Phase. Die ziliäre Aktivität wird schon nach einigen Tagen des Nichtrauchens verbessert, die Sputumproduktion wird in 2 Wochen um ca. 50% reduziert [22]. Wichtiger ist aber, daß der Caroxylhämoglobingehalt, der beim Raucher bis zu 15% beträgt [7], innerhalb von 8 h auf Normalwerte absinken kann [3].

Damit ist im Hinblick auf Anästhesie und eventuellen Blutverlust Wesentliches für die O_2-Transportkapazität gewonnen, denn bereits bei 4,5 % Carboxihämoglobin ist die Zeit bis zum Eintritt von Belastungsangina verkürzt [1], so daß schon durch kurzfristiges Nichtrauchen auch die myokardiale O_2-Versorgung sicherer wird.

Alkoholabhängigkeit

Die Kombination der Suchtkrankheiten Rauchen und Alkoholabhängigkeit ist häufig. Die Alkoholabhängigkeit gefährdet in besonderem Maße die postoperative Rekonvaleszenz: 3,5 % aller Alkoholiker entwickeln im Laufe ihres Lebens ein Delir. Zwar liegt die Mortalität unter Clomethiazolbehandlung bei 1,5 %, das Risiko bei operierten Patienten ist aber mit 27 % Mortalität ungleich höher [11].

Doch schon die Vorstufen des Delirs beeinträchtigen mit Unruhe, Reizbarkeit, Wirklichkeitsverkennung und schließlich Wahnideen entscheidend Vigilanz und aktive Mitarbeit bei Atemtherapie und Husten, weshalb die Alkoholabhängigkeit gerade in der Thoraxchirurgie das Operationsergebnis in Frage stellen kann. Schwierig ist die Anamnese bei einer großen Zahl unauffälliger sozial angepaßter Alkoholiker, und noch schwieriger ist die Entscheidung über präoperative Entwöhnung. Abrupter präoperativer Entzug ist wegen Delirgefahr nicht ratsam. Wir planen deswegen die postoperative parenterale Alkoholsubstitution unter Clonidintherapie ein. Die Bedeutung pulmonaler Funktionseinschränkungen für den perioperativen Verlauf wird in Kap. 1.10 erörtert.

Kardiovaskuläre Begleiterkrankungen

Patienten jenseits des 4. Lebensjahrzehnts, die sich einer Thorakotomie unterziehen müssen, sollten mit erhöhter Aufmerksamkeit auf das Vorliegen einer koronaren Herzerkrankung untersucht werden. Nach einer amerikanischen Sammelstudie haben 40- bis 59jährige, die mehr als eine Packung Zigaretten pro Tag rauchen, ein 2,5fach höheres Risiko einer koronaren Attacke als Nichtraucher [9].

Die koronare Gefährdung mindert sich um 50 % nach einem Jahr Nichtrauchen, doch gleicht sie erst nach 10 Jahren der eines Nichtrauchers.

Bei jedem Patienten mit den Risikofaktoren für koronare Herzerkrankung (KHK), Lebensalter über 40 Jahre, Rauchen, Hypertonus, Diabetes mellitus und Hypercholesterinämie sollte auch bei leerer Anamnese ein Belastungs-EKG, ersatzweise ein 24-h-EKG, registriert werden, um nach klinisch stummen Ischämieepisoden zu fahnden. Hinweise auf eine bisher unbekannte KHK sollten kardiologisch weiter abgeklärt und behandelt werden.

Bei Patienten mit adäquat behandelter KHK und bei stabiler Angina ist das Risiko eines perioperativen Myokardinfarkts mit 1,1 % nur wenig höher als bei Normalpersonen mit 0–0,7 %; sie können deshalb operiert werden [19]. Die

Therapie mit Betablockern, Ca-Antagonisten, ACE-Hemmern und Antikoagulanzien muß perioperativ fortgeführt werden. Cumarinpräparate werden dabei durch Heparin zwecks besserer Steuerbarkeit ersetzt.

Bei instabiler Angina sollte durch invasive Koronardiagnostik festgestellt werden, ob durch Koronar-Bypass oder Angioplastik das Risiko für den thoraxchirurgischen Eingriff gesenkt werden kann [2]. Wenn auch Thoraxeingriffen nur ein mittleres Risiko für KHK-Patienten zugeordnet wird, soll doch bedacht werden, daß sich nach Bypass-Operationen das Risiko eines perioperativen Infarktes dem bei Gesunden oder bei stabiler Angina angleicht [19]. Die Kombination von KHK mit Herzinsuffizienz verschlechtert die Prognose: Patienten mit enddiastolischen Drücken über 15 mm Hg oder einem Stroke-work-Index von weniger als $20 \frac{g \cdot m}{m^2 \, KOF}$ sind wegen einer Zweijahresmortalität von 78 % als inoperabel anzusehen.

Die Kombination mit Hypertonus vermehrt das Risiko einer KHK. Zwar mindert sich die koronare Gefährdung um 50 % nach 1 Jahr Nichtrauchen, doch gleicht sie erst nach 10 Jahren der eines Nichtrauchers.

Die anästhesiologische Prophylaxe perioperativer koronarer Minderdurchblutung besteht präoperativ in nachdrücklicher oraler Therapie von Schmerz und Angst sowie Entzugssyndromen, außerdem in der Hochdruckbehandlung bei diastolischen Werten über 110–120 mm Hg. Intraoperativ sind stets ausreichende Narkosetiefe und Analgesie wichtig, insbesondere zur Vermeidung einer Tachykardie. Die Schmerztherapie hat bei diesen Patienten (zusammen mit der Behandlung von Kältezittern und Vasokonstriktion in der Aufwachphase) eine besondere Bedeutung für die Senkung von kardialer Vor- und Nachlast.

Zytostatikanebenwirkungen

Bei Entfernung pulmonaler Metastasen oder Residuen nach Chemotherapie, zunehmend auch nach induktiver Chemotherapie nichtkleinzelliger Bronchialkarzinome, sind kardiale und pulmonale Nebenwirkungen von Zytostatika zu beachten. Für Daunorubicin und Adriblastin muß bei 1,8 % der Patienten mit einer schweren, digitalisresistenten Kardiomyopathie gerechnet werden, die ihrerseits in 60 % der Fälle irreversibel ist und innerhalb von Wochen zum Tod führen kann [24]. Kontrovers diskutiert wird die Toxizität hoher O_2-Konzentrationen nach Bleomycintherapie, die ihrerseits selbst in 15–25 % eine pulmonale Fibrosierung begünstigt [23]. Klinische Untersuchungen machen jedoch wahrscheinlich, daß das Ausmaß des chirurgischen Traumas und die Art der intravasalen Volumensubstitution bedeutsamer für die pulmonalen Funktionsschäden sind, als erhöhte O_2-Konzentrationen [11]. Im Experiment wiesen Kaninchen mit Bleomycinbehandlung bei Exposition in reinem Sauerstoff keine höhere Mortalität als Kontrolltiere auf [21]. Dennoch sollten neuere Beobachtungen von postoperativer respiratorischer Insuffizienz [15, 28] nach hoher intraoperativer O_2-Konzentration bei Vorbehandlung mit Bleomycin oder

Mitomycin C dazu veranlassen, bei intraoperativer Hypoxämie geeignete Beatmungstechniken auszuschöpfen, bevor die O_2-Konzentration im Gasgemisch erhöht wird (s. u.).

Bluttransfusion

Analog zur Immunsuppression nach Bluttransfusion in der Transplantationschirurgie [31] ist die Annahme berechtigt, daß perioperative Bluttransfusion die Überlebensrate nach Karzinomchirurgie wegen Begünstigung von Rezidiven oder Metastasen vermindert. Tierexperimentelle Untersuchungen und klinische Beobachtungen scheinen diesen Zusammenhang zu belegen, und häufig wird der Einfluß allogener Blutkomponenten auf das Immunsystem hierfür verantwortlich gemacht [30].

Auch beim nichtkleinzelligen Bronchialkarzinom (T1N0) fanden Tartter et al. [27] eine verminderte Überlebensrate nach Bluttransfusion, dies auch nach Aussonderung von 15 pneumonektomierten Patienten (Abb. 1). 85% der Patienten erhielten nicht mehr als 3 Einheiten Blut. Allerdings konnte bisher keine randomisierte prospektive Studie diesen Effekt bestätigen [4].

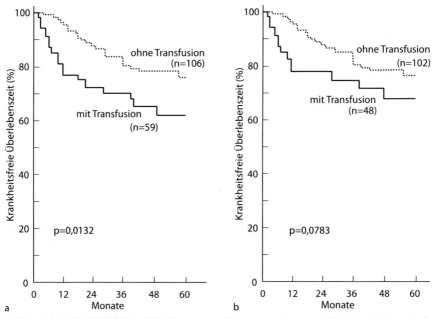

Abb. 1a, b. Krankheitsfreie Überlebenszeit nach 150 Lobektomien und 15 Pneumonektomien wegen Bronchialkarzinom (**a**) und bei den Lobektomien allein (**b**) in Abhängigkeit von intraoperativer Bluttransfusion. (Nach Tartter et al. [27])

Dies entbindet jedoch nicht davon, auch in der Thoraxchirurgie die Indikationen zur Substitution von Blutkomponenten enger zu stellen. Nicht zuletzt wird dadurch die nachweisbare Hemmung der Infektionsabwehr durch homologe Blutprodukte reduziert, wenn auch das klinische Gewicht dieser Beobachtung nicht sicher zu beurteilen ist [13].

Zwar ist die Diskussion um „normale", „optimale" und „kritische" HB-Konzentrationen noch nicht abgeschlossen, doch belegen die Daten für Patientengruppen vom Frühgeborenen- bis zum Greisenalter, daß selbst bei eingeschränkten Vitalfunktionen intraoperative Hämoglobinkonzentrationen zwischen 9,0 und 10,0 g/dl folgenlos toleriert werden. Dies gilt auch unter den Bedingungen der Einlungenventilation und des pulmonalen Parenchymverlustes, unter der Voraussetzung stabiler Kreislaufverhältnisse und Normovolämie, der Überwachung von Blutgasen und Hämoglobingehalt [32].

Angesichts der Besonderheiten der Malignomchirurgie wie Tumoranämie, eingeschränkte Erythropoese, Dringlichkeit des Eingriffs, ist die präoperative Eigenblutspende nicht in dem Maß zumutbar, wie die Vorteile der Fremdblutvermeidung nahelegen. Wenn vorhersehbar hohe Blutverluste eintreten und die intraoperative Situation es zuläßt, vorübergehend niedrige Hb-Werte hinzunehmen, ermöglicht die präoperative isovolämische Hämodilution durchaus eine Einsparung von Fremdblut [16].

Neue Entwicklungen auf dem Gebiet der Autotransfusion, wie der Einsatz von Leukozytendepletionsfiltern und die Möglichkeit der perioperativen Blutbestrahlung, könnten künftig auch in der Tumorchirurgie die Retransfusion von Wundblut ermöglichen [12].

Auch Anästhetika beeinträchtigen nahezu jeden Schritt der Immunabwehr. Sowohl Leukozyten- und Lymphozytenmigration als auch Phagozytosefähigkeit, serologische und zellvermittelte Zytotoxizität werden behindert, wie auch die Lymphozytentransformationsfähigkeit gesenkt wird.

Die Bedeutung für die Verhinderung von Metastasenausbreitung und die Elimination mikroskopischer Tumorresiduen ist noch nicht klar und von den Auswirkungen des chirurgischen Eingriffs oft nicht zu trennen. Wenn sich Hinweise in größerem Rahmen bestätigen lassen, daß unterschiedliche anästhesiologische Verfahren – so Regionalanästhesietechniken – die Immunabwehr weniger beeinträchtigen, wird dies die Auswahl der Anästhetika bei Tumorpatienten beeinflussen [25].

Bedeutung der Anästhesie

Die Bedeutung der Anästhesie in der Chirurgie pulmonaler Malignome liegt unter Würdigung der besprochenen Aspekte und Vorbefunde in dem Gewicht des Eingriffs im Thorax begründet. Während dieses Vorgangs soll unter äußerst unphysiologischen Bedingungen die Physiologie von Lungenfunktion und O_2-Versorgung möglichst wenig beeinträchtigt werden.

Einlungenventilation

Während der am häufigsten durchgeführten lateralen Thorakotomie tritt aufgrund der Verteilung der Lungendurchblutung in bekannter Abhängigkeit vom Höhenunterschied zum rechten Ventrikel einerseits und der Zunahme der Compliance der Lunge im eröffneten Thorax andererseits eine deutliche Fehlverteilung von Durchblutung und Belüftung mit einem Rechts-links-Shunt bis zu 10% des Herzzeitvolumens ein. Zusätzlich wird wegen des Wunsches nach einem übersichtlichen wie auch ruhigen Operationsfeld die Lunge auf der zu operierenden Seite aus der Ventilation ausgeschlossen und zur Totalatelektase gebracht. Dadurch erhöht sich der Rechts-links-Shunt außerordentlich, so daß ohne die Beatmung mit reinem Sauerstoff die Oxygenierung mancher Patienten gefährdet wäre.

Jedoch wird zugleich die Durchblutung der atelektatischen Lunge in der sog. hypoxischen pulmonalen Vasokonstriktion (HPV), dem Von-Euler-Liljestrand-Reflex, vermindert, so daß der Rechts-links-Shunt und damit die Hypoxiegefahr abnimmt (Abb. 2 u. 3). Allerdings wird die Wirkung der HPV durch zahlreiche Faktoren beeinträchtigt, so durch hohe Konzentrationen an Inhalationsanästhetika, schließlich durch Freisetzung von vasodilatierenden Mediatoren bei chirurgischer Manipulation an der oben liegenden Lunge. Die Oxygenierung des einzelnen Patienten ist also nicht immer vorhersehbar.

Immerhin läßt sich nach Hurford et al. [14] beim Patienten mit hilusnahen Malignomen aus dem Grad der Perfusionsverminderung auf der zu operierenden Seite mit einiger Zuverlässigkeit abschätzen, welchen Verlauf der O_2-Partialdruck während Einlungenventilation nehmen wird (Abb. 4). Die wirksamste Verminderung des Rechts-links-Shunts stellt sicherlich das Abklemmen der A. pulmonalis der stillgelegten Lunge durch den Chirurgen dar (Abb. 5).

Das Problem der Hypoxiegefahr bei Einlungenventilation kann jedoch weniger eingreifend durch eine Belegung der stillgelegten Lunge mit einem konstanten Überdruck (CPAP) von 5–10 cmH$_2$O aus einer O$_2$-Quelle behoben werden. Wesentliche, handelsübliche Bestandteile eines CPAP-Systems sind die

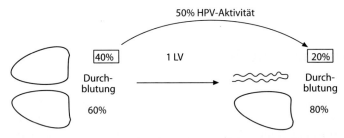

Abb. 2. Schema der Umverteilung der Durchblutung bei Übergang von Zweilungenbeatmung zur Einlungenbeatmung bei mäßig wirksamer hypoxischer pulmonaler Vasokonstriktion (HPV) von der nichtventilierten oberen zur unten liegenden, ventilierten Lunge. (Nach Benumof [3])

1.11 Anästhesiologische Probleme in der Thoraxchirurgie bei Malignomträgern   223

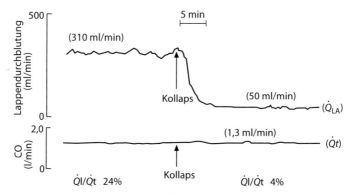

Abb. 3. Verminderung der Durchblutung im kollabierten Lungenlappen bei einem Hund mit wirskamer HPV. *CO* Herzzeitvolumen (*QT*), *QLA* Blutfluß in der linken Unterlappenarterie. (Nach Cannon et al. [5])

O_2-Quelle, ein Druckmanometer, ein PEEP/CPAP-Ventil und eine Variante des Mapleson-D-Beatmungssystems wie das Bain-System (Abb. 6) oder käufliche Modelle.

Mit diesem Verfahren kann auch bei erheblicher restriktiver Funktionseinschränkung der unten liegenden beatmeten Lunge ein O_2-Partialdruck im physiologischen Bereich gewährleistet werden, ohne daß die F_IO_2 über 0,5 erhöht werden muß (Abb. 7a, b).

Zwar wird dem Chirurgen dadurch eine räumliche Beschränkung bei mäßiger Lungenblähung zugemutet, doch läßt sich deren Ausmaß nach dem Operationsstadium regeln, und zudem beeinträchtigt auch die nachdrückliche Abdrängung der Lunge zur Vergrößerung des Operationsfeldes nicht die Wirksamkeit des CPAP-Verfahrens.

Abb. 4.
Zusammenhang zwischen präoperativem Perfusionsanteil der nichtventilierten Lunge und pO_2 während der Einlungenventilation. (Nach Hurford et al. [14])

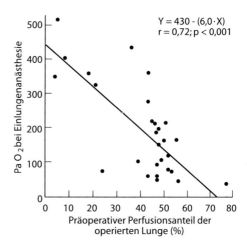

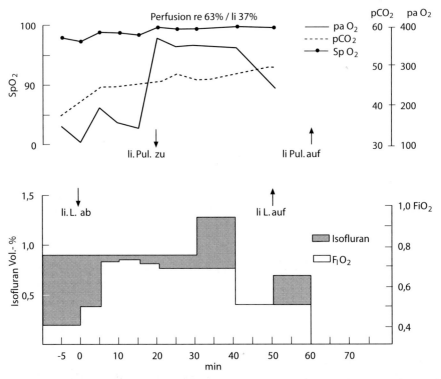

Abb. 5. Verbesserung der Oxygenierung während Einlungenventilation rechts und Nichtbeatmung der linken Lunge (*li L. ab, li L. auf*) durch Abklemmen der A. pulmonalis links (*li Pul. zu, li Pul. auf*): Anstieg des pO_2 von 110 mm Hg auf 380 mm Hg bei F_iO_2 von 0,7 (S_pO_2 pulsoxymetrische O_2-Sättigung, Perfusion: präoperative Perfusionsverteilung im Tc-Perfusionsszintigramm)

Mit Verminderung des Atemhubvolumens zur Senkung des alveolären Mitteldrucks und damit des pulmonalvaskulären Widerstands der belüfteten Lunge, pharmakologischen Maßnahmen wie Unterbrechung der Zufuhr volatiler Anästhetika (s. oben), Schlagvolumensteigerung durch Inotropika und schließlich Erhöhung der inspiratorischen O_2-Konzentration kann die drohende Hypoxämie meist verhindert werden, ehe schließlich die zu operierende Lunge wieder belüftet werden muß.

Intraoperative Jet-Beatmung

Eine sehr intensive und genaue Zusammenarbeit von Anästhesist und Operateur wird in der Chirurgie der zentral sitzenden Malignome bei bronchoplastischen Eingriffen erforderlich. Wird eine Beatmung des isolierten Lungenteils über die resezierte Bronchusmanschette hinweg notwendig, so kann dies zwar

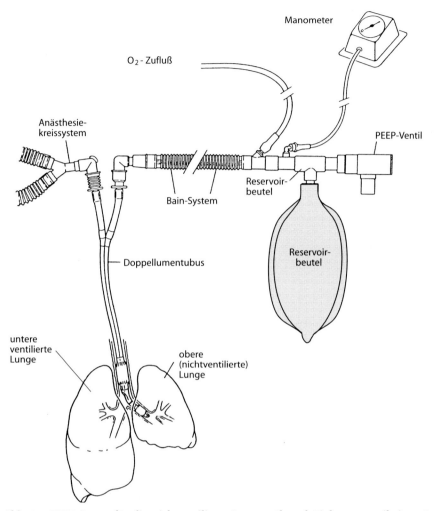

Abb. 6. CPAP-Sytem für die nichtventilierte Lunge während Einlungenventilation. O_2 (4–6 l/min) fließt über den koaxialen Frischgasschlauch eines modifizierten Mapleson-D-Anästhesiesystems zur oben liegenden Lunge. Der Abfluß über den Faltenschlauch wird über das PEEP-Ventil entsprechend der Manometeranzeige geregelt. (Nach Marshall et al. [20])

mit einem über das Operationsfeld in den distalen Bronchusabschnitt geleiteten Spiraltubus durchgeführt werden, doch wird dadurch mit Fortschreiten der Anastomosierung die Anlage der Nähte behindert. Wird dagegen ein Katheter von 8–10 Charr in den distalen Bronchusabschnitt zur Jet-Ventilation eingelegt, so wird der Fortgang der Anastomosierung kaum beeinträchtigt. Der Jet-Katheter kann entweder über das Operationsfeld oder aber transtracheal zum distalen Bronchusabschnitt geführt werden. Der Gaswechsel wird so als Leckbeatmung durch einen Hochdruckstrahl zwischen 0,8 und 1,5 bar mit Frequenzen zwi-

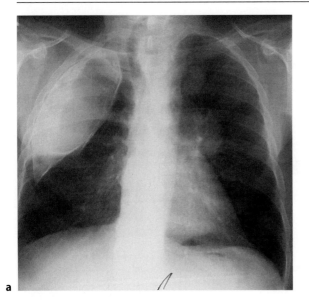

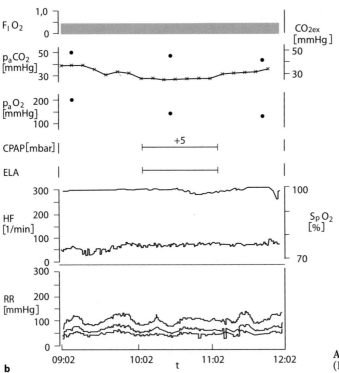

Abb. 7a, b
(Legende s. S. 227)

schen 100 und 150/min unter Einsaugung von Umgebungsluft bewirkt. Ein ruhiger Operationssitus wird durch die geringen Hubvolumina von 5–10 ml gesichert, als *Nachteile* der Hochfrequenz-Jet-Ventilation sind die Verschleppung von Blut und Sekret zu nennen sowie die noch nicht befriedigend gelöste Befeuchtung der Atemwege.

Intraoperative Überwachung

Diese nachdrücklichen Eingriffe in den Gaswechsel des Patienten erfordern eine möglichst kontinuierliche Überwachung. Neben der invasiven Blutdruckmessung und der Kapnometrie ist die kontinuierliche Messung der arteriellen O_2-Sättigung durch Pulsoximetrie unentbehrlich geworden. Die Häufigkeit arterieller Blutgasanalysen kann damit entscheidend gesenkt werden, wenngleich bedacht werden muß, daß nur die Sättigung des oxidablen Hämoglobins in der Pulsoximetrie erfaßt wird und damit eine Verminderung der O_2-Transportkapazität – etwa durch Carboxihämoglobin – pulsoxymetrisch nicht entdeckt werden kann [29].

Aspekte der postoperativen Phase

Bei der postoperativen pulmonalen Erholung des Patienten mit Bronchialkarzinom ist grundsätzlich mit einer Einschränkung der Atemfunktion durch Verlust von Lungenparenchym, radikale Lymphknotendissektion, auch durch passagere Beeinträchtigung des N. phrenicus und auch das N. recurrens zu rechnen. Postoperative Schmerzen verhindern sowohl eine ausreichende Atemtiefe als auch effektives Abhusten.

◄

Abb. 7a, b. Einfluß von CPAP (5 mbar) auf die Oxygenierung während Einlungenventilation (ELV) rechts während Unterlappenektomie links wegen Plattenepithelkarzinom. Vorbestehende Ölplombe rechts zur Behandlung einer Oberlappentuberkulose. **a** a.p.-Thoraxröntgenaufnahme präoperativ. **b** Anästhesieverlauf: Perfusion, Ventilation: präoperative Verteilung von Perfusion und Ventilation im Nuklidszintigramm. F_IO_2 inspiratorische O_2-Konzentration, Rest Stickoxidul. CO_{2ex} endexspiratorischer CO_2-Partialdruck; p_aCO_2 und p_aO_2 arterielle Blutgaspartialdrücke. Originalregistrierung von S_pO_2 (pulsoxymetrische O_2-Sättigung), *HF* (Herzfrequenz), *RR* (systolischer, mittlerer und diastolischer arterieller Blutdruck). Unter CPAP 5 mbar kann die Oxygenierung ausweislich p_aO_2 und S_pO_2 mit 50% O_2-Zumischung während der Einlungenventilation im physiologischen Bereich gehalten werden

Sekretretention

Eine besondere Bedeutung in der postoperativen Betreuung hat somit die Vermeidung einer Sekretretention wegen der Gefahr der Atelektasebildung. Hierbei spielen zunächst die Luftbefeuchtung, die medikamentöse Erweiterung der Bronchiolen, das Absaugen von Sekret, die Lagerungsdrainage, Klopf- und Vibrationsmassage des Thorax sowie die Ermunterung des Patienten zum Abhusten eine wichtige Rolle.

Darüber hinaus ist gerade nach bronchoplastischen Operationen das fiberoptische Absaugen ein wichtiges Verfahren, Sekretretention zu vermeiden. In der überwiegenden Zahl der Fälle gelingt mit den genannten Maßnahmen die postoperative Rehabilitation. Dennoch sollte man, wenn nötig, nicht zögern, aggressivere Maßnahmen der Sekretentfernung zu ergreifen, entweder die Anlage einer sog. Minitracheotomie – korrekter -koniotomie – oder die plastische Tracheotomie. Minitracheotomie – von Matthews 1984 neu propagiert – bedeutet eine Stichinzision von Haut und Ligamentum conicum mit anschließendem Einführen eines 4,5-Charr-Tubus, durch welchen dann das Sekret beliebig oft ohne Belästigung des Patienten entfernt werden kann. Die Indikationen für beide Luftwegseingriffe sind, wie in Tabelle 1 u. 2 angegeben, streng zu unterscheiden.

Tabelle 1. Indikation und Wertigkeit der Minitracheotomie

Indikation:
- Sputumretention in großen Luftwegen.

Voraussetzungen:
- Blindabsaugung ausreichend und zulässig.
- Beatmung unwahrscheinlich.

Vorteile:
- Kurzeingriff in Lokalanästhesie oder Kurznarkose.
- Belastung gering.
- Phonation erhalten.

Nachteil:
- Ungeeignet für Beatmung.

Tabelle 2. Indikation und Wertigkeit der plastischen Tracheotomie

Indikationen:
- Prolongierte Beatmung.
- Sputumretention in kleinen Luftwegen bei Bronchus- und Trachealchirurgie.

Vorteile:
- Sicherer Beatmungsweg.
- Schonende Absaugung mit Fiberoptik.
- Schnelle Diagnostik in Atemwegen.
- Erleichterte Entwöhnung von Beatmung.

Nachteile:
- Eingriff größer.
- Stomaverschluß operativ.
- Phonation mit Silberkanüle (Blutung, Infekt, Trachealstenose).

Vom chirurgischen Standpunkt ist das Minitracheostoma als ungeeignet für die Anwendung bei Sekretretention nach bronchoplastischen Eingriffen anzusehen, aus anästhesiologischer Sicht dann, wenn die Notwendigkeit maschineller Beatmung nicht auszuschließen ist. Beide Verfahren wurden durch die Technik der perkutanen Punktion und Dilatationstracheostomie wesentlich vereinfacht, die jedoch nur unter intratrachealer fiberoptischer Kontrolle sicher angewendet werden können.

Schmerztherapie

Schmerzdämpfung hat in der Thoraxchirurgie außergewöhnliches Gewicht. Eine schmerzbedingte Schonhaltung in Inspirationsstellung und die Vermeidung von Husten begünstigen Sekretretention, Verlust funktioneller Residualkapazität und Atelektasenbildung. Ein festes Analgesieprogramm enteraler und parenteraler Applikation muß in Abwägung von Wirkung und Nebenwirkung – insbesondere zentraler Atemdepression und Sedierung – erfolgen, ist jedoch in einer bedeutenden Anzahl von Fällen nicht ausreichend. Hier ist eine intensive Schmerzanalyse erforderlich, um dennoch eine möglichst optimale Schmerztherapie einleiten zu können. So gilt es zwischen somatischen Schmerzen durch nozizeptive Erregung nach Gewebsdurchtrennung, lagerungsbedingten muskuloskelettalen Schmerzen, viszeralen Schmerzen, die bei Eingriffen in Körperhöhlen entstehen, viszeral-spastischen Schmerzen nach Umschaltung afferenter Impulse im Rückenmarksegment, Folgeschmerzen infolge Sympathikusaktivierung, Formen einer primären bzw. sekundären Hyperalgesie zu unterscheiden.

Gemäß der Variabilität der Schmerzentstehung erfordert eine effektive Therapie die Kombination unterschiedlicher Verfahren und umfaßt sowohl Medikamente unterschiedlicher Wirkungen als auch unterschiedliche Applikationsformen. Entsprechend der Schmerzlokalisation und des Schmerzcharakters kommen starke Opioide (reine µ-Opioidrezeptoragonisten, gemischte Agonisten/Antagonisten bzw. partielle Agonisten), schwache Opioide und antipyretische Analgetika (nichtsteroidale antiinflammatorische Analgetika, Pyrazolone und Anilinderivate) zum Einsatz. Die Methode der patientenkontrollierten Analgesie (PCA) erlaubt bei der parenteralen Opioidgabe, die Analgesie bei erhaltener Vigilanz und Atemaktivität zu titrieren.

Zusätzlich gewinnen Verfahren der Regionalanästhesie unterschiedliche Bedeutung:
- Die intraoperative Interkostalanalgesie wirkt nur über begrenzte Zeit (4–6 h).
- Die intrapleurale Instillation von Bupivacain über einen intraoperativ plazierten Katheter vermindert signifikant sowohl postoperative Schmerzen als auch den Bedarf an Opioiden, ebenso werden die Ergebnisse der pulmonalen Funktionstests nach Applikation verbessert. Die Blindeinführung von pleuralen Kathetern ist aber mit einer Fehllage von fast 50 % behaftet [26].
- Die Kryoanalgesie durch Vereisung der Interkostalnerven bei −20 °C ist zwar außerordentlich wirksam, die Wirkdauer bis zu 38 Tagen überschreitet jedoch die Spanne des postoperativen Schmerzes um Wochen [18].

- Die thorakale epidurale Analgesie mit Injektion von Opioiden über einen Katheter gewährt über die Phase starker Schmerzintensität über 3-4 Tage günstige Relationen von Analgesie und Nebenwirkungen. Obwohl rückenmarknahe Analgesie über eine bessere Dämpfung postoperativer Schmerzen und daraus folgender früherer Mobilisierung und Wiederherstellung der Lungenfunktion zur Senkung der Morbidität beitragen kann, fehlen aber Studien, welche eine Überlegenheit gegenüber systemischen Analgesieregimen nachweisen könnten [17].

Wirkungsvolle Analgesie nach Thorakotomie erlaubt nachdrücklich Krankengymnastik und Mobilisation. Sicherlich ist gerade beim älteren Patienten während dieser Aktivitäten eine Überwachung kardiopulmonaler Parameter nötig, um Überforderung und funktionelle Erschöpfung zu vermeiden. Tragbare Pulsoxymeter weisen während der Krankengymnastik frühzeitig auf arterielle O_2-Untersättigung und Herzfrequenzsteigerungen hin.

Durch die dargestellten Methoden, die eine intensive, sowohl intra- als auch postoperative Zusammenarbeit von Chirurgen und Anästhesisten erfordern, konnte die operative Behandlung von Patienten mit intrathorakalen Malignomen mit Erfolg auf Altersgruppen ausgedehnt werden, denen noch vor wenigen Jahren ein solcher Eingriff nicht hätte zugemutet werden können.

Literatur

Anderson EW, Andelmann RJ, Strauch JM, Fortuin NJ, Knelson JH (1973) Effect of low level carbon monoxide exposure on onset and duration of angina pectoris. Ann Intern Med 79: 46-50
ACC/AHA (1996) Task force report 1996. J Cardiothorac Vasc Anesth 10: 540-552
Benumof JL (1995) Anesthesia for thoracic surgery, 2nd edn. Saunders, Philadelphia
Busch ORC, Hop WCJ, Hoynck van Papendrecht MAW, Marquet RL, Jeekel J (1993) Blood transfusion and prognosis in colorectal cancer. N Engl J Med 28: 1372-1376
Cannon D, Kalso EJ, Sykes MK (1988) Effects of the pattern of ventilation and of an increase in cardiac output on the distribution of blood flow to a hypoxic lung lobe. Br J Anaesth 60: 81-90
Chalon J, Tayyab MA, Ramanathan S (1975) Cytology of respiratory epithelium as predictor of respiratory complication of surgical operation. Chest 67: 32-35
Cole P (1981) Smoking habits and carbon monoxide. In: Greengalg RM (ed) Smoking and arterial disease. Pitman, Bath, pp 74-83
Davies JM, Latto IP, Jones JG, Veale A, Wardrop CAJ (1979) Effects of stopping smoking for 48 hours on oxygen availability from the blood: a study on pregnant women. Br Med J 2: 355-356
Department of Health and Human Services (1983) The health consequences of smoking: cardiovascular disease. A report of the Surgeon General. Rockville, MD
Glickmann L, Herbsman H (1968) Delirium tremens in surgical patients. Surgery 64: 882-890
Goldiner PL, Carlon G, Cvitkovic E, Schweizer O, Howland WS (1978) Factors influencing postoperative morbidity and mortality in patients treated with bleomycin. Br Med J 1: 1664-1667
Hansen E (1994) Autologe Transfusion bei Tumorpatienten. Infusionsther Transfusionsmed 21: 337-347
Heiss MM, Mempel W, Jauch KW, Delanoff C, Mayer G, Mempel M, Eisner HJ, Schildberg FW (1993) Beneficial effects of autologous blood transfusion in infectious complication after colorectal cancer surgery. Lancet 342: 1328-1333

Hurford WE, Kolker AC, Strauss HW (1987) The use of ventilation/perfusion lung scans to predict oxygenation during one-lung anesthesia. Anesthesiology 67: 841–844

Ingrassia TS III, Ryu JH, Trastek VF, Rosenow EC III (1991) Oxygen-exacerbated bleomycin pulmonary toxicity. Mayo Clin Proc 66: 173–178

Kick O, Daniel E (1996) Akute normovolämische Hämodilution: ein mathematisches Modell zur Effektivität. Anaesthesist 45 (Suppl 2): A 131

Liu S, Carpenter RL, Neal JM (1995) Epidural Anesthesia and Analgesia. Their role in postoperative outcome. Anesthesiology 82: 1474–1506

Maiwand MO, Markey AR, Rees A (1986) Cryoanalgesia after thoracotomy. Improvement of technique and review of 600 cases. J Thorac Cardiovasc Surg 92: 291–295

Mangano DT (1990) Perioperative cardiac morbidity. Anesthesiology 72: 153–184

Marshall BE, Longnecker DE, Fairley HB (1988) Anesthesia for thoracic procedures. Blackwell, Boston, p 397

Matalon S, Harper WV, Nickerson PA (1986) Intravenous bleomycin does not alter the toxic effects of hyperoxia in rabbits. Anesthesiology 64: 614–619

Pearce AC, Jones RM (1984) Smoking and anesthesia: preoperative abstinence and perioperative morbidity. Anesthesiology 61: 576–584

Rudders RA, Mensley GT (1976) Bleomycin pulmonary toxicity. Chest 63: 626–628

Selvin BL (1981) Cancer chemotherapy: implications for the anesthesiologist. Anesth Analg 60: 425–434

Stevenson GW, Hall SC, Rudnick S, Seleny F, Stevenson HC (1990) The effect of anesthetic agents on the human immune response. Anesthesiology 72: 542–52

Symreng T, Gomez MN, Johnson B, Rossi NP, Chiang CK (1989a) Intrapleural bupivacaine – technical considerations and intraoperative use. J Cardiothorac Anesth 3: 139–143

Tartter PI, Burrows L, Kirschner P (1984) Perioperative blood transfusion adversely affects prognosis after resection of stage 1 (N_0) non-oat cell lung cancer. J Thor Cardiovasc Surg 88: 659–662

Thompson CC, Bailey MK, Conroy JM, Bromley HR (1992) Postoperative pulmonary toxicity associated with mitomycin-C therapy. South Med J 85: 1257–1259

Tremper KK, Barker SJ (1989) Pulse oximetry. Anesthesiology 70: 98–108

Vamvakas E, Moore SB (1993) Perioperative blood transfusion and colorectal cancer recurrence: A qualitative statistical overview and meta-analysis. Transfusion 33: 754–765

Werner-Favre C, Jeannet M, Harder F (1979) Blood transfusion, cytotoxic antibodies and kidney graft survival. Transplantation 28: 343–346

Zander R (1996) Sauerstoffversorgung und Säure-Basen-Status bei extremer Anämie. Anästhesiol Intensivmed Notfallmed Schmerzther 31: 492–494

1.12 Chirurgische Therapie des Bronchialkarzinoms

J. Schirren, T. Muley, P. Schneider, L. Latzke, H. Bülzebruck, I. Vogt-Moykopf

Die Resektion des Bronchialkarzinoms ist die effektivste Therapieform, um den Primärtumor kurativ zu entfernen. Die Strahlentherapie auch in Kombination mit der Chemotherapie erreicht eine Palliation, und in wenigen ausgewählten Fällen kann eine Kuration erzielt werden. Beim fortgeschrittenen nichtkleinzelligen Bronchialkarzinom (NSCLC) erzielt die Chemotherapie palliative Effekte, Kuration wurde bisher in Kombination von Chirurgie und Strahlentherapie beschrieben. Die Biologie des nichtkleinzelligen Bronchialkarzinoms ermöglicht eine kurative Resektion nach onkologischen Kriterien bei etwa 30 % der Patienten.

Historie

Die ersten Resektionen von Bronchialkarzinomen waren durch ein zweizeitiges Vorgehen bestimmt. Im ersten Schritt wurden die Hilusstrukturen der Lunge ohne anatomische Präparation ligiert und dann im Intervall die infarzierten Lungenabschnitte entfernt (Allan u. Smith 1932). Dieses für heutige Verhältnisse untypische Vorgehen war notwendig, da es technisch nicht möglich war, die Hilusstrukturen der Lunge anatomisch zu präparieren und getrennt zu versorgen. Die erste einzeitige Lobektomie wurde von Brunn (1929) gewagt. Graham und Singer (1932) führten die erste Pneumonektomie durch. Die anatomische Operationstechnik entwickelte sich schnell. 1939 nahmen Churchill und Belsey die ersten Segmentresektionen vor. Die Pneumonektomie mit mediastinaler Lymphknotendissektion stellte Alison 1946 vor. Cahan (1960) löste die Pneumonektomie de principe mit seiner radikalen Lobektomie ab, zu der ebenfalls eine Lymphknotendissektion gehörte.

1947 wurde die erste Manschettenlobektomie von Price-Thomas (1956) ausgeführt, die erste Bifurkationsresktion wurde zeitgleich von Mathey et al. (1966) und Thompson et al. (1966) vorgenommen, die erste Pancoasttumorresektion beschrieben Shaw et al. (1961). Jensik et al. (1972) stellte anatomische Segmentresektionen als limitierte Resektionsverfahren für Patienten mit eingeschränkter Lungenfunktion vor.

Onkologisch radikale, aber lungenfunktionserhaltende Resektionen prägen die moderne Thoraxchirurgie. 1985 beschrieben Toomes u. Vogt-Moykopf die Transpositionslobektomie des Unterlappens bei oberer Manschettenbilobektomie.

Allgemeine Voraussetzungen

Die chirurgische Therapie von Bronchialkarzinomen muß bewährten Richtlinien folgen. Für die Durchführung onkologischer Eingriffe gelten daher folgende allgemeine Voraussetzungen (Drings 1996):
- qualifizierte Pathologie (Vertrautheit mit der Gefrierschnittuntersuchung bösartiger Lungentumoren und ihrer Metastasen);
- qualifizierte Anästhesie (Vertrautheit mit Doppellumentubus, HF-Jet-Beatmung);
- chirurgisch erfahrene Intensivstation;
- interventionelle Bronchoskopie;
- pneumologische Betreuung prä- und postoperativ;
- regelmäßige Qualitätssicherung durch Erfassen und laufende Dokumentation der aufgeführten Früh- und Langzeitqualitätsparameter.

Frühe Qualitätsparameter

- Diagnostik und Operationstechnik
  - TNM-Klassifikation und präoperative Stadieneinteilung,
  - pTNM-Klassifikation und postoperative Stadieneinteilung,
  - Rate an Probethorakotomien,
  - Pneumonektomierate,
  - Anteil von R0-, R1-, R2-Resektionen,
  - Vollständigkeit der Lymphknotendissektion,
- Komplikationshäufigkeit
  - Rekurrensparese (wenn nicht aus onkologischen Gründen reseziert),
  - Phrenikusparese,
  - Pleurainfektionen,
  - Bronchusstumpfinsuffizienz,
  - Drainagedauer,
  - Wundinfektion,
- Beatmungszeit auf der Intensivstation,
- durchschnittliche Liegedauer in Korrelation zur ASA-Klasse und zum Karnofsky-Index,
- postoperative Letalität: Kankenhausletalität, 30-Tage- und 90-Tage-Letalität.

Langzeitparameter

- Beobachtetes Gesamtüberleben,
- fakultativ: adjustiertes („cancer-related") Überleben,
- fakultativ: tumorfreies Überleben,
- Rate an Patienten ohne spätere Information („lost cases") nicht höher als 10 %.

Onkologische Prinzipien bei der Resektion

Die Resektion des Bronchialkarzinoms muß nach bewährten Richtlinien vorgenommen werden. Die aktuellen Leitlinien für diese onkologische Chirurgie müssen stets berücksichtigt werden. Der Tumor und die Lymphknoten, die zur intrapulmonalen Drainage gehören, sollten komplett reseziert werden. Dies ist meist mit Lobektomie oder Pneumonektomie möglich.

Es muß darauf geachtet werden, daß während der Resektion der Tumor nicht eröffnet wird, um eine Tumorzellverschleppung zu vermeiden. Eine En-bloc-Resektion von unmittelbar miteinbezogenen Nachbarstrukturen ist einer diskontinuierlichen Resektion vorzuziehen.

Die Resektionskanten sollten intraoperativ einer Schnellschnittdiagnostik zugeführt werden. Dies beinhaltet die Bronchus- und Gefäßabsetzungsränder und auch Grenzlinien zu unmittelbar miteinbezogenen Nachbarstrukuren des Tumors. Sind die Absetzungsränder nicht tumorfrei, muß je nach Situation nachreseziert werden.

Eine systematische mediastinale, hiläre und interlobäre Lymphknotendissektion sollte vorgenommen werden. Der Chirurg kennzeichnet die Dissektate entsprechend ihrer Wertigkeit und Position, damit eine histopathologische Beurteilung durch den Pathologen erfolgen kann. Die Resektionsbehandlung ist die Therapie der Wahl für das nichtkleinzellige Bronchialkarzinom im Stadium I und II. Darüber hinaus können ausgewählte Gruppen von Patienten im Stadium III in dieses Therapiekonzept einbezogen werden.

Shields (1994) gibt eine allgemeine Resektionsquote von 25 % an. 1959 lag bei Björk bei 996 Patienten mit Bronchialkarzinomen die Resektionsquote nur bei 7,5 %. Die steigenden Resektionsquoten sind auf die verbesserten Operations- und Anästhesietechniken, den Ausbau der Intensivmedizin und die verbesserte interdisziplinäre Zusammenarbeit zurückzuführen. Sie lagen 1986 bei 25 % (Vogt-Moykopf et al. 1986; Heilmann 1987). Martini (1985) verweist auf eine Resektionsquote von 44 %. Unsere Resektionsquote beträgt 36 %.

Ziel des onkologisch-chirurgischen Vorgehens ist die radikale (R0-)Resektion. Die Radikalität ist der entscheidende Parameter zur Beurteilung der Qualität des Eingriffs.

In der neuen TNM-Klassifikation wird die R- (Residualtumor-)Klassifikation empfohlen. Sie definiert das Fehlen oder Vorhandensein von Residualtumor nach der Behandlung. R0 bedeutet kein Residualtumor, R1 zeigt mikroskopischen, R2 makroskopischen Tumorrest. Residualtumor kann entweder lokoregionär oder in Form von Metastasen zurückbleiben (TNM-Klassifikation, 4. Aufl.). Daher fordert Hermanek (1989) eine einheitliche Klassifikation bei der Analyse von operierten Tumorpatienten. Nur so kann eine verläßliche Klassifikation von TNM und pTNM vorgenommen werden. Hierbei muß grundsätzlich die R-Formel angegeben werden. Chirurg und Pathologe sollen sich gemeinsam bemühen, die Voraussetzung für eine korrekte und verläßliche pTNM-Klassifikation zu schaffen. Dem Chirurgen kommt dabei eine besondere Stellung bei der Beurteilung der Radikalität während der Operation zu. Die Güte der pTNM-

Formel hängt vom Resektionsausmaß ab. Von besonderer Bedeutung ist das Ausmaß der Lymphknotendissektion. Nur das, was der Chirurg reseziert hat, kann zur histopathologischen Begutachtung kommen!

Die Quote der R0-Resektionen beträgt in unserem Kollektiv 80 %. Ähnliche Resektionsquoten sind in der einschlägigen Literatur beschrieben worden (Martini 1985).

Nach kurativer Tumorresektion (R0) wird die Prognose bei nahezu allen malignen Tumoren entscheidend von der Existenz lymphogener Metastasen bestimmt. Die systematische Lymphknotendissektion besitzt in der Tumorchirurgie an den meisten Organsystemen einen festen Stellenwert. Dabei stellt die Resektion des Primärtumors en bloc mit dem dazugehörigen Lymphabstromgebiet einen geforderten Standard dar. Dennoch wird beim Bronchialkarzinom das Ausmaß und die Notwendigkeit einer Lymphknotendissektion immer noch kontrovers diskutiert (Schirren et al.1996 a).

Lymphsystem der Lunge

An der Lymphdrainage der Lunge ist ein intra- und ein extrapulmonales System beteiligt. Das intrapulmonale System besteht aus Lymphgefäßen und lymphatischem Gewebe, das in Form von Lymphfollikeln oder regionalen Lymphknoten (Hiluslymphknoten) angeordnet ist. Dieses System setzt sich seinerseits aus oberflächlichen, netzartigen, subpleuralen und aus tiefen, peribronchialen und perivaskulären Lymphgefäßen zusammen (Abb. 1). Oberflächliche und tiefe Gefäße anastomosieren über die Interlobärsepten hinweg. Sie verlaufen entlang von Venenästen und vereinigen sich am Lungenhilus (Riepert u. Müller 1984). Das extrapulmonale System besteht aus den mediastinalen Lymphknoten und verfügt über entsprechende Lymphgefäße untereinander (Kubik 1976).

In zahlreichen anatomischen Studien wurde die Lymphdrainage der Lunge untersucht. Prinzipiell besteht ein zentripedaler Lymphstrom aus den einzelnen Lungenlappen über die mediastinalen Lymphknotenstationen entlang des Ductus thoracicus in den linken Venenwinkel. Die einzelnen Glieder der paratrachealen Kette können quere Kurzschlußverbindungen zum Ductus thoracicus besitzen (Hoffmann 1959). Knoche u. Rink (1964) sprechen von einem allgemeinen Verbundsystem zwischen den einzelnen Lymphknotenstationen beiderseits und auch zwischen den Filterregionen des vorderen und hinteren thorakalen Lymphtrunkus. Das subpleurale Lymphgefäßsystem wurde an 260 lungengesunden Verstorbenen anhand von Injektionsstudien untersucht (Riquet et al. 1989) Dabei konnten Lymphgefäßwege dargestellt werden, die vom subpleuralen Plexus über die Lungensegmente direkt in die mediastinalen Lymphknoten gelangten, ohne daß die bronchopulmonalen Lymphknoten mit einbezogen waren. Die Häufigkeit betrug für die rechte Lunge 22 % und für die linke Lunge 25 %.

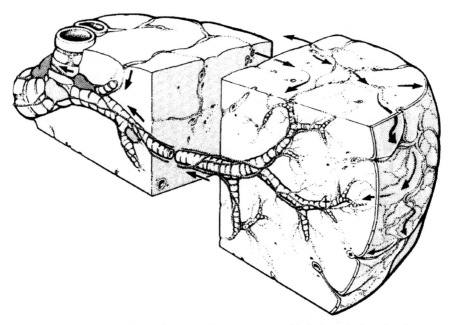

Abb. 1. Schema der pulmonalen Lymphdrainage. Anschluß der subpleuralen Lungenmantelregion an pleurale und interlobuläre Lymphgefäße. Intrapulmonale Lymphknoten mit erster Station im Subsegmentbereich

Lymphogenes Metastasierungsmuster

An lungengesunden Probanden nahm Hata et al. (1981) Galliumszintigraphien zur Analyse des Lymphabstroms vor (Abb. 2). Dieser wurde für die einzelnen Lungenlappen untersucht. Die dargestellten Drainageschemata haben wir mit den systematischen Lymphadenektomiebefunden unserer operierten Patienten verglichen.

Das Szintigramm von Hata zeigt einen Hauptdrainageweg des Lymphstroms vom rechten Oberlappen (Abb. 2 a), der die Lymphknoten des ipsilateralen oberen Mediastinums erfaßt und dabei partiell die Bifurkation und die oberen kontralateralen Lymphknotenstationen tangiert. Es läßt sich aber mit dieser Methode keine Anreicherung der Lymphknotenstationen paraösophageal und im Ligamentum pulmonale nachweisen.

Ein entsprechendes Szintigramm der linken Seite (Abb. 2 b) zeigt einen Hauptdrainageweg des Lymphstroms vom linken Oberlappen, der die Lymphknoten des ipsilateralen oberen Mediastinums erfaßt und dabei partiell die Bifurkation und die oberen kontralateralen Lymphknotenstationen tangiert.

Unsere pathoanatomischen Befunde zeigen sowohl bei rechtem als auch bei linkem Oberlappentumor den typischen Befall im oberen Mediastinum

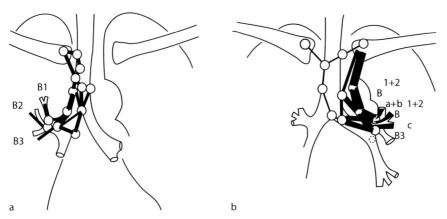

Abb. 2 a, b. Lymphstrom im rechten (**a**) und linken Oberlappen (**b**). **a** Schematische Darstellung der Lymphdrainage des rechten Oberlappens beim Lungengesunden mit der Lymphszintigraphie. Der Lymphstrom erreicht die Hiluslymphknoten und geht in das obere Mediastinum zu den ipsilateralen Lymphknotenpositionen tracheobronchial und paratracheal. In einem Nebenstrom werden die Positionen subkarinal und die kontralateralen Positionen tracheobronchial und paratracheal erreicht. **b** Schematische Darstellung der Lymphdrainage des linken Oberlappens beim Lungengesunden mit der Lymphszintigraphie. Der Lymphstrom erreicht die Hiluslymphknoten und geht in das obere Mediastinum zu den ipsilateralen Lymphknotenpositionen aortal, tracheobronchial und paratracheal. In einem Nebenstrom werden die Positionen subkarinal und die kontralateralen Positionen tracheobronchial und paratracheal erreicht. (Nach Hatta et al. 1981)

(Abb. 3). Zusätzlich findet sich aber auch eine lymphogene Metastasierung in das untere Mediastinum. Zu 12% sind die Lymphknoten subkarinär befallen. Weiter finden sich bei beiden Oberlappentumoren zu 6% eine Metastasierung in die paraösophagealen Lymphknoten und zu 3% in diejenigen des Ligamentum pulmonale. Eine kontralaterale Metastasierung im oberen Mediastinum ist durch mediastinoskopisch erhobene Befunde bekannt (Greschuchna u. Maasen 1973). Kontralateraler Befall im oberen Mediastinum findet sich an unserem Patientengut bei 1–3% der mediastinalen Lymphknoten. Auch Lymphknotenmetastasen in der Bifurkation, bei Oberlappentumor rechts, sind mit einer Inzidenz zwischen 6,3 und 14% beschrieben worden (Libshitz et al. 1986; Naruke 1976; Watanabe 1990). Paraösophageale Lymphknotenmetastasen und Befall im Ligamentum pulmonale wurden jedoch in keiner der Studien angegeben.

Somit kann eine lymphogene Metastasierung sowohl das obere als auch das untere Mediastinum erfassen. Hierbei ist nicht nur das ipsilaterale, sondern auch das kontralaterale Mediastinum betroffen. Die Analyse des Metastasierungsmusters zeigt die Notwendigkeit einer systematischen Dissektion der Lymphknoten des oberen und unteren Mediastinums. Hierbei sollte jeweils auch das kontralaterale Kompartiment mit einbezogen werden. Die Lokalisation sowie die Histologie des Primärtumors spielen hierbei keine Rolle (Schirren et al. 1993).

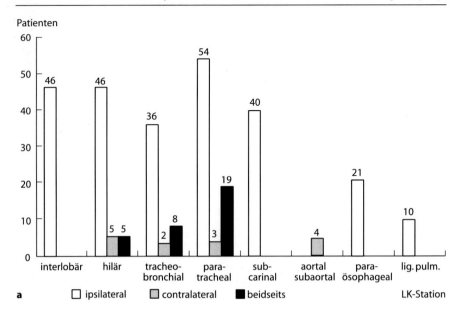
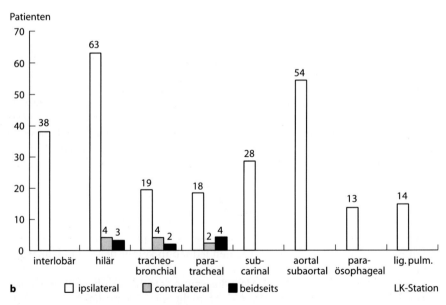

Abb. 3 a, b. Nachweis von befallenen Lymphknotenstationen nach systematischer Lymphknotendissektion **a** bei 331 Patienten mit Oberlappentumor rechts, **b** bei 328 Patienten mit Oberlappentumor links

„Lymph Node Skipping"

Ein weiterer wesentlicher Gesichtspunkt ist das Phänomen der lymphatischen Skip-Metastasen (engl. „skip" = springen). Es handelt sich hierbei um ein Überspringen von Lymphknotenstationen im Verlauf des anzunehmenden Metastasierungsweges (Junker u. Müller,1989; Libshitz et al. 1986). Das Zustandekommen dieses Prinzips wird abhängig von anatomischen Besonderheiten, besonderen Fähigkeiten der Tumorzellen und vorbestehenden entzündlichen Erkrankungen gesehen. Pneumokoniosen, Anthrasilikosen, hyaline, schwielige Veränderungen werden ebenfalls als Mitverursacher diskutiert. Das Ausmaß dieses sog. „skipping" variiert je nach Lokalisation der vorgeschalteten Station zwischen 31 und 74 % (Schirren et al. 1996 a). Diese Häufigkeit ist bei allen Lungenlappen in ähnlicher Weise vorhanden. Die Abb. 4 beschreibt als Extremvarianten für einen rechten bzw. linken Oberlappentumor jeweils einen isolierten mediastinalen Lymphknotenbefall ohne Nachweis von Metastasen im N1-Bereich. Riepert u. Müller (1984) stellten fest, daß eine Obstruktion zentraler Lymphgefäßabschnitte durch Tumorgewebe oder silikotischen Umbau zu einer Umkehr des zentripetalen Lymphstroms in einen zentrifugalen führen kann. Verglichen mit dem Metastasierungsmuster unserer operierten Patienten mit Bronchialkarzinom und systematischer Lymphknotendissektion kommen wir zu denselben Schlußfolgerungen. Der Verlauf des metastatischen Lymphstromes ist schlecht kalkulierbar. Anzumerken ist, daß es sich beim untersuchten Kollektiv um Patienten handelte, die sich in der Regel noch nicht im Endstadium ihrer Erkrankung befanden. Der retrograde Lymphstrom kann demzufolge bereits bei niedrigen Tumorstadien auftreten. Anders ausgedrückt: die hintereinander geschalteten topographischen Lymphknotenketten mit den Abflußwegen nach kranial und kaudal sowie zur kontralateralen Thoraxseite können sowohl übersprungen als auch in retrograder Richtung passiert werden. Unter diesen Bedingungen ist ein mediastinaler kontralateraler Lymphknotenbefall möglich, ohne daß die ipsilateralen bronchopulmonalen, hilären oder mediastinalen Lymphknoten befallen sind. Die Lymphknotendissektion darf also nicht an eventuell tumorfreien hilären Lymphknoten enden!

Mappingschema

Das „Mappingschema" von Naruke (1976; Abb. 5) ist die am häufigsten angewandte Form der Dokumentation dissezierter Lymphknoten. Die Darstellungen decken sich mit den Ausführungen der UICC und der TNM-Klassifikation für das Bronchialkarzinom.

Eine Vielzahl von Studien belegt, daß die Anzahl der Lymphknoten auf den einzelnen definierten Stationen im N1- und N2-Bereich erheblichen Schwankungen unterliegt (Kiyono et al. 1988). Wegen dieser Variationsmöglichkeiten ist eine numerische Angabe der entnommenen Lymphknoten nicht sinnvoll.

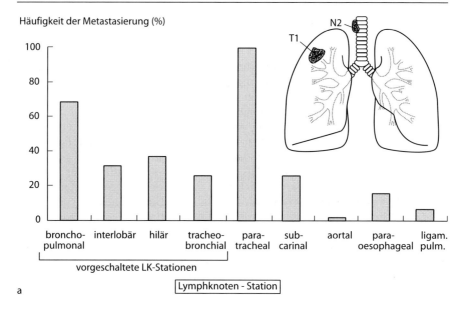

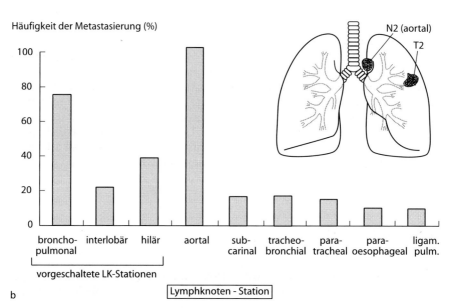

Abb. 4a, b (Legende s. S. 241)

Um eine möglichst systematische Dissektion gewährleisten zu können, werden anatomische Kompartimente definiert. In diesen Kompartimenten sind die Lymphknotenpositionen von Naruke (1976) zusammengefaßt und vereinfacht. Dabei wird das Mediastinum in ein kraniales und ein kaudales Kompartiment unterteilt. Am rechten Hemithorax wird die Grenze zum oberen Kompartiment durch die V. azygos gebildet. Das linke kraniale Kompartiment umfaßt – wie rechts – die Positionen paratracheal und tracheobronchial sowie zusätzlich die Positionen aortal und subaortal. Das kaudale Kompartiment besteht aus den Positionen Bifurkation, paraösophageal und Ligamentum pulmonale.

Allgemeine Aspekte der Operationstechnik

Die strenge Seitenlagerung und die posterolaterale Standardthorakotomie stellt die häufigste Thorakotomieform dar. Die wesentlichen Gründe hierfür sind die gute Übersichtlichkeit im vorderen und hinteren Mediastinum und die Möglichkeit der Erweiterung in alle Richtungen (Meyer u. Schildberg 1991; Fry 1994). Dies ist notwendig, da die präoperative Stadienzuordnung und die exakte Tumorausdehnung durch die präoperative Diagnostik nur in etwa 50 % mit dem tatsächlichen intraoperativen Befund übereinstimmt (Bülzebruck et al. 1992).

Die mediane Sternotomie per se ist im thoraxchirurgischen Alltag fest etabliert. Die besonderen Vorteile dieses Zugangswegs wurden bereits von Roth et al. (1986) und Vogt-Moykopf et al. (1994 a) in der Metastasenchirurgie betont. Zur Resektion von Bronchialkarzinomen ist dieser Zugangsweg jedoch nicht die erste Wahl. Die guten Erfahrungen von Urschel u. Razzuk (1986), auch in Kombination mit broncho- und angioplastischen Eingriffen, können wir nicht bestätigen.

Operationen über mediane Sternotomie am Unterlappen sind insbesondere im linken Hemithorax problematisch. Der weit ausladende linke Ventrikel muß für eine bessere Übersicht im Operationsfeld beiseite gedrängt werden. Hieraus resultiert eine verminderte Auswurfleistung des Herzens mit konsekutiver

---

Abb. 4 a, b. Lymphknotenskipping bei Oberlappentumor rechts (a) bzw. links (b). a Nachweis des „lymph node skippings" bei 54 Patienten mit Oberlappentumor rechts und paratrachealem Lymphknotenbefall nach systematischer Lymphknotendissektion. Dargestellt ist die prozentuale Häufigkeit der Metastasierung auf den topographisch vorgeschalteten Lymphknotenpositionen. Es zeigt sich auf dem theoretischen Metastasierungsweg zum paratrachealen Lymphknoten hin kein kalkulierbares Metastasierungsmuster. Eine Vielzahl von vorgeschalteten Positionen wird übersprungen. b Nachweis des „lymph node skippings" bei 54 Patienten mit Oberlappentumor links und subaortalem Lymphknotenbefall nach systematischer Lymphknotendissektion. Dargestellt ist die prozentuale Häufigkeit der Metastasierung auf den topographisch vorgeschalteten Lymphknotenpositionen. Es zeigt sich auf dem theoretischen Metastasierungsweg zum aortalen Lymphknoten hin kein kalkulierbares Metastasierungsmuster. Eine Vielzahl von vorgeschalteten Positionen wird übersprungen

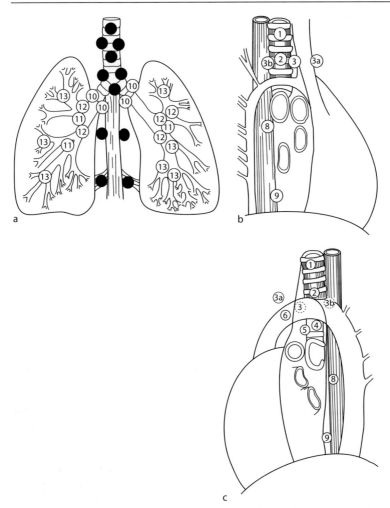

Abb. 5 a–c. Lymphknoten-Mapping-Schema nach Naruke (1976). Regionäre Lymphknoten beim Lungenkarzinom. **a** Peribronchiale, hiläre und mediastinale Lympknoten. **b** Mediastinale Lymphknoten rechts. **c** Mediastinale Lymphknoten links.
Supraklavikuläre und Skalenus-Lymphknoten sind nicht abgebildet; aus: UICC TNM-Atlas (1993). Mediastinale Lymphknoten: *1* höchste (oberste) mediastinale, *2* paratracheale (obere paratracheale), *3* prätracheale, *3a* vordere (anteriore) mediastinale, *3b* retrotracheale (hintere) mediastinale, *4* tracheobronchiale (untere paratracheale) (inkl. sog. Azygoslymphknoten), *5* subaortale (Lymphknoten im Aortenfenster), *6* paraaortale (Lymphknoten an Aorta ascendens oder phrenische Lymphknoten), *7* subkarinale, *8* paraösophageale, *9* Lymphknoten im Lig. pulmonale. Peribronchiale und hiläre Lymphknoten: *10* hiläre (am Stammbronchus), *11* interlobäre, *12* lobäre, *13* segmentäre

Kreislaufdepression. Eine vollständige systematische Lymphknotendissektion läßt sich über mediane Sternotomie nur schwer erzielen. Die problematischen Lymphknotenstationen sind diejenigen im dorsalen Abschnitt des aortopulmonalen Fensters, paraösophageal und entlang des Ligamentum pulmonale.

Mediastinale Lymphknotendissektion

Die systematische mediastinale Lymphknotendissektion umfaßt alle ipsilateralen Kompartimente des oberen und unteren Mediastinums und sollte nach Möglichkeit auf die kontralaterale Seite ausgedehnt werden (Watanabe et al. 1990; Naruke 1994). Für das rechte obere Mediastinum ist dies mit der Mobilisierung der V. cava superior möglich und standardisiert. Mit der breiten Eröffnung des unteren Mediastinums ist eine vollständige Dissektion entlang des Ösophagus, des rechten Hauptbronchus, der Bifurkation unter Einschluß des linken Hauptbronchus möglich (Abb. 6 a).

Auf der linken Seite ist der Zugang zum oberen Mediastinum durch das Herz, den Aortenbogen und die großen Gefäße erschwert. Aus diesem Grund haben japanische Chirurgen eine zusätzliche mediane Sternotomie vorgenommen (Naruke 1991; Hata et al. 1990). Für europäische Patienten mit ihrem Risikoprofil ist ein solches Vorgehen zu belastend. Mit der Mobilisierung des Aortenbogens, der A. subclavia und eventueller Durchtrennung des Ligamentum Botalli gelingt die Dissektion ipsilateral tracheobronchial und paratracheal ebenso systematisch wie auf der rechten Seite. Das kontralaterale Kompartiment ist dann ebenfalls erreichbar (Schirren et al. 1996 a; Abb. 6 b). Die peri- und postoperativen Komplikationen und Risiken erhöhen sich durch eine systematische Lymphknotendissektion nicht (Bollen et al. 1993; Schirren et al.; 1996 b).

Die systematische Lymphknotendissektion ist die einzige Möglichkeit zur Ermittelung der exakten N-Kategorie. Außerdem kann die Überlebensrate in den einzelnen Tumorstadien durch die systematische Dissektion signifikant verbessert werden (Naruke 1993; Schirren et al. 1996 b). Eine Überprüfung dieser Ergebnisse durch randomisierte Studien ist allerdings problematisch, da bei der Kontrollgruppe das tatsächliche Tumorstadium wegen der unsicheren präoperativen Beurteilung zumindest ungewiß bleibt. Die systematische mediastinale Lymphknotendissektion ist derzeit deshalb als Standard zu fordern.

Broncho- und angioplastische Resektion

Das Ausmaß der Resektion wird von der Größe und der Lokalisation des Tumors bestimmt. Während früher die Pneumonektomie de principe das Verfahren der Wahl darstellte, dominiert heute bei gleichwertiger onkologischer Radikalität die Lobektomie/Manschettenlobektomie. Diese Resektionsform ist für den Patienten weniger belastend als die Pneumonektomie. Bei postoperativ normaler Lungenfunktion bleibt die Arbeitsfähigkeit und die Lebensqualität für die Patienten voll erhalten. Außerdem können Patienten mit eingeschränkter Lungenfunktion noch einer kurativen Therapie zugeführt werden.

Auch für die Alterschirurgie (> 65 Jahre) ergeben sich hieraus weitreichende therapeutische Möglichkeiten. Die organerhaltenden Resektionen eröffnen Therapiestrategien, die aufgrund der üblichen zahlreichen Begleitkrankheiten nicht realisierbar gewesen wären.

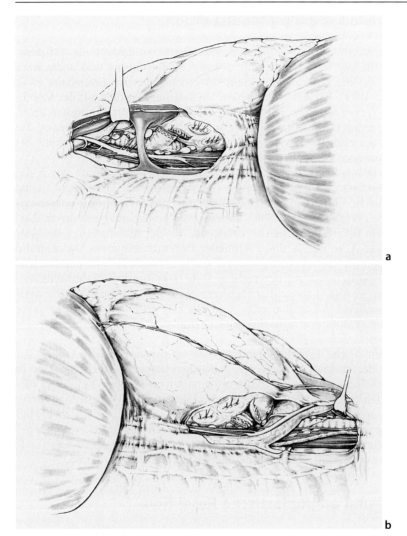

Abb. 6 a, b. Schematische Darstellung der Lymphknotendissektion. **a** Im rechten Hemithorax. Zugangsweg von rechts posterolateral zur Lymphadenektomie der rechts- und linksseitigen Lymphknoten im oberen und unteren Mediastinum. Situation nach Pneumonektomie rechts. Im oberen Mediastinum liegen nach Abdrängen der V. cava superior die tracheobronchialen und paratrachealen Lymphknoten rechts und links zur Dissektion frei. Am unteren Mediastinum sind die Lymphknoten vom rechten und linken Hauptbronchus reseziert einschließlich Bifurkation. Die paraösophagealen Lymphknoten und die Lymphknotenkette des Ligamentum pulmonale liegen zur Dissektion frei. **b** Im linken Hemithorax. Detaildarstellung des linken oberen Mediastinums nach Pneumonektomie über posterolateralen Zugang. Der mobilisierte Aortenbogen mit dem scharf dargestellten N. vagus, den N. recurrens abgebend. Das Lig. Botalli ist durchtrennt, die aortalen und subaortalen Lymphknoten sind ausgeräumt. Unter dem Aortenbogen der Ösophagus mit dem Ductus thoracicus verlaufend. Der Haken verdrängt die linke A. subclavia und gibt den Blick auf die tracheobronchialen und paratrachealen Lymphknotenstationen links- und rechtsseitig frei. (Zeichnungen von R. Himmelhan)

Prinzipiell lassen sich 4 Indikationsgruppen für sog. Manschettenresektionen unterscheiden:
- lokalisiertes zentrales Tomorwachstum (T3) im rechten oder linken Hauptbronchus,
- ein Tumor, der aus dem Lappenostium exophytisch herauswächst oder durch kontinuierliches Wachstum aus dem Lungenlappen endoluminal bis an das Lappenostium heranreicht (T2, T3),
- extrabronchiales Tumorwachstum proximal des Lappenbronchus mit Infiltration des peribronchialen Gewebes (T2, T3),
- ein peripherer Tumor mit Befall der hilären Lymphknoten und Infiltration des Bronchus oder des peribronchialen Gewebes (N1).

Für die pulmonalarterielle Tangential- und Segmentresektion gelten dieselben Indikationen aufgrund von Infiltration durch den Primärtumor oder der hilären Lymphknotenmetastasen.

Manschettenresektionen rechte Lunge

Der rechte Oberlappen mit dem Abschnitt des Hauptbronchus wird reseziert, und der distale Abschnitt des Bronchus intermedius mit anhängendem Mittel- und Unterlappen werden anastomosiert. Diese Resektion wird auch als klassische Bronchusmanschette bezeichnet (Price-Thomas 1956; Abb. 7).

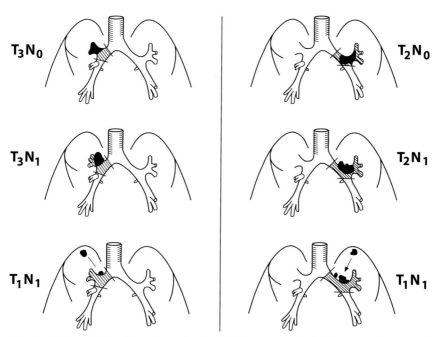

Abb. 7. Schematische Darstellung der Indikationen zur klassischen Manschettenresektion des rechten bzw. des linken Oberlappens

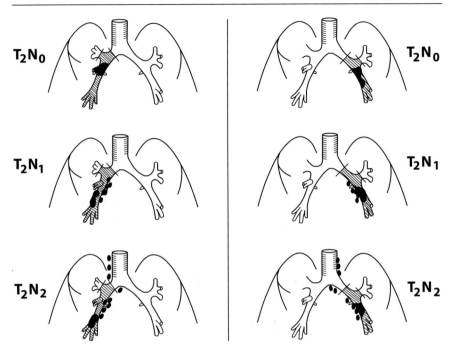

Abb. 8. Schematische Darstellung der Indikationen zur unteren Bilobektomie rechts mit Hauptbronchusresektion bzw. Unterlappenektomie links mit Hauptbronchusresektion und Y-Manschette des jeweiligen Oberlappens

Wächst der Tumor aus dem Unterlappen über das Mittellappenniveau hinaus entlang dem Bronchus intermedius auf die Höhe des Oberlappenabgangs vor, so kann eine untere Bilobekomie mit Resektion des rechten Hauptbronchus und Reanastomosierung des tumorfreien Oberlappens die Pneumonektomie umgehen. Diese Resektionsform wird Y-Manschette genannt (Abb. 8).

Eine Besonderheit sind die Manschettenresektionen bei oberer Bilobektomie. Hier wird nicht nur der rechte Hauptbronchus mit Oberlappen, Bronchus intermedius und Mittellappen reseziert, sondern häufig muß wegen der Tumorausdehnung noch der dazugehörige Abschnitt der Pulmonalarterie in die Resektion miteinbezogen werden. Bei der oberen Bilobektomie mit und ohne Pulmonalarteriensegmentresektion können Defekte von über 6 cm an der Kontinuität des rechten Hauptbronchus entstehen. Auch mit einer weiten Perikardiotomie, die die Unterlappenvene weit über das Niveau des Vorhofes mobilisieren kann, ist die Bronchusanastomose gelegentlich nicht spannungsfrei

Abb. 9. Schematische Darstellung der Transpositionslobektomie. Obere Bilobektomie mit Hauptbronchusresektion, Reanastomosierung des Unterlappenbronchus in den Hauptbronchus, Transposition der Unterlappenvene an die Stelle der Oberlappenvene, Manschettenresektion der Pulmonalarterie. Zwischen 1984 und 1994 wurden an der Thoraxklinik Heidelberg 19 Transpositionslobektomien vorgenommen

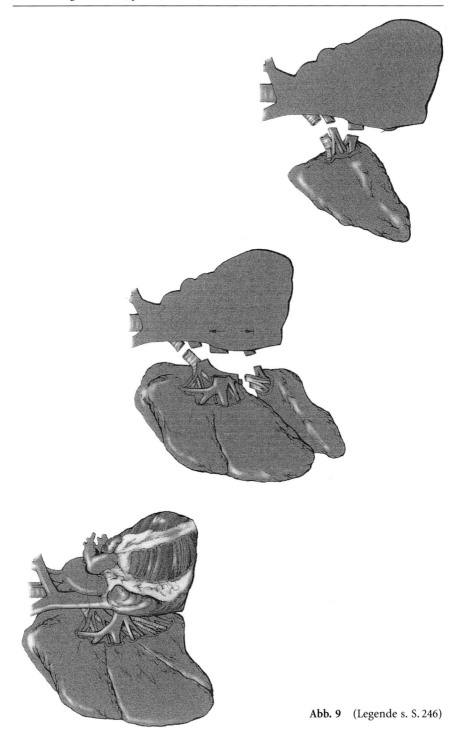

Abb. 9 (Legende s. S. 246)

möglich. In dieser Situation wird die Unterlappenvene in die Vorhofeinmündung des Oberlappens neu eingenäht. Diese Manschettenform wird als Transpositionslobektomie bezeichnet (Toomes u. Vogt-Moykopf 1985; Abb. 9).

In Einzelfällen, z.B. bei in situ nicht resektablen Tumoren und eingeschränkter Lungenfunktion des Patienten, kann die Lunge zunächst entfernt und daraus extrakorporal ein tumorfreier Lappen isoliert werden. Die extrakorporale Präparation erleichtert die Rekonstruktion und Vorbereitung von schwierigen Gefäßanastomosen an Vene und Pulmonalarterie. In der Tiefe der Thoraxhöhle können diese subtilen Techniken weniger sicher vorgenommen werden. Der extrakorporal präparierte Lungenlappen wird nun in der Reihenfolge Venenanastomose, Bronchusanastomose und zum Schluß Anastomose der Pulmonalarterie wieder an den Lungenhilus angeschlossen. Diese Rekonstruktion wird als Transpositionslobektomie mit Exkorporation bezeichnet (Vogt-Moykopf et al. 1994).

Manschettenresektion linke Lunge

Auf der linken Seite besteht eine besonders enge anatomische Beziehung zwischen dem linken Hauptstamm der Pulmonalarterie und dem Hauptbronchus. Der zentrale Tumorsitz, der eine Manschettenresektion am Bronchus notwendig macht, kann neben einer Tangentialnaht an der Pulmonalarterie auch deren Segmentresektion erfordern. Nur so kann unter Vermeidung einer Pneumonektomie eine radikale Resektion (R0) erzielt werden (Pichlmayer u. Spelsberg 1971; Vogt-Moykopf et al. 1994 b; Abb. 10).

Analog der rechten Seite kann der tumorfreie Oberlappen durch eine Y-Manschette erhalten werden, wenn das Tumorwachstum über das Niveau des Absetzungsrands des Unterlappenbronchus hinausgeht und auch der entsprechende Abschnitt des Hauptbronchus reseziert werden muß (Abb. 8).

Eine intraoperative Schnellschnittdiagnostik an den proximalen und distalen Resktionskanten der Manschette ist obligat. Die Anastomose der Bronchusenden erfolgt End-zu-End. Die häufig inkongruenten Lumina werden unter Lumenausgleich Stoß auf Stoß oder besser in Teleskoptechnik anastomosiert. Dies geschieht pericartilaginär in Einzelnahttechnik mit monofilem resorbierbarem Faden. Die Anastomose muß völlig spannungsfrei erfolgen. Frühere Auffassungen, eine geringe Spannung sei erwünscht, um einem sog. „kinking" vorzubeugen, kann nicht empfohlen werden. Eine spannungsfreie Anastomose mit petechialer Blutung an beiden Bronchusenden benötigt keine zusätzliche Abdeckung mit vitalem Gewebe. Die Anastomose der Pulmonalarterie erfolgt nach den üblichen gefäßchirurgischen Prinzipien mit monofilem nicht resorbierbarem Faden.

Intraoperativ wird die Anastomose bronchoskopisch kontrolliert. Hierbei muß besonders auf eventuelle Einengung von Segmentbronchien geachtet werden. Der Heilungsverlauf der Manschette wird bei unauffälliger Bronchialtoilette zwischen dem 5. und 7. postoperativen Tag endoskopisch kontrolliert. Sich anbahnende Komplikationen wie Nekrosen oder Dehiszenzen können durch die Bronchoskopie so frühzeitig und am sichersten erkannt werden. Allerdings ist

Abb. 10.
Schematische Darstellung der Oberlappendoppelmanschette links. Oberlappenektomie mit Resektion des Hauptbronchus und Segmentresektion des benachbarten Anteils der Pulmonalarterie. *Oben:* Resektionsausmaß. *Unten:* Anastomose von Unterlappenbronchus und Anastomose der Pulmonalarterie

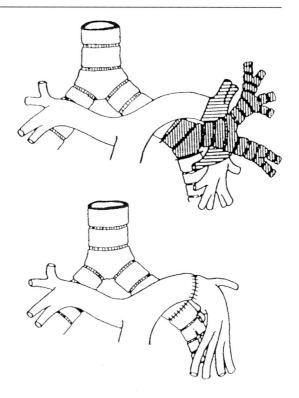

es schwierig, zwischen oberflächlichen und tiefen Schleimhautnekrosen und gedeckten oder drohenden Dehiszenzen zu differenzieren.

Ergebnisse der Manschettenchirurgie

Von Oktober 1984 bis Dezember 1994 sind in unserer Klinik 2464 Resektionen wegen Bronchialkarzinom vorgenommen worden; hierbei 254 (10,3 %) Segmentresektionen, 1143 (46,4 %) Lobektomien/Bilobektomien und 601 (24,4 %) Pneumonektomien/Manschettenpneumonektomien. Hinzu kommen 466 (18,9 %) Manschettenresektionen am Bronchial- und Lungengefäßbaum. 19 Resektionen wurden als sog. Transpositionslobektomien durchgeführt. Dies zeigt insgesamt, daß mit der Manschettenchirurgie die Pneumonektomierate erheblich gesenkt werden kann (Tabelle 1). Bei 120 (4,6 %) weiteren Patienten erwies sich der Tumor erst intraoperativ als nicht resektabel. Diese Eingriffe mußten als Probethorakotomie abgebrochen werden.

Die onkologische Qualität der Manschettenchirurgie wird am besten mit einer stadienabhängigen Fünfjahresüberlebensanalyse geprüft (Tabelle 2). Manschettenresektionen besitzen damit eine ebenbürtige onkologische Qualität, sie unterscheiden sich nicht von den Ergebnissen unserer konventionellen Resek-

Tabelle 1. Organerhaltende Manschettenresektionen (Thoraxklinik Heidelberg-Rohrbach, 1984–1994)

	Anzahl
Rechte Lunge	
Klassische Manschettenresektion Oberlappen	144
Manschettenresektion Mittellappen	3
Manschettenresektion bei oberer Bilobektomie	45
Y-Manschette bei unterer Bilobektomie	60
Partielle Bronchusmanschette	21
Linke Lunge	
Klassische Manschettenresektion Oberlappen	12
Isolierte Manschettenresektion Pulmonalarterie	13
Doppelmanschette (Bronchus + PA)	123
Y-Manschette bei Unterlappenresektion	45

Tabelle 2. Stadienabhängiges Fünfjahresüberleben nach Manschettenresektion (R0) (1984–1994)

p-Stadium	I	II	IIIa	IIIb
n	105	131	111	72
5 Jahre	51 %	41 %	25 %	n.d.
Median (Monate)	73	42	24	15

tionen und der Manschettenchirurgie anderer Autoren (Vogt-Moykopf et al. 1986, 1994; Naruke 1989; Deslauriers et al. 1993). Das Überleben wird von der Radikalität des Eingriffs und vom Stadium bestimmt.

Die typische postoperative Komplikation ist die Anastomoseninsuffizienz. In 7,4 % der Fälle (n = 37) trat dies auf, eine sekundäre Pneumonektomie (n = 19) war in 3,8 % nötig. Ein Empyem entwickelte sich bei 19 (3,8 %) Patienten. Die 30-Tage-Letalität bewegt sich zwischen 7,6 % bei isolierten Bronchusmanschetten und bis zu 10 % bei kombinierten Doppelmanschetten. Erwähnenswert ist die Tatsache, daß die Komplikationshäufigkeit in den letzten Jahren abgenommen hat, da die Erfahrung mit dieser Chirurgie zugenommen hat.

Bei 16 % der Patienten trat ein Rezidiv auf, das, wenn möglich, sekundär pneumonektomiert oder ansonsten bestrahlt wurde. Eine ähnliche Rezidivhäufigkeit beschreibt Deslauriers et al. (1993).

Tumorstadien des Bronchialkarzinoms

Die stadiengerechte Resektionsbehandlung des Bronchialkarzinoms ist nach der UICC-Stadieneinteilung von 1987 gegliedert. Die neue, seit August 1997 in Kraft getretene Einteilung (UICC 1997) konnte für die nachfolgenden Abschnitte nicht berücksichtigt werden, da hierzu noch keine diskussionsfähigen Ergebnisse in der Literatur vorliegen bzw. beschrieben sind. Die neue Stadieneinteilung mit ihrer Auswirkung auf die Ergebnisse für die individuellen Tumorstadien wird in Kap. 1.6 ausführlich dargestellt und diskutiert.

Stadium 0 (nach UICC 1987)

Sehr selten wird an bronchoskopischen Biopsien die Diagnose eines Carcinoma in situ gestellt. Häufiger handelt es sich um Randbezirke eines invasiven Karzinoms. Derartige Biopsien sollten wiederholt werden.

Die Tatsache, daß der Patient ein normales Röntgenbild hat, dafür aber eine positive Tumorzytologie, bedeutet nicht automatisch, daß ein Bronchialkarzinom vorliegt. Zytologisch wird meist ein Plattenepithelkarzinom diagnostiziert. Aus diesen Gründen sollte ein Karzinom aus der Kopf-Hals-Region ausgeschlossen sein (Martini u. Melamed 1980). Endoskopische Untersuchungen mit fluoreszierenden Hämatoporphyrinderivaten oder laserinduzierte Fluoreszierung können die Diagnostik verbessern (Hayata et al. 1984).

Im Einzelfall muß nun erörtert werden, ob eine laserinduzierte photodynamische Therapie (Hayata et al. 1984; Cortese u. Kinsey 1983) eine komplette Tumordestruktion erreicht, oder ob eine chirurgische Resektion, in der Regel eine Lobektomie, vorgenommen wird. Ist nach photodynamischer Therapie die Tumordestruktion nicht komplett – zum Beweis sind multiple Biopsien nötig –, muß eine Resektion angeschlossen werden (Ginsberg et al. 1993).

Das mediane Überleben dieser Patientengruppe ist sehr günstig. Rezidive sind selten, allerdings haben die Patienten zu 45 % das Risiko, ein unabhängiges neues Bronchialkarzinom zu entwickeln. Bei der Mehrzahl der Patienten handelt es sich dann um ein endobronchial wachsendes Plattenepithelkarzinom (Martini u. Melamed 1980). Aus diesen Gründen ist eine engmaschige Tumornachsorge alle 6–12 Monate notwendig.

Stadium I (T1N0M0, T2N0M0) (nach UICC 1987)

Therapie der Wahl ist die Resektion des Primärtumors mit der tumortragenden anatomischen Einheit und einer systematischen interlobären, hilären und mediastinalen Lymphknotendissektion.

In diesem Stadium besteht in 90 % der Patienten eine Operabilität. Wegen zu hohem Risiko oder Operationsverweigerung muß in 10 % eine Strahlentherapie empfohlen werden (Drings u. Wannenmacher 1995).

Liegt der Tumor in einem Lungenlappen und ist der bronchiale Absetzungsrand mit etwa 10 mm Sicherheitsabstand gewahrt, so entspricht die Lobektomie einer geforderten R0-Resektion. Bei kugeligem, abgegrenzt im Ostium liegendem Tumor ist diese Resektionsform leichter zu gewährleisten. Submuköse und flächenhaft wachsende Tumoren erschweren dies. Nur der intraoperative Schnellschnitt kann die radikale Resektion am Absetzungsrand dokumentieren. Bei Manschettenresektionen sollen distale und proximale Resektionskanten untersucht werden.

Bei lappenübergreifenden Tumoren ist eine obere Bilobektomie bei Befall von Ober- und Mittellappen erforderlich, eine untere Bilobektomie bei entsprechender Situation an Mittel- und Unterlappen. Eine Bilobekomie ist außerdem indiziert bei Ostiumtumoren mit ungenügendem Sicherheitsabstand am Bronchus intermedius.

Manschettenresektionen finden auf beiden Seiten je nach endobronchialem Tumorwachstum und gefordertem Sicherheitsabstand Anwendung.

Bei T2-Situation wird eine Pneumonektomie erforderlich, wenn mit den oben dargestellten Resektionsformen keine R0-Resektion erzielt werden kann.

Limitierte Resektionen finden bei Patienten mit stark eingeschränkter Lungenfunktion, z. B. durch anatomische Segmentresektion, Einsatz. Hier ist das Lokalrezidivrisiko deutlich erhöht. Daher sollten diese Resektionsformen lediglich den T1-Tumoren vorbehalten bleiben.

Jensik (1987) beschrieb dies an einem retrospektiv analysierten Krankengut. Eine prospektive Therapiestudie für das Stadium I bei kleinen peripheren Lungentumoren im Vergleich der Radikalität von Lobektomie vs. Segmentresektion führte am eigenen Kollektiv Schneider et al. (1996) durch. Bei der Fünfjahresüberlebenskurve zeigt sich kein signifikanter Unterschied, jedoch ist das Risiko des Lokalrezidivs bei der Segmentresektion 5fach höher als bei der Lobektomie. Entsprechenden Resultate wurden von Ginsberg et al. (1991) in einer prospektiv randomisierten Therapiestudie in der Gegenüberstellung von Lobektomie und Segmentresektion ermittelt. Anatomische Segmentresektionen sind daher nur bei eingeschränkter Lungenfunktion zulässig. Diese limitierte Resektion ist für den Risikopatienten die bessere Alternative, da bei der Bestrahlung das Risiko einer Strahlenpneumonitis nicht restlos ausgeschlossen werden kann.

Die kurative chirurgische Therapie des Bronchialkarzinoms schließt die systematische Lymphknotendissektion ein. Für eine pN0-Resektion müssen nach Ansicht der UICC (1987) mindestens 6 Lymphknoten untersucht sein. Wir halten dies für einen ungenügenden Parameter, da – wie schon dargestellt – die Lymphknoten auf ihren einzelnen Positionen in ihrer Anzahl außerordentlich schwanken (Kiyono 1988). Die Angabe der dissezierten Kompartimente im Mediastinum, am Hilus und Interlobium der Lunge kann einen pN0-Befund verläßlicher machen.

Die Verläßlichkeit der Stadieneinteilung hat Einfluß auf die Überlebensstatistik, und dies wurde von Feinstein et al. (1985) für das Bronchialkarzinom beschrieben. Auf diese Arbeit geht die heute international gebräuchliche Bezeichnung „Will-Rogers-Phänomen" zurück. Diesem „humoristic philosopher" wird ein Witz zur Bevölkerungsbewegung in den USA während der Depressionszeit der 30er Jahre zugeschrieben: „When the Okies left Oklahoma and moved to California, they raised the average intelligence level in both states."

Im tatsächlichen pTNM-Stadium I hat die Lymphknotendissektion eher einen Will-Rogers-Effekt als eine therapeutische Option.

Trotz der verbesserter Technik der bildgebenden Verfahren ist derzeit die systematische Lympknotendissektion der goldene Standard zur definitiven Beurteilung der Lymphknoten (Herman 1993).

Im eigenen Krankengut von 1984–1994 wurden 747 Patienten im Stadium I R0-reseziert (Tabelle 3). Die Fünfjahresüberlebensquote liegt bei 59%. Für 10

Tabelle 3. Überlebenswahrscheinlichkeit beim radikal resezierten Bronchialkarzinom (n = 1996, Thoraxklinik Heidelberg-Rohrbach, 1984–1994) – stadienabhängige Analyse

p-Stadium	I	II	IIIa	IIIb	IV
Anzahl (n)	747	400	454	323	72
1 Jahr	88 %	80 %	67 %	57	59 %
3 Jahre	70 %	51 %	38 %	26	30 %
5 Jahre	59 %	42 %	26 %	19	14 %
7 Jahre	52 %	38 %	21 %	n.d.	n.d.
10 Jahre	40 %	n.d.	10 %	n.d.	n.d.
Median (Monate)	102	38	24	16	14

Jahre beträgt die Überlebensquote 40 %. Es finden sich signifikante Unterschiede im Überleben zwischen T1N0- und T2N0- Tumoren. Für den T1N0-Tumor ergeben sich Fünfjahresüberlebensraten von 72 % gegenüber 56 % beim T2N0-Tumor. Zu ähnlichen Ergebnissen kommen Martini et al. (1986), Naruke et al. (1988), Lung Cancer Study Group (1987) und Mountain (1988). Dies verdeutlicht, daß das Stadium I nicht als ein einheitliches Stadium anzusehen ist.

Ein adjuvantes Therapieschema ist allgemein für dieses Stadium nicht vorgesehen. Etwa 20 % der Patienten in diesem Stadium entwickeln Metastasen. Häufig handelt es sich hierbei um solitäre Hirnmetastasen oder sekundäre Primärtumoren der Lunge (Martini u. Ginsberg 1995). Dies belegt, wie wichtig eine regelmäßige Tumornachsorge ist. So kann der Patient frühzeitig einer adäquaten Therapieform zugeführt werden.

Stadium II (T1N1M0; T2N1M0) (nach UICC 1987)

Für das Stadium II besteht in der Regel in 80 % der Patient eine Operabilität. In 20 % liegt funktionale Inoperabilität vor und es ist die Strahlentherapie zu empfehlen (Drings u. Wannenmacher 1995).

Das Resektionsausmaß folgt denselben onkologischen Regeln wie im Stadium I. Die chirurgischen Maßnahmen werden nicht nur vom Primärtumor bestimmt, sondern auch von der möglichen Ausdehnung der Metastasierung auf der N1-Position im Interlobium und am Lungenhilus. Sind makroskopisch und/oder im Schnellschnitt metastatisch veränderte Lymphknoten in den Bereichen von Lappenhilus, Interlobium oder Lungenhilus nachweisbar, so muß bei Infiltration der peribronchialen Schichten und/oder der Pulmonalarterie eine weitergehende Resektion erfolgen. So kann eine Lobektomie zur Bilobektomie oder Pneumonektomie werden. Segmentale oder tangentiale Resektion an der Pulmonalarterie, Manschettenresektion am Bronchus können bei gewahrter Radikalität die Pneumonektomierate senken. Auch hier sind Segmentresektionen nur bei stark eingeschränkter Lungenfunktion zulässig und sofern die befallenen Lymphknoten sicher vom Lappenhilus oder Interlobium zu dissezieren sind.

Therapeutische Bedeutung kommt der Lymphknotendissektion zu. Am Lappenhilus, Interlobium und am Lungenhilus wird durch diese Maßnahme das Resektionausmaß und damit die Radikalität des Eingriffs bestimmt. In unserem Kollektiv mit N1-Befall, bei systematischer Lymphknotendissektion und R0-Resektion, kann ein signifikant schlechteres Überleben bei Befall der bronchopulmonalen Lymphknoten nachgewiesen werden. Ist ein Lymphknotenbefall dagegen am Hilus oder interlobär vorhanden, so ist die Prognose nach Dissektion dieser Lymphknoten verbessert. Daher ist die chirurgische Dissektion dieser Lmyphknotenstation von Vorteil für den Patienten (Schirren et al. 1995). Im eigenen Kollektiv (R0) (n = 400) für das Stadium II wird ein Fünfjahresüberleben von 42 % erreicht (Tabelle 3).

Signifikante prognostische Faktoren beschrieben Martini et al. (1992) für dieses Stadium (n = 214). Das Fünfjahresüberleben lag bei 39 %. Es gab keinen Unterschied zwischen T1- und T2-Tumoren. Von signifikanter Bedeutung war das Ausmaß der befallenen Lymphknoten auf den N1-Positionen. Das Fünfjahresüberleben lag bei 45 %, wenn nur eine Position befallen war, dem gegenüber standen nur 31 % bei Befall von mehr als einer Position.

Martini u. Ginsberg (1995) stellten fest, daß im präoperativen Stadium II außerdem häufig mit okulten mediastinalen Lymphknotenmetastasen gerechnet werden muß. Im eigenen Krankengut weist der T1-Tumor (n = 123) nach systematischer mediastinaler Lymphknotendissektion zu 16 % mediastinalen Lymhknotenbefall auf (Schirren 1995). Neben der therapeutischen Bedeutung der Dissektion auf den N1-Positionen kommt hier zusätzlich der Will-Rogers-Effekt bei der mediastinalen Lymphknotendissektion zum Tragen.

Martini kam zu der Schlußfolgerung, daß für das Stadium II die radikale Resektion des Primärtumors mit einer systematischen Lymphknotendissektion die beste Therapieoption darstellt.

Eine postoperative Strahlentherapie kommt nur bei einer R1-Situation zum Tragen, wenn aus funktionellen Gründen eine Erweiterung des Eingriffs nicht zumutbar ist. Eine adjuvante Therapie mit Strahlentherapie und/oder Chemotherapie konnte bisher keine Vorteile im Überleben aufzeigen (Lung Cancer Study Group 1986; Holmes et al. 1986).

Stadium IIIA (T3N0M0; T3N1M0; T1–3N2M0) (nach UICC 1987)

Die meisten Bronchialkarzinome befinden sich bei Diagnosestellung in einem fortgeschrittenen Tumorstadium. Hier zeigt sich entweder Tumorbefall an der Brustwand, dem Mediastinum, dem Perikard oder Diaphragma, mit und ohne Befall der mediastinalen Lymphknoten. Solange keine Fernmetastasen nachgewiesen werden, liegt dann ein Stadium III vor. Viele dieser lokal fortgeschrittenen Tumoren können mit den heutigen Techniken der Thoraxchirurgie radikal reseziert werden. Allerdings müssen interdisziplinär die verschiedenen kombinierten Therapiemodalitäten für dieses Stadium diskutiert und abgesprochen sein.

Tumoreinbruch in die Brustwand (T3)

Häufig handelt es sich hierbei um periphere Tumoren, die in die Brustwand einbrechen. Hiläre und mediastinale Lymphknotenmetastasen sind selten. Anhand des klinischen Befundes und der bildgebenden Diagnostik kann präoperativ nicht immer eindeutig differenziert werden, ob nur die Pleura parietalis oder aber die Brustwandstrukturen befallen sind. Von signifikanter Bedeutung für das Überleben bei kombinierten Lungen- und Brustwandresektionen ist die komplette Resektion mit entsprechendem Sicherheitsabstand, das Ausmaß der Brustwandinfiltration und das Vorhandensein von Lymphknotenmetastasen. Der En-bloc-Resektion von Brustwand und Lunge ist daher unbedingt der Vorzug zu geben. Eine nicht radikale Entfernung von T3-Tumoren über eine fragliche extrapleurale Lösung ist zu vermeiden. Die entstandenen Defekte an der Brustwand werden mit Marlex Mesh, Goretex-Membran oder bei größeren Defekten, v. a. ventral, mit einer Sandwichplastik (Marlex-Mesh mit Palacos) stabil ersetzt.

Die nachträgliche intraoperative Resektion von Invasionsarealen verschlechtert wegen der möglichen Tumorzellverschleppung die Überlebensprognose um 50 % (Grillo et al. 1966). Pairolero et al. (1987) und Patterson et al. (1982) berichten über Fünfjahresüberleben von 32 %. Watanabe et al. (1991 b) erreichen 42 %. Bei jüngeren Patienten werden hier sogar Fünfjahresüberlebensraten von bis zu 80 % erzielt. Die Ergebnisse von Albertucci et al. (1992) zeigen, wie entscheidend eine großzügige En-bloc-Resektion von Lunge und Brustwand gegenüber einer fraglichen extrapleuralen Lösung ist, bei lediglichem T3-Befall der Pleura parietalis. Bei En-bloc-Resektion wird eine Fünfjahresüberlebensrate von 50 % erreicht gegenüber 33 % bei extrapleuraler Resektion. Dies zeigt, daß es für den Operateur intraoperativ schwer ist, die Grenzen eindeutig zu beurteilen und daß aber auch der Pathologe bei der Aufarbeitung von großen Flächen nicht eindeutig tumorfreie Resektionskanten bestätigen kann.

Sobald aber bei T3-Tumoren mediastinale Lymphknotenmetastasen vorliegen, reduziert sich das Überleben auf unter 15 % (Ratto et al. 1991).

Tumoreinbruch in Perikard, Diaphragma, N. phrenicus

Infiltriert das Tumorgeschehen das parietale Perikard, so wird dies mit weitem Sicherheitsabstand reseziert. Hierbei können chirurgische Erfahrungen mit der intraperikardialen Präparation notwendig werden. Häufig ist dann auch der N. phrenicus mit einbezogen und muß mit reseziert werden. Nicht selten resultiert ein Sekretverhalt an der operierten Lunge aus der fehlenden Unterstützung der Zwerchfellatmung. Dies ist von besonderer Bedeutung, wenn die Operation als Manschettenresektion ausgeführt wird. Häufige bronchoskopische Absaugungen sind dann notwendig. Frühzeitig ist die Indikation zur Tracheotomie zu stellen.

Nach Pneumonektomie und zusätzlicher Phrenikusresektion kann eine Schaukelatmung mit respiratorischer Insuffizienz resultieren.

Am Perikard entstandene Defekte werden mit Goretex-Membran ersetzt. Auf diese Weise wird einer Herzluxation vorgebeugt. Von besonderer Bedeutung ist dies nach Pneumonektomie. In unserem Haus hat sich die Einzelknopfnaht für die Befestigung des Patches bewährt. Die Herzachse kann so am sichersten refixiert werden und einem mechanischen Low-output-Syndrom vorbeugen. Ein ggf. auftretender Perikarderguß drainiert sich leicht.

Die Resektion des tumorbefallenen Diaphragmas ist bei posterolateralem Zugang und eventueller Doppelthorakotomie im 9. und 10. ICR übersichtlich vorzunehmen. Besondere Aufmerksamkeit kann die Präparation im kostodiaphragmalen Recessus zwischen Ösophagus, V. cava inferior, Perikard und Diaphragma erfordern. Der Zwerchfellersatz kann bei kleineren Defekten durch primäre Muskelnähte, bei größeren Defekten mit Marlex-Mesh oder Goretex-Membran erfolgen. Auf der rechten Seite sollte eine Einengung der V. cava inferior vermieden werden.

Überlebensanalysen für erweiterte Resektionen an Perikard und Diaphragma liegen nur in geringem Umfang vor. Bei erweiterten T3-Resektionen berichtet Watanabe et al. (1991 b) über Fünfjahresüberlebensraten zwischen 43 und 34 %. Bei T3N2M0 werden nur noch 10 % erreicht.

Resektion von Sulcus-superior-(Pancoast-)Tumoren (T3N0-N2M0)

Bei der Resektion von Pancoast-Tumoren ist eine präoperative Strahlentherapie mit 40 Gy angezeigt. Sie schließt den Primärtumor sowie den ipsilateralen Hilus und das ipsilaterale Mediastinum ein. Die Resektion soll sich direkt an die Bestrahlung anschließen wegen der erschwerten Resektabilität durch die folgende narbige Schrumpfung.

Je nach Tumorlokalisation ist ein dorsaler Zugang nach Paulson oder ein ventraler nach Dartevelle indiziert. Es kann aber auch eine Kombination aus beiden Zugängen notwendig sein. Bei der Resektion sind die vorhin dargestellten Prinzipien der Brustwandresektion einzuhalten.

Erschwerend kann intraoperativ die En-bloc-Resektion der 1. Rippe sowie eine tangentiale Resektion von infiltrierten Wirbelköpern notwendig werden. Die präoperative Diagnostik für den Wirbelkörper, auch mit eventuellem NMR, kann nur selten exakte Auskunft über das tatsächliche Resektionsausmaß geben. Mit Resektion des Processus transversalis und tangentialer Osteotomie des Wirbelkörpers kann Tumorfreiheit erreicht werden. Es liegt in der Erfahrung des Operateurs, einen entsprechend weiten Sicherheitsabstand einzuhalten. Schnellschnittdiagnostik kann bei knöchernen Strukturen nicht behilflich sein.

Im Zweifel oder bei weiterreichendem Tumorbefall können im intraoperativen Konsil mit dem verantwortlichen Strahlentherapeuten sog. Afterloading-Seats in diesen Bereich eingelegt werden. Für eine vollständige Resektion des Pancoast-Tumors ist eine aufwendige Dissektion der Strukuren von A. und V. subclavia sowie Plexus notwendig. Eine Präparation mit Lupenbrille kann hierbei hilfreich sein. Im Extremfall kann der untere Faszikelanteil des Plexus reseziert oder auch der befallene Abschnitt der A. oder V. subclavia prothetisch ersetzt werden. Die Lungenresektion variiert je nach Lymphknotenstatus. Bei N0-Befund kann eine anatomische Segmentresektion, bei N1/2-Befund sollte eine Lobektomie vorgenommen werden.

Postoperativ erfolgt eine komplementäre Bestrahlung des Tumorgebietes bis 60 Gy. Bei mediastinalem Lymphknotenbefall wird das Mediastinum ebenfalls mit einbezogen.

Paulson (1985) berichtet über 44% Fünfjahresüberlebensrate bei pN0-Befund. 33% erreichen dann 10 Jahre und 30% noch 15 Jahre. Keine Langzeitüberlebenden werden bei pN2-Befund oder Wirbelkörperbefall verzeichnet. Interessanterweise beschrieb Martini (1990) bei 17% der Patienten mit Pancoast-Tumor einen isolierten ipsilateral-supraclavikulären Lymphknotenbefall. Eine vollständige Resektion ist aber dennoch möglich. Hilaris (1987) ist der Auffassung, daß diese Metastasierung günstiger zu werten ist als ein N2-Befall bei diesem Tumor.

T3-Hauptbronchusbefall bis < 2 cm der Hauptkarina

Als Resektionsverfahren kommen die Oberlappenmanschettenresektion, die Pneumonektomie mit plastischem Stumpfverschluß oder die Manschettenpneumonektomie in Frage.

Von diesen Resektionsarten hat die Manschettenpneumonektomie die höchste perioperative Komplikationsrate. Daher sollte sie nur vorgenommen werden, wenn das obere Mediastinum ohne Lymphknotenbefall ist. Die Pneumonektomie mit plastischem Verschluß der trachealen Resektionskante hat das höhere Risiko der Nahtinsuffizienz gegenüber der maschinellen Naht. Aus Radikalitätsgründen kann aber die offene Absetzung indiziert sein, da die maschinelle Klammernaht einen etwas längeren Absetzungsrand benötigt. Mit der verbesserten Intensivmedizin und der bronchoskopischen Stentimplantation konnte die perioperative Letalität dieser Tumorentität erheblich abgesenkt werden.

N2-Chirurgie

Der Nachweis mediastinaler Lymphknotenmetastasen bei Patienten mit reseziertem nicht kleinzelligen Bronchialkarzinom beeinflußt das Überleben signifikant. Tabelle 4 zeigt die unterschiedlichen Ergebnisse der N2-Chirurgie.

Ein günstiges Schicksal haben Patienten mit mediastinalem Lymphknotenbefall, der zum Zeitpunkt der Thorakotomie nicht bekannt ist. Kann eine komplette Resektion des Tumors mit systematischer Lymphknotendissektion erreicht werden, so liegen die Ergebnisse zwischen 19% und etwa 30%.

Ein bereits präoperativ mediastinoskopisch nachgewiesener N2-Befall besitzt eine schlechtere Prognose. Hierbei ist es von Bedeutung, ob ein Kapselbefall des Lymphknotens vorliegt oder nicht (Pearson et al. 1982). Es zeigen sich also Schwankungsbreiten beim Überleben mit N2-Befall.

Tabelle 4. Ergebnisse der N2-Chirurgie in Abhängigkeit von der Art der Sicherung des N2-Befalls

Autor	Jahr	Anzahl	N2-Befund	Fünfjahres-überlebensrate [%]
Gibbons	1972	10	Thorakotomie +	0
Pearson	1982	79	Mediastinoskopie +	9
		62	Mediastinoskopie – Thorakotomie	24
Mountain	1986	168	Thorakotomie +	28,8
Martini u. Flehinger	1987	151	Thorakotomie +	30
Naruke et. al.	1988	242	Mediastinoskopie – Thorakotomie +	19,2
Schirren et. al.	1995	163	Thorakotomie +	25

Anhand eines definierten Patientenkollektivs (pN0/R0 mit systematischer Lymphknotendissektion, n = 163) wurde mit der multivariaten Analyse von Cox (1972) die Bedeutung der Anzahl und Lokalisation der tumorbefallenen mediastinalen Lymphknoten untersucht (Schirren et al. 1995). Bei Lymphknotenbefall in der Bifurkation und/oder paraösophageal läßt sich eine Fünfjahresüberlebensquote von 16% erreichen. Dem stehen 31% gegenüber bei Befall der übrigen mediastinalen Lymphknoten. Dieser Unterschied ist signifikant (Tabelle 5, Abb. 11).

Martini (1985) erzielte Fünfjahresüberlebensquoten bei Lymphknotenbefall in der Bifurkation von 18% und paratracheal von 24%. Für das Gesamtkollektiv mit N2-Befall wurde eine Fünfjahresüberlebensquote von 29% angegeben.

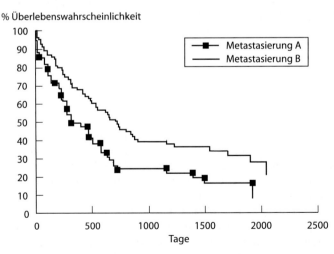

Abb. 11. Überlebenswahrscheinlichkeit in Abhängigkeit vom Befall des paraösophagealen und/oder Bifurkationslymphknoten *(Metastasierung A)* im Vergleich zum Befall der übrigen mediastinalen Lymphknoten *(Metastasierung B)* (n = 163, 1984–1993)

1.12 Chirurgische Therapie des Bronchialkarzinoms

Tabelle 5. Prognostischer Einfluß der einzelnen Lymphknotenmetastasen bei pN_2-Befall in Abhängigkeit von der Position im Mediastinum (n = 163, nach systematischer Lymphknotendissektion, 1984–1993). Multivariate Analyse nach Cox (1972)

	COX-Analyse univariat	multivariat
Oberes Mediastinum		
Tracheobronchial	<0,001	n. s.
Paratracheal	<0,001	n. s.
Aorta/subaortal	=0,770	n. s.
Unteres Mediastinum		
Subkarinal	<0,001	0,007
Paraösophageal	<0,001	0,005
Ligamentum pulmonale	<0,770	n. s.

Watanabe et al. (1991 a) beschrieben eine Fünfjahresüberlebensquote von 34,8 % bei Befall von nur einer mediastinalen Lymphknotenstation. Demgegenüber standen nur 9,4 % bei Befall von mehr als einer Lymphknotenstation. Außerdem fanden sie bei okkultem mediastinalem Lymphknotenbefall und normal großen Lymphknoten eine Fünfjahresüberlebensrate von 33 %. Bei vergrößerten Lymphknoten, die bereits im CT metastasenverdächtig erschienen, lag das Überleben bei 20 %.

Zu ähnlichen Erkenntnissen kamen auch Ishida et al. (1990). Sie erzielten bei mediastinaler Mikrometastasierung eine Überlebensrate von 41 %. Hatte das Metastasenwachstum den Lymphknoten vollkommen durchsetzt, lag das Überleben bei 34 %. War die Kapsel des Lymphknotens überschritten, so verschlechterte sich die Fünfjahresüberlebensprognose weiter auf 9 %.

Bei dem sog. minimalen N2-Befall wurden von Martini u. Flehinger (1987) 34 %, bei Kirsh u. Sloan (1982) 21,3 % und bei Patterson et al. (1987) 42 % angegeben. In einer vergleichenden Arbeit von Shields (1990) zur N2-Chirurgie sind Überlebensquoten zwischen 15 % und 40 % aufgelistet. Dies ist ein weiteres Beispiel für die unterschiedliche Klassifizierung der N2-Ergebnisse bei Resektion.

Für einen „bulky" N2-Befall findet man bei Martini u. Flehinger (1987) 9 % und Pearson et al. (1982) 15 % Fünfjahresüberlebensraten. In der Übersicht von Shields (1990) sind für dieses Stadium Überlebensraten von 0–9 % zusammengestellt.

Zusammenfassend läßt sich feststellen, daß die N2-Chirurgie von unterschiedlichen Prognosefaktoren beeinflußt wird. Die Ausdehnung der Metastasierung im Lymphknoten, die Anzahl der befallenen Lymphknoten und ihre Position im Mediastinum sind von signifikantem prognostischem Einfluß. Insgesamt zeigen aber die operierten N2-Stadien ein besseres Überleben als konservativ behandelte Therapiegruppen.

Das präoperative Staging befallener Lymphknoten durch bildgebende Verfahren ist problematisch. Nach klassischen Kriterien sind befallene Lymphknoten im CT größer 1 cm. Die Ursachen hierfür werden durch die Ergebnisse von Kiyono et al. (1988) am treffendsten beschrieben. Es besteht eine physiologische Variabilität der Lymphknotengröße auf den einzelnen Positionen. Die Größe schwankt zwischen 3,9 und 12,3 mm. Linksseitige Lymphknoten werden kleiner beschrieben als diejenigen auf der rechten Seite.

Die hieraus resultierende klinische Problematik verdeutlicht Herman (1993) in einem weiteren Modell. Der normale paratracheale Lymphknoten ist ca. 3 mm groß, der Bifurkationslymphkoten 7 mm. Liegt ein Tumorwachstum vor, können Lymphknoten um 5 mm schwellen. Der paratracheale wäre damit 8 mm und der Bifurkationslymphknoten 1,2 cm groß. Nach CT-Kriterien (befallener Lymphknoten größer 1 cm) wäre damit lediglich der Bifurkationslymphknoten tumorverdächtig. Andererseits sind entzündungsbedingte Lymphknotenvergrößerungen, die im Rahmen von z. B. Retentionspneumonien auftreten können, nicht ihrer tatsächlichen klinischen Bedeutung entsprechend bewertet.

Die standardisierten bildgebenden Verfahren können derzeit also die individuellen physiologischen und anatomischen Variationsmöglichkeiten sehr gut darstellen, für den klinischen Entscheidungsprozeß lassen sich aber aufgrund dieser Unsicherheiten nur unbefriedigende Rückschlüsse ziehen. Inwieweit NMR oder PET hier verbesserte Aussagen treffen können, muß noch abgewartet werden.

Hier stellt sich grundsätzlich die Frage nach zusätzlicher invasiver Diagnostik am Mediastinum. Mit der Mediastinoskopie sind aber einige Lympknotenstationen nur problematisch zu erreichen wie z. B. der Bifurkationsbereich, das aortopulmonale Fenster und die Positionen paraösophageal und am Ligamentum pulmonale.

Schließlich muß berücksichtigt werden, daß bei diskreter Metastasierung in den Lymphknoten und bei nicht befallener Lymphknotenkapsel, trotz Serienbiopsie, Tumorzellen übersehen werden. Die erweiterten Mediastinoskopien im aortopulmonalen Fenster und paraösophageal haben sich wegen der hohen Komplikationsraten nicht als diagnostisches Routineverfahren etablieren können.

Wir bevorzugen deshalb die nachfolgend beschriebene Vorgehensweise. Bei jüngeren Patienten, bei gutem Allgemeinzustand und nach Ausschluß eines massiven mediastinalen Befalls wird thorakotomiert. Die systematische Lymphknotendissektion ist obligat. So erreicht man eine radikale Operation mit einer verläßlichen pTNM-Formel. Ältere Patienten mit höherem Operationsrisiko und positivem Mediastinoskopiebefund werden nicht mehr operiert.

Bei der Diskussion um die N2-Chirurgie wird auch ein ggf. positiver Einfluß einer präoperativen (induktiven) Chemotherapie in letzter Zeit zunehmend diskutiert. Folgende Annahmen lassen eine präoperative Chemotherapie sinnvoll erscheinen. Das Primärtumorwachstum würde eingegrenzt und die Lymphknoten erhielten eine festere Kapsel. Damit wäre das Risiko der intraoperativen Tumorzellverschleppung geringer. Okkulte Fernmetastasen würden frühzeitig potentiell kurativ therapiert werden.

Die induktive Chemotherapie kann bei einem hohen Prozentsatz von Patienten mit N2-Situation eine Tumorregression bewirken. Im Rahmen einer präoperativen Induktionschemotherapie ist es prognostisch günstig, wenn das Tumorgeschehen durch die Chemotherapie nahezu devitalisiert wird. Diese Maßnahme reicht allein für die Verbesserung der Überlebensquote nicht aus. Das Überleben verbessert sich erst, wenn auch der Tumor und die mediastinalen Lymphknoten komplett reseziert sind (Martini et al. 1993).

Welchen Einfluß die radikale Resektion von Tumor und Lymphknoten hat, zeigt die Studie von Rosell et al. (1994). Mit Induktionstherapie, Resektion des Primärtumors und nicht vollständiger Lymphknotendissektion im oberen Mediastinum erreichen sie im Stadium IIIA nur eine Dreijahresüberlebensquote von 23 %. In unserem Kollektiv mit systematischer Lymphknotendissektion findet sich im gleichen Stadium mit mediastinaler Nachbestrahlung eine Dreijahresüberlebensrate von 42 % und eine Fünfjahresüberlebensrate von 35 % (Schirren et al. 1996). In der Studie von Rosell überlebte in der Kontrollgruppe ohne Induktionstherapie mit chirurgischer Resektion und mediastinaler Nachbestrahlung kein Patient 3 Jahre. Diese Patienten wurden jedoch ebenso wie die chemotherapierten Patienten nicht systematisch lymphknotendisseziert.

Unsere Ergebnisse mit herkömmlichen Resektionen im Stadium III (ohne Induktionschemotherapie) und die Ergebnisse von Martini et al. (1993) mit Induktionschemotherapie zeigen deutlich den positiven Effekt der systematischen Lymphknotendissektion auf die Überlebensraten. Der onkologische Stellenwert einer Induktionschemotherapie, in Kombination mit einer systematischen Lymphknotendissektion, bedarf noch weiterer Studien.

Die Diskussion zeigt deutlich, daß es notwendig ist, die Kriterien für einen radikalen Eingriff einheitlich zu definieren. Anderenfalls erhält man eine Vielzahl von Ergebnissen, die aber nur für Untergruppen zutreffen. Es ist lediglich ein Will-Rogers-Phänomen nachzuweisen, und der eigentliche Beweis eines therapeutischen Effektes fehlt. Außerdem muß das Ausmaß der mediastinalen Lymphknotenmetastasierung einheitlich definiert sein, um eine Vergleichbarkeit der Therapiegruppen zu erreichen.

Stadium IIIB (jedesTN3M0; T4 jedesNM0) (nach UICC 1987)

Bei N3 und/oder T4 ist eine primäre Radiotherapie indiziert. Die Operation ist bei günstiger Konstellation wie sehr gute funktionelle Reserven, hohe Motivation des Patienten und biologisch jüngere Altersstufe möglich und auch berechtigt.

Große Gefäße

Bei Tumoren des rechten Oberlappens kann die V. cava superior durch direktes Tumorwachstum (T4) oder durch ein tumoröses Lymphknotenpaket (N2) im tracheobronchialen Winkel infiltriert sein. Dies kann zu einer Stenosierung der V. cava superior führen mit eventueller oberer Einflußstauung. Die En-bloc-Resektion des Tumors mit dem befallenen Abschnitt der V. cava oder die Tangentialresektion des Gefäßes kann eine radikale Resektion gewährleisten. Das Gefäß wird mit einer ringverstärkten PTFE-Prothese ersetzt. Falls der Primärtumor nicht resektabel ist, kann palliativ ein extraanatomischer Bypass von der V. anonyma zum rechten Herzohr die obere Einflußstauung beheben. Diese operative Indikation muß gegen die Strahlentherapie oder Stentimplantation abgewogen werden. Die Resektion der V. cava stellt insgesamt ein eher seltenes Vorgehen bei der Resektion des Bronchialkarzinoms dar. Dies bestätigt auch die Literatur. Dartevelle et al.(1991) berichtet über 7 Fälle, in unserem Kollektiv wurden 14 Resektionen der V. cava vorgenommen. Das Langzeitüberleben von diesen Patienten ist stadienabhängig.

Linkseitige Tumoren können die Aorta infiltrieren. Hierbei werden selten die gesamten Wandstrukuren des Gefäßes durchbrochen. Häufig gelingt es daher mit extrapleuraler Präparation, den Tumor mit der Pleura mediastinalis und der Adventitia der Aorta zu resezieren. Im aortopulmonalen Fenster kann es schwierig sein, zwischen „bulky" N2 und Tumor zu differenzieren. Mit der eben beschriebenen Resektionstechnik und dem Durchtrennen des Lig. Botalli und der Resektion von linksseitigem N. vagus mit N. recurrens kann diese Situation resektabel sein. Der prothetische Ersatz der Aorta stellt ein eher seltenes Ereignis dar und konnte sich nicht etablieren (Watanabe 1991 c).

Ösophagus

Bei Infiltration des muskulären Abschnitts des Ösophagus ist es in der Regel möglich, die befallenen muskulären Anteile unter Erhalt von Mukosa und Submukosa zu resezieren. Bei Tumoreinbruch und bestehender Fistel zwischen Tracheobronchialbaum und Ösophagus kann eine kombinierte Lungen-/Ösophagusresektion gegenüber einer interventionellen Stentimplantation abgewogen werden. Überwiegend wird man sich aufgrund der Allgemeinsituation des Patienten und des Tumorstadiums für die Stentimplantation entscheiden.

Ergebnisse im Stadium III (nach UICC 1987)

Das Stadium III ist kein einheitliches Stadium. Dies verdeutlichen die 12 verschiedenen Tumorformeln, aus denen sich dieses Stadium zusammensetzt, die jeweils eine individuelle Prognose aufweisen (Tabelle 6). Das Fünfjahresüberleben schwankt zwischen 14% und 39%. Der wesentliche Faktor, der diesen

Tabelle 6. Überlebenswahrscheinlichkeit nach radikaler Resektion (R0) im Stadium III (Thoraxklinik Heidelberg-Rohrbach, 1984–1994)

pTNM Anzahl (n)	Stadium IIIA						Stadium IIIB	
	T1N2 28	T2N2 193	T3N2 58	T3N0 80	T3N1 95	T3N2 58	T4N0/T4N1 132	T4N2/T1-4N3 191
1 Jahr	76%	68%	50%	77%	64%	50%	60%	55%
3 Jahre	38%	38%	19%	48%	43%	19%	34%	20%
5 Jahre	25%	25%	14%	39%	28%	14%	24%	n.d.
Median (Monate)	26	23	12	36	24	12	19	15

Tabelle 7. 30-Tage-Letalität nach radikaler Resektion (R0) des Bronchialkarzinoms in Abhängigkeit vom Tumorstadium

p-Stadium	n	%
I	747	4
II	400	6
III	777	9
IV	72	7
Gesamt	1996	7

Unterschied bewirkt, ist der N-Faktor. Mit steigendem N-Befall verschlechtert sich die Prognose signifikant. Mountain (1989) beschreibt den N-Faktor gegenüber dem T-Faktor als denjenigen, der das Überleben am stärksten beeinflußt.

Für das gesamte Stadium IIIA liegt die Fünfjahresüberlebensquote bei unserem Patientenkollektiv bei 24%. Ein mediastinaler Lymphknotenbefall wurde durch eine adjuvante Strahlentherapie behandelt. Bei Mountain (1986) findet man in diesem Tumorstadium eine Fünfjahresüberlebensquote von 17%, bei Naruke (1993) eine von 28%.

Im Stadium IIIB (R0) finden wir eine die Fünfjahresüberlebensquote von 19% (Tabelle 6). Mountain (1986) berichtet für das Stadium IIIB von einer Überlebensrate von 5%, Naruke (1993) erreicht 12,2%, Watanabe et al. (1991 c) geben 25% an.

In unserem Krankengut war eine radikale Resektion (R0) im Stadium IIIA bei 80% und im Stadium IIIB bei 60% der Fälle möglich. Die heutigen chirurgischen Techniken können daher sehr gut eine lokale Tumorfreiheit gewährleisten, bei einer vertretbaren perioperativen Letalität (Tabelle 7). Inwieweit sich durch laufende Studien eine Änderung in der Operationsindikation ergibt, muß abgewartet werden.

Das Schicksal der Patienten entscheidet sich am Auftreten von Fernmetastasen. Aus diesem Grund ist eine effektive adjuvante Chemotherapie für dieses Kollektiv gefragt. Außerdem sollte die Behandlung des Bronchialkarzinoms, nicht nur in den fortgeschritteneren Stadien, Aufgabe einer interdisziplinären Zuasmmenarbeit sein. Nur so kann individuell für jeden Patienten der beste Therapieplan erstellt werden. Es muß festgestellt werden, daß diese Chirurgie hohe technische Anforderungen stellt. Darüber hinaus muß eine entsprechende Erfahrung in der unmittelbaren postoperativen Phase gewährleistet sein.

Stadium IV (jedes T, jedes N, M1) (nach UICC 1987)

Beim Vorliegen von solitären Metastasen in Gehirn, Leber oder Nebenniere kann die Resektion des Primärtumors und der Metastasen bei günstiger individueller Voraussetzung eine deutliche Lebensverlängerung bringen. Burt et al. (1992) konnte in seinem Kollektiv darstellen, daß nicht das Stadium der Erkrankung, sondern die Radikalität des Eingriffs der prognostisch entscheidende

Faktor ist. Er stellt dies am Beispiel der resezierten Hirnmetastasen dar. Die Reihenfolge der operativen Maßnahmen muß im Einzelfall interdisziplinär sorgfältig abgewogen werden. Häufig wird der Lungentumor nach der symptomatischen Hirnmetastase reseziert. Unserer Erfahrung nach haben solitäre resezierte Hirnmetastasen und Nebennierenmetastasen bei fehlendem mediastinalem Lymphknotenbefall die beste Prognose.

Eine ipsilaterale solitäre Metastase in der Lunge sollte mitreseziert werden. Erste Analysen für dieses selektionierte Patientengut aus unserer Klinik zeigen eine Fünfjahresüberlebenswahrscheinlichkeit, die einem Stadium IIIA entspricht.

Palliative Resektionen

Die primäre Aufgabe der Chirurgie bei der Therapie des Bronchialkarzinoms ist es, eine komplette und kurative Resektion zu gewährleisten. Dennoch gibt es palliative Operationsindikationen, die es dem Patienten ermöglichen sollen, drohende Komplikationen zu beseitigen, die durch andere therapeutische Maßnahmen nicht effektiv zu beseitigen sind. Typische Indikationen sind schwere Retentionspneumonien mit Einschmelzung und Zerfall von Lungen- und Tumorgewebe, massive Hämoptysen, infiltrierende Tumoren in die Brustwand mit therapierefraktären Schmerzen und exulzerierendes Tumorwachstum der Thoraxwand. Ebenso sollen Skelettmetastasen mit Instabilität der Wirbelsäule und Frakturgefahr der langen Röhrenknochen operativ stabilisiert werden, da die Lebensqualität des Patienten hiermit am effektivsten positiv beeinflußt werden kann.

Kleinzelliges Bronchialkarzinom (SCLC)

Die Operation des SCLC erlebt in den letzten Jahren eine Renaissance, nachdem sie bereits als obsolet angesehen worden war. Für die Stadien I und II ist die Operation als ergänzende Maßnahme zur Chemotherapie berechtigt (Wada et al. 1995; Sheperd 1996). Allerdings eignen sich für ein solches Therapiekonzept nur 10% der Patienten mit dieser Tumorart. Vor einer geplanten Operation muß immer eine Mediastinoskopie vorgenommen werden. Bei mediastinalem Lymphknotenbefall ist von einer primären Operation abzusehen.

Beim multimodalen Therapiekonzept für das kleinzellige Bronchialkarzinom ist die Reihenfolge der Schritte noch nicht einheitlich festgelegt. Für die primäre Operation sprechen die radikale Resektion mit der sofortigen kompletten Remission. Dies sind gute Voraussetzungen für die adjuvante Chemo-/Radiotherapie. Weiter bekommt man bei diesem Therapieweg neben einer exakten Histologie auch eine verläßliche TNM-Formel. Lokale Tumorrezidive sind in dieser Gruppe seltener.

Für eine sekundäre Operation spricht, daß durch die vorgeschaltete (induktive) Chemotherapie das aktive Tumorgewebe zerstört ist, der Tumor sich abgekapselt hat und eventuelle, bisher nicht nachgewiesene Fernmetastasen eliminiert sind.

Wird bei einer diagnostischen Thorakotomie die Diagnose kleinzelliges Bronchialkarzinom gestellt, so sollte nach onkologischen Kriterien der Tumor radikal reseziert werden mit dazugehöriger systematischer mediastinaler Lymphknotendissektion. Eine Pneumonektomie sollte aber vermieden werden. Broncho- und angioplastische Resektionsverfahren können hierbei eine Hilfe sein. Kann die Pneumonektomie umgangen werden, ist die postoperative Chemotherapie mit der zu erwartenden Hydratationstherapie nicht so problematisch, da eine Rechtsherzdekompensation seltener ist. Eine fehlende chirurgische Radikalität kann aber durch eine adjuvante Therapie nicht ausgeglichen werden.

Wird unter einer primären Radio-/Chemotherapie eine nur ungenügende Remission erzielt, kann eine sog. Salvage-Operation indiziert sein. In der Regel liegen dann Mischtumoren mit Plattenepithel-, Adeno- oder großzelligem Karzinomanteil vor. Patienten mit derartigen Tumoren können dann von einer Resektion profitieren. Die Abgrenzung der Patienten, die einer Operation oder der lokoregionären Radiotherapie zugeführt werden, bedarf allerdings einer großen onkologischen Erfahrung (Sheperd 1996).

Literatur

Albertucci M et al. (1992) Surgery and management of peripheral lung tumor adherent to the parietal pleura. J Thorac Cardiovasc Surg 103: 8

Alison PR (1946) Intrapericardial approach to the lung root in the treatment of bronchial carcinoma by dissection pneumonectomy. J Thorac Surg 15: 99

Allan Cl, Smith FJ (1932) Primary carcinoma of the lung with report of case treated by operation. Surg Gynecol Obstet 55: 151

Björk VO (1959) Bronchotracheal anastomosis. A follow-up of 9 cases on the left side and 7 on the right. J Thorac Surg 37: 800–807

Bollen ECM, Duin CJ van, Theunissen PH, Hof-Grootnboer MH v., Blijham TM (1993) Mediastinal lymph node dissection in resected lung cancer. Morbidity and accuracy of staging. Ann Thorac Surg 55: 961–967

Brunn HB (1929) Surgical principles underlying one-stage lobectomy. Arch Surg 18: 490

Bülzebruck H, Bopp R, Drings P, Bauer E, Krysa S, Probst G, van Kaick G, Müller KM, Vogt-Moykopf I (1992) New aspects in the staging of lung cancer. Cancer 70: 1102–1110

Burt M et al. (1992) Solitary brain metastases fron non-small cell lung cancer: results of therapy. J Thorac Cardiovasc Surg 103: 399

Cahan WG (1960) Radical lobectomy. J Thorac Surg 39: 555–572

Churchill E, Belsey HR (1939) Segmental pneumonectomy in bronchiectasis. Ann Surg 109: 481

Cortese DA, Kinsey JH (1984) Hematoporphyrin derivative phototherapy in the treatment of bronchogenic carcinoma. Chest 86: 8

Cox DR (1972) Regression models and life tables J R Stat Soc B 34: 187–220

Dartevelle PG (1991) Long-term follow-up alter prosthetic replacement of the superior vena cava combined with resection of mediastinal-pulmonary malignant tumors. J Thorac Cardiovasc Surg 102: 259

Deslauriers J (1986) Long-term clinical and functional results of sleeve lobectomy for primary lung cancer. J Thorac Cardiovasc Surg 92: 871

Deslauriers J, Mekram JR, Guimont C, Brisson J (1993) Staging and management of lung cancer: Sleeve resection. World J Surg 17: 712–718

Drings P (1996) Qualitätssicherung in der Onkologie. Therapeutische Standards Lungenkarzinom hrsg. im Auftrag der Deutschen Krebsgesellschaft e. V. und der Deutschen Krebshilfe. Zuckschwerdt, München

Drings P, Wannenmacher M (1995) Nicht-kleinzellige Bronchialkarzinome. In: Seeber S, Schütte J (Hrsg) Therapiekonzepte Onkologie, 2.Aufl. Springer, Berlin Heidelberg New York Tokio, S 446-473

Feinstein AR, Soin DM, Wells CKW (1985) The Will Rogers phenomenon - Stage migration and new diagnostic techniques as a source of misleading statistics for survival in cancer. N Engl J Med 312: 1604-1608

Fry WA (1994) Thoracic incisions. pp. 381-390 In: Shields TW (ed) General thoracic surgery, vol 1, 4th edn. Williams & Wilkins, Baltimore Philadelphia München

Gibbons JRP(1972) The value of mediastinoscopy in assessing operability in carcinoma of lung. Br J Dis Chest 66: 162-166

Ginsberg RJ, Kris MG, Armstrong JC (1993) Non-small cell lung cancer. In: DeVita jr VT, Hellman S, Rosenberg SA (eds) Cancer. Principles and practice of oncology, 4th edn. Lippincott, Philadelphia, pp 673-722

Ginsberg R, Rubinstein L, Lung Cancer Study Group (1991) A randomized trial of lobectomy vs. limited resection in patients with T1N0 non-small cell lung cancer (abstract). Lung Cancer 7: 83

Graham EA, Singer JJ (1933) Successful removal of the entire lung for carcinoma of the bronchus. JAMA 101: 1371

Grillo HC, Greenberg JJ, Wilkins EW (1966) Resection of bronchogenic carcinoma involving thoracic wall. J Thorac Cardiovasc Surg 51: 417

Greschuchna D, Maassen W (1973) Die lymphogenen Absiedlungswege des Bronchialkarzinoms. Thieme, Stuttgart (Copythek)

Hata E, Hayakawa K, Miyamoto H, Hayashida R(1990) Rationale for extended lymphadenectomy for lung cancer. Theor Surg 5: 19-25

Hata E, Troidl H, Hasegawa T (1981) In-vivo-Untersuchungen der Lymphdrainage des Bronchialsystems beim Menschen mit der Lymphoszintigraphie: Eine neue diagnostische Technik. In: Hamelmann H, Troidl H (Hrsg): Behandlung des Bronchialkarzinoms. Thieme, Stuttgart, S 27-34

Hayata Y, Kato, Konaka C (1984) Photoradiation therapy with hematoporphyrin derivative in early and stage I lung cancer. Chest 86: 169

Heilmann HP(1987) Strahlentherapie der Tumoren der Lunge. In: Scherer E (Hrsg): Strahlentherapie. Radiologische Onkologie. Springer, Berlin Heidelberg New York Tokio, S 656-671

Herman SJ (1993) Staging of bronchogenic carcinoma. World J Surg 17: 694-699

Hermanek P(1989) Aktuelle Aspekte der neuen Stadieneinteilung des colorectalen Karzinoms und ihre klinische Konsequenzen. Chirurg 60: 1-7

Hilaris BS (1987) Treatment of superior sulcus tumor (Pancoast tumor). Surg Clin North Am 67: 965

Hoffmann E (1959) Die Abflußwege der Lymphe und ihre Bedeutung für die Ausbreitung maligner Tumoren. Bruns Beitr Klin Chir 199: 451-471

Holmes EC, Gail M, Lung Cancer Study Group (1986) Surgical adjuvant therapy for stage II and III adeno carcinoma and large cell undifferentiated carcinoma. J Clin Oncol 4: 710

Ishida T, Yano T, Maeda K, Kaneko S, Teteishi M, Sugimachi K (1990) Strategy for lymphadenectomy in lung cancer less than three centimeters or in diameter. Ann Thorac Surg 50: 708-712

Jensik RJ (1987) Miniresection of small peripheral carcinomas of the lung. Surg Clin North Am 67: 95

Jensik RJ, Faber LP, Milloy FJ, Monson DO (1972) Segmental resection for lung cancer. A fifteen year experience. J Thorac Cardiovasc Surg 66: 563

Junker K, Müller KM (1989) Metastasierung beim Bronchialkarzinom. Z Herz Thorax Gefäßchir 3: 189-194

Kirsh MM, Sloan H (1982) Mediastinal metastasis in bronchogenic carcinoma: Influence of postoperative irradiation, cell type, and location. Ann Thorac Surg 33: 459-464

Kiyono K, Sone S, Sakai F et al. (1988) The number and size of normal mediastinal lymph nodes: A postmortem study. A J R 150: 771-776

Knoche E, Rink H (1964) Die Mediastinoskopie. Schattauer, Stuttgart

Kubik S (1976) Anatomie der Lymphgefäße der Lunge In: Eckert P (Hrsg) Intensivmedizin, Anaesthesiologie, Bd 2: Volumenregulation und Flüssigkeitslunge. Thieme, Stuttgart, S 10-16

Libshitz HI, McKenna RJ, Mountain CF (1986) Patterns of mediastinal metastases in bronchogenic carcinoma. Chest 90: 229-235

Lung Cancer Study Group (1986) Effects of postoperative mediastinal radiation on completely resected stage II and stage III epidermoid cancer of the lung. N Engl J Med 315: 1377

Lung Cancer Study Group (1987) Postoperative T1N0 non-small cell lung cancer. Squamous vs. nonsquamous recurrences. J Thorac Cardiovasc Surg 94: 349

Martini N (1985) Management of stage III disease: Alternate approaches to the management of mediastinal adenopathy. In: Delarue NC, Eschapasse H (eds) Lung Cancer, WB Saunders Philadelphia 108–204

Martini N (1990) Surgical treatment of non-small cell lung cancer by stages. Semin Surg Oncol 6: 248

Martini N, Burt M, Bains MS, McCormack P, Ginsberg J. (1992) Survival after resection in stage II non-small cell lung cancer. Ann Thorac Surg 54: 460–467

Martini N, Flehinger BJ (1987) The role of surgery in N2 lung cancer. Surg Clin North Am 67: 1037–1045

Martini N, Ginsberg RJ (1995) Surgical management. In: Pearson, Deslauriers, Ginsberg, Hiebert, McKneally, Urschel jr. (eds) Thoracic surgery. Churchill Livingstone, New York Edingburgh, pp 690–705

Martini N, Kris MG, Flehinger BJ, Ginsberg J (1993) Preoperative chemotherapy for stage IIIA (N2) lung cancer: The Sloan-Kettering experience with 136 patients. Ann Thorac Surg 55: 1365–1374

Martini N, McCaughan BC, McCormack P, Bains MS (1986) Lobectomy for stage I lung cancer. In: Kittle CF (ed) Current controversies in thoracic surgery. Saunders, Philadelphia, pp 171

Martini N, Melamed MR (1980) Occult carcinomas of the lung. Ann Thorac Surg 30: 215

Mathey J, Binet JP, Galey JJ (1966) Tracheal and tracheobronchial resections: Technique and results in 20 cases. J Thorac Cardiovasc Surg 51: 1

Meyer G, Schildberg FW (1991) Operationsvorbereitung und Lagerung In: Heberer G, Schildberg FW, Sunder-Plassmann L, Vogt-Moykopf (Hrsg) Die Praxis der Chirurgie: Lunge und Mediastinum. Springer, Berlin Heidelberg New York Tokio, pp 157–160

Mountain CF (1986) A new international staging system for lung cancer. Chest 89 (Suppl): 225–233

Mountain CF (1988) Prognostic implication of the international staging system for lung cancer. Semin Oncol 15: 236

Mountain CF (1990) Value of the new TNM staging system for lung cancer. Chest 96: 47–51

Naruke T (1976) Surgical treatment for lung cancer with metastasis to mediastinal lymph nodes. J Thorac Cardiovasc Surg 71: 279–285

Naruke T (1988) Prognosis and survival in resected lung carcinoma based on the new international staging system. J Thorac Cardiovasc Surg 96: 440

Naruke T (1989) Bronchoplastic and bronchovascular procedures of the tracheobronchial tree in the management of lung cancer. Chest 96: 535

Naruke T (1991) Lymph node dissection for primary lung cancer. In: Naruke T (ed) Principle of lung cancer surgery, vol 3. Society for Study on Principle of Lung Cancer Surgery, Tokyo, pp 1–7

Naruke T (1993) Significance of lymph node metastases in lung cancer. Seminin Thorac and Cardiovasc Surg 5: 210–218

Naruke T (1994) Mediastinal lymph node dissection. In: Shields TW (ed) General thoracic surgery, vol 1, 4th edn. Williams & Wilkins, Baltimore Philadelphia München, pp 469–480

Naruke T, Goya T, Tschuchia R, Suemasu K (1988a) The importance of surgery to non small cell carcinoma of the lung with mediastinal lymph node metastasis. Ann Thorac Surg 46: 603–610

Naruke T, Goya T, Tsuchiya R, Suemasu K (1988b) Prognosis and survival in resected lung carcinoma based on the new international staging system. J Thorac Cardiovasc Surg 96: 440

Pairolero PC, Trastek VF, Payne WS (1987) Treatment of bronchogenic carcinoma with chest wall invasion. Surg Clin North Am 67: 959

Patterson GA (1982) Combined pulmonary and chest wall resection for carcinoma of the lung: Benefits of adjuvant radiotherapy. Ann Thorac Surg 34: 692

Patterson GA, Piazza D, Pearson FG et al. (1987) Significance of metastatic disease in subaortic lymph nodes. Ann Thorac Surg 43: 155–159

Paulson DL (1985) The „superior sulcus" lesion. In: Delarue NC, Eschapasse H (eds) International trends in general thoracic surgery. Saunders, Philadelphia, pp 121

Pearson FG, Delarue NC, Ilves R, Todd TRJ, Cooper JD (1982) Significance of positive superior mediastinal nodes identified at mediastinoscopy in patients with resectable lung cancer of the lung. J Thorac Cardiovasc Surg 83: 1–11

Pichlmayer H, Spelsberg F (1971) Organerhaltende Operation des Bronchialkarzinoms. Langenbecks Arch Chir 328: 221

Price-Thomas C(1959) Conservative resection of the bronchial tree. J R Coll Surg Edinb 1: 169–171

Ratto GB (1991) Chest wall involvement by lung cancer: Computed tomographic detection and results of operation. Ann Thorac Surg 51: 182

Ripert T, Müller KM (1984) Tumorausbreitung in Lungen mit Silikosen. Verh Dtsch Ges Pathol 68: 407

Riquet M, Hidden G, Debesse B (1989) Direct lymphatic drainage of lung segments to the mediastinal nodes. An anatomic study on 260 adults. J Thorac Cardiovasc Surg 97: 623–632

Rosell R, Gomez-Codina J, Camps C, Maestre J (1994) A randomized trial comparing preoperative chemotherapy plus surgery with surgery alone in patients with non-small cell lung cancer. N Engl J Med 330: 153–138

Roth JA, Pass HI, Wessly MN, White P, Putnam JB, Seipp (1986) Comparison of median sternotomy and thoracotomy for resection of pulmonary metastases in patients with adult soft tissue sarcomas. Ann Thorac surg 42: 134–138

Schirren J, Krysa S, Bülzebruck H, Wassenberg D, DiRienzo G, Branscheid D, Vogt-Moykopf I (1993) Die Technik der systematischen Lymphadenektomie beim Bronchialkarzinom unter besonderer Berücksichtigung am linken Hemithorax. Z Herz Thorax Gefäßchir 7: 178–183

Schirren J (1995) Die systematische mediastinale Lymphknotendissektion beim Bronchialkarzinom. Indikationen, Technik und Ergebnisse. Habilitationsschrift, Ruprecht-Karls-Universität, Heidelberg

Schirren J, Richter W, Trainer C, Trainer S, Schneider P, Bülzebruck H, Vogt-Moykopf I (1995) Chirurgie des Bronchialkarzinoms im Stadium IIIA: Indikation, Technik, Ergebnisse. Langenbecks Arch Chir (Suppl II): 989–993

Schirren J, Richter W, Schneider P, Vogt-Moykopf I (1996a) Grundlagen und Ergebnisse der systematischen Lymphknotendissektion beim operierten Bronchialkarzinom. Chirurg 67: 869–876

Schirren J, Schneider P, Richter W, Trainer C, Muley Th, Bülzebruck H, Vogt-Moykopf I (1996b) Radikalität und Lymphknotendissektion beim Bronchialkarzinom. Langenbecks Arch Chir (Suppl II): 790–797

Schneider P, Trainer S, Schirren J, Vogt-Moykopf I (1996) Organ-preserving resection methods on lung tumors. Onkologie 19: 290–295

Shaw RR, Paulson DL, Kee JL Jr (1961) Treatment of the superior sulcus tumor by irradiation followed by resection. Ann Surg 154: 29

Shepherd FA (1996) Surgical management of small cell lung cancer: principles and practice. Lippincott/Raven, Philadelphia New York, pp 899–913

Shields TW (1990) The significance of ipsilateral mediastinal lymph node metastasis (N2 disease) in non-small cell carcinoma of the chest. J Thorac Cardiovasc Surg 99: 48–53

Shields TW (1994) Surgical treatment of non-small cell bronchial carcinoma. In: Shields TW (ed) General thoracic surgery, vol 2, 4th edn. Williams & Wilkins, Baltimore Philadelphia München, pp 1159–1187

Thompson DT (1966) Tracheal resection with left lung anastomosis following right pneumonectomy. Thorax 21: 560

Toomes H, Vogt-Moykopf I (1985) Conservative resection for lung. Cancer zz: 88–99

UICC and AJCC (1994) TNM Supplement 1994. Springer, Berlin Heidelberg New York Tokio

Urschel H, Razzuk M (1986) Median sternotomy as the standard approach for pulmonary resection Ann Thorac Surg 41: 130–136

Vogt-Moykopf I, Fritz T, Meyer G, Bülzebruck H, Daskos G (1986) Bronchoplastic and angioplastic operation in bronchial carcinoma: Long term results of a retrospective analysis from 1973 to 1983. Int Surg 71: 211–220

Vogt-Moykopf I, Krysa S, Bülzebruck H, Schirren J (1994a) Surgery for pulmonary metastases. The Heidelberg experience. Current perspectives in thoracic oncology. Chest Surg Clin North Am 4: 85–94

Vogt-Moykopf I, Trainer S, Schirren J (1994b) Sleeve lobectomy. In: Shields TW (ed) General thoracic surgery, vol 1, 4th edn. Williams & Wilkins, Baltimore Philadelphia München, pp 452–460

Wada H, Yokomise H, Tanaka F, Hirata T, Fukuse T et al. (1995) Surgical treatment of small cell carcinoma of the lung: Advantage of preoperative chemotherapie. Lung Cancer 13: 45–56

Watanabe Y, Shimizu J, Oda M et al. (1991 a) Aggressive surgical intervention in N2 non-small cell cancer of the lung with mediastinal lymph node metastasis. Ann Thorac Surg 51: 253–261

Watanabe Y, Shimizu J, Oda M, Hayashi Y, Watanabe S, Iwa T (1991 b) Results of surgical treatment in patients with stage IIIA non-small cell lung cancer. Thorac Cardiovasc Surg 39: 44–49

Watanabe Y, Shimizu J, Oda M, Hayashi Y (1991 c) Results of surgical treatment in patients with stage IIIB non-small cell lung cancer. Thorac Cardiovasc Surg 39: 50–54

Watanabe Y, Shimizu J, Tsukota M, Takashi J (1990) Mediastinal spread of metastatic lymph nodes in bronchogenic carcinoma. Chest 97: 1059–1065

1.13 Diagnostisches und therapeutisches Vorgehen beim sogenannten Lungenrundherd

H. Toomes, A. Linder, G. Friedel, M. Hürtgen

Annähernd 75 % aller Lungenrundherde sind Zufallsbefunde, die häufig im Rahmen einer routinemäßigen Thoraxröntgenübersicht bei extrathorakalen Erkrankungen entdeckt werden.

Untersuchungen an großen Patientenkollektiven mit Lungenrundherden haben ergeben, daß in Mitteleuropa in etwa der Hälfte aller Fälle eine maligne Neubildung vorliegt. Mit steigendem Lebensalter nimmt der Anteil noch zu. Die Beobachtungs- und Verschleppungszeiten beim Rundherd sind, besonders beim jugendlichen Patienten mit kleinen Herden, immer noch sehr groß. Dies bedeutet im Fall eines Bronchialkarzinoms den Verlust wertvoller Zeit und damit eine Verringerung der Heilungschance.

Definition

Der Begriff Lungenrundherd bezeichnet eine röntgenmorphologische Veränderung, die sich in 2 Ebenen annähernd rund oder eiförmig darstellt. Der größte Durchmesser soll 6–8 cm nicht überschreiten. Die Veränderung soll allseits von Lungengewebe umgeben sein, topographische Beziehungen zum Hilus, zum Zwerchfell oder zur Brustwand dürfen nicht bestehen. Weiterhin wird eine scharfe Abgrenzung zum umgebenden Parenchym gefordert, es dürfen keine Begleitpneumonien, Atelektasen oder regionäre Lymphknotenschwellungen bestehen.

Ätiologie des Lungenrundherdes

Entsprechend der physikalischen Tendenz, beim größten Volumen eine möglichst kleine Oberfläche einzunehmen, kann praktisch jede Erkrankung der Lunge Kugelform annehmen. So werden differentialdiagnostisch mehr als 80 Erkrankungen als Ursache einer Rundherdbildung angegeben. Für den klinischen Gebrauch genügt jedoch eine Aufteilung in 4 Hauptgruppen:
1. maligne Tumoren,
2. benigne Tumoren,

1.13 Diagnostisches und therapeutisches Vorgehen beim sog. Lungenrundherd

3. spezifische Rundherde,
4. unspezifische Rundherde.

Der prozentuale Anteil der einzelnen Gruppen ist u.a. von der geographischen Herkunft des Patienten abhängig. So wird bei Rundherdbildungen im Orient zuerst an eine Echinokokkuserkrankung gedacht und in tropischen Ländern zuerst an eine Mykose. In Mitteleuropa steht an erster Stelle mit annähernd 40 % das Bronchialkarzinom (Abb. 1).

Als interessantes Ergebnis stellte sich heraus, daß bei vermuteter Metastase in 29,4 % (!) bei solitärem Herd und in 10 % bei multiplen Herden diese Annahme falsch war.

Bei den benignen Neubildungen sind am häufigsten chondromatöse Hamartome, neurogene Tumoren, Fibrome sowie benigne Mesotheliome zu finden. Spezifische Veränderungen, d.h. durch eine Tuberkulose hervorgerufene Rundherdbildungen, sind in rund 20-25 % der Fälle zu beobachten.

Zu den unspezifischen Rundherdursachen gehören u.a. chronische Pneumonien, Abszeßbildungen, lungeninfarktbedingte Veränderungen, Bronchialzysten, Aspergillome, Echinokokkuszysten, Lungensequester und arteriovenöse Fisteln.

Mit zunehmendem Alter ist auch bei Patienten mit Rundherden die Malignomhäufigkeit höher. Ist bei jüngeren Patienten nur in rund 1/3 der Fälle ein Malignom zu erwarten, so liegt die Karzinomhäufigkeit ab dem 50. Lebensjahr bei mehr als 60 %.

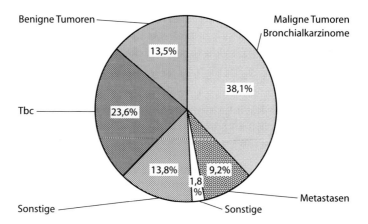

Abb. 1. Prozentuale Verteilung bei 955 operierten Lungenrundherden. Maligne Erkrankungen 49 % (n = 469). Benigne Erkrankungen 51 % (n = 486)

Symptomatik

Symptome an den Thoraxorganen sind nur in etwa 20–25 % der Patienten mit Rundherden zu finden. Hustenreiz, Brustkorbschmerzen und Hämoptysen sind hier als uncharakteristische Symptome zu nennen. Untersuchungen an fast 1.000 Patienten mit peripheren Rundherden haben ergeben, daß es durchschnittlich 7 Monate dauert, bis eine definitive Rundherdabklärung veranlaßt wurde. Diese Verschleppungszeit war wegen mangelnder Symptomatik in der überwiegenden Zahl der Fälle auf den Arzt zurückzuführen. Besonders bei jüngeren Patienten, so haben die Untersuchungen ergeben, wurde um so länger gewartet, je jünger der Patient und je kleiner der Rundherd war.

Diagnostische Maßnahmen

Bei einem röntgenologisch nachgewiesenen Rundherd sollte umgehend die weitere Abklärung angestrebt werden. Die *Standarddiagnostik* besteht aus klinischer Untersuchung, Labor, Funktionsuntersuchungen (Spirometrie, EKG), Röntgenaufnahmen des Thorax in 2 Ebenen, kombiniert mit Durchleuchtung und Bronchoskopie. Das endoskopisch entnommene Bronchialsekret soll gezielt bakteriologisch und zytologisch untersucht werden. Ein Thorax-CT ist für die spätere intraoperative Lokalisation des Herdes nützlich. Gegebenenfalls wird bei dringendem Karzinomverdacht zum Ausschluß von Fernmetastasen ein Knochenszintigramm sowie ein Oberbauchsonogramm veranlaßt.

Weitergehende diagnostische Maßnahmen, insbesondere die perkutane *Nadelbiopsie,* erachten wir bei operablen Patienten nicht für sinnvoll. Nadelbiopsien sind nur im Fall des Nachweises einer malignen Veränderung bindend. Silber et al. fanden bei 512 Fällen eine Fehldiagnose bei Malignompatienten in 27,3 % (jeder 4. Patient!), was zu deutlichen prognostischen Nachteilen führte. Die Komplikationsraten nach Nadelbiopsie werden in der Literatur mit 6,5–50 % angegeben (Pneumothorax, Hämatothorax, Mediastinalemphysem, Verletzungen des Pankreas und der Milz sowie AV-Fistel der Interkostalgefäße). Letale Verläufe in Höhe von 1,4 % sind beschrieben worden. Wiederholt sind Verschleppungen des Tumors in die Brusthöhle und in die Brustwand, auch nach Feinnadelbiopsien, dokumentiert worden. Hier wurden operable, peripher gelegene Lungenkarzinome in unheilbare umgewandelt!

Nur in Fällen, wo aus unterschiedlichen Gründen eine Operation nicht in Frage kommt, kann die Nadelbiopsie unter Berücksichtigung der Risiken zur weiteren Abklärung des Rundherdes indiziert sein.

Eine *Primärtumorsuche* empfehlen wir beim solitären Rundherd nicht. Sie ist nur bei Metastasen, die weniger als 10 % der Lungenherde ausmachen, indiziert und sollte postoperativ unter Zuhilfenahme des histologischen Befundes gezielt eingesetzt werden. Dem Patienten wird damit ungewisses Zuwarten und überflüssige Diagnostik mit oft unnötiger Strahlenbelastung erspart.

Aus der *Größe des Rundherdes* können keine differentialdiagnostischen Rückschlüsse gezogen werden. Zwar sind bei Veränderungen mit mehr als 4 cm Durchmesser mit höherer Wahrscheinlichkeit Malignome zu erwarten als bei kleineren Veränderungen, andererseits sind maligne Tumoren im Anfangsstadium auch klein.

Die *Größenzunahme* eines Rundherdes innerhalb kurzer Zeit deutet auf Malignität. Wenn möglich, sollen deshalb immer Voraufnahmen zum Vergleich mit herangezogen werden. Andererseits können auch bösartige Tumoren über Jahre nach Form und Größe gleichbleiben und dann innerhalb kurzer Zeit regelrecht explodieren. So wurde in unserem Krankengut in 16 % der malignen Rundherde ein Beobachtungsintervall von mehr als 2 Jahren bis zur Operation gefunden, hauptsächlich weil keine Größenzunahme zu verzeichnen war.

Auch über die *Röntgendichte* des Rundherdes kann die Dignität des Befundes nicht exakt bestimmt werden. So sind z. B. Kalkeinlagerungen, die häufig als Kriterium für Gutartigkeit angesehen werden, auch in Karzinomen zu finden, besonders wenn diese aus einer tuberkulösen Narbe hervorgegangen sind. Einschmelzungen, die oft als entzündlich interpretiert werden, können in karzinomatösen Rundherden ebenfalls vorkommen.

Indikation für die operative Entfernung des Lungenrundherdes

Nach Abwägen der möglichen Risiken (kardiopulmonale Funktion, Zusatzerkrankungen usw.) soll die Indikation zur operativen Entfernung des Rundherdes gestellt werden. Beim *peripheren Bronchialkarzinom* ist die Operationsindikation unumstritten. Hier kann durch die Tumorentfernung im Frühstadium eines Bronchialkarzinoms eine Fünfjahresüberlebensrate von mehr als 70 % und bei solitären Lungenmetastasen in 30–55 % der Fälle erreicht werden.

Auch bei *gutartigen Tumoren* ist die operative Entfernung sinnvoll. So kann es hier mit zunehmender Größe zu einer Kompression der umliegenden Organe mit den entsprechenden Beschwerden kommen. Eine Operation in diesem Stadium beinhaltet eine wesentliche Erweiterung und höhere Komplikationsrate. In seltenen Fällen kann auch ein primär benigner Tumor maligne entarten.

Operationsverfahren

Bei peripherer Lage soll der Rundherd durch eine parenchymsparende Keilresektion zur Schnellschnittuntersuchung entfernt werden. Der Eingriff dient gleichzeitig der histologischen Sicherung und der Therapie. Seit 1990 steht zusätzlich zur *Thorakotomie* die *videoassistierte thorakoskopische Resektionstechnik* zur Verfügung (Abb. 2). Wegen des minimalinvasiven Vorgehens mit

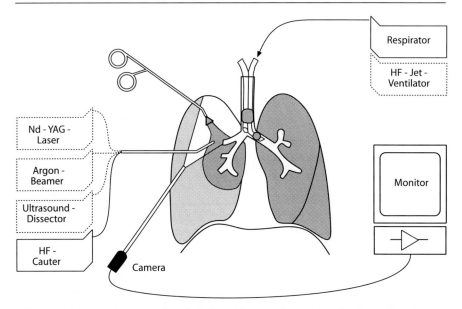

Abb. 2. Schematisches Vorgehen bei der videoassistierten thorakoskopischen Operation. Einseitige Beatmung über einen Doppellumentubus mit Lungenatelektase ermöglicht einen guten Überblick intraoperativ

kosmetisch günstigem Ergebnis und kurzer stationärer Liegezeit hat die operative Behandlung an Akzeptanz gewonnen. Das Hauptproblem bei dieser Technik liegt in der Lokalisation des Herdes. Primär werden 60–85 % der Herde visuell gefunden. Mit Hilfe der endothorakalen Sonographie kann die Erfolgsrate auf 95 % erhöht werden (Abb. 3). Die restlichen Herde werden nach Erweiterung des Eingriffs zu einer Minithorakotomie gefunden. Somit liegt die Erfolgsquote, was die Diagnostik betrifft, beim chirurgischen Vorgehen bei 100 %!

Bei Nachweis eines Bronchialkarzinoms muß dann in gleicher Sitzung die Lobektomie mit Ausräumung der mediastinalen Lymphknoten erfolgen. Bei zentralem Rundherdsitz kann gelegentlich primär die Lobektomie angezeigt sein.

Sollte sich der Rundherd als eine Metastase eines bekannten und kurativ behandelten Primärtumors herausstellen, wird der Eingriff durch eine Sternotomie mit Exploration beider Lungenflügel und entsprechenden Resektionen erweitert.

Beim Nachweis einer Metastase eines noch nicht diagnostizierten Primärtumors sollte erst die Behandlung dieses Tumors erfolgen, bevor Stellung zu einer weitergehenden Metastasenchirurgie genommen wird.

Die *Operationsletalität* liegt bei Resektionen wegen gutartiger Erkrankungen unter 1 %. Bei der videoassistierten thorakoskopischen Resektion von 273 Rundherden haben wir bisher keinen Todesfall erlebt.

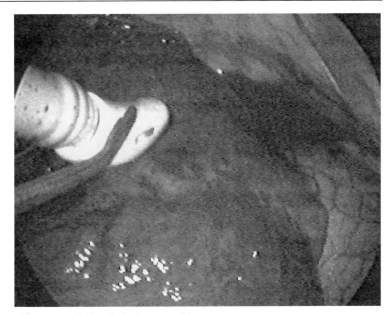

Abb. 3. Endothorakale Sonographie

Schlußfolgerungen

- Die Hälfte der Lungenrundherde ist bösartig.
- Mit steigendem Alter nimmt der Anteil bösartiger Erkrankungen zu.
- Jugendlichkeit des Patienten schließt Bösartigkeit des Tumors nicht aus.
- Bösartige Tumoren können über Jahre in Form und Größe gleich bleiben.
- Lungenrundherde bei bekannter maligner Vorerkrankung sind nicht immer Metastasen.
- Gutartige Tumoren können über Jahre an Größe zunehmen. Dies führt zu einer unvermeidbaren Erweiterung des Eingriffes.
- Gutartige Tumoren können entarten.
- Mit steigendem Alter nimmt das Operationsrisiko zu.
- Operative Therapie des Lungenrundherdes empfiehlt sich zusätzlich aus psychologischem und ökonomischem Grund und zur Vermeidung röntgenbedingter Strahlenbelastung.
- Das operative Risiko ist bei der videoassistierten thorakoskopischen Operation gering.

Literatur

Friedel G, Linder A, Toomes H (1994) The significance of prognostic factors for the resection of pulmonary metastases of breast cancer. Thorac Cardiovasc Surg 42: 71–75

Friedel G, Linder A, Seelig M, Ullrich R, Toomes H (1995) Use of intrathoracic ultrasonography in the thoracoscopic localization and resection of pulmonary tumors. Minim Invas Ther 3: 311–315

Lillington GA (1989) Hazards of transthoracic needle biopsy of the lung. Ann Thorac Surg 48: 163–164

Linder A, Friedel G, Toomes H (1993) Prerequisites, indications and techniques of video-assisted thoracoscopic surgery. Thorac Cardiovasc Surg 41: 140–146

Linder A, Toomes H (1994) Techniken der thorakoskopischen Chirurgie. Chirurg 65: 657–663

Linder A, Friedel G, Toomes H (1994) Stellenwert der operativen Thorakoskopie in der Thoraxchirurgie. Chirurg 65: 687–692

Milman N, Faurschou P, Grode G (1995) Diagnostic yield of transthoracic needle aspiration biopsy following negative fibroptic bronchoscopy in 103 patients with peripheral circumscribed pulmonary lesions. Respiration 62: 1–3

Redwood N, Beggs D, Morgan WE (1989) Dissemination of tumour cells from fine needle biopsy. Thorax 44: 826–827

Seyfer AE, Walsh DS, Graeber GM, Nuno JN, Eliasson AE (1989) Chest wall implantation of lung cancer after thin-needle aspiration biopsy. Ann Thorac Surg 48: 284–286

Silber R, Elert O, Buchwald J (1989) Stellenwert der perkutanen transthorakalen Nadelbiopsie als diagnostische Maßnahme beim peripheren Lungenrundherd. Z Herz Thorax Gefäßchir 3: 29–33

Swoboda L, Toomes H (1990) Ergebnisse der operativen Behandlung von Lungenmetastasen. Pneumologie 44: 269–270

Toomes H, Delphendahl A, Manke HG, Vogt-Moykopf I (1981) Der solitäre Lungenrundherd. Dtsch Ärztebl 78: 1717–1722

Toomes H, Delphendahl A, Manke HG, Vogt-Moykopf I (1983) The coin lesion of the lung. Cancer 51: 534–537

Toomes H, Swoboda L, Linder A (1989) Resektion von Lungenmetastasen, Indikation und Ergebnisse. Atemw Lungenkrankh 15: 101–105

1.14 Radiotherapie des Bronchialkarzinoms

P. Schraube, B. Kimmig, D. Latz, M. Flentje, M. Wannenmacher

Wegen der zahlenmäßigen Bedeutung stellt das Bronchialkarzinom auch in der klinischen Radioonkologie eines der großen Probleme dar. Therapie der ersten Wahl ist im Fall des nichtkleinzelligen Bronchialkarzinoms die operative Resektion, beim kleinzelligen Karzinom die Chemotherapie. Obwohl die Strahlentherapie in frühen Stadien nur bei medizinischer Inoperabilität primär zum Einsatz kommt, spielt sie bei 1/3 aller betroffenen Patienten vorwiegend in den fortgeschrittenen Stadien eine maßgebliche Rolle. Indikationen sind beim nichtkleinzelligen Tumor die adjuvante Bestrahlung nach Resektion sowie die hohe Anzahl aufgrund des Stadiums oder aus funktionellen Gründen inoperabler Fälle, beim kleinzelligen Karzinom die konsolidierende Bestrahlung des Mediastinums sowie die elektive Bestrahlung des Hirnschädels. Darüber hinaus hat sich die Strahlentherapie als effiziente Maßnahme zur Palliativbehandlung von Hirn- und Knochenmetastasen erwiesen.

In beiden histologischen Entitäten kann ein geringer Prozentsatz von jeweils etwa 5% der Patienten durch den Einsatz einer definitiven Strahlentherapie geheilt werden. Dieser, wenn auch geringe Anteil zeigt, daß Heilungen über das kasuistische Maß hinaus möglich sind. Es liegt nahe, die in den letzten Jahren in der Strahlentherapie entwickelten technischen Verbesserungen der Brachytherapie und der dreidimensionalen Bestrahlungsplanung auch in der Behandlung der Lungentumoren zur Verbesserung der Resultate einzusetzen. Darüber hinaus gibt es Ansätze, durch eine Intensivierung der Behandlung aufgrund strahlenbiologischer Erkenntnisse, sei es durch eine mehrmals tägliche Bestrahlung (Hyperfraktionierung) oder durch die Kombination mit einer Chemotherapie, höhere Heilungsraten zu erzielen. Des weiteren hat möglicherweise auch eine multimodale Behandlung in Kombination mit Chemotherapie und Operation einen Stellenwert in kurativen Behandlungskonzepten.

Die Zukunft der Strahlentherapie des Bronchialkarzinoms wird darin liegen, einerseits ihr verbessertes technisches Potential einzusetzen und Patientenkollektive zu definieren, bei denen eine alleinige Strahlenbehandlung (palliativ oder mit kurativem Ziel) ausreicht, oder sie in multimodale Konzepte einzubringen. Obwohl von diesen intensivierten Therapien voraussichtlich nur ein Teil der Patienten profitieren wird, kommen sie aufgrund der hohen Inzidenz der Erkrankung doch vielen Betroffenen zugute.

Strahlentherapeutische Methodik

Das Konzept der Strahlentherapie beruht auf physikalischen wie biologischen Wirkmechanismen. Die Physik der eingesetzten ultraharten Röntgenstrahlen gewährleistet eine gute Durchdringung der Körperoberfläche und der vor dem Tumor liegenden Gewebsschichten, so daß dieser von einer relativ hohen Tiefendosis erfaßt wird. Der Aufbaueffekt ultraharter Strahlung schont die Haut und Hautanhangsgebilde. Über ein leichtes Erythem hinausgehende radiogene Dermatitiden werden heute in der Radiotherapie des Bronchialkarzinoms praktisch nicht mehr beobachtet. Durch sinnvolle Anordnung von mehreren Feldern kann ein steiler Dosisgradient erzeugt werden, so daß am Tumor eine höhere Dosis erreicht wird als in den benachbarten gesunden Gewebsschichten. Die ultraharte Röntgenstrahlung im Megavoltbereich (zwischen 6 und 23 MV) wird heute überwiegend durch Linearbeschleuniger erzeugt. Die früher üblichen Kreisbeschleuniger (Betatron) und die lange Zeit in der MV-Therapie eingesetzten Telekobaltgeräte laufen aus methodischen und Kostengründen aus.

Der biologische Wirkmechanismus ionisierender Röntgenstrahlen beruht auf der Inaktivierung von Zellen. In der Tumortherapie spielt der sog. proliferative Zelltod die größte Rolle, der mindestens eine Zellteilung voraussetzt. Dies erklärt die größere Empfindlichkeit proliferierender Gewebe gegenüber Bestrahlung, jedoch auch die typischen Latenzzeiten zwischen Bestrahlungszeitpunkt und Wirkungseintritt.

Die klinische Bedeutung von Apoptose für die Strahlenwirkung ist weniger klar. Die zelluläre Strahlenwirkung wird beeinflußt durch die Zellzyklusphase, die O_2-Konzentration und die Reparaturkapazität der Zelle. Bei niedrigen Einzeldosen zeigen viele kritische Normalgewebe (z. B. Lunge, Rückenmark, Niere, Herz) eine relativ bessere Erholung von initialen Strahlenschäden als die meisten Tumorzellen. Dies ist Grundlage der Fraktionierung in der Strahlentherapie (wiederholte Bestrahlung mit relativ niedrigen Einzeldosen über längere Zeit). Für die Ausschöpfung der Reparaturkapazität werden in Normalgeweben einige Stunden benötigt, daraus hat sich die Regel ergeben, auch bei mehrfach täglicher Bestrahlung (Hyperfraktionierung) mindestens 6 h zwischen den Fraktionen verstreichen zu lassen, um die therapeutische Breite zu wahren. Unter der Behandlung erfolgt eine beschleunigte Regeneration in proliferierenden Normalgeweben und höchstwahrscheinlich auch in vielen Tumoren (sog. Repopulierung). Insofern ist die Gesamtbehandlungszeit ein wichtiger Parameter der Tumorkontrolle, und ungeplante Pausen sollten vermieden werden. Bei verkürzter Behandlungszeit nehmen die radiogenen Akutreaktionen zu und wirken u. U. dosislimitierend.

Gemäß dem Report der ICRU (International Commisssion on Radiation Units and Measurements; ICRU Report 1993) werden in der Strahlentherapie unterschiedliche Volumina definiert. Das „gross tumor volume" (GTV), das die bildgebend oder klinisch sichtbare Tumormasse definiert, das „clinical target volume" (CTV), welches das GTV einschließlich mikroskopischer Ausläufer und der potentiell befallenen Lymphabflußwege beschreibt, sowie das „planning target volume" (PTV), das zusätzlich einen Sicherheitsabstand aufgrund des

Dosisabfalls am Feldrand, der physiologischen Patientenbeweglichkeit (Atmung) sowie die Variabilität der täglichen Lagerung miteinbezieht. Für die Strahlenbehandlung des Bronchialkarzinoms heißt dies nun, daß das PTV zu Beginn der Behandlung die Primärtumorregion, den mediastinalen, bei Oberlappentumoren (auch Mittellappen- bzw Lingulatumoren) auch den supraklavikulären Lymphabfluß mit einem Sicherheitsabstand von ca. 1,5 cm einfassen muß. Bei Unterlappentumoren ist statt dessen das Bestrahlungsfeld auf die Region des Lig. pulmonale inferior auszudehnen. Dieses Zielvolumen wird (bei nichtkleinzelligem Bronchialkarzinom) mit einer Dosis von etwa 50 Gy behandelt, für das verkleinerte Behandlungsvolumen („shrinking field") des GTV erfolgt ebenfalls unter Berücksichtigung eines Sicherheitsabstandes eine lokale Aufsättigung mit weiteren 10–20 Gy.

In der Praxis erfolgt vor der Behandlung eine Planung am Therapiesimulator. Hier wird das primäre PTV anhand eines Durchleuchtungsbildes mit den geometrischen Parametern der Bestrahlungseinrichtung definiert (Abb. 1 a). Die Behandlung kann dann über ventrodorsale Stehfelder beginnen. Um eine übermäßige Volumenbelastung zu vermeiden, ist in den meisten Fällen eine individuelle Konfiguration des Bestrahlungsfeldes mittels speziell angefertigter, der Divergenz des Strahlengangs angepaßter Abschirmblöcke aus einer bleiähnlichen Metallegierung nötig. Bei Linearbeschleunigern der neuesten Generation besteht geräteintern die Möglichkeit, diesen Vorgang durch eine Kollimation mit individuellen Blenden zu ersetzen („multi leaf collimator"). Ein subtraskopischer Vergleich des Simulatorbildes mit prätherapeutischen koronaren MRT-Bildern kann bei der simulatorgestützten Feldeinstellung die Sicherheit der Zielvolumenerfassung noch steigern (Flentje et al. 1993; Köster et al. 1992). Am Bestrahlungsgerät wird dann die Einstellung mittels einer Verifikationsaufnahme, einem Röntgenfilm, der hinter dem Patienten in den Strahlengang eingebracht wird, nochmals auf ihre korrekte Lage hin überprüft (Abb. 1 b). Eine aktuelle, im Strahlengang installierte technische Neuerung ist das „portal imaging" oder auch „beam view", das eine Sofortbetrachtung der Einstellung „on line" und nötigenfalls Korrektur erlaubt. Die begrenzte Strahlentoleranz des Risikoorgans Rückenmark, das bei der Bestrahlungstechnik über ventrodorsale Stehfelder unvermeidlich im Bereich der therapeutischen Dosen liegt, macht eine Umstellung der Bestrahlungstechnik im Verlauf der Behandlungsserie nötig. Um die Gesamtbelastung des Rückenmarks auf eine Dosis von maximal 44 Gy – hier liegt das Risiko einer Strahlenmyelopathie bei einer Fraktionierung von 2 Gy 5mal/Woche noch im Bereich <1% – zu begrenzen, wird ab einer Zielvolumendosis von ca. 30–40 Gy auf eine Behandlungstechnik von 2 oder 3 schräg einstrahlenden isozentrischen Feldern unter Beibehaltung des oben definierten Zielvolumens gewechselt.

Die Definition der Einstrahlrichtung und die Feldberechnung erfolgen computergestützt hierfür auf der Basis einer zwischenzeitlich durchgeführten Computertomographie. Bislang wird diese Berechnung noch an den meisten Instituten in einer oder maximal 3 Ebenen (Zentralstrahl sowie obere und unter Feldgrenze) zweidimensional durchgeführt. Der Standard der Zukunft wird jedoch die dreidimensionale Bestrahlungsplanung sein. Sie erfordert zwar einen kompletten CT-Datensatz über den Thorax in diagnostischer Schichtführung sowie

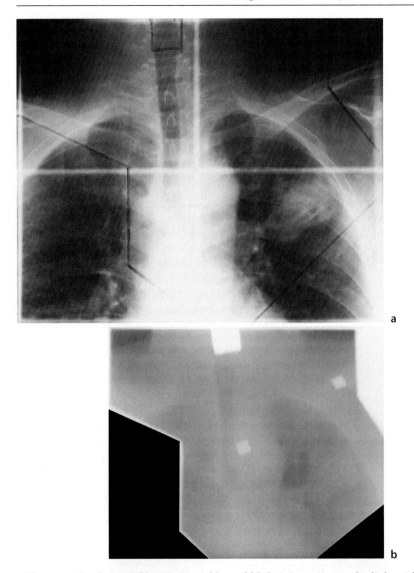

Abb. 1. **a** Simulationsbild eines Bestrahlungsfelds bei einem Tumor des linken Oberlappens mit vorgegebenen individuellen Abschirmungen (schwarze Linien). **b** Verifikationsaufnahme im Therapiestrahl des Beschleunigers

eine Definition des Zielvolumens und der Risikoorgane über sämtliche Schichten, erleichtert und verbessert aber aufgrund der dreidimensionalen Betrachtungsweise aus Sicht des Therapiestrahls („beam's eye view") die Wahl des günstigsten Einstrahlwinkels sowie die individuelle Feldkonfiguration erheblich (Abb. 2).

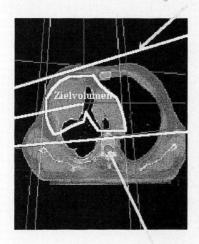 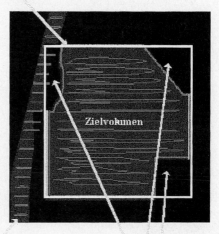

Abb. 2. Feldkonfiguration des von rechts eingestrahlten Bestrahlungsfeldes im „beam's eye view". Zielvolumen ist der große, die Thoraxwand infiltrierende Tumor und das Mediastinum. Im optimalen Winkel kann das Zielvolumen vom Rückenmark wegprojiziert und das Feld tumorkonform angepaßt werden

Nach eigenen Untersuchungen wird in der primären Strahlentherapie selbst bei Standardtechniken gegenüber einer optimierten zweidimensionalen Therapieplanung mit simulatorgestützt individuell konfigurierten Feldern eine signifikant verbesserte Zielvolumenauslastung bei Bronchialkarzinomen erreicht. Darüber hinaus lassen sich mit der dreidimensionalen Bestrahlungsplanung über die verbesserte bildliche Darstellung hinaus die Dosisvolumenauslastungen für Zielvolumen und Risikoorgane qualitativ objektivierbar mittels Dosisvolumenhistogrammen darstellen (Abb. 3).

Nicht in die computergestützt geplanten Bestrahlungsfelder einzubeziehen sind i. allg. die Supraklavikulargruben, die mit separaten Bestrahlungsfeldern bis zur gewünschten Enddosis behandelt werden müssen. In kurativen Fällen kann nochmals eine erneute computergestützte Bestrahlungsplanung zur Erzielung einer hohen Dosis beschränkt auf das GTV sinnvoll sein („boost"). Durch die Ausdehnung des GTV sind der Methodik jedoch Grenzen gesetzt. Bei sehr großen, vorwiegend zentral/mediastinal gelegenen Tumorvolumina kann auch zur Myelonschonung ab 30 Gy von dorsal ein Rückenmarkblock unter Inkaufnahme von Dosisinhomogenitäten am Tumor gerechtfertigt sein.

Bei nichtkleinzelligen Bronchialkarzinomen werden im Bereich des GTV Dosen von 60–70 Gy angestrebt. Bei postoperativer Strahlenbehandlung ohne makroskopischen Resttumor sind Dosen zwischen 50 und 60 Gy ausreichend.

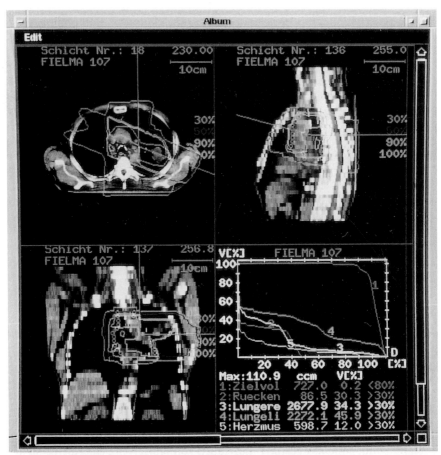

Abb. 3. Fortsetzung der ventrodorsalen Stehfeldbestrahlung aus Abb. 1 durch eine 3D-geplante 2-Felder-Keilfiltertechnik zur Schonung des Spinalmarks. *Rechts unten* qualitative Auswertung des Bestrahlungsplans mittels Dosis-Volumen-Histogramm

Kleinzellige Bronchialkarzinome sind strahlensensibler und benötigen Dosen von 45–50 Gy zur Sterilisation. Die Vorbestrahlung in neoadjuvanten Therapieansätzen, traditionell beim Pancoast-Tumor durchgeführt, erfolgt mit 40 Gy und postoperativer Aufsättigung bis 60 Gy.

Üblicherweise angewandt wird eine konventionelle Fraktionierung mit Einzeldosen von 1,8–2 Gy, 5mal/Woche. Sollen, um die Behandlungsdauer zu verkürzen, höhere Einzeldosen angewandt werden, muß die Gesamtdosis reduziert werden. Dieses Vorgehen erscheint bei eindeutig palliativen Indikationen mit ungünstiger Prognose (schlechter Allgemeinzustand, Gewichtsverlust, eingetretene Fernmetastasierung) gerechtfertigt (Stuschke et al. 1996). Eine Intensivierung der Behandlung in potentiell kurativen Fällen kann durch eine mehrmals tägliche Bestrahlung erreicht werden. Mit dieser Hyperfraktionierung werden

2mal tgl. 1,5 –1,8 Gy im Abstand von mindestens 6 h appliziert und somit möglicherweise die therapeutische Breite verbessert. Eine Extremform der Hyperfraktionierung und zugleich eine Akzelerierung der Therapie stellt CHART („continous hyperfractionated accelerated radiotherapy") dar, wo an 12 aufeinanderfolgenden Tagen in 3mal täglicher Fraktionierung insgesamt 54 Gy appliziert werden (Saunders et al. 1991). Eine andere Variante ist das Split-course-Verfahren, bei dem mittels Behandlungspause die Akutverträglichkeit einer konventionell fraktionierten Therapie verbessert werden soll und danach eine höhere Gesamtdosis am Tumor erzielt werden kann (Heilmann et al. 1987). Nach Auswertung von Studienergebnissen ist jedoch möglicherweise mit einer Beeinträchtigung des Behandlungserfolges durch eine Unterbrechung der Therapie zu rechnen (Cox et al. 1993).

Radiogene Nebenwirkungen

Bedingt durch die Anatomie des Thoraxraums wird eine Bestrahlung von Lungentumoren immer umliegende gesunde Organe mitbelasten. Zu unterscheiden sind akute Nebenerscheinungen, die noch während der Behandlungsserie oder der darauf folgenden Monate auftreten, und Spätwirkungen, die sich erst nach mehreren Monaten bis Jahren einstellen können. Letztere sind charakterisiert durch ihren chronischen Verlauf. Eine typische Akutnebenwirkung der Strahlenbehandlung ist die in der 3. Behandlungswoche beginnende radiogene Ösophagitis. Sie ist nicht vermeidbar, da das Mediastinum meist zum Zielvolumen gehört. Sie zwingt aber bei konventioneller Fraktionierung nur selten zur Therapieunterbrechung. Bei hyperfraktionierten oder akzelerierten Behandlungsprotokollen, wo höhere Wochendosen erreicht werden, kann diese Nebenwirkung mehr in den Vordergrund treten. Per os verabreichte Lokalanästhetika können hier Linderung verschaffen.

Unter Betrachtung der von Emami et al. angegebenen Toleranzdosen TD 5/5 (Komplikationsrate 5 % in 5 Jahren bei Bestrahlung des gesamten Organs) der in Frage kommenden Organe, Ösophagus mit 55 Gy, Plexus brachialis mit 60 Gy, Herz mit 40 Gy, Rückenmark mit 47 Gy (Länge des Bestrahlungsfeldes 20 cm), Lunge mit 17,5 Gy, zeigt das Lungengewebe die geringste Strahlentoleranz (Emami et al. 1991). Die klinische Erfahrung bestätigt diese Tatsache dadurch, daß relevante Nebenerscheinungen einer Strahlentherapie von Bronchialtumoren vorwiegend bezüglich der Lunge auftreten.

Eine symptomatische Pneumonitis und konsekutive Lungenfibrose wird bei 5–20 % der Patienten beobachtet, die wegen Tumoren der Lunge bestrahlt werden (Gross 1977; Perez et al.1980; Choi et al.1990). Die pulmonale Strahlenreaktion hat einen gesetzmäßigen zeitlichen Verlauf mit einer Latenz von 6–12 Wochen vom Beginn der Strahlentherapie bis zum Auftreten einer floriden Pneumonitis. Röntgenologisch bilden sich die infiltrativen Veränderungen nach ca. 20 Wochen kontinuierlich zurück und gehen nach ca. 8 Monaten in eine stationäre Lungenfibrose über (Slanina et al. 1982). Die Klinik der floriden Pneumonitis zeigt Dyspnoe, Husten, weißlichen Auswurf, Fieber und Nachtschweiß. Davon ausgehende Fibrosen können zu restriktiven Ventilationsstörungen, zu O_2-Diffusionsstörungen und zur pulmonalen Hypertension mit Rechtsherzbelastung führen.

Die floride Pneumonitis muß mit Kortikosteroiden behandelt werden. Als Anfangsdosierung sind 100 mg Decortin/Tag zu wählen. Eine Reduktion der Dosis kann wochenweise erfolgen, die Behandlung sollte sich aber über insgesamt 6–8 Wochen erstrecken, da abruptes Absetzen eine nicht mehr zu beherrschende Verschlechterung („Reboundeffekt") provozieren kann. Polipragmatisch sollte eine antibiotische Therapie parallel erfolgen. Eine prophylaktische Gabe von Kortikoiden hat sich nicht bewährt. Erleichterung können auch Bronchodilatanzien, Expektoranzien und wenn nötig kontinuierliche O_2-Gabe verschaffen.

Das Auftreten und das Ausmaß einer Pneumonitis hängen in hohem Maße von den Bestrahlungsparametern Dosis, Fraktionierungsschema und bestrahltem Volumen ab (Rubin u. Casarett 1968). In der klinischen Praxis sind Fraktionsdosis und Gesamtdosis leicht faßbare Parameter. Nach Mah et al. steigt das Pneumonitisrisiko um 12 %, wenn bei konstanter Behandlungsdauer die Dosis um 5 % erhöht wird (Mah et al. 1987). Das bestrahlte Volumen der Lunge ist oft schwer abschätzbar, da in der Regel nur Teilvolumina und diese mit inhomogener Dosisverteilung belastet werden. Mit den modernen dreidimensional arbeitenden Bestrahlungsplanungssystemen und geeigneten Berechnungsalgorithmen steht heute ein Instrumentarium zur Verfügung, exakte Verteilungen der Dosis über das gesamte bestrahlte Lungenvolumen zu erstellen. Durch Korrelation mit der klinischen Beobachtung gelingt es bis zu einem gewissen Grade, prospektiv das Komplikationsrisiko zu erfassen und ggf. den Behandlungsplan zu modifizieren (Martel et al. 1994; Oetzel et al. 1995). Der konstitutionelle Einfluß der Lungenfunktionsparameter scheint ebenfalls das Risiko einer Pneumonitis mitzubestimmen (Schraube et al. 1997). Hier bestätigt sich der Erfahrungswert, daß eine hochdosierte Strahlentherapie für Patienten mit einer FeV1 > 1,2 l nicht mehr in Betracht kommt (Bohndorf et al. 1994).

Ein Überschreiten der Toleranzdosis des Rückenmarks ist mit dem Risiko einer radiogenen Myelopathie bis hin zur Querschnittsymptomatik behaftet und muß durch geeignete Bestrahlungstechniken (Änderung der Einstrahlrichtung, Einbringen eines Rückenmarkbleis nach 30–40 Gy) unbedingt vermieden werden. Die häufigste radiogene Veränderung am Herzen ist die Perikarditis mit einer Toleranzschwelle von ca. 45 Gy. Auch hier ist das Risiko volumenabhängig. Kardiotoxische Zytostatika wie Adriblastin können den Effekt potenzieren.

Bei einschmelzenden Tumoren und bei Tumoren, die den Ösophagus infiltrieren, besteht unter Strahlentherapie die Gefahr der Abszedierung und Fistelbildung. Bei einer bestehenden bronchoösophagealen/mediastinalen Fistel sollte von der Einleitung einer Strahlentherapie Abstand genommen werden. Die Ausheilung bereits vorhandener Abszesse oder Empyeme kann radiogen verhindert oder verzögert werden. Zur Vermeidung derartiger Komplikationen wird eine Reduktion der Einzeldosis auf 1,5–1,8 Gy empfohlen. Eine beispielsweise durch einen Pigtail-Katheter oder nach außen drainierte Infekthöhle ist jedoch keine Kontraindikation zur Bestrahlung.

Primäre Strahlentherapie des nichtkleinzelligen Bronchialkarzinoms

Im Vordergrund der Therapie nichtkleinzelliger Lungentumoren steht die operative Resektion. Über die Entfernung des Tumors hinaus schafft sie mit der üblicherweise durchgeführten Lymphadenektomie Sicherheit über das definitive Tumorstadium und die Notwendigkeit einer Zusatztherapie. Aufgrund des fortgeschrittenen Tumorstadiums und/oder reduzierter Allgmeinkonstitution sind aber nur ca. 20 % der betroffenen Patienten in einem resektablen Zustand (Emami u. Perez 1992). Für Patienten im Stadium I–III, die aus allgemeinen Gründen oder wegen ungünstiger lokaler Tumorausbreitung inoperabel sind, ist derzeit weiter die Strahlentherapie die Behandlung der Wahl. Auch wenn nach großen Sammelstatistiken die Langzeitergebnisse mit ca 5 % Heilungen hier nur wenig ermutigend sind, gibt es doch Unterkollektive, die prognostisch günstiger sind (Abb. 4). Es gilt, in den nächsten Jahren Erkenntnisse, die durch klinische Studien oder tumorbiologische Untersuchungen gewonnen wurden, umzusetzen und stratifizierte Behandlungsstrategien, ähnlich wie in der Therapie des

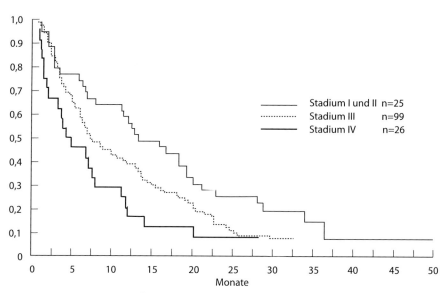

Abb. 4. Stadienbezogene Überlebenskurve nach primärer Strahlenbehandlung nichtkleinzelliger Bronchialkarzinome des Heidelberger Patientenkollektivs aus den Jahren 1989–1991

Mammakarzinoms, zu entwickeln. Im folgenden werden klinisch bewährte Konzepte sowie neuere Entwicklungen in der Strahlentherapie dieser Tumorentität kurz erläutert.

Alleinige Strahlentherapie

Von besonderer Bedeutung für das Therapieergebnis ist bei der primären Strahlentherapie des nichtkleinzelligen Lungenkarzinoms die Höhe der Tumordosis. Hierzu gibt es durch eine prospektiv randomisierte RTOG-Studie den Nachweis, daß eine Steigerung der Dosis von 50 auf 60 Gy mit einer Verbesserung der Behandlungsergebnisse auch im Hinblick auf das Überleben einhergeht (Perez et al. 1980). Konsequenterweise versuchte dieselbe Gruppe, mit einer Hyperfraktionierung den Dosiseffekt weiter zu verbessern und konnte zeigen, daß ein Optimum an tumorizider Wirkung mit 69,6 Gy innerhalb von 5,5 Wochen bei 2 Fraktionen à 1,2 Gy/ Tag erreicht wurde (Cox et al. 1990). Eine weitere Intensivierung der Strahlentherapie wurde mit dem oben erwähnten CHART-Schema von Saunders et al. (1991) eingeführt. Gegenüber einer historischen Vergleichsgruppe ergab sich ein deutlicher Überlebensvorteil. Die Resultate einer Phase III Studie mit einer gesteigerten 2-Jahresüberlebensrate von 29 vs 20 % bestätigen die Wirksamkeit dieses Therapieansatzes (Saunders et al. 1997).

Weniger im Hinblick auf eine Verbesserung der Gesamtergebnisse als auf die Praktikabilität kann eine Split-course-Behandlung Vorteile bieten. Gerade für Patienten, die aufgrund ihres reduzierten Allgemeinzustands eine akzelerierte Form der Strahlenbehandlung mit gesteigerten Akutnebenwirkungen nicht tolerieren könnten, kann eine Behandlungspause von etwa 2 Wochen die Applikation höherer Gesamtdosen erst ermöglichen.

Einer Dosiseskalation sind durch das zu bestrahlende Volumen Grenzen gesetzt. Ideal für Dosissteigerungen sind begrenzte Tumorvolumina, bei denen auch die Möglichkeiten der modernen dreidimensionalen Bestrahlungsplanung voll genutzt werden können. Einen interessanten Ansatz hierzu bieten die Beobachtungen von Kupelian et al. (1996), die bei primär zu bestrahlenden Patienten im Stadium T1–4 bei computertomographisch negativen Lymphknoten auf eine elektive Strahlentherapie des Mediastinums verzichteten und so aufgrund des kleinen Volumens hohe Tumordosen applizieren konnten. Mit einem Fünfjahresüberleben von 20 % und einer entsprechenden lokalen Kontrollrate von ca. 55 % sind die (retrospektiven) Ergebnisse überdurchschnittlich gut. Als einzige prognostisch wichtige Faktoren erwiesen sich Karnofsky-Index und applizierte Gesamtdosis.

Kombinierte Behandlungskonzepte

Postoperative Strahlentherapie

Eine komplette mediastinale Lymphknotendissektion ist technisch nicht möglich. Dies und die klinische Erfahrung eines hohen Lokalrezidivrisikos bei pN2 (bis 60 % in retrospektiven Serien) liefern das theoretische Argument für die adjuvante Bestrahlung. Retrospektive Analysen zeigen eine deutliche Senkung intrathorakaler Rezidive (etwa Reduktion des relativen Risikos auf die Hälfte; Weisenburger et al. 1986; Sawyer et al. 1996), zumindestens eine Verzögerung von Fernmetatasen, und legen ein verbessertes Überleben nahe. Allerdings zeigten bisher alle randomisierten Studien ein negatives Ergebnis. Insbesondere in frühen Stadien (I und II) war die postoperative Strahlentherapie sogar nachteilig, dies ist durch eine randomisierte Studie belegt (van Houtte et al. 1980). Trotz erheblicher methodischer Probleme (Mischung von N0- und N+-Kollektiven, kleine Kollektive und suboptimale Strahlenbehandlung nach heutigen Kriterien; Gregor 1991; MRC-working party 1996) scheint derzeit gesichert: Bei radikal entferntem NSCLC (R0) und durch adäquate Lymphknotendissektion gesichertem pN0-Status, ebenso bei nur hilärem Lymphknotenbefall (N1) führt die postoperative Bestrahlung zu keiner Ergebnisverbesserung und ist nicht routinemäßig indiziert. Eine Senkung der intrathorakalen Rezidivrate ist bei pN2-Situation durch postoperative Bestrahlung mit Dosen im Bereich von 50–60 Gy zu erreichen und scheint bei Verfolgung eines kurativen Konzeptes unverzichtbar. Aufgrund der Häufigkeit systemischer Metastasen bei fortgeschrittener Lymphknotenmetastasierung ist bei alleiniger lokaler Therapie jedoch nur ein marginaler Überlebensgewinn zu erwarten. Die Bedeutung moderner platinhaltiger Chemotherapiekombinationen (s. auch Metaanalyse der NSCLC-Collaberative Group 1995) für die systemische Krankheitskomponente wird jedoch die Rolle der mediastinalen Bestrahlung neu definieren.

Wegen des bisher fehlenden Nachweises der sicheren Lebensverlängerung in einer Patientengruppe mit einer definierten Rate an Langzeitüberlebenden (Abb. 5) erscheint es auch hier entscheidend, moderne Bestrahlungstechniken einzusetzen, um die Morbidität der Behandlung zu minimieren (Phlips et al. 1993; Schraube et al. 1995). Die zusätzliche Einbeziehung der Chemotherapie in das adjuvante Konzept ist derzeit Thema einer Studie der EORTC Lung Cancer Group. In jedem Fall ist derzeit „Operation mit Nachbestrahlung" als Standardarm für Studien zur adjuvanten Therapie bei NSCLC mit positiven mediastinalen Lymphknoten anzusehen.

Präoperative Bestrahlung

Eine neoadjuvante Strahlentherapie konnte sich bislang lediglich in der Therapie der Pancoast-Tumoren durchsetzen. Basierend auf der Hypothese von Shaw et al., daß eine präoperative Bestrahlung das Tumorwachstum hemmen, die lymphatische Tumorausbreitung verhindern und perineurale Tumorzellreste zerstören könne, publizierte Paulson ein demgemäß behandeltes Patientenkollektiv, von dem nach 5 Jahren noch 30 % lebten (Shaw et al. 1961; Paulson 1970). Obwohl wegen statistischer Mängel die Studie kritisiert wurde, muß bei der Entität der Sulcus-superior-Tumoren mit der typischen Pancoast-Symptomatik, die auf ein fortgeschrittenes Tumorstadium hindeutet, die präoperative Strahlentherapie als Standard empfohlen werden. Aus Gründen der besseren thera-

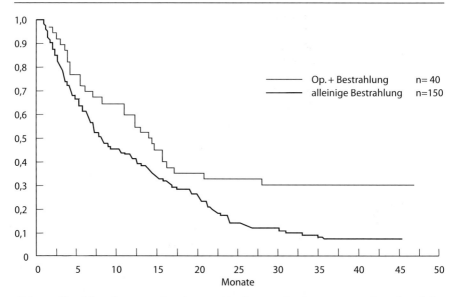

Abb. 5. Überlebenskurve nach primärer (Stadien I–IV) oder postoperativer thorakaler (Stadien IIIA–IV) Strahlenbehandlung nichtkleinzelliger Bronchialkarzinome des Heidelberger Patientenkollektivs aus den Jahren 1989–1991

peutischen Breite sollte jedoch nicht mehr mit 4mal 5 Gy vorbestrahlt werden, sondern konventionell mit 40 Gy. Postoperativ sollte die Dosis auf 60 Gy aufgesättigt werden. Mit dieser Methodik konnte im gemeinsam mit der Thoraxklinik Heidelberg-Rohrbach behandelten Patientenkollektiv eine Fünfjahresüberlebensrate von 20 % erreicht werden (Schraube u. Latz 1993). Die vorliegenden Daten für eine darüber hinausgehende Empfehlung zur Anwendung einer präoperativen Strahlentherapie reichen derzeit nicht aus.

Neoadjuvante Radiochemotherapie

Eine weitere Verbreitung der präoperativen Strahlenbehandlung in der Therapie des Bronchialkarzinoms könnte sich möglicherweise durchsetzen, sollten die derzeit laufenden Studien zur präoperativen Radiochemotherapie bei lokal fortgeschrittenen, aber von der Allgemeinkonstitution operablen Patienten Erfolge zeigen. Vielversprechend in Hinsicht auf die Durchführbarkeit und Tolerabilität sind Phase-II-Studien der Tumorzentren Essen und Münster (Eberhardt et al. 1995; Rübe et al. 1996) mit Langzeitüberlebensraten von 30 % für das Stadium IIIB.

Radiochemotherapie

Die hohe Fernmetastasierungsrate nach alleiniger Strahlentherapie fortgeschrittener Bronchialkarzinome unterstreicht die Forderung nach einer wirkungsvollen zusätzlichen systemischen Therapie. Die Erkenntnis der letzten Jahre, daß die systemische Chemotherapie im Stadium III des nichtkleinzelligen Bronchialkarzinoms erheblich wirksamer ist als im Stadium IV, hat dieser Behandlungsmethode erheblichen Auftrieb vermittelt. Mit einer Phase-III-Studie gelang Schaake-Koning et al. (1992) der Nachweis einer signifikanten Verbesserung der Langzeitüberlebensrate bei fortgeschrittenen Bronchialkarzinomen durch die tägliche Gabe von Cisplatin parallel zur Strahlentherapie.

Eine Übersicht zur Radiochemotherapie des nichtkleinzelligen Bronchialkarzinoms in ihren Variationen parallel oder sequentiell bietet Kap. 1.4. Da bisher noch die alleinige Radiotherapie in diesem Stadium als Richtlinie gilt, sollte aus strahlentherapeutischer Sicht als Grundvoraussetzung für die Kombination gefordert werden, daß an bewährten Gesamtdosen und Fraktionierungsschemata keine Veränderungen vorgenommen werden. Ansonsten besteht die Gefahr der lokalen Wirkungseinbuße oder der erhöhten lokalen Toxizität. Bei Einführung neuer sehr wirksamer Zytostatika in die Radiochemotherapie wie beispielsweise Gemcitabine oder Topotecan bedarf es Phase-I-Studien, da auch das Risiko der nach einer Radiotherapie beobachtbaren Spätfolgen nicht erhöht werden darf. Entsprechend lange Nachbeobachtungszeiten müssen bei der Einführung dieser Kombinationstherapien gefordert werden.

Kombinierte Chemoradiotherapie des kleinzelligen Bronchialkarzinoms

Die alleinige Chemotherapie kann im Stadium „limited disease" bei 30–40 % der Patienten eine komplette Remission erzielen (Hansen 1992). Aber etwa die Hälfte dieser Patienten wird in den ersten 2 nachfolgenden Jahren ein Lokalrezidiv entwickeln. Bei einer Kombination von Chemotherapie und Radiotherapie kann eine Rate von 80 % kompletter Remissionen erzielt werden. Ein Lokalrezidiv wird hier nur bei 1/3 dieser Patienten im fraglichen Zeitraum auftreten. In der Metaanalyse von Arriagada war die lokale Rezidivrate um den Faktor 3 niedriger in zusätzlich mediastinal bestrahlten Kollektiven gegenüber einer alleinigen Chemotherapie (Arriagada u. Chevalier 1996). Die Zahlen gelten für das Stadium „limited disease". Im Stadium „extensive disease" hat die Strahlentherapie gemeinhin nur palliative Indikationen. Im prognostisch günstigeren Stadium „extensive disease I" ist die Bestrahlung im Fall einer N3-Lymphknotensituation noch durchaus indiziert, während sie im Fall des malignen Pleuraergusses, der formal auch unter diese Stadieneinteilung fallen kann, wenig sinnvoll erscheint.

Nicht geklärt im Rahmen der Kombinationstherapie ist bisher der optimale Einsatz der Strahlentherapie in bezug auf Behandlungsvolumen, Fraktionierung und zeitlichen Ablauf. Bezüglich des Volumens wird in der älteren Literatur die

Einfassung der gesamten prätherapeutischen Tumorausdehnung mit zusätzlichem Sicherheitsabstand empfohlen. Die einzige randomisierte Studie zu dieser Fragestellung ergab allerdings keinen Vorteil für die großvolumige Bestrahlung (Kies et al. 1987). Weitere, allerdings retrospektive Studien sowie die Erfahrungen der Heidelberger Klinik bestätigen den Eindruck, daß es ausreicht, das postchemotherapeutische Volumen sowie das Mediastinum und ggf. die Supraklavikulargruben in das Behandlungsfeld einzuschließen.

Auch die Höhe der zu applizierenden Gesamtdosis ist im Rahmen der Kombinationstherapie noch nicht definitiv geklärt. Nach einer Zusammenstellung der Daten von 4 großen Studien zu dieser Thematik durch Arriagada und Le Chevalier scheint bei 50 Gy ein Plateau erreicht und weitere Dosiserhöhungen nicht wirkungsvoll zu sein (Arriagada u. Le Chevalier 1996).

Bezüglich des zeitlichen Ablaufs der Modalitäten Strahlentherapie und Chemotherapie in der Behandlung des kleinzelligen Bronchialkarzinoms sind 3 Varianten möglich:
1. Simultane Radiochemotherapie, bei der beide Modalitäten gleichzeitig gegeben werden.
2. Alternierende Radiochemotherapie. Beide Modalitäten werden wechselweise gegeben.
3. Sequentielle Radiochemotherapie. Beide Modalitäten werden hintereinandergeschaltet.

Alle 3 Methoden haben praktische und theoretische Vor- und Nachteile. Der frühe Einsatz der Radiotherapie innerhalb eines simultanen oder alternierenden Schemas soll die gemäß dem Postulat von Goldie und Coldman entstehenden chemotherapieresistenten Zellen innerhalb der Haupttumormasse frühzeitig sterilisieren und möglicherweise eine Streuung verhindern (Goldie et al. 1988). Nachteil ist, daß ein vergleichsweise großes Volumen mit entsprechendem Toxizitätsrisiko bestrahlt werden muß. Im Fall der simultanen Gabe ist dieses Risiko nochmals erhöht. Zusätzlich wird in einigen der Studien zur parallelen Radiochemotherapie die Radiotherapie durch eine Hyperfraktionierung mit 2 täglichen Fraktionen von 1,5 Gy bis 45 Gy Gesamtdosis intensiviert. Die Ergebnisse dieser Phase-II-Studien sind bei allerdings streng selektionierten Patientenkollektiven mit Zweijahresüberlebensraten zwischen 40 und 60 % sehr günstig (Turrisi et al. 1988; Johnson 1994).

Die alternierende Behandlung, die einer Split-course-Radiotherapie entspricht, birgt den theoretischen Nachteil mit sich, daß möglicherweise in den Bestrahlungspausen eine Repopulation (chemotherapieresistenter) Tumorzellen eintritt und den Effekt der Radiotherapie kompromittiert. Verschiedene Studien des Institut Gustave Roussy zu dieser Thematik ergaben bei beträchtlicher Hämatotoxizität vergleichsweise günstige Ergebnisse mit Fünfjahresüberlebensraten von 15 % (Arriagada u. LeChevalier 1996).

Die sequentielle Behandlung hat den Vorteil niedriger Toxizität und muß bei allen theoretischen Nachteilen noch immer als Richtlinie für Behandlungen außerhalb klinischer Studien empfohlen werden.

Nicht geklärt ist die Rolle der Radiotherapie in der Sondersituation des operierten kleinzelligen Bronchialkarzinoms. Im Fall positiver mediastinaler

Lymphknoten muß sie wie bei nicht operierten Patienten erfolgen. Bei einer pN0-Situation liegt sie sicher im Ermessen.

Elektive Bestrahlung des Neurokraniums

Eine der häufigsten Ursachen für das Scheitern der therapeutischen Bemühungen in der Behandlung des Bronchialkarzinoms ist die Entwicklung von Hirnmetastasen. Zwischen 18 und 37 % der Patienten mit nichtkleinzelligem und ca. 30 % der Patienten mit kleinzelligem Karzinom entwickeln im Laufe ihrer Krankengeschichte klinisch manifeste ZNS-Metastasen (Halpert et al. 1960). Die Bestrahlung manifester Metastasen ist fester Teil der palliativen Behandlung. Bei der elektiven „prophylaktischen" Bestrahlung wird versucht, Mikrometastasen zu inaktivieren, bevor sie zur Symptomatik führen können. In der Therapie des nichtkleinzelligen Bronchialkarzinoms ist die elektive Strahlentherapie nicht etabliert. Dies überrascht nicht, da hier die Häufigkeit der Hirnmetastasierung mit dem Tumorstadium assoziiert und fortgeschrittene Stadien in der Mehrzahl der Fälle ohnehin vorwiegend unter palliativen Aspekten behandelt werden. Mit der Einführung komplexer multimodaler Behandlungsschemata in der Behandlung der nichtkleinzelligen Tumoren wird in den nächsten Jahren die Indikationsstellung wahrscheinlich überprüft werden.

In der Behandlung des kleinzelligen Karzinoms ist die fehlende Liquorgängigkeit der meisten eingesetzten Zytostatika ein wichtiges Argument für die Durchführung der elektiven Bestrahlung. In 10 publizierten Studien mit insgesamt 750 Patienten konnte eine signifikante Reduktion der Hirnmetastasierungsrate nachgewiesen werden (Gregor u. Cull 1996). Im Mittel wurde diese von 20 % auf 6 % reduziert. Nach Gregor u. Cull bedürfen diese Ergebnisse aufgrund der Patientenselektion, der unterschiedlichen strahlentherapeutischen und zytostatischen Behandlungsschemata sowie der eingesetzten Diagnostik weiterer Bestätigung in randomisierten Studien.

Ein Überlebensvorteil durch die elektive Schädelbestrahlung konnte bisher nicht sicher nachgewiesen werden. Die Erklärung liegt darin, daß Hirnmetastasen nur bei einer Minderzahl von 10 % der Betroffenen alleinige Todesursache sind. Da die Ganzhirnbestrahlung vorwiegend bei prognostisch günstigen Subkollektiven eingesetzt wird, muß die neuropsychologische Toxizität kritisch beurteilt werden. Radiogene ZNS-Veränderungen können sich noch nach Jahren klinisch (irreversibel) manifestieren. Außerhalb von klinischen Studien empfiehlt die International Association for Study of Lung Cancer (IASCL) die prophylaktische Schädelbestrahlung nur bei prognostisch günstigen Patienten („limited disease", sonst komplette Remission) nach Abschluß der Chemotherapie. Die optimale Strahlendosis ist noch nicht festgelegt, aber es wird eine konventionelle Fraktionierung (2 Gy 5mal/Woche) bis zu einer Gesamtdosis von 30–40 Gy als sinnvoll erachtet. Methodisch sollte darauf geachtet werden, daß die mittlere Schädelgrube und die Lamina cribrosa mit erfaßt wird (Arriagada et al. 1994).

Palliative Strahlentherapie

Trotz aller Anstrengungen im Hinblick auf eine höhere Heilungsrate durch Kombinationstherapien oder eine alleinige Strahlentherapie wird die Zahl der Patienten, bei denen aufgrund einer bereits bestehenden Fernmetastasierung oder ungünstiger prognostischer Faktoren (starke Gewichtsabnahme, schlechter Karnofsky-Index, schlechte Lungenfunktion) lediglich palliative Maßnahmen in Frage kommen, weiterhin hoch bleiben. Im Vordergrund der palliativen Strahlentherapie steht beim Bronchialkarzinom die Beseitigung von Komplikationen durch lokales Tumorwachstum sowie die Behandlung von Metastasen des Skeletts und des ZNS.

Indikationen für eine palliative thorakale Bestrahlung sind tumorbedingter unstillbarer Hustenreiz, Schmerzen durch Infiltration der Thoraxwand, Bronchusstenosen mit poststenotischer Pneumonie oder Atelektase, Dyspnoe durch Obstruktion der Trachea und der Hauptbronchien sowie Hämoptysen. Ein palliativer Effekt läßt sich in einem Prozentsatz von 25–80 % abhängig vom Symptom erreichen (Kuttig 1985). Nach Caroll et al. (1986) sind 64 % der inoperablen Patienten symptomatisch aufgrund thorakaler Symptome und bedürfen einer Behandlung. Von den übrigen Patienten wird wiederum die Hälfte symptomatisch werden (Caroll et al. 1986). Dies ist zu beachten, da eine abwartende Haltung im Hinblick auf eine lokale Behandlung nur für eine Minderheit der Patienten in Betracht kommt und Palliation auch unter dem Aspekt einer Verhinderung „lokaler Not" gesehen werden muß.

Eine palliative Notfallindikation zur Strahlentherapie ist die obere Einflußstauung, die in etwa 80 % durch ein Bronchialkarzinom verursacht wird. Bei rascher Progredienz und ausgeprägter klinischer Symptomatik sollte mit der Bestrahlung ohne Verzögerung begonnen werden, auch wenn keine definitive Histologie vorliegt. Eine Rückbildung der Symptomatik kann bei Patienten mit Bronchialkarzinom in etwa 70 % der Fälle erreicht werden (Emami u. Perez 1992). Um ein schnelles Ansprechen zu erreichen, sollte die Behandlung mit Einzeldosen von 3 oder 4 Gy eingeleitet werden. Die Dreijahresüberlebensrate liegt hier nach Armstrong et al. bei ca. 10 % (Armstrong et al. 1990).

Indikationen zur Strahlentherapie von Skelettmetastasen sind lokalisierte Schmerzen, ossäre Destruktionen mit dem Risiko einer pathologischen Fraktur sowie die Nachbestrahlung nach operativer Stabilisation. Die analgetische Wirkung benötigt relativ geringe Dosen und macht sich bereits nach 1–2 Wochen bemerkbar. Die Rekalzifizierung osteolytischer Destruktionen benötigt höhere Dosen und wird röntgenologisch erst nach ca. 4 Monaten nachweisbar. Aufgrund der i. allg. sehr schlechten Lebenserwartung von Patienten mit metastasierten Bronchialkarzinomen scheint ein akzeleriertes Behandlungsschema mit 5mal 4 Gy innerhalb einer Woche aus Gründen der Behandlungsökonomie und auch aus Sicht des Patienten gerechtfertigt. Der Effekt im Hinblick auf die Analgesie ist längeren Behandlungsschemata gleichwertig (Niewald et al. 1996)

Hirnmetastasen sind bei Lungentumoren sehr häufig. Die Standardbehandlung bei multiplen Hirnmetastasen ist die Ganzhirnbestrahlung. Als Begleitmedikation ist die Gabe von 4mal 4 mg Dexamethason vor Beginn und während der Strahlenbehandlung erforderlich, Antikonvulsiva nur bei einer Anfallsanamnese. Die RTOG hat im Rahmen einer Studie mehrere Fraktionierungs- und Dosierungsschemata für die Behandlung von Hirnmetastasen (50 % Bronchialkarzinome) verglichen. 20 Gy in 1 Woche, 30 Gy in 2 Wochen, 40 Gy in 3 Wochen und 40 Gy in 4 Wochen kamen zur Anwendung (Borgelt et al. 1981). Mit den kürzeren Schemata war eine schnellere Linderung der neurologischen Symptomatik erreichbar, insgesamt lagen die Ansprechraten bei allen Gruppen bei 50 %, die klinische Remissionsdauer zwischen 9 und 13 Wochen und das mediane Überleben zwischen 15 und 18 Wochen.

Eine spezielle Situation bietet die solitäre Hirnmetastasierung des nichtkleinzelligen Bronchialkarzinoms. Die Kombination aus Resektion und Nachbestrahlung zeigt hier mit einem medianen Überleben von 18 Monaten deutlich bessere Ergebnisse als die alleinige konventionelle Strahlentherapie mit 4 Monaten (Mandell et al. 1986). Alternativ zur operativen Resektion kommt hier möglicherweiseicher auch die stereotaktisch gezielte Einzeitbestrahlung (u. U. in Kombination mit einer Ganzhirnbestrahlung) in Betracht.

Literatur

Armstrong PA, Perez CA, Simpson JR et al. (1990) Role of irradiation in the management of the superior vena cava syndrome. Int J Radiat Oncol Biol Phys 13: 531–539

Arriagada R, Le Chevalier T (1996) Regional disease. In: Aisner J, Arriagada R, Green MR, Martini N, Perry MC (eds) Comprehensive textbook of thoracic Oncology 1996. Williams &Wilkins, Baltimore, pp 456–495

Arriagada R, Le Chevalier T, Borie F et al. (1994) Randomized trial of prophylactic cranial irradiation of small cell lung cancer in complete remission. Lung Cancer 11/2: 177–178

Bohndorf W, Kiricuta C, Willner J (1994) Indikationen zur kurativen Strahlenbehandlung des nichtkleinzelligen Bronchialkarzinoms. Strahlenther Onkol 170: 507–515

Borgelt B, Gelber R, Larson M et al. (1981) Ultra-rapid high-dose irradiation schedules for the palliation of brain metastases: final results of the first two studies by the Radiation Therapy Oncology Group. Int J Radiat Oncol Biol Phys 7: 1633

Caroll M, Morgan SA, Yrnold JR et al. (1986) Prospective evaluation of watch policy in patients with inoperable non-small cell lung cancer. Eur J Clin Oncol 22: 1353

Choi NC, Kanarek DJ, Grillo HC (1990) Effect of postoperative radiotherapy on changes in pulmonary function in patients with stage II and IIIA lung carcinoma Int J Radiat Oncol Biol Phys: 1895–1899

Cox JD, Azarnia N, Byhardt RW et al. (1990) A randomized phase I/II trial of hyperfractionated radiation therapy with total doses of 60 Gy to 79,2 Gy: possible survival benefit with >69,6 Gy in favourable patients with radiation therapy oncology group stage III non-small cell lung carcinoma. Report of Radiation Therapy Oncology Group 83-11. J Clin Oncol 8: 1543–1555

Cox JD, Pajak ThF, Asbell S et al. (1993) Interruptions of high-dose radiation therapy decrease long-term survival of favorable patients with unresectable non-small cell carcinoma of the lung: analysis of 1244 cases from 3 radiation therapy oncology group (RTOG) trials. Int J Radiat Oncol Biol Phys 27: 493–498

Eberhardt W, Wilke H, Stamatis G et al. (1995) Results of a multimodality preoperative induction treatment program in locally advanced (LAD) NSCLC stages IIIA and IIIB. Eur J Cancer 31 A (Suppl 5): 222–223

Emami B. Perez CA (1992) Lung. In: Perez CA, Brady LW (eds) Principles and practise of radiation oncology, 2nd edn. Lippincott-Raven, New York, pp 806–836

Emami B, Lyman J, Brown A et al. (1991) Tolerance of normal tissue to therapeutic irradiation Int J Radiat Oncol Biol Phys 21: 109–122

Flentje M, Zierhut D, Schraube P et al. (1993) Integration of coronal magnetic resonance imaging (MRI) into radiation treatment planning of mediastinal tumors. Strahlenther Onkol 169: 351–357

Goldie GH, Coldman AJ, Nag V et al. (1988) A mathematical and computer-based model of alternating chemotherapy in experimental neoplasms. In: Arriagada R, Le Chevalier T (eds) Antibiotics and chemotherapy. Treatment modalities in lung cancer. Karger, Basel (Antibiot Chemother 41: 11–20)

Gregor A (1991) Controversies in the treatment of non-small cell lung cancer. Eur J Cancer 27: 362–366

Gregor A, Cull A (1996) Prophylactic cranial irradiation. In: Aisner J, Arriagada R, Green MR, Martini N, Perry MC (eds) Comprehensive textbook of thoracic oncology. Williams & Wilkins, Baltimore, pp 512–524

Gross NJ (1977) Pulmonary effects of radiation therapy. Ann Int Med 86 81–92

Halpert B, Erickson EE, Fields WS (1960) Intracranial involvement from carcinoma of the lung. Arch Pathol 69: 93–103

Hansen HH (1992) Management of small-cell cancer of the lung. Lancet 339: 846–849

Heilmann HP, Kärcher KH, Seitz W et al. (1987) Tumoren der Thoraxorgane. In: Scherer E (Hrsg) Strahlentherapie. Springer, Berlin Heidelberg New York Tokio, S 565–593

Houtte P van, Rocmans P, Smets P et al. (1980) Postoperative radiation therapy in lung cancer: a controlled trial after resection of curative design. Int J Radiation Oncology Biol Phys 6: 983–986

ICRU (1993) Report # 50: Prescribing, recording, and reporting photon beam therapy. International Commission on Radiation Units and Measurements, Washington/DC

Johnson B (1994) Concurrent approaches to combined chemotherapy and chest radiotherapy for the treatment of patients with limited stage small cell lung cancer. Lung Cancer 10 (Suppl 1): 281–287

Kies MS, Mir JC, Crowley JJ et al. (1987) Multimodal therapy for limited samll cell lung cancer. A randomized study of induction combination chemotherapy with or without thoracic radiation in complete responders; and with widefield vs. reduced volume radiation in partial responders: A Southwest Oncology Group study. J Clin Oncol 5: 592–600

Köster A, Kimmig B, Müller-Schimpfle M et al. (1992) MR-Tomographie und MR-Angiographie – eine neue Methode zur Bestrahlungsplanung abdomineller Großfelder. Strahlenther Onkol 168: 230–236

Kupelian PA, Komaki R, Allen P (1996) Prognostic factors in treatment of node-negative nonsmall cell lung carcinoma with radiotherapy alone. Int J Radiat Oncol Biol Phys 36: 607–613

Kuttig H (1985) Palliative Radiotherapie der nichtkleinzelligen Bronchialkarzinome. In: Nagel GA, Sauer R, Schreiber HW (Hrsg) Aktuelle Onkologie 26. Zuckschwerdt, München Bern Wien, S 366–379

Mah K, Dyk J van, Keane T et al. (1987) Acute induced pulmonary damage: a clinical study on the response to fractionated radiation therapy. Int J Radiat Oncol Biol Phys 13: 179–188

Mandell L, Hilaris B, Sullivan M et al. (1986) The treatment of single brain metastasis from non-oat cell lung carcinoma: surgery and radiation vs. radiation therapy alone. Cancer 58: 641

Martel MK, Ten Haken RK, Hazuka MB et al. (1994) Dose-volume histogram and 3-D treatment planning evaluation of patients with pneumonitis. Int J Radiat Oncol Biol Phys 28: 575–581

MRC-Lung Cancer Working Party (1996) The role of postoperative radiotherapy in non-small-cell lung cancer: a multicenter randomized trial in patients with pathologically staged T1–2 N1–2 M0 disease. Br J Cancer 74: 632–639

Niewald M, Tkocz HJ, Abel U et al. (1996) Rapid course radiation therapy vs. more standard treatment:a randomised trial for bone metastases. Int J Radiat Oncol Biol Phys 36: 1085–1090

NSCLC-Collaborative Group (1995) Chemotherapy in non-small-cell lung cancer: a metaanalysis using updated data on individual patients from 52 randomized clinical trials. BMJ 311 899–909

Oetzel D, Schraube P, Hensley F et al. (1995) Estimation of pneumonitis risk in 3D-treatment planning using dose-volume histogram analysis. Int J Radiat Oncol Biol Phys 33: 455–460

Paulson DL (1970) The role of preoperative radiation therapy inm the surgical management of carcinoma in the superior pulmonary sulcus. Front Radiat Ther Oncol 5:177–187
Perez CA, Stanley K, Rubin P et al. (1980) A prospective randomized study of various radiation doses and fractionation schedules in the treatment of inoperable non-oat cell carcinoma of the lung. Cancer 45: 2744–2753
Philips P, Rocmans P, Vanderhoeft P et al. (1993) Postoperative radiotherapy after pneumonectomy: impact of modern treatment facilities. Int J Radiat Oncol Biol Phys 27: 525–529
Rübe C, Thomas M, Riesenbeck D et al. (1996) Präoperative simultane Radiochemotherapie des nichtkleinzelligen Bronchialkarzinoms im Stadium III. Strahlenther Onkol 172 (Sonderheft 1): 26
Rubin P, Casarett GW (1968) Clinical radiation pathology. Saunders, Philadelphia
Saunders MI, Dische S, Grosch EJ et al. (1991) Experience with CHART. Int J Radiat Oncol Biol Phys 21: 871–878
Saunders MI, Dische S, Barrett N et al. (1997) Continous hyperfractionated accelerated radiotherapy (CHART) versus conventional radiotherapy in non-small-cell lung cancer: a randomised multicenter trial. Lancet 350: 161–165
Sawyer TE, Bonner JA, Gould PM et al. (1996) The impact of surgical adjuvant thoracic radiation therapy for non-small cell lung cancer patients with mediastinal nodal involvement. Int J Radiat Oncol Biol Phys 36: 209
Schaake-Koning C, Bogaert W van den, Dalesio O et al. (1992) Effects of concomittant cisplatin and radiotherapy on inoperable non-small cell lung cancer. N Engl J Med 326: 524–530
Schraube P, Latz D (1993) Die Rolle der Strahlentherapie in der Therapie von Pancoasttumoren. Strahlenther Onkol 5: 265–269
Schraube P, Kampen M von, Oetzel D et al. (1995) The impact of 3-D radiotherapy planning after a pneumonectomy compared to a conventional treatment set-up. Radiother Oncol 37: 65–70
Schraube P, Schell R, Wannenmacher M et al. (1997) Pneumonitis nach Strahlentherapie des Bronchialkarzinoms – Inzidenz und Einflußfaktoren. Strahlenther Onkol 173: 369–378
Shaw RR, Paulson DL, Lee JL (1961) Treatment of the superior sulcus tumor by irradiation followed by resection. Ann Surg 54: 29–40
Slanina J, Wannenmacher M, Bruggmoser G et al. (1982) Die pulmomale Strahlenreaktion im Röntgenbild Intensität und Häufigkeit röntgenmorphologischer Veränderungen der Lunge und des Mediastinums nach Mantelfeldbestrahlung mit 4 MeV Photonen und Satellitentechnik. Radiologe 22: 74–82
Stuschke M, Heilmann HP (1996) Lunge und Mediastinum. In: Scherer E, Sack H (Hrsg) Strahlentherapie – Radiologische Onkologie. Springer, Berlin Heidelberg New York Tokio, S 683–718
Turrisi AT, Glover DJ, Mason BA (1988) A preliminary report: concurrent twice daily radiotherapy plus pltinum-etoposide chemotherapy for limited small cell lung cancer. Int J Radiat Oncol Biol Phys 15: 183–187
Weisenburger JH, Lung Cancer Study Group (1986) Effects of postoperative mediastinal radiation on completely resected stage II and III epidermoid carcinoma of the lung. N Engl J Med 315: 1377

1.15 Chemotherapie des kleinzelligen Lungenkarzinoms

P. Drings, C. Manegold

Das kleinzellige Lungenkarzinom ist durch eine sehr rasche Tumorverdopplungszeit, eine sehr hohe Zellproliferationsrate und eine frühzeitige Metastasierungstendenz gekennzeichnet. Diese biologischen Eigenschaften begründen einerseits die schlechte Prognose dieses Tumors, liefern andererseits aber auch die Grundlage für eine hohe Sensibilität gegenüber der Chemotherapie und Radiotherapie. Mit der Einführung der Chemotherapie erreichte man eine 5fache Verlängerung der medianen Überlebensdauer der Patienten und einen Anteil von 5–10 % von 3 Jahren rezidivfrei Überlebenden. Nimmt man die Gruppe der Patienten mit „limited disease" und anderen günstigen prognostischen Faktoren, erhöht sich dieser Anteil sogar auf 15–20 % (Tabelle 1; Aisner u. Belani 1993; Calderoni u. Cerny 1996; Ihde 1992).

Während im Verlauf des letzten Jahrzehnts bezüglich der Therapie keine wesentlichen Fortschritte oder – anders ausgedrückt – eine Konsolidierung auf höherem Niveau erreicht wurde, war es doch möglich, neue Erkenntnisse zur Bedeutung der verschiedenen prognostischen Faktoren zu gewinnen. Auf ihrer Grundlage differenziert man jetzt zwischen einer rein palliativen Therapie bei z. B. älteren Patienten mit fortgeschrittener Tumorerkrankung und einer Therapie mit primär kurativem Ansatz bei Patienten mit noch begrenzter Tumorausdehnung.

Tabelle 1. Einfluß der Therapie auf die Überlebenszeit der Patienten – historische Entwicklung. (Nach Ihde 1992; Calderoni u. Cerny 1996)

Therapie	Überlebensdauer	
	„limited disease"	„extensive disease"
Vor der Ära der Chemotherapie		
symptomatische Behandlung	3 Monate	1,5 Monate
Chirurgie	< 1 %	–
Radiotherapie	1–3 %	–
Chemotherapie		
Monochemotherapie (median)	6 Monate	4 Monate
Polychemotherapie median	10–14 Monate	7–11 Monate
5-Jahres-Überlebensrate	2–8 %	0–1 %
Kombination von Chemotherapie und Thoraxradiotherapie median	12–16 Monate	7–11 Monate
5 Jahres-Überlebensrate	6–12 %	0–1 %

Als wesentliche prognostische Faktoren bestätigten sich die Krankheitsausdehnung und der Leistungsindex des Patienten. Entscheidend ist der Nachweis bzw. Ausschluß einer hämatogenen Fernmetastasierung. Die Anzahl der von Metastasen befallenen Organe stellt eine weitere Prognosedifferenzierung dar, während der Ort der Metastasierung jedoch von untergeordneter Bedeutung ist (s. Kap. 1.4).

Die Chemotherapie ist das Rückgrat der Behandlung des kleinzelligen Lungenkarzinoms.

Monochemotherapie

In den 60er Jahren begann die Chemotherapie dieses Tumors mit dem Einsatz alkylierender Substanzen. Es wurde damit eine signifikante Verlängerung der medianen Überlebensdauer der Patienten von 1,5 auf 4 Monate im Stadium „extensive disease" erreicht (Seifter u. Ihde 1988). In den folgenden Jahren wurden weitere Zytostatika als wirksam bei diesem Tumor identifiziert. Die durchschnittlichen Remissionsraten liegen unter Berücksichtigung erheblicher Variationen zwischen 20 und 50% (Feld et al. 1989 a; Tabelle 2). Komplette Remissionen sind unter der Monochemotherapie ausgesprochen selten. Deshalb wird man diese Therapieform gegenwärtig nur bei Patienten, denen eine aggressivere Behandlung nicht zugemutet werden kann, oder im Rahmen klinischer Studien

Tabelle 2. Monochemotherapie des kleinzelligen Lungenkarzinoms. (Mod. nach Feld et al. 1989a; Hansen u. Rorth 1994; Rowinsky u. Ettinger 1996)

Medikament	Durchnittliche Remissionsrate [%]
Ifosfamid	50
Cyclophosphamid	40
Etoposid	40
Carboplatin	40
Vincristin	35
Methotrexat	35
Doxorubicin	30
Epirubicin	30
Hexamethylmelamin	30
Vindesin	30
Vinblastin	30
BCNU	20
Cisplatin	15
Neue Medikamente in klinischer Erprobung (Patientenzahlen sind noch begrenzt)	
Teniposid	58
Paclitaxel	34–43
Gemcitabin	27
Topotecan	30–40
Navelbin	16
CPT-11	47

zur Erprobung neuer Substanzen einsetzen. In den letzten Jahren wurden mehrere neue Zytostatika wie die Taxane, Topoisomerase-I-Inhibitoren, Navelbin und Gemcitabin erfolgreich in der Monochemotherapie erprobt. Ihre Stellung in der Polychemotherapie wird gegenwärtig in klinischen Studien analysiert (Rowinsky u. Ettinger 1996).

Polychemotherapie

Im Verlauf der 70er Jahre entwickelte sich die Polychemotherapie zur Standardbehandlung des kleinzelligen Lungenkarzinoms. Sie ist wegen höherer Raten kompletter Remissionen und wegen längerer Remissionsdauern und Überlebenszeiten der Patienten der Monochemotherapie eindeutig überlegen. In der Regel werden 2–4 Zytostatika simultan eingesetzt (Tabelle 3; Aisner et al. 1983; Thatcher 1993; Blackstein 1994; Niederle et al. 1997; De Vore u. Johnson 1996). Es ist dabei von entscheidender Bedeutung, daß die im Kombinationsschema verwendeten Einzelsubstanzen in ihrer maximal tolerablen Dosis appliziert werden. Eine Verminderung der Aggressivität der Therapie führt zur wesent-

Tabelle 3. Polychemotherapie des kleinzelligen Lungenkarzinoms. Auswahl verschiedener Standardtherapien

Kombination	Dosierung	Art der Verabreichung	Tage
Doxorubicin,	60 mg/m^2	i.v.	1
Cyclophosphamid,	750 mg/m^2	i.v.	1, 2
Vincristin (Seeber et al. 1980)	1,5 mg/m^2	i.v.	1, 8, 15
Cyclophosphamid,	1000 mg/m^2	i.v.	1
Doxorubicin,	45 mg/m^2	i.v.	1
Etoposid (Aisner et al. 1984)	50 (100) mg/m^2	i.v.	1, 2, 3, 4, 5
Cyclophosphamid,	1000 mg/m^2	i.v.	1
Epirubicin,	70 mg/m^2	i.v.	1
Vincristin (EPICO) (Drings et al. 1986)	2 mg	i.v.	1
Ifosfamid,	1500 mg/m^2	i.v. 1-h-Infusion	1, 2, 3, 4, 5
Etoposid (Wolf et al. 1991)	120 mg/m^2	i.v.	1, 2, 3
Cisplatin,	75 mg/m^2	i.v.	1
Etoposid (Calderoni u. Cerny 1996)	100 mg/m^2	i.v.	1, 2, 3
Carboplatin,	300 mg/m^2	i.v.	1
Etoposid,	140 mg/m^2	i.v.	1, 2, 3
Vincristin (Eberhardt et al. 1993)	1,5 mg	i.v.	1, 8, 15, 22
Ifosfamid,	5 g/m^2	i.v.	1
Carboplatin,	300 mg/m^2	i.v.	1
Etoposid,	120 mg/m^2	i.v.	1, 2
	240 mg/m^2	Oral	3
Vincristin (Thatcher et al. 1989)	0,5 mg/m^2	i.v.	14

lichen Reduktion der Remissionsraten und damit auch zur Verschlechterung des Spätschicksals der Patienten (Aisner et al. 1983).

Im Verlauf des letzten Jahrzehnts wurden in der Polychemotherapie des kleinzelligen Lungenkarzinoms keine grundsätzlichen Verbesserungen erzielt. Die Ergebnisse haben sich jedoch auf höherem Niveau im Vergleich zum vorangegangenen Jahrzehnt konsolidiert. Es ist allerdings nicht gelungen, die Überlebensdauern der Patienten wesentlich zu verbessern. Erhebliche Fortschritte gab es in der Durchführung der Behandlung. Mit einer Verkürzung der Behandlungsdauer und einer besseren Auswahl der Patienten unter Berücksichtigung neu definierter prognostischer Faktoren sowie durch die Substitution sehr toxischer Zytostatika durch neue Substanzen gelang es, die akute und chronische Toxizität der Therapie wesentlich zu reduzieren (Bunn et al. 1989; Blackstein 1994).

Bei der Beurteilung der Therapieresultate sollte berücksichtigt werden, daß unbehandelte Patienten im Stadium „limited disease" nur eine mediane Überlebensdauer von 15–17 Wochen und im Stadium „extensive disease" von 6 Wochen erwarten können (Tabelle 1; Hyde et al. 1973). Beim nichtvorbehandelten Patienten sind die Ergebnisse mit den gegenwärtig üblichen 2er- und 3er-Kombinationen weitgehend identisch (Tabelle 4; Postmus 1991; De Vore u. Johnson 1996; Niederle et al. 1997). Weit verbreitet ist die seit etwa 15 Jahren eingesetzte Kombination eines Anthrazyklinantibiotikums (z.B. Doxorubicin oder Epirubicin) mit einem Oxazaphosphorinderivat (z.B. Cyclophosphamid oder Ifosfamid) und einem Vincalkaloid (z.B. Vincristin), bekannt als *ACO*- oder *VAC-Schema*. Von dieser Kombination existieren mittlerweile mehrere Variationen bezüglich der Dosierung und Applikationshäufigkeit der einzelnen Zytostatika. Bei Therapieresistenz gegenüber diesem Schema oder bei Kontraindikation gegenüber einzelnen Zytostatika stehen mehrere Alternativen zur Verfügung, von denen sich besonders die Kombination Cisplatin/Etoposid zu einem zweiten Standardverfahren entwickelte. Die in einigen Studien erkennbare mögliche Überlegenheit dieser 2er-Kombination gegenüber anderen Verfahren beim Einsatz im Stadium „limited disease" ließ sich im weit fortgeschrittenen Tumorstadium „extensive disease" jedoch nicht bestätigen. Hinsichtlich der Toxizität ist diese Kombination jedoch einem Konzept, welches Anthrazyklinantibiotika enthält, überlegen, wenn wie im Stadium „limited disease" eine Thoraxbestrahlung zusätzlich erforderlich ist. Die Applikation von Etoposid

Tabelle 4. Polychemotherapie des kleinzelligen Lungenkarzinoms – Auswahl verschiedener Studienergebnisse. (*CR + PR* Rate kompletter plus partieller Remissionen). (Mod. nach Wolf u. Havemann 1995)

Kombination	Patienten (n)	CR + PR [%]
Doxorubicin/Cyclophosphamid/Vincristin (ACO oder VAC)	461	62–88
Cyclophosphamid/Doxorubicin/Etoposid (CDE)	174	90
Cyclophosphamid/Epirubicin/Vincristin (EPICO)	51	64
Ifosfamid/Etoposid (IE)	162	77
Cisplatin/Etoposid (PE)	670	65–94

und Cisplatin ist bei gleichzeitiger Thoraxbestrahlung mit einer geringeren Lungen-, Haut- und Ösophagustoxizität verbunden als andere Chemotherapieverfahren (Murray et al. 1996). Aus diesem Grund wird diese 2er-Kombination von vielen Gruppen in der Behandlung des kleinzelligen Lungenkarzinoms im Stadium „limited disease" bevorzugt.

Im Stadium *„limited disease"* werden bei nicht vorbehandelten Patienten objektiv meßbare Remissionen in einer Häufigkeit von 70 bis über 95 % erzielt. Sie schließen im Durchschnitt 30–50 % komplette Remissionen ein (Tabelle 5; Johnson 1993). Die Überlebensdauern aller behandelten Patienten werden mit gewissen Variationen unter den einzelnen Studien mit 12 Monaten angegeben. Bei kompletten Remissionen erhöht sich die Überlebensdauer auf durchschnittlich 15–20 Monate. Während 40–70 % der Patienten die Chance haben, 1 Jahr zu überleben, sind nach 2 Jahren nur noch 5–10 % der Patienten rezidivfrei. Dieser kleine Anteil darf als potentiell geheilt angesehen werden. Das Spätschicksal dieser Patienten wird jedoch durch das Auftreten von Zweittumoren in anderen Bereichen der Lunge belastet.

Im Stadium *„extensive disease"* sind wegen der wesentlich größeren Tumormasse die Remissionsraten deutlich niedriger. Der Anteil kompletter Remissionen liegt im Durchschnitt nicht über 20 %, die medianen Überlebensdauern der Patienten betragen 6–9 Monate. Einjahresüberlebensraten von 20–50 % werden in der Literatur angegeben. Nach 2 Jahren überleben nur noch vereinzelte Patienten rezidivfrei (Tabelle 1 und 5; Comis 1993).

Bereits nach dem 1. Behandlungszyklus kann die Ansprechbarkeit des Tumors auf die Chemotherapie beurteilt werden. Wenn nach dem klinischen Befund und dem Ergebnis bildgebender Untersuchungsverfahren nicht eine deutliche Besserung erkennbar ist, muß das Therapieverfahren als ineffektiv angesehen und sofort durch ein alternatives Schema ersetzt werden. Im Hinblick auf die potentiell kurativen Behandlungsmöglichkeiten im Stadium „limited disease" wird man hier selbst ein stationäres Verhalten des Tumors als Therapieversagen interpretieren und die Behandlung sofort umstellen müssen. Im Stadium „extensive disease" ist vor dem Hintergrund fehlender kurativer Behandlungsmöglichkeiten und der insgesamt schlechteren Prognose unter Abwägung der individuellen Besonderheiten eine Fortsetzung der gleichen Behandlung bei stationärem Tumorbefund durchaus denkbar.

Versuche zur Intensivierung der Chemotherapie

Es wurden in den vergangenen Jahren mehrere Versuche zur Intensivierung der Chemotherapie unternommen (Blackstein 1994; Aisner u. Belani 1993). Ansätze hierfür bestehen in der Applikation mehrerer Substanzen, in der Durchführung einer Konsolidierungs- oder Erhaltungstherapie, in der alternierenden Applikation verschiedener Medikamentenkombinationen sowie in der Hochdosisbehandlung oder der kontinuierlichen Dauerbehandlung (Klastersky u. Sculier 1989). Nach den bisherigen Erfahrungen gibt es keine Hinweise dafür, daß die

Tabelle 5. Beispiele für Polychemotherapie beim kleinzelligen Lungenkarzinom (*C* Cyclophosphamid, *A* Adriamycin, *E* Etoposid, *V* Vincristin, *P* Cisplatin, *I* Ifosfamid) unterschieden nach den Stadien „limited" und „extensive disease". (Nach Bunn 1986)

Therapie/Autor (zit. in Bunn 1986)	Zytostatika (Initialen)		"Limited disease"				"Extensive disease"			
			Patienten (n)	Remissionsrate [%]	Komplette Remission [%]	Mittlere Überlebenszeit (Monate)	Patienten (n)	Remissionsrate [%]	Komplette Remission [%]	Mittlere Überlebenszeit (Monate)
CAE (Bunn 1985)	C	1000 mg/m² Tag 1	43	91	65	14	67	88	46	9,9
	A	45 mg/m² Tag 1								
	E	50 mg/m² Tag 1–5								
CAV (Johnson et al. 1978)	C	1000 mg/m² Tag 1	43	79	56	13,6	53	40	13	7
	A	45 mg/m² Tag 1								
	V	1,4 mg/m² Tag 1								
E/P (Woods u. Levi 1984)	E	60 mg/m² Tag 1–3	50	84	48	–	96	64	21	
	P	80 mg/m² Tag 1								
I/E (Wolf et al. 1987)	I	1500 mg/m² Tag 1–5	25	80	24	11	46	61	18	7,5
	E	120 mg/m² Tag 1–3								

simultane Anwendung von 3 oder 4 Medikamenten prinzipiell einer 2er-Kombination überlegen ist. Nach Applikation konkurrierender Zytostatika kumuliert die Toxizität – erkennbar besonders in einer erheblichen Myelosuppression. Dies bedingt zwangsläufig eine Dosisreduktion.

Die in den letzten Jahren erkennbare Tendenz zur Verkürzung der Behandlungsdauer auf nur noch 4–6 Zyklen hat sich weitgehend durchgesetzt. Man erreicht mit ihr die gleichen Resultate wie früher unter einer längeren Behandlungsdauer von 12 und mehr Monaten. Die Rate der 2 Jahre und länger rezidivfrei überlebenden Patienten wurde durch die Verkürzung der Therapiedauer nicht ungünstig beeinflußt. Aus randomisierten Therapiestudien geht hervor, daß eine kurzfristige, aber intensivere Chemotherapie die gleichen Spätresultate erbringt wie eine länger dauernde Behandlung (Feld et al. 1984; Thatcher et al. 1985; Niederle et al. 1997). Bei vielen Patienten ist eine komplette Remission bereits nach einer Behandlungsdauer von nur 6 Wochen, entsprechend 2 Behandlungszyklen, erkennbar. Von den übrigen Patienten weiß man, daß auch sie eine komplette Remission, wenn überhaupt, innerhalb der ersten 4 Zyklen erreichen. Es erscheint damit sinnvoll, nach Erreichen der kompletten Remission zur Konsolidierung noch 2 weitere Zyklen zu applizieren. Dies ist beim kleinzelligen Bronchialkarzinom in der Regel nach längstens 6 Zyklen erreicht.

Erhaltungschemotherapie

Eine Erhaltungschemotherapie im Anschluß an eine komplette Remission verlängert die Gesamtüberlebensdauer der Patienten nicht (Tabelle 6). Man erreicht das gleiche Langzeitergebnis, wenn man nach kompletter Remission zunächst abwartet und im Falle eines Rezidivs eine Reinduktionsbehandlung vornimmt (Postmus 1991; Splinter 1989). Der Verzicht auf die Erhaltungstherapie wirkt sich jedoch sehr günstig auf die *Lebensqualität* der Patienten aus. Man empfiehlt deshalb, auf jede Erhaltungstherapie nach kompletter Remission zu verzichten. Voraussetzung ist aber selbstverständlich, daß die Patienten kurzfristig alle 4–6 Wochen untersucht werden. Im Fall eines Rezidivs oder einer Pro-

Tabelle 6. Erhaltungschemotherapie beim kleinzelligen Bronchialkarzinom. (Nach De Vore u. Johnson 1996)

Autoren (zit. in De Vore u. Johnson 1996)	Erhaltungs-therapie	Patienten (n)	Medianes Überleben
Bleehan et al. 1989	Nein	134	29 Wochen
	Ja	131	35 Wochen
Spiro et al. 1989	Nein	305	32 Wochen
	Ja	305	39 Wochen
Clarke et al. 1989	Nein		52 Wochen
	Ja	202	54 Wochen
Ciaccone et al. 1993	Nein	217	9,3 Monate
	Ja	221	9,3 Monate

gression nach einem Intervall von mehr als 3 Monaten wird man wiederum das ursprüngliche Therapieschema einsetzen. Bei kürzerem rezidivfreiem Intervall sollte sofort eine alternative Zytostatikakombination verwendet werden.

Alternierende Chemotherapie

Es entspricht allgemeiner klinischer Erfahrung, daß ein Behandlungsverfahren der zweiten Wahl nach Versagen eines früheren Behandlungsversuchs durchaus noch eine tumorreduzierende Wirkung entfalten kann (Greco 1993). Man erkärt dies mit der Heterogenität des Tumors. Mit zunehmender Tumormasse wird man vermehrt Zellen unterschiedlicher Sensibilität und Resistenz erwarten dürfen. Nach theoretischen Erwägungen könnte man einer solchen primären oder sekundären Resistenz begegnen, wenn von vornherein zwei oder mehrere, nicht kreuzresistente Zytostatikakombinationen zum Einsatz kämen. Ein derartiges Vorgehen basiert auf der Hypothese von Goldie und Coldman. Sie besagt, daß die Zytostatikaresistenz vom Ausmaß primär resistenter Zellklone oder von genetischen oder epigenetischen zellulären Veränderungen im Verlauf der Chemotherapie abhängt. Die wirkungsvollste Behandlung wäre dann die simultane Applikation von möglichst vielen Zytostatika mit unterschiedlichem Wirkungsmechanismus in der jeweils optimalen Dosierung. Die überlappende Toxizität verbietet dies jedoch. Eine Dosisverminderung einzelner Substanzen würde ihre Wirksamkeit wesentlich reduzieren. Somit ist es besser, die verschiedenen Medikamente in der optimalen Dosis alternierend zum Einsatz zu bringen.

Im Verlauf des letzten Jahrzehnts wurden 6 große prospektiv randomisierte Studien mit diesem Therapiekonzept beim kleinzelligen Lungenkarzinom durchgeführt. Sie ergaben z.T. geringe Vorteile zugunsten der alternierenden Chemotherapie entweder für Stadium „limited disease", für Stadium „extensive disease" oder für beide Stadien. Die Unterschiede waren jedoch nicht beeindruckend. Für den alternativen Einsatz wurden besonders die beiden etablierten Kombinationen CAV und PE ausgewählt. Von beiden ist eine hohe Aktivität, belegt durch eine hohe Rate kompletter Remissionen, bekannt. In einer kanadischen Studie (Evans et al. 1987) berichteten die Autoren über einen Vorteil bezüglich des medianen Überlebens mit der alternierenden CAV/PE-Behandlung für das Stadium „extensive disease" (9, 6 vs. 8, 9 Monate). In dieser Studie wurde jedoch PE nicht allein eingesetzt, deshalb ist sie nur begrenzt aussagekräftig.

Japanische Autoren (Fukuoka et al. 1991) verglichen ebenfalls CAV und CAV alternierend mit PE, schlossen aber auch einen PE-Arm ein. Sie sahen keine Unterschiede bezüglich des medianen Überlebens im Stadium „extensive disease". Ähnliche Resultate wurden von der South Eastern Cancer Study Group mitgeteilt (Roth et al. 1992). Die beiden letztgenannten Studien ergaben eine geringere Toxizität für die Kombination PE gegenüber CAV oder alternierend.

Im Stadium „limited disease" sahen die Japaner einen Vorteil bezüglich des medianen Überlebens durch CAV/PE (16,8 vs. 12,4 bzw. 11,4 Monate). Wegen der geringen Patientenzahl ist diese Aussage jedoch unsicher, zumal andere Studien zu gegenteiligen Ergebnissen kamen.

Eine deutsche Studie (Havemann et al. 1987) berichtete über einen zwar geringen, aber statistisch signifikanten Überlebensvorteil der alternierenden Chemotherapie gegenüber dem damaligen Standard, bestehend aus Doxorubicin, Cyclophosphamid und Vincristin. Jedoch war die alternierende Therapie mit einer höheren Toxizität belastet.

Insgesamt kann man gegenwärtig feststellen, daß die erheblichen Anstrengungen zur Überprüfung dieses Konzeptes der alternierenden Chemotherapie beim kleinzelligen Lungenkarzinom sich nicht als großer Fortschritt erwiesen haben. Es bestätigte sich die klinische Erfahrung, daß beim nicht vorbehandelten Patienten zwischen den etablierten Kombinationen keine großen Unterschiede in der Wirksamkeit bestehen. Weiterhin ist man berechtigt, eine Therapie fortzusetzen, wenn bei jedem Zyklus der Wirksamkeitsnachweis erbracht werden kann.

Dosiseskalation

Präklinische Studien ergaben eine bessere Wirksamkeit und ein Überwinden der Resistenz durch eine Dosiseskalation. Dieses Konzept wurde in den vergangenen Jahren intensiv beim kleinzelligen Lungenkarzinom erprobt. Bisher liegen keine eindeutigen Resultate vor, die dieses Therapiekonzept als Routine empfehlen können. Ein Anstieg der Dosisintensität von lediglich 20–50 % ist lediglich mit einer höheren Myelotoxizität verbunden, hat jedoch keinen positiven Einfluß auf die Überlebensdauern der Patienten (Ihde 1992). Klasa et al. (1991) berichteten in einer Metaanalyse auf der Grundlage von 60 Therapiestudien, daß für die Kombination Cisplatin/Etoposid keine signifikante Korrelation mit der Dosisintensivierung und der Überlebensdauer oder der Remissionsrate erkennbar war. Hingegen war dies für Cyclophosphamid enthaltende Kombinationen gesichert. Die Aussage galt jedoch nur für Patienten des Stadiums „extensive disease".

Das Konzept einer späteren Intensivierung („late intensification") der Chemotherapie in Form einer Konsolidierungsbehandlung nach Erreichen einer kompletten Remission wurde beim kleinzelligen Lungenkarzinom ausführlich geprüft, erbrachte aber bisher keine Vorteile. Man muß jedoch betonen, daß diese Studien ohne den Einsatz der seit einigen Jahren zur Verfügung stehenden hämatopoetischen Wachstumsfaktoren durchgeführt wurden.

Die hämatopoetischen Wachstumsfaktoren G-CSF und GM-CSF bieten neue Möglichkeiten (Bishop 1993; Crawford et al. 1991; Klastersky u. Sculier 1989; Morstyn 1990). Sie sind nach den bisher vorliegenden Erfahrungen in der Lage, die Intensität und Dauer der Myelosuppression zu vermindern. Dadurch ist es möglich, eine voll dosierte Chemotherapie in kürzeren (z. B. 14tägigen) Intervallen durchzuführen. Nach Applikation der hämatopoetischen Wachstumsfaktoren kann signifikant häufiger als früher auf eine notwendige Dosisreduktion der verschiedenen Zytostatika verzichtet werden. Häufig wird der Therapeut durch den gleichzeitigen Einsatz dieser Medikamente überhaupt erst in die Lage versetzt, die vorgesehene Dosis auch tatsächlich applizieren zu können. Die granulozytopenischen Fieberphasen sind bei gleichzeitigem Einsatz von hämatopoetischen Wachstumsfaktoren deutlich vermindert. Dies bedeutet eine Einsparung von Antibiotika und eine Verkürzung von Krankenhausaufenthalten. Bisher konnten durch diese ergänzende Behandlung aber keine höheren Remissionsraten und längeren Überlebensdauern erzielt werden. Deshalb wird man den regelmäßigen Einsatz dieser neuen Medikamente beim kleinzelligen Lungenkarzinom gegenwärtig noch nicht grundsätzlich empfehlen.

Frühere Versuche einer autologen Knochenmarktransplantation (Lazerus 1993) zur Verbesserung der hämatopoetischen Reserven führten zu keinen besseren Therapieresultaten.

Dieses Konzept wird, nachdem die Stammzellgewinnung und -retransfusion zur klinischen Routine wurde, erneut aufgegriffen und unter Verwendung der genannten hämatopoetischen Wachstumsfaktoren in klinischen Studien erprobt. Erste vorläufige Resultate (Elias 1994; Brugger et al. 1994) belegen die technische Machbarkeit dieses Konzepts. Ob sich die ersten sehr positiven Ergebnisse auch weiterhin bestätigen lassen, werden zukünftige Studien zeigen.

Kleinzelliges Lungenkarzinom des älteren Menschen

25–30% der Patienten sind zum Zeitpunkt der Diagnose älter als 65 Jahre (Keane u. Carney 1993). Wenn sie sich in gutem Allgemeinzustand befinden, wird man sie wie jüngere Patienten behandeln und vergleichbare Ergebnisse erzielen. Das Alter für sich hat keinen Einfluß auf das mediane Überleben der Patienten. Berücksichtigen muß man jedoch die erhöhte Toxizität der Chemotherapie bei älteren Personen. Bewährt hat sich die Kombination EPICO mit wöchentlicher Applikation des Epirubicin (Drings et al. 1986). Auch die 2er-Kombinationen Etoposid plus Vincristin (Morgan et al. 1985) und Etoposid plus Vindesin (Allen et al. 1984) werden gern bei älteren Patienten eingesetzt. Ihre antineoplastische Chemotherapie ist mit jeder anderer Zytostatikakombination durchaus vergleichbar. Mögliche Alternativen hierzu werden in der Zukunft die neuen Substanzen Topotecan und Navelbin darstellen.

Kombinationen von Chemotherapie und Radiotherapie

Wenn auch im Verlauf des letzten Jahrzehnts keine grundsätzlichen Verbesserungen in der Therapie des kleinzelligen Lungenkarzinoms zu verzeichnen sind, so gewann man doch eine klarere Position zur Bedeutung der lokoregionären thorakalen Radiotherapie im Stadium „limited disease". Eine Literaturübersicht aus dem Jahr 1981 ergab für diese Patienten unter Chemotherapie allein und Chemo-/Radiotherapie noch gleiche Remissionsraten und Überlebensdauern. Nur das Langzeitüberleben schien nach kombinierter Therapie etwas günstiger zu sein. Da diese Daten aus unkontrollierten Studien stammten, mußte das Problem prospektiv in randomisierten Studien bearbeitet werden.

Zur Beantwortung dieser Frage wurde eine internationale Metaanalyse von der IASLC organisiert. Sie schließt die Daten von 13 randomisierten Studien mit insgesamt 2103 Patienten des Stadiums „limited disease" ein. Die mediane Beobachtungszeit der lebenden Patienten betrug 43 Monate. Zum Zeitpunkt der Metaanalyse lebten nur noch 6,6 % der Patienten. Die Analyse ergab eine Verminderung der Mortalitätsrate von 14 % mit einer absoluten Differenz im 3-Jahres-Überleben von 5,4 % zugunsten der Kombination von Chemotherapie und Radiotherapie.

Ein früher oder später Beginn der Radiotherapie oder unterschiedliche Sequenzen der Behandlung waren ohne Einfluß auf das Ergebnis (Pignon et al. 1992).

Jetzt, da keine Frage mehr besteht, daß die Kombination von Radio- und Chemotherapie im Stadium „limited disease" sinnvoll ist, wird man prüfen, wie die Ergebnisse weiterhin verbessert werden können. Selbstverständlich sollte eine bessere systemische Therapie okkulte Metastasen früher vernichten und das Schicksal des Patienten günstig beeinflussen können. Die Verwendung von Etoposid und Cisplatin scheint im Hinblick auf die Radiotherapie wegen der geringeren konkurrierenden Toxizität günstiger zu sein.

Chemotherapie und Operation

In den frühen Stadien I und II ist die chirurgische Resektion des kleinzelligen Lungenkarzinoms berechtigt. Allerdings erfüllen nur weniger als 10 % aller Patienten mit diesem Tumor diese Voraussetzung (Martini et al. 1975). Man wird in jedem Fall zusätzlich zur Operation eine Chemotherapie einsetzen. Gegenwärtig ist die Reihenfolge der verschiedenen therapeutischen Modalitäten nicht eindeutig geklärt. Es gibt gute Argumente sowohl für die primäre Operation als auch für die primäre Chemotherapie in den Stadien I und II. Für erstere sprechen die radikale Resektion mit sofortiger kompletter Remission und die damit verbundenen guten Voraussetzungen für eine adjuvante Chemo-/Radiotherapie. Weitere Vorteile werden in einer Senkung der lokalen Rezidivquote sowie im exakten Tumorstaging und einer sicheren histologischen Diagnose gesehen. Für eine sekundäre Operation spricht, daß durch die vorgeschaltete Chemotherapie das aktive Tumorgewebe zerstört wird, der Tumor gegenüber dem tumorfreien Gewebe besser abgekapselt ist und möglicherweise vorhandene Mikrometastasen früh eliminiert werden.

Schlußfolgerungen und Therapieempfehlungen

1. Das kleinzellige Lungenkarzinom muß bei den meisten Patienten von vornherein als systemische Erkrankung angesehen werden. Dementsprechend dominiert die Chemotherapie.
2. Die Polychemotherapie mit der Kombination von 2 und mehr Zytostatika ist der Monochemotherapie überlegen.
3. Unabhängig vom klinischen Stadium muß das Therapieverfahren sofort gewechselt werden, wenn nicht eine eindeutige Tumorregression erkennbar ist. Nur Patienten mit kompletter Remission haben die Chance eines langfristigen rezidivfreien Überlebens.
4. Bisher ist eine deutliche Überlegenheit einer bestimmten Zytostatikakombination bei unbehandelten Patienten nicht erkennbar.
5. Die Therapiedauer umfaßt üblicherweise 4 bis höchstens 6 Behandlungszyklen. Im Fall eines Rezidivs nach kompletter Remission wird man bei einem rezidivfreien Intervall von mehr als 3 Monaten zunächst wieder das primäre Behandlungskonzept einsetzen. Bei kürzerem rezidivfreiem Intervall sollte sofort ein Alternativschema gewählt werden.
6. Die konsolidierende Radiotherapie verbessert im Stadium „limited disease" nicht nur die lokale Tumorkontrolle, sondern auch die medianen Überlebensdauern der Patienten und den Anteil der langfristig rezidivfrei überlebenden Patienten. Der zeitliche Einsatz von Chemotherapie und Radiotherapie wird z.Z. noch diskutiert.
7. In den Stadien I und II ist die primäre Operation des kleinzelligen Lungenkarzinoms berechtigt. Sie muß in jedem Fall durch eine zusätzliche Chemotherapie, evtl. auch Radiotherapie ergänzt werden.
8. Prognostische Faktoren sind von großer Bedeutung für die Therapieentscheidung und das Spätschicksal der Patienten. Es sollte deshalb eine an diese prognostischen Faktoren adaptierte Therapie durchgeführt werden. Dies bedeutet bei günstiger Prognose eine aggressivere und potentiell kurative Behandlung, bei jedoch sehr schlechter Prognose (reduzierter Allgemeinzustand und Befall mehrerer Organe) eine weniger belastende, rein palliative Behandlung.

Literatur

Aisner J, Belani CP (1993) Lung Cancer: Recent changes and expectations of improvements. Sem Oncol 20: 383–393

Aisner J, Alberto P, Bitran J, Comis R, Daniels J, Hansen HH, Smyth J (1983) Role of chemotherapy in small cell lung cancer: a consensus report of the International Association for the Study of Lung Cancer workshop. Cancer Treatm Rep 67: 37–43

Aisner J, Whitcare M, Echo DA van, Fuks JZ (1984) Cyclophosphamide, doxorubicin and etoposide (CAE) for the treatment of small cell lung cancer. In: Issel BF, Muggia FM, Carter SK (eds) Etoposide (VP-16). Current status and new developments. Academic Press, New York, pp 171–182

Allan SG, Gregor A, Cornbleet MA, Leonard RCF, Smyth JF, Grant IWB, Crompton GK (1984) Phase II trial of vindesine and VP 16 in the palliation of poor-prognosis patients and elderly patients with small cell lung cancer. Cancer Chemother Pharmacol 13: 106–108

Bishop JF (1993) The role of colony-stimulating factors in small cell lung cancer. Lung Cancer 9 (Suppl 1): 75-83

Blackstein ME (1994) Advances in chemotherapy for small cell lung cancer. Sem Oncol 21 (Suppl 1): 38-42

Bleehan NM, Fayers PM, Girling DJ, Stephens RJ (1989) Controlled trial of twelve versus six courses of chemotherapy in the treatment of small cell lung cancer. Br J Cancer 59: 584-590

Brugger W, Henschler R, Heimfeld S, Berenson RJ, Mertelsmann R, Kanz L (1994) Positively selected autologous blood CD34+ cells and unseparated peripheral blood progenitor cells mediate identical hematopoietic engraftment after high-dose VP 16, ifosfamide, carboplatin and epirubicin. Blood 84: 1421-1426

Bunn A (1986) Recent advances in the biology and treatment of small cell lung cancer. Adv Oncology 2: 9-15

Bunn PA, Cullen M, Fukuoka M, Green MR, Hansen HH, Harper P, Johnson D, Klastersky J, Le Chevalier Th, Sagman U, Splinter T (1989) Chemotherapy in small cell lung cancer: a consensus report. Lung Cancer 5: 127-134

Calderoni A, Cerny T (1996) Small cell lung cancer 1996: News? Schweiz Krebsbull 16: 5-12

Clarke SJ, Bell DR, Woods RL, Levi JA (1989) Maintenance chemotherapy for small cell carcinoma of the lung: long term follow-up. Proc Am Soc Clin Oncol 8: 248 (Abstr)

Comis RL (1993) Extensive small cell lung cancer. Lung Cancer 9 (Suppl 1): 27-39

Crawford J, Ozer H, Stoller R, Johnson D, Lyman G, Tabbara I, Kris M, Grous J, Picozzi V, Rausch G, Smith R, Gradishar W, Yahanda A, Vincent M, Stewart M, Glaspy J (1991) Reduction by granulocyte colonystimulating factor of fever and neutropenia induced by chemotherapy in patients with small cell lung cancer. New Engl J Med 325: 164-170

De Vore III RF, Johnson DH (1996) Chemotherapy of small cell lung cancer: In: Pass HI, Mitchel JB, Johnson DH, Turrisi AT (eds): Lung cancer: principles and practice. Lippincott Raven, Philadelphia, pp 825-835

Drings P, Bülzebruck H, Hruska D, Manke HG, Schuler G (1986) EPICO für die Behandlung des kleinzelligen Bronchialkarzinoms. Onkologie 9 (Suppl 1): 14-20

Eberhardt W, Seeber S, Niederle N (1993) CEV – ein wirksames Regime zur Therapie von Patienten mit fortgeschrittenen kleinzelligen Bronchialkarzinomen. In: Hellriegel KP, Seeber S (Hrsg) Neue Aspekte für die Chemotherapie von Malignomen. Zuckschwerdt, München Bern Wien New York (Aktuelle Onkologie 70), pp 1-7

Einhorn LH, Loehrer PJ (1995) Hoosier oncology group studies in extensive and recurrent small cell lung cancer. Sem Oncol 22 (Suppl 2): 28-31

Elias AD (1994) Dose intensive combined modality therapy for small cell lung cancer. Lung Cancer 11 (Suppl 2): 136-137

Evans WK, Feld R, Murray N et al. (1987) Superiority of alternating non-cross-resistant chemotherapy in extensive small cell lung cancer. Ann Intern Med 107: 451-458

Feld R, Evans WK, De Boer G et al. (1984) Combined modality induction therapy without maintenance chemotherapy for small cell carcinoma of the lung. J Clin Oncol 2: 294-304

Feld R, Ginsberg RJ, Payne DG (1989a) Treatment of small cell lung cancer: In: Roth JA, Ruckdeschel JC, Weisenburger TH (eds) Thoracic oncology. Saunders, Philadelphia, pp 229-262

Feld R, Abeloff MD, Ball DL, Drings P, Gregor A, Johnson B, Maasilta P, Saijo N, Sörenson S, van Zandwijk N (1989b) Toxicity and supportive care in small cell lung cancer: a consensus report. Lung Cancer 5: 146-151

Fukuoka M, Furuse K, Saijo N et al. (1991) Randomized trial of cyclophosphamide, doxorubicin and vincristine versus cisplatin and etoposide versus alternation of these regimens in small cell lung cancer. J Natl Cancer Inst 83: 855-861

Giaccone G, Dalesio O, Mc Vie G et al. (1993) Maintenance chemotherapy in small cell lung cancer: long-term results of a randomized trial. J Clin Oncol 11: 1230-1240

Greco FA (1993) Treatment options for patients with relapsed small cell lung cancer. Lung Cancer 9 (Suppl 1): 85-89

Hansen HH, Rorth M (1994) Lung cancer. Cancer Chemother Biol Resp Modif Ann 15: 484-500

Havemann K, Wolf M, Holle R, Gropp C, Drings P, Manke HG, Hans K, Schroeder M, Heinz M, Victor N, Georgii A, Thomas C (1987) Alternating versus sequentiell chemotherapy in small cell lung cancer. Cancer 59: 1072-1082

Hyde L, Wolf J, Mc Cracke S, Yesner R (1973) Natural course of inoperable lung cancer. Chest 64: 309–312
Ihde CD (1992) Chemotherapy of lung cancer. N Engl J Med 327: 1434–1441
Johnson DH (1993) Treatment of limited-stage small cell lung cancer: recent progress and future directions. Lung Cancer 9 (Suppl 1): 1–19
Keane M, Carney DN (1993) Treatment of elderly patients with small cell lung cancer. Lung Cancer 9 (Suppl 1): 91–98
Klasa RJ, Murray N, Coldman AJ (1991) Dose-intensity metaanalysis of chemotherapy regimens in small cell carcinoma of the lung: J Clin Oncol 9: 499–508
Klastersky J, Sculier JP (1989) Intensive chemotherapy of small cell lung cancer. Lung Cancer 5: 196–296
Lazarus HM (1993) Autologous bone marrow transplantation for the treatment of lung cancer. Sem Oncol 20 (Suppl 6): 72–79
Martini N, Wittes R, Hilaris BC (1975) Oat cell carcinoma of the lung. Clin Bull 5: 144–148
Morgan DAL, Mc Givern D, Fletcher J (1985) Vincristine and etoposide chemotherapy for advanced small cell lung cancer. 3rd Eur Conf Clin Oncol, Stockholm, Abstr 369
Morstyn G (1990) The impact of colony stimulating factors on cancer chemotherapy. Br J Haematol 75: 303–307
Murray N, Payne DG, Goldman AJ (1996) Multimodality therapy for limited stage small cell lung cancer: Combining chemotherapy and thoracic irradiation. In: Pass HI, Mitchel JB, Johnson DH, Turrisi AT (eds) Lung cancer: principles and practice. Lippincott Raven, Philadelphia, pp 875–898
Niederle N, Weidmann B, Budach V, Schirren J (1997) Kleinzelliges Bronchialkarzinom. In: Schmoll HJ, Höffken K, Possinger K (Hrsg) Kompendium internistische Onkologie, Teil 2. Therapie von Leukämien, Lymphomen, soliden Tumoren – Spezielle Therapiemodalitäten – Regionale Chemotherapie – Notfälle. Springer, Berlin Heidelberg New York, S 521–557
Pignon JP, Arriagada R, Ihde DC et al. (1992) A meta-analysis of thoracic radiotherapy for small cell lung cancer. N Engl J Med 327: 1618–1624
Postmus PE (1991) Staging and treatment for small cell lung cancer. In: Bunn PA (ed) Current topics in lung cancer. Springer, Berlin Heidelberg New York, pp 47–60
Roth BJ, Johnson DH, Einhorn LH et al. (1992) Randomized study of cyclophosphamide, doxorubicin and vincristine versus etoposide and cisplatin versus alternation of these two regimens in extensive stage small cell lung cancer: a phase III trial of the Southwestern Cancer Study Group. J Clin Oncol 10: 282–291
Rowinsky EK, Ettinger DS (1996) Drug development and new drugs for lung cancer. In: Pass HI, Mitchel JB, Johnson DH, Ruttisi AG (eds) Lung cancer: principles and practice. Lippincott Raven, Philadelphia, pp 793–810
Seeber S, Niederle N, Schilcher RB, Schmidt CG (1980) Adriamycin, Cyclophosphamid und Vincristin (ACO) beim kleinzelligen Bronchialkarzinom. Verlaufsanalyse und Langzeitergebnisse. Onkologie 3: 5–11
Seifter EJ, Ihde DC (1988) Therapy of small cell lung cancer: a perspective on two decades of clinical research. Sem Oncol 15: 279–289
Spiro SG, Souhami RL, Geddes DM et al. (1989) Duration of chemotherapy in small cell lung cancer: a cancer research campaign trial. Br J Cancer 59: 578–583
Splinter TAW (1989) Chemotherapy of small cell lung cancer: duration of treatment. Lung Cancer 5: 186–195
Thatcher N (1993) Ifosfamide/carboplatin/etoposide (ICE) regimen in small cell lung cancer. Lung Cancer 9 (Suppl 1): 51–67
Thatcher N, Lind M, Stout R, Payne C, Carroll KB, Cambell C, Moussali H (1989) Carbo platin, ifosfamide and etoposide with mid-course vincristine and thoracic radiotherapy for "limited" stage small cell carcinoma of the bronchus. Br J Cancer 60: 98–101
Thatcher N, James RD, Steward WP, Barber PV, Feinmann D, Lawson BAM, Carroll KG (1985) Three months treatment with cyclophosphamide, PV-16-213, followed by methotrexate and thoracic radiotherapy for small cell lung cancer. Cancer 56: 1332–1336
Wolf M, Havemann M (1995) Kleinzellige Bronchialkarzinome. In: Seeber S, Schütte J (Hrsg) Therapiekonzepte Onkologie, 2. vollständig überarbeitete und erweiterte Aufl. Springer, Berlin Heidelberg New York Tokyo, S 420–445
Wolf M, Pritsch M, Drings P, Schroeder M, Flechter H et al. (1991) Cyclic-alternating versus response oriented chemotherapy in small cell lung cancer. A German multicenter randomized trial of 321 patients. J Clin Oncol 9: 614–624

1.16 Chemotherapie des nichtkleinzelligen Lungenkarzinoms

C. Manegold, P. Drings

Nach traditioneller Auffassung ist mit der Chemotherapie bei nichtkleinzelligen Bronchialkarzinomen nur eine zeitlich außerordentlich befristete und rein palliative Wirkung erreichbar (Bakowski u. Crouch 1983; Joss u. Brunner 1985; Klastersky u. Sculier 1985; Folman u. Rosman 1988; Klastersky 1994; Eberhard et al. 1995). Dabei bezieht man sich in der Regel auf die Ergebnisse der zytostatischen Therapie bei lokal weit fortgeschrittener oder fernmetastasierter Tumorerkrankung.

Die Debatte über eine Chemotherapie beim nichtkleinzelligen Bronchialkarzinom kann sich heute aber nicht mehr nur auf ihren palliativen Einsatz im Tumorstadium IV beschränken oder auf die Toxizität und die eher bescheidenen Vorteile einer cisplatinhaltigen Kombinationstherapie verweisen. Zum einen stehen uns heute zahlreiche neue Medikamente zur Verfügung, die wegen ihrer hohen Wirksamkeit als Einzelsubstanzen und wegen ihres günstigen Nebenwirkungsprofils für die palliative Therapie in einem besonderen Maße geeignet sind und die bestehende Zurückhaltung gegenüber der allgemeinen Therapieempfehlung zu einer cisplatinhaltigen Kombinationsbehandlung überwinden könnten. Nicht so neu hingegen ist die Erkenntnis, daß die zytostatische Therapie im Tumorstadium III wirksamer ist als im Stadium IV und daß ungeachtet der guten lokalen Tumorkontrolle durch Operation und Radiotherapie die Krankheit häufig in absehbarer Zeit rezidiviert und die Patienten an Fernmetastasen sterben.

Dies hat in den vergangenen Jahren dazu geführt, Behandlungskonzepte zu prüfen, die lokal orientierte Behandlungsmethoden mit der systemischen Therapie kombinieren. Ein wichtiges Ergebnis dieser Bemühungen ist die Induktionschemotherapie im Tumorstadium III, die präoperativ zur Reduktion der klinisch erkennbaren Tumormasse („down sizing") und zur Prävention von Fernmetastasen, genauer der Entwicklung von klinisch inapparenten in apparente Metastasen, eingesetzt wird. Dieses Behandlungskonzept gilt bei verschiedenen Subgruppen des Tumorstadiums III inzwischen als Standardbehandlung und wird bei lokal fortgeschritteneren Fällen z. Z. von verschiedenen Arbeitsgruppen auf seine Tragfähigkeit untersucht. Hinzuweisen ist auch auf zahlreiche internationale Studien, die die adjuvante Chemotherapie, d. h. die zytostatische Therapie nach radikaler operativer Tumorsanierung (R0-Resektion), wieder aufgegriffen haben und unter den neuen Bedingungen einer modernen effektiveren Chemotherapie in randomisierter Form prüfen.

Bei Patienten mit lokal fortgeschrittener Erkrankung, die für eine Operation nicht in Frage kommen und in der Vergangenheit einer alleinigen Strahlentherapie zugeführt wurden, gewinnt die Kombination von Strahlentherapie und Chemotherapie in sequentieller oder simultaner Form zunehmend an Bedeutung.

Monochemotherapie

Aus einer Vielzahl verschiedener beim nichtkleinzelligen Lungenkarzinom klinisch geprüfter Zytostatika besitzen heute weniger als 10 für die systemische Therapie eine größere Bedeutung. (Tabelle 1). Die Remissionsraten variieren zwischen 13 und 26%. Vorwiegend handelt es sich um partielle Remissionen von einigen Monaten. Aktuell befinden sich mehrere Substanzen in klinischer Prüfung, von denen erwartet werden kann, daß sie auch zu einer Verbesserung der Therapie des nichtkleinzelligen Bronchialkarzinoms führen könnten (Sörensen 1993; Tabelle 1). Besonders zu erwähnen sind dabei neue Antimetabolite, die Taxane und moderne Vincaalkaloide.

Bezüglich der Remissionsraten ist die Monochemotherapie der Polychemotherapie unterlegen. Dies konnte in mehreren vergleichenden Studien gezeigt werden. Gleiches ergab sich aus der Mehrzahl dieser Studien auch für das Überleben der Patienten. Konsequenterweise gilt daher weithin eine cisplatinhaltige Zweier- oder Dreierkombination als Behandlungsstandard für die palliative Chemotherapie im Tumorstadium IV. Die Monotherapie kommt angesichts dieser Vorgaben außerhalb klinischer Studien allenfalls als Second-line-Therapie in Betracht.

Die Akzeptanz dieser Therapieempfehlung ist, wie Umfragen unter onkologisch tätigen Ärzten, Krankenpflegepersonal und Patienten herausfanden, aber nicht sonderlich groß. Es wird geschätzt, daß etwa nur 20% der Bedürftigen heute entsprechend chemotherapeutisch behandelt werden. Gefürchtet wird in erster Linie die Toxizität, durch die sich insbesondere bei älteren oder multi-

Tabelle 1. Monochemotherapie. Kumulative Zusammenstellung der Remissionsraten der wirksamsten Zytostatika

Zytostatikum	Remissionsrate [%]	Patienten [n]
Ifosfamid	26	420
Cisplatin	20	546
Mitomycin C	20	115
Vincristin	20	287
Etoposid	17	268
Carboplatin	13	116
Neue Substanzen:		
Docetaxel	35	194
CPT-11	28	107
Vinorelbin	27	319
Paclitaxel	23	165
Gemcitabin	21	298

morbiden Patienten eine Kombinationschemotherapie aus allgemeinen Gründen von vornherein verbietet. Hinzu kommt, daß Patienten, die sich einer derartigen Therapie unterziehen, etwa 50 % der ihnen verbleibenden Lebenszeit mit der Therapie in Ambulanzen oder Krankenhäusern verbringen müssen.

In der täglichen onkologischen Praxis hat man sich inzwischen dieser Herausforderung gestellt, indem man vielerorts einen pragmatischen Weg beschreitet. Man bevorzugt anstelle der Kombinationschemotherapie die sequentielle Anwendung einzelner antineoplastisch wirksamer Substanzen und dies mit einer gewissen Berechtigung. Schon vor Jahren wurde darauf hingewiesen, daß sich mit einer Monotherapie trotz vergleichsweise niedriger Ansprechraten erstaunlich lange Überlebenszeiten erzielen lassen (Bonomi et al. 1989). Unterstützung findet dieses Konzept durch eine randomisierte Studie, die kürzlich zeigen konnte, daß Gemcitabin allein ebenso wirksam ist wie die Kombination aus Cisplatin und Etoposid, darüber hinaus aber besser vertragen wird und einfacher appliziert werden kann (Manegold et al. 1997).

Polychemotherapie

Mit der Einführung neuer Zytostatika konnte Anfang der 80er Jahre eine deutliche Verbesserung der Chemotherapie erzielt werden. Man darf Remissionsraten zwischen 25 und 45 % erwarten (Joss u. Brunner 1985; Folman u. Rosman 1988; Drings et al. 1998; Eberhardt et al. 1995; Tabelle 2). Die mediane Überlebenszeit aller behandelten Patienten ist jedoch mit 6–9 Monaten recht kurz. Responder dürfen mit einer medianen Überlebensdauer von 12–15 Monaten rechnen, während Patienten mit Tumorprogression unter der Behandlung nur

Tabelle 2. Polychemotherapie. Kumulative Zusammenstellung der Remissionsraten einiger gegenwärtig üblicher Zytostatikakombinationen

Verfahren	Remissionsrate [%]	Patienten [n]
IFO/VP	24	148
IFO/Mi	29	110
Mi/IFO/VDS	45	117
DDP/VDS	35	426
DDP/VP	30	446
DDP/IFO	35	71
Mi/IFO/DDP	51	205
Mi/VDS/DDP	46	184
DDP/VP/IFO	41	204
DDP plus neue Substanzen:		
DDP/Paclitaxel	31	48
DDP/Docetaxel	40	63
DDP/Vinorelbin	39	98
DDP/CPT-11	50	60
DDP/Gemcitabin	46	157

IFO Ifosfamid, VP Etoposid, Mi Mitomycin, VDS Vindesin, DDP Cisplatin

3–4 Monate überleben. Bei einem kleinen Teil der Patienten (um 5 %) werden in einigen Therapiestudien bereits komplette Remissionen erzielt, die durchschnittlich 6 Monate anhalten (Thatcher 1995).

In vielen neuen Zytostatikakombinationen dient das Cisplatin als Grundsubstanz. Es wird mit ein oder zwei anderen Medikamenten kombiniert. Von den verschiedenen Verfahren hat sich bisher jedoch keines als unumstrittene Therapie der ersten Wahl durchgesetzt. Geringgradige Unterschiede hinsichtlich der Remissionsraten und der Überlebensdauer der Patienten wird man eher auf Variation der prognostischen Faktoren wie Alter, Leistungsindex und Geschlecht der Patienten und die Ausdehnung sowie die Biologie des Tumors zurückführen müssen, als auf das Therapieverfahren selbst beziehen dürfen (Donnadieu et al. 1991; Johnson 1990).

Tabelle 3. Therapieverfahren zum Vergleich der Chemotherapie mit Beobachtung bzw. supportiver Therapie. (Nach Drings u. Manegold 1994)

Autoren	Patienten [n]	Therapieverfahren	Remissionsrate	Mediane Überlebensdauer	p-Wert
Durrant et al. (1971)	63	Mechlorethamin	n. b.	8,7 Wochen	n. s.
	63	Supportive Therapie	–	8,4 Wochen	
Laing et al. (1975)	61	Procarbazin	n. b.	27 Wochen	n. s.
	67	Supportive Therapie	–	31 Wochen	
	60	M-VBL-PROC-PDL	n. b.	11 Wochen	
Cormier et al. (1972)	20	MTX-ADM-CPM-CCNU	35	31 Wochen	<0,0005
	19	Supportive Therapie	–	9 Wochen	
Rapp et al. (1988)	87	DDP-VDS	25	33 Wochen	0,01
	85	CPM-ADM-DDP	15	25 Wochen	0,05
	61	Supportive Therapie	–	17 Wochen	
Ganz et al. (1989)	22	DDP-VBL	22	20 Wochen	n. s.
	26	Supportive Therapie	–	14 Wochen	
Woods et al. (1990)	97	DDP-VDS	28	27 Wochen	n. s.
	91	Supportive Therapie	–	17 Wochen	
Cellerino et al. (1991)	44	CPM-Epi-ADM-DDP + MTX-ETP-CCNU	74	8,5 Wochen	n. s.
	45	Supportive Therapie	–	5 Wochen	
Kassa et al. (1991)	44	DDP-ETP	11	5 Wochen	n. s.
	43	Supportive Therapie	–	3,8 Wochen	
Cartei et al. (1993)	52	DDP-Mit-Cyclo	25	8,5 Wochen	0,0001
	50	Supportive Therapie	–	4,0 Wochen	

n.b. nicht berichtet, *n. s.* nicht signifikant, *M-VBL-PROC-PDL* Mechlorethemin/Vinblastin/Procarbazin/Prednisolon, *DDP-VDS* Cisplatin/Vindesin, *CPM-ADM-DDP* Cyclophosphamid/Adriamycin/Cisplatin, *CPM-Epi-ADM-DDP + MTX-ETP-CCNU* Cyclophosphamid/Epirubicin/Cisplatin plus Methotrexat/Etoposid/Lomustin, *DDP-VBL* Cisplatin/Vinblastin, *DDP-ETP* Cisplatin/Vespesid, *DDP-VDS* Cisplatin/Vindesin, *MTX-ADM-CPM-CCNU (MACC)* Methotrexat/Adriamycin/Cyclophosphamid/CCNU, *DDP-Mit-Cyclo* Cisplatin/Mitomycin/Cyclophospamid

Umstritten war bisher die Frage, ob die Chemotherapie über ihren gesicherten remissionsinduzierenden Effekt hinaus bei Patienten mit nichtkleinzelligen Lungenkarzinomen eine signifikante Lebensverlängerung bewirkt, die sich auch für das gesamte behandelte Kollektiv („overall survival") auswirkt. Es wurde zwar in vielen Therapiestudien beobachtet, daß Patienten mit einer kompletten oder partiellen Remission gegenüber denen mit nur stationärem Verhalten oder einer Progression des Tumors signifikant länger überlebten. Dieses Phänomen kann auch bei vielen anderen Tumoren beobachtet werden. Man muß jedoch bezweifeln, daß dies trotz rechnerischer Signifikanz auch tatsächlich von klinischer Bedeutung ist. Denkbar ist eher, daß die Responder sich von den Non-Respondern im Hinblick auf verschiedene prognostische Faktoren und biologische Eigenschaften oder Tumoren so stark unterscheiden, daß allein diese Tatsache das beschriebene Phänomen erklären kann.

Es gibt aber bereits in einigen modernen Therapiestudien Hinweise auf einen echten lebensverlängernden Effekt für das gesamte behandelte Kollektiv. Beispiele sind in der Tabelle 3 aufgeführt. Die Ergebnisse sind noch kontrovers. So konnten die in einer kanadischen Studie beschriebenen Vorteile einer cisplatinhaltigen Kombinationschemotherapie gegenüber einer chemotherapiefreien, ausschließlich symptomatischen supportiven Betreuung (Rapp et al. 1988) in anderen Studien nicht bestätigt werden (Cellerino et al. 1991; Ganz et al. 1989; Kaasa et al. 1991; Woods et al. 1990).

Gleichwohl verstärkt sich neuerdings der Eindruck, daß durch eine cisplatinhaltige Chemotherapie eine Verbesserung der Prognose bei Patienten mit disseminierten nichtkleinzelligen Bronchialkarzinomen möglich ist und neben einer Senkung der Letalität sowie einer Verbesserung der Lebensqualität auch eine Verlängerung der Überlebenszeit erreicht werden kann. Dies wurde kürzlich in mehreren Metaanalysen (Pignon et al. 1994; Albain et al. 1991; Non-small Cell Lung Cancer Collaborative Group 1995) bestätigt. Neben den bereits etablierten Cisplatinkombinationen (Hainsworth et al. 1989; Kris et al. 1986; Cullen 1993; Klastersky 1985, Crino et al 1995) werden z. Z. Polychemotherapieverfahren unter Einsatz der in den letzten 5 Jahren in Phase-II-Studien als wirkungsvoll erkannten neuen Zytostatika durchgeführt. In prospektiven vergleichenden Studien muß ihr Wert bestätigt werden (Zandwijk u. Giaccone 1996).

Bei der Entscheidung zur Chemotherapie sollte man immer bedenken, daß ein unbehandeltes nichtkleinzelliges Bronchialkarzinom für den Patienten sehr belastende Symptome verursachen kann, die, wenn der Tumor auf die Chemotherapie anspricht, rasch gelindert werden können (Gatzemeier 1995). Die typischen Remissionen sind rasch erkennbar. Dadurch kann eine lang anhaltende ineffektive Therapie vermieden werden. Bei der Entscheidung zur Therapie wird man sich an einigen Faktoren orientieren, die einen Einfluß auf die Remissionsinduktion und die Überlebensdauer der Patienten haben:
- Leistungsindex,
- Tumormasse,
- Anzahl der Metastasen,
- Gewichtsverlust,
- Geschlecht (Frauen haben eine bessere Prognose als Männer) und
- Lebensalter.

Die verschiedenen histologischen Untertypen des nichtkleinzelligen Bronchialkarzinoms spielen bezüglich der Prognose nur eine geringe Rolle. Man wird die Chemotherapie beenden, wenn nach 2-3 Zyklen keine objektiv meßbare Wirkung oder subjektive Besserung eingetreten ist.

Bei dieser bisher ausschließlich palliativen Therapie des disseminierten nichtkleinzelligen Lungenkarzinoms müssen die Belastung des Patienten und die damit möglichen Einschränkungen seiner Lebensqualität (Aaronson et al. 1988; Kassa et al. 1988) besonders beachtet werden.

Wesentlich effektiver ist die Chemotherapie in den regionären Stadien IIIA und IIIB, die Remissionsraten liegen z. T. doppelt so hoch wie im Stadium IV (Donnadieu et al. 1991; Harraf et al. 1992; Johnson 1990; Cojean U. Le Chevalier 1995). Die Ergebnisse rechtfertigen den Einsatz der Chemotherapie bereits in diesem Stadium innerhalb multimodaler Behandlungskonzepte. Es ist anzunehmen, daß dem frühen Einsatz der Chemotherapie in den nächsten Jahren eine entscheidende Rolle zukommen wird.

Kombination von Chemotherapie und Operation

Es ist eine allgemeine klinische Erfahrung, daß 65-70 % der Patienten mit nichtkleinzelligen Lungenkarzinomen nach primärer Tumorresektion Metastasen außerhalb des Tumors entwickeln (Hofman et al. 1982). Hieraus muß man schließen, daß die Tumorerkrankung bereits zum Zeitpunkt der Operation unerkannt disseminiert war. Da erscheint es logisch, bereits direkt im Anschluß an die Operation eine systemische Chemotherapie einzuleiten, die gegen die Mikrometastasen gerichtet ist. Die höhere Sensibilität des Tumors gegenüber der Chemotherapie in diesem Stadium unterstützt das Konzept zusätzlich.

Trotz dieser einleuchtenden Argumente konnte in prospektiv randomisierten Studien, die eine große Anzahl von Patienten einschlossen, bis Anfang der 80er Jahre kein positiver Effekt einer adjuvanten Chemotherapie nachgewiesen werden (Kenis 1980). Dies ist hauptsächlich auf das Fehlen einer effektiven Chemotherapie zu dieser Zeit zurückzuführen (Legha u. Muggia 1979). Mit der Einführung neuer Zytostatika, besonders des Cisplatins, verbesserte sich die Situation der Chemotherapie im Verlauf des letzten Jahrzehnts. Dies führte zu neuen Versuchen einer adjuvanten Chemotherapie nach potentiell kurativer Tumorresektion durch verschiedene Arbeitsgruppen (Frankreich, Italien, EORTC). Die Lung Cancer Study Group (LCSG) der USA berichtete über zwei prospektiv randomisierte Studien, in denen die adjuvante Chemotherapie mit Cyclophosphamid, Doxorubicin und Cisplatin (CAP) zu einer signifikanten Verlängerung des rezidivfreien Intervalls und einer Verminderung der Letalitätsrate an Lungenkrebs führte (Holmes u. Gail 1986; Lad et al. 1988). Die auch in diesen Studien nachgewiesene hohe Fernmetastasierungsrate (über 80 %) bestätigt jedoch wiederum die noch bestehenden Grenzen dieses Therapiekonzepts.

Im Verlauf des letzten Jahrzehnts wurde in klinischen Studien der umgekehrte Weg beschritten. Mit einer Chemotherapie vor der Operation wird versucht, die Primärtumormasse zu verkleinern („down sizing"), um die Möglichkeiten einer chirurgischen Resektion zu verbessern und gleichzeitig potentiell vorhandene Mikrometastasen zu zerstören. Man erwartet von diesem Konzept eine bessere lokale Tumorkontrolle, ein längeres rezidivfreies Überleben und eine längere Gesamtüberlebenszeit der Patienten. Für dieses Konzept wurden Termini wie „neoadjuvante Chemotherapie", „medikamentöses Downstaging" oder auch „präoperative Chemotherapie" verwendet. Nach allgemeiner Übereinkunft sollten sie zugunsten des Begriffs „Induktionschemotherapie" nicht mehr verwendet werden.

Inzwischen liegen umfangreiche Erfahrungen mit der kombinierten Anwendung einer Polychemotherapie (mit oder ohne Radiotherapie) und nachfolgender Operation bei Patienten im Stadium III des nichtkleinzelligen Lungenkarzinoms vor. In der Tabelle 4 sind Beispiele für diese Therapie dargestellt. Sie bestätigen, daß die Effektivität der Polychemotherapie unter Verwendung von Vincaalkaloiden, Cisplatin mit oder ohne Mitomycin C bzw. Ifosfamid als Induktionschemotherapie im Stadium III höher zu veranschlagen ist als im Stadium der Tumordissemination.

Objektive Tumorrückbildungen werden bei bis zu 80 % der Patienten beschrieben. Der Anteil kompletter Remissionen wird mit etwa 10 % angegeben. Es gibt Hinweise dafür, daß sich die Gruppe der Langzeitüberlebenden zu vergrößern scheint. Außerdem ließ sich nachweisen, daß Patienten mit lokal fortgeschrittener Tumorerkrankung, die initial als nur marginal resezierbar galt, nach erfolgreicher Induktionschemotherapie einer radikalen Tumorresektion

Tabelle 4. Beispiel für eine Induktionschemotherapie im Stadium III. (Nach Drings u. Manegold 1995)

Autoren	Jahr	Anzahl (n)	Remissionsrate [%]	Resektionsrate	Mediane Überlebenszeit (Monate)
Bitran et al.	1986	20	70	3/3	9
Takita et al.	1986	29	61	29/29	30,5
Israel et al.	1986	22	82	22/22	12
Clavier et al.	1986	60	64	60/60	n. a. (45 % 4 Jahre)
Bonomi et al.	1986	20	60	4/12	21
Kris et al.	1987	20	65	8/19	15+
Spain et al.	1988	21	73	4/5	19
Martini et al.	1988	41	73	21/28	20 (34 % 3 Jahre)
Pujol et al.	1990	30	53	14/30	–
Henriquez et al.	1990	53	68	33/53	10+
Chapman et al.	1990	33	67	23/33	n. a. (85 % 2 Jahre)
Takita et al.	1993	40	60,5	23/40	17,1
Rebello et al.	1993	34	65	17/34	15 (32 % 2 Jahre)
Burkes et al.	1994	55	70	21/35	21,3 (29 % 6 Jahre)
Fischer et al.	1994	60	35 (60 %)[a]	37/60	23

[a] Remissionsrate nach intensiver Chemotherapie.

zugeführt werden konnten. Dadurch war es möglich, die mediane Überlebenszeit der Patienten zu verlängern (Martini et al. 1988).

Diese in mehreren Phase-II- bzw. Feasibility-Studien gewonnenen Resultate konnten bereits in drei prospektiv randomisierten Studien bestätigt werden (Tabelle 5). In zwei dieser Studien (Roth et al. 1994; Rosell et al. 1994) wurde ein statistisch signifikanter Überlebensvorteil zugunsten der Induktionschemotherapie errechnet. Deshalb wurden die Studien bereits trotz noch sehr geringer Fallzahlen abgebrochen. Man diskutiert z. Z., daß biologische Unterschiede der Tumoren einen Einfluß auf das Ergebnis gehabt haben könnten (Johnson et al. 1996).

Um den Stellenwert der Chemotherapie innerhalb multimodaler Behandlungskonzepte im Stadium III des nichtkleinzelligen Lungenkarzinoms richtig einschätzen zu können, sind weitere prospektive, randomisierte Phase-III-Studien notwendig (Strauss et al. 1992). Derartige Studien stellen besondere Anforderungen an die interdisziplinäre Kooperation von Chirurgen, Strahlentherapeuten und internistischen Onkologen. Entscheidend ist als Grundlage für diese Studien die exakte Definition des Tumorstadiums, garantiert durch ein allgemeingültiges diagnostisches Programm, mit dessen Hilfe vergleichbare Angaben zur Lokalisation des Tumors sowie seiner mediastinalen Ausbreitung möglich sind, die Inoperabilität ausreichend gut dokumentiert und die Operationstechnik sicher festgelegt werden können.

Mediastinoskopie, Bronchoskopie, Computertomographie (CT) und evtl. auch Magnetresonanztomographie (MRT) sollten zur Einschätzung des Krankheitsprozesses zur Verfügung stehen. Der Einsatz dieser leistungsfähigen diagnostischen Verfahren ist nicht nur initial, sondern (mit Ausnahme der Mediastinoskopie) auch nach Abschluß der Induktionstherapie zur Bestimmung ihrer Effektivität sowie zur Einschätzung der dann gegebenen operativen Möglichkeiten dringend indiziert. Die Operation sollte möglichst bald nach Beendigung der Induktionschemotherapie erfolgen, das Intervall nicht länger als 3–4 Wochen betragen.

Man darf nicht vergessen, daß durch die Induktionstherapie die Gefahren für chirurgische Komplikationen zunehmen können (Pujol et al. 1990). Dies gilt

Tabelle 5. Induktionschemotherapie plus Operation im Stadium III. Ergebnisse randomisierter Studien. (Nach Johnson et al. 1996)

Studiengruppe	Behandlung	Patienten (n)	Resektionsrate [%]	Mediane Überlebenszeit (Monate)	3 Jahres-Überlebensrate [%]
Pass et al. (1992)	Operation	14	86	15,6	23
	Chemotherapie + Operation	13	85	28,7	50
Rossel et al. (1994)	Operation	30	90	8,0	0
	Chemotherapie + Operation	29	85	26,0	29
Roth et al. (1994)	Operation	32	66	11,0	15
	Chemotherapie + Operation	28	61	64,0	56

sowohl für die Chemotherapie allein, aber besonders für die Kombination von Chemotherapie und Radiotherapie vor der Operation (Burkes et al. 1992; Pisters et al. 1990).

Da der Wert der Induktionschemotherapie gegenwärtig noch kontrovers gesehen wird, sollte diese Behandlung wie auch die adjuvante Chemotherapie beim nichtkleinzelligen Lungenkarzinom nach Möglichkeit nur innerhalb klinischer Studien auf der Grundlage wissenschaftlich begründeter Behandlungsprotokolle durchgeführt werden.

Kombination von Chemotherapie und Radiotherapie

Für die Patienten mit einem inoperablen nichtkleinzelligen Lungenkarzinom der Stadien IIIA und IIIB steht die Radiotherapie im Mittelpunkt. Mit der alleinigen Radiotherapie werden mediane Überlebensdauern von 9–11 Monaten mit einer Zweijahresüberlebensrate von 10–12 % und einer Dreijahresüberlebensrate von 5–10 % erreicht (Bleehen 1991; Cox 1991; Sandler u. Buzaid 1992). Mit dem zusätzlichen Einsatz der Chemotherapie wird versucht, die anzunehmenden Mikrometastasen zu beherrschen und die lokale Tumorkontrolle zu verbessern. Dies sollte sich in längeren Überlebensdauern der Patienten und einer geringeren lokalen Rezidivrate niederschlagen.

Strategien zur Kombination der Chemotherapie mit der Strahlentherapie beinhalten den sequentiellen, den simultanen und den alternierenden Einsatz beider Modalitäten (Hazuka u. Bunn 1992; Schaake-Koning et al. 1992; Tubiana et al. 1985; Loonbey et al. 1985; Bishop 1995).

Sequentielle Radiochemotherapie

Bei der sequentiellen Therapie folgt eine Modalität der anderen. Damit werden Interaktionen und kumulative Toxizitäten auf Kosten einer Verlängerung der Dauer der Therapie verhindert. Wenn die Chemotherapie der Radiotherapie vorangestellt wird, bildet die Verringerung der Tumormasse eine bessere Voraussetzung für die nachfolgende Radiotherapie. Zusätzlich werden potentiell vorhandene Mikrometastasen frühzeitig behandelt. Man muß allerdings berücksichtigen, daß primär gegenüber der Chemotherapie resistente Tumorzellen aus der großen Tumormasse heraus metastasieren und damit chemoresistente Metastasen entwickeln können. Auch ist zu berücksichtigen, daß die Chemotherapie auf große zusammenhängende Tumormassen nur einen geringen Effekt entfaltet. Wird die Chemotherapie im Anschluß, also adjuvant an die Radiotherapie, eingesetzt, kann dies eine Verzögerung der systemischen Behandlung und damit eine geringere Kontrolle möglicher unentdeckter Fernmetastasen bedeuten. Der frühzeitige Einsatz der Radiotherapie auf den ausgedehnten Primärtumor stellt allerdings einen eindeutigen Vorteil dar (Hazuka u. Bunn 1992).

Zu diesem Konzept der sequentiellen Chemotherapie und Radiotherapie wurden umfangreiche Phase-II- und Phase-III-Studien durchgeführt. 6 Phase-III-Studien, in die jeweils mehr als 100 Patienten aufgenommen wurden und in denen die Kombination aus Chemotherapie und Radiotherapie mit einer alleinigen konventionellen bzw. hyperfraktionierten Strahlentherapie verglichen wurden, fanden besondere Beachtung (Tabelle 6). Drei dieser Studien (Le Chevalier et al. 1991; Dilman et al. 1990; Sause et al. 1994) bereichteten Überlebensvorteile für die Kombination, in den anderen hingegen war dies nicht festzustellen (Mattson et al. 1988; Morton et al. 1991; Brodin u. Nou 1991).

In einer finnischen Studie (Mattson et al. 1988) wurde die Strahlentherapie als Split-course-Behandlung durchgeführt. Die Chemotherapie bestand aus Cyclophosphamid, Doxorubicin und Cisplatin. Sie hatte keinen signifikanten Einfluß auf die Überlebensdauer aller behandelten Patienten, die lokale Tumorkontrolle und das Rezidivmuster. Beschränkt man sich bei der Analyse jedoch allein auf das Stadium III (2/3 der Patienten), so sind Überlebensvorteile für die kombiniert behandelten Patienten im Grenzbereich der Signifikanz erkennbar.

Eine von der North Central Cancer Treatment Group (Morton et al. 1991) durchgeführte Untersuchung verglich die alleinige Radiotherapie mit einer Kombination aus Radiotherapie und Chemotherapie, bestehend aus 2 Zyklen Metotrexat, Doxorubicin, Cyclophosphamid und BCNU. Es konnten keine Vorteile bezüglich der Remissionsraten und der Überlebenszeiten der Patienten

Tabelle 6. Beispiele randomisierter Studien zur Radiotherapie allein vs. Kombination von Radiotherapie und Chemotherapie im Stadium III. (Nach Drings u. Wannemacher 1995)

Autoren	Chemotherapie	Radiotherapie	Pat. (n)	Mediane Überlebensdauer (Monate)	3 JÜR (%)
Mattson et al. (1988)	CPM/DDP/ADM –	55 Gy 55 Gy	119	10,9 10,2 (ns)	6 8 (ns)
Morton et al. (1991)	MACC –	60 Gy 60 Gy	56 58	10,3 10,4 (ns)	21 (2 J) 16 (2 J) (ns)
Brodin u. Nou (1991)	DDP/VP 16 –	56 Gy 56 Gy	165 165	9 9 (ns)	keine Ang. keine Ang.
Le Chevalier et al. (1992)[a]	VDS/CPM/DDP/CCNU –	65 Gy 65 Gy	165 167	12 10	12 4 (0,02)
Dillman et al. (1990)	DDP/VBL –	60 Gy 60 Gy	78 77	14,8 9,7	21 11 (0,0066)
Sause et al. (1994)	DDP/VBL DDP/VBL	60 Gy 60 Gy (HF) 60 Gy	150 150 150	13,8 12,3 11,4	60 (1 J) 51 (1 J) 46 (1 J) (0,003)

CPM Cyclophosphamid, *DDP* Cisplatin, *ADM* Adriamycin, *VBL* Vinblastin, *MACC* Methotrexat/Adriamycin/Cyclophosphamid/CCNU, *VDS* Vindesin, *VP-16* Etoposid

[a] Fernmetastatierungsrate nach 1 Jahr: 67 % v. 45 % (p = 0,002).

erkannt werden. Aus heutiger Sicht ist kritisch anzumerken, daß Cisplatin als Bestandteil der Polychemotherapie fehlte.

In einer zeitgleich durchgeführten schwedischen Studie (Brodin u. Nou 1991) ergaben sich ähnliche Probleme. Auch hier wurden keine signifikanten Unterschiede für das mediane Überleben der Patienten und die Langzeitüberlebensrate gefunden, wenn man die Gesamtzahl der in die Studie aufgenommenen Patienten berücksichtigte. Beschränkte man sich aber bei der Analyse auf Patienten mit gutem Leistungsindex, so konnte man eine signifikant höhere Anzahl von Langzeitüberlebenden im Radiochemotherapiearm nachweisen.

Vorteile für die kombinierte Radiochemotherapie fanden sich in einer französischen Multicenterstudie (Le Chevalier et al. 1991) in Form einer Verlängerung der medianen Überlebenszeit der Patienten um 2 Monate und in einer Verbesserung der Dreijahresüberlebensrate von 4 auf 12 %. Die Chemotherapie bestand aus Vindesin, Cyclophosphamid, Cisplatin und CCNU. Hierbei ist zu bemerken, daß sie trotz einer zunächst relativ geringen Ansprechrate die Häufigkeit von Fernmetastasen von 60 % nach alleiniger Radiotherapie signifikant auf 43 % verminderte. Die Wirkung auf den Primärtumor war jedoch enttäuschend, denn 3 Monate nach Beendigung der Radiotherapie konnte nur bei 20 % der allein bestrahlten und bei 16 % der kombiniert behandelten Patienten eine komplette Remission im Bestrahlungsfeld festgestellt werden. Die Einjahresin-field-control-Rate betrug 17 bzw. 15 %.

Die zweite Studie, die signifikante Vorteile für die sequentielle Anwendung von Chemotherapie und Radiotherapie ergab, wurde von der CALGB der USA (Dilman et al. 1990) durchgeführt. In diese Studie wurden nur Patienten mit besonders guten prognostischen Faktoren aufgenommen. Hierzu zählten ein hoher Leistungsindex, das Fehlen supraklavikulärer Lymphknotenmetastasen und eines Gewichtsverlusts von mehr als 5 % innerhalb von 3 Monaten. Diese strikte Auswahl hatte das Ziel, die Wirkung der Chemotherapie zu optimieren und die Mikrometastasenwahrscheinlichkeit schon von vornherein gering zu halten. Die Behandlung bestand aus einer Chemotherapie über 5 Wochen mit Vindesin und Cisplatin, gefolgt von einer konventionellen Strahlentherapie mit 60 Gy. Die mediane Überlebenszeit betrug für die Kombination 14,8 Monate und für die alleinige Radiotherapie 9,7 Monate. Die Zweijahresüberlebensraten beliefen sich auf 26 vs. 13 %, die Dreijahresüberlebensraten auf 24 vs. 11 % und die Fünfjahresüberlebensraten auf 19 vs. 7 %.

Die vielversprechenden Daten dieser Studie haben die RTOG und die ECOG (Sause et al. 1994) dazu veranlaßt, eine dreiarmige Studie aufzulegen, die identische Patienteneinschlußkriterien berücksichtigte. In diese Studie wurden 485 Patienten aufgenommen und randomisiert. Im Standardradiotherapiearm wurden 60 Gy in 6 Wochen appliziert. Außerdem wurde die alleinige Radiotherapie hyperfraktioniert in einer Gesamtdosis von 69,6 Gy und Einzelfraktionen von 120 cGy 2mal täglich in einem zweiten Arm appliziert, da dieses Vorgehen in vorausgegangenen Pilotuntersuchungen vielversprechende Überlebensraten ergab. Im Radiochemotherapiearm wurde der konventionellen Radiotherapie eine zytostatische Behandlung aus Cisplatin und Vinblastin wie in der CALG B-Studie vorangestellt. Auch in dieser kooperativen Studie zeigte sich die Überlegenheit der kombinierten Radiochemotherapie sowohl bezüglich der medianen Überlebenszeit als auch hinsichtlich der Rate der Langzeitüberlebenden.

Simultane Radiochemotherapie

Die simultane Therapie bedeutet den gleichzeitigen Einsatz beider Modalitäten ohne Zeitverlust. Die Chemotherapie kann dann die Radiotherapie in ihrer Wirkung auf das Tumorgewebe verstärken. Ein derartiger Effekt ist auch in gesundem Gewebe möglich. Dies kann eine Verminderung der therapeutischen Breite und eine Dosisreduktion für beide Modalitäten erfordern (Hazuka u. Bunn 1992; Tubiana et al. 1985). Ein interessanter Kombinationspartner für die Radiotherapie ist in diesem simultanen Ansatz das Zytostatikum Cisplatin (Schaake-Koning 1992).

In mehreren Studien wurden für die simultane Applikation von Radio- und Chemotherapie Vorteile festgestellt. Dabei wird auf Arbeiten verwiesen, in welchen die gleichzeitige Anwendung von Cisplatin und Radiotherapie mit einer alleinigen Standardstrahlentherapie verglichen wurde. In der von der EORTC durchgeführten randomisierten Phase-II-Studie ergaben sich für die Kombination bessere Ergebnisse bei progressionsfreiem Intervall und in den Ein- bis Zweijahresüberlebensraten (Schaake-Koning 1992). Diese zunächst noch nicht signifikanten Befunde erreichten später in der nachfolgenden Phase-III-Studie beim Gesamtüberleben ($p = 0,009$) und beim „time-to-local recurrence" ($p = 0,0023$) Signifikanz. Inzwischen werden auch andere Zytostatikaverbindungen mit einer simultanen Radiotherapie klinisch geprüft, wie z.B. Ifosfamid (Bischoff et al. 1996), die Taxane und Gemcitabin.

Alternierende Radiochemotherapie

Neu und in der Klinik noch nicht ausreichend erprobt ist die alternierende Kombination von Chemotherapie und Radiotherapie. Hierbei kann sich das gesunde Gewebe von jeder Modalität schnell erholen, die Toxizität ist damit vermindert. Der Nachteil dieses Verfahrens liegt darin, daß die Radiotherapie im „split course" appliziert wird. Aus Tierexperimenten sind Vorteile dieser schnell alternierenden gegenüber der früheren sequentiellen oder simultanen Radiotherapie erkennbar (Loonbey et al. 1985).

Aus den bisher vorliegenden Ergebnissen kann man ableiten, daß durch den kombinierten Einsatz von Chemo- und Radiotherapie die Entwicklung von Fernmetastasen signifikant reduziert werden kann. Man muß jedoch feststellen, daß die Kontrolle am Primärtumor praktisch kaum verbessert werden kann und 80–90 % der Patienten nach wie vor und unabhängig davon, ob sie allein bestrahlt oder kombiniert behandelt worden sind, Lokalrezidive entwickeln. Dieses charakteristische Rezidivverhalten hat inzwischen dazu geführt, Studien zu induzieren, die sich vorzugsweise mit der Verbesserung der lokalen Therapiekontrolle beschäftigen. Dabei werden unterschiedliche Wege beschritten. Die Intensivierung der Chemotherapie durch ihre Ausdehnung auf bis zu 4 Bestrahlungszyklen ist Gegenstand einer britischen Multicenterstudie (Cullen et al. 1988). Die CALG B prüft den Wert einer Chemotherapie in Kombination mit einer simultanen Radiochemotherapie unter Verwendung von Carboplatin (Clamon et al. 1990). In einer dreiarmigen Studie der ECOG/RTOG wird eine Verbesserung der Strahlentherapie durch Hyperfraktionierung angestrebt. Denkbar wäre auch eine Intensivierung durch eine Fortsetzung der Chemotherapie nach Abschluß der Strahlentherapie.

Präoperative Chemoradiotherapie

Auch präoperativ wurde eine Kombination von Chemotherapie und Radiotherapie versucht. Häufig angewandte Zytostatikakombinationen bestehen aus Cisplatin und Etoposid bzw. Cisplatin und 5-Fluoro-Uracil oder Cisplatin und Vindesin. In der Regel werden 2–4 Chemotherapiebehandlungen durchgeführt. Die Strahlentherapie wird gleichzeitig eingesetzt. Dabei schwankt die Strahlendosis je nach Behandlungsserie zwischen 30 und 50 Gy präoperativ.

Ein Beispiel hierfür ist die Studie der SWOG (Albain et al. 1991), die Cisplatin und Etoposid zusätzlich zur präoperativen Strahlentherapie von 45 Gy bei insgesamt 65 Patienten einsetzte. Die Resektionsrate lag bei 75 %, die mediane Überlebenszeit betrug 13 Monate und die Dreijahresüberlebensrate 26 %. Vergleichende Ergebnisse wurden von der Essener Arbeitsgruppe (Seeber et al. 1996) mitgeteilt. 88 Patienten wurden präoperativ mit Cisplatin und Etoposid chemotherapiert und erhielten eine hyperfraktionierte Radiotherapie mit insgesamt 34 Gy. Dadurch wurde eine R0-Resektionsrate von 53 % (47 von 88 Patienten) erreicht. 25 % der Patienten hatten nach der Chemoradiotherapie eine pathologisch gesicherte komplette Remission. Die mediane Überlebenszeit der Patienten betrug 20 Monate, die Dreijahresüberlebenszeit wurde mit 33 % errechnet (Tabelle 7).

Tabelle 7. Beispiele für die Kombination von Chemotherapie und Radiotherapie als Induktionsbehandlung vor der Operation im Stadium III. (Nach Drings u. Wannenmacher 1995)

Autoren	Jahr	(n)	Remissionsrate (%)	Resektionsrate	Mediane Überlebenszeit (Monate)
Trybulla et al.	1985	59	61	28/56	n. a. 25 % (28 Monate)
Strauss et al.	1986	22	55	12/13	14 +
Eragan et al.	1987	42	51	–/–	n. a.
Pincus et al.	1988	33	74	19/33	15
Skarin et al.	1989	41	43	21/32	31
Albain et al.	1991	65	65	48/65	13
Weitberg et al.	1993	53	89	33/53	24
Seeber et al.	1995	88	61	59/88	20 (33 % 3 Jahre)

Ob diese Kombination von Chemotherapie und Radiotherapie dem präoperativen Einsatz einer alleinigen Chemotherapie überlegen ist, müssen die gegenwärtig noch laufenden Studien erst bestätigen. Sicher ist bereits jetzt schon, daß im Vergleich zur Chemotherapie die Kombination von Chemotherapie und Radiotherapie mit einer höheren Toxizität verbunden ist.

Zusammenfassend kann zur Kombination von Chemotherapie und Radiotherapie gegenwärtig festgestellt werden, daß dieser multimodale Ansatz in einigen Studien einen deutlichen Vorteil für die Patienten erbracht hat. Deshalb meinen manche Experten bereits, man sollte gegenwärtig eine alleinige Strahlentherapie nicht mehr durchführen. Demgegenüber stehen jedoch die Ergebnisse anderer Studien, die einen derartigen Vorteil bisher nicht belegen konnten. Man wird deshalb dieses Problem weiterhin in klinischen Studien prüfen müssen. Es ist unsere Aufgabe, die Patienten zu identifizieren, welche von einer Kombination beider Modalitäten profitieren können (van Houtte 1995).

Schlußfolgerungen

Auch wenn die Chemotherapie beim nichtkleinzelligen Lungenkarzinom im disseminierten Stadium IV nur einen palliativen Effekt erzielen kann, ist die Phase des therapeutischen Nihilismus eindeutig überwunden. Einen wesentlichen Beitrag hierzu haben neue wirksame Substanzen geleistet, die ein außerordentlich günstiges Nebenwirkungsprofil aufweisen und einfach zu applizieren sind. Im Vergleich zur rein symptomatischen Therapie im Sinne eines „best supportive care" bewies die Chemotherapie in randomisierten Studien ihre Überlegenheit bezüglich Überlebensdauer und Therapiekosten. Im noch lokoregionären Stadium IIIA und IIIB stellt die Chemotherapie bereits heute einen festen Bestandteil im multimodalen Behandlungskonzept dar.

Literatur

Aaronson NK, Bullinger M, Ahmedzai S (1988) A modular approach to quality-of-life assessment in cancer clinical trials. Rec Results Cancer Res 111: 231–249

Bakowski MT, Crouch JC (1983) Chemotherapy for non-small cell lung cancer. A reappraisal and a look to the future. Cancer Treat Rep 10: 159–172

Bischoff HG, Schraube P, Manegold C, Drings P, Wannemacher M (1996) Radiochemotherapy of unresectable non-small cell lung cancer (NSCLC) with Ifosfamide – a phase 1 / 2 trial. Eur Respir J 9 (Suppl 23): 306 s (1926)

Bishop JF (1995) Scheduling of chemotherapy and radiotherapy in locally advanced non-small cell lung cander. Lung Cancer 12 (Suppl 2): 53–61

Bitran JD, Golomb HM, Hoffmann PC et al. (1986) Protochemotherapy in non-small cell lung carcinoma. An attempt to increase surgical resectability and survival: A preliminary report. Cancer 57: 44–53

Bleehen NM (1991) Combined radiotherapy with chemotherapy for inoperable non-small cell lung cancer. Lung Cancer 7: 85–89

Bonomi P, Trybulla M, Sander S et al. (1986) Comparison of neoadjuvant chemotherapy (Neo-CT) alone to simultaneous chemotherapy (SCT-RT) in locally advanced squamous cell bronchogenic carcinoma (sq CBS). Neo-adjuvant chemotherapy. Coll. IN-SERM/John Libbey Eurotext 137: 505–517

Bonomi PD, Finkelstein DM, Ruckdeschel JC et al. (1989) Combination chemotherapy versus single agents followed by combination chemotherapy in stage IV non-small cell lung cancer: A study of the Eastern Cooperative Oncology Group. J Clin Oncol 7/11: 1602–1613

Brodin OE, Nou E (1991) Patients with nonresectable squamous cell carcinoma of the lung. A prospective randomized study. Lung Cancer 7 (Suppl): 615

Burkes RL, Sheperd FA, Ginsberg RJ et al. (1994) Induction chemotherapy with MVP in patients with stage IIIa (T1–3, N2, M0) unresectable non-small cell lung cancer (NSCLC): The Toronto experience. Proc Am Soc Clin Oncol 13: 327 (Abstract)

Cartei G, Cartei F, Cantone A et al. (1993) Cisplatin-cyclophosphamide-mitomycin combination chemotherapy with supportive care versus supportive care alone for treatment of metastatic non-small cell lung cancer. J Natl Cancer Inst 85: 794–800

Cellerino R, Tummarello D, Guido F et al. (1991) A randomized trial of alterning chemotherapy versus best supportive care in advanced non-small cell lung cancer. J Clin Oncol 9: 1454–1461

Chapman R, Lewis J, Kvale P et al. (1990) A neoadjuvant trial in stage II and stage IIIa non-small cell lung cancer with cisplatinum and vinblastine chemotherapy. Proc Am Soc Clin Oncol 9: 246 A954

Clamon G, Mauer H, Goutsou M et al. (1990) Toxicity and induction chemotherapy response rate for limited stage III non-small cell lung cancer. Preliminary results of a randomized phase II trial. Proc Am Soc Clin Oncol 9: 239 (Abstr)

Clavier J, Zabbè CL, Raut Y et al. (1986) Chimiothérapie préopératoir dans les cancers bronchiques epidermoides. Résultats d'une étude pilote portant sur 60 patients. Neoadjuvant chemotherapy, Coll. INSERM-/John Libbey Eurotext 137/473–478

Cojean I, Le Chevalier T (1995) Chemotherapy of stage III b and IV non-small cell lung cancer. Symposium article. Ann Oncol 6 (Suppl 3): 41–44

Cormier YD, Bergeron J, La Forge et al. (1982) Benefits of polychemotherapy in advanced non small cell bronchogenic carcinoma. Cancer 50: 845–849

Cox JD (1991) The respective roles of radiation therapy and chemotherapy in non-small cell carcinoma of the lung with mediastinal but not distant metastasis (N2M0). Lung Cancer 7: 65–69

Crino L, Clerici M, Figoli F et al. (1995) Chemotherapy of advanced non-small cell lung cancer: a comparison of three active regimens. A randomized trial of the Italian Oncology Group for Clinical Research (GOIRC). Ann Oncol 6: 347–353

Cullen MH (1993) The MIC regimen in non-small cell lung cancer. Lung Cancer 9 (Suppl 2): 81–89

Cullen MH, Joshi R, Cheriyawardana AD, Woodroffe CM (1988) Mitomycin, ifosfamide, and cisplatin in non-small cell lung cancer: Treatment good enough to compare. Br J Cancer 58: 359–361

Dillman RO, Seagren SL, Propert KJ et al. (1990) A randomized trial of induction chemotherapy plus high-dose radiation versus radiation in stage III non-small cell lung cancer. N Engl J Med 323: 940–945

Donnadieu N, Paesmans M, Sculier JP (1991) Chemotherapy of non-small cell lung cancer according to disease extent: A metaanalysis of the literature. Lung Cancer 7: 243–252

Drings P, Becker H, Bülzebruck H et al. (1988) Die Chemotherapie des nichtkleinzelligen Bronchialkarzinoms mit Ifosfamid in Kombination mit Cisplatin, Etoposid oder Vindesin. Onkologie 11: 47–56

Drings P, Manegold C (1994) Stand der Chemotherapie beim nichtkleinzelligen Bronchialkarzinom. Strahlenther Onkol 170: 495–506

Drings P, Wannenmacher M (1995) Nicht-kleinzellige Bronchialkarzinome. In: Seeber S, Schütte J (Hrsg) Therapiekonzepte Onkologie, 2. Aufl. Springer, Berlin Heidelberg New York, S 446–473

Durrant KR, Berry RJ, Ellis F et al. (1971) Comparison of treatment policies in inoperable bronchial carcinoma. Lancet i: 715–719

Eberhardt W, Wilke H, Achterrath W, Seeber S (1995) Chemotherapie des nichtkleinzelligen Bronchialkarzinoms. Onkologe 1: 475–481

Fischer JR, Manegold C, Bülzebruck H, Vogt-Moykopf I, Drings P (1994) Induction chemotherapy with and without recombinant human granulocyte colony-stimulating fac-

tor support in localley advanced stage III A/B non-small cell lung cancer. Semin Oncol 21 (Suppl 4): 20–27
Folman RS, Rosman M (1988) The role of chemotherapy in non-small cell lung cancer: the community perspective. Semin Oncol (Suppl 4) 15: 16–21
Ganz PA, Figlin RA, Hasekell CM, La Soto N, Siau J (1989) Supportive care versus supportive care and combination chemotherapy in metastatic non-small cell lung cancer. Cancer 63: 1271–1278
Gatzemeier U (1995) Chemotherapie oder „best supportive care" beim fortgeschrittenen nichtkleinzelligen Bronchialkarzinom. Onkologe 1: 494–502
Hainsworth J, Johnson D, Hande K (1989) Chemotherapy of advanced non-small cell lung cancer. A randomized trial of three cisplatin-based chemotherapy regimens. Am J Clin Oncol 12: 345–349
Haraf DJ, Devine S, Ihde DC, Vokes EE (1992) The evolving role of systemic therapy in carcinoma of the lung. Semin Oncol (Suppl 11) 19: 72–87
Hazuka MB, Bunn PA (1992) Controversies in the nonsurgical treatment of stage III non-small cell lung cancer. Am Rev Respirat Dis 145: 967–977
Henriques I, Munoz-Galindo L, Rebello J, Vieitez JM, Gonzales-Manzano R, Vargas EA, Santos M, Llorens R, Herreos J (1990) Neoadjuvant chemotherapy (NAC) with cisplatin (CDDP), mitomycin C (MMC) and vindesine (VDS) in locally advanced non small cell lung cancer (NSCLC). Proc Am Soc Clin Oncol 1: 227, A 876
Hofmann PC, Weimann DS, Bitran JD et al. (1982) Surgical resection in patients with stage III M0, non small cell lung carcinoma of the lung. Proc Am Soc Clin Oncol 1: 147 A, C 571
Holmes EC, Gail M (1986) Surgical adjuvant therapy for stage II and stage III adenocarcinoma and large-cell, undifferentiated carcinoma. J Clin Oncol 4: 710–715
Israel I, Breau JL, Morère JM (1986) Chimiothérapie préopératoire dans 57 cas de cancers bronchiques épidermoides. Analyse des responses des complications et de la survie. Neoadjuvant chemotherapy. Coll INSERM/John Libbey, Eurotext 137: 463–465
Johnson DH (1990) Chemotherapy for unresectable non-small cell lung cancer. Semin Oncol (Suppl 7) 17: 22–29
Johnson DH, Turrisi A, Pass HI (1996) Combined-modality treatment for locally advanced non-small cell lung cancer, chap 59. In: Pass HI, Mitchell JB, Johnson DH, Turrisi AT (eds) Lung cancer: Principles and practice. Lippincott-Raven, Philadelphia, pp 863–873
Joss PA, Brunner KW (1985) Die Chemotherapie der nichtkleinzelligen Bronchialkarzinome. In: Seeber S, Niederle S (Hrsg) Interdisziplinäre Therapie des Bronchialkarzinoms. Springer, Berlin Heidelberg New York Tokio, S 75–94
Kaasa S, Mastekaase A, Stokke I, Naess S (1988) Validation of a quality of life questionaire for use in clinical trials for treatment of patients with inoperable lung cancer. Eur J Cancer Clin Oncol 24: 691–791
Kaasa S, Lund E, Thorud E, Hatlevoll R, Host H (1991) Symptomatic treatment versus combination chemotherapy for patients with extensive non-small cell lung cancer. Cancer 67: 243–2447
Kenis Y (1980) Surgical adjuvant chemotherapy in non-small cell carcinoma of the lung. Int J Radiat Oncol Biol Phys 6: 1075–1977
Klastersky J, Sculier JP (1985) Chemotherapy of non-small cell lung cancer. Semin Oncol 12: 38–48
Klastersky J (1985) VP16 and cisplatin in the treatment of non-small cell lung cancer. Semin Oncol 12: 17–20
Klastersky J (1994) New drug for therapy of non-small cell lung cancer. Lung Cancer (Suppl 3) 11: 139–149
Kris MG, Gralla RJ, Wertheim MS et al. (1986) Trial of the combination of mitomycin, vindesine and cisplatin in patients with advanced non-small cell lung cancer. Cancer Treat Rev 70: 1091–1096
Kris MG, Gralla RJ, Martini M, Stampleman LV, Burke MT (1987) Preoperative and adjuvant chemotherapy in locally advanced non-small cell lung cancer. Surg Clin N Am 67: 1051–1059
Lad T, Rubenstein L, Sadeghi A (1988) The benefit of adjuvant treatment for resected locally advanced non small cell lung cancer. J Clin Oncol 6: 9–17
Legha SS, Muggia FM (1979) Adjuvant chemotherapy in lung cancer; an appraisal of past studies. In: Muggia FM, Rozencweig (eds) Lung cancer, progress in therapeutic research. Raven, New York, p 405–410

Le Chevalier T, Arriagada R, Quiox E et al. (1991) Radiotherapy alone versus combined chemotherapy and radiotherapy in nonresectable non-small cell lung cancer: first analysis of a randomized trial in 353 patients. Natl Cancer Inst 83: 417–423

Loonbey WB, Goldie JH, Little JB et al. (1985) Alternating of chemotherapy and radiotherapy in cancer management. 1. Summary of the division of cancer treatment workshop. Cancer Treat Rep 69: 769–775

Manegold C, Pawel J von, Conte PF et al. for the Randomised Trial Group (1996) Randomised Phase 2 Study of gemcitabine (GEM) versus cisplatin/etoposide (C/E) in patients with advanced non-small cell lung cancer (NSCLC). Ann Oncol 7 (Suppl 5): 3 (Abstr 30)

Manegold C, Bergman B, Chemaissani A et al. (1997) Single agent gemcitabine versus cisplatin-etoposide: Early results of a randomised phase II study in locally advanced or metastatic non-small cell lung cancer. Ann Oncol (May/June)

Martini N, Kris MG, Gralla et al. (1988) The effects of preoperative chemotherapy on the resectability of non-small cell lung carcinoma with mediastinal lymph node metastases (N2M0). Ann Thorac Surg 45: 370–379

Mattson K, Holsti LR, Holsti P et al. (1988) Inoperable non-small cell lung cancer: Radiation with or without chemotherapy. Eur J Cancer Clin Oncol 24: 477–482

Morton RF, Jett JR, McGinnis WL et al. (1991) Thoracic radiation therapy alone compared with combined chemo-/radiotherapy for locally unresectable non-small cell lung cancer. Ann Intern Med 115: 681–686

Non-small Cell Lung Cancer Collaborative Group (1995) Chemotherapy in non-small cell lung cancer: A meta-analysis using updated data on individual patients from 52 randomised clinical trials. BMJ 311: 899–909

Pass HI, Pogrebniak HW, Steinberg SM, Mulshine J, Minna JD (1992) Randomized trial of neoadjuvant therapy for lung cancer: interim analysis. Ann Thorac Surg 53: 992–997

Pisters KMW, Kries MG, Gralla RJ, Martini N (1990) Preoperative chemotherapy in stage IIIA non-small cell cancer: an analysis of a trial in patients with clinically apparent mediastinal node involvement. In: Salmon SE (ed) Adjuvant chemotherapy of cancer IV. Saunders, Philadelphia, pp 133–137

Pujol JL, Rossi JF, LeChevalier T et al. (1990) Pilot study of neoadjuvant ifosfamide, cisplatin, and etoposide in locally advanced non-small cell lung cancer. Eur J Cancer 26: 798–801

Rapp E, Pater JL, Willan A et al. (1988) Chemotherapy can prolong survival in patients with advanced non-small cell lung cancer – report of a Canadian multicenter randomized trial. J Clin Oncol 6: 633–641

Rebello J, Aramendia JM, Bilbao I et al. (1993) Neoadjuvant intra-arterial (IA) chemotherapy for stage III non-small cell lung cancer (NSCLC). Proc Am Soc Clin Oncol 12: 346, A1161

Rosell R, Gomez-Condina J, Camps C et al. (1994) A randomized trial comparing preoperative chemotherapy plus surgery with surgery alone in patients with non-small cell lung cancer. N Engl J Med 330: 153–158

Roth JA, Fossella F, Komaki R et al. (1994) A randomized trial comparing perioperative chemotherapy and surgery with surgery alone in resectable stage III non-small cell lung cancer. Natl Cancer Inst 86: 673–680

Sandler AB, Buzaid AC (1992) Lung cancer: A review of current therapeutic modalities. Lung 170: 249–265

Sause W, Scott C, Taylor S et al. (1994) RTOG 8808 ECOG 4588. Preliminary analysis of a phase II trial in regionally advanced unresectable non-small cell lung cancer. Proc Am Assoc Clin Oncol 13: 325 (Abstract)

Schaake-Koning C, Bogaert W van den, Dalesio O et al. (1992) Effects of concomitant cisplatin and radiotherapy in inoperable non-small cell lung cancer. New Engl J Med 326: 524–530

Seeber S, Eberhardt W, Wilke H, Stamatis G (1996) Multimodale präoperative Induktionstherapie unter Einschluß von Chemotherapie und Chemoradiotherapie: Ein neuer kurativer Therapieansatz beim lokal weit fortgeschrittenen nichtkleinzelligen Bronchialkarzinom. Abstract-Bd 22, Deutscher Krebskongreß 02.02.94

Sorensen JB (1993) Treatment of non-small cell lung cancer: New cytostatic agents. Lung Cancer 10: 173–187

Souquet PJ, Chauvin F, Boissel JP et al. (1993) Polychemotherapy in advanced non-small cell lung cancer: a meta-analysis. Lancet 342: 19–21

Spain R (1988) Neoadjuvant mitomycin C, cisplatin, and infusion vinblastine in locally and regionally advanced non-small cell lung cancer: Problems and progress from the perspective of long-term follow-up. Semin Oncol 15 (Suppl 4): 6–15

Strauss GM, Langer MP, Elias AD, Skarin AT, Sugerbaker DJ (1992) Multimodality treatment of stage IIIA non-small cell lung carcinoma: A critical review of the literature and strategies for future research. J Clin Oncol 10: 829–838

Takita H, Regal AM, Antkowiak JG et al. (1986) Chemotherapy followed by lung resection in inoperable non-small cell lung carcinoma due to locally far-advanced disease. Cancer 57: 630–635

Takita H, Antkowiak J, Vaickus L et al. (1993) Chemotherapy (PACC) and surgery in stage III NSCLC. Proc Am Soc Clin Oncol 12: 349 A, 1172

Thatcher N, Ranson M, Lee SM, Niven R, Anderson H (1995) Chemotherapy in non-small cell lung cancer. Symposium article. Ann Oncol 6 (Suppl 1): 83–95

Tubiana M, Arriagada R, Cosset JM (1985) Sequencing of drugs and radiation. Cancer 55: 2131–2139

Van Houtte P (1995) Induction of concomitant chemotherapy and radiotherapy for non-small cell lung cancer. Myth or reality. Symposium article. Ann Oncol 6 (Suppl 3): 37–40

Woods RL, Williams CJ, Levi J et al. (1990) A randomized trial of cisplatin and vindesine versus supportive care only in advanced non-small cell lung cancer. Br J Cancer 61: 608–611

Zandwijk N van, Giaccone G (1996) Treatment of metastatic non-small cell lung cancer. Curr Opin Oncol 8: 120–125

1.17 Identifizierung von Chemosensitivität bei menschlichen Tumorzellen durch flavinschützende Tests in vitro[1]

C. Granzow, P. Drings, M. Kopun

Die Tendenz zur Resistenzentwicklung ist beim Bronchialkarzinom geradezu universell ausgeprägt (Carney 1995). Nur etwa 30% der chemotherapierten Patienten mit diesem Tumor profitieren von der Chemotherapie (Drings u. Manegold 1995). Nutzlose Behandlungsversuche wären durch vorherige Verifizierung zellulärer Chemoresistenz vermeidbar, positiv nachgewiesene Chemosensitivität der Tumorzellen würde eine gezielte, rationale und individuelle Therapie ermöglichen. Leider existiert kein extrakorporales Testverfahren, das eine tragfähige Grundlage für therapeutische Entscheidungen abgibt. Umfassende Analysen zeigten, daß der Schwachpunkt solcher Tests generell in der Vorhersage der den Chemotherapeuten hauptsächlich interessierenden *Chemosensitivität* liegt (Phillips et al. 1990; Hoffman 1993). Eine aufwendige Studie zur Therapiegestaltung bei Patienten mit nichtkleinzelligem Bronchialkarzinom ergab, daß diese von konventionellen Testverfahren auf Chemosensitivität in Tumorexplantaten keinen Nutzen hatten (Shaw et al. 1993).

Zum Verständnis dieser Tatsachen ist zu vergleichen, was ein Test leisten müßte, um klinisch hilfreich zu sein, und was konventionelle Testverfahren tatsächlich leisten. Ein Tumor ist chemotherapierbar, wenn er auf systemisch verträgliche Zytostatikadosierungen anspricht. Doppelt so hohe Dosierungen werden nicht mehr vertragen. Brauchbare Chemosensitivitätstests müßten also eine Verdopplung der in vitro erforderlichen Zytostatikakonzentration sicher erkennen lassen. Die besten hierzu veröffentlichten Daten wurden mit der humanen CEM-T-Zelleukämie erhoben (Danks et al. 1987). Getestet wurde die Reaktion dieses chemosensiblen, in vitro wachsenden Zellstamms auf eine Reihe klinisch verwendeter Zytostatika, darunter Vinblastin, Vincristin und Doxorubicin. Unabhängig von der chemischen Natur des jeweiligen Zytostatikums variierten die Ergebnisse individueller Tests in größeren Testreihen um Faktoren von mindestens 20. Konventionelle Verfahren zur Identifizierung der Chemosensitivität von Tumorzellen bleiben demnach um eine Größenordnung hinter den klinischen Erfordernissen zurück. Deshalb ist davon kein klinischer Nutzen zu erwarten.

Eigene Untersuchungen der Wirkung von Vincaalkaloiden auf Mäuseasziteszellen hatten gezeigt, daß konventionelle Chemosensitivitätstests durch flavinvermittelte Photoreaktionen gestört werden (Granzow et al. 1995). Flavine,

---

[1] Danksagung: Die Autoren danken Gabriele Gros für wertvolle technische Assistenz und dem Tumorzentrum Heidelberg-Mannheim für die finanzielle Unterstützung der Untersuchungen.

z. B. Riboflavin (Vitamin B_2), Riboflavinphosphat (FMN) und Flavin-Adenin-Dinukleotid (FAD) sind obligate Bestandteile von Zellkulturmedien. In wäßriger Lösung reagieren sie mit sichtbarem Licht unter Entstehung von Sauerstoffradikalen, darunter langlebige Peroxide. Derartige Produkte vermögen beliebige oxidierbare Substanzen, die im Zellkulturmedium gelöst sind, unter normalen Laboratoriumsbedingungen energisch zu degradieren, so auch die Vincaalkaloide. Nach Identifizierung dieser Photoreaktionen als Störquelle von Chemosensitivitätstests gelang es, sie durch das sog. flavinschützende Verfahren zur Chemosensitivitätsbestimmung auszuschalten. Dabei werden die Flavine vor photochemischen Reaktionen vollständig geschützt.

Bei chemosensiblen und chemoresistenten Mäuseaszitesellen ergaben konventionelle Tests in völliger Übereinstimmung mit den zitierten Befunden bei CEM-Zellen uneinheitliche und verwirrende Resultate. Flavinschützende Tests hingegen waren einwandfrei reproduzierbar, erlaubten die sichere Abgrenzung sensibler von resistenten Zellen und zeigten eine ungewöhnlich hohe Empfindlichkeit der chemosensiblen Wildtypzellen für Vincaalkaloide (Granzow et al. 1995). Die vorliegende Arbeit bestätigt und ergänzt dies durch Untersuchungen an chemosensiblen und chemoresistenten, humanen Laborzellstämmen sowie an Zellkulturen aus einem metastatischen Lungentumor.

Material und Methoden

Untersucht wurden chemosensible KB-*Zellen* (ATCC) und deren von uns mit Colchicin multidrogenresistent gemachte, P-Glykoprotein exprimierende Variante KBC5–8 sowie die im eigenen Labor aus der Lungenmetastase eines Hypernephroms entwickelte Zellinie A240286 S, die ebenfalls P-Glykoprotein exprimiert. Die Zellen wurden in *riboflavinfreien Spezialmedien* (Granzow et al. 1996) mit Zusatz von 10 % *fötalem Rinderserum* kultiviert, das von Boehringer (Mannheim) und Integro (Zandam, Holland) bezogen wurde. Pharmazeutische Präparationen von *Vinblastin, Vincristin und Vindesin* (Eli Lilly) sowie *Doxorubicin* (Farmitalia) wurden verwendet. Bei Experimenten mit einer *Zytostatikaexposition* der Zellen bis 60 min wurden etwa 10^5 frisch trypsinierte Zellen in 1 ml Zellkulturmedium bei 36,5 °C in Eppendorf-Gefäßen mit geeigneten Zytostatikakonzentrationen inkubiert, dann für 5 min zentrifugiert und danach 2mal mit frischem Zellkulturmedium gewaschen. Anschließend wurden die Zellen in Duplikatansätzen in 24-Loch-Linbroplatten 3 Tage lang bei 36,5 °C unter 2,5 % CO_2 in wasserdampfgesättigter Luft inkubiert. Bei Experimenten mit Zytostatikaexposition für 3 Tage wurden frisch trypsinierte Zellen direkt in Positionen mit entsprechenden Zytostatikakonzentrationen im vorgelegten Kulturmedium inokuliert und wie angegeben inkubiert.

Mit einer Ausnahme (s. unten) wurden die Experimente unter *flavinschützenden Testbedingungen* durchgeführt. Dies bedeutet, daß riboflavinfreie Spezialpulvermedien unter weitgehender Lichtabschirmung gelöst, gepuffert und osmotisch überprüft wurden, daß die verwendeten Seren in einem anderweitig

Tabelle 1. Vergleich der Reproduzierbarkeit von konventionellen und flavinschützenden Chemosensitivitätstests mit KB-Zellen (Kurzexposition). Angegeben sind HK_{50}-Werte (µM) für Vinblastin. *n* Anzahl der Tests, *MW* Mittelwert

Testverfahren	Konventionell	Flavinschützend
Expositionsdauer [min]	30	60
n	14	4
MW	1,070	1,100
Bereich	0,08–3,0	0,9–1,2
Standardabweichung	1,012	0,141
Variationskoeffizient [%]	94,6	12,8

völlig abgedunkelten Labor unter dem Licht einer Natriumdampflampe (589 nm) prozessiert wurden und daß auch die eigentlichen Zytostatikatests unter dieser Beleuchtung stattfanden.

Nur bei den 14 in der linken Spalte der Tabelle 1 dargestellten Experimenten herrschten bei der Medienbereitung und beim Versuch *konventionelle Beleuchtungsverhältnisse* (Mischlicht aus Tages- und Fluoreszenzlampenlicht), außerdem wurde dabei riboflavinhaltiges Zellkulturmedium verwendet. Nach Inkubationsende wurden die Zellen trypsiniert. Zelldichtebestimmungen erfolgten mittels Casy I Cell Analyzer und Casystat Software (Schärfe-System, Reutlingen). Bestimmungen der *50 %igen Hemmkonzentration (HK_{50})* erfolgten graphisch in Diagrammen des prozentualen Zellzuwachses vs. Logarithmus der Wirkstoffkonzentration.

Ergebnisse und Diskussion

In Tabelle 1 sind HK_{50}-Werte aus konventionellen und flavinschützenden Chemosensibilitätstests mit Vinblastin gegenübergestellt. Chemosensible KB-Zellen wurden 30 bzw. 60 min lang mit Vinblastin behandelt, um eine Bolusapplikation zu simulieren. Bei gleichen Mittelwerten der HK_{50} in beiden Serien variierten die Einzelwerte der 14 durchgeführten konventionellen Tests um das 37fache. Das entspricht völlig den einleitend zitierten Resultaten bei CEM-Leukämiezellen (Danks et al. 1987). Die Ergebnisse flavinschützender Tests waren dagegen einwandfrei reproduzierbar. Durch alleinige Unterbindung der flavinvermittelten Photoreaktionen war somit die für konventionelle Tests bezeichnende, erratische Fluktuation der Ergebnisse behoben. Meßtechnisch betrachtet ist das durch die Photoreaktionen verursachte Rauschen so stark, daß die zellulären Signale darin vollständig untergehen. Sie werden überhaupt erst in flavinschützenden Tests identifizierbar und zeigen dann die von zellulären Abläufen gewohnte Präzision.

Das außergewöhnliche Trennvermögen flavinschützender Tests geht aus Tabelle 2 hervor. Hier sind Testergebnisse gegenübergestellt, die unter Verwen-

Tabelle 2. Serumeinfluß bei flavinschützenden Chemosensitivitätstests mit KB-Zellen (3tägige Zytostatikaexposition). Angegeben sind HK_{50}-Werte [nM]. *n* Anzahl der Tests, *MW* Mittelwert, *SD* Standardabweichung

Serumquelle	Vinblastin		Vincristin		Vindesin		Doxorubicin	
	n	MW ± SD	n	MW ± SD	n	MW ± SD	n	MW ± SD
„Integro"	8	1,4 ± 0,18	3	0,77 ± 0,12	2	1,0	2	11,9
„Boehringer"	10	2,27 ± 0,189	3	1,5 ± 0,17	3	1,5 ± 0,14	3	13,37 ± 1,4

dung zweier Serumpräparationen mit 4 verschiedenen Zytostatika bei KB-Zellen erzielt wurden. Die Expositionsdauer betrug 3 Tage. Serum „Integro" ergibt mit hoher Reproduzierbarkeit etwa halb so große HK_{50}-Werte für Vinblastin wie Serum „Boehringer" (p > 0,01; t-Test). Serumabhängigkeit ist auch bei Vincristin und Vindesin, nicht jedoch bei Doxorubicin gegeben. Die qualitative Natur der im Serum „Boehringer" wirkenden Störeinflüsse ist unbekannt. Flavinschützende Testung erlaubte jedoch ihre einwandfreie, quantitative Identifizierung. Dies geschah auf einem Sensibilitätsniveau, das die für klinische Anwendungen zu fordernde, im Experiment durch Serumbesonderheiten lediglich vorgespiegelte Verringerung der zellulären Chemosensitivität um den Faktor 2 klar anzeigt. Das flavinschützende Testverfahren läßt demnach auch geringfügige Einschränkungen der Chemosensitivität von Tumorzellen erkennen.

Tabelle 3 beschreibt den zellpharmakologischen Phänotyp von multidrogenresistenten KBC5-8-Zellen nach einstündiger Zytostatikaexposition. Die Resistenz erstreckt sich auf alle untersuchten Zytostatika mit ausgeprägten quantitativen Unterschieden zwischen den chemisch eng verwandten Vincaalkaloiden Vinblastin, Vincristin und Vindesin.

Besonders interessant ist jedoch das Testresultat bei explantierten Zellen aus der Lungenmetastase eines Hypernephroms (Tabelle 4, A240286S-Zellen) mit primärer, P-glykoproteinvermittelter Multidrogenresistenz. Während ihre Resistenz gegenüber Vincristin, Vindesin und Doxorubicin mittelgradig ausgeprägt ist, sind diese Zellen gegenüber Vinblastin fast so empfindlich wie KB-Wildtypzellen (vgl. Tabelle 1, rechte Spalte).

Die Identifizierung derart selektiver Zytostatikasensitivität könnte in ähnlichen Fällen von entscheidender klinischer Bedeutung sein. Sie erfordert allerdings eine detaillierte Untersuchung des zellpharmakologischen Phänotyps und

Tabelle 3. Absolute HK_{50}-Werte [nM] und relative, auf die KB-Parentalzellen bezogene Empfindlichkeit (Resistenzfaktor) von KBC5–8-Zellen bei 3tägiger Zytostatikaexposition (4 unabhängige, flavinschützende Tests pro Zytostatikum). *n* Anzahl der Tests, *MW* Mittelwert, *SD* Standardabweichung

	Vinblastin	Vincristin	Vindesin	Doxorubicin
MW ± SD	17,25 ± 3,59	54,0 ± 13,1	72 ± 25	49,5 ± 4,95
Resistenzfaktor	15	70	76	4

Tabelle 4. Phänotypisches Resistenzprofil von A240286S-Zellen bei flavinschützender Testung (Kurzexposition). Angegeben sind HK_{50}-Werte [µM]. *n* Anzahl der Tests, *MW* Mittelwert, *SD* Standardabweichung

Vinblastin		Vincristin		Vindesin		Doxorubicin	
n	MW ± SD	n	MW ± SD	n	MW ± SD	n	MW
3	2,5 ± 0,17	6	17,33 ± 3,5	3	14,7 ± 0,57	2	49,5

würde bei alleiniger Prüfung auf Expression von P-Glykoprotein überhaupt nicht bemerkt.

Das bisherige generelle Versagen von prädiktiven Chemosensitivitätstests dürfte v. a. auf der photochemischen Degradierung der Zytostatika beruhen. Diese ist allen konventionellen In-vitro-Testverfahren immanent und nur durch flavinschützende Testung zu vermeiden. Letztere erlaubt erstmals exakte, einwandfrei reproduzierbare Bestimmungen von Chemosensitivität bei Tumorzellen sowie die Identifizierung von zellulärer Low-level-Resistenz (Granzow et al. 1997). Derzeit laufende experimentelle Untersuchungen an Tumorexplantaten sollen unser Verfahren für die klinische Individualisierung der Chemotherapie von Lungenkarzinomen nutzbar machen.

Flavinvermittelte Photoreaktionen sind ebenso energisch wie unspezifisch. Es ist anzunehmen, daß sie zellpharmakologische Abläufe in vitro generell stark beeinträchtigen. Außerdem dürften sie viele Pharmaka degradieren, die im Klinikalltag als Infusion zusammen mit flavinhaltigen Lösungen, wie etwa Vitamin-B-Komplex, bei Licht appliziert werden.

Literatur

Carney DN (1995) The biology of lung cancer. Curr Opin Pulmon Med 1: 271–277
Danks MK, Yalowich JC, Beck WT (1987) Atypical multiple drug resistance in a human leukemic cell line selected for resistance to teniposide (VM-26). Cancer Res 47: 1297–1301
Drings P, Manegold Ch (1995) Multidisciplinary approach in treatment of lung cancer. In: Carpagnano F, de Lena M (eds) Recent advances in lung cancer. Masson, Milano Paris Barcelona, pp 195–206
Granzow C, Kopun M, Kröber T (1995) Riboflavin-mediated photosensitization of vinca alkaloids distorts drug sensitivity tests. Cancer Res 55: 4837–4843
Granzow C, Kopun-Granzow M, Dollner R, Gros G, Hefft I (1996) Riboflavin- und flavinnucleotid-freie Kulturmedien für tierische und menschliche Zellen. Deutsches Patent Nr. 195 12 506
Granzow C, Kopun M, Drings P, Greco D (1997) Improved chemosensitivity testing of tumor cells by the flavin-protecting assay. Proc Am Assoc Cancer Res 88: 604 (Abstract #4059)
Hoffman RM (1993) In vitro assays for chemotherapy sensitivity. Crit Rev Oncol Hematol 15: 99–111
Phillips RM, Bibby MC, Double JA (1990) A critical appraisal of the predictive value of in vitro chemosensitivity assays. J Natl Cancer Inst 82: 1457–1468
Shaw GL, Gazdar AF, Phelps R et al. (1993) Individualized chemotherapy for patients with non-small cell lung cancer determined by prospective identification of neuroendocrine markers and in vitro drug sensitivity testing. Cancer Res 53: 5181–5187

1.18 Optionen und Resultate der endobronchialen Therapie beim Bronchialkarzinom

H.D. Becker, S. Ott, I. Vogt-Moykopf

Epidemiologisch spielt das Bronchialkarzinom für die klinische Onkologie nach wie vor eine wesentliche Rolle, da auf der einen Seite die Inzidenz insbesondere bei Frauen weiterhin zunimmt und andererseits die Prognose trotz aller therapeutischer Bemühungen seit 20 Jahren unverändert zu den schlechtesten in der Onkologie zählt [9]. Zum Zeitpunkt der Diagnosestellung sind lediglich etwa 30 % der Patienten unter potentiell kurativen Gesichtspunkten operabel, und von diesen sind 5 Jahre nach dem Eingriff lediglich noch 30 % am Leben. Somit ist die Fünfjahresüberlebensaussicht aller Patienten mit Bronchialkarzinom bei Diagnosestellung mit 10 % außerordentlich schlecht.

Um diesen Patienten eine optimale Überlebenschance zu bieten, muß in der Regel für jeden Patienten ein individuelles multimodales interdisziplinäres Behandlungskonzept entwickelt werden, das der Tumorbiologie und dem Stadium der Erkrankung angepaßt wird [14]. Zur Bestimmung des Gewebetyps und zur Beurteilung der Tumorausdehnung, besonders in den zentralen Atemwegen und in der Lunge, hat sich die Bronchoskopie allen anderen Untersuchungsmethoden als überlegen erwiesen [6, 10]. Darüber hinaus wurde für Patienten, die im Verlauf ihrer Tumorkrankheit an Komplikationen durch Beteiligung der zentralen Atemwege leiden, eine Vielzahl therapeutischer endoskopischer Verfahren entwickelt [4] (Tabelle 1). Die Techniken unterscheiden sich hinsichtlich des Akut- und Langzeiterfolgs sowie hinsichtlich des Behandlungsrisikos.

Bei der Erstellung eines individuellen rationalen Behandlungsplanes müssen diese Gesichtspunkte auch in bezug auf die 3 Säulen der konventionellen Tumorbehandlung, Chirurgie, Radio- und Chemotherapie, berücksichtigt werden. Auf dieser Basis ist es heute möglich, vielen Patienten durch endoskopische Maßnahmen eine langfristige Erleichterung ihrer oft unerträglichen Beschwerden zu verschaffen, und manchen Patienten kann trotz lokal an den zentralen Atemwegen bereits fortgeschrittenen Tumorleidens die Chance der Heilung eröffnet werden.

Klinische Aspekte

Die Beteiligung der zentralen Atemwege bei Tumorleiden führt zu einer Vielzahl klinischer Symptome, die von der Lokalisation, der Geschwindigkeit des Auftretens und nicht zuletzt auch von der Beteiligung der Nachbarorgane

Tabelle 1. Interventionelle Bronchoskpie

Indikationen	Techniken
1. Sekretansammlungen	Absaugung Spülung

2. Sekretverhalt
    Dyspnoe
    Pneumonie
    Abszeß
	Absaugung
	Spülung/Sekretolytika
	Pigtail-Katheter

3. Aspiration
    Sekrete
    Kontrastmittel
    Fremdkörper
	Absaugung
	Spülung
	Extraktion

4. Zentrale Atemwegsstenose
    Dyspnoe
    Atelektase
    Ventilmechanismus
    Pneumonie
    Abzseß
	mechanische Abtragung
	    starres Bronchoskop
	    Bougierung
	    Ballondilation
	    Zangenabtragung
	thermische Abtragung
	    Elektrokauter
	    Argon beamer
	    Kryotherapie
	    Nd: YAG laser
	Stentimplantation
	Photodynamische Therapie
	Brachytherapie

5. Blutung	Kompression Vasokonstriktiva Laserkoagulation Argon beamer Tamponade Fibrinklebung Blockade m. Ballon einseitige Intubation Doppellumenintubation
6. Fisteln	Fibrinklebung Spongiosablock Stentimplantation zweiseitige Stentimplantation

abhängt. Die häufigste und neben der schweren Blutung auch dramatischste Komplikation ist der zentrale Atemwegsverschluß, besonders, wenn es sich um einen singulären Atemweg handelt, wie den Larynx, die Trachea oder den verbliebenen Hauptbronchus bei Tumorverschluß oder nach Resektion der Gegenseite. Da die Kompensationsmechanismen bei langsamem Eintritt einer zentralen Atemwegsstenose lange effektiv sind und die klinischen Symptome wie Atemnot und Stridor nur sehr allmählich zunehmen, ist die Fehldeutung und -behandlung als Asthma sehr häufig. Hinzu kommt, daß die Beurteilung der zentralen Atemwege auf der Röntgenaufnahme durch die Überlagerung der umgebenden mediastinalen Strukturen schwierig ist. Deshalb muß besonders beim Auftreten „asthmatischer" Symptome im Erwachsenenalter und bei fehlender Allergieanamnese immer auch an einen Verschluß der zentralen Atemwege gedacht werden.

Die akute Dekompensation der zentralen Atemwege tritt meist erst dann ein, wenn das Lumen unter 5 mm eingeengt ist und eingedicktes Sekret zum Verschluß führt. Aus diesem Grund erreicht uns fast die Hälfte der Patienten im lebensbedrohlichen Erstickungsanfall [5] (Abb. 1 a–c). Die einzige vergleichbare dramatische Situation ist die massive Blutung aus großen mediastinalen Gefäßen bei Tumorarrosion.

Die Symptome beim Verschluß kleinerer Atemwege sind weniger dramatisch. Sie werden durch lokalisierte Atelektasen mit Retentionspneumonie oder Abszeßbildung verursacht oder durch umschriebene Überblähung bei Ventilmechanismus durch Tumorverschluß von Lappen- oder Segmentbronchien. Eine der am schwierigsten zu therapierenden Situationen ist die Fistelbildung zu Nachbarorganen, insbesondere zum Ösophagus.

Alle Komplikationen können bereits bei Diagnosestellung, aber auch erst später im weiteren Verlauf der Tumorerkrankung als Behandlungsfolge oder durch Fortschreiten des Leidens eintreten. Dann sind in der Regel die therapeutischen Möglichkeiten eingeschränkt, da sich die Komplikationen der verschiedenen Verfahren oft addieren.

Indikationen und technische Optionen der bronchoskopischen Therapie

Verschluß der zentralen Atemwege

Die Methode der Wahl richtet sich im wesentlichen nach der Dringlichkeit des Eingriffs und danach, ob das Behandlungsziel kurativ oder lediglich eine Palliation ist. In einer lebensbedrohlichen Situation ist eine exakte Bestimmung des Tumorstadiums in aller Regel nicht möglich, sondern es muß die Entscheidung zum Eingriff in drängender Eile getroffen werden [5, 22]. Da die Prognose und die definitive Behandlung in dieser Situation nicht absehbar ist, muß die Wahl des endoskopischen Eingriffs im Hinblick auf die größte Effektivität bei geringstem Risiko getroffen werden, so daß ein möglichst breites Spektrum an Alternativen für die weitere Behandlung offen bleibt.

Mechanische Eröffnung durch Abtragung oder Dilatation

Starres Bronchoskop

Beim akuten Verschluß durch exophytische Tumormassen ist der effektivste und schnellste Weg zur Desobliteration die Abtragung mit dem starren Bronchoskoprohr unter Allgemeinnarkose. Bei diesem Vorgehen wird zunächst unter Sicht die starre Lupenoptik zur Schienung durch die Tumorstenose hin durchgeführt, um eine Perforation mit dem Bronchoskoprohr zu vermeiden. Dann wird das starre Bronchoskoprohr in einer schraubenförmigen Bewegung

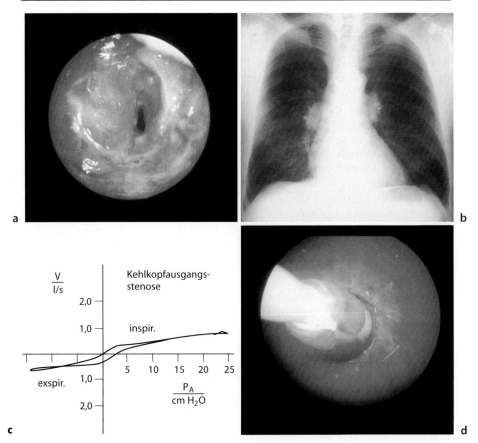

Abb. 1 a–d. Hochgradige subglottische Stenose durch Tumorkompression (**a**), die auf der Thoraxaufnahme nicht zu erkennen ist (**b**), aber zu einer äußerst schweren Beeinträchtigung der Beatmung mit Erstickungsanfällen geführt hat (**c**). Die Stenose wird mit einem Ballon aufgedehnt (**d**)

durch die Stenose geschoben, wobei große Tumorstücke mit dem Rand abgeschert werden, die dann mit dem Sauger oder einer Zange entfernt werden können. Das Manöver kann schrittweise mit Rohren ansteigenden Kalibers durchgeführt werden, bis das gewünschte Lumen erreicht ist. Die Behandlung führt zu einer raschen Lumenerweiterung bei über das Bronchoskoprohr gesicherter Beatmung, während bedrohliche Blutungen kaum vorkommen, da die Tumorgefäße durch das in der Stenose liegende Rohr komprimiert werden. Wenn nötig, kann der Patient nach der Desobliteration im Anschluß vorübergehend intubiert werden, um die Atmung zu stabilisieren und eine postobstruktive Pneumonie zu beheben [5, 29].

Zange

Wenn die Verlegung der Atemwege inkomplett ist und der Patient kurze Phasen eines kompletten Atemwegsverschlusses bei ausreichender Oxygenierung toleriert, dann lassen sich insbesondere große polypoide und wenig vaskularisierte Tumoren komplett mit starren Fremdkörperzangen entfernen. Wegen der geringeren Zangendimensionen und der nicht gesicherten Beatmung ist dies mit flexiblen Bronchoskopen nicht möglich. Bei sehr ausgedehnten und reich vaskularisierten Tumoren ist die mechanische Abtragung sehr zeitraubend und u. U. auch gefährlich, da es durch stärkere Blutungen zur Verlegung der Atemwege kommen kann.

Bougierung und Ballondilatation

Wenn der Grund für die Stenose eine vorwiegend externe Kompression ist und eine Dilatation mit dem Bronchoskoprohr nicht erforderlich ist, um die Beatmung aufrecht zu erhalten, dann kann eine Desobliteration durch Bougies und Dilatationsballons erfolgen. Wegen ihrer geometrischen Konfiguration sollten eher die konischen *Savary-Gillard-Bougies* angewendet werden, da die stumpfen Modelle nach *Suttar* oder *Eder-Puestow* wegen ihrer erheblichen Scherkräfte leicht zur Ruptur der Bronchuswand führen. Weniger traumatisch ist die Dilatation mit Ballons, die in gefaltetem Zustand, ggf. über einen Führungsdraht, in die Stenose eingebracht werden. Unter endoskopischer Kontrolle wird dann durch Füllung mit Aqua dest. über eine Manometerspritze die Stenose mit Drücken bis zu 12 kp/cm^2 aufgedehnt (Abb. 1 d). Durch den konsekutiven Gebrauch von Ballons mit ansteigenden Durchmessern kann eine Ruptur vermieden werden. Bei starrer Fixierung der Atemwege durch Lymphome oder ausgedehnte Narbenbildung kommt es besonders leicht zu Einrissen am Übergang der Knorpel zur membranösen Hinterwand, wo die Scherkräfte am größten sind.

Thermische Gewebezerstörung

Hochfrequenzdiathermie

Die Umsetzung eines hochfrequenten Wechselstroms in Wärme beim Durchfluß durch Gewebe ist auch in den Atemwegen zur Abtragung pathologischer Neubildungen etabliert [26]. Der Nachteil dieser Methode ist, daß die Hitzeentwicklung von der mit dem Auge nicht sichtbaren Stromflußdichte abhängt und daß durch den direkten Kontakt der Sonden mit dem Gewebe mechanisch Blutungen verursacht werden können. Bei Patienten mit Herzschrittmachern oder anderen metallischen Implantaten wie manchen metallischen Endoprothesen ist die Anwendung nicht möglich. Außerdem besteht das Risiko ungewollter Verletzungen, wenn in den engen Verhältnissen der Atemwege die Sonde Kontakt mit nicht betroffenen Wandabschnitten bekommt. Mit bipolaren Sonden sind diese

Risiken geringer. Allerdings lassen sich damit größere Gewebestücke nicht abtragen.

Argonbeamer

Um den Diathermieeffekt zu verstärken, wurde die Hochfrequenzdiathermie mit Insufflation von Argongas kombiniert. Hierbei dient das Gas als Vehikel für die Elektrizität, die dem Gasstrom folgt und auf diese Weise sogar einen gebogenen Verlauf nehmen kann, so daß auch eine Anwendung im schrägen Winkel möglich ist. Der Koagulationseffekt der elektrischen Gaswolke ist gut zu sehen, und die Eindringtiefe kann durch die Distanz der Sonde zur Wand beeinflußt werden [19, 23] (Abb. 2 a–c). Bei flächenhaften Blutungen scheint der Argon-

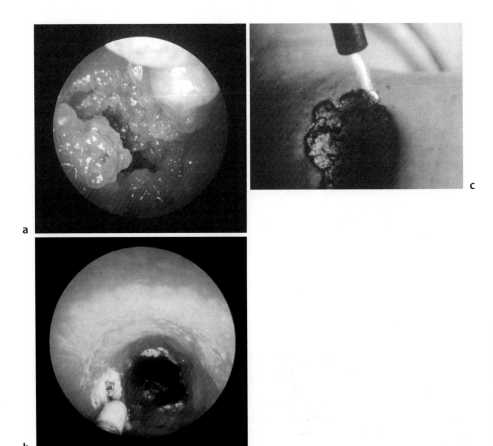

Abb. 2 a–c. Ausgedehnte tumorförmige tracheobronchiale Papillomatose bei einem 18jährigen (**a**). Der Hochfrequenzstrom des Argonbeamers läßt sich berührungsfrei und dem Auge sichtbar zur Gewebezerstörung einsetzen (hier am Phantom gezeigt; **b**). Die Papillome sind weitgehend abgetragen (**c**)

beamer anderen Methoden, besonders dem Nd:YAG-Laser, überlegen zu sein. In kleinen Atemwegen oder bei hochgradiger Obstruktion der Trachea kann die Sonde manchmal nicht weit genug vor der Endoskopspitze plaziert werden. In diesem Fall kann der Strom dann über die metallische Instrumentenspitze abfließen und zu unbeabsichtigten Verletzungen führen. Aus diesem Grund wird der Gebrauch spezieller Endoskope mit Keramikisolierung empfohlen.

Kryochirurgie

Eine weitere Form thermischer Gewebezerstörung ist die Kälteanwendung. Hierbei wird eine Hohlsonde an den Tumor gebracht und dann mit flüssigem Stickstoff gefüllt. Das Gewebe wird hierdurch bei einer Temperatur von −70 °C gefroren und zerstört. Nach dem Wiederauftauen wird die Sonde entfernt, das Gewebe nekrotisiert allmählich und kann nach einiger Zeit endoskopisch abgetragen werden, sofern die Nekrose nicht spontan abgehustet wird. Da die Sonden bisher sehr klobig waren und die Wirkung der Kryotherapie nur langsam eintritt, ist sie vielfach durch die anderen Methoden ersetzt worden. Lediglich in Frankreich ist die Anwendung weiter verbreitet, insbesondere, seit dünnere Sonden angeboten werden [25, 35]. Die Kryotherapie subtotaler Atemwegsstenosen kann dennoch gefährlich sein, da die Sonde während des Gefriervorgangs fest mit dem Tumor verbunden ist und im Fall der Hypoxie nicht ohne das Risiko schwerer Verletzungen entfernt werden und das Auftauen länger als 1 min dauern kann.

Behandlung mit dem Nd:YAG-Laser

Im Gegensatz zu den zuvor beschriebenen Methoden wird beim Laser die Umsetzung der Lichtenergie kontaktfrei erzielt, da sie durch Absorption und Streuung der Laserstrahlen im Gewebe erfolgt. Der therapeutische Laserstrahl des Nd:YAG-Lasers hat eine Wellenlänge von 1060 nm und ist nicht sichtbar. Deshalb wird ein sichtbarer Heliumlaser als Zielstrahl benötigt. Die thermische Wirkung des Laserlichts ist gut sichtbar und läßt sich durch Variation der Einstellung der Leistung gut steuern. Die Absorption der Energie und ihre Umsetzung in Hitze hängt wesentlich von der Färbung des Gewebes ab. So nimmt rotes, gut durchblutetes oder bereits karbonisiertes Gewebe sehr viel Energie auf, während weißliches Gewebe sehr viel mehr Energie zur Zerstörung benötigt. Hierbei kann nach unseren eigenen Messungen am Treffpunkt im Tumor eine Temperatur von bis zu 500–600 °C erreicht werden, sie fällt jedoch zur Umgebung im Lumen rasch ab, besonders wenn die Beatmung mit dem Jetventilator erfolgt. Die Hitzekonvektion durch die Blutgefäße im Tumor selbst und im Mediastinum ist wesentlich geringer, so daß die Eindringtiefe mit anschließender Koagulationsnekrose bis zu 1 cm betragen kann.

Deshalb werden heute übereinstimmend niedrige Leistungen von 20–30 W zur Koagulation des Gewebes und der Gefäße und von 40 bis maximal 50 W zur Tumorvaporisation empfohlen [11, 15]. Unter diesen Kautelen ist der Nd:YAG-

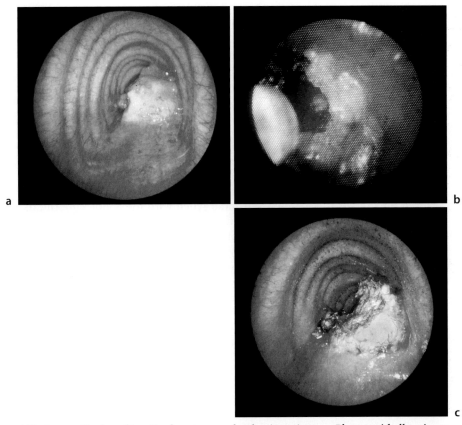

Abb. 3 a-c. Hochgradige Tracheastenose durch ein primäres Plattenepithelkarzinom (**a**). Mit dem Nd:YAG-Laser ist der Tumor bereits koaguliert und teilweise auch abgetragen. In der dunklen Karbonisationszone kann der Pilotstrahl des Heliumlasers als heller Fleck am Rande erkannt werden (**b**). Die Stenose ist zu etwa 40 % rekanalisiert. Der gesamte verbliebene Tumorrest ist durch die Koagulation hell gefärbt. Die Tracheahinterwand ist als Zeichen der extraluminalen Tumorausbreitung angehoben (**c**). In dieser Situation ist eine komplette Laserabtragung und anschließende Radiotherapie mit einem hohen Fistelrisiko belastet

Laser ein sehr effektives und sicheres Instrument zur Gewebeabtragung in den Atemwegen und hat andere Methoden vielfach ersetzt (Abb. 3a-d).

So haben auch wir inzwischen etwa 900 Lasereingriffe an den zentralen Atemwegen vorgenommen und dabei lediglich einen Todesfall durch Asphyxie erlebt sowie 5 Fälle schwerer Blutungen, die allerdings alle konservativ durch vorübergehende Intubation beherrscht werden konnten. Auf der anderen Seite konnten wir durch die Beseitigung hochgradiger Atemwegsstenosen mit der Laserbehandlung vielen Patienten die Chance für eine weitere Behandlung eröffnen, einzelne konnten danach sogar geheilt werden. Die Hälfte der Patienten überlebte den Eingriff 6 Monate, 25 % 2 Jahre, und 20 % waren auch 3 Jahre später noch am Leben [7, 12, 27] (Abb. 4).

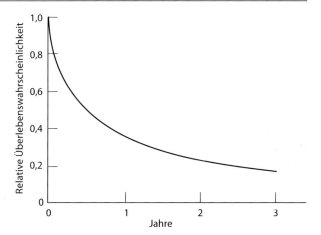

Abb. 4. Überlebenswahrscheinlichkeit nach Nd:YAG-Laserabtragung maligner zentraler Atemwegstumoren

Endoprothesen (sog. Stents)

Die neueste Entwicklung interventioneller bronchoskopischer Verfahren betrifft den Einsatz von Endoprothesen zur Desobliteration und Schienung der zentralen Atemwege. Hierfür stehen heute eine Vielzahl verschiedener Modelle zur Verfügung, ohne daß bislang ein ideales System zur Behandlung aller Situationen gefunden ist.

Silikonrohre und Hybride

Das erste Modell, das weite Verbreitung fand, war der von *Dumon* entwickelte Silikonstent [16]. Er besteht aus einem einfachen oder verzweigten Silikonrohr mit Noppen auf der Oberfläche zur Fixierung und wird in unterschiedlichen Durchmessern, Längen und Biegungen vertrieben. Der endoskopische Einsatz erfolgt mit dem starren Bronchoskop oder einem speziellen Implantator, oft auch unter zusätzlicher radiologischer Kontrolle. Da die starren Silikonrohre gegen Biegungen verkanten und durch zähes Sekret verlegt werden können, wurde als Verbesserung von *Freitag* in Analogie zum Wandaufbau der Luftröhre ein Hybridstent aus Silikon entwickelt, der eine flexible Dorsalwand hat und dessen ventrale Wand durch Stahlspangen verstärkt ist [20]. Da die Fixation durch zwei bronchiale Schenkel an der Bifurkation erfolgt, ist dieser Stent wesentlich voluminöser und entsprechend schwieriger einzusetzen.

Expandierbare und selbstexpandierende Metallendoprothesen und Hybride

Diese Prothesen bestehen aus Metallgeflechten, die in zusammengefaltetem Zustand in die Atemwege eingebracht werden und dort entfaltet werden oder sich nach der Freisetzung selbst entfalten und so als künstliche Gerüste dienen.

Da ihre Wandstärke wesentlich geringer ist als die der Kunststoffprothesen, bleibt für das Lumen wesentlich mehr Raum. Außerdem sind sie wesentlich leichter zu implantieren. Der *Palmaz-Stent* aus Stahl und der *Strecker-Tantalum-Stent* sind in zusammengefaltetem Zustand auf einen Ballonkatheter montiert und werden im Bronchialsystem durch Füllung des Ballons entfaltet und gegen die Wand gepreßt, nachdem der Katheter über einen Führungsdraht unter endoskopischer Sicht exakt plaziert ist. Ein wesentlicher Nachteil dieser zunächst für den intravaskulären Gebrauch entwickelten Prothesen, wo sie durch die intraluminale Flüssigkeitssäule intern stabilisiert werden, ist ihre fehlende mechanische Stabilität gegen die erheblichen Druckschwankungen in den Atemwegen, die bis über 300 mmHg erreichen können. So können die Prothesen allmählich zusammenbrechen und zu einer Restenosierung führen. Wenn sie in der Zwischenzeit in die Schleimhaut integriert oder durch Granulationsgewebe oder Tumor durchwachsen sind, ist die Extraktion oft schwierig oder gar unmöglich.

Die selbstexpandierenden Prothesen entfalten sich durch die geometrische Expansionskraft der Stahlfilamente, aus denen sie aufgebaut sind (*Gianturco-Stent und Wall-Stent*), oder durch den Memory-Effekt sog. „intelligenter" Metall-legierungen aus Nickel und Titan, Nitinol genannt (*Ultraflex-Tracheobronchial-stent*), der sie immer wieder in eine einmal vorgegebene Form zurückkehren läßt. Die Hysteresekurve letzterer sog. „memory-shape alloys" ähnelt derjenigen des Knorpels sehr stark, während die Stahlfilamente wegen ihrer Rigidität erhebliche Traumata setzen können, bis hin zur Peforation mit Fistelbildung oder Arrosionsblutung aus der Pulmonalarterie.

Auch die selbstexpandierenden Maschendrahtprothesen können von Granulations- oder Tumorgewebe durchwachsen werden und dann nach interner Reokklusion kaum noch zu entfernen sein. Aus diesem Grund wurden

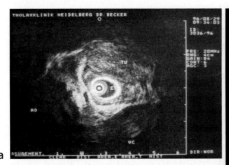
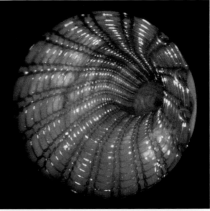

Abb. 5 a, b. Die endosonographische Exploration des Ösophagus *(ES)* bei dem Patienten der Abb. 3 zeigt eine breite Tumorinfiltration bis in die Submukosa *(TU)*. Neben dem Ösophagus sind die deszendierende Aorta *(AO)* und die Wirbelsäule *(VC)* abgebildet (**a**). Damit ist das Fistelrisiko bestätigt, und es wird zur weiteren Lumeneröffnung und Stabilisierung der Atmung vor der anschließenden perkutanen Radiotherapie eine beschichtete Ultraflexprothese in die Trachea eingelegt (**b**)

beschichtete Hybride konstruiert, bei denen das Metallgeflecht von einer gewebeundurchlässigen biokompatiblen Kunststoffmembran umhüllt werden (Abb. 5). Die umhüllten Metallegierungen, wie sie zur Anwendung in der Speiseröhre bereits kommerziell erhältlich sind, kommen einem idealen Stent wohl am nächsten. Langzeitergebnisse bleiben jedoch noch abzuwarten [8].

Unsere eigenen Erfahrungen beziehen sich derzeit auf die Implantation von über 500 Prothesen bei etwa 300 Patienten, von denen wir einige bereits seit bis zu 7 Jahren nachbeobachten. Vor der Stentimplantation muß das Lumen möglichst bis zum physiologischen Durchmesser dilatiert werden, um eine Stentdislokation zu verhindern. Der adäquate Prothesendurchmesser kann an den Branchen einer in der Stenose geöffneten Biopsiezange abgeschätzt werden oder am Durchmesser des Bronchoskops, das die Stenose nach der Dilatation noch passieren kann. Um eine Dislokation zu vermeiden, sollte die Prothese nach der Implantation fest in der Stenose sitzen. Die richtige Länge läßt sich ausmessen, indem man das Endoskop vom distalen bis zum proximalen Stenoseende zurückzieht und die zurückgelegte Distanz außen am Instrument abmißt.

Solange es noch kein ideales System gibt, muß man je nach Gegebenheiten nach einer individuellen Lösung suchen: Wegen der oben beschriebenen Probleme wenden wir die expandierbaren Metallstents und die selbstexpandierenden Gianturco- und Wall-Stents nicht mehr an. Für Bifurkationstumoren empfehlen sich der Dumon- und der Freitag-Stent. Ansonsten haben wir sehr gute Erfahrungen mit dem Nitinolstent gemacht, der sich besonders in kleineren Atemwegen, an Biegungen und in der subglottischen Region bewährte. Besonders in der gegen Durchwachsung beschichteten Version scheint dieses System am vielseitigsten anwendbar, so z. B. auch zur Deckung von Fisteln zu den Nachbarorganen [8].

Methoden zur mittelfristigen und Langzeitbehandlung

Alle zuvor beschriebenen Behandlungsmethoden dienen der mehr oder weniger raschen Beseitigung zentraler Atemwegsstenosen. Wenn danach die Atmung stabilisiert ist, müssen nach den obligaten Staginguntersuchungen weitere Maßnahmen getroffen werden, um den Behandlungserfolg zu sichern, da damit ja nur die Tumorteile zerstört werden, die endoluminal erreichbar sind. In einigen Fällen ist nach der endoskopischen Behandlung zwar ein kurativer chirurgischer Eingriff möglich, in den meisten Fällen ist der Tumor jedoch bereits zu weit fortgeschritten so daß nur noch eine palliative adjuvante Radio- oder Chemotherapie erfolgen kann. Für diese Situation wurden in der jüngsten Zeit verschiedene weitere bronchoskopische Methoden zur Behandlung persistierender oder progredienter zentraler Atemwegstumoren entwickelt.

HDR-Brachyradiotherapie in Afterloadingtechnik

Hierbei wird nach endoskopischer Plazierung eines Hohlkatheters in die tumorbefallenenen Abschnitte der Atemwege anschließend in Nachladetechnik

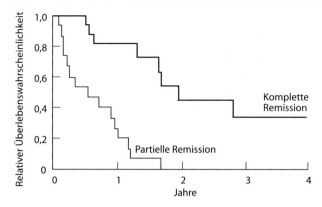

Abb. 6.
Überlebenswahrscheinlichkeit nach endobronchialer Brachytherapie

("afterloading") über Computersteuerung ein hochaktiver γ-Strahler (Iridium-192) eingebracht. Die Strahlung an der Oberfläche der Sonde ist sehr stark, fällt aber zur Umgebung steil ab, so daß umgebende strahlensible Gewebe wie die Lunge, das Herz und die Speiseröhre weitgehend geschont werden (Kleinraumbestrahlung/Brachyradiotherapie) [24, 28]. Wir wenden diese Bestrahlungsform üblicherweise als Boost-Bestrahlung nach vorangegangener externer Radiotherapie an, denn wir konnten nachweisen, daß bereits nach 2/3 (40–50 Gy) der üblichen externen Bestrahlungsdosis eine signifikante Volumenreduktion eintritt und somit bei endoluminal und in der näheren Umgebung verbliebenen Tumorresten mit einem Radius von bis zu 2,5 cm durch die anschließende endoluminale Hochdosisradiotherapie (HDR) eine komplette Tumorzerstörung und damit eine Verbesserung des Langzeitüberlebens erzielt werden kann. Einige unserer so behandelten Patienten überleben seit mehr als 5 Jahren ohne Tumorrezidiv, was einer Heilung nach onkologischen Kriterien entspricht [7, 32, 33] (Abb. 6).

Photodynamische Lasertherapie (PDT)

Im Gegensatz zur thermischen Zerstörung mit dem Nd:YAG-Laser wird hierbei die Tumorzerstörung durch einen photochemischen Prozeß bewirkt. Nach intravenöser Applikation eines sog. Photosensibilisators, meist von Hämatoporphyrinderivaten (HPD), reichert sich dieser besonders in malignem Gewebe an. Wird der Tumor dann nach der Sensibilisierung mit einem Laser belichtet, dessen Wellenlänge im Absorptionsmaximum der Hämatoporphyrine liegt, dann zerfallen die Moleküle innerhalb der Zellen unter Freisetzung hochtoxischer Sauerstoffradikale. Die Tumorzerstörung ist sowohl Folge der direkten Zellschädigung als auch der Obliteration der Kapillargefäße [2, 30].

Obwohl die endobronchiale PDT bislang nur unter Studienbedingungen (kürzlich zugelassen) möglich ist, sind weltweit hunderte von Patienten erfolgreich behandelt worden, und insbesondere der potentiell kurative Ansatz bei lokal inoperablen Frühkarzinomen ist gut belegt [13, 17, 21] (Abb. 7 a–c).

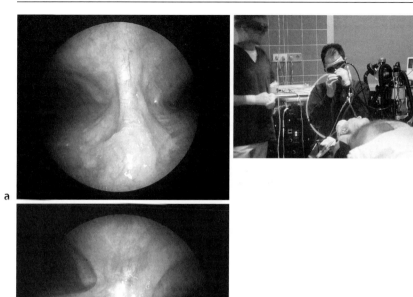

Abb. 7 a–c. Auf der hinteren Kommissur der Hauptkarina findet sich ein kleines primäres Plattenepithelkarzinom (**a**). Wegen allgemeiner Inoperabilität wird bei dem Patienten nach Photosensibilisierung eine photodynamische Lasertherapie vorgenommen (**b**). Bei der endoskopischen Kontrolle nach einem Jahr findet sich eine auch histologisch bestätigte komplette Tumorremission (**c**)

Ein wesentlicher Nachteil dieser Behandlungsmethode ist neben der teuren apparativen Ausrüstung allerdings die generelle Sensibilisierung der Haut und der Augen für Tageslicht, die zuweilen über mehrere Wochen anhalten kann. Verbesserungen durch die Entwicklung tumorspezifischer Sensibilisatoren und billigerer Laser sind allerdings in Kürze zu erwarten.

Postobstruktive Sekretretention

Ein Sekretverhalt durch mechanische Verlegung der Atemwege, funktionelle Abhustschwierigkeiten, z. B. bei Rekurrens- oder Phrenikusparese, oder schmerzbedingte Bewegungseinschränkung nach Operationen kann durch bronchoskopische Absaugung leicht behoben werden. Wenn das Sekret stark eingedickt ist, kann durch lokale Spülung mit Sekretolytika leicht eine Verflüssigung erreicht werden [6]. Um den Effekt der Absaugung aufrecht zu erhalten, müssen ggf. die oben beschriebenen Maßnahmen zur Desobliteration sowie eine intensive inhalative und atemgymnastische physikalische Therapie angeschlossen werden.

Kommt es durch Tumorzerfall oder hinter einer Tumorstenose zu einem postobstruktiven Abszeß, dann kann dies nicht selten zur Sepsis führen, so daß für operative Maßnahmen ein erhöhtes Risiko besteht. In diesen Fällen haben wir mit Erfolg über Führungsdraht auf bronchoskopischem Wege sog. Pigtail-Katheter in die Höhle eingelegt, die dann transnasal ausgeleitet werden, um den Eiter zu drainieren. Die Höhle läßt sich dann in der Regel rasch durch Spülung mit Antibiotika reinigen. Nach Beseitigung der lebensbedrohlichen Komplikation kann dann der zur defintiven kausalen Therapie nötige Eingriff mit wesentlich niedrigerem Risiko vorgenommen werden.

Endoskopische Behandlung von Blutungen

Oberflächliche Blutungen in den zentralen Atemwegen, z. B. aus kleinen Tumorgefäßen, können durch lokale Kompression mit in Vasokonstriktiva getränkten Watteträgern gestillt werden oder durch Koaguation mit dem Nd:YAG-Laser oder mit dem Argonbeamer. Liegt die Blutungsquelle nicht im direkt bronchoskopisch einsehbaren Bereich, sondern in einem Segmentbronchus oder in der Lunge selbst, dann kann eine Stillung durch Blockade des entsprechenden Bronchus mittels Induktion eines künstlichen Gerinnsels durch Instillation eines Zweikomponentenfibrinklebers erreicht werden oder, falls das nicht zum Erfolg führt, indem man den Bronchus mit einem Ballonkatheter vorübergehend verschließt, bis die Blutung spontan oder nach radiologischer Embolisierung des entsprechenden Bronchialarterienastes steht [31] (Abb. 8). Bei einer lebensbedrohlichen starken Hämoptoe kann die bronchoskopisch gesteuerte einseitige

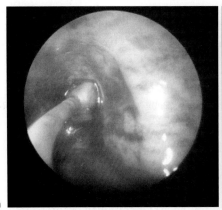
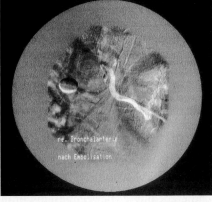

Abb. 8 a, b. Zur Behandlung einer Blutung aus einem zentral einschmelzenden inoperablen Tumor im rechten Lungenoberlappen ist ein Ballonkatheter in den Lappenbronchus zur Okklusion eingeführt (**a**). Unter angiographischer Kontrolle wird der zugehörige Ast der Bronchialarterie bei liegendem Ballonkatheter durch Embolisation verschlossen (**b**)

Intubation der nicht betroffenen Seite oder die Intubation mit einem Doppellumentubus lebensrettend sein [6].

Auf diese Weise ist es uns in 3 Fällen masssiver arterieller endotrachealer Blutungen durch Arrosion des Truncus brachiocephalicus gelungen, durch Intubation mit einem geblockten Trachealtubus das Leck solange zu verschließen, bis eine chirurgische Korrektur erfolgen konnte. Hierzu wird zunächst unter kontinuierlicher Saugung mit dem starren Bronchoskop die Blutungsquelle lokalisiert. Dann wird ein Tubus über die Läsion hinweg in die Atemwege eingebracht und sofort geblockt, um das Ersticken durch Blutaspiration zu verhindern. Anschließend wird der geblockte Tubus nach proximal bis in die Läsion hinaufgezogen, um das Leck zu tamponieren. Falls die Tamponade ungenügend ist und es weiter nach oral blutet, kann zusätzlich der Larynx austamponiert werden. Auf diese Weise konnten zwei der Patienten, bei denen die Arrosion eine benigne Ursache hatte, nach der endoskopischen Notfallbehandlung durch einen anschließenden chirurgischen Eingriff gerettet werden. Bei dem dritten war der arrodierende Tumor so weit fortgeschritten, daß eine Resektion nicht mehr möglich war [6].

Verschluß von Fisteln

Fisteln bei fortgeschrittenen Tumoren, die in die Nachbarorgane, insbesondere in die Speiseröhre, eingebrochen sind, können wegen des in der Regel fortgeschrittenen Tumorstadiums meist nicht mehr operativ angegangen werden. Da die quälenden Symptome durch die chronische Aspiration jedoch unerträglich sind, ist ein Behandlungsversuch dennoch auf jeden Fall vonnöten. Besteht durch das Tumorwachstum gleichzeitig eine Ösophagusstenose, dann reicht meistens eine alleinige Schienung der Speiseröhre aus, durch die gleichzeitig die orale Nahrungsaufnahme gesichert wird. Bei großen Leckagen empfiehlt sich die Implantation einer schaumstoffummantelten Prothese zur Deckung [8, 6]. Steht auf der anderen Seite die tracheobronchiale Obstruktion im Vordergrund, dann haben wir in bisher 15 Fällen die Fistel erfolgreich durch endotracheale Implantatation, meistens mit beschichteten Nitinolstents, behandelt. In 20 Fällen war eine gleichzeitige Prothesenimplantation in Ösophagus und in die Atemwege erforderlich, da nach der Protheseneinlage in die Speiseröhre eine Okklusion der Atemwege durch die Volumenvermehrung drohte (Abb. 9).

Postoperative Fisteln bedrohen den Heilungserfolg und oft auch das Leben des Patienten durch in die Wundhöhle eingeschleppte Infekte, chronische Aspiration auf die gesunde Seite oder Leckatmung bei größeren Defekten. Kleine Haarfisteln an Bronchusstümpfen können nach Deepithelialisierung der Wundflächen mit Zytologiebürsten durch Auffüllung mit Fibrinkleber in aller Regel leicht verschlossen werden. Größere Dehiszenzen an Bronchusstümpfen müssen zunächst durch Einsatz eines Blocks verschlossen werden, der dann als Haftgrund für den Kleber dient und später auch als Gerüst für die Einwanderung der Fibroblasten, die das Leck schließlich narbig verschließen. Hierzu hat sich bei uns der von *Pridun* eingeführte dekalzifizierte Spongiosablock bewährt, der vom *Ludwig-Boltzmann-Institut für Experimentelle Traumatologie* zur Verfü-

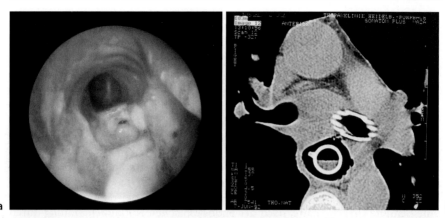

Abb. 9 a, b. Großes Leck an der Tracheahinterwand nach Bestrahlung eines ausgedehnten Ösophaguskarzinoms (**a**). Die Fisteldeckung erfolgt in diesem Fall durch kombinierte Schienung der Speiseröhre mit einem schaumstoffarmierten Tubus und der Trachea mit einer selbstexpandierenden Maschendrahtprothese. Das CT zeigt eine analoge Situation bei ösophagobronchialer Fistel zum linken Hauptbronchus (**b**). Die Fistel ist durch den Schaumstoffmantel abgedeckt, und die Nahrung kann ungehindert passieren, während das Bronchuslumen durch den Stent offengehalten wird

gung gestellt wird. Bei 30 Patienten ist uns hiermit der Verschluß in der Hälfte der Fälle gelungen (Abb. 10). Besonders an progredienten Bronchusnekrosen nach ausgedehnter Skelettierung im Rahmen der lokalen Lymphknotenresektion findet der Block allerdings keinen ausreichenden Halt. Vor jedem Fistelverschluß muß zunächst die Pleurahöhle drainiert werden, um das Wegschwemmen des Klebers durch die Flüssigkeit zu verhindern [3]. In Fisteln nach tangentialer Resektion und an zikulären Anastomosen nach sog. Manschettenresektionen läßt sich der Spongiosablock nicht verankern. In diesen Fällen konnten wir zur Behebung des mediastinalen Gewebeemphysems und der chronischen Aspiration häufig eine Abdichtung durch Implantation beschichteter Endoprothesen erzielen, um die herum das Leck dann anschließend narbig verheilte.

Strategische Überlegungen

Zieht man einen endoskopischen interventionellen Eingriff zur Behandlung von Atemwegsproblemen in Erwägung, dann müssen verschiedene Überlegungen beachtet werden:
1. *Art und Ursache der Komplikation.* Häufig führt eine Kombination verschiedener Mechanismen gleichzeitig zu Problemen, so z. B. exophytisches Tumorwachstum und extrinsische Kompression. Die Komplikation kann durch den Tumor selbst, durch sekundäre Folgen, aber auch durch Nebenwirkungen der Behandlung hervorgerufen sein. So kann ein Abszeß durch

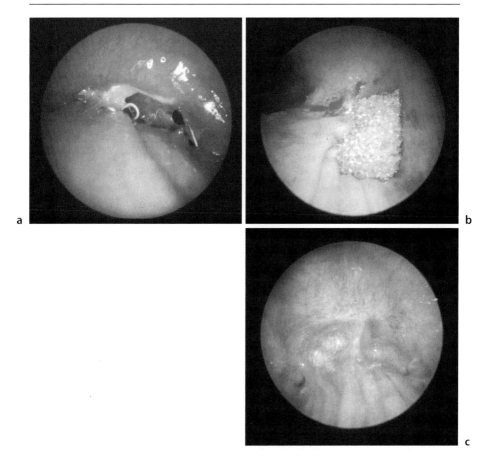

Abb. 10 a–c. Isuffizienz der Bronchusklammernaht nach rechtsseitiger Pneumonektomie. Durch das Leck ist der Fibrinpannus auf dem Mediastinum zu erkennen (**a**). Durch Einsatz eines Spongiosablocks ist das große Leck verschlossen (**b**). Bei einer endoskopischen Kontrolle ein halbes Jahr nach anschließender Fibrinklebung ist die Fistel stabil verschlossen (**c**)

spontane Tumornekrose, durch Verlegung eines Bronchus, aber auch als Folge einer Radiothcrapie auftreten. Dyspnoe kann z. B. direkte Folge der Atemwegsstenose, aber auch eines Verschlusses der Pulmonalarterie sein.
2. *Dringlichkeit der Behandlung.* Das wahre Ausmaß einer Tumorerkrankung kann bei einem Patienten mit lebensbedrohlichen Symptomen schwierig zu erkennen sein. So kommen etwa die Hälfte unserer Patienten mit hochgradiger Atemwegsobstruktion unter den Symptomen der akuten Erstickungsgefahr zur Aufnahme. In dieser Situation ist oft sogar nicht einmal eine detaillierte Erhebung der Anamnese oder eine Thoraxaufnahme in 2 Ebenen möglich, geschweige denn weitere Untersuchungen mittels Funktionsanalyse, CT oder Angiographie etc.

3. *Prognose und Lebensqualität.* Da in dieser Situation ein exaktes Tumorstaging nicht möglich ist, kann auch die Prognose des Patienten nur vermutungsweise gestellt werden. Natürlich wird ein bekanntes, weit fortgeschrittenes metastasierendes Tumorleiden erheblichen Einfluß auf weitere therapeutische Entscheidungen haben. Aber auch bei fortgeschrittenem Tumorleiden kann eine mittelfristige Überlebensaussicht für wenige Monate akzeptabel sein, wenn der Tumorprogress langsam ist und der Patient diese Zeit durch die Maßnahme relativ beschwerdearm zu Hause verbringen kann. Sind die Beschwerden unerträglich und ist die Prognose nicht abzuschätzen, dann nehmen wir das Risiko einer nur kurzen Überlebensfrist in Kauf und entscheiden uns eher für ein aktives Vorgehen, da nach unserer Erfahrung eine überraschende Zahl an Patienten mit zunächst infaust erscheinender Prognose noch ein vergleichsweise komfortables Leben führt, wenn erst einmal die unerträgliche Situation beseitigt ist. Die weitere Behandlung kann später zu jedem Stadium eingefroren werden, wenn sich die Prognose endgültig als infaust erweist.

4. *Konventionelle Alternativen.* Bevor man einen endoskopischen Eingriff in Erwägung zieht, müssen alle Alternativen einer konventionellen Therapie insbesondere dahingehend in Betracht gezogen werden, ob sie zur Behebung der Symptome geeigneter und weniger riskant sind. So wird, wann immer es die Situation zuläßt, an unserer Klinik die therapeutische Entscheidung für jeden Patienten individuell von einem Gremium aller beteiligten Spezialisten getroffen. Letztendlich hat jedoch im Notfall der Endoskopeur die Verantwortung und muß dazu über alle Alternativen ausreichend informiert sein, da häufig die zuerst getroffene Maßnahme für alle weiteren Behandlungen und damit auch für das weitere Schicksal des Patienten entscheidend ist.

5. *Bronchoskopische Alternativen.* Das trifft ganz besonders für die Auswahl des endoskopischen Eingriffs zu. Die Effektivität der Maßnahmen in der Notfallbehandlung steht häufig im Gegensatz zu ihrer Langzeitwirkung (Tabelle 2). Generell empfiehlt es sich, den risikoärmsten, schnellsten und am wenigsten invasiven Eingriff vorzunehmen, der die meisten Alternativen für eine weitere Behandlung läßt. Wenn hierzu eine allgemeine operative oder konservative Behandlung nicht mehr in Betracht kommt, dann kann die endobronchiale Therapie durch Kombination unterschiedlicher Verfahren häufig effektiv in einer Sitzung erfolgen. So kann die akute mechanische oder Laserdesobliteration der Atemwege durch sofort anschließende Stentimplantation zur längerfristigen Freihaltung der Atemwege komplettiert werden, wenn die Inoperabilität z. B. durch endosonographischen Nachweis des gleichzeitigen Tumorbefalls der Speiseröhre nachgewiesen wird. So sind in unserem Krankengut die wiederholten Lasereingriffe im Laufe der Jahre um die Hälfte zurückgegangen, während die Stentimplantationen auf bis zu 130 Einlagen im Jahr zugenommen haben. Diese neue Technologie hat auch die Indikationen zu palliativen Brachytherapien weitgehend verdrängt, da sich mit wesentlich geringerem Aufwand und schneller ein gleicher Effekt erzielen läßt. Wenn auf der anderen Seite eine Langzeitpalliation oder gar die Heilung das Ziel der Behandlung ist, dann werden die endobronchialen

Tabelle 2. Kurz- und Langzeiteffekt interventioneller Verfahren

	Sofort	Langzeit
Mechanisch		
Ballon	▽	△
YAG-Laser		
Stent		
PDT		
HDR		

Akutmaßnahmen mit einem operativen Eingriff oder mit langfristig wirksamen Techniken wie der Brachytherapie oder der photodynamischen Therapie kombiniert. Für die letztere müssen eingelegte Prothesen ggf. besonders strahlendurchlässig sein, während nach Einlage aller Prothesen prinzipiell auch eine zusätzliche Brachytherapie möglich ist. Zu bedenken ist auch immer, daß sich die Nebenwirkungen und Komplikationen einzelner Verfahren in unerwünschter Weise addieren können. So kommt es in einem hohen Prozentsatz zu Fisteln, wenn eine extensive Laserabtragung mit einer konservativen Radiotherapie oder gar einer Hochdosisradiotherapie kombiniert wird.

6. *Invasivität und Risiko.* Das Risiko von Nebenwirkungen korreliert mit der Invasivität der therapeutischen Maßnahme. Endoluminale Verfahren zur mechanischen Abtragung bergen zwar das Risiko einer Blutung, sind jedoch relativ sicher im Hinblick auf eine Perforation. Forsches Vorgehen bei der Ballondilatation und forcierte Manöver mit dem starren Bronchoskop können hingegen bei starren Stenosen leicht zu Einrissen der Wand führen. Stents können die Wand verletzen oder gar perforieren. Unkontrollierte Penetration der Hitzefront bei der Nd:YAG-Laserabtragung kann zu verzögerter Perforation oder Arrosionsblutung führen. Auch die Zerstörung kleiner Frühkarzinome mit der PDT kann durch die folgende hämorrhagische aktinische Bronchitis nach Verschluß der kleinen Gefäße ausgedehnte Narben zur Folge haben. Unter endoluminaler Hochdosisradiotherapie kann es durch unkontrolliert raschen Tumorzerfall zu letalen transmuralen Nekrosen mit Arrosionsblutung kommen. Um im Individualfall die potentiellen Nebenwirkungen therapeutischer Verfahren abzuschätzen, bedarf es größerer Erfahrung, und die Patienten müssen nach dem Eingriff regelmäßig kontrolliert werden, da mögliche Komplikationen in der Regel nicht an klinischen Symptomen zu erkennen sind. Wir fordern deshalb, daß die interventionelle Bronchoskopie nur von Untersuchern vorgenommen wird, die in allen Techniken die nötige Erfahrung besitzen.

7. *Kosten-Nutzen-Verhältnis.* Schließlich kann der Gesichtspunkt der Kosten-Nutzen-Relation besonders bei der Behandlung von Patienten in terminalem Tumorstadium nicht außer acht gelassen werden. Statistische Analysen der gesamten Gesundheitskosten zeigten daß die höchsten Ausgaben für die Behandlung eines Patienten im Verlauf seines letzten Lebensjahrs entstehen.

Die Ausrüstung für den Nd:YAG-Laser, die PDT oder die Brachytherapie kostet jeweils zwischen 200.000 und 250.000 US-$, wogegen sich die Ausgaben für einen Stent zwischen 200 und 700 US-$ und das Implantationsset mit ca. 10.000 US-$ relativ bescheiden ausnehmen [34]. Richtlinien zur Vermeidung von überflüssigen Kosten durch „vergebliche" Behandlungen sind zwar vorgeschlagen worden, haben sich jedoch als nicht praktikabel erwiesen, da hierfür die Prognose des Patienten mit Sicherheit voraussagbar sein muß [18]. Leider ist jedoch häufig noch nicht einmal die kurzfristige Prognose sicher als infaust vorhersehbar, und die Kosten auch eines teuren endoskopischen Verfahrens, das aber ambulant erfolgen kann, müssen gegen wiederholte oder kontinuierliche stationäre Behandlungskosten abgewogen werden.

Literatur

1. Becker HD (1994) Derzeitige Möglichkeiten und Grenzen der bronchoskopischen tracheobronchialen Schienung. Pneumologie 48: 182–190
2. Becker HD (1995) Photodynamische Therapie. In: Huhn D, Herrmann R (Hrsg) Medikamentöse Therapie maligner Erkrankungen. G. Fischer, Stuttgart New York
3. Becker HD (1995) Treatment of postoperative bronchial fistulas by Endoscopic fibrin application. In: Schlag G, Wolner E, Eckersberger F (eds): Fibrin sealing in surgical and nonsurgical fields. Springer, Berlin Heidelberg New York Tokio (Cardiovasc Surg Thoracic Surg 6, pp 186–193)
4. Becker HD, Vogt-Moykopf I (1991) Möglichkeiten und Grenzen der endoskopischen Therapie beim Bronchialkarzinom. In: Drings P, Vogt-Moykopf I (Hrsg) Thoraxtumoren. Springer, Berlin Heidelberg New York Tokio, S 187–198
5. Becker HD, Blersch E, Vogt-Moykopf I (1987) Urgent treatment of tracheal obstruction. In: Grillo H, Eschapasse H (eds) International trends in general thoracic surgery. Major challenges. Saunders, Philadelphia London, vol 2, pp 13–18
6. Becker HD, Kayser K, Schulz V, Tuengerthal S, Vollhaber H-H (1991) Atlas of bronchoscopy. Technique, diagnosis, differential diagnosis, therapy. Decker, Philadelphia Hamilton
7. Becker HD, Waniek M, Bodegom PC van, Drings P (1993) Endoscopic laser therapy in the tracheobronchial system. Supp Care Cancer: 1:47–51
8. Becker HD, Wagner B, Lierman D, Urhoj S, Mechmann S (1995) Stenting of the central airways. In: Liermann D (ed) Stents. State of the art and future developments. Polyscience Publ, Heights/Canada, pp 249—255
9. Beckett WS (1993) Epidemiology and etiology of lung cancer. In: Matthay RA (ed): Lung cancer. Clin Chest Med 14/1: 1–15
10. Bülzebruck H, Bopp R, Drings P et al. (1992) New aspects in the staging of lung cancer. Cancer 70/5: 1102–1110
11. Cavaliere S, Foccoli P, Toninelli C, Feijo S (1994) Nd:YAG Laser therapy in lung cancer: An 11-year experience with 2,253 applications in 1,585 patients. J Bronchol: 1:105–111
12. Desai SJ. Mehta AC, Van der Brug-Medendorp S, Gollish JA, Ahmad M (1988) Survival experience following Nd:YAG Laser photoresection for primary bronchogenic carcinoma. Chest 94: 939–944
13. Dougerty TJ (1989) Photodynamic Therapy – New approaches. Semin Surg Oncol 5: 6–16
14. Drings P, Manegold C (1995) Multidisciplinary approach in treatment of lung cancer. In: Carpagnano F, De Lena M (eds) Recent advances in lung cancer. Masson, Milano
15. Dumon JF, Shapshay S, Bourceraou et al. 1984) Principles for safety in application of Neodymium-YAG Laser in bronchology. Chest: 86: 163–168
16. Dumon JF (1990) A dedicated tracheobronchial stent. Chest 97: 328–332

17. Edell ES, Cortese DA (1987) Bronchoscopic phototherapy for malignancies of the tracheobronchial tree. Laser Med Surg 3: 137–141
18. Emanuel EJ, Emanuel LL (1994) The economics of dying – The illusions of cost savings at the end of life. N Engl J Med: 330:540–544
19. Farin G, Grund KE (1994) Technology of argon plasma coagulation with particular regard to endoscopic applications. Endz Surg 2: 71–77
20. Freitag L, Tekolf E, Linz B, Greschuchna D (1993) A new dynamic airway stent. Chest 104/2: 44
21. Furuse K, Fukuoka M, Kato H (1993) A prospective phase II study on photodynamic therapy with photofrin II for centrallly located early-stage lung cancer. J Clin Oncol 11: 1852–1857
22. Grillo H (1987) Urgent treatment of tracheal obstruction. Discussion. In: Grillo H, Eschapasse H (eds) International trends in general thoracic surgery. Major challenges. Saunders, Philadelphia London, vol 2, pp 19–20
23. Grund KE, Storek D, Farin G (1994) Endoscopic argon plasma coagulation (APC). First clinical experiences in flexible endoscopy. Endz Surg 2: 42–46
24. Hall EJ (1994) Radiobiology for the radiologist. Lippincott, Philadelphia
25. Homasson JP, Renault P, Angebault M, Bonniot JP, Bell NJ (1986) Bronchoscopic cryotherapy for airway strictures caused by tumors. Chest 90: 159–164
26. Hooper RG, Jackson FN (1985) Endobronchial electrocautery. Chest 87: 712–714
27. Macha H-N, Becker K-O, Kemmer H-P: Pattern of failure and survival in endobronchial laser resection. Chest 105/6: 1668–1672
28. Macha HN, Koch K, Stadler M, Schumacher W, Krumhaar D (1987) New technique for treating occlusive and stenosing tumours of the trachea and main bronchi: endobronchial irradiation by high dose iridium-192 combined with laser canalisation. Thorax 42: 511–515
29. Mathisen DJ, Grillo HC (1989) Endoscopic relief of malignant airway obstruction. Ann Thorac Surg 48: 469–475
30. Pass HI (1993) Photodynamic therapy in oncology: Mechnisms and clinical use. J Natl Cancer Inst 85/6: 443–456
31. Prakash UBS, Freitag L (1994) Hemoptysis and bronchoscopy-induced hemorrhage. In: Prakash UBS (ed) Bronchoscopy. Raven Press, New York, pp 227–251
32. Schraube P, Fritz P, Becker HD, Wannenmacher M (1993) Ergebnisse der endoluminalen High-dose-rate-Bestrahlung von zentralen nichtkleinzelligen Bronchialkarzinomen. Strahlenher Onkol 4: 228–234
33. Shea JM, Allen RP, Tharratt RS, Chan AL, Siefkin AD (1993) Survival of patients undergoing Nd:YAG Laser therapy compared with Nd:YAG Laser therapy and brachytherapy for malignant airway disease. Chest 103: 1028–1031
34. Sutedja G, Postmus PE (1994) Bronchoscopic treatment of lung tumors. Lung Cancer 11: 1–17
35. Walsh DA, Maiwand MO, Nath AR, Lockwood P, Lloyd MH, Saab M (1990) Bronchoscopic cryotherapy for advanced bronchial carcinoma. Thorax 45: 509–513

1.19 Endobronchiale und endotracheale Brachytherapie beim Lungenkarzinom

D. Latz, P. Schraube, P. Drings, M. Wannenmacher, H.D. Becker

In der Strahlentherapie unterscheidet man die Teletherapie von der Brachytherapie. Bei der Teletherapie erfolgt die Bestrahlung durch außerhalb des Körpers gelegene Strahlenquellen. Von Brachytherapie spricht man, wenn die Bestrahlungsquelle näher als 5 cm an den Tumor herangebracht wird (Pierquin et al. 1964). Grundsätzlich kann eine Brachytherapie intraluminal (z. B. Ösophagus, Trachea, Bronchus), intrakavitär (Uterus) oder interstitiell in Form einer Spikkung (z. B. Mamma, Anus) erfolgen. Der Vorteil von brachytherapeutischen Bestrahlungstechniken besteht in der räumlichen Dosisverteilung um die Bestrahlungsquelle. Es kommt zu einer hohen Dosisintensität in Quellennähe und einem steilen Dosisabfall in nur wenigen cm Entfernung von der Quelle (entsprechend dem Abstandquadratgesetz). Damit können hohe Dosen am Tumor appliziert und umgebende Normalgewebe gut geschont werden. Allerdings können mit dieser Methode nur Tumoren behandelt werden, die eine Dicke von ca. 2–3 cm nicht überschreiten.

Schon zu Anfang unseres Jahrhunderts wurden erste Versuche einer intraluminalen Brachytherapie von Tumoren in der Trachea oder den großen Bronchien durchgeführt (Brünings u. Albrecht 1915; Kernan u. Cracovaner 1929). Allerdings fanden diese Ansätze trotz theoretischer Vorteile keine weitere Verbreitung. Der Grund dafür war das Fehlen von hochaktiven radioaktiven Strahlenquellen. Mit den zur Verfügung stehenden Quellen waren Bestrahlungszeiten von bis zu 24 h notwendig, was die praktische Anwendbarkeit sehr einschränkte (Brünings u. Albrecht 1915; Eicken 1937). Außerdem war mit der Applikation von radioaktiven Strahlenquellen eine erhebliche Belastung des medizinischen Personals verbunden.

In den 60er Jahren standen erstmals auch in der Brachytherapie hochaktive Strahlenquellen zur Verfügung. Die Entwicklung der Afterloadingtechnik (Nachladetechnik) machte den Einsatz dieser Quellen möglich (Henschke 1963). Damit waren einerseits kurze Bestrahlungszeiten möglich, und andererseits war so für das Personal ein vollkommener Strahlenschutz gewährleistet. Bei der Afterloadingtechnik wird zunächst ein Applikator (z. B. eine Hohlsonde) in den Tumorbereich plaziert. Der Applikator wird mit dem Bestrahlungsgerät konnektiert, während sich die Strahlenquelle abgeschirmt in einem Strahlenschutzbehälter befindet. Die eigentliche Bestrahlung findet statt, wenn das Personal den Bestrahlungsraum verlassen hat. Die Strahlenquelle fährt dann ferngesteuert aus dem Strahlenschutzbehälter in den Applikator hinein. Die zu bestrahlenden Areale werden computergesteuert abgefahren. Während der Bestrahlung werden der Patient und seine Vitalfunktionen mittels einer Fernsehkamera überwacht (Abb. 1). Mit der Einführung der Afterloadingtechnik wurde in den 80er Jahren auch die Strahlentherapie des tracheobronchialen Systems wieder neu belebt.

Technik der endoluminalen Bestrahlung im tracheobronchialen System

Die Applikatorsonde wird nach lokaler Anästhesie und Sedierung in das tracheobronchiale System plaziert. Dabei erfolgt die Kontrolle der korrekten Lage des Applikators sowohl bronchoskopisch als auch radiologisch mit Hilfe eines C-Bogens (Abb. 2). Die Definition des zu bestrahlenden Tumorbezirks erfolgt mittels Bronchoskopie und durch bildgebende Verfahren wie Computertomographie, endoluminalen Ultraschall, Röntgenschichtuntersuchungen usw. (Abb. 3). In einigen Fällen müssen zuvor noch lumenerweiternde Maßnahmen durchgeführt werden, damit die Applikatorsonde eine tumorös bedingte Stenose überhaut passsieren kann. Dabei hat sich die Anwendung der Neodym-YAG-Laser („Nd:YAG-Laser") sehr bewährt (s. auch Kap. 1.18).

Bezüglich der Dosierung werden Einzeldosen von 5 Gy empfohlen, bezogen auf eine Distanz von 10 mm Abstand von der Quellenachse (Weiner 1987; Annweiler et al. 1990). Höhere Einzeldosen wie z. B. 7 Gy sind mit einem deutlich höheren Nebenwirkungsrisiko (Bronchusstenosen, Nekrosen) verbunden (Schedel et al. 1988; Zimmermann et al. 1990). Die Zahl der Einzelfraktionen und die Höhe der Gesamtdosis hängen neben dem Therapieziel (palliativ oder kurativ) hauptsächlich von der Vorbelastung des tracheobronchialen Systems durch frühere externe Bestrahlungen ab. Ferner kann es bei starken Akutreaktionen notwendig werden, die Einzeldosis zu reduzieren.

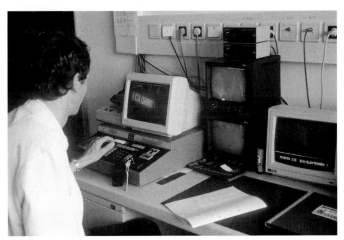

Abb. 1. Steuerpult und EKG-Monitor im Kontrollraum

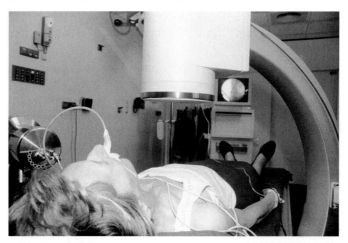

Abb. 2. Radiologische Lagekontrolle mit Hilfe eines C-Bogens nach endoskopischer Einlage der Bestrahlungssonde. Nach erfolgter Konrolle wird der Applikator mit dem Bestrahlungsgerät konnektiert

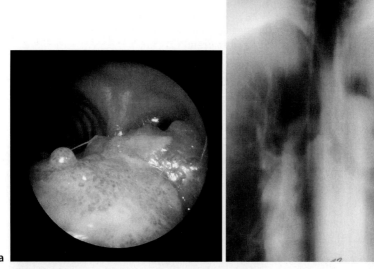

a b

Abb. 3 a, b. Ausgedehntes primäres Plattenepithelkarzionom, das vom rechten Oberlappenbronchus ausgehend in die Bifurkation und in die distale Trachea vorwächst (**a**). Die konventionelle Tomographie zeigt das vorwiegend intramurale Wachstum im rechten Hauptbronchus und an der Bifurkation (**b**)

Indikationen zur endoluminalen Brachytherapie

Für eine Afterloadingbehandlung im tracheobronchialen System kommen nur Tumoren in Frage, die prinzipiell mit einer Applikatorsonde erreichbar sind und deren Dicke einen bestimmten Wert nicht überschreitet. Aufgrund der hohen Kontaktdosen und des steilen Dosisabfalls in der Brachytherapie können bereits in einem Abstand von 30 mm von der Quellenachse keine wirksamen Tumordosen mehr appliziert werden. Daraus ergibt sich, daß hauptsächlich Tumoren, die in den zentralen Atemwegen oder in der näheren Umgebung sitzen, behandelt werden können. Die Behandlungsindikation kann kurativ oder palliativ sein, die Frage der Operabilität muß prinzipiell überprüft werden.

Palliative Behandlungsindikationen

Diese liegt vor, wenn sich tumorbedingte Komplikationen an den zentralen Atemwegen ergeben haben. Hierunter fallen hochgradige Stenosen mit Dyspnoe und Atelektasen, ventilartige Atemwegsverschlüsse sowie Blutungen. Diese Situation findet sich bei großen, primären Lungenkarzinomen, bei Rezidiven nach Vorbestrahlung, bei zentral sitzenden Metastasen oder bei mediastinalen Lymphomen mit Einbruch in das tracheobronchiale System. In solchen Fällen besteht häufig die Indikation zur kombinierten Behandlung mit Laser- und Brachytherapie. Die Brachytherapie vermag die lumeneröffnende Wirkung des Lasers in vielen Fällen zu konsolidieren. Natürlich muß bei Anwendung dieser Therapiemodalitäten ein entsprechender Benefit in bezug auf Verbesserung der Lebensqualität und Überlebenszeit für den Patienten wahrscheinlich sein. Ein Vorteil dieser Methode ist, daß sie in den meisten Fällen ambulant durchgeführt werden kann und daher den Erfordernissen in der palliativen Situation gut entspricht. Dabei sind Kombinationen mit anderen lumeneröffnenden Maßnahmen, z. B. bronchoskopischen Dilatationen oder Stentimplantationen, möglich.

Kurative Behandlungsindikationen

Ein kurativer Ansatz für die endoluminale Brachytherapie besteht, wenn sich Tumoren auf das zentrale tracheobronchiale System bzw. auf dessen nähere Umgebung beschränken und die entsprechenden Tumordicken unter 20 mm liegen. Diese Behandlungsform sollte jedoch nur zur Anwendung kommen, wenn ein kurativer operativer Eingriff nicht möglich ist. Allerdings kann der Brachytherapie in speziellen Fällen ein operativer oder bronchoskopischer Eingriff vorausgehen, sei es zur Tumorverkleinerung (z. B. bei adenoid-zystischen Trachealkarzinomen) oder zur Beherrschung akuter Symptome (z. B. Blutungen, Beseitigung schwerer Stenosen usw.). Umgekehrt kann eine endoluminale Bestrahlung auch eingesetzt werden, um eine Tumorverkleinerung und damit Operabilität zu erreichen. Allerdings kommen dafür nur wenige selektionierte Patienten in Frage. Jedoch muß postoperativ mit einem erhöhten Risiko von Wundheilungsstörungen im Bereich der bestrahlten Bronchialwände gerechnet werden. Am häufigsten wird die Kombination aus externer Bestrahlung und endoluminaler Brachytherapie verwendet. Durch die perkutane Bestrahlung (bis zu ca. 2/3–3/4 der zu applizierenden Gesamtdosis) wird zunächst eine Verkleinerung des Tumorvolumens bewirkt. Danach kann das kleinere, funktionell und prognostisch entscheidende Volumen brachytherapeutisch mit einer höheren und effektiveren Dosis bestrahlt werden, als dies bei einer ausschließlichen externen Bestrahlung möglich wäre. Die Brachytherapie ist in diesem Zusammenhang als eine Maßnahme zur lokalen Dosisaufsättigung im Sinne einer Boostbestrahlung zu sehen.

Eigene Erfahrungen

In der Zeit von 1987–1994 wurden 66 Patienten (19 Frauen, 47 Männer) mit endoluminaler Brachytherapie in Afterloadingtechnik behandelt. Das mittlere Alter der Patienten betrug 60,3 (36–79) Jahre. Die Tumoren waren wie folgt lokalisiert: 22mal Trachea, 11mal Bifurkation, 4mal rechter Hauptbronchus, 4mal linker Hauptbronchus, 9mal Bronchus intermedius, 2mal rechter Oberlappenbronchus, 5mal linker Oberlappenbronchus, 6mal rechter Unterlappenbronchus und 3mal linker Unterlappenbronchus. 49 Patienten hatten ein nichtkleinzelliges Lungenkarzinom (NSCLC) und 17 andere Malignome (mukoepidermoidale Karzinome, adenoid-zystische Karzinome, Karzinoide, Metastasen anderer Primärtumoren). Dieses Patientenkollektiv wurde in 2 Behandlungsgruppen eingeteilt:
- *Gruppe I:* Patienten mit Rezidiven bzw. Tumorprogression, die bereits eine komplette externe Bestrahlung erhalten hatten. Diese Gruppe bestand aus 26 Patienten (19 NSCLC, 7 andere Malignome), und die Patienten erhielten eine endoluminale Brachytherapie (5–29 Gy, mittlere Dosis 18,2 Gy) ohne perkutane Bestrahlung. Bei 14 Patienten mußte vor der endoluminalen Brachytherapie eine Laservaporisation und bei 2 Patienten eine Stentimplantation vorgenommen werden.
- *Gruppe II:* Patienten, die aus lokalen oder allgemeinen Gründen inoperabel und nicht vorbestrahlt waren. Diese Gruppe bestand aus 40 Patienten (30 NSCLC, 10 andere Malignome). Sie wurden in kurativer Intention mit einer Kombination aus perkutaner und endoluminaler Bestrahlung behandelt, wobei die perkutane Bestrahlung vor der endoluminalen Afterloadingbehandlung durchgeführt wurde. Die mittlere perkutan applizierte Dosis betrug dabei 49,4 Gy (30–60 Gy) und die mittlere endoluminal applizierte Dosis 16,4 Gy (9–20 Gy). Bei 21 Patienten wurde vor der Strahlentherapie eine Laservaporisation durchgeführt.

Durchführung der endoluminalen Bestrahlung

Bei den Patienten, bei denen vor der Brachytherapie ein lumenerweiternder Eingriff vorgenommen werden mußte, wurden tiefere Wanddefekte bei der Laserung strikt vermieden. Nach Demarkation der Nekrosezone wurde mit der externen Bestrahlung (Gruppe II) bzw. der endoluminalen Brachytherapie (Gruppe I) begonnen. Bei allen Patienten wurde die Applikatorsonde unter bronchoskopischer und radiologischer Kontrolle nach vorheriger Lokalanästhesie mit Oxybuprocain (Novesine) und Sedierung mit Midazolam (Dormicum) plaziert. Bei der Definition der Länge der Bestrahlungsstrecke wurde ein Sicherheitsabstand von 5–10 mm über die bronchoskopisch sichtbaren Enden des Tumorbefalls hinaus verwendet. Die Bestrahlung erfolgte mit einem High-dose-Afterloadinggerät (192-Iridiumquelle, nominelle Aktivität 370 Gbq). In Abhängigkeit von der aktuellen Aktivität der Quelle resultierten Dosisraten zwischen 0,5 und 1,3 Gy/min bezogen auf den Referenzpunkt (10 mm Abstand von der Quellenachse; Speiser u. Spratling 1993). Einzeldosen von 5 Gy pro Einlage wurden standardmäßig 2mal pro Woche appliziert. Von diesem Fraktionierungsschema wurde nur abgewichen, wenn es unter Therapie zu ausgedehnten Tumorulzerationen kam. In diesen Fällen wurde die Einzeldosis auf 3 Gy reduziert und nur eine Applikation pro Woche durchgeführt.

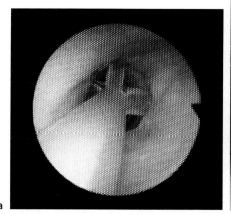
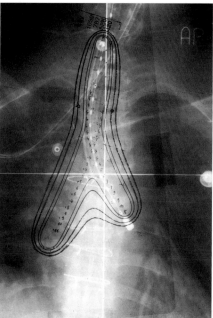

Abb. 4 a, b. Durch Aufspreizen des Spezialapplikators wird ein direkter Wandkontakt der Bestrahlungssonde vermieden, wodurch das Risiko lokaler Überdosierungen an der Bronchialwand deutlich vermindert wird (**a**). Applikatorlage in Trachea und linkem Hauptbronchus mit superponierten Isodosenkurven auch für die konsekutive Einlage im rechten Hauptbronchus in derselben Sitzung (**b**)

Bei 56 Patienten wurde die Applikation mit einem speziellen von uns entwikkelten Applikator durchgeführt (Becker et al. 1990; Fritz et al. 1990). Die Wandung dieses Applikators läßt sich nach der Plazierung in Trachea/Bronchus aufspreizen, so daß die Strahlenquelle in der Mitte des Lumens stabil positioniert bleibt (Abb. 4). Das Risiko einer schweren Strahlenschädigung der Trachea bzw. des Bronchus durch direktes Anliegen des Applikators an der jeweiligen Organwand wird deutlich vermindert. Das Problem lokaler Über- und Unterdosierungen wird damit reduziert. Zusätzlich verwenden wir, falls technisch machbar, einen großlumigen Tubus, der orotracheal über den Tumor eingeführt und in den der Applikator eingebracht wird. Damit ist ein zusätzlicher Schutz für die Trachealwand gegeben, und die zentralen Atemwege können sicher während des Eingiffs freigehalten werden. Die Überwachung des Patienten während der Bestrahlung wird durch kontinuierliches Monitoring von EKG, Blutdruck, perkutaner O_2-Messung und direkter Beobachtung über eine Fernsehkamera gewährleistet.

Ergebnisse

Die mediane Nachbeobachtungszeit aller Patienten beträgt 12,8 Monate (1,3–75 Monate). Beide Therapiegruppen wurden hinsichtlich der Remissions- und Überlebensraten analysiert. Die Analyse der Überlebensraten wurde nur bei Patienten mit einem NSCLC durchgeführt, weil die Fallzahlen der Patienten mit anderen Histologien zu gering waren und eine statistische Auswertung nicht valide gewesen wäre.

Remissionsraten und Überleben

Die Remissionsrate bei der Gruppe I (n = 26; 19 NSCLC, 7 andere Malignome) betrug 52 % und das mediane Überleben der Patienten mit einen NSCLC 5,5 Monate. Die Ein- bzw Zweijahresüberlebensraten lagen bei 26 % bzw. 5 %. Lediglich ein Patient aus dieser Gruppe ist noch am Leben. Dabei handelt es sich um einen Langzeitüberlebenden mit einem krankheitsfreien Nachbeobachtungsintervall von 75 Monaten.

Die Remissionsrate bei der Gruppe II (n = 40; 30 NSCLC, 10 andere Malignome) betrug 83 % und das mediane Überleben der Patienten mit einen NSCLC 20 Monate. Die Ein-, Zwei- und die Fünfjahresüberlebensraten lagen bei 72 %, 45 % bzw. 17 %. Aus dieser Gruppe leben noch 13/30 ohne Hinweis für ein Rezidivgeschehen (mediane Nachbeobachtungszeit 28 Monate; 2–74 Monate). Bei 23 Patienten wurde zur Bestimmung der Tumorremission eine CT des Thorax vor und nach der externen Bestrahlung durchgeführt. Es trat eine signifikante Reduktion (Abb. 5) der medianen Tumordurchmesser von 2 auf 1 cm auf ($p > 0,0005$ im Wilcoxon-matched-pair-Test). Eine univariate Analyse (mittels log-rank-Test) der prognostischen Faktoren zeigte einen positiven Einfluß von hohem Performance-Status, kleinem Durchmesser des Primarius, fehlender mediastinaler Tumorbeteiligung und kompletter Remission (endoskopisch gesichert) nach Abschluß der externen und endoluminalen Bestrahlung (Abb. 6).

Abb. 5 a, b.
Primäres, vorwiegend intramurales Plattenepithelkarzinom der distalen Trachea mit begrenztem Tumorvolumen (**a**). Nach Beendigung der perkutanen Bestrahlung (40 Gy) findet sich bereits eine signifikante Tumorreduktion (**b**)

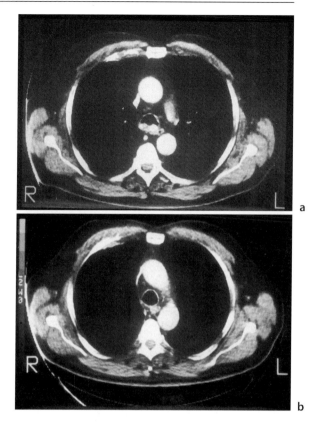

Nebenwirkungen und Todesursachen

Nach Roach et al. (1990) können bei der endobronchialen Strahlenbehandlung milde Nebenwirkungen wie Bronchitis und Tracheitis sowie schwere Nebenwirkungen wie mediastinale Fisteln und bedrohliche Blutungen unterschieden werden, die nicht selten tödlich enden. Sämtliche in unseren Kollektiv auftretenden strahlungsbedingten Nebenwirkungen wurden innerhalb von einigen Wochen bis 6 Monate nach Therapieende beobachtet. Leichte Nebenwirkungen traten bei 4% der Fälle in der Gruppe I und 7,5% der Fälle in der Gruppe II auf. Bei 4 Patienten entwickelte sich aus einer Tracheitis bzw. Bronchitis eine progressive Stenose der zentralen Atemwege, die mit Stents gestützt werden mußten. Schwere Nebenwirkungen (3mal tracheomediastinale Fistel, 4mal tödlich verlaufende Blutung) wurden bei 12% der Patienten der Gruppe I und 7,5% der Gruppe II beobachtet.

Die lokale Tumorprogression mit der Folge von poststenotischen Komplikationen erwies sich als die häufigste Todesursache (n = 21). Ansonsten starben die Patienten an der Entwicklung von Fernmetastasen (mit und ohne lokale Tumorprogression). 3 Patienten starben durch nicht tumorbedingten Ursachen.

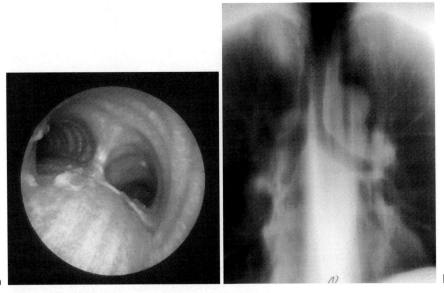

Abb. 6 a, b. Endoskopisch-histologisch (a) und radiologisch (b) gesicherte komplette Remission des Tumors von Abb. 3 drei Jahre nach Abschluß der kombinierten Laser- und HDR-Brachytherapie

Schlußfolgerungen

Die endoluminale Brachytherapie kann bei vorbestrahlten Patienten mit Tumoren der zentralen Atemwege in der Rezidivsituation bei ca. 1/3 bis der Hälfte der Patienten mit gutem palliativem Erfolg eingesetzt werden. In einigen Fällen können sogar lange Überlebenszeiten erzielt werden. In den meisten Fällen sind das mediane Überleben und die Zeit bis zur erneuten Tumorprogression jedoch kurz. Andererseits stehen heute verschiedene endoskopische Möglichkeiten (z. B. die Einlage eines Stents oder YAG-Laser) zur Verfügung, die eine schnelle und oft auch weniger invasive Therapie ermöglichen (Becker 1994, 1995, 1996; Shea et al. 1993). Gegebenenfalls können in der palliativen Situation auch mehrere Therapiemodalitäten zur Anwendung kommen; die Indikation für eine Therapiemodalität sollte individuell gestellt werden.

Bei Patienten mit tracheobronchialen Tumoren, die nicht vorbestrahlt sind, stellt die Kombination aus externer Bestrahlung und endoluminaler Brachytherapie nach unseren Erfahrungen einen kurativen Behandlungsansatz dar (Schraube et al. 1993, 1994). Die erzielten Ergebnisse hinsichtlich des medianen Überlebens (20 Monate) sind denen anderer Arbeitsgruppen vergleichbar (Aygun et al 1992; Speiser u. Spratling 1993). Diese Arbeitsgruppen fanden ebenfalls eine positive Korrelation zwischen schlechtem therapeutischem Ansprechen und mediastinaler Tumorbeteiligung. Im Unterschied zu Aygun et al., die die externe und die endoluminale Bestrahlung alternierend einsetzten, verabreichten wir die endoluminale Strahlentherapie immer erst nach Abschluß der perkutanen Bestrahlung. Dieses Vorgehen hat den Vorteil, daß es in den meisten Fällen durch die perkutane Bestrahlung bereits zu einer deutlichen Verkleinerung der Tumoren kommt und somit bessere Voraussetzungen für die Brachytherapie geschaffen sind. Mit den von uns applizierten Dosen liegt die Nebenwirkungsrate in einem Bereich, der eher unter den sonst angegebenen Raten einzuordnen ist.

Die endoluminale Brachyradiotherapie in Afterloadingtechnik stellt eine wertvolle Bereicherung als Teil eines Gesamtkonzeptes bei der Therapie fortgeschrittener Lungenkarzinome bzw. anderer Thoraxtumoren dar. Einer Reihe von Patienten kann damit sogar ein jahrelanges rezidivfreies Überleben ermöglicht werden.

Literatur

Annweiler H, Hermes E, Feldmann HJ, Busch M (1990) Endobronchiale Kurzzeit-Afterloading Therapie stenosierender rezidivierender Bronchialkarzinome. Zentralbl Radiol 141/3-4: 307

Aygun C, Weiner S, Scariato A et al. (1992) Treatment of non-small cell lung cancer with external beam radiotherapy and high dose brachytherapy. Int J Radiat Oncol Biol Phys 23: 127-132

Becker HD, Fritz P, Schraube P, Drings P, Bodegom PC van, Wannenmacher M, Vogt-Moykopf I (1990) Technical improvements of HDR afterloading-therapy of tracheobronchial tumors and results. Presentations at the Joint Meeting SEP-SEPCR, Barbican Centre, London (Sept), pp 9-14

Becker HD (1994) Derzeitige Möglichkeiten und Grenzen der bronchoskopischen tracheobronchialen Schienung. Pneumologie 48: 182-190

Becker HD (1995) Stenting of the central airways. J Bronchol 2: 98-106

Becker HD (1996) Options and results in endobronchial treatment of lung cancer. Minim Invas Ther Allied Technol 5: 165-178

Brünings W, Albrecht W (1915) Direkte Endoskopie der Luft- und Speisewege. Enke, Stuttgart (Neue Deutsche Chirurgie, Bd 16)

Eicken C von (1937) Über das Bronchialcarcinom. Dtsch Med. Wochenschr 63: 383-384

Fritz P, Schraube P, Becker HD, Löffler E, Wannenmacher M, Pastyr O (1990) A new applicator, positionable to the center of tracheobronchial lumen for HDR-Ir-192 afterloading of tracheobronchial tumors. Int J Radiat Oncol Biol Phys 20: 1061-1066

Henschke U, Hilaris BS, Mahan GD (1963) Afterloading in interstitial and intracavitary radiation therapy. AJR 90: 386-395

Kernan JD, Cracovaner AJ (1929) Carcinoma of the lung. Arch Surg 8: 315-321

Pierquin B, Chassagne D, Perez R (1964) Precis de curietherapie. Masson, Paris

Roach M, Leidholdt EM, Tatera B, Joseph J (1990) Endobronchial radiation therapy in the management of lung cancer. Int J Radiat Oncol Biol Phys 18: 1449-1454

Schedel H, Rohloff R, Huber RM (1988) Endoluminale Bestrahlung mit HDR-Iridium-192 Afterloadingverfahren bei tracheobronchialen Tumoren. Strahlenther Onkol 164: 202-207

Schraube P, Fritz P, Becker HD, Wannenmacher M (1993) Ergebnisse der endoluminalen High-dose-rate-Bestrahlung von zentralen nichtkleinzelligen Bronchialkarzinomen. Strahlenther Onkol 169: 228-234

Schraube P, Latz D, Wannenmacher M (1994) Treatment of primary squamous cell carcinoma of the trachea: The role of radiation therapy. Radiother Oncol 33: 254-258

Shea JM, Allen RP, Tharratt RS et al. (1993) Survival of patients undergoing Nd: YAG Laser therapy compared with Nd: YAG Laser therapy and brachytherapy for malignant airway disease. Chest 103: 1028-1031

Speiser B, Spratling L (1993) Remote afterloading brachytherapy for the local control of endobronchial carcinoma. Int J Radiat Oncol Biol Phys 25: 579-587

Weiner S (1987) Remote high dose afterloading treatment in non-small cell carcinoma of the lung. Nucletron International B.V. Hazell Weston Viney, Aylesbury, Bucks/UK, (Proc 2nd Annual Int High Dose Remote Afterloading Symposium, pp 17-21)

Zimmermann U, Freund U, Bonnaire F, Schildge H (1990) Indikationen zur intrakavitären HDR-Afterloading-Therapie beim Bronchialkarzinom und deren Ergebnisse (Freiburger Kollektiv). Zentralbl Radiol 141/3-4: 307

1.20 Therapie der seltenen malignen Lungentumoren

H. Hoffmann, H. Dienemann

Die meisten primär pulmonalen Neubildungen sind maligner Natur. Unter diesen ist das Bronchialkarzinom der mit Abstand häufigste Tumor. Sämtliche andere primär maligne Tumoren der Lunge kommen insgesamt sehr selten vor (Inzidenz zusammen unter 2 %).

Klinik

Die Mehrzahl der Patienten, bei denen schließlich ein seltener Lungentumor diagnostiziert wird, wird mit klinischen Symptomen und radiologischen Befunden ähnlich denen bei nichtkleinzelligem Bronchialkarzinom vorstellig. Husten, Dyspnoe, Thoraxschmerz oder Hämoptysen sind häufig die klinischen Symptome, die den Patienten zum Arzt bringen. In der Röntgenübersicht zeigt sich dann meist eine solitäre, umschriebene intrapulmonale Raumforderung. Diagnostik, Staging und Behandlung folgen daher in der Regel den Richtlinien für das nichtkleinzellige Bronchialkarzinom. Die Diagnose eines seltenen Lungentumors wird in den meisten Fällen erst intraoperativ nach Tumorresektion gestellt.

Seltene Lungentumoren (s. Übersicht) sind von sehr unterschiedlicher Histogenese; eine einheitliche Klassifikation ist nicht möglich. Vielmehr muß jede Tumorentität individuell betrachtet werden.

Blastom

Spencer berichtete 1961 über 3 Fälle eines embryonalen Lungentumors und prägte den Begriff „pulmonary blastoma" aufgrund der Ähnlichkeit dieses Tumors mit dem Nephroblastom (Wilms-Tumor). Mikroskopisch findet sich eine Mischung aus epithelialen und mesenchymalen Strukturen, häufig mit Einblutungen und zentralen Nekrosen. Hier bestehen Überschneidungen zum histologischen Erscheinungsbild des Karzinosarkoms. In manchen Fällen kann daher die Differentialdiagnose Lungenblastom oder Karzinosarkom schwierig sein. Die allgemein akzeptierte Definition für das Blastom und das Karzinosarkom wurde von Ashworth (1983) wie folgt formuliert:

1. Ein Blastom ist ein Tumor mit unterschiedlicher maligner Potenz, der die Embryonalstrukturen des Herkunftorgans in ungeordneter Weise reproduziert.
2. Ein Karzinosarkom ist ein maligner Tumor, der aus histologisch malignen epithelialen und malignen mesenchymalen Strukturen besteht.

Pulmonale Blastome sind seltene Lungentumoren. Im Krankengut der Thoraxklinik Heidelberg-Rohrbach wurde im Zeitraum von 10 Jahren (1985–1994) und bei ca. 5000 untersuchten Bronchialkarzinomen bei 6 Patienten die Diagnose pulmonales Blastom gestellt. In einer Literaturübersicht von 1945–1992 fanden Burt u. Zakowski (1995) Berichte über 128 Patienten; 58% dieser Patienten waren männlich, 42% weiblich. Das Alter bei Diagnosestellung reichte von Neugeborenen bis 77 Jahre (Median 40 Jahre). Bei Diagnosestellung waren 40% der Patienten asymptomatisch, 60% zeigten eine klinische Symptomatik mit Husten (33%), Thoraxschmerz (31%), Hämoptysen (20%), Dyspnoe (14%), Gewichtsverlust (12%) oder Fieber (8%). Die meisten pulmonalen Blastome liegen peripher; die Tumorgröße bei Diagnosestellung lag zwischen 1 und 28 cm Durchmesser (Median 7–8 cm). Bei 85% der Patienten (n = 109) lag ein lokoregionär begrenztes Tumorgeschehen vor; diese Patienten wurden kurativ reseziert. 19 Patienten wurden aufgrund technischer Inoperabilität oder wegen Fernmetastasen von der operativen Behandlung ausgeschlossen. Die Fünf- bzw. Zehnjahresüberlebensraten der kurativ resezierten Patienten lagen bei 55% bzw. 40%. Ein Tumorrezidiv manifestierte sich meist in Gestalt von Fernmetastasen, darunter häufig Hirnmetastasen.

Pulmonale Blastome verhalten sich onkologisch ähnlich wie nichtkleinzellige Bronchialkarzinome. Die Therapierichtlinien, die Indikation zur Operation und das Resektionsausmaß orientieren sich daher an den Standards, die für das nichtkleinzellige Bronchialkarzinom gelten.

Seltene maligne Lungentumoren
- Blastom,
- Karzinosarkom,
- intravaskuläres bronchioalveoläres Karzinom (IVBAK),
- Lymphome
  - Hodgkin-Lymphom,
  - Non-Hodgkin-Lymphom,
  - Plasmozytom,
- Keimzelltumoren
  - Teratom,
  - Chorionkarzinom,
- Sarkome
  - Chondrosarkom,
  - Osteosarkom,
  - Weichgewebssarkome,
- verschiedene Tumoren
  - Ependymom,
  - malignes Melanom,
  - Ewing-Sarkom.

Karzinosarkom

Karzinosarkome der Lunge sind Tumoren bestehend aus malignen epithelialen und malignen mesenchymalen Strukturen. Karzinosarkome können einen hohen Anteil an Nekrosen aufweisen, insbesondere bei peripherer Lokalisation. Die epitheliale Komponente ist meist ein Plattenepithelkarzinom, weniger häufig ein Adenokarzinom, selten ein großzellig-anaplastisches Karzinom. Kleinzellige Anteile wurden bisher nicht beschrieben. Die mesenchymale Komponente besteht meist aus undifferenzierten Spindelzellen, aber auch eine chondromatöse, osteoide oder rhabdoide Differenzierung wurde beschrieben (Ishizuka et al. 1988). Metastasen können allein sarkomatöse und epitheliale oder gemischte Strukturen aufweisen.

Karzinosarkome der Lunge sind eine Rarität. In der Thoraxklinik Heidelberg-Rohrbach wurden in einem Zehnjahreszeitraum (1985–1994) 4 Patienten diagnostiziert und behandelt. In der Literatur von 1908–1992 finden sich Berichte über 91 Patienten, mit ausreichenden Angaben für eine Analyse bei 34 Patienten (Burt u. Zakowski 1995). Unter diesen überwog das männliche Geschlecht mit 85% bei einer Altersverteilung zwischen 46 und 74 Jahren (Median 64 Jahre). Die Mehrzahl der Patienten (82%) bot bei Aufnahme eine klinische Symptomatik im Sinne von Husten, Dyspnoe, Hämoptysen oder thorakalen Schmerzen. Die radiologische Diagnostik zeigte regelhaft eine umschriebene, relativ glatt begrenzte intrapulmonale Raumforderung. Ein endobronchialer Tumorbefall fand sich bei 62% der Patienten. 31 der 34 analysierten Patienten wurden einer kurativen Lungenresektion zugeführt; in 45% der Fälle wurde eine Pneumonektomie vorgenommen, in 55% eine Lobektomie. Die Ein- und Fünfjahresüberlebensraten betrugen in diesem Patientengut 46% bzw. 19%, wobei kein Unterschied im Überleben zwischen Patienten mit peripher oder zentral lokalisierten Tumoren beobachtet wurde.

Zusammengefaßt läßt sich festhalten, daß es sich bei pulmonalen Karzinomsarkomen um sehr seltene maligne Tumoren der Lunge handelt, die in ihrem lokoregionären Tumorwachstum und in ihrem Metastasierungsmuster dem nichtkleinzelligen Bronchialkarzinom ähneln. Wie beim pulmonalen Blastom orientiert sich daher die Behandlungsstrategie bei Karzinosarkomen an der des nichtkleinzelligen Bronchialkarzinoms.

Intravaskuläres bronchioalveoläres Karzinom

Das intravaskuäre bronchioalveoläre Karzinom (IVBAK) ist ein sehr seltener maligner Lungentumor, der erstmals von Dail et al. (1983) beschrieben wurde. Dieser Tumor wurde zunächst als eine Unterform des bronchioloalveolären Karzinoms angesehen. Weitergehende immunologische und elektronenmikroskopische Untersuchungen zeigten jedoch, daß diesem Tumor eine maligne Entartung der Gefäßendothelien und nicht der Alveolarzellen zugrunde liegt (Dail et al. 1983). Das IVBAK wächst typischerweise multifokal und betrifft v. a. jüngere Frauen (Median 35 Jahre). Eine spezifische Therapie ist nicht bekannt. Es gibt Einzelberichte über den Einsatz verschiedener chemotherapeutischer Regimes bei symptomatischen Patienten im Endstadium (Dail et al. 1983). Der Tumor zeigt eine sehr langsame Progression. Im Spontanverlauf werden Zehnjahresüberlebensraten von 55 % berichtet (Burt u. Zakowski 1995).

Lymphome

In der Gewebearchitektur der Lunge sind auch lymphatische Strukturen enthalten. Maligne Lymphome können daher auch im Lungengewebe entstehen. Primäre, ausschließlich pulmonale Lymphome sind jedoch außerordentlich selten. Die Inzidenz wird mit etwa 0,5 % aller malignen Lungentumoren angegeben. Wesentlich häufiger ist die sekundäre pulmonale Beteiligung bei Hodgkin- und Non-Hodgkin-Lymphomen. Im folgenden werden einige Aspekte der primär pulmonalen Hodgkin-Lymphome, Non-Hodgkin-Lymphome und Plasmozytome diskutiert.

Hodgkin-Lymphom

Zur Definition eines primär pulmonalen Hodgkin-Lymphoms wird allgemein die Erfüllung folgender Kriterien gefordert (Radin 1990):
1. Histologischer Befund eines Hodgkin-Lymphoms.
2. Ausschließlich pulmonaler Befall, ohne (oder nur „minimaler") Lymphknotenbefall.
3. Hinreichender Ausschluß eines extrapulmonalen Befalls.

Primär pulmonale Hodgkin-Lymphome können daher nach der Ann-Arbor-Klassifikation als IE oder IIE eingestuft werden.
 Die Diagnose eines primär pulmonalen Hodgkin-Lymphoms wird vielfach intraoperativ nach atypischer Lungenresektion wegen eines solitären pulmonalen Rundherdes gestellt. Bei diesen Patienten sollte der operative Eingriff im Sinne einer anatomischen Lungenresektion mit mediastinaler Lymphknotendissektion erweitert werden; nicht zuletzt auch angesichts der limitierten Diagnosesicherheit der intraoperativen Schnellschnittuntersuchung. In einer retrospektiven Literaturanalyse auf der Basis von 38 Patienten mit alleiniger chirurgischer Therapie (n = 8), alleiniger Radiotherapie (n = 10) oder alleiniger Chemotherapie (n = 20) zeigten sich Überlebensvorteile der Patienten nach lokaler Tumorkontrolle mit Fünfjahresüberlebensraten nach Radiotherapie oder Resektion von 87 % gegenüber 40 % nach Chemotherapie (Burt u. Zakowski 1995).
 Finden sich multiple pulmonale Rundherde, sollte zunächst der Versuch einer Diagnosesicherung durch weniger invasive Verfahren unternommen werden; in den meisten Fällen wird dies jedoch erst durch eine offene (oder video-

thorakoskopische) Lungenbiopsie gelingen. Die Diagnosesicherheit der Bronchoskopie oder transthorakalen Nadelbiopsie wird in der Regel als nicht ausreichend angesehen (Radin 1990). Nach Diagnosestellung sollte eine sorgfältige Suche nach extrapulmonalen Herden durchgeführt werden. Bestätigt sich die ausschließlich pulmonale Lokalisation und die Einstufung in das Stadium IE oder IIE, so sollten diese Patienten einer Radiotherapie zugeführt werden. Andere Autoren propagieren die Chemotherapie aller Patienten mit primär pulmonalen Hodgkin-Lymphomen und befürworten bei beidseitigem Lungenbefall die Einstufung in das Stadium IV.

Non-Hodgkin-Lymphom

Primäre Non-Hodgkin-Lymphome der Lunge sind selten. In einer Erhebung aus dem Memorial Sloan-Kettering Cancer Center (1949–1982) wird über 36 Patienten mit einem primären Non-Hodgkin-Lymphom der Lunge berichtet; in diesem Zeitraum wurden in dieser Institution 5030 Patienten mit einem Non-Hodgkin-Lymphom gesehen. Die Inzidenz der primär pulmonalen Non-Hodgkin-Lymphome in dieser Serie betrug somit 0,34 % unter allen Non-Hodgkin-Lymphomen (L'Hoste et al. 1984). In jüngerer Zeit gibt es Hinweise auf ein gehäuftes Auftreten von primär pulmonalen Non-Hodgkin-Lymphomen bei Patienten mit Aids (Gibson et al. 1987). Die Mehrzahl der primär pulmonalen Non-Hodgkin-Lymphome sind vom B-Zelltyp. Für die Therapieplanung ist es sinnvoll, zwischen kleinzelligen (lymphozytären) und großzelligen (histiozytären) Non-Hodgkin-Lymphomen zu differenzieren.

Nach Diagnosesicherung eines primären Non-Hodgkin-Lymphoms der Lunge sollten Patienten mit einem lokalisierten Tumorgeschehen einer Resektionsbehandlung zugeführt werden. Patienten mit einem großzelligen Non-Hodgkin-Lymphom sollten generell zusätzlich chemotherapiert werden; Patienten mit einem lymphozytären Non-Hodgkin-Lymphom, wenn ein Stadium IIE vorliegt. In der Memorial-Sloan-Kettering-Erhebung wurden unter diesem Therapieregime Fünfjahresüberlebensraten von 87 % für das kleinzellige (lymphozytäre) primär pulmonale Non-Hodgkin-Lymphom und von 45 % für das großzellige primär pulmonale Non-Hodgkin-Lymphom beobachtet (L'Hoste et al. 1984).

Plasmozytom

Die häufigste Untergruppe der Plasmazellneoplasien ist das multiple Myelom. Extramedulläre Plasmozytome sind selten. Unter diesen wiederum ist die primär pulmonale Manifestation extrem selten. In einer Literaturübersicht von 1944–1992 finden sich Berichte über 12 Patienten mit einem primär pulmonalen Plasmozytom (Burt u. Zakowski 1995). In dieser Fallzusammenstellung überwiegt das männliche Geschlecht (2:1) mit einem medianen Alter bei Diagnosestellung von 43 Jahren. 11 der 12 Patienten wurden reseziert (8 Lobektomien, 3 Pneumonektomien). Die Fünfjahresüberlebensrate in diesem Patientenkollektiv betrug 40 %. Bei Ausschluß einer extrapulmonalen Manifestation, normaler Serumelektrophorese und fehlender Bence-Jones-Proteinurie kann u. E. nach kompletter Resektion unter onkologischer Kontrolle zunächst auf eine adjuvante systemische Therapie verzichtet werden. Es muß jedoch davon ausgegangen werden, daß viele Patienten mit einem primär pulmonalen Plasmozytom im weiteren Verlauf ein multiples Myelom entwickeln.

Keimzelltumoren

Primäre maligne Keimzelltumoren der Lunge sind eine ausgesprochene Rarität. Es wurden 2 Formen beschrieben: das maligne Teratom und das maligne Chorionkarzinom.

Teratom

Maligne pulmonale Teratome können sich als pulmonale Infiltration eines primär mediastinalen Teratoms manifestieren. Parenchymale Tumoren sind häufiger als endobronchiale, wobei insgesamt primär pulmonale maligne Teratome extrem selten sind. Von 1945 bis heute wurde über 4 Fälle in der Literatur berichtet (Burt u. Zakowski 1995). Histologisch finden sich Gewebeanteile endodermalen, ektodermalen und mesodermalen Ursprungs, meist in einer zystischen Tumorformation. Die Therapie sollte sich an der Strategie eines „stadienähnlichen" nichtkleinzelligen Bronchialkarzinoms orientieren.

Chorionkarzinom

Eine Produktion von Choriongonadotropin durch pulmonale Malignome ist nicht selten; erhöhte Gonadotropinspiegel im Serum können bei etwa 6 % aller Bronchialkarzinome beobachtet werden (Braunstein et al. 1973). Über ein primär pulmonales extragonadales Chorionkarzinom wurde in der Literatur jedoch bisher nur bei 9 Patienten berichtet (Burt u. Zakowski 1995). Morphologisch präsentiert sich dieser Tumor meist als große solitäre Raumforderung. Chorionkarzinome sind gefäßreich. 6 der 9 berichteten Patienten hatten Hämoptysen; ein Patient starb aufgrund einer Nachblutung nach endobronchialer Biopsie. Histologisch ist die differentialdiagnostische Abgrenzung zum Adenokarzinom häufig erst durch den immunhistologischen Nachweis von Gonadotropin oder α-Fetoprotein möglich. Zur Therapie sollte die – onkologischen Kriterien entsprechende – Resektion angestrebt werden.

Sarkome

Maligne mesenchymale Tumoren (Sarkome) können, wie in allen anderen Organen, auch primär in der Lunge entstehen. Meist handelt es sich um Weichgewebssarkome, aber auch Chondrosarkome oder Osteosarkome wurden beschrieben.

Chondrosarkom

In der Literatur (1933-1992) finden sich 10 Fallberichte über ein primäres Chondrosarkom der Lunge (Burt u. Zakowski 1995). Primäre pulmonale Chondrosarkome können sich aus trachealen oder bronchialen Knorpelspangen entwickeln, aber auch ein Zusammenhang mit bronchialen Chondromen oder Harmatomen wurde beschrieben (Fraser et al. 1989). Pulmonale Chondrosarkome manifestieren sich morphologisch als relativ scharf begrenzte, gelappte intraparenchymale Raumforderungen (Morgan u. Salama 1972). Todesursache ist meist die lokoregionäre Tumorinfiltration, Fernmetastasen sind selten. Eine Resektion mit mediastinaler Lymphknotendissektion sollte angestrebt werden.

Osteosarkom

Primäre Osteosarkome der Lunge sind sehr seltene Tumoren, in der Literatur finden sich 7 Fallberichte (Burt u. Zakowski 1995). Diese Tumoren erscheinen in der bildgebenden Diagnostik ähnlich wie Chondrosarkome als große solitäre, scharf begrenzte intrapulmonale Raumforderungen. Fernmetastasen wurden bei 3 der 7 Patienten beschrieben, bei 2 Patienten wurde ein Befall der hilären Lymphknoten nachgewiesen. Bei Metastasenfreiheit und gegebener Operabilität ist die Resektion mit mediastinaler Lymphknotendissektion die Therapie der Wahl.

Weichgewebssarkome

Häufiger als Chondrosarkome oder Osteosarkome, aber immer noch selten, sind primäre Weichgewebssarkome der Lunge. Unter den primär pulmonalen Weichteilsarkomen ist das maligne fibröse Histiozytom der häufigste Subtyp. In der Literatur von 1930-1995 finden sich Berichte über 221 Patienten mit einem primär pulmonalen Weichteilsarkom. Der größte Einzelbericht stammt von McCormack u. Martini (1989). Sie berichten über 42 Patienten (19 männlich, 23 weiblich) mit einem medianen Alter von 52 Jahren. 25 % der Patienten waren asymptomatisch, 75 % zeigten eine klinische Symptomatik, darunter 7 Patienten (17 %) Hämoptysen. Alle beschriebenen primär pulmonalen Weichgewebssarkome manifestierten sich als eine solitäre umschriebene intrapulmonale Raumforderung (Durchmesser 1-17 cm, median 5,5 cm). 29 der 42 Patienten

(69%) wurden reseziert (15 Lobektomien, 7 Pneumonektomien, 6 atypische Resektionen, 1 anatomische Segmentresektion). Unter den nichtoperierten Patienten erhielten 5 Patienten keine Therapie, 6 Patienten wurden bestrahlt, 2 Patienten kombiniert radiochemotherapiert. Die mediane Überlebenszeit aller 42 Patienten lag bei 13 Monaten mit einer Fünfjahresüberlebensrate von 25%. Der entscheidende Prädiktor für das Überleben ist die komplette Resektion des Primärtumors. Kurativ resezierte Patienten (n = 29) überlebten signifikant länger (36% nach 5 Jahren) als Patienten (n = 8) mit alleiniger Radio- oder Chemotherapie (kein Überlebender nach 2 Jahren).

Verschiedene Tumoren

Es gibt Fallberichte in der Literatur über primär pulmonale Ependymome (Crotty et al. 1992), Ewing-Sarkome (Palmer et al. 1981) und Einzelberichte über primär pulmonale Melanome (Burt u. Zakowski 1995). Aufgrund der außerordentlichen Rarität dieser Befunde können hier keine allgemein verbindlichen Therapieempfehlungen ausgesprochen werden.

Literatur

Ashworth TG (1983) Pulmonary blastoma, a true congenital neoplasm. Histopathology 7: 585
Braunstein GD, Vaitukaitis JL, Carbone PP, Ross GT (1973) Ectopic production of human chorionic gonadotropin by neoplasms. Ann Intern Med 78: 39
Burt M, Zakowski M (1995) Rare primary malignant neoplasms. In: Pearson FG, Deslavriers J, Ginsberg RJ, Hiebert CA, McKneally MF, Urschel HC (eds) Thoracic surgery. Churchill Livingstone, New York, p 807
Crotty TB, Hooker RP, Swenson SJ et al. (1992) Primary malignant ependymoma of the lung. Mayo Clin Proc 67: 373
Dail DH, Liebow AA, Gmelich JT et al. (1983) Intravascular, bronchiolar, and alveolar tumor of the lung (IVBAT): an analysis of twenty cases of a peculiar sclerosing endothelial tumor. Cancer 51: 452
Fraser RG, Pare JA, Fraser RS, Genereux GP (1989) Diagnosis of diseases of the Chest, 3rd edn. Saunders, Philadelphia
Gibson PG, Bryant DH, Harkness et al. (1987) Pulmonary manifestations of acquired immunodeficiency syndrome. Aust N Z J Med 17: 551
Ishizuka T, Yoshitake J, Yamada T et al. (1988) Diagnosis of a case of pulmonary carcinosarcoma by detection of rhabdomyosarcoma cells in sputum. Acta Cytol 32: 658
L'Hoste RJ, Filippa DA, Liebermann PH, Bretsky S (1984) Primary pulmonary lymphomas: a clinicopathologic analysis of 36 cases. Cancer 54: 1397
McCormack PM, Martini N (1989) Primary sarcomas and lymphomas of the lung. In: Martini N, Vogt-Moykopf I (eds) Thoracic surgery: frontiers and uncommon neoplasms, vol 5. Mosby, St. Louis, p 269
Morgan AD, Salama FC (1972) Primary chondrosarcoma of the lung: case report and review of the literatur. J Thorac Cardiovasc Surg 64: 460
Palmer RN, Saini N, Guccion J (1981) Ewing's-like sarcoma appearing as a primary pulmonary neoplasm. Arch Pathol Lab Med 105: 277
Radin AI (1990) Primary pulmonary Hodgkin's disease. Cancer 65: 550
Spencer H (1961) Pulmonary blastoma. J Pathol 82: 161

1.21 Bronchuskarzinoid

D. Zeidler

Das Bronchuskarzinoid ist unter den bronchopulmonalen Tumoren ein exotischer Außenseiter, der einige interessante Facetten sowohl in seiner Entdeckungsgeschichte als auch in seinem aktuellen klinischen Bild bietet. Laennec, der Leibarzt Kaiser Napoleons I. von Frankreich, berichtete wahrscheinlich als erster 1831 über einen Tumor, der exakt zum Bild des Karzinoids paßt. 1882 gelang Müller erstmals die autoptische Dokumentation. Kramer berichtete 1930 über das entsprechende klinische Bild. Bereits 1907 beobachtete der Münchner Pathologe Oberndorfer eine Tumorsonderform im Dünndarm. Er nannte sie erstmals Karzinoid. Es dauerte jedoch bis 1937, bis Hamperl die Gemeinsamkeiten der intestinalen und der bronchialen Karzinoide darstellte. Begrifflich irreführend war später die gemeinsame Zusammenfassung der Karzinoide und Zylindrome unter dem Terminus Bronchusadenom. Die sachlich richtigere Zuordnung der Karzinoide zu dem großen System der neuroendokrinen Tumoren wurde 1938 durch die Arbeiten von Feyrter (helle Zellen) über das Prinzip der APUD-Zellen („amino precursor uptake decarboxylase") ermöglicht. Kulschitzky hatte mit seinen enterochromaphilen Zellen in der Bronchialschleimhaut ebenso morphologische Grundlagenarbeit geleistet. Die korrekte Zuordnung der Karzinome als Zellgruppe mit der Fähigkeit der Synthese von Neuropeptiden und Neuroaminen (Bombesin, Calcitonin, ACTH, Leukencephalin, Gastrin, Somatostatin, Neurotensin, Vasopressin, Serotonin u. a.) geschah durch die Festlegung für das Karzinoid als eine Untergruppe der neuroendokrinen Tumoren der Lunge. Diese stellen nur einen winzigen Anteil der ansonsten nahezu ubiquitär vorkommenden neuroendokrinen Tumoren dar.

Häufigkeit

Karzinoide sind seltene Tumoren im Bereich der Lunge. Auf 100 Bronchialkarzinome kommen etwa 2 Karzinoide. Das Vorkommen der Karzinoide innerhalb der Lunge macht etwa 12 % aller Karzinoide aus. Diese können als Primärtumoren im gesamten Gastrointestinaltrakt vorkommen.

Geschlecht und Alter

Beim Karzinoid sind Männer und Frauen in gleicher Häufigkeit vertreten. Das 4. Lebensjahrzehnt ist das häufigste Alter, in dem Karzinoide auffällig werden. Allerdings sind auch Karzinoide im Kindesalter bekannt geworden.

Lokalisation

Karzinoide können rein peripher im Lungengewebe ohne sichtbaren Kontakt zum Bronchialsystem wachsen (ca. 15 % aller Fälle. Meist (80-85 %) werden sie in den zentralen Abschnitten des Bronchialsystems gefunden, wovon wieder 1/3 ein rein endobronchiales Wachstum zeigt. Die meisten zentralen Karzinoide (ca. 65 %) sind durch ein überwiegend endobronchiales Wachstum charakterisiert, nur etwa 10 % demonstrieren ihr Wachstum extrabronchial mit kleinen intrabronchialem Anteil. Für diese letzte Form gilt recht typisch die Bezeichnung Eisbergtumor bzw. Tumor vom Eisbergtyp. Rein endobronchial wachsende Formen können auch einen isolierten Stiel als Basis besitzen. Ein Vorkommen in der Trachea ist ebenfalls beschrieben. Meist sind sie einzeln nachweisbar, multiples Auftreten ist möglich.

Makroskopisch zeigen die Karzinoide eine glatte, oftmals kugelige graue oder rosa Oberfläche mit erhaltener Schleimhaut endobronchial. Die Oberfläche ähnlich einer Himbeere ist ebenso typisch. Die Schnittfläche ist meist homogen gelblich, gelegentlich sind kleinere Blutungsherde eingelagert.

Histologie

Karzinoide können unterschiedliche histologische Bilder ihres Wachstums vorweisen. Bekannt sind trabekuläre, insuläre, papilläre, interstitielle, solide und spindelzellige Formen. Die onkozytäre Variante unterscheidet sich vom Onkozytom durch die neuroendokrinen Zellstrukturen. Melanozytenhaltige Formen sind ebenfalls dokumentiert. Das wichtigste diagnostische Kennzeichen der Karzinoide liegt im immunhistochemischen Nachweis der neuronenspezifischen Enolase NSE und des Chromogranins. Die Intensität des Chromograninnachweises steigt mit der Menge der neuroendokrinen Granula, die sich elektronenmikroskopisch dokumentieren lassen. Immunhistochemisch ist auch Zytokeratin, karzinoembryonales Antigen (CDA) oder S 100 darstellbar.

Erstmals beschrieben Arrigoni et al. 1972 eine morphologische Variante des Karzinoids, die sie als atypische Karzinoide differenzierten und von der reifen typischen Karzinoidform abgrenzten. In den folgenden Jahren führte eine

1.21 Bronchuskarzinoid

Tabelle 1. Neuroendokrine Tumoren der Lunge. Entstehung und Synonyme

Typisches Karzinoid	Atypisches Karzinoid	Kleinzellige Karzinome
„Kulschitzky-cell-carcinoma" KCC I	KCC II	KCC III
Gut differenzierte endokrine Karzinome	Gut differenzierte neuroendokrine Karzinome	Schlecht differenzierte neuroendokrine Karzinome
Reifes Karzinoid	Mäßig differenzierte endokrine Karzinome	Wenig differenzierte neuroendokrine Karzinome
	Malignes Karzinoid	„Oat cell carcinoma"
	Atypische endokrine Tumoren der Lunge	Kleinzellige neuroendokrine Karzinome
	Neuroendokrine Karzinome vom intermediären Typ	

Anzahl unterschiedlicher Termini zu einer begrifflichen Verwirrung in der Klassifikation neuroendokriner Tumoren der Lunge; beispielhaft dafür sind Begriffe wie malignes Karzinoid „Kulschitzky cell carcinoma" u. a. (Tabelle 1).

Atypische Karzinoide kommen häufiger in den peripheren Lungenabschnitten vor. Histologisch sind sie gekennzeichnet durch eine organoide Struktur mit bindegewebigen unregelmäßigen Septen. Verglichen mit den reifen, typischen Karzinoiden werden häufiger Pleomorphismus und Mitosen gefunden (Abb. 1 und 2). Infiltratives Wachstum in die Umgebung und Einbruch in umgebende Lymphbahnen sind Zeichen des malignen Wachstums. Fernmetastasen sind ebenfalls beschrieben (Abb. 3). Immunhistochemisch sind sie in ihrem Fär-

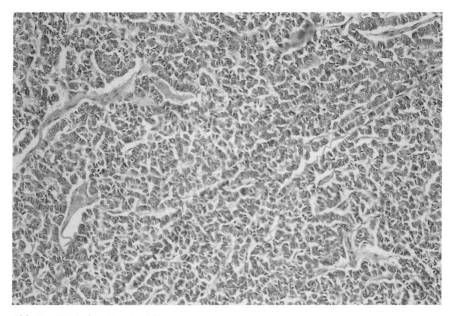

Abb. 1. Typisches Karzinoid

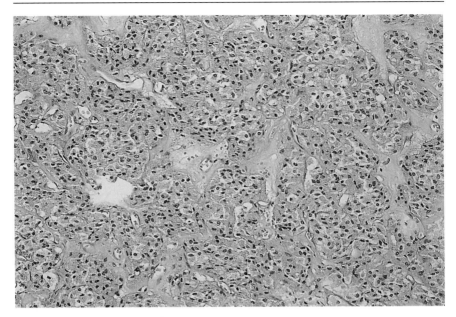

Abb. 2. Atypisches Karzinoid

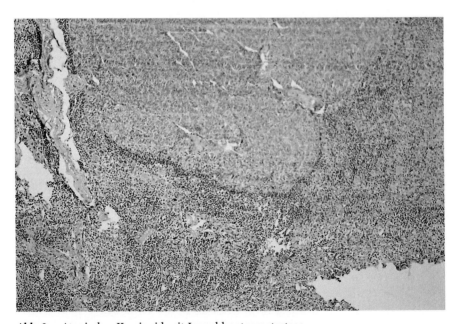

Abb. 3. Atypisches Karzinoid mit Lymphknotenmetastase

bungsverhalten nicht different zu den typischen Formen. Elektronenmikroskopisch variieren Zellgröße und -formen, neuroendokrine Granule werden dabei weniger gefunden als bei den typischen Formen. Karzinoide können in seltenen Fällen Verkalkung und sogar Ossifikationen aufweisen.

Differentialdiagnose

Abzugrenzen ist das Karzinoid vom *adenozystischen Karzinom* mit ausgedehnter Infiltration der Lymphbahnen, weiter gegen das *Mukoepidermoidkarzinom*, das durch die Muzinfärbung zu differenzieren ist. Am schwierigsten ist die Abgrenzung gegen das *kleinzellige Karzinom* als Haferzellkarzinom. Durch den gemeinsamen Ursprung kann es Übergangsformen geben, die vorwiegend durch Ausschluß oder Nachweis von Lymphknoten oder Fernmetastasen zu diskriminieren wären. Kulschitzky-II-Tumoren weisen häufiger Nekrosen auf. Selten kommt differentialdiagnostisch ein *Sarkom*, ein *papilläres Karzinom* oder ein *medulläres Schilddrüsenkarzinom* in Frage. Die sarkomähnliche Variante als Minitumor stellt ein *Tumorlet* dar.

Klinik

Etwa die Hälfte aller Patienten ist asymptomatisch. Das isolierte Tumorwachstum im peripheren Lungengewebe ist nur als asymptomatischer Zufallsbefund nachzuweisen. Das oft sehr langsame, jahrelang andauernde Wachstum zentraler endobronchialer Karzinoide ist typisch. Rezidivierende Hämoptysen als häufigstes Symptom (18%) sind gefolgt von Husten (17%), Fieber oder Retentionspneumonie (15%). Als kasuistische Kuriosität mutet ein mehrere Jahre dauerndes, einseitiges, fehlgedeutetes „Asthma" an, das als Erklärung ein stenosierend wachsendes Karzinoid ergab.

Bildgebende Diagnostik

Der endobronchiale Verschlußmechanismus des stenosierend wachsenden Bronchuskarzinoids erkärt die dem Radiologen sichtbare Atelektase unterschiedlichen Ausmaßes abhängig vom Sitz des Tumors. Die Computertomographie hat die Möglichkeit des Nachweises der stenosierend wirkenden Tumorkonturen. Der peripher, überwiegend rundherdartig wachsende Tumor ist ansonsten radiologisch nicht weiter zu spezifizieren.

Die *Diagnose* wird gestellt durch den endoskopischen Befund des rundlichen, meist glatten und bei Berührung oft blutenden Tumors (Abb. 4). Manch-

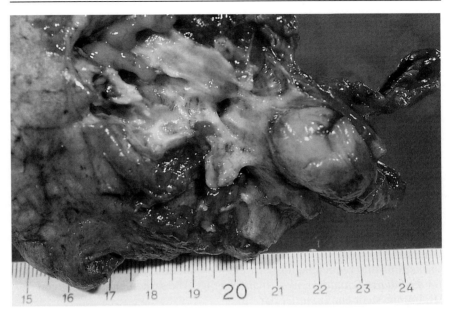

Abb. 4. Resektionspräparat eines Karzinoids intrabronchial. Man beachte die lokale Einblutung nach Probeexzision

mal ist dieser an seinem Stiel oder an seiner schmalen Basis sogar beweglich. Einzelfälle dieser Art erklären unterschiedliche radiologische Befunde in kurzen Zeitabständen mit variabler Belüftung. Die histologische Bestätigung des Befundes ergibt sich aus der Biopsie, wobei sich manchmal aus der geringen Menge des Materials, insbesonders bei Stanzzylindern, für den Pathologen die Schwierigkeit der definitiven Festlegung ergeben kann. Probeentnahmen sollten wegen der Blutungsgefahr nur dort vorgenommen werden, wo die entsprechende chirurgische Interventionsmöglichkeit gegeben ist.

Therapie

Die Therapie der Wahl ist die chirurgische Resektion entsprechend der Lage des Befundes gemäß den Regeln der onkologischen Gesetzmäßigkeiten. Dies bedeutet im Einzelfall entweder Lobektomie oder selten einmal Pneumonektomie. Der lokalisierte endobronchiale Befund erlaubt dabei oft die Variante der parenchymsparenden Manschettenresektion an unterschiedlichen Lokalisationen. Die isolierte Enukleation oder atypische Klemmenresektion wird im Regelfall onkologischer Radikalität nicht gerecht. Ausnahmen von dem standardmäßigen Vorgehen gelten nur für extrem eingeschränkte Funktionsreserven. Die Mitnahme der regionären Lymphknotenstationen ist ebenfalls Standard. Für den in der Trachea wachsenden Tumor gilt die Kontinuitätsresektion mit anschließender End-zu-End-Anastomose gleichermaßen.

Eine Indikation zur *endoskopischen Tumorresektion* ist nur unter palliativer Sicht gerechtfertigt. Die lokale Tumorabtragung, z. B. mit dem Nd-YAG-Laser, ist zwar unproblematisch durchführbar, sie gewährleistet jedoch nicht die vollständige Tumorentfernung aus der Bronchuswand, extrabronchiale Anteile werden dabei ebenso wie die Lymphknoten nicht miterfaßt. Die endobronchiale Rekanalisierung bei vorbestehender kardiorespiratorischer Inoperabilität oder als vorbereitende präoperative Maßnahme zur Vermeidung einer poststenotischen Retentionspneumonie sind Beispiele für eine Indikation zur Laserabtragung. Die lokale Tumorblutung, ebenfalls in der Vorbereitungsphase eines geplanten operativen Eingriffs, die Begrenzung des Eingriffs als symptomatische palliative Maßnahme bei hämatogener oder lymphogener Fernmetastasierung sind weitere Beispiele für palliative Indikationen. Die präoperative Laserabtragung eines Tumors kann manchmal aus operationstaktischen Gründen von Bedeutung sein, um die Lage und die Ausbreitung der Basis des Tumors für die Planung des vorgesehenen resezierenden Eingriffs festlegen zu können.

Nichtoperative Maßnahmen

Die Chemotherapiesensibilität des Karzinoids ist sehr gering. Die Remission von 20 % gilt dabei gleichermaßen für Toxorubicin und 5-Fluorouracil. Anfängliche Cisplatinwirksamkeit hat enttäuscht. Die Verbesserung der Wirksamkeit durch eine Polychemotherapie ist nicht bewiesen. Ebenso ist die Kombination von Interferon und Cytostatika nicht als vermehrt wirksam bekannt. Beim Karzinoidsyndrom jedoch scheint sich Interferon α zu bewähren. In gleicher Weise besteht bei Karzinoiden eine sehr geringe Strahlensensibilität. Beim Vorliegen solitärer extrapulmonaler Metastasen ist die lokal radikale Entfernung derselben, z. B. Leberteilresektion, durchaus in Betracht zu ziehen.

Ergebnisse

Therapieergebnisse gemessen an den Fünfjahresüberlebensraten erbringen im Schrifttum bei den lokalisierten Tumoren 96 %. Regionäre Lymphknotenmetastasen reduzieren auf 70 %. Der Nachweis von Fernmetastasen verschlechtert das Ergebnis auf 12 %. Summarisch resultiert bei allen Tumorstadien eine Fünfjahresüberlebensrate von 86 %.

Im einzelnen hängt das Langzeitüberleben vom Lymphknotenstatus ab. Auch bei typischen Karzinoiden ist als histologische Besonderheit von 10–20 % ein Lymphknotenbefall nachweisbar, bei atypischen Karzinoidformen ist dies bei bis zu 40 % der Fall.

Literatur

Arrigoni MG, Woolner LB, Bernatz PE (1972) Atypical carcinoid tumors of the lung. J Thorax Cardiovas Surg 64: 413–421

Bonato, M, Cerati, M, Pagani, A et al. (1992) Differential diagnostic patterns of lung neuroendocrine tumours. Virchow's Arch Pathol Anat 420: 201

Capella C, Heitz PU, Häfler H et al. (1994) Revised classification of neuroendocrine tumors of the lung, pancreas and gut. Digestion 55 (Suppl 3): 11–23

Cebelin MS (1980) Melanocytic bronchial carcinoid tumor. Cancer 46: 1843–1848

Dusmet M, Mc Kneally MF (1994) Bronchial and thymic carcinoid tumours: a review. Digestion 50 (Suppl): 70

Feyrter F (1934) Carcinoid and Carcinome. Ergebn Allg Pathol Path Anat 29: 305–499

Feyrter F (1938) Über diffuse endokrine epitheliale Organe. Barth, Leipzig

Francioni F, Rendina EA, Venuta F, Pescarmona E, De Giacomo T, Ricci C (1990) Low grade neuroendocrine tumors of the lung (bronchial carcinoids) – 25 years experience. Eur J Cardio-thorac Surg 4: 472–476

Hamperl H (1937) Über gutartige Bronchialtumoren. Virchow's Arch Pathol Anat 300: 46–88

Harpole DH, Feldman JM, Buchanan S, Young G, Wolfe WG (1992) Bronchial carcinoid tumors: A retrospective analysis of 126 patients. Ann Thorac Surg 54: 50–55

Hasleton PS (1984) Histopathology and prognostic factors in bronchial carcinoid tumours. Thorax 49: 56

Kramer R (1930) Adenoma of bronchus. Ann Otol Rhinol Laryngol 39: 689–695

Laennec RTH, Traité de L'Auscultation (1831) Médiate et des maladies des poumons et du cœ ur, 3me edn. Paris

Müller H (1882) Zur Entstehungsgeschichte der Bronchialerweiterungen. Inaug Diss, Halle, S 15

Oberndorfer S (1907a) Karzinoide Tumore des Dünndarms. Frankf Z Pathol 1: 426–342

Oberndorfer S (1907b) Über die „kleinen Dünndarmcarcinome". Verh Dtsch Pathol Ges 11: 113–116

Smolle-Jüttner FM, Popper H, Klemen H, Pinter H, Pongratz-Roeger M, Smolle J, Friehs G (1993) Clinical features and therapy of „typical" and „atypical" bronchial carcinoid tumors (grade 1 and grade 2 neuroendocrine carcinoma). Eur J Cardio-thorac Surg 7: 121–125

Stamatis G, Freitag L, Greschuchna D (1990) Limited and radical resection for tracheal and bronchopulmonary carcinoid tumour. Eur J Cardio-thorac Surg 4: 527–533

Sutedja TG, Schreurs J, Vanderschueren RG, Kwa B, v.d. Werft Ts, Postmus PE (1995) Bronchoscopic therapy in patients with intraluminal typical bronchial carcinoid. Chest 107: 556–558

Vadasz P, Kulka Frigyes, Csekeo Attila (1991) Surgical treatment of bronchial carcinoid tumours. Radical surgery-prognosis. Int Surg 76: 98–100

Vadasz P, Palffy G, Egervary M, Schaff Z (1993) Diagnosis and treatment of bronchial carcinoid tumors: clinical and pathological review of 120 operated patients. Eur J Cardio-thorac Surg 7: 8–11

1.22 Gutartige Lungentumoren

D. Zeidler

Benigne Tumoren der Lunge sind selten im Vergleich zu den malignen primären Lungentumoren. Exogene Ursachen zur Ätiologie wie Nikotin, Umweltfaktoren etc. sind nicht bekannt. Im Vergleich zur Häufigkeit maligner Neoplasmen der Lunge liegt ihr Vorkommen in der Größenordnung von 4%.

Sie sind häufig asymptomatische Zufallsbefunde oder bewirken eine lokale Raumforderung mit entsprechendem Röntgenbild. Stoffwechselveränderungen analog zu malignen Tumoren sind selbst bei großen Tumoren nicht beobachtet worden und dürfen als differentialdiagnostische Kriterien verwendet werden.

Die mikroskopische Zuordnung zur Klassifikation der verschiedenen Tumoren variiert im Schrifttum deutlich. Praktikabel erscheint die Einteilung nach der folgenden Übersicht [4, 7, 9].

Epitheliale Tumoren

Papillome
- plattenepitheliales Papillom
- Transitionalzellpapillom (Übergangsepithel),

Adenome
- pleomorphe Adenome,
- monomorphe Adenome
  - Zystadenome,
  - Onkozytome,
  - Klarzelltumoren „sugar tumor",

mesenchymale Tumoren
- Chondrome,
- Osteome,
- Lipome,
- Myxome,
- Fibrome,
- Leiomyofibrome,
- Granulozelltumoren,
- sklerosierende Hämangiome,
- Chemodektome,
- benigne Mesotheliome,
- neurogene Tumoren (Nervenscheiden),
- Hämangioperizytome,

Mischformen
- Teratome,

tumorartige Läsionen
- Hamartom,
- eosinophiles Granulom,
- tuberöse Sklerose,
- Lymphangioleiomyomatose,
- inflammatorischer Pseudotumor (Plasmazellgranulom),
- Amyloid.

Epitheliale Tumoren

Papillome

Plattenepitheliale Papillome sind exophytisch wachsende Tumoren in der Trachea, den zentralen Bronchien und im Larynx. Bedeckt sind sie von Plattenepithel. Das inselartige Vorkommen von zusätzlichen Anteilen von respiratorischem Epithel begründet die Benennung als Transitionalpapillome. Lokale Rezidivneigung und multiples Auftreten sind bekannt; das Vorkommen ist im Kindes- und Erwachsenenalter. Ihr flächenhaftes systemähnliches Wachstum kann therapeutische Schwierigkeiten bringen. Eine Bestrahlung ist kontraindiziert. Die lokale chirurgische Abtragung ist die Regel.

Adenome

Unter den benignen Bronchialdrüsentumoren sind zu nennen:
1. Das *monomorphe Adenom*, das histologisch dem Speicheldrüsentumor identisch ist.
2. Das *pleomorphe Adenom*, analog dem Adenom der Speicheldrüsen mit knorpeligen und tubulären Strukturen. Sein Vorkommen ist meist in den großen Bronchien.
3. Der hohe Anteil von Glykogengranula in der Sonderform der Adenome und in den Bronchien begründet den Namen *Klarzellenadenom* („sugar tumor") als gutartige Tumorformen.
4. Der hohe Anteil parallel liegender eosinophiler Granula in den Adenomen führt zur Bewertung als weitere Sonderform der Adenome, und daher der Name *Onkozytome*.
   Muzinöse Adenome, d.h. schleimbildende Bronchialwandtumoren mit drüsenähnlichen Strukturen, stellen eine weitere Entität dar. All diese Sonderformen sind seltene Tumoren. Regelhaft werden sie erst bei der bronchoskopischen Inspektion darstellbar. Die *Therapie* ist unter dem Aspekt der gleichzeitigen histologischen Sicherung der Diagnose primär chirurgisch.

Mesenchymale Tumoren

Insgesamt sind Weichteiltumoren der Lunge sehr selten dokumentierbar. Im Vergleich zu malignen Tumoren, speziell dem Bronchialkarzinom, kommen sie unter den jüngeren Altersgruppen häufiger vor. Ihr Auftreten in den proximalen Anteilen der Atemwege führt zur bronchialen Obstruktion, gelegentlich Husten, auch Hämoptysen; ihr peripheres Auftreten im Lungenparenchym läßt sie als Zufallsbefund mit der differentialdiagnostischen Abklärungsbedürftigkeit erkennen.

Lipome

Lipome sind meist in den zentralen Bronchien zu finden, sie können gestielt vorkommen. Manchmal ist durch den hohen Fettanteil bereits eine spezifische Diagnostik im Computertomogramm möglich.

Osteome/Chondrome

Osteome oder *Chondrome* als solitäre gewebliche Gebilde sind manchmal schwer von den *Hamartomen* mit ähnlichen Strukturen zu unterscheiden. Streng genommen wären sie Abortivformen der Hamartome. Der Nachweis von Kalkeinlagerungen, insbesondere im Computertomogramm, kann diagnostisch bedeutsam sein.

Fibrome

Fibrome kommen sowohl im Bronchialbaum als auch im peripheren Lungenparenchym vor, gelegentlich findet sich eine myxomatöse Komponente (Abb. 1). Die Symptomatik richtet sich nach der Lokalisation. Sparsame keilförmige Parenchymresektion oder bronchoplastische Maßnahmen sind im Einzelfall angezeigt. Laut Kasuistiken kann das endobronchiale gestielte Fibrom eine ventilartige Funktion mit wechselnder Dys-/Atelektasesymptomatik verursachen.

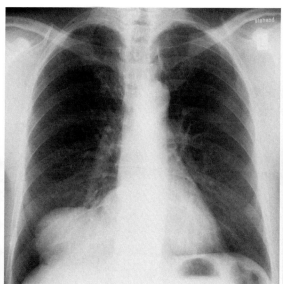
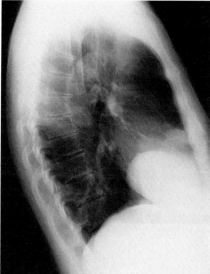

Abb. 1a, b. Myxoides Fibrom des Unterlappens und der rechten Lunge

Leiomyome/Leiomyofibrome

Leiomyome oder Leiomyofibrome mit wechselnden Gewebekomponenten kommen doppelt so häufig bei jungen Frauen wie bei Männern vor. Eine spezifische Symptomatik weisen sie nicht auf. Die Lokalisation ergibt das jeweilige klinische Bild bzw. der zufällige Nachweis (Abb. 2). Ihr Aufbau aus Anteilen glatter Muskulatur führt zu der umstrittenen These, daß diese Leiomyome benigne, auf hämatogenem Weg aus dem Uterus eingeschwemmte Tumorzellnester darstellen. Zeichen von Malignität sind nicht aufzufinden.

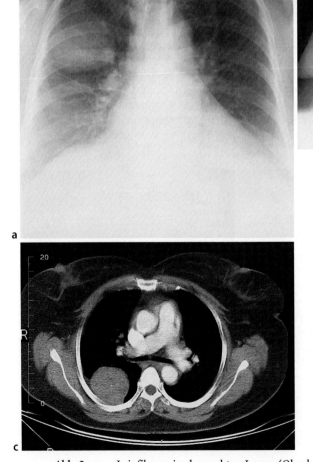

Abb. 2a-c. Leiofibrom in der rechten Lunge (Oberlappen rechts)

Granularzelltumoren

Granularzelltumoren (Myoblastome, Myoblastenmyome oder Abrikosoff-Tumor) wachsen überwiegend in den zentralen Bronchien oder als kugelige Gebilde in der Trachea. Selten treten sie multipel auf. Die Symptomatik ist bestimmt durch ihr endobronchiales Wachstum, sie sollen von den Schwann-Zellen abstammen. Typisch ist die intrazelluläre Granulaeinlagerung. Die operative Entfernung ist zur Diagnosesicherung und Therapie angezeigt.

Chemodektome (Paragangliom)

Chemodektome, ebenso wie in der Funktion von Chemorezeptoren, entstammen den nicht chromaffinen paraganglionären Zellen der Lunge. Vorkommen bei Frauen häufiger als bei Männern. Ihnen wird die mögliche Sekretion von Adrenalin und Noradrenalin zugesprochen. Diskutiert wird eine Bedeutung bei der Entstehung des arteriellen Hypertonus. Röntgenologisch stellen sie meist kleine solitäre oder multiple Rundherde in der Lungenperipherie als Zufallsbefunde dar. Multiple, oft nur 1–2 mm große subpleurale Herde sind beschrieben. Typisch ist ihr Wachstum in Gefäßnähe, insbesondere in der Nähe von Venen. Diskutiert wird eine Funktion bei der Rückresorption interstitieller Flüssigkeit in die Venen zur Verhinderung eines pulmonalen Ödems. Sie sollen auch bei in großen Höhen lebenden Populationen gehäuft vorkommen [5]. Elektronenmikroskopisch sind typische Granula intrazellulär nachweisbar. Schlußendlich ist die Bedeutung dieser Tumoren nicht geklärt; insbesondere die Funktion als Chemorezeptor ist fraglich.

Benignes fibröses Mesotheliom (lokalisiertes Pleurafibrom)

Seltener, oft gut abgegrenzter kugeliger oder gelappter eingekapselter Tumor unterschiedlicher Größe ausgehend von der viszeralen oder mediastinalen Pleura. Er entsteht eigentlich aus dem submesothelialen Bindegewebe, weshalb der Name benignes Mesotheliom als gutartige Variante eigentlich falsch ist. Kein infiltratives Wachstum, im Einzelfall durch die Tumorgröße expansives Wachstum. Einzelne Tumoren von 1500 g wurden beobachtet (Abb. 3). Radiologisch unspezifische Morphologie, wobei das Phänomen des expansiven Wachstums mit Gefäßkompression oder Nervenirritation vorherrscht. Ihr radiologisches bzw. symptomatisches Bild läßt diese Tumoren eher zu den pulmonalen als zu den pleuralen Tumoren rechnen. Kein Zusammenhang mit Asbestexposition. Meist rein fibröse Tumoren, zusätzliche adenoide Strukturen sind fakultativ (biphasischer Typ).

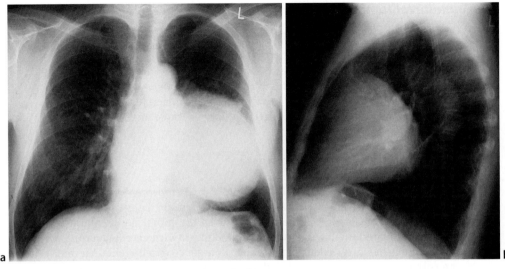

Abb. 3a, b. Pleurafibrom im linken Oberlappen

Sklerosierende Hämangiome

Als solitärer Rundherd in der Lungenperipherie mit gehäuftem Vorkommen bei Frauen zeigen diese auf der Schnittfläche meist angiomatöse Strukturen mit sklerosierten bzw. kalzifizierten Anteilen, selten auch papilläre und solide Strukturen. Das makroskopische Schnittbild ist unterschiedlich. Abhängig vom mengenmäßigen Anteil angiomatöser oder solider Strukturen sieht man gelbliche oder dunkelrote Schnittflächen. Ursprünglich scheint der Tumor von einer metaplastischen alveolären epithelialen Zelle auszugehen [4]. Multiples Vorkommen wird teilweise im Schrifttum als Zeichen von Malignität gedeutet [11, 12].

Neurofibrome (Nervenscheidentumoren)

Sie sind als intrapulmonale Rundherde im Rahmen einer Neurofibromatose von Recklinghausen solitär oder in der Mehrzahl möglich. Die sekundäre Malignisierungstendenz ergibt die Indikation zur operativen Entfernung dieser Tumoren. Die Diagnose wird meist durch die analog vorkommenden sonstigen extrapulmonalen Neurofibrome im Bereich der Hautpartien nahegelegt.

Hämangioperizytome

Hämangioperizytome sind von den Perizyten kleinerer Gefäße ausgehende Tumoren. Die Nähe zur Gefäßwand erklärt die häufige klinische Symptomatik mit Hämoptysen, gelegentlich auch Husten und lokalen thorakalen Schmerzen. Typische radiologische Kriterien gibt es nicht, multiples Vorkommen ist möglich. Eindeutige mikroskopische Kriterien zur Bewertung als benigne Tumoren gibt es nicht. Häufig ist die Malignisierung mit Metastasenbildung in 21 % der Fälle. Durchmesser von mehr als 5 cm; hohe Mitosenrate, Nekrose und Gefäß- oder Bronchialwandinfiltration kennzeichnen das hohe maligne Potential [10]. Einzelne Autoren verneinen sogar das Vorkommen benigner Varianten. Vorrangig ist wegen der möglichen Hämoptysen ein chirurgisches Vorgehen, alternativ eine Strahlenbehandlung.

Mischformen

Der Nachweis mehrerer Gewebsstrukturen aus unterschiedlichen Keimblättern ergibt die Definition als *Teratom*. Im Gegensatz zu ihrem Vorkommen im Mediastinum sind primäre Teratome im Lungenparenchym selten. Unklar ist ihr vorrangiges Vorkommen im linken Oberlappen. Röntgenologisch imponiert der gut abgegrenzte Rundherd, im Einzelfall sind Kalkeinlagerungen oder zentrale Aufhellungen mit Fettanteilen diagnostisch wertvoll. Makro- und mikroskopisch gibt der unterschiedliche Anteil der 3 Keimblätter sowohl das typische Aussehen wie den entscheidenden histologischen Hinweis bei der Resektion der Tumoren.

Tumorartige Läsionen

Die häufigsten benignen Tumoren der Lunge sind die *Hamartome*. Erstbeschreibung erfolgte durch Albrecht 1904 [1]. Statistiken von Operationsmaterial ergeben bei den benignen Tumoren einen Anteil an Hamartomen von etwa 60–70 %.

Der histologische Anteil knorpeliger oder drüsiger Strukturen bei diesen Tumoren erklärt die Variante Chondrohamartom, Hamartom oder Hamartochondrom. Kalkeinlagerungen sind ebenso bekannt [2].

Die meisten Hamartome sind asymptomatisch und evtl. auf früher vorliegenden Röntgenaufnahmen noch nicht zu registrieren und fallen somit automatisch in die differentialdiagnostische Palette der Bronchialkarzinome (Abb. 4). Der kleinere Anteil der Hamartome wächst endobronchial und verursacht das Bild der bronchialen Obstruktion entweder mit Überblähung oder Atelektase des poststenotischen Bereichs. Seltene Fälle mit Hämoptysen sind bekannt. Frauen sind bei diesen Tumoren etwa halb so häufig betroffen wie Männer, bevorzugt sind die mittleren Altersgruppen.

Das Röntgenbild zeigt den meist in der Peripherie gelegenen, gut abgegrenzten homogenen 1 bis maximal 6 cm großen Rundherd. Die Computertomographie ermöglicht gelegentlich die Darstellung von Verkalkungen; die Differenzierung von Fettanteilen ist somit auch möglich. Die makroskopische Struktur dieser Tumoren zeigt sie an der Oberfläche weiß und himbeerartig gelappt, die Schnittfläche bietet opalesierende weißliche Strukturen.

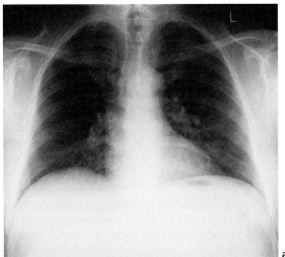
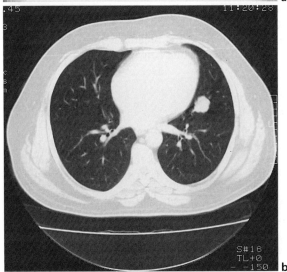

Abb. 4a, b.
Chondrohamartom linke Lunge

Läßt sich durch langjährige Röntgenkontrolle bei diesen Tumoren ein fehlendes oder nur ein geringes Wachstum darstellen und gehört der Patient zu einer Gruppe mit stark erhöhtem Operationsrisiko, ist im Einzelfall ein Zuwarten vertretbar. Der Regelfall ist der unter Karzinomausschluß zu operierende Patient, weil in den meisten Fällen präoperativ keine suffiziente Histologie erhältlich ist. Die gewebesparende lokale operative Entfernung dieser Tumoren mit intraoperativer Schnellschnittuntersuchung ergibt Befund und Therapie. Die intrabronchialen Varianten benötigen ein dem speziellen Fall angepaßtes Vorgehen, wobei auch bronchoplastisch rekonstruktive Verfahren angebracht sind. Laserendoskopische Verfahren genügen nicht dem ausreichend radikalen

Verfahren. Extrem selten sind maligne Varianten der Hamartome berichtet worden [9]. Multiples Auftreten der Hamartome ist gleichsam bekannt [2, 7].

Neben exakt abgrenzbaren, meist monomorphen, einzeln oder multipel auftretenden Tumoren bzw. Veränderungen, die wir als definierte Tumoren besprechen, gibt es eine Gruppe pulmonaler Veränderungen, die sowohl den Charakter eines isolierten soliden Tumors als auch die morphologischen Kennzeichen einer systemischen Erfassung des Lungenparenchyms aufweisen können. Bedingt durch den systemischen Befall der Lunge ist der Verlauf dann im Einzelfall oft ebenso ungünstig wie bei einem malignen Tumor einzustufen. Die isolierte histiozytäre Infiltration der Lunge kann unter dem Bild eines oder zahlreicher Rundherde im Rahmen einer pulmonalen *Histiozytosis X* – oder wegen der zahlreichen Eosinophilen als *eosinophiles Granulom* bezeichnet – auftreten. Die Ätiologie dieser Veränderung ist unklar. Männer sind bevorzugt betroffen. Asymptomatische Zufallsbefunde ebenso wie Husten und Belastungsdyspnoe gehören zum klinischen Bild. Eine periphere Eosinophilie wird regelhaft nicht gefunden. Das variable Röntgen- bzw. CT-Bild zeigt die prinzipielle Spannbreite dieser Veränderungen vom solitären Rundherd bis zur Bulla, mit Honigwabenbildung im Ober- und Mittellappen mit Aussparung der Unterlappenregion. Zentrale Einschmelzungen bei größeren Granulomen sind häufig. Der systemische Befall des Interstitiums der Lunge wird deutlich im CT-Bild und in der zunehmenden Gasaustauschstörung. Der Übergang in die systemische Verlaufsform mit dem Charakter eines malignen Tumorleidens zeigt sich am Befall extrapulmonaler Strukturen bzw. Organe, am Auftreten multipler Pneumothoraces und an der zunehmenden respiratorischen Funktionseinbuße. Kortikoide und Immunsuppressiva werden empfohlen, eine endgültige Aussage zum Verlauf gibt es nicht. Die Radiologie spielt in der Therapie keine Rolle, die Lungentransplantation kann eine therapeutische Möglichkeit darstellen.

Ausschließlich bei jüngeren Frauen bzw. Mädchen tritt ein pulmonales Krankheitsbild in Erscheinung, das durch eine diffuse Vermehrung glatter Muskelfasern im Lungenparenchym auffällt und dadurch seinen Namen *Lymphangioleiomyomatose* erhalten hat. Die muskuläre Ummauerung der bronchialen Strukturen führt zum klinischen Symptom des Hustens und der Obstruktion; die Beteiligung vaskulärer Strukturen erklärt die Hämoptysen, der stenosierende Effekt am Lymphgefäßsystem zeigt sich am häufigen Symptom des Chylothorax. Radiologisch imponiert die retikulonoduläre Zeichnungsvermehrung in Einheit mit multiplen kleinen zystischen Formationen. Die Ätiologie der Erkrankung ist unklar, Therapieversuche mit Progesteron erbringen Remissionen über viele Jahre. Androgene oder Kortikoide waren bisher erfolglos.

Im seltenen Einzelfall gibt es bei der ansonsten systemisch auftretenden, autosomal-dominant vererbten tuberösen Sklerose auch pulmonale isolierte Herde, die morphologisch denen bei der Lymphangioleiomyomatose gleichen. Die Progression der Grunderkrankung erklärt und belastet die Prognose.

Vorwiegend im Kindesalter ohne Geschlechtsdisposition tritt der *inflammatorische Pseudotumor* (Synonym: Plasmazellgranulom oder myofibroblastischer Tumor) auf, ein rundlicher, gut abgekapselter Tumor mit grau-weißer Schnittfläche. Kalkablagerungen sind nicht selten. Radiologisch imponiert meist ein peripherer Rundherd. Eine typische Klinik gibt es nicht, bei großen Tumoren kann eine Obstruktion der Atemwege auftreten. Mikroskopisch typisch sind zahlreiche Spindelzellen, Plasmazellen und Lympho- sowie Histiozyten. Umgebende Nachbarstrukturen können ähnlich einer malignen Tumorinfiltration mitbefallen sein. Die Prognose ist prinzipiell günstig. Therapie der Wahl ist die operative Entfernung.

Lokalisierte *Amyloidablagerungen* im Tracheobronchialbaum oder als knotige Parenchymeinlagerungen in der Lunge können asymptomatische Zufallsbefunde sein, oder sie verursachen als endobronchiale Herde eine Stenosesymptomatik unter dem Bild der Obstruktion. Intrapulmonale Herde führen zur Verschlußsymptomatik der korrespondierenden Lungenareale mit Atelektasen. Die Biopsie erklärt die Diagnose, lokale endobronchiale Maßnahmen wie Laserabtragungen können ausreichend sein, im Einzelfall ist auch eine Parenchymresektion nötig. Mit Ausnahme des multinodulären oder diffusen Amyloidbefalls der Lunge ist die Prognose als gut zu bezeichnen, medikamentöse Therapien sind nicht bekannt.

Zusammenfassung

Gutartige Tumoren der Lunge sind selten, das gilt insbesondere für das Kindesalter. Sie machen beim Erwachsenen etwa 4% aller Lungentumoren aus. Sie können alle einzeln oder multipel vorkommen. Eine verbindliche Aussage zur histologischen Wertung über das Röntgenbild gibt es nicht.

Verwirrend kann auch die Tatsache sein, daß verschiedene benigne Tumoren gleichzeitig oder auch in Kombination mit malignen Tumoren auftreten können. In den meisten Fällen ist wegen der notwendigen histologischen Sicherung zur Abgrenzung von malignen Tumoren die Indikation zur Operation mit gleichzeitiger Therapie als die Maßnahme der Wahl anzusehen [3]. Den parenchymsparenden chirurgischen Eingriffen ist der Vorzug zu geben. Effektive nichtchirurgische Alternativen sind nicht bekannt.

Literatur

1. Albrecht E (1904) Verh Dtsch Pathol Ges 7: 153
2. Bennett LL, Lesar MS, Tellis CJ (1985) Multiple calcified chondrohamartoma of the lung: CT appearance. J Comput Assist Tomogr 9: 180–182
3. Clagett OT, Allen TH, Payne WS, Woolner LB (1964) The surgical treatment of pulmonary neoplasms a 10 year experience. J Thorac Cardiovas Surg 48: 391
4. Dail DH, Hammar SP (1987) Pulmonary pathology. Springer, Berlin Heidelberg New York
5. Heath D, Williams D (1993) Arachnoid nodules in the lung of high altitude indians. Thorax 48: 743
6. Kaiser LR (1995) Benign lung tumors. In: Pearson FG, Hiebert CA, Deslauriers J, MC Kneally MF, Ginsberg RJ, Urschel Jr HC (eds) Thoracic surgery. Churchill Livingstone, New York

7. King TE Jr, Christopher KL, Schwarz MJ (1981) Multiple pulmonary chondromatous hamartomas. Hum Pathol 13: 496–497
8. Noltenius H (1987) Tumor Handbuch, Bd 2, 2. Aufl. Urban & Schwarzenberg, München
9. Poulson JT, Jacobson M, Francis D (1979) Probable malignant transformation of a pulmonary hamartoma. Thorax 34: 557
10. Shin MS, Ho KJ (1979) Primary hemangiopericytoma of lung: radiography and pathology. AJR 133: 1077–1083
11. Sugio K, Yokoyama H, Keneko S et al. (1992) Sclerosing hemangioma of the lung: radiologic and pathological study. Ann Thorac Surg 53: 295
12. Yousem SA (1992) Invited commentary of Sugio et al. Ann Thorac Surg 53: 300

2 Tracheatumoren

2.1 Tracheatumoren und Tumoren der Bifurkation

P. Schneider, J. Schirren, I. Vogt-Moykopf

Krankheitsbild

Primäre Tracheatumoren sind eine Rarität. Das Verhältnis von Tracheatumoren im Vergleich zu Bronchialtumoren liegt im Sektionsgut bei 1:100. Sie stellen nur 2% der Tumoren der oberen Luftwege dar [21]. Auch im eigenen thoraxchirurgischen Patientengut findet sich eine relative Inzidenz von nur 0,6% (2395 operierte Bronchialkarzinome zu 14 resezierten Tracheatumoren von 1987-1996).

Histologisch sind beim Erwachsenen 90% der Tumoren maligne, hingegen sind bei Kindern in den meisten Fällen benigne Tumoren, insbesondere Papillome anzutreffen. Die Tumoren können ihren Ursprung von jeder Schicht der Trachealwand nehmen. Sie umfassen daher ein weites Spektrum unterschiedlicher Tumortypen (Tabelle 1). Die häufigsten Tumoren sind das adenoid-zystische Karzinom, das Plattenepithelkarzinom und das Karzinoid. Karzinoide werden im Gegensatz zu den zwei erstgenannten am häufigsten in der distalen Trachea und in den Hauptbronchien angetroffen [13]. Adenokarzinome sind hingegen in der Trachea viel seltener als in den Bronchien. Von den nichtepithelialen sind die Sarkome die häufigsten Tumoren.

Die Mehrzahl der Tracheatumoren ist in der distalen Trachea und in der Bifurkation lokalisiert (40-50%). 30-35% sind im oberen Drittel und nur 10-15% im mittleren Drittel zu finden [11]. Die Tumorlokalisation in der distalen Trachea stellt besonders hohe Anforderungen an die chirurgische Resektionstechnik mit Rekonstruktionsverfahren der Bifurkation [23].

Häufiger als primäre Tumoren findet man einen *Sekundärbefall* der Trachea durch infiltrierende Tumoren des Larynx, der Schilddrüse, des Ösophagus und der Lunge. Aber auch mediastinale Lymphknotenvergrößerungen im Rahmen metastasierender Tumorleiden (Karzinome der Lunge, des Magens oder der Mamma, maligne Lymphome) können zu erheblichen Tracheakompressionen und lebensbedrohlichen Erstickungszuständen führen. Schleimhautmetastasen in Sinne von Fernmetastasen sind sehr selten und werden insbesondere bei malignem Melanom beobachtet.

Das auf die distale Trachea ausgedehnte *Bronchialkarzinom* im Sinne eines T4-Tumors wird im Kap. 1.14 behandelt.

Tabelle 1. Primärtumoren der Trachea und Bronchien. (Nach [23])

Maligne	Benigne

1. Epitheliale Tumoren
 Plattenepithelkarzinom
   Variante:
     Spindelzelliges Karzinom
 Adenokarzinom
   Azinäres Adenokarzinom
   Papilläres Adenokarzinom
   Bronchioloalveoläres Karzinom
   Solides schleimbildendes Karzinom
 Großzelliges Karzinom
   Varianten:
     Riesenzellkarzinom
     Klarzellkarzinom
 Adenosquamöses Karzinom
 Kleinzelliges Karzinom
   Haferkorntyp
   Intermediärer Zelltyp
   Kombinierter Haferkorntyp
 Karzinoidtumor
   Typisches Karzinoid
   Atypisches Karzinoid
 Bronchialdrüsenkarzinome
   Adenoid-zystisches Karzinom
   Mukoepidermoidtumor
 Sonstige
	Papillom (Papillomatose)
	   Plattenepithelpapillom
	   Übergangsepithelpapillom
	 Adenom
	   Pleomorphes Adenom
	   Monomorphes Adenom
	   Andere

2. Nichtepitheliale Tumoren Chondrosarkom Fibrosarkom Neurofibrosarkom Malignes Schwannom Liposarkom Leiomyosarkom Rhabdomyosarkom Hämangiosarkom Hämangioendotheliom Malignes Hämangioperizytom Lymphangiosarkom Malignes fibröses Histiozytom Benignes fibroses Histiozytom	Chondrom Chondroblastom Fibrom Neurofibrom Neurinom (Schwannom) Lipom Leiomyom Granularzelltumor (Myoblastom) Rhabdomyom Hämangiom Lymphangiom Osteom
3. Andere Tumoren Karzinosarkom Malignes Melanom Malignes Lymphom Malignes Teratom Sonstige	Klarzelltumor (Sugar-Tumor) Paragangliom (Chemodektom) Benignes Teratom
4. Tumorähnliche Läsionen	Hamartom Sklerosierendes Hämangiom Xanthom Amyloidtumor Tracheopathia osteoplastica Intratracheale Struma Pseudosarkom Pseudolymphom Entzündlicher Pseudotumor Sonstige

Klinik

Die Symptome des Tracheatumors sind zunächst auf die Obstruktion der Luftwege, die oft Monate bis Jahre vor der Diagnosestellung beginnt, zurückzuführen [13, 21]. Das erste Symptom ist meist ein trockener Reizhusten, der auch im Verlauf produktiv werden kann. Später können dann Hämoptysen auftreten, gelegentlich können sogar Tumorpartikel abgehustet werden, was dann zu einer vorübergehenden Verbesserung der Symptomatik führt [23]. Die zunehmende Obstruktion führt zu einer Belastungs-, schließlich Ruhedyspnoe, wobei die Charakteristik des Stridors Rückschlüsse auf die Lokalisation des Tumors geben kann: ein inspiratorischer Stridor deutet auf eine extrathorakale, ein exspiratorischer Stridor auf eine intrathorakale Stenose hin. Die Obstruktion entwickelt sich meist sehr langsam, so daß sich die Patienten an die zunehmende Stenose adaptieren und das Krankheitsbild oft als Asthma bronchiale fehlgedeutet wird. Ein Restlumen von ca 20 % (4–5 mm) wird bei langsamer Tumorprogression gut toleriert [2]. Erst ein banaler Infekt oder eine Sekretretention führt zu einer akuten Verschlechterung der Symptomatik mit lebensbedrohlicher Atemnot.

Der schleichende Beginn der Symptomatik, die nichtpathognomischen Symptome und letztendlich die Rarität des Krankheitsbildes führen dazu, daß die ersten Zeichen oft verkannt werden und die Patienten lange Zeit medikamentös behandelt werden. Auch im eigenen Kollektiv betrug die mediane Anamnesedauer entsprechend den Vorgaben der Literatur 18 Monate, wobei im Extremfall ein Patient seit 10 Jahren über Hämoptysen berichtete, ohne daß die Diagnose gestellt wurde. Perelman berichtet in seiner großen Serie von 135 Patienten mit Tracheatumoren über eine mediane Anamnesedauer von 25 Monaten bei benignen Tumoren und 8 Monaten bei malignen [21].

Diagnostik

Radiologie

Die Übersichtsaufnahme der Thoraxorgane in 2 Ebenen führt nur selten zur Diagnosestellung eines Tracheatumors. Meistens wird der Tumor anläßlich einer Bronchoskopie entdeckt. Die weiterführenden radiologischen Untersuchungen sind konventionelle Schichtaufnahmen, die eine hervorragende Bilddokumentation der Längsausdehnung und des Obstruktionsgrades liefert [28], jedoch keine Aussage über die Tiefenausdehnung erlaubt. Daher hat die Computertomographie die konventionellen Schichtaufnahmen verdrängt. Das Computertomogramm ist zur Therapieplanung unerläßlich [16]. Die mediastinale Ausdehnung mit Darstellung einer Ösophaguskompression, Kontakt zu den großen Gefäßen und das Restlumen der Trachea können optimal beurteilt werden. Auch die Längsausdehnung kann durch entsprechende Rekonstruktionsverfahren berechnet und visualisiert werden.

Benigne Läsionen stellen sich meist glatt begrenzt und kugelig dar, oft sind sie gestielt. Verkalkungen sind typisch für benigne Tumoren (z. B. Hamartome, Chondrome); sie sind aber letztendlich kein Ausschlußkriterium für einen malignen Tumor. Im Gegensatz dazu sind maligne Tumoren meist wandständig. Sie gehen mit mit einer unregelmäßig verdickten Tracheawand einher und erreichen oft eine Längsausdehnung von mehreren Zentimetern. Auch ein extraluminales Tumorwachstum oder eine peritracheale Lymphknotenvergrößerung spricht für einen malignen Tumor. Zur Abgrenzung der großen mediastinalen Gefäße wie V. cava superior, Aorta mit ihren supraaortalen Ästen und Pulmonalarterie muß das CT mit einem ausreichenden Kontrastmittelbolus gefahren werden. Das MRT bietet derzeit gegenüber dem CT keine diagnostischen Vorteile und ist besonderen Situationen, wie z. B. Kontrastmittelallergie, vorbehalten.

Der Ösophagusbreischluck sollte bei Schluckbeschwerden eine Kompression bzw. eine Infiltration des Ösophagus ausschließen.

Endoskopie

Die starre Endoskopie der Trachea ist die zentrale Untersuchung zur Diagnosesicherung und Therapieplanung bei Tracheatumoren [25] (Abb. 1 u. 2). Die Ziele der Bronchoskopie sind:
1. makroskopische Beurteilung des Tumors mit Probeentnahme zur pathohistologischen Untersuchung,
2. Festlegung der exakten Lokalisation mit Bezug zur Bifurkation bei distalen Tumoren und zum Larynx bei proximalen Tumoren,
3. Ausmessung der Längsausdehnung des Tumors in Korrelation mit den bildgebenden Verfahren, bei stenosierenden Prozessen wird der Tumor mit dem dünnen Bronchoskop passiert, um den distalen Abschnitt der Trachea zu beurteilen,

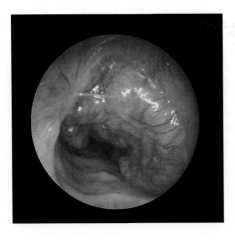

Abb. 1.
Endoskopisches Bild eines adenoidzystischen Karzinoms der Trachea

Abb. 2.
Endoskopisches Bild nach
Trachearesektion

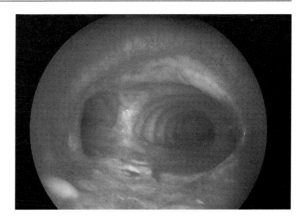

4. Ausmessen des Obstruktionsgrades,
5. Prüfen der Stimmbandfunktion,
6. Bilddokumentation.

Prinzipiell sind diese diagnostischen Schritte mit der flexiblen Bronchoskopie möglich [13], aber die Manipulation des Tumors kann zu einer akuten, lebensbedrohlichen Verlegung der Atemwege führen, z. B. durch Blutung, Dislokation eines gestielten Tumors. Deshalb empfielt es sich, die Untersuchung von einem erfahrenen Team in Narkose und mit der starren Untersuchungstechnik durchzuführen. Die Bedingungen sind damit optimal, nicht nur, um die diagnostische Aussagekraft zu verbessern, sondern auch, um interventionelle Schritte bei Verlegung der Luftwege einzuleiten.

In gleicher Sitzung wird die Ösophagoskopie zum Ausschluß einer Ösophagusbeteiligung, insbesondere einer Schleimhautinfiltration, durchgeführt.

Funktionsuntersuchungen

Die Funktionsuntersuchungen dokumentieren meist die schwere Obstruktion durch Verminderung der FeV1. Extrathorakale Stenosen der oberen Luftwege führen zu einer Verminderung des inspiratorischen Flows. Differenzierte Tests erlauben es zusätzlich, eine eventuelle Erkrankung der kleinen Luftwege zu diagnostizieren. Für weitere Einzelheiten wird auf die Funktionsdiagnostik verwiesen (s. Kap. 1.10).

Therapie

Notfalltherapie

Die akute Dekompensation einer schleichend zunehmenden Stenose der oberen Luftwege anläßlich eines banalen Infektes oder Hämoptysen führt meistens zur Diagnosestellung eines Tracheatumors. Die Notfallbronchoskopie hat bei diesen lebensbedrohlichen Erstickungszuständen nicht nur diagnostischen, sondern auch therapeutischen Charakter [2, 4]. In unseren Krankengut mußte bei 7 von 14 anschließend resezierten Patienten eine notfallmäßige Rekanalisation bzw. Blutstillung erfolgen. Nach der Beseitigung der lebensbedrohlichen Situation und Erholung des Patienten erfogt dann die weitere Diagnostik und die definitive kurative oder palliative Therapie.

Die interventionelle Bronchoskopie mit ihren Möglichkeiten wird in Kap. 1.18 ausführlich besprochen.

Operative Therapie

Die Tracheachirurgie wird seit etwa 2 Jahrtausenden praktiziert. Schon im Altertum wurden Menschen durch die Tracheotomie vor dem Erstickungstod bewahrt. Die Tracheotomie ist somit zu einem der ältesten chirurgischen Eingriffe zu zählen. Im Mittelalter erlebte sie in der Behandlung der Diphtherie einen Aufschwung. Erst in den letzten 3 Jahrzehnten entwickelten sich durch experimentelle und wissenschaftlich geprüfte Studien chirurgische Standards in der Segmentresektion und der Rekonstruktion der Trachea [18].

Zwei Hauptindikationen werden in der modernen Tracheachirurgie unterschieden:
1. Die *neoplastischen* Stenosen der Trachea, die in erster Linie durch Übergreifen eines Bronchialkarzinoms auf die distale Trachea hervorgerufen werden, und die primären malignen und benignen Tumoren der Trachealwand (primäre Tracheatumoren) sowie auch extratracheale Tumoren mit Infiltration der Trachea (sekundäre Tracheatumoren).
2. Die *benignen* Stenosen, meistens erworben im Rahmen einer Langzeitbeatmung oder durch ein Tracheostoma, aber auch angeborene Stenosen bei Kleinkindern.

Die Tracheachirurgie umfaßt nicht nur moderne Operationsverfahren, sondern auch eine differenzierte interventionelle Endoskopie sowohl in der präoperativen Diagnostik und Operationsvorbereitung als auch postoperativ zur Behandlung eventueller Komplikationen und zur Erfolgskontrolle.

Indikation

Die lokale Operabilität entscheidet sich an der Längsausdehnung des Tumors und an der Infiltration von Mediastinalstrukturen. Segmente von maximal 2/3 der Trachea können reseziert und rekonstruiert werden. Eine technische und anästhesiologische Herausforderung sind bifurkationsnahe Tumoren, wo eine Rekonstruktion der Bifurkation erforderlich ist. Infiltration von Ösophagusschleimhaut und Aorta stellen die Resektabilität in Frage.

Bei primären malignen Tracheatumoren ist die Kontinuitätsresektion die einzige potentiell kurative Behandlung [6, 10, 18, 20, 26]. Die alleinigen endoskopischen Maßnahmen sind meist nicht radikal und nur der palliativen Behandlung maligner Tumoren bei lokaler oder allgemeinen Inoperabilität oder benignen Läsionen vorbehalten [21]. Infiltrationen durch Schilddrüsenkarzinome, insbesondere Rezidive nach Radiojodtherapie und perkutaner Radiatio, können einer resezierenden Behandlung zugeführt werden. Grillo et al. [10] berichtet über erfolgreiche Palliation und sogar Heilung.

Technik

Bis zu den 60er Jahren war technisch nur ein Resektionsausmaß von 3 cm möglich. Erst durch die Entwicklung der modernen Mobilisationsverfahren waren ausgedehnte Resektionen, die beim Erwachsenen gut die Hälfte der Trachea betragen, möglich [10]. Durch die Mobilisation des Kehlkopfs [3, 15], des Mediastinums und des Lungenhilus mit Umschneidung des rechten Herzbeutels war eine spannungsarme Anastomose möglich. Bei weitstreckigen distalen Trachearesektionen oder ausgedehnten isolierten Bifurkationsresektionen kann man durch die Durchtrennung des linken Hauptbronchus mit Reimplantation in den Bronchus intermedius einen weiteren Streckengewinn erzielen [1, 5, 12] (Abb. 3, 4 u. 5). Durch die Kombination dieser Verfahren ist in den meisten Fällen eine Kontinuitätsresektion möglich ohne Implantation einer Prothese [17], deren postoperative Verläufe nach wie vor sehr problematisch sind. Die Implantation einer Neville-Prothese, die wir 1985 [27] noch beschrieben haben, können wir derzeit nicht mehr empfehlen. Bis jetzt stehen Kunststoffprothesen mit ausreichend klinischer Erfahrung nicht zu Verfügung. Der Tracheaersatz hiermit und auch die Transplantation von Tracheateilen befinden sich noch im experimentellen Stadium.

Die ausgedehnten Mobilisationsverfahren sind nur über eine breite Freilegung des Mediastinums und der zervikalen Region möglich. Der bevorzugte Zugang ist deshalb die mediane Sternotomie mit kollarer Freilegung [19]. Die Bifurkation läßt sich sehr gut über eine rechtsseitige posterolaterale Thorakotomie darstellen [6, 23]. Dies ist auch über eine linksseitige posterolaterale Thorakotomie möglich, bedeutet aber durch die notwendige Mobilisation des Aortenbogens mit Durchtrennung des Lig. Botalli einen hohen technischen Aufwand. Sollte sich intraoperativ die Situation anders darstellen als präoperativ geplant, muß im Extremfall sogar eine Umlagerung erfolgen, um einen 2. Zugang zu ermöglichen. Während der Anastomosierung setzen wir die High-frequency-

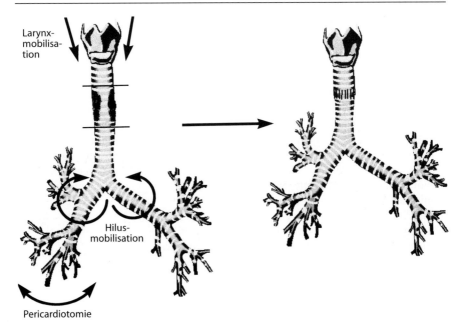

Abb. 3. Segmentresektion der mittleren Trachea mit Mobilisationsverfahren

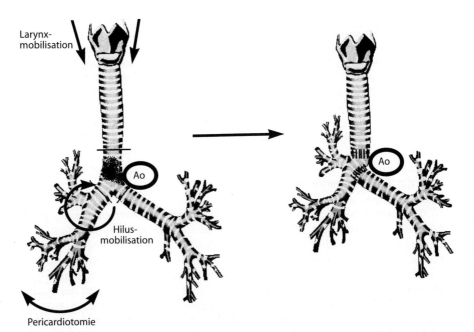

Abb. 4. Ausgedehnte distale Trachearesektion mit Reimplantation des linken Hauptbronchus in den Bronchus intermedius

2.1 Tracheatumoren und Tumoren der Bifurkation

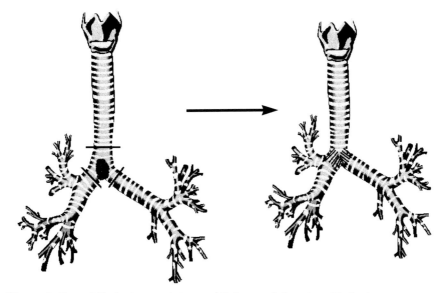

Abb. 5. Isolierte Bifurkationsresektion und Rekonstruktion einer Neokarina transsternal, transperikardial

Jetventilation ein. Der sehr dünne Ventilationskatheter, der in die distale Trachea oder die Hauptbronchien eingeführt wird, erleichtert die Anastomosierung durch seinen geringen Platzbedarf. Gelegentlich kann es aber auch von Vorteil sein, einen dünnen Woodbridge-Tubus zu benutzen. Durch die Blockung wird eine intraoperative Blutaspiration in die kleinen Atemwege verhindert. Dies muß je nach Situation, manchmal sogar wechselweise, entschieden werden.

Der Eingriff sollte nach Möglichkeit makroskopisch und mikroskopisch radikal sein. Aus diesem Grunde ist eine intraoperative Schnellschnittuntersuchung der Absetzungsränder stets erforderlich. Die adenoid-zystischen Karzinome haben jedoch die Eigenschaft, weit über den makroskopisch sichtbaren Tumorrand eine lymphogene Tumorausbreitung zu zeigen, auch wenn im Schnellschnitt die Absetzungsränder tumorfrei erscheinen [19]. Sind die Ränder befallen, steht der Chirurg intraoperativ vor der Problematik, die Resektion zu erweitern mit dem Risiko, die Spannung auf der Anastomose zu stark zu erhöhen, oder eine R1-Situation zu belassen. Mikroskopische Tumorreste scheinen jedoch weder die Wundheilung noch das Langzeitüberleben zu beeinflussen [10, 19]. Da sich die adenoid-zystischen Karzinome sehr langsam entwickeln und sehr strahlenempfindlich sind [19], empfehlen wir in Übereinstimmung mit Grillo und Pearson, eine R1-Situation in Kauf zu nehmen, um die Anastomose nicht durch übermäßige Spannung zu gefährden.

Das adjuvante Behandlungskonzept muß anschließend interdisziplinär festgelegt werden. Ob konventionelle perkutane Bestrahlung, alleinige Afterloadingtherapie oder die Kombination beider Methoden durchgeführt werden soll, wird individuell entschieden. Bei R1-Situation empfehlen wir eine endotracheale Afterloadingtherapie [8].

Die häufigsten postoperativen Probleme sind der Sekretverhalt und die Wundheilungsstörungen an der/den Anastomose(n). Daher empfiehlt es sich, ein standardisiertes postoperatives Nachsorgeprogramm mit dem Ziel, Sekretretentionen zu therapieren, um Pneumonien zu vermeiden und um Wundheilungsstörungen rechtzeitig zu entdecken und zu behandeln. Blindes Absaugen birgt die Gefahr in sich, daß der Absaugkatheter an der Anastomose haften bleibt und damit eine Verletzung der Anastomose oder der Neobifurkation hervorruft. Daher führen wir die Bronchialtoilette nur unter direkter Sicht mit einem flexiblen Bronchoskop durch. Dies setzt entsprechende Erfahrungen des Arztes voraus. Auch sind manchmal therapeutische, endoskopische Maßnahmen wie Abtragungen von Granulationen oder auch vorübergehende Stentimplantationen bei kleinen Dehiszenzen notwendig.

Konservative Therapie

Die Patienten, welche die Kriterien der Operabilität nicht erfüllen, werden konservativen und endoskopisch-interventionellen Therapiemaßnahmen zugeführt. Die perkutane Radiotherapie mit einer Gesamtdosis von 50-70 Gy steht als Alternative zur Operation bei malignem Tumor zur Verfügung. Krankheitsfreies Überleben von 4-11 Jahren bei Plattenepithelkarzinom und adenoidzystischem Karzinom werden erzielt [22], und bei 58 % der Patienten mit lokalisiertem Tumor wird eine lokale Tumorfreiheit bis zu 16 Jahren beobachtet. Allerdings wird in einer anderen Studie [7] bei 24 Patienten mit primärem Tracheatumor und Radiotherapie nur über ein medianes Überleben von 10 Monaten berichtet, wobei bei 5 Patienten schwerwiegende Komplikationen wie ösophagotracheale Fistel und Arrosionsblutung des Truncus brachiocephalicus auftraten. Grillo [10] vergleicht im eigenen Krankengut Patienten mit Resektion und adjuvanter Strahlentherapie und Patienten mit alleiniger Radiotherapie, dabei konnte ein eindeutiger Vorteil bei den operierten Patienten festgestellt werden. Die Radiotherapie ist somit bei nicht resektablen Patienten oder bei allgemeiner Inoperabilität die Therapie der Wahl.

Interventionelle endoskopische Maßnahmen wie Laserabtragung und Stentimplantation haben einen lokal palliativen Chrakter und werden in Kap. 1.18 dargestellt.

Ergebnisse und Prognose

Nur wenige Zentren berichten über eine ausreichende Anzahl von Patienten, um auch statistisch belegte Empfehlungen machen zu können.

Das adenoid-zystische Karzinom hat eine gute Langzeitprognose. Perelmann u. Koroleva [21] berichten über eine Fünfjahresüberlebenswahrscheinlichkeit von 66 % und Zehnjahresüberlebenswahrscheinlichkeit von 56 % bei 56 resezierten Patienten. Grillo u. Mathisen [10] erreichten eine Fünfjahresüberlebenswahrscheinlichkeit von 75 % bei 41 Patienten. Eschapasse [6] erzielte auch bei 5 von 19 Patienten ein krankheitsfreies Überleben von 3–9 Jahren. Ähnlich gute Ergebnisse erzielt Pearson [19] mit krankheitsfreiem Überleben von 20 Jahren. Adenoid-zystische Karzinome haben die Eigenschaft, sehr spät zu rezidivieren. Daher sollte zur Beurteilung der Langzeitergebnisse nicht nur die Fünf- sondern die Zehnjahresüberlebenswahrscheinlichkeit angegeben werden.

Plattenepithelkarzinome haben eine schlechtere Prognose. Perelmann u. Koroleva [21] berichten nur über 15 % Fünfjahresüberlebenswahrscheinlichkeit bei 20 Patienten, und Grillo u. Mathisen [10] schätzen die Fünfjahresüberlebenswahrscheinlichkeit auf 35 %.

Chirurgische Ergebnisse im eigenen Krankengut bei primären Tracheatumoren

In der Thoraxklinik Heidelberg-Rohrbach wurde zwischen 1987 und 1996 bei 14 Patienten eine Trachearesektion wegen eines primären Tracheatumors durchgeführt [24]. Im gleichen Zeitraum wurden insgesamt 247 Resektionen an der Trachea vorgenommen, wobei der Hauptanteil auf das in die distale Trachea infiltrierende Bronchialkarzinom entfällt (n = 138). Der Stenosegrad betrug im Median 50 % (von 0–90 %). Bei 7 Patienten war eine präoperative invasive endoskopische Maßnahme wegen Blutung oder subtotaler Obstruktion erforderlich (7mal Laserabtragung, einmal kombiniert mit Zangenabtragung). Das Resektionsausmaß betrug im Median 55 mm (40–80 mm). Die Rekonstruktion erfolgte durch eine End-zu-End-Anastomose in 5 Fällen, in 7 Fällen war eine Implantation des linken Hauptbronchus in den Bronchus intermedius notwendig (4mal nach Bifurkationsresektion, 3mal nach Tracheasegmentresektion), einmal erfolgte die Rekonstruktion einer Neocarina nach isolierter Bifukationsresektion, und einmal machte das Resektionsausmß von 80 mm die Implantation einer Neville-Bifurkationsprothese erforderlich.

Histologisch handelte es sich in der endgültigen Aufarbeitung in 12 Fällen um einen malignen Tumor (7 adenoid-zystische Karzinome, 2 Plattenepithelkarzinome, 2 mukoepidermoidale Karzinome und 1 Karzinoid) und in 2 Fällen um einen benignen Tumor (1 pleomorphes Adenom und 1 Xanthogranulom).

5 Patienten (4mal R0, einmal R1) zeigten an der/den Anastomosen eine *verzögerte Wundheilung*, die sich 4mal mit endoskopischen Maßnahmen (Stentimplantation, Laserabtragung von Granulationen, Bougierung) erfolgreich behandeln ließen; der andere Patient entwickelte nach isolierter Bifurkationsresektion eine narbige Stenose am rechten Oberlappenostium, weswegen sekundär eine Oberlappenmanschettenresektion erforderlich war. Der Patient lebt rezidiv- und beschwerdefrei 4 Jahre nach der 2. Operation.

Eine *Fistel* an der proximalen Anastomose mit Mediastinitis, Sepsis und Exitus letalis entwickelte sich am 5. postoperativen Tag bei der Patientin mit Prothese und R2-Situation. Dies unterstreicht, daß bei einer zu erwartenden R2-Situation von einer Resektion Abstand genommen werden muß.

Eine relevante *Restenose* ohne Tumorrezidiv wurde bei 3 Patienten konservativ endoskopisch behandelt, bei 3 Patienten wurden Granulationen abgetragen und bei 2 Patienten ein plastisches Tracheostoma angelegt. Insgesamt wurden im postoperativen Verlauf 6 Patienten mit einem Stent versorgt. Ursächlich hierfür waren 2mal ein Lokalrezidiv und 4mal eine Fistel an der Anastomose. Eine postoperative Rekurrensparese wurde beobachtet. 2 Patienten sind während des Klinikaufenthaltes an den Folgen der Operation gestorben.

Eine *postoperative perkutane Radiotherapie* wurde bei 6 Patienten durchgeführt, in 3 Fällen kombiniert mit einer endoluminalen Brachytherapie. Von den 7 Patienten mit adenoid-zystischem Karzinom wurden 3 bestrahlt, 2 starben am 5. und 17. Tag nach der Operation, eine Patientin hatte einen langen postoperativen Verlauf mit Fistel, Stenteinlage, Laserabtragungen. Ein Patient lehnte die Radiotherapie ab.

2 Patienten entwickelten ein *Lokalrezidiv* (ein Patient mit Plattenepithelkarzinom der unteren Trachea, präoperativer Radiatio, R1-Situation, gestorben am Lokalrezidiv ohne Metastasen nach 405 Tagen; ein Patient mit adenoidzystischem Karzinom der Bifurkation, R1- Situation, postoperative Radiotherapie perkutan und endoluminal, gestorben nach 1440 Tagen am Lokalrezidiv mit pulmonalen Metastasen). Eine Patientin mit Plattenepithelkarzinom starb nach 751 Tagen an Knochen- und Hirnmetastasen ohne Lokalrezidiv.

Langzeitergebnisse: Am Tag der letzten Beobachtung sind 9 Patienten am Leben und rezidivfrei [3 adenoid-zystische Karzinome (R0), 2 mukoepidermoidale Karzinome (R0), 1 Karzinoid (R1) und 2 gutartige Tumoren]. Das mediane Überleben der Patienten mit adenoid-zystischem Karzinom (n = 7) betrug 751 Tage (5–2594 Tage). Bei 3 von diesen Patienten wurde ein Langzeitüberleben erreicht: 5,6 Jahre ohne Lokalrezidiv und guter Funktion; 6,9 Jahre ohne Lokalrezidiv und guter Funktion und 7,1 Jahre mit Lungenmetastasen und Lokalrezidiv, welches im 4. Jahr postoperativ aufgetreten ist und durch eine Stentimplantation behandelt wurde. Zusätzlich überlebte ein Patient über 8 Jahre mit einem mukoepidermoidalen Karzinom mit gutem funktionellem Ergebnis.

Behandlung des Sekundärbefalls der Trachea

Bei Schilddrüsenkarzinomen (Abb. 6) mit Infiltration der Trachea droht nach Ausreizung der konservativen Therapie die zunehmende Asphyxie und Hämoptysen. Durch die Resektionsbehandlung der Trachea, evtl. kombiniert mit Larynxresektion, wird eine Palliation und oft ein Langzeitüberleben erreicht. Grillo [11] berichtet über 34 Patienten mit Trachearesektion teilweise mit Larynxbeteiligung bei Schilddrüsenkarzinom, meist papilläre Karzinome. Bei 14 Patienten wurde ein Langzeitüberleben von mehr als 4 Jahren erreicht. Ähn-

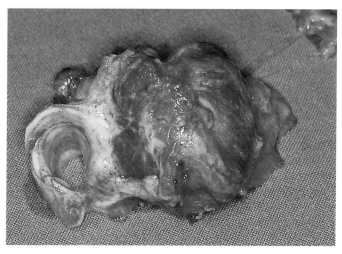

Abb. 6. Trachearesektat bei infiltrierendem papillärem Schilddrüsenkarzinom (totale Strumektomie). Sekundäroperation bei Rezidiv nach Radiotherapie und lokaler Bestrahlung

lich gute Ergebnisse erzielte Ishihara [14] bei 60 Patienten mit einer Fünfjahresüberlebensquote von 78% bei kompletter Resektion, 44% bei inkompletter Resektion. Infiltrationen von Ösophaguskarzinomen in die Trachea stellen meist eine Inoperabilität dar und werden nur in auserwählten Fällen einer erweiterten Resektion zugeführt.

Sekundärbefall durch komprimierende oder einbrechende Lymphknoten bei metastasierendem Leiden (z. B. maligne Lymphome, mediastinale Lymphknotenmetastasen bei Mammakarzinom, Magenkarzinom, Bronchialkarzinom) sind eine Domäne der konservativen Therapie, insbesondere der interventionellen Bronchoskopie.

Zusammenfassung

Die primären Tracheatumoren sind relativ selten, so daß international bis auf wenige Ausnahmen nur geringe Fallzahlen vorliegen. Einigkeit besteht jedoch darin, daß die Resektionsbehandlung die besten Voraussetzungen für eine lokale Tumorkontrolle bei malignen und manchmal auch benignen primären Tracheatumoren ist. Durch ausgedehnte Mobilisationsverfahren können 60–70% der Trachea beim Erwachsenen reseziert werden, dabei sollte möglichst bei der Rekonstruktion auf prothetisches Material verzichtet werden. Eine postoperative Bestrahlung insbesondere bei nicht radikaler Resektion kann die lokale Tumorkontrolle verbessern. Eine hochqualifizierte Endoskopie mit der Möglichkeit des interventionellen Vorgehens sowohl präoperativ als auch postoperativ ist Bestandteil der modernen Tracheachirurgie. Es ist ein Prinzip, solche komplexen Fragestellungen immer intersdisziplinär zu besprechen.

Die sekundären Tracheatumoren, insbesondere die Schilddrüsenkarzinome, können auch nach Ausreizen der konservativen Behandlungsmöglichkeiten einer Resektion zugeführt werden. Die Segmentresektion der Trachea, evtl. mit Erweiterung zum Larynx, erzielt eine gute Palliation bei Blutung und Obstruktion der Luftwege mit guten Langzeitergebnissen. Kompression und Infiltration durch mediastinale Lymphknotenmetastasen werden je nach Tumorhistologie konservativ bzw. interventionell behandelt.

Literatur

1. Barclay RS, McSwan N, Welsh TM (1957) Tracheal reconstruction without the use of grafts. Thorax 12: 177-180
2. Becker HD, Blersch E, Vogt-Moykopf I (1987) Urgent treatment of tracheal obstruction. In: Grillo HC, Eschapasse H (eds) International trends in general thoracic surgery, vol 2: Major challenges. Saunders, Philadelphia, pp 13-18
3. Dedo HH, FishmannNH (1969) Laryngeal release and sleeve resection for tracheal stenosis. Ann Otol Rhinol Laryngol 78: 285-296
4. Dumon JF, Meric B, Guillen F. Soyez (1989) Endoscopic Nd-YAG laser resection in bronchology. In Martini N, Vogt-Moykopf I (eds)Thoracic surgery: Frontiers and uncommon neoplasms. Mosby, St. Louis Baltimore Toronto, pp 37-42
5. Engelmann C (1995) Chirurgisch relevante Tracheallāsionen bei Erwachsenen und ihre Therapie. Z Herz Thorax Gefäßchir 9: 125-137
6. Eschapasse H (1987) Primary tumors of the trachea: Discussion. In: Grillo HC, Eschapasse H (eds) International trends in general thoracic surgery, Vol 2: Major challenges. Saunders, Philadelphia, pp 107-11
7. Fields JN, Rigaud G, Emami BN (1989) Primary tumors of the trachea. Results of radiation therapy. Cancer 63: 2429-2432
8. Fritz P, Schraube P, Becker HD, Löffler E, Wannenmacher W, Pastyr O (1991) A new applicator, positionable to the center of the tracheobrochial lumen for HDR-IR-193 afterloading of tracheobronchial tumors. Int J Radiat Oncol Biol Phys 20: 1061-1066
9. Grillo HC (1988) Die Chirurgie der Trachea und Bronchien. Chirurg 58: 511-520
10. Grillo HC, Mathisen DJ (1990) Primary tracheal tumors: Treatment and results. Ann Thorac Surg 49: 69-77
11. Grillo HC, Suen HC, Mathisen DJ, Wain JC (1992) Resectional treatment of thyroid carcinoma invading the airway. Ann Thorac Surg 54: 3
12. Heberer G, Schildberg FW, Valesky A, Stelter WJ (1980) Trachea-Rekonstruktion bei entzündlichen Stenosen und Tumoren. Chirurg 51: 283-290
13. Houston HE, Spencer Payne W, Harrison EG, Olsen AM (1969) Primary cancers of the trachea. Arch Surg 99: 132-140
14. Ishihara T, Kobayashi K, Kikushi K et al. (1991) Surgical treatment of advanced thyroid carcinoma invading the trachea. J Thorac Cardiovasc Surg 102: 717
15. Montgomery WW (1977) Suprahyoid release for tracheal anastomosis. Arch Otolaryngol 99: 255-260
16. Morency G, Chalaoui J, Samson L, Sylvestr J (1989) Malignant neoplasms of the trachea. J Can Assoc Radiol 40: 198-202
17. Neville WE, Hamouda F, Andersen J, Dwan FM (1972) Replacement oj the intrathoracic trachea and both stem bronchi with a molded silastic prosthesis. J Thorac Cardiovasc Surg 63: 569
18. Pearson FG, Henderson RD, Gross AE, Ginsberg RJ, Stone RM (1968) The reconstruction of circumferential defects with a porous prosthesis - An experimental and clinical study using heavy Marlex mesh. J Thorac Cardiovasc Surg 55: 605-616
19. Pearson FG, Todd TJR, Cooper JD (1984) Experience with primary neoplasms of the trachea and carina. J Thorac Cardiovasc Surg 88: 511-517

20. Pearson FG, Cardoso P, Keshavjee S (1995) Upper airway tumor, primary tumors. In Pearson FG, Deslauriers J, Ginsberg RJ, Hiebert CA, McKneally MF, Urschel HC (eds) Thoracic Surgery. Churchill Livingstone, New York Edinburgh London, pp 285–299
21. Perelman MI, Koroleva NS (1987) Primary tumors of the Trachea. In: Grillo HC, Eschapasse H (eds) International trends in general thoracic surgery, vol 2: Major challenges. Saunders, Philadelphia, 91–106
22. Rostom AY, Morgan RL (1978) Results of treating primary tumors of the trachea by irradiation. Thorax 33: 387–391
23. Schildberg FW, Meyer G (1991) Erkrankungen der Trachea und Hauptbronchien. In: Heberer G, Schildberg FW, Sunder-Plassmann L, Vogt.Moykopf I (eds) Praxis der Chirurgie. Lunge und Mediastinum. Springer, Berlin Heidelberg New York, S 225–395
24. Schneider P, Muley T, Schirren J, Dienemann H, Vogt-Moykopf I (1998) Primary Tumours of the Trachea: Surgical Approach. Gastroenterology International (in press)
25. Sharpe DAC, Moghissi K (1996) Tracheal resection and reconstruction: a review of 82 patients. Eur J Cardiothorac Surg 10: 1040–1046
26. Teschner M (1996) Maligne Trachealtumoren- chirurgische Erfahrung bei 6 Patienten mit primären Malignomen der Trachea. Langenbecks Arch Chir 381: 23–33
27. Toomes H, Mickisch G, Vogt-Moykopf I (1985) Experiences with prosthetic reconstruction of the trachea and bifurcation. Thorax 40: 32–37
28. Weber AL, Grillo HC (1992) Tracheal lesions – assessment by conventional films, computed tomography and magnetic resonance imaging. Israel J Med Sci 28: 233–236

3 Ösophagus

3.1 Beteiligung des Ösophagus beim Bronchialkarzinom

H.D. Becker, I. Vogt-Moykopf

Einleitung

Wie in unserem Beitrag über die Möglichkeiten endoskopischer Therapie (s. 1.18) dargestellt, kann der Ösophagus durch primäre Tumoren oder regionale Lymphknotenmetastasen des zentralen Tracheobronchialbaums mitbetroffen sein, liegt er doch zu mehr als $^2/_3$ seines Verlaufs hier direkt benachbart. So kann er zum einen direkt durch die lokale Tumorausbreitung in Mitleidenschaft gezogen werden, zum anderen Funktionsstörungen aufgrund der engen Verflechtung der nervalen und vaskulären Versorgung erleiden. Häufig gerät er so auch ins Feld therapeutischer Bemühungen. Bei einer internistischen onkologischen Therapie kann er darüber hinaus im Rahmen toxischer Allgemeinsymptome betroffen sein.

Da die Beteiligung des Ösophagus oft für den Patienten nicht nur zu subjektiver Beeinträchtigung führt, sondern auch entscheidenden Einfluß auf die primäre Prognose hat bzw. durch lebensbedrohliche Komplikationen, z.B. Unmöglichkeit der Nahrungsaufnahme oder als Ausgangsherd für eine Pilzsepsis, den Erfolg einer Therapie erheblich beeinträchtigen kann, erscheint es berechtigt, diesem Problem ein eigenes Kapitel zu widmen.

Beteiligung durch den Primärtumor und seine lokalen Metastasen

Diagnostik

Seit Jahren unverändert kommen die meisten Patienten mit Bronchialkarzinomen mit bereits fortgeschrittenen Tumorstadien zur primären Diagnose. Dies bestätigen die Daten einer prospektiven TNM-Feldstudie, die seit 1984 an unserer Klinik durchgeführt wird. Lediglich etwa 30 % der Tumoren befinden sich zu diesem Zeitpunkt noch in einem potentiell kurativ operablen Stadium. Bei 35 % hat der Tumor bereits zentrale Strukturen des Mediastinums erfaßt, zu denen auch die Speiseröhre gehört (T4-Kategorie) und muß als inoperabel angesehen werden. Bei 10 % der Patienten liegt ein Tumorbefall der paraösophagealen Lymphknoten vor (N3-Kategorie).

In den meisten Fällen wird der Befund nicht anhand einer klinischen Symptomatik erhoben, sondern die Diagnose im Rahmen der Staginguntersuchungen gesichert. Die Beurteilung der mediastinalen Tumorausbreitung bei beginnender Infiltration der zentralen Strukturen mit konventionellen radiologischen bildgebenden Verfahren ist problematisch. Lediglich bei 39 % der operierten Patienten ließ sich der Verdacht bestätigen. Falsch-positive (22 %) wie -negative (15 %) Befunde sind ähnlich häufig. Der Befall paraösophagealer Lymphknoten wird hingegen mit hoher Treffsicherheit erkannt (86 %).

Eine Rarität stellt nach unseren Beobachtungen der isolierte Schleimhautbefall des Ösophagus als zunächst einzige Manifestation eines kleinzelligen primären Bronchialkarzinoms dar, bei dem der Primärtumor erst Monate nach Beginn einer systemischen Polychemotherapie in der Lunge in Erscheinung trat (Abb. 1).

Für das weitere Vorgehen ist entscheidend, ob tatsächlich eine Infiltration der Speiseröhre über die Adventitia hinaus vorliegt, da ein kurativer Eingriff dann ausscheidet. Im Gegensatz zu operativen Eingriffen beim Ösophaguskarzinom mit teilweiser Trachearesektion führen wir solche kombinierten Operationen wegen der schlechten Prognose und der hohen perioperativen Komplikationsrate nicht durch. Hier kann die kombinierte Endoskopie des Tracheobronchialbaums und des Ösophagus zur differenzierten Diagnostik beitragen.

Ist der Ösophagus lediglich komprimiert, dann findet sich die Schleimhaut spiegelnd glatt. Die Blutgefäße können durch die Verdrängung entleert sein, was der Schleimhaut ein blasses Aussehen verleiht. Gelegentlich ist jedoch auch der Abfluß aus den oberen Ösophagusabschnitten nach kaudal durch die Raumforderung behindert. Dann kommt es zu einer Ektasie der submukösen Gefäße, und es können sich sog. Downhillvarizen bilden.

Eine beginnende Infiltration der muskulären oder der submukösen Wandschichten läßt sich aus einer mangelnden Verschieblichkeit der Mukosa gegenüber diesen Strukturen bei der Biopsie vermuten. Weitgehende Sicherheit gibt der zusätzliche Einsatz der Endosonographie durch die hohe Auflösung in der

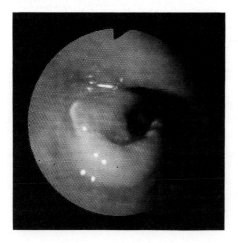

Abb. 1.
Als primäres Ösophaguskarzinom imponierendes kleinzelliges Karzinom

Diagnostik der Wandstrukturen. Hierbei, wie auch im Falle der makroskopisch sichtbaren Schleimhautbeteiligung, ist die Biopsie zur Sicherung entscheidend.

Meistens wird bereits eine Kompression zu klinischen Symptomen führen, die von uncharakteristischen Schluckstörungen durch Beeinträchtigung des Bewegungsablaufs bis zur manifesten Dysphagie durch weitgehende Okklusion mit Kachexie reichen können. Für diese funktionellen Störungen ist die radiologische Untersuchung mit Kontrastmitteln Vorgehen der Wahl, bevor therapeutische Maßnahmen ergriffen werden. Hiermit läßt sich auch die unangenehmste Komplikation, die tumorbedingte Fistelbildung zwischen Ösophagus und Tracheobronchialbaum, am ehesten erkennen und lokalisieren (Abb. 2).

Bis auf die letztere sind alle beschriebenen Komplikationen durch Behandlung des Tumors in einem interdisziplinären Konzept anzugehen, wobei sich das Vorgehen nach dem Schweregrad der Folgen, d.h. nach der Dringlichkeit, richten muß. Besteht lediglich eine geringe Symptomatik und ist der Tumor operabel, so wird man bis zum operativen Eingriff zuwarten können. Dasselbe trifft für die konventionellen Therapieverfahren zu. Bei hochgradigen Stenosen oder Fisteln wird man allerdings zunächst die Komplikation beheben müssen, bevor eine (ggf. kombinierte) Chemo- oder Radiotherapie eingeleitet werden kann.

Hier bietet die Endoskopie eine Reihe von Verfahren an, die von der Erweiterung bis zur Überbrückung mit Fistelverschluß reichen.

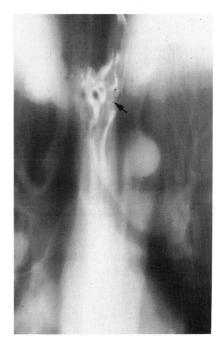

Abb. 2.
Breite Fistelverbindung (*Pfeil*) des Ösophagus mit einem zerfallenden Bronchialkarzinom im rechten Lungenoberlappen (Filterschichtaufnahme nach Kontrastmittelgabe)

Palliative Therapie

In den seltensten Fällen wird man – im Gegensatz zum primären Ösophaguskarzinom – Gelegenheit haben, eine Stenose durch Tumoreinbruch mit dem Neodym-YAG-Laser abzutragen. In den meisten Fällen von Beteiligungen des Ösophagus durch ein Bronchialkarzinom überwiegt die Stenose durch Kompression, bevor ein intraluminaler Tumoreinbruch zum Tragen kommt.

Eine endoluminale Radiotherapie (Afterloadingtechnik), wie sie bei der Therapie des primären Ösophaguskarzinoms heute zum festen therapeutischen Repertoire gehört, wird beim sekundären Tumorbefall bei den in der Regel großen Tumorvolumina wegen der geringen Eindringtiefe nicht durchgeführt.

Zur Dehnung von Kompressionsstenosen stehen seit Jahren eine Reihe von Dilatationssystemen zur Verfügung. Die verschiedenen Metallbougies nach Souttar und Eder-Puestow haben an ihrer Spitze einen vergleichsweise weiten Winkel, so daß sie bei der Passage der Stenose zu starken Schleimhautzerreißung führen können. Heute haben sich zur schonenden Dilatation weitgehend die Bougies nach Savary-Gilliard durchgesetzt. Es handelt sich um Weichplastikbougies mit ausgezogener, konisch zulaufender Spitze. Mit Polyäthylenballonkathetern haben wir bei der Behandlung maligner Stenosen noch keine ausreichenden Erfahrungen.

Alle Bougietypen müssen zur Vermeidung einer Wandperforation über einen zuvor unter radiologischer Kontrolle eingelegten Führungsdraht eingeführt werden. Auch hier ist heute das Modell nach Gilliard vorzuziehen, dessen Spitze durch eine spezielle Drahtwicklung flexibler und deshalb weniger perforationsträchtig ist.

Wenn nach primärer Dilatation der Tumor unter Therapie nicht oder nur langsam in Remission geht, wird der Bougierungseffekt nur von begrenzter Dauer sein. Dann kann durch Einlage von Endoprothesen das zunächst dilatierte Lumen offen gehalten werden. Auch hierfür gibt es unterschiedliche Modelle, die sich hauptsächlich durch Modifikationen der Fixation im Lumen unterscheiden. Die Tubi werden endoskopisch oder über spezielle Einführungsgeräte nach vorangegangener Dilatation eingelegt.

Zwei Situationen erfordern besondere Berücksichtigung:
1. Bei hochsitzenden Stenosen kurz unterhalb des Kehlkopfs wird die Erweiterung der Prothesen am Eingang, die zur Erleichterung der Nahrungspassage und zur Verhinderung der Dislokation nach kaudal dient, nicht toleriert. Hierfür gibt es Prothesen mit kurzem weichem Trichter und flachem Öffnungswinkel.
2. Ösophagotracheale oder -bronchiale Fisteln lassen sich durch die üblichen Tubi nicht genügend abdichten. Alle Versuche einer Dichtung durch Auftrag von Fibrinklebern oder anderen Gewebeklebern haben bei malignen Fisteln versagt. Für diese Situation gibt es mit Schaumstoff armierte Tubi, die sich nach Einlage im Lumen entfalten lassen und das Leck abdichten (Abb. 3–5).

Abb. 3.
Breite Fistelverbindung zu einer großen Nekrosehöhle im rechten Lungenoberlappen. *Links* am Bildrand ist das wahre Ösophaguslumen zu erkennen

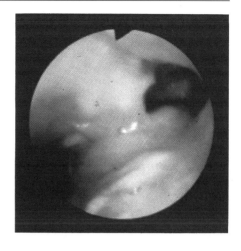

Abb. 4.
Endoprothese mit Schaumstoffarmierung zur Fisteldeckung (Fa. Wilson-Cook)

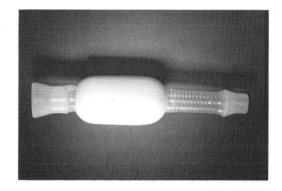

Abb. 5.
Das Kontrastmittel passiert ungehindert durch den Tubus, während die Fistel durch den luftgefüllten Schaumstoff abgedeckt wird (*Pfeile*)

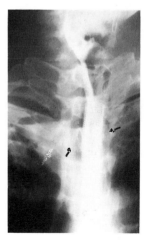

Komplikationen

Durch die neuen Einlagetechniken ist die Perforationsgefahr wesentlich geringer geworden. Ein Problem ist die Einengung der zentralen Atemwege durch die iatrogene Volumenzunahme der mediastinalen Raumforderung, die in einigen Fällen zur sofortigen Extraktion zwingen kann. Nach Entwicklung praktikabler tracheobronchialer Stents kann man versuchen, diese Komplikation heute durch Doppelimplantation im Ösophagus und Tracheobronchialbaum zu beheben (Abb. 6).

Bei langem Liegen können die Tubi durch Tumorwachstum verlegt werden und dann trotz Rekanalisierungsmaßnahmen mit Hochfrequenzdiathermie oder Laserabtragung (cave Brandgefahr!) nicht mehr zu rekanalisieren sein. Außerdem kann das Material korrodieren und der Tubus auseinanderbrechen oder sich infolge der Tumorreduktion durch die Therapie lockern und dislozieren.

Wir haben die komplikationslose spontane Passage solcher Tubi per vias naturales erlebt. Da bei Dislokation nach oral jedoch die Verlegung der Atemwege, bei Wanderung durch den unteren Gastrointestinaltrakt Obstruktion und Perforation drohen, müssen Endoprothesen nach Erkennen der Dislokation zur Vermeidung von weiteren Komplikationen entfernt werden.

Dies gelingt auf endoskopischem Wege nicht immer komplikationslos: So mußten wir die transösophageale Extraktion eines oralwärts dislozierten Tubusfragments einmal operativ durch Gastrotomie beenden. Die beiden Tubusteile waren noch durch den Draht aneinander fixiert, der sich zwar endo-

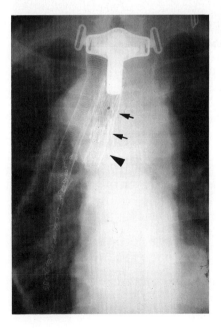

Abb. 6.
Tumorrezidiv nach Ösophagusresektion und Magenhochzug. Das Rezidiv an der Anastomose ist durch einen Tubus überbrückt. In die Trachea sind 3 Stents [2 Gianturco-Stents (*Doppelpfeil*) und 1 Strecker-Stent (*Pfeil*)] zum Lumenerhalt eingelegt

Abb. 7.
Disloziertes Tubusfragment im Magen nach Tubusdesintegration. Die Fragmente sind noch über den Verstärkungsdraht verbunden (*Pfeile*)

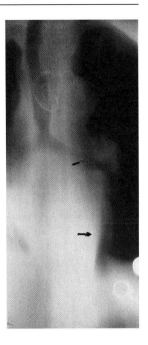

skopisch mit der Schere durchtrennen ließ. Das distale Fragment konnte jedoch danach wegen starker Verformung nicht über die Speiseröhre entfernt werden (Abb. 7). In einem anderen Fall war ein durch Tumorrezidiv wiederholt verschlossener Tubus nach Monaten so fest eingewachsen, daß beim Wechsel der Ösophagus in Höhe des durch die Radiotherapie nekrotischen Tumors abriß und darauf eine palliative Bypassoperation mit Mediastinaldrainage erforderlich wurde.

In aller Regel ist die palliative endoskopische Intubation von Ösophagusstenosen allerdings in der Hand des Erfahrenen eine nicht sehr komplikationsreiche Maßnahme, mit der Patienten, die unter quälenden Komplikationen in fortgeschrittenen Tumorstadien leiden, rasche Erleichterung und meist auch noch ein vergleichsweise leichteres Leben unter ambulanten Bedingungen ermöglicht werden kann. Palliative operative Maßnahmen zur Desobliteration durch Endoprotheseneinlage oder Anlage eines enteralen Bypasses gehören heute zu den absoluten Raritäten.

Sekundärer Tumorbefall

Wenn die Speiseröhre im Verlauf der Tumorerkrankung durch ein lokales Tumorrezidiv oder eine fortschreitende lokoregionale Metastasierung in Mitleidenschaft gezogen wird, unterscheiden sich die Symptomatik und die Behandlungsmöglichkeiten nicht vom primären Befall. Allerdings ist die Prognose dann wesentlich ungünstiger, so daß der rein palliative Effekt der Therapie noch mehr im Vordergrund steht und die am wenigsten belastende Maßnahme gewählt werden sollte.

Therapiefolgen

Operation

Störung der Motorik

Die Innervation durch den N. vagus ist für einen geordneten Ablauf der Ösophagusperistaltik unabdingbar. Das Vagusgeflecht am Lungenhilus steht mit dem Geflecht des Ösophagus über feine Äste in Verbindung. Bei der Präparation am Hilus und am Mediastinum kommt es insbesondere bei der Pneumonektomie zur Zerstörung von Teilen dieses Geflechts.

Bei ausgedehnten Resektionen können weiterhin die segmental angeordneten Arterienästchen für die Versorgung des Ösophagus im hinteren Mediastinum unmittelbar verletzt werden. Die Minderdurchblutung der Vasa nervorum und des Ösophagus selbst hat ebenfalls Auswirkungen auf die Motilität.

Zusätzlich führt wohl auch die zunehmende narbige Fibrosierung nach Eingriffen am Mediastinum zu lokalen Ischämien der Speiseröhre sowie des Plexus myentericus.

Dies erklärt den pathologischen Bewegungsablauf der Ösophagusperistaltik bei fast allen Patienten nach Pneumonektomie, bei denen es insbesondere im mittleren und unteren Ösophagusdrittel zu einem verminderten Druckaufbau kommt. Interessanterweise nehmen diese Störungen des Funktionsablaufs – wohl durch zunehmende Fibrosierung des Mediastinums – mit den Jahren zu und sind jenseits des 6. Jahres nach Pneumonektomie am ausgeprägtesten.

Verlagerung

Durch das fehlende Widerlager am Mediastinum kann es in der frühen Phase nach ösophagusnahen Tumorresektionen zur Verlagerung im Sinne eines „kinking" kommen. Wenn allerdings keine zusätzliche Stenosierung durch eine narbige Raffung hinzutritt, wird hierdurch die Passage in aller Regel nicht beeinträchtigt.

Komplikationen können entstehen, wenn bei einer radikalen Resektion der muskuläre äußere Mantel teilweise mitgenommen werden muß. Fehlt dann das mediastinale Widerlager ebenfalls, so kann sich ein großes Divertikel ausbilden, das dann seinerseits durch Füllung mit Speiseresten und zunehmende Ausdehnung zur Passagebehinderung führt (Abb. 8).

Abb. 8.
Großes Ösophagusvertikel nach Pneumonektomie mit radikaler Lymphknotendissektion des Mediastinums

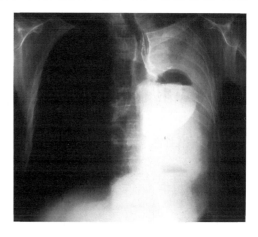

Retrahiert sich der distale Ösophagus durch allmähliche narbige Schrumpfung des Mediastinums weiter in den Thoraxraum, dann zieht er die Kardia nach sich, und es entsteht eine fixierte axiale Hiatushernie. Die hierdurch hervorgerufene stumme Aspiration gehört zu den gefürchteten Spätkomplikationen nach thoraxchirurgischen Eingriffen.

Fistelbildung

Eine akzidentelle iatrogene Läsion der Speiseröhre wird der Operateur immer sofort feststellen und beheben.

Eine Rarität ist die ösophagopleurale Fistel lange nach Pneumonektomie: In der Pneumonektomiehöhle kann es auch nach Jahren noch durch hämatogene Infektion oder Eindringen von Erregern über Lymphspalten zu Infekten kommen. Meist entleeren sich die daraus entstehenden Spätempyeme unter dem zunehmenden Druck über eine Bronchusfistel oder als Empyema necessitatis durch die Brustwand nach außen. Stellt der Ösophagus den Locus minoris resistentiae dar, dann kann sich das Empyem auch einmal über eine ösophagopleurale Fistel entleeren. Dies ist eine äußerst unangenehme Spätkomplikation, die nur durch aufwendige thoraxchirurgische Maßnahmen zu beheben ist (Abb. 9 und 10).

Radiotherapie

Die akute Schädigung der Speiseröhre unter der Bestrahlungsbehandlung der Mediastinalorgane gehört zu den obligaten Nebenwirkungen dieser Therapie, wenngleich durch Strahlenart und Feldtechnik sowie supportive Maßnahmen heute die Belästigung für den Patienten meist erträglich bleibt. Auf die radiogene Ösophagitis kann sich jedoch gelegentlich infolge gestörter lokaler Abwehr

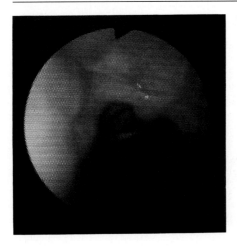

Abb. 9.
Fistelöffnung in einer Nische an der lateroventralen Wand des Ösophagus, aus der sich das Empyem in den Ösophagus entleert

eine Soormykose aufpfropfen, die dann einer gezielten Diagnostik und spezifischen Therapie bedarf.

Gefürchtet und dann meist auch nicht mehr behandelbar ist die Entwicklung einer ösophagotracheobronchialen Fistel, wenn der Tumor beide Organe erfaßt und die Wände weitgehend durchsetzt hat. Bei fehlenden Alternativen wird man das Risiko einer konventionellen Strahlenbehandlung in diesen Fällen

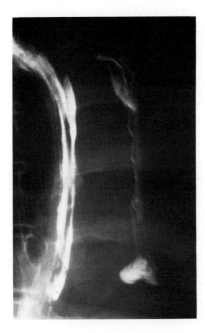

Abb. 10.
Über die Fistel tritt Kontrastmittel in die Pneumonektomiehöhle über

noch eingehen, da in aller Regel hierbei die Tumorregression einem Ersatz durch Narbengewebe noch Zeit läßt. Eine endoluminale Brachyradiotherapie in Afterloadingtechnik verbietet sich in diesem Fall wegen der hohen lokalen Strahlendosis und der rasch eintretenden Tumornekrose.

Natürlich können Narbenbildungen nach ausgedehnter Radiotherapie der Mediastinalorgane dieselben Folgen nach sich ziehen wie Vernarbungen nach chirurgischen Eingriffen. Wenn die Wand des Ösophagus durch den Tumor infiltriert war, können in diesem Bereich umschriebene membranöse Stenosen oder längere Strikturen entstehen. Diese Folgen lassen sich in der Regel durch die oben erläuterten endoskopischen Maßnahmen gut beheben.

Chemotherapie

Im Vergleich zu den lokalen Therapiemaßnahmen ist unter der Chemotherapie der Ösophagus durch systemische Nebenwirkungen betroffen. Durch eine Suppression der systemischen und lokalen Infektabwehr kommt es häufiger zur Besiedelung mit Pilzen oder – seltener – bakteriellen Krankheitserregern. Die resultierende Ösophagitis wird bei den oft bettlägerigen Patienten durch eine Refluxösophagitis noch aggraviert. Wird keine intensive lokale Therapie eingeleitet, so kann es von dieser Eintrittspforte zu septischen Komplikationen mit u. U. tödlichem Ausgang kommen (Abb. 11).

Narbenstenosen des Ösophagus nach einer systemischen Therapie gehören hingegen zu den Raritäten.

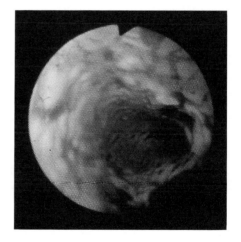

Abb. 11.
Ausgedehnte Soorbeläge der Speiseröhre nach Polychemotherapie

Zusammenfassung

Wegen seiner zentralen Lage in unmittelbarer Nachbarschaft zu den zentralen Atemwegen gehört die Beteiligung des Ösophagus beim Bronchialkarzinom zu den häufigeren Komplikationen und bedeutet in aller Regel Inoperabilität. Die hierdurch verursachten Symptome können den betroffenen Patienten in seiner Lebensqualität erheblich beeinträchtigen und zwingen zu palliativen therapeutischen Maßnahmen. Durch verbesserte Techniken können diese heute meistens mit vergleichsweise geringem Risiko endoskopisch vorgenommen werden. Die Folgen lokaler und systemischer Nebenwirkungen am Ösophagus bei der Behandlung des Bronchialkarzinoms sollten immer bedacht und wenn möglich wegen der Schwierigkeiten ihrer Behandlung durch entsprechende Vorkehrungen vermieden werden.

Literatur

Becker HD, Kayser K, Schulz V, Tuengerthal S, Vollhaber H-H (1990) Atlas der Bronchoskopie. Technik-Diagnose-Differentialdiagnose-Therapie. Schattauer, Stuttgart

Bülzebruck H, Probst G, Vogt-Moykopf I (1989) Validierung des TNM-Systems für das Bronchialkarzinom – Güte der klinischen Klassifikation, Wertigkeit diagnostischer Verfahren und prognostische Relevanz. Z Herz Thorax Gefäßchir 3: 195–208

Dancygier H, Classen M (1986) How can we diagnose the depth of cancer invasion in the esophagus? Endoscopy 18: 19–21

Duranceau A, Jamieson GG (1987) Recent advances in esophageal manometry. In: DeMeester TR, Matthews HR (eds) Benign esophageal disease. Mosby, St Louis (International trends in general thoracic surgery, vol 3, pp 42–54)

Kawahara H, Fujita H (1988) Combined radical resection of adjacent organs involved by esophageal carcinoma. In: Delarue NC, Wilkins EW, Wong J (eds) Esophageal cancer. Mosby, St Louis (International trends in general thoracic surgery vol 4, pp 262–270)

Manegold BC (1984) Endoskopische Bougierung und Tubusapplikation bei stenosierenden Prozessen am Ösophagus. In: Bueß G, Unz F, Pichlmaier H (Hrsg) Endoskopische Techniken. DAV, Köln, S 63–77

Siegel JH (1986) Esophageal dilatation after surgical resection. Endoscopy 18 [Suppl 3]: 40–43

Tio TL, Tytgat GN (1986) Atlas of transintestinal ultrasonography. Smith Kline + French, Rijswik, Neth

Tytgat GNJ, den Hartog Jager FCA, Bartelsmann JEWM (1986) Endoscopic prosthesis for advanced esophageal cancer. Endoscopy [Suppl 3]: 32–39

Vogt-Moykopf I, Zeidler D (1969) Funktionsstörungen der Speiseröhre nach Lungenresektion. Thoraxchir Vaskuläre Chir 17 (6): 517–522

4 Primäre und sekundäre Pleuratumoren

4.1 Pathologische Anatomie der primären und sekundären Pleuratumoren

M. Brockmann, K.-M. Müller

Die Häufigkeit der primären bösartigen Pleuratumoren, also der malignen Mesotheliome, hat zwar in den letzten Jahren, bedingt durch die erhöhte Inzidenz der asbestinduzierten Tumoren, deutlich zugenommen, dennoch sind Pleuratumoren im Vergleich zu den primären und sekundären Lungentumoren nach wie vor vergleichsweise selten. Auch wenn in den letzten Jahren – insbesondere vor dem Hintergrund versicherungsmedizinischer Fragestellungen – die Erarbeitung diagnostischer Kriterien für die Pleuratumoren Gegenstand intensiver Forschungsbemühungen war, kann die Differentialdiagnose der Pleuratumoren nicht nur aus klinischer, sondern auch aus pathologisch-anatomischer Sicht erhebliche Schwierigkeiten bereiten (Brockmann 1992). Die primären Pleuratumoren zeigen nämlich, entsprechend der Histogenese der serösen Häute, ein ungewöhnlich wechselhaftes histologisches Bild. Gleichartige Befunde können sich auch bei sekundären Neoplasien und reaktiven Prozessen ergeben.

Die wohl erste Beschreibung eines primären Pleuratumors stammt von Joseph Lieutaud aus dem Jahre 1767. Als Beginn der wissenschaftlichen Auseinandersetzung mit dem Mesotheliom wird gewöhnlich jedoch erst die Arbeit von Wagner (1870) angeführt. Nach weiteren, vorwiegend kasuistischen Mitteilungen geht die erste bedeutende Übersichtsarbeit zu diesem Tumorleiden auf Robertson (1924) zurück. Dabei setzt er sich auch mit der bis heute umstrittenen Histogenese dieses aufgrund seines variantenreichen histologischen Bildes ungewöhnlichen Tumors auseinander. Die noch heute gültige Klassifikation der Pleuratumoren mit der Abgrenzung des benignen lokalisierten und des malignen diffusen Mesothelioms stammt von Klemperer u. Rabin (1931), ferner die Untergliederung in einen epithelialen, einen biphasischen und einen fibrösen Subtyp (Tabelle 1). Dennoch wurde die Existenz eines Mesothelioms als eigene

Tabelle 1. Histologische Klassifikation der Pleuratumoren. (Nach Weiss 1994)

	ICD-O-DA
Benigne Pleuratumoren	D 19.0
Solitärer fibröser Pleuratumor	M 8810/0
Maligne Pleuratumoren	C 45.0
Diffuses Mesotheliom	M 9050/3
Epithelial	M 9052/3
Sarkomatös	M 9051/3
Biphasisch	M 9053/3
Maligner solitärer fibröser Pleuratumor	M 8810/3

Tumorentität bis in die 60er Jahre dieses Jahrhunderts angezweifelt (Willis 1960).

Zwar erschienen erste Artikel über das Auftreten von malignen Mesotheliomen nach einer stattgehabten Asbestexposition bereits vor 1950 (Wedler 1943), aber erst nach der bahnbrechenden Arbeit von Wagner et al. (1960) erlangte die Bedeutung des Asbests im Hinblick auf die Ätiologie des Mesothelioms breitere Beachtung. Seither wird in verschiedenen Ländern eine kontinuierliche Zunahme der Mesotheliominzidenz beobachtet (Connelly et al. 1987). Es ist dabei davon auszugehen, daß diese Tumoren auch deshalb häufiger diagnostiziert werden, weil sie im Gegensatz zu früher nicht nur Experten bekannt sind. Von einigen Autoren wird sogar vermutet, daß sie zu häufig diagnostiziert werden, weil „im Zweifelsfalle jeder Tumor nach einer stattgehabten Asbestexposition als Mesotheliom angesehen wird" (Hartmann 1989). Vor diesem Hintergrund gewinnt heute im täglichen Untersuchungsgut des Pathologen die differentialdiagnostische Abgrenzung primärer Pleuratumoren von den wesentlich häufigeren sekundär-metastatischen bösartigen Pleuraerkrankungen zunehmend an Bedeutung.

Benigne Pleuratumoren

Der solitäre fibröse Pleuratumor, u. a. auch benignes lokales Pleurafibrom, submesotheliales Fibrom, benignes Pleuramesotheliom, lokalisiertes fibröses Mesotheliom, lokalisierter solitärer, monophasischer Spindelzelltumor genannt (Jones et al. 1987), ist ein vergleichsweise sehr seltener Tumor. Er tritt bei beiden Geschlechtern etwa gleich häufig und in jedem Lebensalter auf, der Altersgipfel liegt um das 50. Lebensjahr. Ein gehäuftes Auftreten nach einer stattgehabten Asbestexposition wird nicht beobachtet (Briselli u. Mark 1986).

Makroskopie

Etwa 80 % der Tumoren gehen von der viszeralen und 20 % von der parietalen Pleura aus (Briselli et al. 1981). Ihre Größe schwankt zwischen 2,0 cm und 30 cm. Es handelt sich gewöhnlich um gestielte, rundliche Tumoren, bei großen Tumoren kann es zu Verwachsungen mit den angrenzenden Pleuraflächen kommen, so daß der Ausgangspunkt nur schwer bestimmt werden kann. Die Tumoren zeigen eine gehöckerte Oberfläche, teils mit prominenten Blutgefäßen. Die Schnittfläche ist fest, grau-weißlich und kann neben vereinzelten Blutungen und Nekrosen auch zystische Degenerationen und kleinherdige Verkalkungen zeigen. Das Lungengewebe wird bei großen Tumoren stark komprimiert, die Grenze bleibt jedoch scharf (Abb. 1 a).

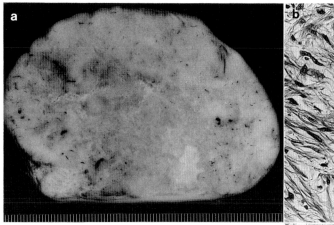
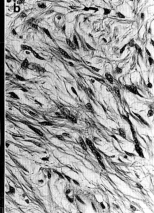
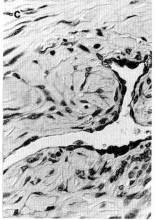

Abb. 1 a–c.
Solitärer fibröser Pleuratumor (sog. benignes Mesotheliom). **a** Schnittfläche mit kleinherdigen Blutungen und Nekrosen (59 Jahre alter Mann, Operationspräparat); **b** Mikrofotogramm eines solitären fibrösen Pleuratumors mit lockerem kollagenen Bindegewebe und diskreter Kernpolymorphie (69 Jahre alte Frau, Hämatoxylin-Eosin = HE, Vergrößerung 400:1); **c** Mikrofotogramm eines sog. biphasischen benignen Pleuratumors mit verzweigtem Spaltraum und auskleidenden antikeratinpositiven Zellen (51 Jahre alter Mann, Antikeratinreaktion, Vergrößerung 400:1)

Histologie

Der fibröse gutartige Pleuratumor besteht feingeweblich aus spindeligen bis ovalen, fibroblastischen oder fibrozytischen Zellen, die in sich durchflechtenden, wirbelartigen Zügen und Strängen angeordnet sind (Abb. 1 b). Der Gehalt an kollagenen Faserstrukturen schwankt, auch innerhalb desselben Tumors. Der Zellgehalt ist meist gering bis mäßig, es können jedoch auch ausgesprochen zellreiche Abschnitte vorkommen mit deutlicher Kernpolymorphie und bis zu 15 Mitosen/„high power field" (HPF). Die Tumoren sind auch feingeweblich gut umgrenzt, an der Basis zum Lungengewebe hin können jedoch – wie bei intrapulmonalen benignen Weichteiltumoren – präexistente Alveolarräume mit auskleidenden aktivierten Pneumozyten in den Tumor eingeschlossen werden. Bei größeren Tumoren werden zystische Degenerationen, vereinzelt auch Nekrosen beobachtet.

Gelegentlich umschließen die fibrösen Tumoren unregelmäßige Spanträume, ähnlich einem Fibroadenom. Die Spalträume entsprechen Einfaltungen der Serosaoberfläche, die entsprechend von Anti-Keratin-positiven Mesothelien ausgekleidet werden (Abb. 1 c). Derartige Befunde werden von einzelnen Autoren als eigene Tumorentität gefaßt, nämlich als biphasischer Typ des benignen Pleuramesothelioms (Foster u. Ackerman 1960)

Differentialdiagnose und Prognose

Die benignen fibrösen Pleuratumoren sind langsam über Jahre bzw. Jahrzehnte wachsende Tumoren. Eine maligne Entartung ist selten, nach chirurgischer Resektion können jedoch Rezidive auftreten, gewöhnlich nach mehr als 5 Jahren (Enzinger u. Weiss 1983).

Histologisch ergeben sich, insbesondere in kleinen Gewebsproben und bei fehlenden klinischen Angaben zum typischen makroskopischen Bild, Probleme bei der Abgrenzung von reaktiven Pleuraläsionen, dem malignen fibrösen Pleuramesotheliom und zu sekundären Neoplasien der Pleura, bei zellreichen Tumoren insbesondere zu Hämangioperizytomen.

Bei der Differentialdiagnose haben sich immunhistochemische Untersuchungen als hilfreich erwiesen. Während reaktive Pleuraläsionen und fibröse maligne Pleuramesotheliome regelmäßig Keratine exprimieren, zeigen die spindeligen Tumorzellen des benignen fibrösen Pleuratumors keine positive immunhistochemische Reaktion mit Antikörpern gegen Keratin (Brockmann et al. 1989 a; Brockmann 1992). Dahingegen reagieren sie im Gegensatz zu den erstgenannten Läsionen zu einem hohen Anteil mit Antikörpern gegen das CD 34, einem Antigen, das vorwiegend von hämatologischen Zellen und Blutgefäßen exprimiert wird (Renshaw et al. 1994).

Histogenese

Die Histogenese des fibrösen Pleuratumors war lange umstritten. Dies erklärt auch die oben ausgeführte Vielfalt an Synonyma. Inzwischen muß aufgrund immunhistochemischer und ultrastruktureller Untersuchungen als gesichert angesehen werden, daß der Tumor nicht von der Serosa, sondern vom submesothelialen Bindegewebe seinen Ausgang nimmt (Bürrig u. Kastendieck 1984; Doucet et al. 1986; Battifora u. McCaughey 1995).

Maligne primäre Pleuratumoren

Das maligne diffuse Mesotheliom ist der wichtigste bösartige primäre Pleuratumor. Vergleicht man die verschiedenen Primärlokalisationen dieses Tumortyps, so nimmt die Pleura den ersten Platz ein, gefolgt vom Peritoneum. Demgegenüber sind die Mesotheliome des Perikards und der Tunica vaginalis testis sehr selten. Die Angaben über den relativen Anteil der Pleuramesotheliome variieren zwar in verschiedenen Studien erheblich, überwiegend wird er jedoch mit etwa 85 % geschätzt (Churg 1988).

Das maligne Pleuramesotheliom wird von einzelnen Autoren als Signaltumor einer stattgehabten Asbestexposition angesehen (Woitowitz 1987). Die Angaben über den Anteil der Mesotheliome, die in einem Zusammenhang mit einer stattgehabten beruflichen Asbestexposition stehen, variieren zwischen weniger als 20 % (Neuberger et al. 1982) und über 90 % (Müller et al. 1994). Dabei ist das zugrunde liegende untersuchte Kollektiv zu berücksichtigen.

Je nach dem Anteil der Mesotheliompatienten mit und ohne Asbestexposition variieren die Angaben zum Altersgipfel und zum Geschlechtsverhältnis. So wird für Patienten mit „asbestunabhängigen" Mesotheliomen ein ausgewogenes Verhältnis der Geschlechter und ein Altersgipfel um das 40. Lebensjahr angenommen, gleichfalls für Patienten mit einer häuslichen oder umgebungsbedingten Asbestexposition in der Kindheit. Eine nicht unerhebliche Rolle spielen diesbezüglich die natürlichen Asbestvorkommen, z.B. in der Türkei, in der asbesthaltige Böden landwirtschaftlich bearbeitet oder zum Hausbau eingesetzt werden (Fischer et al. 1996).

Demgegenüber findet sich in Kollektiven mit hohem Anteil an Mesotheliompatienten mit einer zurückliegenden beruflichen Asbestexposition ein starkes Überwiegen des männlichen Geschlechts, entsprechend der Tatsache, daß, zumindest in den westlichen Industrieregionen, in sog. Staubberufen vorwiegend Männer tätig sind (McDonald u. McDonald 1986). Demgegenüber läßt sich im Dresdener Raum ein vergleichsweise hoher Frauenanteil unter den Mesotheliompatienten belegen, entsprechend der Beschäftigungsstruktur der Dresdener Asbestindustrie, in der vergleichsweise viele Frauen beschäftigt waren (Katschinski u. Müller 1994).

Für Mesotheliompatienten mit einer zurückliegenden beruflichen Asbestexposition liegt der Altersgipfel im eigenen Untersuchungsgut um das 60. Lebensjahr, also etwa 10 Jahre früher als vergleichsweise für das Bronchialkarzinom. Die Latenzzeit zwischen dem Beginn der Asbestexposition und den ersten klinischen Symptomen beträgt im Mittel etwa 33 Jahre.

Bei Kindern sind maligne Mesotheliome ausgesprochen selten. Bisher liegen erst wenige Berichte, vorwiegend als kasuistische Einzelmitteilung, vor (Lin-Chu et al. 1989).

Makroskopie

Das maligne diffuse Pleuramesotheliom soll seinen Ausgang bevorzugt von der parietalen Pleura nehmen (Boutin 1989). In klinischen Frühstadien wächst es in Form multipler, kleiner Knötchen, die in fortgeschrittenen Stadien zu einer wenige Millimeter bis mehrere Zentimeter dicken Tumorplatte konfluieren. Diese ummauert die Lunge zirkulär und setzt sich entlang der Interlobärspalten fort. Makroskopisch sind Mesotheliome lange Zeit durch eine scharfe Grenze zum Lungengewebe charakterisiert. Im Bereich ehemaliger Punktions- oder

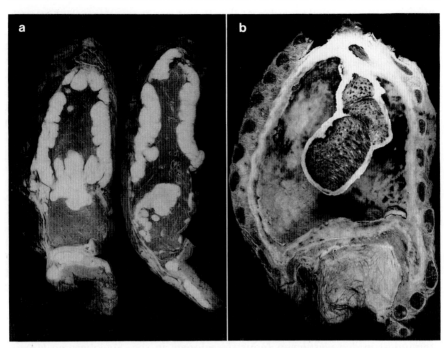

Abb. 2a, b. Makroskopische Wachstumsmuster bei malignem diffusem Pleuramesotheliom und Pleurakarzinose. **a** 2 Lungenscheiben eines diffusen, mantelförmigen und knotigen Pleuramesothelioms. Kontinuierliche Tumorpropagation entlang der interlobären Pleura pulmonalis (43 Jahre alter Mann, Operationspräparat). **b** Massive pseudomesotheliomatöse Pleurakarzinose eines wenig differenzierten, gering schleimbildenden, peripheren pulmonalen Adenokarzinoms. Massive Kompressionsatelektase der Restlunge bei extremem, schleimigem, chronischem Pleuraerguß (62 Jahre alter Mann, Obduktionspräparat)

Operationswunden neigen die Mesotheliome jedoch zu einer Penetration durch die Thoraxwand. Reste ehemaliger Ergußhöhlen können in die Tumormassen eingeschlossen sein (Abb. 2 a). Die Tumorkonsistenz ist überwiegend sehr fest, die Schnittfläche grau-weiß, gelegentlich fadenziehend.

Bei der Bewertung des Tumorstadiums (Tabelle 2) ist zu berücksichtigen, daß auch in klinischen Frühstadien ein bereits fortgeschrittenes Tumorwachstum vorliegt. So entspricht das Tumorvolumen eines 1 mm dicken Mesothelioms aufgrund der großen Pleurafläche demjenigen eines solide gewachsenen Tumors von etwa 7 cm Durchmesser. Zudem liegt trotz der makroskopisch scharfen Grenze zum Lungengewebe hin im Operationsgut bereits in mehr als der Hälfte der Fälle histologisch ein Lungeneinbruch vor.

Obwohl das klinische Bild des malignen Mesothelioms in den seltensten Fällen durch Metastasen geprägt wird, lassen sich autoptisch häufig Metastasen nachweisen. Neben lymphogenen Metastasen, v. a. im Mediastinum, finden sich auch hämatogene Metastasen. Neben der Leber sind auch die Nebennieren, die

Tabelle 2. Stadieneinteilung der malignen Pleuratumoren. (Nach Spiessl et al. 1992)

T	**Primärtumor**
TX	Primärtumor kann nicht beurteilt werden
T0	Kein Anhalt für Primärtumor
T1	Tumor begrenzt auf ipsilaterale parietale und/oder viszerale Pleura
T2	Tumor infiltriert eine der folgenden Strukturen: ipsilaterale Lunge, endothorakale Faszie, Zwerchfell, Perikard
T3	Tumor infiltriert eine der folgenden Strukturen: ipsilaterale Brustwandmuskulatur, Rippen, mediastinale Organe oder Gewebe
T4	Tumor breitet sich direkt in eine der folgenden Strukturen aus: kontralaterale Pleura, kontralaterale Lunge, Peritoneum, intraabdominale Organe, Gewebe des Halses
N	**Regionäre Lymphknoten**
NX	Regionäre Lymphknoten könne nicht beurteilt werden
N0	Keine regionären Lymphknotenmetastasen
N1	Metastasen in ipsilateralen peribronchialen Lymphknoten und/oder in ipsilateralen Hiluslymphknoten (einschließlich einer direkten Ausbreitung des Primärtumors)
N2	Metastasen in ipsilateralen mediastinalen und/oder subkarinalen Lymphknoten
N3	Metastasen in kontralateralen mediastinalen, kontralateralen Hilus-, ipsi- oder kontralateralen Skalenus- oder supraklavikulären Lymphknoten
M	**Fernmetastasen**
MX	Das Vorliegen von Fernmetastasen kann nicht beurteilt werden
M0	Keine Fernmetastasen
M1	Fernmetastasen

Nieren und die Knochen nicht selten betroffen. Darüber hinaus läßt sich häufig auch ein Tumorbefall der serösen Häute der anderen Körperhöhlen, insbesondere der kontralateralen Pleurahöhle, belegen (Brockmann 1992).

Histologie

Das histologische Bild der malignen diffusen Pleuramesotheliome ist durch ein breites Spektrum verschiedener Wachstumsformen charakterisiert. Neben epithelialen und sarkomatösen Tumoren werden Mesotheliome mit variablem Anteil beider Komponenten unterschieden. Die Angaben über die relative Häufigkeit der verschiedenen Subtypen schwanken erheblich. Der Anteil biphasischer Mesotheliome steigt mit zunehmender Größe der untersuchten Tumorfläche, da bei dem starken Wechsel der histologischen Wachstumsmuster die Wahrscheinlichkeit steigt, in epithelialen Tumoren auch sarkomatöse Anteile nachzuweisen und umgekehrt sowie ferner mit zunehmendem Tumorstadium. Daher müssen wahrscheinlich alle Mesotheliome letztlich als biphasisch angesehen werden (Brockmann et al. 1990 b).

Innerhalb der drei histologischen Subtypen finden sich wiederum verschiedene Wachstumsformen, die sich gewöhnlich sogar bei ein und demselben Tumor nachweisen lassen (Abb. 3). Der epitheliale Subtyp zeigt ein teils tubu-

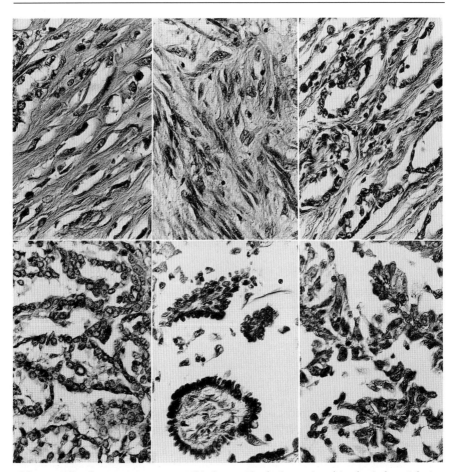

Abb. 3. Mikrofotogramme aus verschiedenen Abschnitten *eines* histologischen Schnittpräparates mit heterogen differenzierten Anteilen eines biphasischen malignen Pleuramesothelioms (72 Jahre alter Mann, HE, Vergrößerung 400:1)

läres, tubulopapilläres oder mikrozystisches Wachstumsmuster, ferner werden Gruppen von Epithelien in einem myxoiden Stroma oder ein solides oder trabekuläres Wachstum beobachtet. Der sarkomatöse Subtyp ist durch eine variable Faserproduktion charakterisiert, daneben lassen sich Hyalinisierungsareale belegen. Daneben kommen selten auch kleinherdige Areale mit muskulärer, knorpeliger oder knöcherner Differenzierung vor (Übersichten s. Corson 1987; Battifora u. McCaughey 1995).

Differentialdiagnose

Das makroskopische Bild der malignen diffusen Pleuramesotheliome ist grundsätzlich charakteristisch. Andere bösartige Primärtumoren können aber bei pleuraler Ausbreitung das Mesotheliom im Sinne eines pseudomesotheliomatösen Wachstums imitieren (Abb. 2 b). Aufgrund des variantenreichen histologischen Bildes mit verschiedenen Wachstumsmustern auch innerhalb desselben, nur 2 cm im Durchmesser großen Schnittpräparates ergeben sich eine ganze Reihe von möglichen Differentialdiagnosen (Abb. 3). Dieser Aspekt muß besonders bei der Bewertung von nur wenige Millimeter im Durchmesser großen Biopsieproben berücksichtigt werden. Im Einzelfall kann die Abgrenzung maligner Pleuramesotheliome von sekundären Pleurakarzinosen, bevorzugt bei primär peripher lokalisierten pulmonalen Adenokarzinomen, und von Pleurasarkomatosen erhebliche Schwierigkeiten bereiten und gelegentlich sogar unmöglich sein (Abb. 4). Auch reaktive Serosaläsionen können gelegentlich ein Mesotheliom vortäuschen (Brockmann et al. 1990 a).

Histochemische und immunhistochemische Untersuchungsverfahren haben sich als hilfreich bei der differentialdiagnostischen Abgrenzung primärer und sekundärer Pleuratumoren erwiesen (Wirth et al. 1991; Brockmann 1992; Battifora und McCaughey 1995; Tabelle 3). Dennoch bleibt, besonders bei kleinen Gewebsproben und oft fehlenden klinischen Angaben, die endgültige histologi-

Tabelle 3. Ergebnisse histochemischer und immunhistochemischer Untersuchungen bei der Differentialdiagnose der Pleuratumoren (0 keine Reaktion, + gelegentlich positive Reaktion, ++ vorwiegend positive Reaktion, +++ regelmäßig positive Reaktion

Methode	Malignes Mesotheliom		Reaktive Pleuraläsion	Sekundäre Pleuratumoren	
	epithelialer Anteil	sarkomatöser Anteil		Adenokarzinome	Sarkome
Histochemische Reaktionen:					
PAS-Reaktion					
– ohne Diastasevorbehandlung	++	0	+	++	0
– mit Diastasevorbehandlung	0	0	0	++	0
Nachweis hyaluronsäurehaltiger Vakuolen	++	0	0	0	0
Immunhistochemische Reaktionen:					
– Anti-Keratin-Reaktion	+++	++	++	++	+
– Anti-Vimentin-Reaktion	++	+++	+++	+	+++
– Anti-CEA	0	0	0	++	0
– HEA 125	+	0	0	+++	0
– Leu M1 (CD15)	+	0	0	+++	0
– BMA 120	++	0	+	+	0
– Calretinin	+++	+	+	+	0

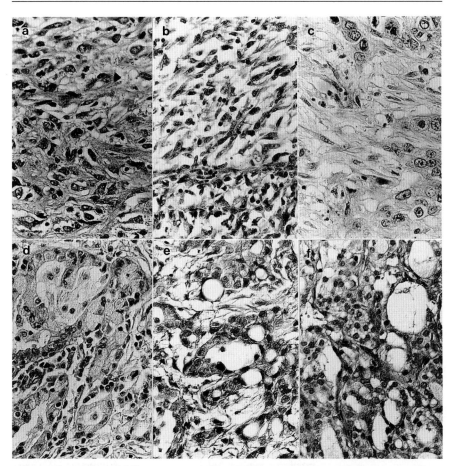

Abb. 4 a–f. Differentialdiagnose von malignen diffusen Pleuramesotheliomen zu sekundären Pleurakarzinosen (HE, Vergrößerung 400:1). **a** Pleurasarkomatose eines Osteosarkoms ohne Osteoidproduktion (20 Jahre alte Frau). **b** Sarkomatöses Pleuramesotheliom mit nur geringer Kernpolymorphie (56 Jahre alter Mann). **c** Pleurakarzinose eines wenig differenzierten Plattenepithelkarzinoms mit starker Aktivierung der Serosaellen (76 Jahre alter Mann). **d** Pleurakarzinose eines tubulären Adenokarzinoms der Lunge (45 Jahre alter Mann). **e** Epitheliales Mesotheliom mit tubulären Formationen und Pseudosiegelringzellen (55 Jahre alter Mann). **f** Pleurakarzinose eines follikulären Schilddrüsenkarzinoms (66 Jahre alter Mann)

sche Einordnung eines Tumors nicht selten problematisch. Dies hat in verschiedenen Ländern zur Gründung von zentralen Mesotheliomregistern als Referenzzentren geführt. International übereinstimmend kann dort die Diagnose bei den unter der Fragestellung „Mesotheliom" eingesandten Tumoren lediglich in etwa 2/3 der Fälle bestätigt werden (McCaughey et al. 1980; Müller et al. 1994).

Aufgrund der Problematik bei der Diagnosesicherung hat das Europäische Mesotheliom-Panel ein Wertungsschema vorgeschlagen, in dem die jeweilige

"Sicherheit" bei der Diagnosestellung zum Tragen kommt (Jones et al. 1985). Folgende 5 Gruppen der Zuordnung werden unterschieden:
- Mesotheliom A. Sicheres Mesotheliom. Kein Zweifel an der histologischen Diagnose.
- Mesotheliom B. Wahrscheinliches Mesotheliom. Die Zurückhaltung kann ihre Begründung in der mangelnden Gewebsgröße, der schlechten Qualität oder der mangelnden Differenzierung finden, oder das Fehlen gewisser histologischer Details kann zu leichten Zweifeln Anlaß geben.
- Mesotheliom C. Mögliches Mesotheliom. Die Diagnose kann nicht abgelehnt werden, aber es fehlen ausreichende Hinweise für eine positive Diagnose.
- Mesotheliom D. Wahrscheinlich kein Mesotheliom. Die Diagnose ist zwar unwahrscheinlich, kann jedoch nicht absolut von der Hand gewiesen werden.
- Mesotheliom E. Sicher kein Mesotheliom. Die konkrete Diagnose eines anderen Tumors sollte angegeben werden.

Prognose

Das maligne diffuse Pleuramesotheliom ist ein vergleichsweise langsam wachsender Tumor. Zum Zeitpunkt des Auftretens der ersten Symptome bzw. der Diagnosestellung liegt jedoch regelmäßig ein weit vorgeschrittenes Tumorleiden vor. Die Zeitspanne seit Beginn des bösartigen Wachstums dürfte im Mittel mehr als 30 Jahre betragen. Auch sog Frühmesotheliome müssen als Endstadien der Tumorentwicklung angesehen werden mit vergleichsweise hohem Tumorvolumen. Zudem liegt offenbar nicht selten auch eine simultane Tumorentstehung auf der Gegenseite vor. Dies erklärt, warum die mittlere Überlebenszeit nach Diagnosestellung bei den Mesotheliomen trotz des langsamen Tumorwachstums im Mittel lediglich 9 Monate beträgt (Achatzy et al. 1989).

Histogenese

Die Histogenese der malignen Mesotheliome war lange Zeit wie die der benignen Pleuratumoren umstritten. Eine Reihe von Autoren war der Auffassung, daß sich die Mesotheliome – wie der Name impliziert – vom Mesothel ableiten (McCaughey 1958). Diese Hypothese basierte im wesentlichen auf den Arbeiten von Maximow (1927) sowie Stout u. Murray (1942), die aufgrund ihrer Untersuchungen von der Pluripotenz des Mesothels überzeugt waren. Dem stand die Auffassung gegenüber, daß die Subserosazellen Ursprungszellen der Mesotheliome sind (Hammar u. Bolen 1988). Diese Theorie stützte sich außer auf tierexperimentelle Befunde (Raftery 1973; Davis 1974) v. a. auf ultrastrukturelle (Bolen et al. 1986) und immunhistochemische Untersuchungen an reaktiven Serosaläsionen. Inzwischen muß jedoch als gesichert angesehen werden, daß sich die Mesotheliome von einer pluripotenten Serosazelle ableiten, die sich sowohl in eine epitheliale (Mesothel) als auch in eine mesenchymale (Subserosazelle) Richtung zu differenzieren vermag. Dies erklärt dann auch, warum die sich aus der Ursprungszelle ableitende Neoplasie, also das maligne Mesotheliom, sowohl eine epitheliale als auch eine mesenchymale (sarkomatöse) Differenzierung zeigen kann (Brockmann 1992).

Versicherungsmedizinische Aspekte

Das maligne diffuse Pleuramesotheliom ist in der sog. Normalbevölkerung ein vergleichsweise seltener Tumor, die Inzidenz wird mit 1:1 Mio. angegeben (Craighead 1987). In Abhängigkeit von der Zeitdauer und der Intensität einer Asbestexposition sowie von der Asbestart findet sich ein deutlicher Anstieg der Mesotheliominzidenz (Rosenstock u. Hudson 1987). Die sich verdichtenden Hinweise über einen Kausalzusammenhang zwischen einer vermehrten (beruflich bedingten) Asbestexposition und dem gehäuften Auftreten von malignen Mesotheliomen haben mit Wirkung vom 01.01.1977 zur Aufnahme des „durch Asbest verursachten Mesothelioms des Rippenfells und des Bauchfells" unter der Listennummer 4105 in die Berufskrankheitenverordnung (BKVO) geführt, seit dem 01.01.1993 erweitert durch das „durch Asbest verursachte Mesotheliom des Perikards".

Seit der Aufnahme der durch Asbest verursachten Mesotheliome in die Berufskrankheitenverordnung ist ein kontinuierlicher Anstieg der unter dieser Ziffer angezeigten und entschädigten Fälle zu verzeichnen. Waren es im Jahre 1977 erst 9 und 1978 20 Versicherungsfälle, bei denen das Vorliegen einer Berufskrankheit (BK) nach Ziffer 4105 neu anerkannt wurde (Butz 1987), so sind es im Jahre 1995 498 gewesen. Eine gleichartige Entwicklung läßt sich auch anhand der Daten des Deutschen Mesotheliomregisters, Bochum, belegen (Abb. 5). Wegen

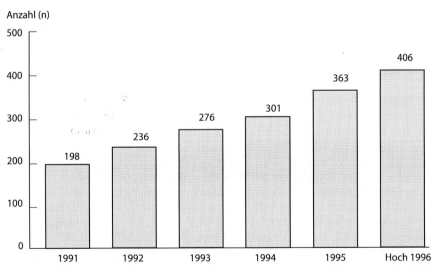

Abb. 5. Absolute Häufigkeiten der im Deutschen Mesotheliomregister, Bochum, gesicherten Mesotheliome (A und B) in den Jahren 1991–1996, die Häufigkeit für das Jahr 1996 hochgerechnet

der starken Zunahme des Asbestverbrauchs in der BRD in den 50er bis Ende der 70er Jahre und der langen Latenzzeit von bis zu 50 Jahren zwischen dem Beginn der Asbestexposition und der Tumormanifestation muß mindestens bis zum Jahr 2010 mit einer weiteren Zunahme der Erkrankungen gerechnet werden (Zintel 1992).

Den im Jahr 1995 anerkannten 498 Fällen mit einer BK nach Ziffer 4105 stehen für den gleichen Zeitraum 668 Anzeigen über den Verdacht auf das Vorliegen der BK gegenüber. Die große Diskrepanz zwischen den pro Jahr angezeigten und entschädigten Fällen hat mehrere Gründe. Wichtigste Ursache ist sicher die schwierige Differentialdiagnose zwischen den Mesotheliomen und den sekundären Pleuratumoren bzw. den reaktiven Pleuraveränderungen. Demgegenüber ist nach den Erfahrungen des *Deutschen Mesotheliomregisters* bei Sicherung eines malignen Pleuramesothelioms der Nachweis einer stattgehabten Asbestexposition als Voraussetzung zur Anerkennung einer BK nach Ziffer 4105 meistens unproblematisch. Zur Objektivierung einer stattgehabten Asbestexposition dient die Durchführung staubanalytischer Untersuchungen mit Quantifizierung der Asbestfasern bzw. -körper (Asbestfasern mit umgebender, vom Organismus gebildeter, eisenhaltiger Proteinhülle) im Lungengewebe. Dabei zeigen sich in Abhängigkeit von der Berufsanamnese deutliche Unterschiede (Brockmann et al. 1989 b).

Im Bochumer Mesotheliomregister ließen sich bei den malignen Pleuramesotheliomen anhand des Ergebnisses der Lungenstaubanalyse in gut 90 % der Fälle Anhaltspunkte für eine vermehrte, meist beruflich bedingte Asbestexposition gewinnen (Müller et al. 1994). Dies darf jedoch nicht zu der Schlußfolgerung führen, im Zweifel sei jedes Mesotheliom asbestinduziert. So fand sich in Österreich, wo eine „Totalerhebung" der malignen Pleuramesotheliome gelang, unter 120 gesicherten Fällen in weniger als 20 % eine berufliche Asbestexposition (Neuberger et al. 1982). Bei den Zahlen des Deutschen Mesotheliomregisters ist zu berücksichtigen, daß bei Staubexponierten eine größere Wahrscheinlichkeit einer Obduktion und zentralen Registrierung gegeben ist.

Seltene primäre bösartige Pleuratumoren

Der sehr seltene maligne solitäre fibröse Tumor der Pleura wurde früher auch als malignes lokalisiertes fibröses Mesotheliom bezeichnet und damit dem diffusen gegenübergestellt. Nach derzeitigem Kenntnisstand handelt es sich dabei aber nicht um ein Mesotheliom, also um eine von den pluripotenten Serosazellen ausgehende Neoplasie, sondern um einen Tumor, der seinen Ursprung von der Pleurahauptschicht nimmt und damit das maligne Pendant zu dem benignen solitären fibrösen Tumor darstellt.

Makroskopisch unterscheidet sich der maligne vom benignen solitären fibrösen Tumor der Pleura durch seine meist breitbasige Wuchsform sowie durch infiltrierendes und destruierendes Wachstum mit nur unvollständiger Kapsel (Müller 1983), und auch histologisch finden sich bei prinzipiell ähnlichem Aussehen Zeichen der Malignität wie Zell- und Kernpolymorphie, hohe mitotische Aktivität und Nekrosen. Der Tumor wird auch als Riesenfibrosarkom der Pleura bezeichnet.

Sekundäre Pleuratumoren

Wesentlich häufiger als primäre Pleuratumoren sind sekundäre metastatische Neubildungen im Bereich der Pleura. Der Anteil der malignen Mesotheliome an den bösartigen Pleuratumoren wird auf etwa 5 % geschätzt (Chretien et al. 1985). Manche Schätzungen gehen sogar von 30.000 Pleurakarzinosen bzw. -sarkomatosen pro Jahr aus (Huzly 1989).

Die reichhaltige Entwicklung pleuraler Lymph- und Blutgefäße (Äste des nutritiven Kreislaufs) erklärt die frühzeitige Mitbeteiligung der Pleura bei primären bösartigen Lungentumoren. So konnte in einer Studie in 15 von 38 Fällen (= 39,5 %) eines Bronchialkarzinoms, das nach histologischen Kriterien als pT1 einzustufen war, der zytologische Nachweis von Tumorzellen in einer perioperativen pleuralen Spülflüssigkeit geführt werden (Buhr et al. 1990).

Unter den Primärtumoren, die zu einer sekundären Beteiligung der Pleura führen, steht neben den primären Lungentumoren beim Mann bei der Frau das Mammakarzinom an führender Stelle. Im Unterschied zur primären Beteiligung der Pleura pulmonalis bei Bronchialkarzinomen führt die fortgeleitete Tumorausbreitung des Mammakarzinoms im Bereich der Thoraxwand zu einer primären Karzinose der Pleura parietalis. Schließlich sind primäre bösartige Tumoren der Oberbauchorgane (Magen, Pankreas, Leber), des Dickdarmes, aber auch der endokrinen Organe Ursache sekundärer Pleurabeteiligungen. Nicht selten findet man zudem eine Mitbeteiligung der Pleura pulmonalis bei überwiegend peripherer Lage der hämatogenen Lungenmetastasen von z. B. Osteosarkomen, Nierenkarzinomen, Weichteilsarkomen und Melanomen.

Makroskopie

Die klinisch und radiologisch oft schwierig zu diagnostizierende Pleurakarzinose ist morphologisch in frühen Entwicklungsphasen durch ausgeweitete, von Tumorzellen angefüllte Lymphgefäße charakterisiert. Makroskopisch resultiert ein grau-weißes, feinfädiges oder körniges Netzwerk an der Lungenoberfläche bis hin zu kleinknotigen intrapleuralen Metastasen (Müller 1983). In fortgeschrittenen Stadien können sich breite Tumorschwarten entwickeln, die im Einzelfall makroskopisch die Abgrenzung von einem malignen diffusen Mesotheliom erschweren können (Abb. 2 b).

Histologie und Differentialdiagnose

Feingeweblich entwickelt sich entlang der von Tumorzellen angefüllten intrapleuralen Lymph- und Blutgefäße eine reaktive Fibrose vornehmlich der bindegewebigen Pleurahauptschicht mit konsekutiver unspezifisch-entzündlicher Reaktion. Diese unspezifische Begleitpleuritis erklärt zytologische Befunde im Untersuchungsgut von Pleuraergüssen ohne Nachweis von Tumorzellen, solange das Tumorwachstum sich noch vorwiegend intravasal und intrapleural vollzieht. Als Folge der entzündlichen Pleurareaktion lassen sich praktisch regelmäßig aktivierte Serosazellen belegen. Diese können eine erhebliche Zell- und Kernpolymorphie aufweisen und in Kombination mit den epithelialen Tumorzellnestern der Pleurakarzinose feingeweblich ein biphasisches Wachstum vortäuschen (Brockmann et al. 1990a).

Die epipleurale Tumorausbreitung im Niveau des originären Mesothels als rasenartige Karzinose führt zu ganz besonderen Problemen bei der differentialdiagnostischen Abgrenzung primärer und sekundärer Pleuratumoren. Die Aussagekraft zytologischer Präparate eines Pleuraergusses kann hier gelegentlich größer als die feingewebliche Untersuchung einer kleinen Pleurabiopsieprobe sein (Takahashi 1987).

Auch bei der Beantwortung der Frage nach dem Primärtumor einer Pleurakarzinose haben sich immunhistochemische Zusatzuntersuchungen bewährt (Tabelle 2). So sind z.B. beim Nachweis von saurer Prostataphosphatase oder von Thyreoglobulin in epithelialen Tumorzellen einer Pleurakarzinose zuverlässige Rückschlüsse auf den Primärtumor wie Prostatakarzinom oder Schilddrüsenkarzinom möglich. Derartige für den Pathologen hilfreiche Untersuchungen stehen jedoch erst für einen Teil der in Frage kommenden Tumoren zur Verfügung.

Schlußfolgerungen

Die in den letzten Jahren erweiterten Möglichkeiten und Methoden der frühen Diagnostik primärer und sekundärer Tumoren der Pleura haben unsere Kenntnisse über das Spektrum früher Entwicklungsphasen von Mesotheliomen und Pleurakarzinosen, aber auch von verschiedenen Bildern unspezifisch-reaktiver Pleuraveränderungen bei Tumoren erheblich erweitert. In diesem Zusammenhang wurden auch Borderline-Läsionen der Pleura als sog. Frühmesotheliome erfaßt, die uns durch unterschiedliche klinische Verläufe die gegenwärtig noch vorhandenen Grenzen der Morphologie bei der Dignitätsbestimmung und Abgrenzung reaktiv-hyperplastischer Mesothelproliferationen zu autonom-neoplastischen Prozessen aufgezeigt haben (Klima u. Gyorkey 1977; Müller et al. 1985).

Wegen der versicherungsmedizinischen Konsequenz im Zusammenhang mit der Diagnose eines primären Pleuramesothelioms spielt die Abgrenzung sekundärer Pleuratumoren eine vergleichsweise herausragende Rolle. Das Urteil des Pathologen – oft basierend auf einem nur 2–3 mm im Durchmesser großen Biopsiepräparat – kann verständlicherweise in vielen Problemfällen nur ein kleiner Baustein in der langen Kette anderer wichtiger klinischer und diagnostischer Befunde und Parameter sein.

Literatur

Achatzy R, Beba W, Ritschler R et al. (1989) The diagnosis, therapy and prognosis of diffuse malignant mesothelioma. Eur J Cardiothorac Surg 3: 445–448
Battifora H, McCaughey WTE (1995) Tumors of the serosal membranes. Atlas of tumor pathology, fasc 15, 3rd series. Armed Forces Institute of Pathology, Washington
Bolen JW, Hammar SP, McNutt MA (1986) Reactive and neoplastic serosal tissue. A light-microscopic, ultrastructural, and immunocytochemical study. Am J Surg Pathol 10: 34–47
Boutin C (1989) Thoracoscopy in malignant mesothelioma. Pneumologie 43: 61–65
Briselli MF, Mark EJ (1986) Solitary fibrous tumors of the pleura and benign extrapleural tumors of mesothelial origin. In: Antman K, Aisner J (eds) Asbestos-related malignancy. Grune & Stratton, Orlando, pp 165–178
Briselli M, Mark EJ, Dickersin GR (1981) Solitary fibrous tumors of the pleura: Eight new cases and review of 360 cases in the literature. Cancer 47: 2678–2689
Brockmann M, Brockmann I, Fischer M, Müller K-M (1989a) Immunhistochemische Befunde reaktiver Pleuraveränderungen. Verh Dtsch Ges Pathol 73: 463
Brockmann M, Fischer M, Müller K-M (1989b) Lungenstaubanalyse bei Bronchialkarzinomen und Mesotheliomen. Atemw Lungenkrkh 15: 263–265
Brockmann M, Brockmann I, Fischer M, Müller K-M (1990a) Reactive lesions of the pleura. Immunohistochemical characterization. Pathol Res Pract 186: 238–246
Brockmann M, Fischer M, Müller K-M (1990b) Modification of histological phenotypes in diffuse malignant mesothelioma. J Cancer Res Clin Oncol 116 [Suppl 1]: 20
Brockmann M (1992) Malignes diffuses Pleuramesotheliom. Heterogenität, Differentialdiagnose, Histogenese. Schriftenreihe des Hauptverbandes der gewerblichen Berufsgenossenschaften, Sankt Augustin
Bürrig K-F, Kastendieck H (1986) Ultrastructural observations on the histogenesis of localized fibrous tumours of the pleura (benign Mesothelioma). Virchows Arch [A] 403: 413–424
Buhr J, Berghäuser K-H, Morr H, Dobroschke J(1989) Prognosebestimmung beim Bronchialkarzinom durch die intraoperative Pleuralavage. Dtsch Med Wochenschr 114: 1597–1601
Butz M (1987) Beruflich verursachte Krebserkrankungen. Eine Darstellung der im Zeitraum 1978–86 bestätigten Fälle. Schriftenreihe des Hauptverbandes der gewerblichen Berufsgenossenschaften e.V. Hauptverband der Gewerblichen Berufsgenossenschaften e.V. (Hrsg), Sankt Augustin
Chretien J, Bignon J, Hirsch A (1985) The pleura in health and disease. Dekker, New York
Churg A (1988) Diseases of the pleura. In: Thurlbeck WM (ed) Pathology of the lung. Thieme, Stuttgart New York, S 769–802
Connelly RR, Spirtas R, Myers MH, Percy CL, Fraumeni JF (1987) Demographic patterns for mesothelioma in the United States. JNCI 78: 1053–1060
Corson JM (1987) Pathology of malignant mesothelioma. In: Antman K, Aisner J (eds) Asbestos-related malignancy. Grune & Stratton, Orlando, pp 179–199
Craighead J E (1987) Current pathogenetic concepts of diffuse malignant mesothelioma. Hum Pathol 18: 544–557
Davis JMG (1974) Histogenesis and fine structure of peritoneal tumors produced in animals by injections of asbestos. JNCI 52: 1823–1837
Doucet J, Dardick I, Srigley JR, van Nostrand AWP, Bell MA, Kahn HJ (1986) Localized fibrous tumour of serosal surfaces. Immunohistochemical and ultrastructural evidence for a type of mesothelioma. Virchows Arch [A] 409: 349–363
Enzinger FM, Weiss SW (1988) Soft tissue tumors. Mosby, St. Louis
Fischer M, Brockmann M, Günther S, Müller K-M (1996) Pleuramesotheliome bei türkischen Patienten. Kompaß 106: 171–177

4.1 Pathologische Anatomie der primären und sekundären Pleuratumoren

Foster EA, Ackerman LV (1960) Localized mesotheliomas of the pleura. The pathologic evaluation of 18 cases. Am J Clin Pathol 34: 349–364
Hammar SP, Bolen JW (1988) Pleural neoplasms. In: Dail DH, Hammar SP (eds) Pulmonary pathology. Springer, Berlin Heidelberg New York Tokio, pp 973–1028
Hartmann C-A (1989) Der pseudomesotheliomatöse Pleuratumor. Atemw Lungenkrkh 15: 92–100
Huzly A (1989) Parietale Pleurektomie bei der sekundären Pleurakarzinose. Z Herz Thorax Gefäßchir 3 [Suppl 1]: 80–83
Jones JSP, Brachet EA, Butler EB (1987) The pleura and its pathology. In: Jones JSP (ed) Pathology of the mesothelium. Springer, Berlin Heidelberg New York, pp 39–133
Jones JSP, Lund C, Planteydt HT (1985) Colour atlas of mesothelioma. MTP Press, Lancaster
Katschinski H-U, Müller K-M (1994) Pleuramesotheliome im Raum Dresden 1964–1987. Arbeitsmed Sozialmed Umweltmed 29: 284–288
Klemperer P, Rabin CB (1931) Primary neoplasms of the pleura. A report of five cases. Arch Pathol 11: 385–412
Klima M, Gyorkey F (1977) Benign pleural lesions and malignant mesothelioma. Virchows Arch [A] 376: 181–193
Lin-Chu M, Lee Y-J, Ho MY (1989) Malignant mesothelioma in infancy. Arch Pathol Lab Med 113: 409–411
Maximow A (1927) Über das Mesothel (Deckzellen der serösen Häute) und die Zellen der serösen Exsudate. Untersuchungen an entzündetem Gewebe und an Gewebskulturen. Arch Exp Zellforsch 4: 1–36
McCaughey WTE (1958) Primary tumours of the pleura. J Pathol Bact 76: 517–530
McCaughey WTE, Al-Jabi M, Kannerstein M (1980) A Canadian experience of the pathological diagnosis of diffuse mesothelioma. In: Wagner JC (ed) Biological effects of mineral fibres. IARC Sci Publ 30, INSERM Symp Ser 92: 207–210
McDonald AD, McDonald JC (1986) Epidemiology of malignant mesothelioma. In: Antman K, Aisner J (eds) Asbestos-related malignancy. Grune & Stratton, Orlando, pp 31–55
Müller K-M (1983) Pleura. In: Doerr W, Seifert G (Hrsg) Spezielle pathologische Anatomie, Bd 16/II. Springer, Berlin Heidelberg New York, pp 1295–1398
Müller K-M, Otto H, Vollhaber HH (1985) Grenzfälle prämaligner Pleuraveränderungen. Atemw Lungenkrkh 11: 378–380
Müller K-M, Fischer M, Brockmann M (1994) Begutachtung Asbest-bedingter Lungen- und Pleuraerkrankungen – Brückenbefunde als Kausalitätsnachweis – Pathologisch-anatomischer Erkenntnisstand. 11. Duisburger Gutachtenkolloquium. Schriftenreihe des Landesverbandes Rheinland-Westfalen der gewerblichen Berufsgenossenschaften, Düsseldorf
Neuberger M, Raber A, Friedl HP (1982) Epidemiologie asbestassoziierter Pleuraerkrankungen in Österreich. In: Denk H, Neumann M (Hrsg) 16. Tagung der Österr. Ges. für Lungenerkrankungen und Tuberkulose; Innsbruck, 28.–31.05.1981. Hoffmann, Wien, S. 127–130
Raftery AT (1973) Regeneration of parietal and visceral peritoneum: an electron microscopical study. J Anat 115: 375–392
Renshaw AA, Pinkus GS, Corson MC (1994) CD 34 and AE1/AE3. Diagnostic discriminants in the distinction of solitary fibrous tumor of the pleura from sarcomatoid mesothelioma. App Immunohistochem 2: 94–102
Robertson HE (1924) „Endothelioma" of the pleura. J Cancer Res 8: 317–375
Rosenstock L, Hudson LD (1987) The pleural manifestations of asbestos exposure. Occup Med State Art Rev 2: 383–407
Spiessl B, Beahrs OH, Hermanek P, Hutter RVP, Scheibe O, Sobin LH Wagner G (1992) TNM Atlas. Illustrated Guide to the TNM/pTNM Classification of malignant Tumours, 3rd edn. Springer, Berlin Heidelberg New York
Stout AP, Murray MR (1942) Localized pleural mesothelioma. Investigation of its characteristics and histogenesis by the method of tissue culture. Arch Pathol 34: 951–964
Takahashi M (1987) Farbatlas der onkologischen Zytologie. Perimed, Erlangen
Wagner E (1870) Das tuberkelähnliche Lymphadenom. Der cytogene oder reticulirte Tuberkel. Arch Heilkd 11: 497–525
Wagner JC, Sleggs CA, Marchand P (1960) Diffuse pleural mesothelioma and asbestos exposure in the North Western Cape Province. Br J Ind Med 17: 260–271
Wedler HW (1943) Über den Lungenkrebs bei Asbestose. Dtsch Arch Klin Med 191: 189–209

Weiss SW (1994) Histological typing of soft tissue tumours. International histological classification of tumours, 2nd edn. Springer, Berlin Heidelberg New York
Willis RA (1960) Pathology of tumours, 3rd edn. Butterworths, London
Wirth PR, Legier J, Wright GL (1991) Immunohistochemical evaluation of seven monoclonal antibodies for differentiation of pleural mesothelioma from lung adenocarcinoma. Cancer 67: 655–662
Woitowitz H-J (1987) Epidemiologie und Prävention des malignen Pleuramesothelioms. Med Klin 82: 578–581
Zintel B (1992) DMM, eine Studie über Risiko- und Einflußfaktoren des diffusen malignen Mesothelioms. PMD 12: 73–76

4.2 Chirurgische Therapie der primären und sekundären Pleuratumoren

P. Schneider, C. Trainer, S. Trainer, H. Bülzebruck, D. Branscheid, I. Vogt-Moykopf

Die primären Pleuratumoren galten früher als eine Rarität. Mit der weltweiten Zunahme der Asbestproduktion nach 1945, die in den westlichen Industrieländern Ende der 70er Jahre ihren Höhepunkt erreichte [11, 12], tritt das diffuse Mesotheliom mit einer Latenzzeit von 20–30 Jahren zunehmend häufiger auf. Der Gipfel des asbestbedingten Mesothelioms ist somit etwa in den Jahren 2005–2025 zu erwarten. Das diffuse maligne Mesotheliom ist der häufigste Berufskrebs. Seltener sind die lokalisierten Mesotheliome, die nicht mit Asbest in Verbindung gebracht werden und Männer wie Frauen gleichermaßen im 6. und 7. Lebensjahrzehnt treffen. Der maligne Sekundärbefall der Pleura im Sinne einer Pleuritis carcinomatosa/sarcomatosa tritt dagegen relativ häufig auf. Etwa 1/3 aller Patienten mit bösartigen Leiden erleben im Endstadium den Befall einer oder beider Pleurahöhlen. Klinisch relevant werden beide Tumorentitäten durch rezidivierende Pleuraergüsse mit Atemnot und Thoraxschmerzen.

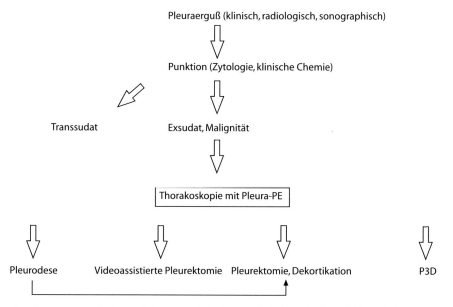

Abb. 1. Diagnostische und therapeutische Strategie bei Verdacht auf Mesotheliom

Beide Krankheitsbilder sind extrem problematisch, da es bislang kaum einen kurativen Therapieansatz gibt. Das Leiden der Patienten mit Dyspnoe und Schmerzen steht im Vordergrund der therapeutischen Bemühungen. In erster Linie ist im interdisziplinären Konzept zu erörtern, inwieweit bei lokalen Komplikationen palliativ-therapeutische Ansätze bestehen.

Führendes, aber unspezifisches Symptom ist der rezidivierende Pleuraerguß. Die Diagnose, ob es sich um einen benignen oder malignen Erguß handelt, kann äußerst schwierig sein. Selbst bei diagnostischen Thorakotomien mit ausreichender Gewebeentnahme kann es zu Fehlbeurteilungen kommen. Der Entscheidungsbaum in Abb. 1 kann daher nur eine Leitlinie sein.

Therapie des lokalisierten Mesothelioms

Lokalisierte Mesotheliome stellen sich meistens als umschriebene, gut abgegrenzte Raumforderung dar. Sie messen in der Regel weniger als 10 cm im Durchmesser, so daß sie klinisch meist asymptomatisch sind und als Zufallsbefund entdeckt werden. Selten können sie extreme Größen erreichen und werden dann klinisch durch Kompressionserscheinungen auffällig. Die benignen Mesotheliome hingegen sind breitbasig und finden sich auf der Pleura parietalis, diaphragmatica oder mediastinalis.

30– 40 % der Patienten zeigen Symptome, wobei Husten, thorakale Schmerzen und Dyspnoe am häufigsten sind [5]. Seltener sind Hämoptysen und paraneoplastische Syndrome mit Fieber und pulmonalen hyperplastischen Osteoarthropathien (eher Hinweis auf solides Karzinom).

Die Therapie besteht in der möglichst radikalen Resektion des Tumors mit einem großen Sicherheitsabstand. Bei gestielten Tumoren ist das technisch meist gut durchführbar, und die Heilung wird durch die alleinige chirurgische Exstirpation erzielt. Lokalrezidive können dennoch auftreten, eine postoperative Nachsorge ist daher erforderlich. Schwieriger ist die Situation bei den breitbasigen Tumoren mit Infiltration der Nachbarstrukturen. Auch hier besteht die Therapie in der Resektion der Tumormasse. War in der histologischen Aufarbeitung die Resektion nicht radikal, muß, wenn technisch möglich, nachoperiert werden. Sonst kommt es zu Lokalrezidiven oder auch Fernmetastasen, die kaum therapeutisch zu beeinflussen sind.

Chirurgische Therapie des diffusen malignen Pleuramesothelioms

Bei eingeschränkter Wirksamkeit nichtoperativer Behandlungsverfahren hat die Chirurgie eine besondere Bedeutung nicht nur in Diagnostik und Staging, sondern auch in der Behandlung des diffusen Pleuramesothelioms. Die operativen

Verfahren unterscheiden sich aber erheblich hinsichtlich Invasivität und perioperativem Risiko. Folgende Eingriffe stehen je nach Zielsetzung zur Auswahl:
1. Thorakoskopie, Drainageeinlage, chemische Pleurodese;
2. videoassistierte thorakoskopische parietale Pleurektomie;
3. Tumorpleurektomie und -dekortikation;
4. Pleuropneumonektomie mit Perikard- und Diaphragmaresektion (P3D).

Hinzu kommen lokale rein palliative Eingriffe, wie z.B. umschriebene Brustwandresektion oder Weichteiltumorresektionen von Abklatschmetastasen im Bereich ehemaliger Punktions- oder Drainagekanäle.

Thorakoskopie, Drainageeinlage, chemische Pleurodese

Patienten mit Pleuraerguß, insbesondere wenn sich in der Anamnese Hinweise auf eine Asbestexposition finden, sollten einer Thorakoskopie unterzogen werden. Der Eingriff trägt diagnostischen Charakter. Mit dieser Untersuchungsmethode wird eine große Pleurabiopsie gewonnen, deren diagnostische Aussagekraft besser ist als die übliche Probeexzision [4]. Eine Lungenbiopsie zum Asbestnachweis ist jedoch mit diesem Verfahren nicht möglich. Der Eingriff wird in örtlicher Betäubung und Spontanatmung mit leichter Analgosedierung vorgenommen. Die Belastung der Patienten ist minimal, eine Besserung der Dyspnoe durch den abgelassenen Erguß ist besonders in den Frühstadien zu erwarten.

Die Pleurodese kann intraoperativ bereits begonnen werden. Die Substanzen für die pleurale Instillation sind kaum noch zu übersehen. Über Jahre standen saure Tetrazyklinpräparate im Vordergrund. In letzter Zeit wird aber auch vielfach Talkumpuder instilliert, der jetzt asbestfrei sein soll. Ein Nachteil ist, daß sich Talkum z.B. bei nachlaufendem Erguß in den unteren Bereichen des Thoraxraumes ansammelt und praktisch lebenslang röntgenologisch nachweisbar ist. (Welche Auswirkungen dies nach Jahrzehnten hat, ist noch völlig unklar!) Daher empfehlen wir die Talkumpleurodese nur bei gesicherter Malignität.

Nachteil aller Instillate ist die hohe Schmerzsymptomatik. Sie erfordert eine suffiziente lokale Schmerzbehandlung. Ein Behandlungsschema findet sich in Tabelle 1.

Tabelle 1. Technik der Pleurodese

I.		Drainage mit Unterdruck (− 20 cm H_2O) und Trockenlegung	
II		Interpleurale Instillation	
	a)	20 ml Procain (1%)	
	b)	Tetracyclinhydrochlorid	pH 2,17
		Doxycyclin	pH 5,16
		Minocyclin	pH 2,3
		Rolitetracyclin	pH 5,16
		Talkum	
	c)	Umlagerung	
III.		Abfluß aus Pleuraerguß geringer als 50 ml/24 h: Abklemmen	
IV.		Röntgenkontrolle	
V.		Entfernung der Pleuradrainage	

Die Pleurodese wird anschließend auf Station durch tägliche Instillation von Talkum fortgesetzt, diesmal als Suspension in isotonischer Kochsalzlösung. Alternativ kann saures Tetrazyklin instilliert werden. Die Sezernierung über die Thoraxdrainage kann bis zu 8 Tagen und länger anhalten.

Die Indikation für dieses Vorgehen sehen wir zunächst als diagnostisches Verfahren bei unklarem Pleuraerguß und als therapeutisches Verfahren bei Patienten, die keiner größeren Resektion zugeführt werden können, sei es durch fortgeschrittenes Alter, Begleiterkrankungen, reduzierten Allgemeinzustand oder Vorliegen von Fernmetastasen. Es handelt sich um eine palliative Therapie zur Behandlung der rezidivierenden Ergußbildung.

Die Pleurapunktion ist in aller Regel der erste diagnostische Schritt, der beim Patienten mit Pleuraerguß durchgeführt wird, meistens lange bevor er dem Chirurgen vorgestellt wird. Die einmalige Pleurapunktion kann zytologische und biochemische Hinweise auf Malignität geben. Vergleicht man jedoch die diagnostische Aussagekraft der Untersuchungsmethoden Punktion vs. Thorakoskopie/Pleurabiopsie, so führt die letztere Methode in 98 % der analysierten Fälle zu einer histologischen Diagnosesicherung [3]. Die Pleurapunktion kann auch das Rezidiv des Pleurergusses meistens nicht verhindern. Die Drainageeinlage mit Saugung allein oder in Kombination mit einem Pleurodeseverfahren führt in mehr als 70 % der Fälle zum Erfolg [3].

Videoassistierte thorakoskopische parietale Pleurektomie

Der Eingriff umfaßt eine parietale Pleurektomie und eine diagnostische Keilresektion des Lungenparenchyms zum Asbestnachweis. Dieser ist wichtig für die Anerkennung einer Berufserkrankung. Im Gegensatz zu den oben beschriebenen Eingriffen erfolgt die videogestützte thorakoskopische Pleurektomie in Narkose mit Doppellumenintubation und Seitenlagerung (Abb. 2). Über 3 oder 4 bis zu 2 cm großen Inzisionen wird die parietale Pleura extrapleural zunächst digital, dann mit Instrumenten wie Stieltupfer oder Schere stumpf von der Fascia endothoracica gelöst. Die Pleurektomie erstreckt sich vom kostodiaphragmalen Winkel bis zu der oberen Thoraxapertur unter Schonung der Pleura mediastinalis, um eine Nervenläsion (N. vagus, N. phrenicus) zu vermeiden. Die Pleura wird durch die Hautinzisionen extrahiert. Eine Lungenkeilresektion mit endoskopischen Staplern schließt sich an [8, 21].

Indiziert ist diese Operation als diagnostischer Eingriff bei unsicherer Histologie in der Pleurabiopsie. Besonders bei Mesotheliomfrühformen kann der Pathologe oft schlecht anhand einer kleinen Biopsie die Malignität nachweisen [6, 9]. In therapeutischer Zielsetzung sehen wir den Eingriff indiziert bei rezidivierenden Ergüssen, denn er bietet eine hervorragende Palliation durch pleurale Verklebungen, die sich nach der Pleurektomie ausbilden. Der Eingriff beschränkt sich jedoch auf Patienten ohne wesentliche Pleuraverdickung und Thoraxschrumpfung und auf Patienten mit gut ausdehnbarer Lunge, denn unserer Erfahrung nach ist eine viszerale Pleurektomie (Dekortikation) endosko-

Abb. 2.
Skizze des thorakoskopischen Eingriffs in Dopellumenintubation

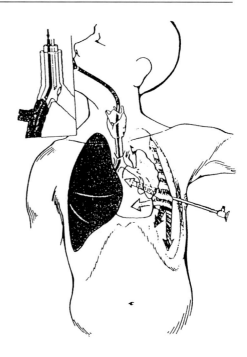

pisch nicht möglich. Auch kann es – wie bei jedem Eingriff am Thorax – bei Mesotheliompatienten zur Tumoransiedelung in der Brustwand im Bereich der Inzisionen kommen.

Tumorpleurektomie und -dekortikation

Ist die Lunge durch die verdickte viszerale Pleura gefesselt, kann sie sich nach Entlastung durch die Drainageneinlage nicht ausdehnen (Abb. 3). Daher wird das Beschwerdebild des Patienten, d. h. rezidivierende Ergußbildung, Schmerzen durch geschrumpften Thorax, Dyspnoe bei Minderperfusion und -ventilation der Lunge, nicht gebessert. In diesem Fall empfiehlt es sich daher, über eine basale Thorakotomie nicht nur die parietale, sondern auch die viszerale Pleura zu entfernen (Abb. 4). Die viszerale Pleurektomie erstreckt sich auch in den Interlobärspalt. Die mediastinale Pleura wird belassen, da es sich immer um eine R2-Resektion handelt. Eine diagnostische Keilresektion von Lungengewebe schließt sich an. Oberflächliche Luftfisteln, die durch die viszerale Pleurektomie entstehen, verschließen sich in der Regel bis zum 10. postoperativen Tag.

Dieser Eingriff versteht sich als palliativer Eingriff bei rezidivierender Ergußbildung und gefesselter Lunge, thorakalen Schmerzen, geschrumpften Interkostalräumen und Dyspnoe. Der Patient muß in einem ausreichenden Allgemeinzustand sein, um die große Thorakotomie zu überstehen. Durch die Dekortikation kann sich die Lunge wieder ausdehnen mit einer meßbaren Verbesserung der Lungenperfusion und damit auch des Gasaustausches.

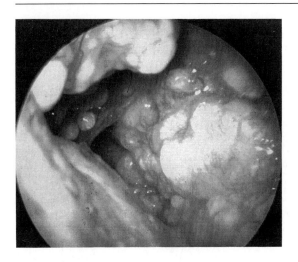

Abb. 3. Thorakoskopisches Bild einer ausgedehnten Pleurakarzinose

Auch kombinierte Verfahren mit intrapleuraler und systemischer Chemotherapie nach Pleurektomie/Dekortikation sind Gegenstand klinischer Studien. Erste Ergebnisse zeigen ein medianes Überleben von 17 Monaten bei vertretbarer Toxizität. Ungelöst bleibt jedoch weiterhin das Problem des lokoregionalen Rezidivs [14]. Erfahrungern anderer Autoren deuten jedoch auf eine hohe Toxizität hin ohne Verbesserung der Überlebenszeit [17].

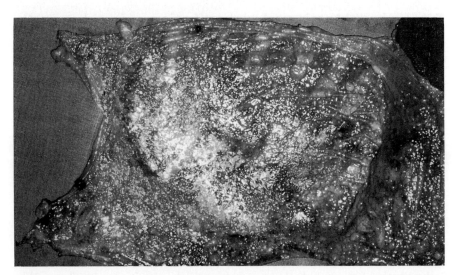

Abb. 4. Pathologisch-anatomisches Präparat einer partiellen Pleurektomie bei Pleurakarzinose

Pleuropeumonektomie mit Perikard- und Diaphragmaresektion oder P3D

Soll der Tumor komplett entfernt werden, muß nicht nur die parietale Pleura, sondern die gesamte Lunge, das Perikard und das Zwerchfell reseziert werden (Abb. 5 u. 6). Technisch geschieht dies über eine breite thorakale Freilegung, die über eine Doppelthorakotomie (6. ICR und 10. ICR) [22] oder alternativ durch Entfernen der 6. Rippe [18] gewonnen wird. Die breite kompromißlose Freilegung ist notwendig, da sich der Tumor nach kaudal entlang der Zwerchfellschenkel, manchmal bis zum 2./3. Lendenwirbelkörper, ausdehnt. Um diesen Tumoranteil sicher zu entfernen, empfehlen wir zusätzlich die basale Thorakotomie im 10. oder 11. ICR. Die Eröffnung des Abdominalraumes läßt sich leider nicht immer vermeiden. Der Tumor wird en bloc in der Schicht der Fascia endothoracica von der Brustwand gelöst, im Apexbereich beginnend, um eine lokale Inoperabilität im oberen Mediastinum auszuschließen. Zunächst stumpfes Vorgehen, anschließend Darstellen und Eröffnen des Perikards. Es wird zunächst so weit reseziert, um die Gefäßversorgung intraperikardial mit dem Stapler durchzuführen. Schließlich wird der Zwerchfellmuskel inzidiert und mit der tumorösen Pleura en bloc reseziert.

Um eine intraperitoneale Tumoraussaat zu vermeiden, soll das Peritoneum nach Möglichkeit nicht eröffnet werden [15]. Besondere Vorsicht ist bei der Prä-

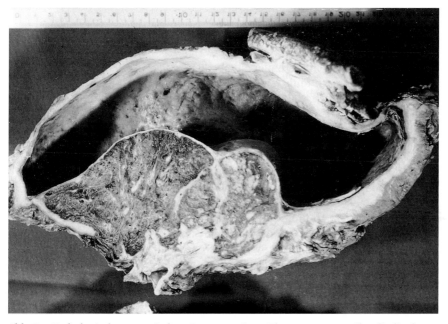

Abb. 5. Pathologisch-anatomisches Präparat einer Pleuropneumoperikardiodiaphragmaresektion mit gefesselter Lunge

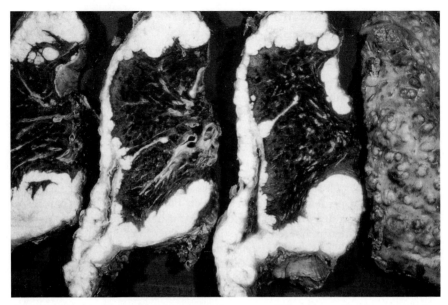

Abb. 6. Pleuropneumonektomie mit Diaphragma und kompletter Herzbeutelresektion mit „Kammerung" der Tumorausbreitung im Sinus phrenicocostalis. Beim stumpfen Auslösen von einer einzelnen Thorakotomie aus ist primäre Radikalität unmöglich. Erst eine Zusatzthorakolaparotomie gewährt radikale Möglichkeiten

paration der V. cava inferior geboten, um hier eine Blutung zu vermeiden. Die Rekonstruktion des Perikards und des Zwerchfells ist von besonderer Bedeutung. Ein Perikardpatch verhindert die postoperative Herzluxation [18], die auf der rechten Seite rasch tödlich verläuft. Durch die Rekonstruktion des Zwerchfells wird der Übertritt von abdominellen Organen in den Thorax verhindert. Die Lymphknotendissektion im Mediastinum ist Bestandteil der Operation. Detaillierte technische Angaben hierzu finden sich in [10].

Dieser ausgedehnte Eingriff wird bei Patienten mit normaler Lungenfunktion, sehr gutem Allgemeinzustand, ohne wesentliche Begleiterkrankung und begrenztem Tumorwachstum (T1–2. N0–1, M0; UICC 1994) und epithelialer Tumorhistologie vorgeschlagen [16, 19]. Der Eingriff strebt eine lokale Sanierung des Tumors an, wobei es im Gegensatz zu anderen malignen Tumoren (z. B. Kolon, Magen, Mamma) sehr schwierig ist, eine mikroskopische Radikalität zu erreichen [15]. Die Präparationsschichten verlaufen in der Wand oberer Mediastinalorgane (Ösophagus, V. cava), so daß die sonst in der onkologischen Chirurgie üblichen und geforderten Sicherheitsabstände nicht zu realisieren sind.

Ergebnisse im eigenen Krankengut

In der Thoraxklinik Heidelberg-Rohrbach wurden von 1984-1995 insgesamt 232 Patienten mit immunhistologisch gesichertem Pleuramesotheliom behandelt, darunter 205 Männer und 27 Frauen mit einem medianen Alter von 58 Jahren. Dieses Kollektiv ist retrospektiv analysiert worden. Die Analyse basiert auf den Richtlinien der TNM-Klassifikation der UICC von 1994, die z. Z. als die verbindlichste angesehen werden muß. Die Klassifizierung von Butchart [7] hat nur noch historische Bedeutung, die nach Rush [16] und Sugarbaker [19] ist in ihrer Wertigkeit noch offen.

Histologisch herrschte der epitheliale Typ mit 146 Fällen (63 %) vor, gefolgt vom biphasischen (n = 43 bzw. 18 %) und sarkomatösen (n = 16 bzw. 7 %). Bei 27 operierten Mesotheliomen (12 %) war eine Klassifizierung nicht möglich. Fast alle Fälle wiesen einen erhöhten Asbestfasergehalt im Lungengewebe auf. 129 Patienten (55 %) wurden pleurektomiert und dekortiziert, in 41 Fällen (18 %) wurde eine Pleuropneumoperikardektomie mit Zwerchfellresektion (P3D) durchgeführt, 32 Patienten (14 %) erhielten lediglich eine Saugdrainagetherapie mit chemischer Pleurodese, 30 (13 %) konnten nur symptomatisch behandelt werden bzw. der Eingriff endete als Probethorakotomie. Die 30-Tage-Mortalität betrug bei Pleurektomie/Dekortikation 6,2 %, bei P3D 2,4 % und bei Drainagetherapie mit chemischer Pleurodese 18,8 %. Die hohe Sterblichkeitsrate der Drainagetherapie resultiert aus dem zugrunde liegenden fortgeschrittenen Tumorstadium sowie dem reduzierten Allgemeinzustand der Patienten und liegt nicht in der Methode selbst begründet.

In der Komplikationsanalyse der Pleuropneumoperikardektomien mit Diaphragmaresektion entsprechen die Daten weitgehend denjenigen bei erweiterter Pneumonektomie (Tabelle 2).

Bei der nach Kaplan-Meyer geschätzten Überlebenszeit der Patienten, die einer P3D unterzogen wurden, erwies sich einzig der histologische Typ als signifikante Einflußgröße (Abb. 7). Der epitheliale Typ hat die beste Prognose, gefolgt vom Misch- und sarkomatösen Typ. Dabei betragen die medianen Überlebenszeiten 284, 186 und 123 Tage. Keinen signifikanten Einfluß auf die Überlebenszeit hatten T-Stadium und Lymphknotenstatus sowie Radikalität des Eingriffs, die aus methodischen Gründen jeweils selbstverständlich nur bei Pleuropneumonektomien zu analysien waren (Abb. 8-10). Ebenfalls ohne

Tabelle 2. Komplikationen bei P3D (n = 41, 1984-1994)

Komplikation	Anzahl (n)
Empyem	
mit Fistel	3
ohne Fistel	5
Respiratorische Insuffizienz	5
Ausriß des Zwerchfellersatzes	2
Nachblutung	2
Rekurrensparese	2
Horner-Syndrom	1

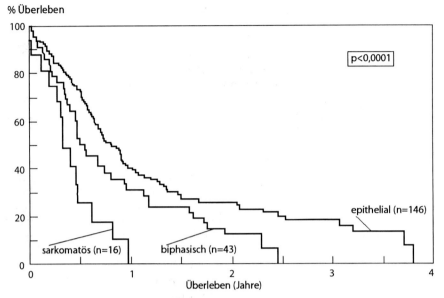

Abb. 7. Überlebenszeit der Patienten mit malignem Pleuramesotheliom in Korrelation zum histologischen Typ (n = 205, 1984–1994)

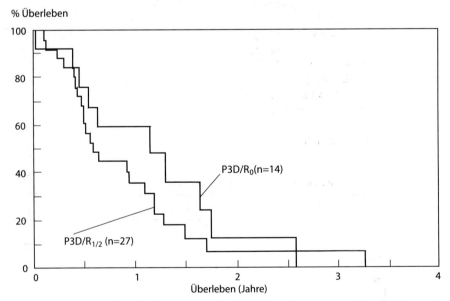

Abb. 8. Überlebenszeit der Patienten mit malignem Pleuramesotheliom und P3D in Korrelation zur operativen Radikalität (n = 41, 1984–1994)

4.2 Chirurgische Therapie der primären und sekundären Pleuratumoren

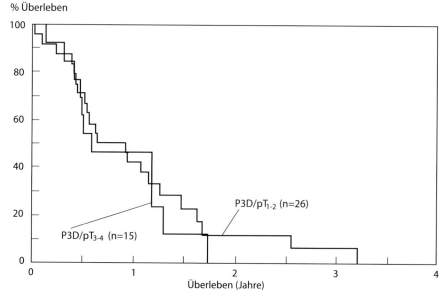

Abb. 9. Überlebenszeit der Patienten mit malignem Pleuramesotheliom und P3D in Korrelation zum pT-Stadium (UICC; n = 41, 1984–1994)

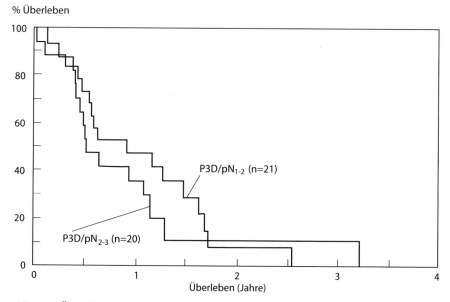

Abb. 10. Überlebenszeit der Patienten mit malignem Pleuramesotheliom und P3D in Korrelation zum pN-Stadium (UICC; n = 41, 1984–1994)

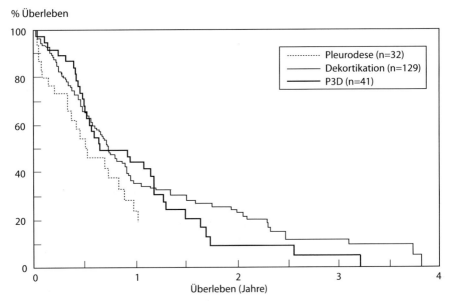

Abb. 11. Überlebenszeit der Patienten mit malignem Pleuramesotheliom in Korrelation zur durchgeführten Operation (n = 202, 1984–1994)

signifikanten Einfluß blieb die Art der chirurgischen Therapie (Abb. 11). Allerdings werden dabei die palliativen Effekte der jeweiligen Operation insbesondere hinsichtlich der Lebensqualität während der doch kurzen verbleibenden Lebenszeit der Patienten nicht erfaßt. Ebenso muß berücksichtigt werden, daß die einzelnen Gruppen sehr klein sind und die Ergebnisse in größeren Kollektiven zu überprüfen sind. Hinsichtlich der Vergleichbarkeit verschiedener Studien erweist sich die uneinheitliche Stadieneinteilung als ernsthaftes Hindernis.

Auch wenn derzeit der epitheliale Typ die beste Prognose zu haben scheint, wird man die anderen histologischen Typen nur bedingt von einer operativen Intervention ausschließen. Die histologische Klassifizierung ist letztlich nur am Gesamtresektat sicherzustellen – auch das ist manchmal schwierig.

Diskussion

Der invasiven En-bloc-Resektion (P3D) des Mesothelioms wird ein geringer, aber sicherer Überlebensvorteil zugeschrieben [18]. Aber in der Gegenüberstellung zur palliativen Pleurektomie/Dekortikation wird der Maximaleingriff nach wie vor kontrovers diskutiert [13]. Zwar hat sich die initial von Butchart [7] beschriebene perioperative Letalität von etwa 30% deutlich senken lassen. Tatsächlich muß dennoch eine strenge Indikationsstellung, sowohl was die Tumorausdehnung als auch die Begleiterkrankungen und den persönlichen Leidensdruck angeht, eingehalten werden. Eine subtile kardiologische und funktionelle

Risikoeinschätzung einschließlich Perfusionsszintigraphie zur Berechnung der postoperativen FEV_1 sind notwendig. Auch die perioperative Intensivmedizin hat sich wesentlich verbessert, so daß die Letalität in aktuellen Studien derzeit zwischen 5,8 % und 15 % schwankt [13, 19]. Im Gegensatz dazu wird in der Literatur eine Letalität bei Dekortikation/Pleurektomie von 1,8 % [1] angegeben. Dies entspricht der allgemeinen Erfahrung, daß die perioperative Letalität mit dem Resektionsausmaß korreliert. Die P3D ist ein komplexer Eingriff, der ein erfahrenes chirurgisches, anästhesiologisches und intensivmedizinisches Team erfordert.

Die zentrale Frage der chirurgischen Therapie ist, ob die erhöhte Letalität und Morbidität durch ein besseres Langzeitüberleben beim Radikaleingriff kompensiert wird. Die radikale Operation ist nur bei einer Minderheit der Patienten mit Mesotheliom durchführbar [20]. Begleiterkrankungen, ausgedehntes Tumorwachstum oder reduzierter Allgemeinzustand verbieten meistens eine ausgedehnte Resektion, hingegen ist bei diesen Patienten eine Tumorreduktion im Sinne einer Tumordekortikation/-pleurektomie oft möglich.

Hingegen kann die postoperative Radiatio nach einer P3D mit höherer Dosis, also effektiver eingesetzt werden. Dennoch ist die Behandlung unbefriedigend, denn trotz dieser Maximaltherapie ist das lokoregionäre Rezidiv im ipsilateralen Hemithorax am häufigsten [2]. Die präoperative bildgebende Diagnostik und objektive Risikoabgrenzung können nur ein inkomplettes Bild liefern. Entscheidend für das therapeutische Vorgehen ist auch der individuelle Leidensdruck und die Leistungsreserven des Patienten, die nur der onkologisch erfahrene Thoraxchirurg beurteilen kann. Die eigenen Analysen der 30-Tage-Sterblichkeit zeigen, daß die P3D durch entsprechende Auswahlkriterien, Ausfeilen der operativen Techniken und Möglichkeiten der Intensivmedizin vertretbar ist.

Aufgrund der Art des Tumorwachstums ist es selbst bei einer pathoanatomisch-histologischen Beurteilung als R0-Eingriff fraglich, ob dieser Tumor überhaupt radikal operiert werden kann. Daher ist zu hoffen, daß durch adjuvante medikamentöse Behandlungen die Heilungsaussichten auf Dauer für den Patienten verbessert werden können. Damit kommt auch das operative Verfahren der P3D nur einer maximalen Tumorreduktion gleich.

Auch die eigenen Erfahrungen zeigen als wichtigsten prognostischen Faktor nur die Tumorhistologie. Sogar der Lymphknotenbefall, der bei anderen Autoren [19] von prognostischer Bedeutung ist, konnte in unserem Krankengut als prognostischer Faktor nicht verifiziert werden. Andere Parameter sind nur von untergeordneter Bedeutung. Selbst das Tumorstadium korreliert kaum mit dem Überleben der Patienten, so daß eine TNM-Klassifikation mit den klassischen Parametern (Tumorgröße und Infiltrationstiefe, Befall von Nachbarstrukturen, lokoregionärer Lymphknotenbefall) sehr problematisch ist. In der Zukunft muß eine neue Klassifikation wahrscheinlich anhand tumorbiologischer oder genetischer prognostischer Faktoren erarbeitet werden.

So bleibt zum jetzigen Zeitpunkt lediglich in erster Linie der Leidensdruck, die biologischen Reserven des Patienten und die lokale Resektabilität, die den Chirurgen in der Entscheidungsfindung führen. Den meisten Patienten wird man nur durch palliativ orientierte Maßnahmen versuchen, das Leben zu erleichtern.

Sekundäre Pleuratumoren

Etwa 33 % aller Patienten mit einem malignen Leiden erleben im terminalen Stadium ihrer Erkrankung eine maligne Besiedlung der Pleura mit resultierendem malignem Pleuraerguß. Die klinische Symptomatik ist wie beim Mesotheliom geprägt durch Dyspnoe (85 %), abhängig vom Ausmaß des Pleuraergusses, Thoraxschmerzen (45 %), meist durch unmittelbare Invasion oder Invasion der Brustwand hervorgerufen, und Husten (43 %) durch Irritation der Pleura [3]. Als Primärtumor eines malignen Pleuraergusses überwiegt das Bronchialkarzinom (35 %), gefolgt vom malignen Mesotheliom (25 %), dem Mammakarzinom mit 13 %, dem Adenokarzinom bei unbekanntem Primärtumor mit 4 %, dem Uteruskarzinom (4 %), gastrointestinalen Tumoren (3 %) und sonstigen (14 %) [3].

Die Differentialdiagnose wird anhand einer ausreichend großen Pleurabiopsie gestellt, die am besten mit einer Thorakoskopie gewonnen wird. Aber auch bei ausreichendem Gewebe kann es für den Pathologen äußerst schwierig sein, zwischen einem Adenokarzinom und einem epithelial differenzierten Pleuramesotheliom zu unterscheiden [9].

Therapeutisch stellt sich eine ähnliche Problematik wie beim diffusen malignen Pleuramesotheliom dar. Im Vordergrund steht die klinische Symptomatik und der starke Leidensdruck der Patienten, gegen die die therapeutischen Möglichkeiten begrenzt sind. Prinzipiell sind die gleichen therapeutischen Operationsverfahren wie beim Mesotheliom einzusetzen. Dabei steht die Behandlungsmöglichkeit – gleich welcher Art – im Vordergrund, die sich nach dem Primärtumor ausrichtet. Auch hierbei ist das interdisziplinäre Arbeiten obligat.

Zusammenfassung

Beim diffusen malignen Pleuramesotheliom und bei der Pleuritis carcinomatosa stehen die palliativ-chirurgischen Therapiemaßnahmen im Vordergrund. Die Mehrzahl der Patienten mit rezidivierendem Pleuraerguß und Atemnot sowie thorakalen Schmerzen werden durch die verschiedenen Pleurodeseverfahren (chemische Pleurodese, videoassistierte Pleurektomie, Dekortikation mit Tumorpleurektomie) palliativ behandelt. In wenigen Fällen, bei jungen Patienten in gutem Allgemeinzustand und begrenztem Tumorwachstum, sind erweiterte Operationsverfahren zu diskutieren. In Kombination mit adjuvanter Radiotherapie und Chemotherapie scheinen sich damit Überlebensvorteile gegenüber nur palliativ operierten Patienten zu zeigen.

Literatur

1. Achatzi R, Beba W, Ritschler R et al. (1989) The diagnosis, therapy and prognosis of diffuse malignant mesothelioma. Eur J Cardiothorac Surg 3: 445–448
2. Baldini EH, Recht A, Strauss GM et al. (1997) Patterns of failure after trimodality therapy for malignant pleural mesothelioma. Ann Thorac Surg 63/2: 334–338
3. Bischoff HG, Branscheid D, Probst G (1991) Chirurgische Therapie beim malignen Pleuraerguß. Z Herz Thorax Gefäßchir 5: 173–177
4. Boutin C (1989) Thoracoscopy in malignant mesothelioma. Pneumologie 43: 61–65
5. Briselli M, Mark EJ, Dickersin GR (1981) Solitary fibrous tumors of the pleura: eight new cases and a review of 360 cases in the literature. Cancer 47: 2678
6. Brockmann M, Brockmann I, Fischer M, Müller KM (1990) Reactive lesions of the pleura. Immunohistochemical characterisation. Pathol Res Pract 186: 238–246
7. Butchart EG, Ashcroft T, Barnsley WC, Holden MP (1976) Pleuropneumonektomiy in the managment of diffuse malignant mesothelioma of the pleura. Experience with 29 patients. Thorax 31: 15–24
8. Harvey JC, Erdmann CB, Beattie EJ (1995) Early expeariece with videothoracoscopic hydrodissection pleurectomy in the treatment of malignant pleural effusion. J Surg Oncol 59/4: 243–245
9. Kayser K (1989) Zur Differentialdiagnose „diffuses Pleuramesotheliom – Pleuritis carcinomatosa". Krankenhausarzt 58: 756–63
10. Merkle NM, Vogt-Moykopf I, Baumeister RGH, Bubb CF (1991) Erkrankungen der Brustwand und der Pleura. In: Heberer et al. (Hrsg) Lunge und Mediastinum. Springer, Berlin Heidelberg New York Tokio, S 485–541
11. Müller KM, Krismann M (1996) Asbestassoziierte Erkrankungen. Dtsch Ärztebl 93: A 538–543
12. Raithel J, Kraus T, Hering KG, Lehnert G (1996) Asbestbedingte Berufskrankheiten. Dtsch Ärztebl 93: A 685–693
13. Rusch V, Piantadosi S, Holmes EC (1991) The role of extrapleural pneumonectomy in malignant pleural mesothelioma. A Lung Cancer Study Group trial. J Thorac Cardiovasc Surg 102/1: 1–9
14. Rusch V, Saltz L, Venkatraman E et al. (1994) A phase II trial of pleurectomy/decortication followed by intrapleural and systemic chemotherapy for malignant pleural mesothelioma. J Clin Oncol 12/6: 1156–63
15. Rusch VW (1995) Clinical features and current treatment of diffuse malignant pleural mesothelioma. Lung Cancer 12 (Suppl 2): S 127–146
16. Rusch VW (1996) A proposed new international TNM staging system for malignant pleural mesotheloma from the International Mesothelioma Interest Group. Lung Cancer 14: 1–12
17. Sauter ER, Langer C, Coia LR, Goldberg M, Keller SM (1995) Optimal management for malignant mesothelioma after subtotal pleurectomy: revisiting the role of intrapleural chemotherapy and postoperativ irradiation. J Surg Oncol 60/2: 100–105
18. Sugarbaker DJ, Mentzer SJ, Strauss GM (1992) Extrapleural pneumonectomy in the treatment of malignant pleural mesothelioma. Ann Thorac Surg 54: 941–944
19. Sugarbaker DJ, Strauss GM, Lynch TJ et al. (1993) Node Status has prognostic significance in the multimodality therapy of diffuse, malignant mesothelioma. J Clin Oncol 11/6: 1172–1178
20. Sugarbaker DJ, Jaklitsch MT, Liptay MJ (1995) Mesothelioma and radical multimodality therapy: who benefits? Chest 107 (Suppl 6): 345 S–350 S
21. Waller DA, Morrit GN, Forty J (1995) Video-assisted thoracoscopic pleurectomy in the managment of malignant pleural effusion. Chest 107/5: 1454–1456
22. Vogt-Moykopf I, Etspüler W, Bülzebruck H (1987) Das diffuse maligne Pleuramesotheliom: Diagnostik, Therapie und Prognose. Z Herz Thorax Gefäßchir 1: 67–72

4.3 Nichtoperative Behandlung primärer und sekundärer Pleuratumoren

C. Manegold, P. Schraube, H. Bischoff

Primäre Pleuratumoren

Das Mesotheliom ist der häufigste primäre Pleuratumor. Gleichwohl gehören die malignen Mesotheliome zu den selteneren Tumorerkrankungen (Weiss u. Muggia 1979; Aisner u. Wiernik 1978). Als bedeutendster ätiologischer Faktor für die Entwicklung maligner Mesotheliome gilt die Asbestexposition (Taryle et al. 1962; Cochrane u. Webster 1978; Legha u. Muggia 1977; Whitewell u. Rawcliffe 1971). Es handelt sich um aggressiv wachsende Tumoren. Die mediane Überlebenszeit unbehandelter Patienten beträgt ca. 12 Monate (Legha u. Muggia 1977 a; Aisner u. Wiernik 1981; Alberts et al. 1988).

Die Behandlung maligner Mesotheliome stößt auf eine Reihe von Schwierigkeiten, für die v. a. tumorbiologische Eigenschaften verantwortlich gemacht werden. Bei malignen Mesotheliomen handelt es sich häufig um lokal fortgeschrittene Tumorleiden. Nicht selten besteht eine Infiltration der Thoraxwand, des Mediastinums, des Perikards oder der kontralateralen Pleura (Butchart et al. 1976; Elmes u. Simpson 1976; Legha u. Muggia 1977b). Mit einer hohen Rate klinisch inapparenter Fernmetastasen muß gerechnet werden (Roberts 1976).

Chemotherapie

Als therapeutische Optionen kommen neben der Operation die Strahlentherapie und die Chemotherapie in Betracht. Allerdings sind die chemotherapeutischen Möglichkeiten begrenzt. Das diffuse pleurale Mesotheliom gilt als wenig chemotherapiesensibel. Eine zytostatische Standardtherapie existiert nicht. Doxorubicin wird weithin als das aktivste Zytostatikum angesehen. Allerdings schwanken die Remissionsraten der einzelnen Studien erheblich (Aisner u. Wiernik 1981; Lerner et al. 1983; Sörensen et al. 1985). Meistens handelte es sich um partielle Remissionen. Neue Anthrazykline wie beispielsweise das Detorubicin (Colbert et al. 1985) und das 4-Epirubicin (Magri et al. 1988) bieten keine wesentliche Vorteile gegenüber dem Doxorubicin (Tabelle 1). Mitoxantron zeigt ebenfalls nur eine marginale Wirksamkeit (Eisenhauer et al. 1986).

Neben den Anthrazyklinen wurde das Cisplatin bei einer größeren Zahl von Patienten geprüft. Dabei zeigte sich, daß systemisch appliziertes Cisplatin beim malignen Mesotheliom unwirksam ist (Dabouis et al. 1981; Mintzer et al. 1985).

Tabelle 1. Ansprechraten verschiedener Zytostatika beim Pleuramesotheliom (Auswahl)

Medikament	Anzahl (n) auswertbar/angesprochen	Ansprechen [%]	Literatur
Ifosfamid	26 / 2	8	Zidar et al. (1992)
Doxorubicin	51 / 7	14	Lerner et al. (1993)
Epirubicin (110 mg/m2)	48 / 7	15	Mattson et al. (1992)
Epirubicin (75 mg/m$^{2)}$)	21 / 1	5	Magri et al. (1991)
Mitoxantron	40 / 1	3	van Breukelen et al. (1991)
Cisplatin	35 / 5	14	Zidar et al. (1988)
Cisplatin wöchentl.	9 / 4	44	Planting et al. (1991)
Carboplatin	31 / 5	16	Raghavan et al. (1990)
Methotrexat	60 / 22	37	Solheim et al. (1992)
Edatrexat	20 / 5	25	Belani et al. (1994)
Gemcitabin	32 / 3	10	van Meerbeeck et al. (1976)
Paclitaxel	25 / –	–	Vogelzwang et al. (1994)

Von Pfeifle et al. (1985) wurde Cisplatin intrakavitär appliziert. 50% ihrer Patienten reagierten mit einer Tumorregression. Dieses gute Ergebnis wurde von Kirmani et al. (1988) bestätigt. Carboplatin ist nicht wirksamer als Cisplatin (Vogelzwang et al. 1989).

Auch Taxol bietet keinen Vorteil (Vogelzwang et al. 1994). Gemcitabin, ein beim Pankreaskarzinom zur Palliation tumorbedingter Symptome erfolgreich eingesetzter Pyrimidinantimetabolit (Moore et al. 1995), befindet sich in klinischer Prüfung (van Meerbeck et al. 1996). Die vergleichsweise hohen Ansprechraten für hochdosiertes Methotrexat (37%) und Edatrexat (25%) bedürfen der Bestätigung (Solheim et al. 1992; Belani et al. 1994). Die kombinierte Chemotherapie ist der Monotherapie beim malignen Mesotheliom nicht überlegen. Die Remissionsraten liegen in einer Größenordnung, wie sie auch mit der Monotherapie erreicht werden können (Chahinian et al. 1982; Aisner u. Wiernik 1981; Samson et al. 1987). Die höchsten Ansprechraten werden für die Zweierkombination (Doxorubicin/Cisplatin) mitgeteilt (Zidar et al. 1983; Henß et al. 1988). Durch die Kombination von mehr als 2 Zytostatika (Samson et al. 1987; Sauer et al. 1987) oder durch die Kombination von Chemotherapie und Radiotherapie sowie die Kombination von Chemotherapie, Strahlentherapie und Operation sind bessere Behandlungsergebnisse bislang nicht zu erreichen (Alberts et al. 1988).

Strahlentherapie

Alleinige Strahlentherapie

Der Effekt einer Strahlentherapie in der Behandlung des Pleuramesothelioms liegt überwiegend in der Palliation. Eine nennenswerte Verlängerung der Überlebenszeit kann durch eine Radiotherapie nicht erreicht werden. Alberts et al. beobachteten bei 13 Patienten mit primärer Bestrahlung eines Pleuramesothelioms ein medianes Überleben von 7,8 Monaten (Alberts et al. 1988). Die in dieser Studie gewählte Dosierung und Fraktionierung war mit 5mal 2 Gy 4- bis 8mal alle 6 Wochen oder 10mal 1,5 Gy 2mal mit einer 2wöchigen Pause allerdings unkonventionell. Formal wäre bei einer primären Strahlentherapie eines Pleuramesothelioms eine Gesamtdosis von ca. 60 Gy bei Einzeldosen von 2 Gy 5mal wöchentlich ohne Behandlungspausen wünschenswert.

Eine Strahlentherapie mit kurativem Therapieansatz erfordert ein großes Zielvolumen, welches technisch aufgrund der meist zirkulär um die Lunge und bis ins Diaphragma wachsenden Tumoren schwierig zu applizieren ist (Soubra et al.1990; Kutcher et al. 1987). Praktikabler angesichts der fehlenden Lebensverlängerung durch strahlentherapeutische Maßnahmen sind akzelerierte Schemata mit 10- bis 12mal 3 Gy oder 5mal 4 Gy kleinvolumig auf den „Ort der Not". So ergab eine australische Studie mit einer Dosierung von 5mal 2 Gy innerhalb einer Woche gegenüber einem Schema von 30–40 Gy in 10–15 Fraktionen einen gleichwertigen palliativen Effekt (Ball u. Cruickshank 1990). Eine Dosis-Wirkungs-Beziehung scheint in diesem Dosisbereich somit nicht zu bestehen. In Einzelfällen kann der palliative Erfolg durchaus dauerhaft sein. In einer Serie des Royal Marsden Hospital konnte bei 2 von 12 Patienten eine langfristige Remission des Pleuraergusses erreicht werden (Law et al. 1984).

Eine großvolumige Strahlentherapie des betroffenen Hemithorax mit einer Gesamtdosis von 30 Gy in 10 Fraktionen überprüften Bisset et al. Im Ergebnis zeigte sich nur eine vorübergehende kurzfristige Schmerzlinderung, die bei 6 von 7 Patienten nur 5 Monate anhielt. Die respiratorische Situation konnte durch die Strahlenbehandlung nicht verbessert werden (Bisset et al. 1991).

Insgesamt muß man somit auch gerade vor einer geplanten Strahlenbehandlung des Pleuramesothelioms die beträchtlichen Risiken einer großvolumigen Strahlentherapie auf die möglicherweise miteinbezogenen Organe Lunge, Herz, Leber und Spinalmark dem sicher nur beschränkten Nutzen gegenüberstellen (Ong u. Vogelzwang 1996). Einen möglicherweise verfolgenswerten Ansatz zur Vermeidung schmerzhafter Komplikationen bietet eine kleinvolumige Strahlenbahndlung mit wenigen hohen Einzeldosen, beispielsweise mit 3mal 7 Gy, auf den Stichkanal der Pleurabiopsie. Hier kann die Implantation von Impfmetastasen in hohem Maße verhindert werden. So konnte in einer vergleichenden Studie von Boutin et al. mit einer derartigen Behandlung das Auftreten von Stichkanalmetastasen im behandelten Patientenkollektiv völlig vermieden werden, während sie im Vergleichskollektiv in 40% der Fälle zu beobachten waren (Boutin et al. 1980).

Strahlentherapie innerhalb von Kombinationsbehandlungen

Aufgrund der schlechten Prognose des Pleuramesothelioms liegt es nahe, daß versucht wurde, durch kombinierte Therapiekonzepte das Schicksal der betroffenen Patienten zu verbessern. Da Resektionen nur in Ausnahmefällen in sano erfolgen können, wurde in einigen Serien der Wert einer postoperativen Bestrahlung überprüft. Ein strahlentherapeutisch intensives Konzept mit zusätzlicher interstitieller Bestrahlung und/oder Instillation von radioaktivem P 32 während und nach der Pleurektomie verfolgte die Gruppe des Memorial Sloan Kettering Centers (Hilaris et al. 1984) Das mediane Überleben lag hier bei 11 Monaten. Allerdings wurde das Therapieschema bislang nicht weiterverfolgt.

In neueren Studien kommen multimodale Therapieschemata mit einer zusätzlichen systemischen oder intrapleuralen Chemotherapie zur Anwendung. Die Ergebnisse sind uneinheitlich. Einen therapeutischen Gewinn konnten Sauter et al. (1995) in einer kleinen Behandlungsserie durch diese Maßnahmen nicht erzielen. Die Toxizität dieser Behandlung war darüber hinaus erheblich. Dagegen sehen Sugarbaker et al. in einer großen Studie von 120 Patienten durchaus positive Ansätze durch eine Kombinationsbehandlung. Nach Pneumonektomie und anschließender Strahlen- und Chemotherapie beobachteten sie stadienabhängig ein medianes Überleben zwischen 22 und 11 Monaten (Sugarbaker et al. 1996). Als häufigste Ursache eines Therapieversagens beobachtete diese Arbeitsgruppe in einer weiteren Aufarbeitung der Daten das Lokalrezidiv im ipsilateralen Hemithorax. Weitere Anstrengungen zu dessen Vermeidung werden gefordert (Baldini et al. 1997).

Eine Kombination von Strahlenbehandlung und Chemotherapie in der Behandlung von Pleuramesotheliomen scheint nicht nutzbringend. Eine Reihe von Kombinationen unterschiedlicher Zytostatika mit einer Strahlentherapie wurde von Alberts et al. klinisch getestet. Keines dieser Behandlungsschemata erschien den Autoren vorteilhaft. Die multivariate Auswertung erbracht lediglich therapieunabhängige Faktoren wie Stadium und Karnofsky-Index als signifikante Parameter (Alberts et al. 1998). Als Kritikpunkt dieser Studie ist allerdings die kleine Patientenzahl pro Gruppe anzumerken, so daß sich ein möglicherweise kleiner Effekt der unterschiedlichen Schemata nicht signifikant zeigen konnte. Eine schwedische Phase-II-Studie, in der Doxorubicin mit einer Strahlentherapie kombiniert wurde, bestätigt allerdings den fehlenden Nutzen einer Kombination von Strahlen und Chemotherapie in einem primären Therapiekonzept (Lindén et al. 1996).

Nach Sichtung der aktuellen Literatur und eigener Erfahrungen scheint der derzeitige Stand der Radiotherapie des Pleuramesothelioms alleinig in der Palliation lokaler Symptome zu liegen. Diese Aussage muß allerdings auf Patienten eingeschränkt werden, wo dieses Ziel durch eine kleinvolumige Strahlenbehandlung erreichbar scheint.

Sekundäre Pleuratumoren

Die Mehrzahl der zur Behandlung eines tumorösen Befalls der Pleura anstehenden Patienten ist von einer per continuitatem oder metastatisch bedingten Pleurakarzinose bei fortgeschrittenen soliden Tumoren betroffen. Dabei stehen das Bronchialkarzinom und das Mammakarzinom ganz im Vordergrund und machen insgesamt ca. 50 % der Fälle aus. An dritter Stelle folgen die malignen Lymphome. Weniger häufig ist eine Pleurabeteiligung beim Ovarialkarzinom, beim metastasierten Karzinom ohne bekannten Primärtumor, beim malignen Melanom, beim Uteruskarzinom oder auch beim Nierenzellkarzinom anzutreffen (Hausheer u. Yarbo 1985). Der Pleuraerguß ist der wichtigste klinische Befund der sekundären Beteiligung der Pleura bei Tumorerkrankungen. Für eine effektive Therapie ist eine gewissenhafte diagnostische Klärung der Pleuraergüsse erforderlich.

Besonders wichtig ist die Unterscheidung von benignen und malignen Ergüssen, die gelegentlich Schwierigkeiten bereitet und nicht selten erst durch invasive diagnostische Maßnahmen, wie beispielsweise die Thorakoskopie, möglich ist (Salyer et al. 1975; Winkelmann u. Pfitzer 1981; Boutin et al. 1980). In unserer Klinik wird bei pleuralen Ergüssen ein Vorgehen favorisiert, welches in einem Stufenplan diagnostische und therapeutische Maßnahmen verbindet (Bischoff et al. 1991).

Medikamentöse Therapie

Die Behandlung wird durch den zytologischen und histologischen Befund bestimmt. Eine systemische zytostatische Therapie kommt bei chemotherapiesensiblen Tumoren in Frage wie z. B. den malignen Lymphomen, dem kleinzelligen Bronchialkarzinom und dem Mammakarzinom. Die Erfolgsrate liegt bei ca. 30 % (Fentiman 1981). Ist eine konkrete histologische Aussage nicht gegeben, so wird man sich bei der Wahl der Chemotherapie nach dem wahrscheinlichsten Tumorleiden richten, da auch hier die Möglichkeit einer wirksamen Palliation oder einer Verbesserung der Überlebenszeit besteht. Die besten Chancen bestehen beim undifferenzierten Karzinom bzw. undifferenzierten Adenokarzinom mit einer cisplatinhaltigen kombinierten Chemotherapie (Greco et al. 1986).

Bei ausgedehnten Pleuraergüssen können systemische und lokale therapeutische Maßnahmen kombiniert werden. In chemotherapierefraktären Fällen oder bei Tumorleiden, für welche eine wirksame systemische Therapie nicht vorliegt, stehen lokale therapeutische Maßnahmen im Vordergrund.

Bei der medikamentösen Pleurodese soll durch die Instillation von verschiedenen Substanzen über die Induktion einer chemischen Pleuritis durch die Sklerosierung des Pleuraraumes die Akkumulation nennenswerter Flüssigkeitsmengen in der Pleurahöhle verhindert werden. Die Zahl der getesteten Substanzen ist groß. Bewährt haben sich Talkum und Tetrazykline (Frank et al. 1989; Zaloznik et al. 1983; Harley 1979). Zu erwarten sind Remissionsraten von ca. 70 %.

Ähnlich hohe Remissionsraten konnten auch durch die Instillation von Zytostatika in den Pleuraraum erreicht werden. Zu ihnen gehören das Mitoxantron (Musch et al. 1989) und das Bleomycin (Ostrowski 1989). Die Wirkung dieser Zytostatikapleurodese wird allerdings weniger durch lokale antitumoröse Effekte, sondern auch hier durch die Induktion einer chemischen Pleuritis hervorgerufen. Eine weitere Möglichkeit der Behandlung von Pleuraergüssen besteht in der Instillation von Fibrinkleber in den Pleuraspalt. Auf diese Therapie haben Kreuser et al. (1984) hingewiesen. Bei der Fibrinpleurodese wird die lokale Entzündungsreaktion umgangen und deren Endprodukt, das Fibrin, direkt eingespritzt.

Bleiben die erwähnten Pleurodeseverfahren ohne Erfolg oder sind sie, wie im Fall der „gefesselten Lunge", von vornherein als erfolglos zu betrachten, besteht die Indikation zur kompletten oder partiellen operativen Entfernung der Pleura (Martini et al. 1975; Branscheid et al. 1988).

Strahlentherapie

Pleurametastasen wachsen nicht selten in die Rippen oder Wirbelkörperanhangsgebilde ein und verursachen dadurch heftige Schmerzen. In Analogie zum Vorgehen beim Pleuramesotheliom kann hier eine palliative kleinvolumige Strahlenbehandlung in Betracht kommen. Um die benachbarten Organe (meist Lunge) optimal zu schonen, kann durchaus eine subtile Bestrahlungsplanung auf CT-Basis notwendig sein (Abb. 1). Die Dosierung und Fraktionierung wird sich vorwiegend nach der Prognose des Patienten und nach der Histologie des Primärtumors richten. Ein begleitender Pleuraerguß sollte zur besseren Abgrenzbarkeit des Zielvolumens vor Einleitung der Bestrahlungsplanung abpunktiert werden. Eine Besserung maligner Pleuraergüsse durch eine Strahlenbehandlung ist ohnehin nur bei Lymphomen zu erwarten.

Zusammenfassung

Neben der Operation kommen bei der Behandlung primärer und sekundärer Pleuratumoren die Radiotherapie und die Chemotherapie in Betracht. Die Indikationsstellung erfolgt unter palliativen Gesichtspunkten. Die Erfolgsaussichten einer zytostatischen Therapie beim malignen Pleuramesotheliom sind bescheiden. Dabei ist es gleichgültig, ob die Behandlung als Mono- oder Kombinationstherapie erfolgt, ob sie systemisch oder intrakavitär appliziert oder mit anderen Tumormodalitäten kombiniert wird.

Ähnliches trifft für die Strahlentherapie des Pleuramesothelioms zu. Eine Kuration durch Bestrahlung wird, evtl. in Kombination mit der Operation oder intraoperativer Bestrahlungstechniken, auf Ausnahmefälle beschränkt bleiben. Auch bei sekundärem malignem Befall der Pleura wird unter palliativer Zielsetzung therapiert.

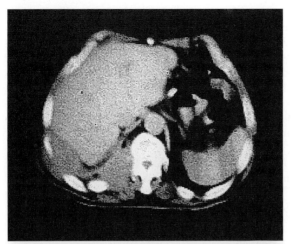
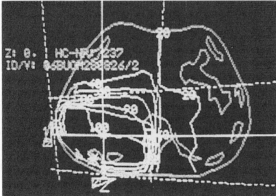

Abb. 1.
Computergestützte Planung zur lokalen Bestrahlung einer Pleurametastase im Recessus costodiaphragmalis rechts

Der maligne Pleuraerguß ist das häufigste klinische Problem der Pleurakarzinose. Seine Behandlung orientiert sich zunächst an der Sensibilität des Ausgangstumors gegenüber einer systemischen antineoplastischen Chemotherapie. Im Fall der Chemotherapieresistenz oder bei chemotherapieinsensiblen Tumorleiden steht die lokale Therapie, d. h. die medikamentöse Pleurodese, im Vordergrund.

Für Patienten, die von konservativen Pleurodeseverfahren nicht profitieren oder, wie im Fall der „gefesselten Lunge", nicht profitieren können, kommt eine Operation in Frage (Tumordekortikation). Auch die Strahlentherapie wird bei lokal infiltrierender Pleurakarzinose unter palliativer Zielsetzung eingesetzt, wo sie ohne Risiko eine rasche Linderung von Tumorschmerzen schaffen kann.

Literatur

Aisner J, Wiernik PH (1978) Malignant mesothelioma. Current status and future prospects. Chest 74: 438–444
Aisner J, Wiernik PH (1981) Chemotherapy in the treatment of malignant mesothelioma. Semin Oncol 8: 335–343
Alberts AS, Falkson G, Goldhals L, Vorobiof DA, van der Merwe CA (1988) Malignant pleural mesothelioma: a disease unaffected by current therapeutic manoeuvres. JCO 6/3: 527–535
Baldini EH, Recht A, Strauss GM et al. (1997) Patterns of failure after trimodality therapy for malignant pleural mesothelioma. Ann Thorac Surg 63: 334–338
Ball DL, Cruickshank DG (1990) The treatment of malignant mesothelioma of the pleura: review of a 5 year experience, with special reference to radiotherapy. Am J Clin Oncol: 13: 4–9
Belani CP, Herdon J, Vogelzwang NJ, Green MR (1994) Edatrexate for malignant mesothelioma: A phase II-study of the Cancer and Leukemia Group B. Proc ASCO 13/339: 1087
Bischoff HG, Branscheid D, Probst G (1991) Chirurgische Therapie beim malignen Pleuraerguß. Z Herz Thorax Gefäßchir 5: 173–177
Bissett D, Macbeth FR, Cram I (1991) The role of palliative radiotherapy in malignant mesothelioma. Clin Oncol (R Coll Radiol) 3: 315–317
Boutin C, Cagnino P, Viallat JR (1980) Thoracoscopy in the early diagnosis of malignant pleural effusions. Endoscopy 12: 155
Boutin C, Rey F, Viallat JR (1995) Prevention of malignant seeding after invasive diagnostic procedures in patients with pleural mesothelioma. A randomized trial of local radiotherapy. Chest 108: 754–758
Branscheid D, Bischoff H, Vogt-Moykopf I (1988) Chirurgie der malignen Pleuraergüsse einschließlich des malignen Pleura-Mesothelioms. In: Hossfeld DK, Gatzenmeier U (Hrsg) Maligne Ergüsse. Karger, Basel (33, S 81–97)
Butchart E, Ashcroft T, Barnsley W, Holden M (1976) Pleuropneomonectomy in the management of diffuse malignant mesothelioma of the pleura. Thorax 31: 15–24
Cochrane JC, Webster J (1978) Mesothelioma in relation to asbestos fiber exposure. A review of 70 serial cases. South Afr Med J 54: 279–281
Colbert N, Vannetel IM, Izrael V et al. (1985) A prospective study of etorubicin in malignant mesothelioma. Cancer 56: 2170–2174
Dabouis G, Lemevel B, Corroler J (1981) Treatment of diffuse pleural malignant mesothelioma by disdichlorodiamineplatinum (CDDP) in nine patients. Cancer Chemother Pharmacol 5: 209–210
Duhin JT (1969) Solitary rhabdomyosarcoma of the pleura. Report of a case with a note on the nomenclature of pleura tumors. J Thorac Cardiovasc Surg 37: 236–241
Eisenhauer EA, Evans WK, Raghaven D et al. (1986) Phase II study of mitoxantrone in patients with mesothelioma: A National Cancer Institute of Canada Clinical Trials Group study. Cancer Treat Rep 70: 1029–1030
Elmes PC, Simpson MJC (1976) The clinical aspects of mesothelioma. Q J Med 45: 427–449
Fentiman IS, Millis R, Sexton S, Hayward JL (1981) Pleural effusion in breast cancer. Cancer 47: 2087–2092
Frank W, Großer H, Mai J, Loddenkemper R (1989) Pleurodese mit Tetracyclin-Hydrochlorid. Pneumologie 43: 80–84
Gupta RK, Paolini FA (1967) Liposarcoma of the pleura, report of a case with a review of the literature and views on histogenesis. Am Rev Respir Dis 95: 298–304
Hausheer FH, Yarbo JW (1985) Diagnosis and treatment of malignant pleural effusion. Semin Oncol 12: 54–75
Henß H, Fiebig HH, Schildge J, Arnold H, Hass J (1988) Phase-II study with the combination of cisplatin and doxorubicin in advanced malignant mesothelioma of the pleura. Onkologie II: 118–120
Hilaris BS, Dattatreyudu N, Kwong E, Kutcher GK, Martini N (1984) Pleurectomy and intraoperative brachytherapy and postoperative radiation in the treatment of malignant pleural mesothelioma. Int J Radiat Oncol Biol Phys 10: 325–331
Kirmani S, Cleory SM, Mowry J, Hawell SB (1988) Intracavitary cisplatin for malignant mesothelioma; an update. Proc ASCO 7: 273
Kreuser ED, Seyfried E, Hartmann R, Schreml W, Rasche U (1984) Behandlung maligner Pleuraergüsse durch Fibrinklebung. Tumor Diagn Ther 5: 55–58

Kutcher GJ, Kestler C, Greenblatt D, Brenner H, Hilaris BS, Nori D (1987) Technique for external beam treatment for mesothelioma. Int J Radiat Oncol Biol Phys 13: 1747–1752

Law MR, Gregor A, Hodson ME, Bloom HJG, Turner-Warwick M (1984) Malignant mesothelioma of the pleura: a study of 52 treated and 64 untreated patients. Thorax 39: 255–259

Legha S, Muggia FM (1977 a) Therapeutic approaches to malignant mesothelioma. Cancer Treat Rev 4: 13–25

Legha S, Muggia FM (1977 b) Pleural mesothelioma: clinical features and therapeutic implications. Ann Intern Med 87: 613–621

Lerner HJ, Schoenfeld DA, Martin A, Falkson G, Borden E (1983) Malignant mesothelioma, the Eastern Cooperative Oncology Group (ECOG) experience. Cancer 52: 1981–1985

Lindén CJ, Mercke C, Albrechtsson U, Johansson L, Ewers SB (1996) Effect of hemithorax irradiation alone or combined with doxorubicin and cyclophosphamide in 47 pleural mesotheliomas: a nonrandomized phase II study. Eur Respir J 9: 2565–2572

Magri MD, De Giovanni D, Serra C et al. (1988) Epirubicin treatment of mesothelioma: A phase-II study. Proc ASCO 7: 207

Marley MRS (1979) Malignant pleural effusions and their treatment by intercostal talc pleurodesis. Br J Dis Chest 73: 173–177

Martini N, Bains MS, Beattie EJ (1975) Indications for pleurectomy in malignant effusion. Cancer 35: 734

Meerbeck J van, Debruyne C, Postmus PE, Groen HJM, Manegold C et al. (1996) Sequential phase II studies with paclitaxel and gemcitabine in malignant pleural mesothelioma. Eur Res J 9 (Suppl 23) 400 s: 2513

Mintzer DM, Nelsen D, Frinner D, Meelan R, Gralla R (1985) Phase II trial of high-dose cisplatin in patients with malignant mesothelioma. Cancer Treat Rep 69: 711–712

Moore M, Andersen J, Burris H et al. (1995) A randomized trial of gemcitabine vs. 5-FU as first-line therapy in advanced pancreatic cancer. Proc ASCO 14: 1099, 473

Musch E, Paar WD, Hoffmann B et al. (1989) Intrapleurale Instillation von Mitoxantron zur Palliativtherapie maligner Pleuraergüsse. Tumor Diagn Ther 10: 64–71

Ong ST, Vogenzwang NJ (1996) Current therapeutic appraoches to unresectable (primary and recurrent) disease. In: Aisner J, Arriagada R, Green MR, Martini N, Perry MC (eds) Comprehensive textbook of thoracic oncology. zz, Baltimore, pp 799–812

Ostrowski MJ (1989) Intracavitary therapy with Bleomycin for the treatment of malignant pleural effusions. J Surg Oncol (Suppl I): 7–13

Pfeifle CE, Howell SB, Markman M (1985) Intracavitary cisplatin chemotherapy for mesothelioma. Cancer Treat Rep 69: 205–207

Roberts GH (1976) Distant with drawl metastases in pleural mesothelioma. Br J Dis Chest 70: 246–250

Salyer WR, Eggleston JC, Erozan YS (1975) Efficacy of pleural needle biopsy and pleural fluid cytopathology in the diagnosis of malignant neoplasm involving the pleura. Chest 67: 536

Samson MK, Wasser LP, Borden EC et al. (1987) Randomized comparison of cyclophosphamide, imidazole carboxamied, and adriamycin vs. cyclophosphamide and adriamycin in patients with advanced stage malignant mesothelioma: A Sarcoma Intergroup Study. JCO 5/1: 86–91

Sauer H, Kremer G, Wilmanns W (1987) Zur Toxizität einer CYVADIC-Modifikation bei Patienten mit Weichteilsarkomen oder malignen Mesotheliomen. Onkologie 10: 294–300

Sauter ER, Langer C, Coia LR, Goldberg M, Keller SM (1995) Optimal management of malignant mesothelioma after subtotal pleurectomy: revisiting the role of intrapleural chemotherapy and postoperative radiation. J Surg Oncol 60: 100–105

Selikoff IY, Churg J, Hammond FC (1965) Relations between exposure to asbestos and mesothelioma. N Engl J Med 272: 560–565

Shuman LS, Libshutz HI (1984) Pictorial essay. Solid pleural manifestations of lymphoma. AJR 142: 269–273

Solheim OP, Saeter G, Finnanger AM (1992) High dose methotrexate in the treatment of malignant mesothelioma of the pleura. A phase II study. Br J Cancer 65: 956–960

Sörensen PG, Bach F, Bork E, Hansen HW (1985) Randomized trial of doxorubicin vs. cyclophosphamide in diffuse malignant pleural mesothelioma. Cancer Treat Rep 69: 1431–1432

Soubra M, Dunscombe PB, Hodson DI, Wong G (1990) Physical aspects of external beam radiotherapy for the treatment of malignant pleural mesothelioma. Int J Radiat Oncol Biol Phys 18: 1521–1527

Sugarbaker DJ, Garcia JP, Richards WG et al. (1996) Extrapleural pneumonectomy in the multimodality therapy of malignant pleural mesothelioma. Results in 120 consecutive patients. Ann Surg 224: 288–94

Taryle DA, Lakshininarayan S, Sahn SA (1962) Pleural mesotheliomas – an analysis of 18 cases and review of the literature. Medicine 55: 153–162

Vogelzwang NJ, Goutson M, Graziano S, Aisner J, Cooper MR, Modeas C, Green MR (1989) Carboplatin in malignant mesothelioma. A phase II-study of the CALGB. Proc ASCO 8: 321

Vogelzwang NJ, Herndorn J, Clamon GH, Maurer AM, Cooper MR, Green MR (1994) Paclitaxel (Taxol) for malignant mesothelioma: a phase II-study of the Cancer and Leukemia Group B (CALGB 9234) (Abstr). Proc ASCO 13: 405

Wagner JC (1965) Epidemiology of diffuse mesothelial tumors: Evidence of an association from studies in South Africa and United Kingdom. Ann NY Acad Sci 132: 575–578

Weiss RB, Muggia FM (1979) Working conference on mesothelioma treatment trials. Cancer Res 33: 799–800

Whitewell F, Rawcliffe RM (1971) Diffuse malignant pleura mesothelioma and asbestos exposure. Thorax 26: 6–22

Winkelmann M, Pfitzer P (1981) Blind pleural biopsy in combination with cytology of pleural effusions. Acta Cytol (Baltimore) 25: 373

Yang HY, Weaver LI, Foti PR (1983) Primary malignant fibrous histiocytoma of the pleura. Acta Cytol (Baltimore) 27: 683–687

Zaloznik AJ, Oswald SG, Langin M (1983) Intrapleural tetracycline in malignant pleural effusions. Cancer 51: 752–755

Zidar B, Bugh R, Schiffer L, Raju R, Vaidya K, Horne D, Baker L (1983) Treatment of 6 cases of mesothelioma with doxorubicin and cisplatinum. Cancer 52: 1788–1791

5 Tumoren des Herzens

5.1 Primäre und sekundäre Tumoren des Herzens

F.-U. Sack, S. Hagl

Einleitung

Fortschritte in der Diagnostik und die Möglichkeiten der Herzchirurgie haben die Tumoren des Herzens von einer nur selten vor einer Autopsie diagnostizierten Erkrankung zu einer potentiall kurablen Herzerkrankung gewandelt.

Ein Rückblick in die Geschichte zeigt die erste Beschreibung eines Herztumors 1559 von Colombo, gefolgt von einer genaueren Darstellung von Malphigi 1666 in seiner „Dissertation de Polypo Cordis" und Morgagni im Jahre 1762 [31, 105]. Die wahrscheinlich erste Diagnose eines kardialen Tumors eines Patienten erfolgte durch Barnes 1934 [89]. Es handelte sich hierbei um ein primäres kardiales Sarkom. Erst 1952 wurde ein intrakavitärer Tumor, ein Myxom, mittels Angiographie ante mortem diagnostiziert [89]. Mit Einführung der extrakorporalen Zirkulation und der damit verbundenen Möglichkeiten der Chirurgie am offenen Herzen gelang Crawford im Jahr 1954 die erste erfolgreiche Resektion eines linksatrialen Myxoms [28]. 5 Jahre später wurde erstmals die Diagnose eines intrakavitären Herztumors mittels Echokardiographie gestellt. Mitte der 50er Jahre wurde somit die Basis für eine erfolgreiche Diagnostik und chirurgische Therapie primärer Herztumoren geschaffen. Trotzdem stellt bis heute die Behandlung der primären Herztumoren aufgrund des seltenen Auftretens und der extrem vielseitigen klinischen Symptomatik eine Herausforderung dar.

Klassifikation und Häufigkeit primärer Herztumoren

Primäre Herztumoren sind per definitionem benigne und maligne Neoplasien, welche ihren Ursprung in den Herzhöhlen haben oder vom Myokard bzw. Epikard ausgehen. Mit einer Inzidenz von 0,0017–0,06 % sind sie im autoptischen Krankengut weitaus seltener als primäre Tumormanifestationen in anderen Organen [8, 60, 85, 92]. Von den primären Herztumoren abzugrenzen sind sekundäre Herztumoren, die eine Filialisierung von Primärtumoren aus anderen Organen bzw. Organsystemen darstellen [75, 98, 102]. Im Vergleich zu primären Herztumoren sind sekundäre Herztumoren wesentlich häufiger zu finden. Im allgemeinen Autopsiegut finden sich in 0,24–6,54 % der Fälle kardiale

Metastasen bei einer vorher nicht diagnostizierten Tumorerkrankung [1, 41, 48, 58]. Im Sektionsgut von Karzinompatienten beträgt der Anteil einer kardialen Filialisierung bis 21 % [10]. Bei soliden Tumoren, insbesondere bei Mammakarzinomen, malignen Lungentumoren und malignen Tumoren des Darms finden sich in 5–17 % der Fälle eine Metastasierung innerhalb des Herzens. Eine weitere Abgrenzung ist gegenüber direkt infiltrativ wachsenden Tumoren nötig. Von besonderer klinischer Bedeutung ist dabei das Hypernephrom, welches via V. cava inferior den rechten Vorhof erreichen kann. Die Häufigkeit eines Tumorwachstums in die V. cava superior beträgt dabei 4–10 % [93].

Darüber hinaus sind Herztumoren beschrieben, die im Rahmen einer Herztransplantation mit dem Allograft vom Spender übertragen wurden [82].

Eine Übersicht über die Inzidenz von primären Tumoren des Herzens und des Perikards gibt Tabelle 1, basierend auf einem 444 Patienten umfassenden Krankengut nach McAllister et al. von 1978 [60]. Es handelt sich hierbei um Autopsiedaten des Armed Forces Institute of Pathology, USA.

Annähernd 70 % der primären Herztumoren sind benigne und 30 % maligne mit der Möglichkeit einer Metastasierung und eines infiltrativen Wachstums.

Klinik

Die Bandbreite klinischer Symptome primärer Herztumoren ist weit gefächert. Alle Symptome kardialer Erkrankungen können im Prinzip von einem Tumor hervorgerufen werden. Die klinische Symptomatik ergibt sich neben der Größe

Tabelle 1. Art und Häufigkeit von primären Herztumoren in einem 444 Patienten umfassenden Krankengut des Armed Forces Institute of Pathology, USA. (Nach [61])

Benigne Tumoren Typ	Häufigkeit [%]	Maligne Tumoren Typ	Häufigkeit [%]
Myxom	29,3	Angiosarkom	8,8
Lipom	10,1	Rhabdomyosarkom	5,8
Papilläres Fibroelastom	9,5	Mesotheliom	4,2
Rhabdomyom	8,1	Fibrosarkom	3,2
Fibrom	3,8	Malignes Lymphom	1,6
Hämangiom	3,4	Extraskeletales Osteosarkom	1,1
Teratom	3,2	Neurogenes Sarkom	0,9
Mesotheliom des AV-Knotens	2,7	Malignes Teratom	0,9
Granularzelltumor	0,7	Thymom	0,9
Neurofibrom	0,7	Leiomyosarkom	0,2
Lymphangiom	0,5	Liposarkom	0,2
		Synoviales Sarkom	0,2
	Gesamtzahl der beobachteten Tumoren		
n = 319	72	n = 125	28

des Tumors insbesondere aus dessen Lokalisation. Im wesentlichen werden dabei folgende Tumorlokalisationen unterschieden:
- epikardial,
- intramyokardial,
- endokardial.

Gerade bei Tumoren endokardialen Ursprungs ist das klinische Erscheinungsbild abhängig davon, ob der Tumor auf atrialer oder ventrikulärer Ebene lokalisiert ist. Für die differentialdiagnostische Abgrenzung gegenüber valvulären Herzerkrankungen ist eine Unterscheidung zwischen einer Tumorlokalisation im Einflußtrakt bzw. Ausflußtrakt des rechten bzw. linken Ventrikels von Bedeutung [42].

Eine Übersicht über das klinische Erscheinungsbild und Symptome primärer Herztumoren findet sich in Tabelle 2.

Tabelle 2. Klinisches Erscheinungsbild und Symptome primärer Herztumoren

Extrakardiale Obstruktion	– Perikarderguß bzw. Perikardtamponade, – Perikarditis constrictiva
Intrakardiale Obstruktion	– Synkope, – Angina, – Lungenödem, – klinische Zeichen einer Trikuspidal- bzw. Mitralstenose (rechts- bzw. linksventrikuläre Einflußtraktobstruktion), – klinische Zeichen einer Pulmonal- bzw. Aortenstenose (rechts- bzw. linksventrikuläre Ausflußtraktobstruktion)
Kongestives Herzversagen	– Halsvenenstauung, – periphere Ödeme, – Aszites
Pulmonale Hypertension	– Lungenembolie bei rechtsseitigen Tumoren, – pulmonalvenöse Hypertension durch linksatriale bzw. linksventrikuläre Obstruktion
Embolien	– Lungenembolie, – periphere Embolien, – zerebrale Embolien, – Koronarembolien (Angina pectoris; Myokardinfarkt)
Arrhythmien	– Vorhofflimmern, – paroxysmale supraventrikuläre und ventrikuläre Tachykardien
Angina pectoris	– myokardiale Nekrosen, – Koronarembolien
Allgemeine, systemische Reaktionen	– Fieber, – Müdigkeit, – Gewichtsverlust, – BKS-Erhöhung, – Hyperglobulinämie
Hämolytische Anämie	– mechanische Destruktion von Erythrozyten
Symptome einer bakteriellen Endokarditis	

Als häufigste Zeichen einer kardialen Tumorerkrankung finden sich Symptome einer kardialen Stauung und Dyspnoe als Folgen einer Obstruktion. Durch ein intrakavitäres Tumorwachstum kommt es zu Füllungsbehinderungen des Herzens und zu einer Symptomatologie, die klinisch oft nicht von einer valvulären Klappenerkrankung zu unterscheiden ist. Ein typisches Beispiel ist das linksatriale Myxom, das während der Diastole in den linken Ventrikel prolabiert und eine Mitralstenose vortäuschen kann. Dabei ist das Ausmaß der linksventrikulären Füllungsbehinderung oftmals abhängig von der Körperlage (Abb. 1).

Darüber hinaus können alle Formen kardialer Rhythmusstörungen auftreten. Sie haben ihre Ursache entweder in einer direkten Irritation der Leitungsbahnen durch den Tumor selbst oder entstehen durch Foci bei Myokardnekrosen. Das Auftreten einer absoluten Arrhythmie bei Vorhofflimmern beruht meist auf einer Vergrößerung des rechten bzw. linken Atriums als Folge einer

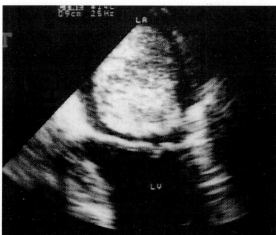

Abb. 1a–d.
Transösophageale Darstellung eines linksatrialen Myxoms (s. Abb. 2a): Der Vierkammerblick zeigt die Protrusion des linksatrialen Myxoms während der Systole in den linken Ventrikel (a–c). Die Farbdoppleruntersuchung zeigt die funktionelle Mitralstenose durch das prolabierte Myxom (turbulentes Strömungsprofil) (d). (Aus [32])

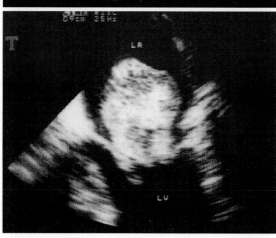

ventrikulären Einflußbahnobstruktion. Weitere häufige klinische Symptome kardialer Neoplasien sind Folgen einer Embolisation von Tumorgewebe. Dabei finden sich sowohl zerebrale Funktionsstörungen als auch periphere Durchblutungsstörungen [35]. Typische pektanginöse Beschwerden können durch myokardiale Nekrosen maligner Tumoren oder durch Embolisation von Tumormaterial in die Koronararterien hervorgerufen werden.

Neben den kardialen Symptomen finden sich häufig allgemeine systemische Reaktionen wie Fieber, Gewichtsverlust, Exantheme, Arthralgien bzw. Arthritiden, Myalgien und Raynaud-Phänomene. Zeichen einer Autoimmunerkrankung können durch Veränderungen der Serumproteine oder durch Abbauprodukte tumorösen Materials hervorgerufen werden.

Abb. 1c, d
(Legende s. S. 476)

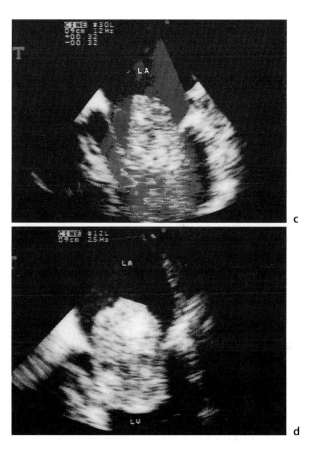

Untersuchungsmethoden

Klinische Untersuchung

Bei der klinischen Untersuchung stehen die zu beobachtenden Befunde in enger Relation zur kardialen Funktionseinschränkung bzw. zu den systemischen Folgen der Erkrankung. Je nach Tumorlokalisation und Stadium der Erkrankung finden sich pathologische Auskultationsbefunde des Herzens im Sinne eines enddiastolischen Strömungsgeräusches oder in seltenen Fällen eines „Plops" bei ventrikulären Füllungsbehinderungen durch atriale Tumoren. Systolische Strömungsgeräusche werden durch tumorbedingte Obstruktionen in Ausflußbahnen, aber auch durch tumorbedingte Insuffizienzen der Atrioventrikularklappen hervorgerufen.

Typisches Zeichen eines intrakavitären Tumors ist das Wechseln des Auskultationsbefundes bei Änderungen der Körperlage.

Bei lokaler Irritation myokardialer Tumoren bzw. bei perikardialer Beteiligung können perikarditische „Reibegeräusche" auskultierbar werden [38].

Findet sich eine Linksherzinsuffizienz als Leitsymptom einer kardialen Neoplasie, sind typische pulmonale Auskultationsbefunde wie z.B. feuchte Rasselgeräusche als Folge einer pulmonalen Stauung eruierbar.

Weitere klinische Zeichen sind das Auftreten peripherer Ödeme bzw. Zeichen einer oberen Einflußstauung bei perikardialen Tumoren.

Kommt es im Rahmen der Erkrankung zu einer Embolisation von Tumormaterial, können in Abhängigkeit vom Ort der Embolisierung neurologische Ausfälle, Ischämien der Extremitäten, des Viszerums und Retinainfarkte resultieren. Die zu beobachtenden Symptome sind ähnlich dem Erscheinungsbild embolischer Komplikationen einer floriden Endokarditis.

Laboruntersuchungen

Laborchemische Untersuchungen sind von untergeordneter Bedeutung bei der Diagnosefindung. In Einzelfällen finden sich Anämien, positive Entzündungsparameter oder atypische Serumproteine.

Elektrokardiographie

Als Folge eines kardialen Tumors finden sich im EKG häufig eine pathologische Erregungsbildung bzw. pathologische Erregungsausbreitung und Erregungsrückbildungsstörungen. Eine Arrhythmia absoluta bei Vorhofflimmern, Hinweise für eine atriale Vergrößerung und unspezifische ST-Streckenveränderungen finden sich bei Einflußbahnobstruktionen mit sekundärer Dilatation des Vorhofes. Direkte Hinweise auf einen kardialen Tumor lassen sich aus dem EKG nicht ableiten.

Standardthoraxaufnahmen

Thorakale Röntgenaufnahmen im posterior-anterioren sowie lateralen Strahlengang zeigen keine spezifischen Hinweise für eine kardiale Neoplasie. Pathologische Befunde resultieren aus einer Vergrößerung des linken Atriums, des linken Ventrikels, einer globalen Kardomegalie, einer möglichen Kalzifizierung im Bereich der Atria und einer pathologischen Umverteilung des Blutflusses in die Lungenoberlappen. Darüber hinaus können Zeichen der Lungenstauung als Folge einer linksseitigen Obstruktion erkannt werden.

Echokardiographie

Die Echokardiographie stellt z. Z. den „*Goldstandard*" in der Diagnostik kardialer Tumoren dar [69]. Dabei ist die M-Mode-Echokardiographie weitestgehend von der zweidimensionalen transthorakalen bzw. transosöphagealen Echokardiographie verdrängt worden. Bei intrakavitären Tumoren beträgt die Sensitivität dieser Methodik bis zu 97 % und läßt in der Mehrzahl der Fälle einen Ansatzpunkt intraartrialer Tumoren erkennen. Bei etwa gleicher Sensitivität in Hinblick auf das Erkennen von Myxomen scheint die transösophageale Echokardiographie der transthorakalen bei der Detektion von Tumoren besonders im Bereich der oberen Hohlvene und des rechten Atriums überlegen zu sein [12, 32, 49, 59, 68] (Abb. 2–4).

Angiographie

Angiographische Methoden sind seit der Einführung der Echokardiographie für die Diagnostik von Herztumoren nur noch von historischer Bedeutung. Bei Vorliegen eines aussagekräftigen Echokardiographiebefundes ist die Durchführung einer Angiographie zur Diagnosefindung nicht nötig. Ihr Stellenwert liegt hauptsächlich im Ausschluß einer koronaren Herzerkrankung [31].

Computer- und Magnetresonanztomographie

CT und MRT spielen aufgrund des hohen apparativen Aufwandes bei der Primärdiagnose nur eine untergeordnete Rolle. Ihr Haupteinsatzgebiet ist die genaue Tumorlokalisation bei intramyokardialen bzw. invasiv wachsenden und die benachbarten Strukturen infiltrierenden Neoplasien. Gegenüber der Echokardiographie liegt der Hauptvorteil dieser Methoden in der vollständigen Darstellung des Herzens und der benachbarten Thoraxstrukturen. Herztumoren sind in einer Größe ab 0,5–1 cm identifizierbar [40, 50, 62, 64, 69, 80].

Eine Übersicht über die Wertigkeit der verschiedenen diagnostischen Methoden ist in Tabelle 3 dargestellt.

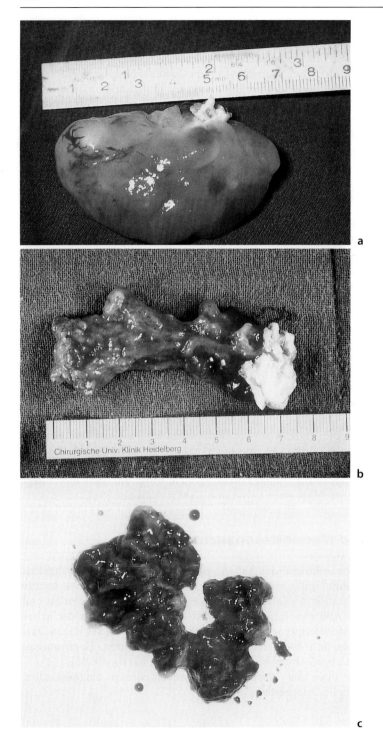

Abb. 2a-c
(Legende
s. S. 481)

Tabelle 3. Wertigkeit bildgebender Verfahren zur Diagnostik ausgewählter kardialer Tumoren (− bedeutungslos, + begrenzt aussagekräftig, ++ nützlich, +++ bestes bildgebendes Verfahren)

	Thorax-röntgen	CT	Angiographie	Echokardio-graphie	MRT
Primär Benigne Tumoren					
Myxom	+	+	++	+++	++
Lipom	+	++	+	++	+++
Fibroelastom	−	−	−	+++	++
Rhabdomyom	−	+	+	+++	++
Fibrom	−	+	+	++	++
Primär Maligne Tumoren					
Sarkom	+	+	+	++	+++
Lymphom	+	++	+	+	+++
Sekundäre Tumoren					
Direkte Infiltration	+	++	+	++	+++
Venöse Infiltration	−	+	++	++	++
Metastasen	+	+	+	++	+

Differentialdiagnosen

Vor Einführung der Echokardiographie wurden primäre Tumoren des Herzens nur in 8−37% der Fälle diagnostiziert [15, 37, 70]. Aufgrund der Vielzahl der möglichen Symptome war eine Abgrenzung von anderen kardialen Erkrankungen nur schwer möglich. Fehldiagnosen waren daher eher die Regel. Beim Vorliegen von kardialen Funktionsstörungen sollte *immer* an die mögliche Existenz eines primären Herztumors gedacht werden. Die wichtigsten Differentialdiagnosen ergeben sich aus den pathophysiologischen Gemeinsamkeiten primärer Herztumoren und anderen kardialen Erkrankungen. So kann z.B. das Bild der Obstruktion von Einfluß- und Ausflußbahn sowohl von einem intrakavitären Tumor als auch von einer valvulären Herzerkrankung hervorgerufen werden. Eine intramyokardiale Tumorausbreitung und eine damit verbundene Compliancestörung auf ventrikulärer Ebene kann vom klinischen Erscheinungsbild her einer Kardiomyopathie entsprechen. Die Symptomatik epikardialer Tumoren läßt oft an eine perikardiale Erkrankung denken. Von besonderer Bedeutung ist die Abgrenzung eines intrakavitären Tumors von einem Thrombus. Das besondere hierbei ist, daß kein bildgebendes Verfahren bei der großen Variabilität der Textur verschiedenster Tumoren eine exakte Unterscheidung zwischen beiden Entitäten erlaubt [83].

◂

Abb. 2a−c. Variabilität linksatrialer Myxome: **a** ovale, „gekapselte" Form (schmale Tumorbasis*), **b** langgestreckte, „polypoid-zottige" Form (breite Tumorbasis*), **c** ovale, „nicht gekapselte" Form mit zahlreichen Einblutungen, äußerst fragil

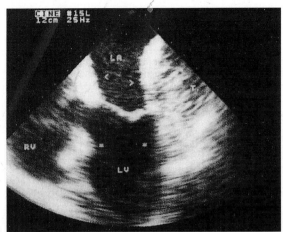
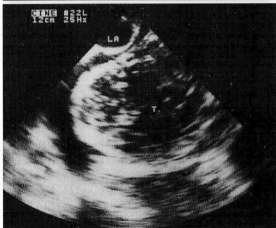

Abb. 3a–d. Vierkammerdarstellung eines extrakardialen Tumors. Der Tumor (T) komprimiert das linke Atrium und den linken Ventrikel. Sowohl das atriale als auch das ventrikuläre Septum erscheinen verdickt (Infiltration) (**a**). Durch posteriore Rotation des Schallkopfes kann der Tumor dargestellt werden (**b**). In der transgastrischen, kurzen Achse kommt das kavernöse Erscheinungsbild des Tumors zur Darstellung. Innerhalb des Tumors stellt sich ein Thrombus dar (**c**). Eine komplette Tumorresektion war auf Grund der intramyokardialen Ausdehnung nicht möglich. Histologisch handelte es sich um ein kavernöses Hämangiom (**d**). (Aus: [32])

Therapie primärer Herztumoren und Ergebnisse

Das Spektrum therapeutischer Möglichkeiten umfaßt die chirurgische Resektion bzw. Exzision des Tumors, die Chemotherapie und die Radiotherapie. Generell stellt der chirurgische Eingriff die Therapie der Wahl dar [65, 74]. Die Strategie bzw. die Radikalität des chirurgischen Vorgehens richtet sich nach Lokalisation und Dignität des Tumors. Bei benignen Tumoren ist die chirurgische Resektion die Therapie der Wahl, bei Vorliegen eines malignen Tumors kann ein chirurgischer Eingriff mit Chemotherapie bzw. Radiotherapie kombiniert werden [77]. Eine alleinige Chemotherapie kommt nur bei malignen Herztumoren mit ausgeprägter Metastasierung in Frage.

Abb. 3c, d
(Legende s. S. 482)

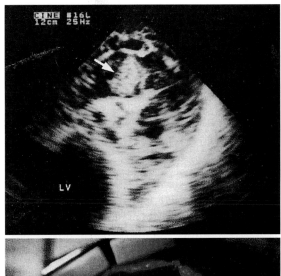

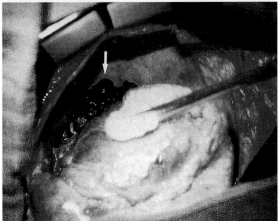

Übersicht Schematische Übersicht über die Indikation therapeutischer Verfahren zur Behandlung kardialer Tumoren

Chirurgische Resektion
- solide umschriebene primäre Herztumoren, ohne Metastasierung (*radikale Resektion, kurativ*),
- obstruierende kardiale Malignome, auch bei Metastasierung (*Tumorreduktion bzw. Beseitigung der Obstruktion, palliativ*).

Chemotherapie
- maligne primäre Herztumoren mit extrakardialer Metastasierung,
- adjuvante Chemotherapie nach unvollständiger Resektion.

Radiotherapie
- strahlensensible primäre Herztumoren (z. B. kardiale Lymphome),
- inoperable Herztumoren nach erfolgloser Chemotherapie.

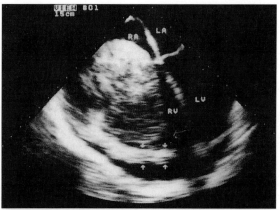

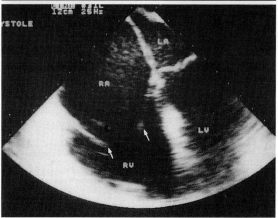

Abb. 4a, b. Echokardiographische Darstellung eines Sarkoms im rechten Atrium bzw. rechten Ventrikel. Die Verdickung der rechtsventrikulären Wand (*) und der Perikarderguß (+) lassen einen malignen Tumor vermuten (a). Nach erfolgter Resektion blieb die atriale und ventrikuläre Dilatation mit der damit verbundenen Trikuspidalinsuffizienz zunächst bestehen (b). Bei einer Kontrollechokardiographie 2 Wochen post-operativ zeigte sich eine deutliche Reduktion der Atrium- und Ventrikelgröße. Eine Trikuspidalinsuffizienz war nicht mehr nachweisbar. (Aus: [32])

Chirurgische Therapie

Die chirurgische Resektion primärer Herztumoren erfolgt in der Regel unter Einsatz der Herz-Lungen-Maschine. Eine Ausnahme stellen perikardiale Tumoren dar, die bei oberflächlicher Adhärenz u.U. ohne extrakorporale Zirkulation entfernt werden können. Bei der Verwendung der extrakorporalen Zirkulation ist eine separate Kanülierung der oberen und unteren Hohlvene empfehlenswert. Sie garantiert nach Abklemmen der Aorta ascendens und kardioplegisch induziertem Herzstillstand eine komplette Blutleere des Herzens.

Das chirurgische Vorgehen richtet sich nach der Lokalisation der Tumoren. Die Basis endokardialer Tumoren wird mit ausreichendem Abstand im gesunden Gewebe reseziert (Abb. 1). Hat der Tumor seinen Ursprung vom interatrialen Septum, wird ein bei der Resektion entstandener Defekt entweder direkt verschlossen, oder die Septumwand wird unter Zuhilfenahme von autologem Perikard oder einer Goretexmembran rekonstruiert. Solche plastischen Rekonstruktionen können auch bei Einbeziehung der atrialen Wand nötig werden. Bei einem Tumoransatz im Bereich der Lungenvenen oder der Hohlvenen kann ein plastischer Einsatz mittels Gefäßprothesen indiziert sein. Bei einem Tumorbefall einer Herzklappe oder mechanischer Destruktion erfolgt ein Ersatz der Klappe mit einer entsprechenden Prothese. In seltenen Fällen kann eine Rekonstruktion der Atrioventrikularklappen durchgeführt werden. Dabei wird bei einem Tumoransatz im Bereich des Mitraklappensegels eine quadranguläre Resektion durchgeführt, bei Befall eines Trikuspidalklappensegels kann dieses reseziert werden, und die Trikuspidalklappe wird im Sinne einer Bikuspidalisierung rekonstruiert. Weitere rekonstruktive Maßnahmen bestehen in der Anlage eines aortokoronaren Bypasses bei Einbeziehung des Koronarsystems oder in der Implantation eines Herzschrittmachers bei Verletzungen des Reizleitungssystems.

Die aggressivste Form des chirurgischen Vorgehens ist die Explantation des gesamten Herzens mit der „Bench-Resektion" des Tumors und anschließender Autotransplantation [29]. Hierbei wird der Tumor des exzidierten Herzens auf einem gesonderten Operationstisch ganz oder teilweise entfernt. Das Herz wird anschließend analog zur orthotopen Herztransplantation reimplantiert.

Als weitere rekonstruktive Maßnahme, den durch die Tumorresektion bedingten Verlust an Ventrikelmuskulatur zu ersetzen, besteht die Möglichkeit, den entstandenen Defekt mit dem M. latissimus dorsi im Sinne einer Kardiomyoplastik zu ersetzen [23]. Bei nicht resektablen, benignen Tumoren kann in Einzelfällen eine orthotope Herztransplantation in Frage kommen [33, 57, 88].

Soweit eine Entfernung des Tumors in toto nicht möglich ist, besteht bei Vorliegen einer Obstruktion die chirurgische Indikation zur Tumorreduktion als Palliativeingriff.

Chemotherapie

Die Chemotherapie ist die Therapie der Wahl bei nicht resektablen, malignen Tumoren mit extrakardialer Filialisierung. Zu den Tumoren, die auf eine derartige Therapie ansprechen, gehören Angiosarkom, Myxosarkom, Leiomyosarkom, Rhabdomyosarkom, Liposarkom, osteogenes Sarkom und undifferenziertes Sarkom. Die therapeutischen Prinzipien entsprechen denen der Chemotherapie anderer Malignome. In jedem Fall kommt eine Kombination verschiedener Chemotherapeutika zum Einsatz. Die dabei eingesetzten Substanzen von Bedeutung sind Vindesin, Doxorubicin, Dacarbazin, Cyclophosphamid und Cisplatin. Eine Chemotherapie bietet sich auch nach unvollständiger Tumorresektion als adjuvante Therapie an, ggf. in Kombination mit einer Radiotherapie [3].

Radiotherapie

Aufgrund der hohen Inzidenzrate von bis zu 30 % einer konstriktiven Perikarditis als Folge der Bestrahlung sind nur einzelne Fälle in der Literatur berichtet. Die Radiotherapie kommt nur in Kombination mit einer Chemotherapie zur Anwendung. Die Hauptindikation stellen dabei primäre kardiale Lymphome dar [26].

Ergebnisse

Bei den benignen Tumoren beträgt die perioperative und postoperative Mortalität jeweils etwa 5%. Darüber hinaus gibt es Berichte mit einer Überlebenszeit von bis zu 20 Jahren. Die meisten Todesfälle im Langzeitverlauf waren nicht durch ein Tumorrezidiv bedingt. Die Rezidivrate nach Tumorresektion liegt bei etwa 1-2% und betrifft hauptsächlich Rezidive benigner Myxome [24].

Demgegenüber sind die Behandlungsergebnisse maligner Tumoren selbst in Kombination mit Chemotherapie und/oder Radiatio äußerst schlecht. Dies gilt auch, wenn durch den chirurgischen Eingriff eine vollständige Primärtumorentfernung möglich war. Die meisten Patienten sterben innerhalb eines Jahres an Herzversagen infolge eines Tumorrezidivs oder einer Metastasierung. Die Angaben über die mittlere Überlebenszeit schwanken in der Literatur zwischen 3 Monaten und 1,5 Jahren [17, 43, 78].

Spezifische primäre Tumoren des Herzens

Primäre Herztumoren werden als benigne bzw. maligne klassifiziert (s. oben). Bei den benignen Tumoren wird unterschieden, ob diese gehäuft im Kindes- oder Erwachsenenalter auftreten.

Benigne Tumoren des Erwachsenen

Myxom: sporadisch

Das sporadische Myxom ist der häufigste Herztumor, der etwa die Hälfte aller benignen und etwa $^1/_4$ aller Herztumoren ausmacht. Weibliche Patienten sind zumindest in der westlichen Hemisphäre 3mal häufiger betroffen als Männer. Der Altersgipfel liegt im 4. und 5. Lebensjahrzehnt. Die bevorzugte Tumorlokalisation befindet sich im linken Atrium mit einer Häufigkeit von 75%. Des weiteren finden sich Myxome im rechten Atrium, rechten Ventrikel, linken Ventrikel und extrem selten von den Atrioventrikularklappen ausgehend. Multiple Myxome finden sich in 2-16% der Fälle [11, 70].

Histopathologie

Die Größe von sporadischen Myxomen reicht von 1-15 cm, mit einem mittleren Durchmesser von 5-6 cm. Etwa 75-88% dieser Tumoren sind gestielt mit einer 0,5-2 cm breiten Basis und entspringen in 75% der Fälle in der Nähe der Fossa ovalis. Die Tumorausdehnung in die Tiefe überschreitet nur sehr selten das Endokard. Morphologisch lassen sich 3 Typen unterscheiden; glatte, gekapselte und kugelförmige Myxome von fester Konsistenz, polypoid-zottige Myxome und gelatinöse „ungekapselte" Myxome, welche äußerst fragil sind (Abb. 1). Mikroskopisch findet sich myxomatöses Mesenchym als Hauptbestandteil. Darüber hinaus lassen sich Histiozyten, Fibroblasten, Mastzellen, Lymphozyten und ausdifferenzierte Muskelzellen nachweisen [53]. Der Ursprung dieses Tumors wird in einem unkontrolliertem Wachstum multipotenter Zellen ähnlich denen in der Nabelschnur gesehen. Unterstützt wird diese Theorie von der Tatsache, daß sich etwa bei 80 % aller Kinder unter einem Jahr Reste ähnlicher Zellen nachweisen lassen. Es ist allerdings unklar, welcher Triggermechanismus ein späteres Wachstum auslöst [14].

Behandlung und Ergebnisse

Die Therapie der Wahl besteht in der chirurgischen Resektion des Tumors [31]. Die mittlere operative Letalität liegt bei 4–5 % [54]. Im Langzeitverlauf wird die tumorbedingte Letalität nach erfolgter Resektion mit ähnlichen Werten angegeben [24]. Ohne Resektion sterben die Patienten etwa 2 Jahre nach Diagnosestellung aufgrund von Herzinsuffizienz und Arrhythmien. Langzeitbeobachtungen nach erfolgreicher Resektion sind bis 20 Jahre beschrieben mit einer Überlebenswahrscheinlichkeit von 90 % [26]. Die beobachteten Todesfälle stehen oft in keinem Zusammenhang mit der Tumorerkrankung. Rezidive werden bei sporadischen Myxomen nur in 1–3 % der Fälle beobachtet und sind oft Ausdruck einer unvollständigen Resektion. Höhere Rezidivraten finden sich bei Patienten mit multiplen Myxomen (33 %), Myxomatosissyndrom (21 %) und familiären Myxomen (10 %). Neben dem Auftreten eines Rezidivs kann es zu einer Embolisation mit der Folge einer benignen Metastase kommen. Die bevorzugte Lokalisation befindet sich dabei im Gehirn [7, 36, 87, 99].

Myxomatosissyndrom und familiäre Myxome

Myxome vom komplexen Typ (synonym: Myxomatosissyndrom) sind in 5–7 % aller Myxome zu finden. Neben dem kardialen Mysom finden sich gehäuft Hautmyxome, Masutfibroadenome der Mamma, abnormale Hautpigmentierungen (Lentigo, Nävus) und endokrine Erkrankungen in Form von Hypophysenadenomen, adrenokortikalen Tumoren und Hodentumoren (verkalkender Sertoli-Zelltumor).

Das Durchschnittsalter der Patienten liegt bei 28–30 Jahren ohne Geschlechtsprädilektion. Bei etwa $1/3$ der Patienten besteht eine positive Familienanamnese mit mindestens einem Element des Syndroms. Familienanalysen lassen einen autosomaldominanten Ergbang vermuten [22, 49].

Die auftretenden kardialen Myxome treten in der Regel multipel auf und sind in etwa $1/3$ der Fälle an atypischer Stelle lokalisiert [90].

Neben den Myxomen vom komplexen Typ können Myxome in familiärer Häufung auftreten [27]. Die meisten Merkmale familiär gehäufter Myxome ähneln denen der komplexen Myxome. Es finden sich bei familiären Myxomen nicht selten auch Symptome des Myxomatosissyndroms. Familiäre Myxome treten häufig bei jüngeren Patienten auf und zeigen im Gegensatz zu den komplexen Myxomen eine eindeutige Prädilektion des männlichen Geschlechts [34].

Bei der Diagnose eines atypisch gelegenen Myxoms oder bei Patienten, die jünger als 30 Jahre sind, ist an das Vorliegen eines komplexen Myxoms bzw. an eine familiäre Häufung zu denken. Weitere endokrinologische Untersuchungen sind zwingend erforderlich. Die Therapie dieser Subgruppe von Myxomen entspricht der von primären Myxomen. Abgesehen von der größeren Rezidivrate finden sich keine Unterschiede in Hinblick auf peri- und postoperative Mortalität.

Lipom

Lipome zählen zu den zweithäufigsten benignen kardialen Tumoren (s. oben). Sie zeigen keine Prädilektion für ein bestimmtes Geschlecht, und ihr Auftreten ist unabhängig vom Alter der Patienten. Die meisten Lipompatienten sind symptomatisch. Lipome imponieren makroskopisch als Fettgewebsmasse mit zarter Kapsel und unregelmäßiger Oberfläche. Mikroskopisch findet sich eine Ansammlung von Fettzellen gemischt mit Bindegewebe, myxoider Grundsubstanz und vereinzelten Blutgefäßen. Das histologische Bild unterscheidet sich nicht von typischen Lipomen, die an anderen Körperstellen gefunden werden können. Etwa die Hälfte aller Lipome ist subendokardial lokalisiert, wo sie selten größer als 2–3 cm werden. Andere Lokalisationen finden sich zu etwa gleichen Anteilen subepikardial und perikardial. Besonders die perikardialen Lipome können eine enorme Größe erreichen und durch ihre Ausdehnung zu einer Behinderung der ventrikulären Füllung führen. Das größte, in der Literatur beschriebene Lipom erreichte ein Gewicht von 4,8 kg [6]. Für die Diagnose sind neben der Echokardiographie CT und MRT von Bedeutung, da mit letzteren eine Darstellung der Tumorausbreitung auch im Bereich des Epi- und Perikards gelingt. Die Therapie der Wahl besteht in der chirurgischen Resektion mit guter Prognose und Langzeitüberleben dieser Patientenpopulation. In der Literatur finden sich Angaben über eine Symptomfreiheit bis 27 Jahre nach primärer Resektion eines Lipoms [6, 29, 40, 89].

Papilläres Fibroelastom

Dieser seltene benigne Tumor findet sich in ca. 7 % aller kardialen Tumoren. Sie sind in der Regel klein und entwickeln sich auf den Klappensegeln der Aorten- und Mitralklappe. Ihr makroskopisches Erscheinungsbild ähnelt dem einer Seeanemone, mit dichtem, zentralem Kollagenkern umgeben von hyperplastischem endokardialem Gewebe. Die meisten Patienten sind symptomatisch. Es finden sich keine klinischen Zeichen eines Klappenvitiums oder einer Herzinsuffizienz. Auffällig werden papilläre Fibroelastome durch ihre Neigung zur Embolisation und Zeichen eines zerebralen Infarktes oder einer transitorischen, ischämischen Attacke. Auch bei asymptomatischen Patienten ist mit der Diagnosestellung gleichzeitig die Indikation für den Eingriff aufgrund des erhöhten Embolierisikos gegeben. Die Diagnosestellung erfolgt mittels Echokardiographie. Die Therapie besteht in der Resektion des Tumors mit begleitender Klappenrekonstruktion bzw. eines prothetischen Klappenersatzes. Bei adäquater Resektion ist die Prognose exzellent [39].

Hämangiom

Hämangiome gehören zu den häufigsten vaskulären Tumoren des Herzens. Ihre Größe beträgt zwischen 2 mm und 4 cm. In Einzelfällen sind Hämangiome bis 13 cm Größe beschrieben. Ihr makroskopisches Erscheinungsbild entspricht dem von Hämangiomen an anderen Körperstellen. Ihre histologische Einteilung richtet sich nach dem vorherrschenden Typ der proliferierenden Gefäßwände. Es lassen sich kavernöse, kapillare und arteriovenöse Subtypen klassifizieren. Hämangiome können sowohl intrakavitär mit Bevorzugung der linkslateralen Ventrikelwand (21%), der rechtsventrikulären Vorderwand (21%), des Septums (17%) oder multipel auftreten (30%). Bei epikardialer Lokalisation finden sich häufig Perikardergüsse, die symptomatisch werden. Kleinere Hämangiome bleiben oft asymptomatisch, während größere Tumoren in Abhängigkeit von ihrer Lokalisation typische Symptome primärer Herztumoren hervorrufen können (s. oben). Die Diagnose gestaltet sich in der Regel schwierig.

Oft ist nur die Kombination von Echokardiographie, Koronarangiographie und CT bzw. MIT richtungsweisend. Trotz Ausschöpfung der diagnostischen Möglichkeiten liegt die Trefferquote für eine korrekte Diagnose präoperativ nur bei 0–34%. Die Therapie besteht in der Exploration und in dem Versuch einer chirurgischen Entfernung des Tumors (Abb. 3). Dabei gelingt die komplette Resektion nur in 50% der Fälle. Etwa 20% der Hämangiome können nur teilweise reseziert werden, etwa 30% bleiben inoperabel. Auch bei Patienten mit nur einer teilweisen Resektion ist die Langzeitprognose gut. Eine adjuvante Radiotherapie bleibt im Gegensatz zur Behandlung von Hämangiomen in anderen Körperregionen meist erfolglos [5, 13, 16].

Phäochromozytom

Phäochromozytome sind potentiell letale, funktionell aktive, chromaffine Tumoren, die ihren Ursprung im sympathischen Nervensystem haben. Gelegentlich finden sich diese Tumoren im Bereich des Perikards, epikardial oder im linken Atrium. Auffällig werden die Patienten durch die endokrine Aktivität der Tumoren, die zu erhöhten Serumkatecholaminspiegeln und erhöhter Konzentration von Vanillinmandelsäure im Urin führen. Dies kleinen und leicht komprimierbaren Tumoren finden sich hauptsächlich in der Nähe der großen Herzkranzgefäße oder im Bereich zwischen Aorta ascendens und Pulmonalishauptstamm. Nach präoperativer Vorbehandlung mit α- und β-Blockern kann ein Versuch einer Resektion sinnvoll sein. Die Tumoren können oft nicht enukleiert werden, und ein Teil der Gefäßwand muß mitentfernt werden. Entsprechende rekonstruktive Maßnahmen werden dabei nötig [47, 71].

Benigne Tumoren im Kindesalter

Benigne Tumoren im Kindesalter treten mit einer Inzidenz von 0,08 % der pädiatrischen Patienten auf und sind somit eher selten [5]. Die Untersuchungsbefunde, die Art der Diagnosestellung und das therapeutische Vorgehen ist vergleichbar mit den primären Tumoren des Erwachsenenalters. Je nach Alter der Kinder sind die Symptome nur schwer eruierbar, zumal nur etwa 40 % der Kinder symptomatisch erscheinen. Die häufigsten Befunde, die schließlich zur Diagnose führen, sind Herzrhythmusstörungen, Ausflußtraktobstruktionen oder Zyanose durch einen Rechts-links-Shunt über ein offenes Foramen ovale [9].

Rhabdomyom

Das Rhabdomyom stellt den häufigsten kardialen Tumor im Kindesalter dar [5, 78, 89]. Das mittlere Alter zum Zeitpunkt der Diagnosestellung beträgt 5 Monate. Knaben sind häufiger betroffen als Mädchen. Die Symptome sind meist Rhythmusstörungen in Form von Tachyarrhythmien, Zeichen der Herzinsuffizienz und pathologischen Auskultationsbefunden bei Vorliegen einer Ausflußtraktobstruktion [79]. Histopathologisch imponieren Rhabdomyome als Hamartome atypischer Purkinje-Zellen. Sie gehören somit eher zu den Hamartomen als zu den echten Neoplasien. Generell lassen sie sich in 3 Kategorien einteilen: assoziiert mit tuberöser Sklerose (40 %), kongenital und sporadisch auftretend [16, 19]. Bei Vorliegen einer assoziierten tuberösen Sklerose ist die Prognose schlecht. Die meisten Kinder sterben innerhalb von 6 Monaten nach Diagnosestellung an malignen Rhythmusstörungen. Ebenso schlecht ist die Prognose bei der kongenitalen Form, da oft begleitende Malformationen in Form von Transposition der großen Arterien, hypoplastischem Linksherz, Ventrikelseptumdefekt oder einer endokardialen Fibroelastose vorliegen [19]. Einzig sporadisch auftretende Rhabdomyome haben eine bessere Prognose. Therapie der Wahl ist die frühzeitige Resektion [45].

Fibrom

Fibrome sind die Tumoren, die gehäuft im Alter von 4–5 Jahren auftreten, sie sind aber in Einzelfällten auch bei Erwachsenen beschrieben worden. Sie sind charakteristischerweise solitär und umschrieben, weisen allerdings keine Kapsel auf. Ihre Größe beträgt im Durchschnitt 3–9 cm. Histologisch bestehen sie aus Kollagenfasern durchsetzt mit Fibroblasten. Sie neigen im Erwachsenenalter oft zur Verkalkung. Die Symptome sind in der Regel Zeichen der Herzinsuffizienz und supra- bzw. ventrikuläre Tachykardien. Aufgrund ihres eher verdrängenden Wachstums sind sie in der Regel leicht zu enukleieren. Durch ihre Größe und ihre Lokalisation in der Ventrikelwand oder im interventrikulären Septum ist die Indikation zur frühzeitigen Resektion gegeben [20, 25, 100, 103].

Teratom

Teratome des Herzens sind sehr seltene Tumoren [29, 95]. Es liegen nur 12 Fallbeschreibungen vor, von denen nur 2 Fälle im Erwachsenenalter beobachtet wurden. Das histologische Bild entspricht dem typischen Teratom bestehend aus Meso-, Endo- und Ektoderm. Die größte Ausdehnung eines kardialen Teratoms wurde mit 4,5 cm angegeben, eine typische Lokalisation läßt sich aufgrund der geringen Fallzahlen nicht definieren. Die Therapie von Teratomen besteht in der Resektion, Rezidive wurden bisher nicht berichtet.

Maligne Tumoren des Herzens

Etwa 17–28 % aller primären Herztumoren sind maligne Tumoren. Sie zeichnen sich generell durch ein infiltratives Wachstum und eine Metastasierung direkt in die umgebenden Strukturen aus [11, 89]. Eine Filialisierung kann außerdem über das lymphatische Gewebe bzw. hämatogen erfolgen. Wie die primär benignen Tumoren können kardiale Malignome alle Formen einer kardialen Erkrankung vortäuschen. Bei der Diagnose ist eine erweiterte bildgebende Darstellung zwingend erforderlich. Neben der Echokardiographie sind CT und MIT für eine Therapieplanung unumgänglich. Es hat sich gezeigt, daß bereits $1/4$ der Patienten mit kardialen Malignomen zum Zeitpunkt der Diagnosestellung pulmonale Metastasen aufweisen [67]. Wie bei den benignen Tumoren ist die Therapie der Wahl die chirurgische Resektion. Nur bei kleinen Tumoren ohne Filialisierung ist die chirurgische Behandlung kurativ. Oft zwingt die Tumorausdehnung und die damit verbundene Symptomatik zu einer palliativen Tumorreduktion. Dies ist besonders bei einer Obstruktion der Einfluß- bzw. Ausflußbahn des Herzens durch den Tumor notwendig. In diesen Fällen wird eine adjuvante Chemotherapie und seltener eine Radiotherapie durchgeführt [18]. Liegt eine ausgedehnte Metastasierung vor, bleibt die alleinige Chemotherapie als Behandlungsoption [56, 101]. Insgesamt sind die Ergebnisse der Behandlung maligner Herztumoren unbefriedigend, und die Prognose ist äußerst schlecht.

Angiosarkom

Angiosarkome sind die häufigsten Malignome des Herzens und treten bevorzugt bei männlichen Patienten im Alter von 40–50 Jahren auf. Aufgrund der bevorzugten Lokalisation im rechten Atrium (80 %) zeigen sich oft Symptome einer Rechtsherzinsuffizienz. Da bei ca. 50 % der Patienten eine extrakardiale Ausbreitung in Richtung Lunge oder Perikard vorliegt, finden sich gehäuft Zeichen eines pulmonalen Hochdrucks und eines Perikardergusses, der meist hämorrhagisch ist. In bis zu 75 % der Fälle liegt bereits eine Metastasierung vor. Bevorzugte Lokalisationen sind Lunge (75 %), Leber (35 %), Gehirn (24 %), Lymphknoten (17 %), Skelettsystem (17 %), Milz (16 %) und Nebennieren (8 %) [46].

Das histologische Bild ist wie bei allen Sarkomen aufgrund der geringen Differenzierung vielfältig. Das mikroskopische Bild reicht vom benignen Hämangiom bis hin zu Spindelzellelementen anderer Sarkome. Im wesentlichen imponiert ein Tumor, der in den meisten Fällen (78–93 %) im rechten Atrium lokalisiert ist. Als Therapie ist die Resektion anzustreben, die aber nur in etwa der Hälfte der Fälle gelingt. Die perioperative Letalität ist entsprechend der Tumorausdehnung und der daraus resultierenden Entstehung großer Defekte des Herzens hoch. Bei nichtresektablen Angiosarkomen beträgt die mittlere Überlebenszeit weniger als 6 Monate [46]. In den meisten Fällen wird eine adjuvante Chemo- oder Radiotherapie durchgeführt. Berichte über eine dadurch verbesserte Prognose sind aber eher anekdotisch [43, 72, 76].

Rhabdomyosarkom

Rhabdomyosarkome stehen in der Häufigkeit maligner Herztumoren an zweiter Stelle. Etwa 25 % der Fälle traten bei Patienten unter 25 Jahren auf ohne Prädilektion für ein bestimmtes Geschlecht [60, 72]. Typischerweise präsentieren sich die Patienten mit Allgemeinsymptomen wie Müdigkeit, Fieber, Husten und Gewichtsverlust. Radiologisch fällt bei fast allen Patienten eine Kardiomegalie auf. Ein pathologischer Auskultationsbefund findet sich in der Hälfte der Fälle. Die Diagnose erfolgt mittels Echokardiographie und MRT. Eine Prädilektion für bestimmte Regionen des Herzens läßt sich nicht erkennen. Makroskopisch findet sich ein weicher, nodulärer Tumor, der oft Nekrosen aufweist. Histologisch lassen sich Spindelzellen in paralleler Anordnung nachweisen. Pleomorphismen und Anaplasien finden sich häufig [60, 84].

Die anzustrebende Resektion ist wegen der exzessiven Ausbreitung in die ventrikuläre Muskulatur oft nicht durchführbar [2, 44]. Es bleibt in den meisten Fällen nur die Chemotherapie bzw. vereinzelt die Radiotherapie als mögliche Behandlungsform [84]. Die Prognose ist jedoch schlecht. Trotz adjuvanter Therapie sterben die meisten Patienten innerhalb eines Jahres nach Diagnosestellung.

Fibrosarkom

Fibrosarkome zeigen eine typische Prädilektion für das weibliche Geschlecht (83 %) und treten in mittlerem Lebensalter auf. Die bevorzugte Lokalisation findet sich im linken Atrium oder im Bereich des Vorhofseptums in enger Nachbarschaft zur Mitralklappe. Die Diagnose wird meist intraoperativ gestellt. Makroskopisch zeigt sich ein weicher Tumor von weißlicher Färbung mit vereinzelten Nekrosen und Einblutungen [60]. Histologisch finden sich Riesenzellen und Spindelzellen. Trotz erfolgreicher Resektion sterben die meisten Patienten 6–8 Monate nach Diagnosestellung an den Folgen einer Metastasierung des Primärtumors. Bereits zum Zeitpunkt der Operation lassen sich in $1/3$ der Fälle Metastasen nachweisen [51, 52, 55, 91].

Sonstige primäre Malignome des Herzens

Weitere primäre Malignome des Herzens sind das Leiomyosarkom, maligne Lymphome, extraskeletale Osteosarkome, Liposarkome, neurogene Sarkome, maligne Teratome, Thymome, Mesenchymome und synoviale Sarkome. Ihr Auftreten ist äußerst selten, und die geringen Fallzahlen rechtfertigen keine Einzeldarstellung zumal diese Tumoren meistens erst post mortem diagnostiziert werden [4, 21, 30, 61, 63, 66, 73, 81, 86, 94, 96, 97, 104].

Literatur

1. Abraham KP, Reddy V, Gattuso P (1990) Neoplasms metastatic to the heart: review of 3314 consecutive autopsies. Am J Cardiovasc Pathol 3: 195–198
2. Ali SZ, Smilari TF, Teichberg S, Hajdu SI (1995) Pleomorphic rhabdomyosarcoma of the heart metastatic to bone. Report of a case with fine needle aspiration biopsy findings. Acta Cytol 393: 555–558
3. Antman K, Crowley J, Balcerzak S et al. (1993) An intergroup phase III randomized study of doxorubicin and dacarbazine with or without ifosamide and mesna in advanced soft tissue and bone sarcomas. J Clin Oncol 111: 276–285
4. Antunes MJ, Vanderdonck KM, Andrade CM, Rebelo LS (1991) Primary cardiac leiomyosarcomas. Ann Thorac Surg 51: 999–1001
5. Arcinegas E, Hakimi M, Farooki ZK, Truccone NJ, Green EW (1980) Primary cardiac tumors in children. J Thorac Cardiovasc Surg 79: 582–591
6. Ashar K, van Hoeven KH (1992) Fatal lipoma of the heart. Am J Cardiovasc Pathol 4: 85–90
7. Attum AA, Johnson GS, Masri Z, Girdet R, Lansing AM (1987) Malignant clinical behavior of cardiac myxomas and „myxoid imitators". Ann Thorac Surg 44: 217–222
8. Benjamin HS (1939) Primary fibromyxoma of the heart. Arch Pathol 27: 950
9. Bertolin P, Meisner H, Paek SU, Sebening F (1990) Special considerations on primary cardiac tumors in infancy and childhood. Thorac Cardiovasc Surg 38: 164–167
10. Bisel HF, Wroblewski F, LaDue JS (1953) Incidence and clinical presentation of cardiac metastases. JAMA 15: 374–378
11. Blondeau P (1990) Primary cardiac tumors: French studies of 533 cases. Thorac Cardiovasc Surg 38: 192–195
12. Borges AC, Witt C, Bartel T, Muller S, Konertz W et al. (1996) Preoperative two- and three-dimensional transesophageal echocardiographic assessment of heart tumors. Ann Thorac Surg 614: 1163–1167
13. Brizard C, Latremouille C, Jebara VA, Acar C, Fabiani JN, et al. (1993) Cardiac hemangiomas [see comments]. Ann Thorac Surg 562: 390–394
14. Budzilovich G, Aleksic S, Greco A, Fernandez J, Harris J et al. (1979) Malignant cardiac myxoma with cerebral metastasis. Surg Neurol 11: 461–469
15. Bulkley BH, Hutchins GM (1979) Atrial myxomas: a fifty year review. Am Heart J 97: 639–643
16. Burke A, Johns JP, Virmani R (1990) Hemangiomas of the heart: a clinicopathologic study of ten cases. Am J Cardiovasc Pathol 3: 283–290
17. Burke A, Virmani R (1991) Osteosarcomas of the heart. Am J Pathol 15: 289–295
18. Burke AP, Cowan D, Virmani R (1992) Primary sarcomas of the heart. Cancer 69: 387–395
19. Burke AP, Virmani R (1991) Cardiac rhabdomyoma: a clinicopathologic study. Mod Pathol 4: 70–74
20. Busch U, Kampmann C, Meyer R, Sandring KH, Hausdorf G et al. (1995) Removal of a giant cardiac fibroma from a 4-year-old child. Tex Heart Inst J 223: 261–264
21. Can C, Arpaci F, Celason B, Gunhan B, Finci R (1993) Primary pericardial liposarcoma presenting with cardiac tamponade and multiple organ metastases. Chest 103: 328
22. Carney JA, Ilruska LS, Beauchamp GD, Gordon II (1986) Dominant inheritance of the complex of myxomas, spotty pigmentation, and the endocrine overactivity. Mayo Clin Proc 61: 165–172

23. Carpentier A, Chachques JC (1985) Myocardial substitution with a stimulated skeletal muscle: first successful clinical case. Lancet 1: 1267
24. Castells E, Ferran V, Octavio de Toledo MC et al. (1993) Cardiac myxomas: surgical treatment, long-term results and recurrence. J Cardiovasc Surg 34: 49–53
25. Ceithmal EL, Midgley FM, Perry LW, and Dullum MK. Intramural ventricular fibroma in infancy: survival after partial excision in 2 patients. Ann Thorac Surg 1990; 50471–2
26. Cham WC, Freiman AH, Carstens PHB, Chu FCH (1975) Radiation therapy of cardiac and pericardial metastases. Radiology 114: 701–704
27. Chaudron JM, Jacques JM, Heller FR, Cheran P, Luwaert R (1992) The myxoma syndrom: unusual entity: a family study. Eur Heart J 13: 569–573
28. Chitwood Jr. WR (1992) Clarence Crafoord and the first successful resection of cardiac myxoma. Ann Thorac Surg 54: 997–998
29. Colley DA (1990) Surgical treatment of cardiac neoplasms: 32 year experience. Thorac Cardiovasc Surg 38: 176–182
30. Curtsinger CR, Wilson MJ, Yoneda K (1989) Primary cardiac lymphoma. Cancer 64: 521–525
31. Dapper F, Gorlach G, Hoffmann C, Fitz H, Marck P et al. (1988) Primary cardiac tumors: clinical experiences and late results in 48 patients. Thorac Cardiovasc Surg 36: 80–85
32. De Simone R (1994) Atlas of transesophageal color Doppler echocardiography and intraoperative imaging. With contributions by Rüdiger Lange and Siegfried Hagl. Springer, Berlin Heidelberg New York
33. Demkow M, Sorensen K, Whitehead BF, Rees PG, Sullivan ID et al. (1995) Heart transplantation in an infant with rhabdomyoma. Pediatr Cardiol 164: 204–206
34. Farah MG (1994) Familial cardiac myxoma: a study of relatives of patients with myxoma. Chest 105: 65–68
35. Furlong BR, Verdile VP (1995) Myxomatous embolization resulting in unilateral amaurosis. Am J Emerg Med 131: 46–49
36. Furuya K, Sasaki T, Yoshimoto Y, Okada Y, Fujimaki T et al. (1995) Histologically verified cerebral aneurysm formation secondary to embolism from cardiac myxoma. Case report. J Neurosurg 831: 170–173
37. Fyfe AI, Huckell VF, Burr LH, Stonier PM (1991) Leiomyosarcoma of the left atrium: case report and review of the literature. Can J Cardiol 7: 193–196
38. Galve E, Permanyer Miralda G, Tornos MP, Oller G, Roma F et al. (1992) Self-limited acute pericarditis as initial manifestation of primary cardiac tumor. Am Heart J 123: 1690–1692
39. Gordon ME, Soltanazadeh H (1989) Mitral valve fibroelastoma. Ann Thorac Surg 47: 605–607
40. Hananouchi GI, Goff WB (1990) Cardiac lipoma: six-year follow-up with MRI characteristic, and review of the literature. Magn Reson Imaging 8: 825–828
41. Hanfling SM (1960) Metastatic cancer to the heart: review of the literature and report of 127 cases. Circulation 22: 474–483
42. Harvey W (1968) Clinical aspects of cardiac tumors. Am J Cardiol 21: 328–343
43. Herrmann MA, Shakerman RA, Edwards WD, Shub C, Schaff HV (1992) Primary cardiac angiosarcoma: a clinicopathologic study of six cases. J Thorac Cardiovasc Surg 103: 655–662
44. Jacobs JP, Konstantakos AK, Holland FW, Herskowitz K, Ferrer PL et al. (1994) Surgical treatment for cardiac rhabdomyomas in children. Ann Thorac Surg 585: 1552–1555
45. Jacobs JP, Konstantakos AK, Holland FW, Herskowitz K, Ferrer PL et al. (1994) Surgical treatment for cardiac rhabdomyomas in children. Ann Thorac Surg 58: 1552–1555
46. Janigan DT, Husain A, Robinson NA (1986) Cardiac angiosarcomas: a review and a case report. Cancer 57: 852–859
47. Jebara VA, Uva MS, Farge A et al. (1992) Cardiac pheochromocytomas. J Thorac Cardiovasc Surg 53: 356–361
48. Karwinski B, Svendsen E (1989) Trends in cardiac metastasis. APMIS 97: 1018–1024
49. Kazakis DJ, Lewis JF, Conti CR (1995) Transesophageal echocardiography in the evaluation of cardiac myxoma: a case of familial myxoma. Clin Cardiol 185: 283–285
50. Kemp JL, Kessler RM, Raizada V, Williamson MR (1996) Case report. MR and CT appearance of cardica hemangioma. J Comput Assist Tomogr 203: 482–483

51. Knobel B, Rosman P, Kishon Y, Husar M (1992) Intracardiac primary fibrosarcoma. Case report and literature review. Thorac Cardiovasc Surg 40: 227–230
52. Korbmacher B, Doering C, Schulte HD, Hort W (1992) Malignant fibrous histiocytoma of the heart – case report of a rare left-atrial tumor. Thorac Cardiovasc Surg 40: 303–307
53. Larsson S, Lepore V, Kennergren C (1989) Atrial myxomas: results of 25 years' experience and review of the literature. Surgery 105: 695–698
54. Lazzara RR, Park SB, Magovern GJ (1991) Cardiac myxomas: results of surgical treatment. J Cardiovasc Surg 34: 824–827
55. Linder J, Woodard BH (1985) Primary cardiac fibrosarcoma. S Med J 78: 607–608
56. Loffler H, Grille W (1990) Classification of malignant cardiac tumors with respect to oncological treatment. Thorac Cardiovasc Surg 38: 173–175
57. Losse B (1990) Indications and selection criteria for cardiac transplantation. Thorac Cardiovasc Surg 385: 276–279
58. MacGee W (1991) Metastatic and invasive tumors involving the heart in a geriatric population: a necropsy study. Virchows Arch A Pathol Anat Histopathol 419: 183–189
59. Matsumara M, Takamoto S, Kyo S, Yokote Y, Omoto R (1990) Advantages of transesophageal color Doppler echocardiography in diagnosis and surgical treatment of cardiac masses. J Cardiol 20: 701–714
60. McAllister Jr HA, Fenoglio JJ (1978) Atlas of tumor pathology, 2nd ser, fas 15. Washington, D.C. Tumors of the cardiovascular system. Armed Forces Institute of Pathology
61. McKenney PA, Moroz K, Haudenschild CC, Shemin RJ, Davidoff R (1992) Malignant mesenchymoma as a primary cardiac tumor. Am Heart J 123: 1071–1075
62. Meier RA, Hartnell GG (1994) MRI of right atrial pseudomass: is it really a diagnostic problem? J Comput Assist Tomogr 183: 398–401
63. Meissner A, Kirch W, Regensburger D, Mayer-Eichberger S, Ohnhaus EE (1988) Intrapericardial teratoma in an adult. Am J Med 84: 1089–1090
64. Menegus MA, Greenberg MA, Spindola-Franco H, Fayemi A (1992) Magnetic resonance imaging of suspected atrial tumors. Am Heart J 123: 1260–1268
65. Miralles A, Bracamonte L, Soncul H et al. (1991) Cardiac tumors: clinical experience and surgical results in 74 patients. Ann Thorac Surg 52: 88–895
66. Missault L, Duprez D, DeBuyzere M, Cambier B, Adang L et al. (1992) Right atrial invasive thymoma with protrusion through the tricuspid valve. Eur Heart J 13: 1726–1727
67. Molina JE, Edwards JE, Ward HB. Primary cardiac tumors: experience of the University of Minnesota. Thorac Cardiovasc Surg 1990; 38183–91
68. Mugge A, Daniel WG, Haverich A et al. Diagnosis of noninfective cardiac mass lesions by two-dimensional echocardiography: Comparison of the transthoracic and transesophageal approaches. Circulation 1991; 8370–8
69. Mundinger A, Gruber HP, Dinkel E et al. (1992) Imaging in cardiac mass lesions. Diagn Radiol 10: 135–140
70. Nomeir AM, Watts L, Seagle R, Joyner CR, Corman C et al. (1989) Intracardiac myxoma: twenty-year echocardiographic experience with review of the literature. J Am Soc Echocardiogr 2: 139–150
71. Orringer MB, Sisson JC, Glazer G et al. Surgical treatment of cardiac pheochromocytomas. J Thorac Cardiovasc Surg 1985; 98753–7
72. Orsmond GS, Knight L, Dehner LP, Nicoloff DM, Nesbitt M, Bessinger FB (1976) Alveolar rhabdomyosarcoma involving the heart. An echocardiographic, angiographic, and pathologic study. Circulation 54: 837–842
73. Paraf F, Bruneval P, Balaton A, Deloche A, Mikol J et al. (1990) Primary liposarcoma of the heart. Am J Cardiovas Pathol 3: 175–180
74. Poole GV, Breyer RH, Holliday RH et al. (1984) Tumors of the heart: surgical considerations. J Cardiovasc Surg 25: 5–11
75. Prichard RW (1951) Tumors of the heart. Arch Pathol 51: 98–128
76. Putnam JB, Sweeny MS, Colon R, Lanza LA, Frazier OH et al. (1991) Primary cardiac sarcomas. Ann Thorac Surg 51: 906–910
77. Rea F, Sartori F, Loy M et al. (1993) Chemotherapy and operation for invasive thymoma. J Thorac Cardiovasc Surg 106: 543–549
78. Reece IJ, Cooley DA, Frazier OH, Hallman GL, Powers PL et al. (1984) Cardiac tumors: clinical spectrum and prognosis of lesions other than classical benign myxomas in 20 patients. J Thorac Cardiovasc Surg 88: 439–446

79. Rees AH, Elbl FE, Minhas KV, Solinger RE. Echocardiographic evidence of left ventricular tumor in a neonate. Chest 1978; 73433-5
80. Rienmüller R, Tiling R (1990) Mr and CT for detection of cardiac tumors. Thorac Cardiovasc Surg 38: 168-172
81. Roller MB, Manoharan A, Lvoff R (1991) Primary cardiac lymphoma. Acta Haematol 85: 47-48
82. Sack FU, Lange R, Mehmanesh H, Amman K, Schnabel P et al. (1997) Transferral of Extrathoracic Donor Neoplasm by the Cardiac Allograft. J Heart Lung Transplant 16: 298-301
83. Salcedo EE, Cohen GI, White RD, Davison MB (1992) Cardiac tumors: diagnosis and management. Curr Probl Cardiol 17: 77-137
84. Satoh M, Horimoto M, Sakurai K, Funayama N, Igarashi K et al. (1997) Primary cardiac rhabdomyosarcoma exhibiting transient and pronounced regression with chemotherapy. Am Heart J 1206: 1458-1460
85. Scannel JG, Grillo HC (1985) Primary tumors of the heart. J Thorac Surg 35: 23-36
86. Seidal T, Wandt B, Lundin SE (1992) Primary chondroplastic osteogenic sarcoma of the left atrium. Scand J Thorac Cardiovasc Surg 26: 233-236
87. Seo IS, Warner TFCS, Colyer RA, Winkler RF (1980) Metastasizing atrial myxoma. Am J Pathol 4: 391-399
88. Siebenmann R, Jenni R, Makek M, Oelz O, Turina M. Primary synovial sarcoma of the heart treated by heart transplantation. Thorac Cardiovasc Surg 1990; 99567-8
89. Silverman NA (1980) Primary cardiac tumors. Ann Surg 191: 127-138
90. Soma Y, Ogawa S, Iwanaga S et al. (1992) Multiple primary left ventricular myxomas with multiple intraventricular recurrences. Cardiovasc Surg 33: 765-767
91. Stevens CW, Sears-Rogan P, Bittermann P, Torrisi J (1992) Treatment of malignant fibrous histiocytoma of the heart. Cancer 69: 956-961
92. Strauss R, Merliss R (1945) Primary tumor of the heart. Arch Pathol 3974-8
93. Suggs WD, Smith RB, Dodson TF, Salam AA, Graham, SD (1991) Renal cell carcinoma with inferior vena carval involvement. J Vasc Surg 27: 413-418
94. Suzuki M, Hamada M, Abe M, Matsuoka H, Shigematsu Y et al. (1994) Accurate diagnosis of metastatic cardiac leiomysarcoma with infundibular stenosis and cardiac tamponade by transesophageal echocardiography and Gd-DTPA magnetic resonance imaging - report of a case. Jpn Circ J 583: 222-226
95. Swalwell CI (1993) Benign intracardiac teratoma. Arch Pathol Lab Med 117: 739-742
96. Tak T, Goel S, Chandrasoma P, Colletti P, Rohimtoola SH (1991) Synovial sarcoma of the right ventricle. Am Heart J 121: 933-936
97. Takagi M, Kugimiya T, Fujii T et al. (1992) Extensive surgery for primary malignant lymphoma of the heart. J Cardiovasc Surg 33: 570-572
98. Tamura A, Matsubaru O, Yoshimura N, Kasuga T, Akagawa S et al. (1992) Cardiac metastases of lung cancer. A study of metastatic pathways and clinical manifestations. Cancer 70: 437-442
99. Todo T, Usui M, Nagashima K (1992) Cerebral metastasis of malignant cardiac myxoma. Surg Neurol 37: 374-379
100. Veinot JP, O'Murchu B, Tazelaar HD, Orszulak TA, Seward JB (1996) Cardiac fibroma mimicking apical hypertrophic cardiomyopathy: a case report and differential diagnosis. J Am Soc Echocardiogr 91: 94-99
101. Vergnon JM, Vincent M, Perinetti M, Loire R, Cordier JF et al. (1985) Chemotherapy of metastatic primary cardiac sarcomas. Am Heart J 110: 682-684
102. Weinberg BA, Conces DJ, Waller BF (1989) Cardiac manifestations of non-cardiac tumors. Part II: Direct effects. Clin Cardiol 12: 347-354
103. Yamaguchi M, Hosokawa Y, Ohashi H, Imai M, Oshima Y, Minamiji K (1992) Cardiac fibroma. Long-term fate after excision. Thorac Cardiovasc Surg 103: 104-105
104. Zaharia L, Gill PS (1991) Primary cardiac lymphoma. Am J Clin Oncol 14: 142-145
105. Zimmermann N (1992) Tumoren des Herzens: Pro- und retrospektive Untersuchungen des Heidelberger Krankengutes sowie literarischer Abhandlung. Diss, Chirurg Klinik Heidelberg: Abt Herzchirurgie

6 Tumoren des Perikards und des Zwerchfells

6.1 Tumoren des Perikards und des Zwerchfells

J. Hasse

Tumoren des Perikards

Während *Karzinosen* des Perikards auf seiner äußeren, von parietaler Pleura bedeckten Oberfläche bei Tumoraussaat pulmonaler und extrathorakaler Tumoren ebenso wie die Mitbeteiligung bei diffusem malignem Pleuramesotheliom häufig vorkommen, sind primäre Perikardtumoren selten. Sie sind noch weniger zahlreich als vom Myokard oder Endokard ausgehende Neoplasien. In Autopsieserien halten sich benigne und maligne Perikardtumoren zahlenmäßig die Waage (Bartelheimer u. Maurer 1962). Nachfolgend ist eine auch aus therapeutischer Sicht zweckmäßige Gliederung der Perikardtumoren wiedergegeben (mod. nach Piwnica u. Menage 1962):
1. Extraperikardiale Tumoren = Zölomdysembryoplasien, Zysten, Divertikel, Lymphangiome.
2. Intraperikardiale Tumoren = Dysembryoplasien, nicht vom Zölom ausgehend
   Homoplasien: bronchogene Zysten,
   Heteroplasien: Dermoidzysten, Teratome.
3. Neoplasien
   a) maligne: Mesotheliome, Fibrosarkome,
   b) benigne: Lipome, Leiomyome (selten).

Zystische Tumoren extraperikardialer Lokalisation werden als Residuen embryonaler Hohlräume aufgefaßt. Ihre kugelige Form mit scharfer Begrenzung läßt sie im Röntgenbild leicht sichtbar werden. Histologisch sind sie von einer mesothelialen Zellschicht ausgekleidet im Gegensatz zum Flimmerepithel in bronchogenen Zysten. Differentialdiagnostisch müssen sie von Aneurysmen der großen Gefäße, von Echinokokkuszysten und Hiatushernien abgegrenzt werden. Intraperikardiale Zysten sind wesentlich seltener. Bei langsamer Expansion können sie Kompressionseffekte auf Vorhöfe, V. cava und A. pulmonalis haben. Dermoidzysten und Teratome neigen zu stärkerer Verwachsung mit der Umgebung, sind aber überwiegend dennoch gut abgegrenzt.

Unter den primären Neoplasien sind die seltenen Fälle isolierter, meist maligner Mesotheliome zu nennen. Sie neigen zu einer Infiltration in das Myokard und bewirken einen Perikarderguß (Becker u. Anderson 1985; Sytman u. MacAlpin 1971; Bloom 1992).

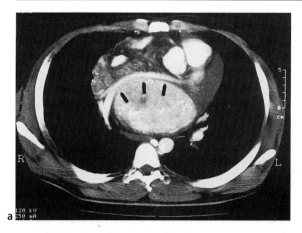

Abb. 1.
a 31jähriger männlicher Patient; intraperikardial entwickelter Tumor. Das CT zeigt eine Auswalzung der A. pulmonalis dextra *(Pfeile)*. Vaskuläre Lakunen. Stark vaskularisierter Randsaum. **b** Koronarer Schnitt der MRT. Dislokation der großen Gefäße. (*AB* Aortenbogen, *RA* rechter Vorhof). **c** Selektive Angiographie via A. mammaria interna rechts. Starke Vaskularisierung des perikardialen Tumorrandsaums. **d** Schnitt durch das Makropräparat. Histologisch Lymphoma Castleman. Hämangiomatöse Transformation des Perikards *(Pfeil)*

Es wurde auch der Verschluß einer Koronararterie mit nachfolgendem akutem Myokardinfarkt beschrieben (Chun et al. 1980). Ebenso wie bei anderen malignen Tumoren, z. B. Fibrosarkomen, werden perikardiale Konstriktion und/oder Herztamponade verursacht. Entsprechend resultieren die bekannten hämodynamischen Folgen der kompromittierten kardialen Vorlast wie Tachykardie, Hypotension, paradoxes respiratorisches Blutdruckverhalten, Halsvenenstauung und Hepatomegalie.

Diagnostik

Gutartige und zystische Prozesse lassen sich echosonographisch sowie mit Kontrastmittel-CT, noch besser aber durch eine Kernspintomographie topographisch und ätiologisch weiter abklären (Abb. 1a–d). Bei liquidem Inhalt muß bei Patienten aus entsprechenden Endemiegebieten in jedem Fall auch die Echinokokkusserologie veranlaßt werden. In keinem Fall sollte bei derartigem Verdacht punktiert werden. Bei malignen Prozessen kann die zytologische Untersuchung des häufig vorhandenen Perikardergusses zur Diagnose führen.

Therapie

Maligne Tumoren sind in der Regel chirurgisch nicht zu beherrschen. Fenestration und Drainage des Perikards können als palliative Maßnahme zur Besserung der Tamponadesymptomatik führen. Im übrigen müssen Chemo- und/oder Radiotherapie diskutiert werden. Etwa 60 % aller Patienten sterben dennoch innerhalb von 6 Monaten (Bloom 1992).

Benigne Prozesse bedürfen in jedem Fall der operativen Behandlung, sei es zur definitiven Klärung der Diagnose, sei es zur Beseitigung von Kompressions-

6.1 Tumoren des Perikards und des Zwerchfells

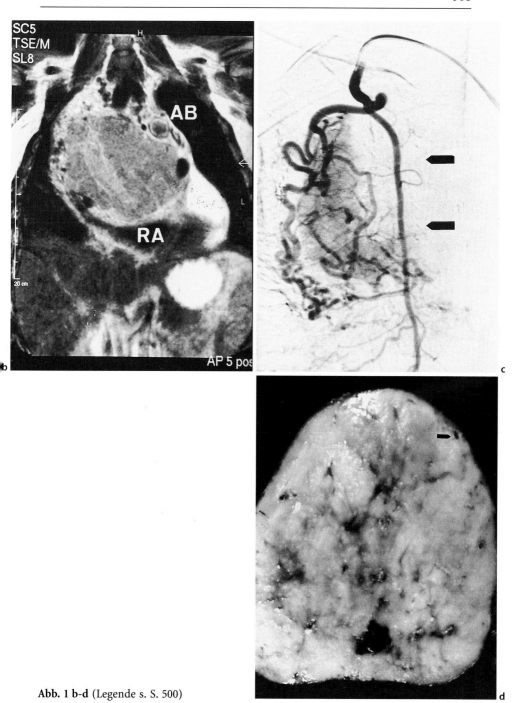

Abb. 1 b-d (Legende s. S. 500)

effekten und von diesen ausgehenden Symptomen. Der operative Zugang richtet sich nach der Lokalisation. Dorsal gelegene Befunde werden vorzugsweise durch posterolaterale Therapie übersichtlich darstellbar. Bei intraperikardialer Tumorexpansion empfiehlt sich die mediane Sternotomie, u. U. ergänzt durch thorakale Türflügelinzision. Stehen Tumoren in enger Beziehung zu Herz und großen intraperikardialen Gefäßen, so sollten Voraussetzungen für die bedarfsweise Verwendung der extrakorporalen Zirkulation vorhanden sein. Bei gefäßreichen Prozessen kann allerdings die Heparinisierung des Patienten zusätzliche Probleme schaffen.

Tumoren des Zwerchfells

Primäre Zwerchfelltumoren

Unter den seltenen autochthonen Tumoren ist zwischen zystischen und soliden sowie zwischen benignen und malignen zu differenzieren. Zystische Prozesse sind bei geringer Größe asymptomatisch. Ist ihre Ätiologie infektiöser Natur (spezifische und unspezifische Abszesse) oder parasitär (Echinokokkus), muß an die Gefahr und die Folgen einer etwaigen Ruptur oder Penetration gedacht werden. Solide Geschwülste mit benignem Charakter sind zumeist mesenchymale Tumoren: Lipome, Fibrome sowie lokalisierte benigne Mesotheliome. Von allen diesen Formen sind primär maligne Varianten oder maligne Transformationen möglich. Nach Bloom (1992) sind seit dem ersten Bericht im Jahr 1868

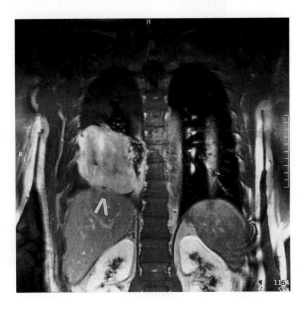

Abb. 2.
Mesenchymaler Zwerchfelltumor bei 42jährigem Patienten mit hämorrhagischem Pleuraerguß *(Pfeil):* Tumorstiel mit großen Gefäßquerschnitten

bis zum Jahr 1989 weniger als 100 primäre Zwerchfelltumoren beschrieben worden. Etwa 1/3 davon waren maligne. Hierbei handelte es sich um zahlreiche Varianten von Sarkomen myogenen, vasogenen oder neurogenen Ursprungs sowie vereinzelte Fälle von Hämangioendotheliomen und Hämangioperizytomen. Nicht selten verursachen solche Prozesse hämorrhagische Pleuraergüsse und/oder paraneoplastische Syndrome (Abb. 2).

Diagnostik

Größere Raumforderungen in Verbindung mit dem Zwerchfell fallen leicht auf Standardröntgenbildern des Thorax ins Auge, wenn die gewohnte Silhouette in frontaler oder sagittaler Sicht gestört wird. Bei der röntgenmorphologischen Differentialdiagnose müssen epidiaphragmatisch lokalisierte Tumoren in Unter- oder Mittellappen der Lunge, Mediastinaltumoren, diaphragmatische Hernien, juxtadiaphragmatische Leiomyome des Ösophagus, aber auch umschriebene Relaxationen des Zwerchfells berücksichtigt werden. Bei gleichzeitigem Pleuraerguß wird u. U. erst nach dessen Beseitigung eine weitergehende Beurteilung möglich. Mit der Computertomographie von Thorax und Oberbauch gelingt oft bereits eine weitere Zuordnung. Erhärtet sich der Verdacht, ein Tumor könne seinen Ausgang vom Zwerchfell nehmen oder dieses infiltrieren, ist die Magnetresonanztomographie (MRT) zu empfehlen, deren koronare Schnittbilder eine Beurteilung auch im Hinblick auf die Beteiligung subdiaphragmatischer abdominaler Viszera erlaubt.

Die weitere Diagnostik richtet sich nach den Kriterien der Begrenzung und Dichte eines Zwerchfelltumors. Bei zystischen Formationen kommt in Endemiegebieten differentialdiagnostisch die Echinokokkuszyste in Betracht. Eine histologische Klärung von Zwerchfelltumoren kann bei günstiger topographischer Lage durch perkutane Punktion erreicht werden, anderenfalls auf thorakoskopischem Weg. Der hierbei mögliche diagnostische Pneumothorax kann weitgehenden Aufschluß über etwaige Organinfiltrationen geben.

Therapie

Zwerchfelltumoren mit nach CT- oder NMR-Kriterien guter Abgrenzung werden reseziert, sofern nicht besondere funktionelle Risiken vorliegen. Die vorherige histologische Sicherung der Diagnose ist bei voraussichtlich guter technischer Resektabilität nicht zwingend erforderlich. Unabhängig von der Natur des Prozesses werden Zwerchfelltumoren mit dem involvierten Areal des Flächenmuskels exzidiert. Selbst relativ große Defekte können ohne Implantat durch plastische Primärnaht verschlossen werden. Solange eine Malignität nicht sicher ausgeschlossen werden kann, müssen einbezogene Strukturen wie Perikard oder angrenzende Lunge auf der thorakalen Seite, Leber oder andere Viszera auf der abdominalen en bloc reseziert werden. Zur Substitution nicht primär verschließbarer Defekte eignen sich alloplastische Implantate, z. B. Polytetrafluorethylen (PTFE) mit einer Schichtdicke von ca. 1 mm.

Literatur

Bartelheimer H, Maurer HJ (1962) Diagnostik der Geschwulstkrankheiten. Thieme, Stuttgart, S 485
Becker AE, Anderson RH (1985) Pathologie des Herzens. Thieme, Stuttgart, S 126–127
Bloom N (1992) Primary tumors of the heart, diaphragm and great vessels. In: Beattie EJ, Bloom N, Harvey J (eds) Thoracic surgical oncology. Churchill Livingstone, New York, pp 313–314
Chun PKC, Leeburg WT, Coggin ST (1980) Primary pericardial malignant epitheloid mesothelioma causing acute myocardial infarction. Chest 77: 559
Joob A, Shields TW (1991) Mesothelial and other less common cysts of the mediastinum. In: Shields TW (ed) Mediastinal surgery. Lea & Febiger, Philadelphia, pp 325–328
Olafsson G, Raussing AS, Holen O (1971) Primary tumors of the diaphragm. Chest 59: 568
Piwnica A, Menage C (1962) Intraperikardiale zystische Tumoren. J Chir (Paris) 68: 543
Sytman AL, MacAlpin RN (1971) Primary pericardial mesothelioma: a report of two cases and a review of the literature. Am Heart J 81: 760

7 Mediastinaltumoren

7.1 Pathologische Anatomie der Mediastinaltumoren

W.J. Hofmann, H.F. Otto

Als Mediastinum [*„quod in medio (per mediam) stat"* bzw. *„mediastinum intestinum"*] wird der mittlere Teil der Brusthöhle, lateral begrenzt durch die Pleura mediastinalis, bezeichnet. Die komplizierte Raumstruktur wird bei einer sagittalen (= axialen) Gliederung in ein *vorderes*, *mittleres* und *hinteres* (= Holzknecht- oder prävertebraler Raum und paravertebrale Region) Mediastinum untergliedert. Üblicherweise unterscheidet man zudem ein *oberes*, oberhalb des Herzbeutels gelegen, und ein *unteres* Mediastinum, das kaudal durch das Zwerchfell begrenzt wird.

Ein primär mediastinaler Tumor ist definiert als raumverdrängender Prozeß, der von einer im Mediastinum gelegenen Organ- oder Gewebestruktur ausgeht. Sekundäre Mediastinaltumoren sind definiert als Metastasen thorakaler oder extrathorakaler Neoplasien bzw. maligner Systemerkrankungen.

Primäre Mediastinalgeschwülste sind selten [7, 13, 25, 28, 31, 41, 43, 53, 64]. Andererseits findet man eine bemerkenswert große Heterogenität bzw. Vielgestaltigkeit mediastinaler Neoplasien. Das Mediastinum ist ein Bereich, innerhalb dessen alle zur Tumorbildung fähigen Gewebe auf relativ engem Raum zusammengedrängt sind. Die mediastinalen Organe entwickeln sich aus allen 3 Keimblattanlagen, wobei in der Organogenese sich gegenseitig induzierende Entwicklungsprozesse häufig gleichzeitig ablaufen. Diese Situation erklärt zumindest teilweise, warum neben histogenetisch unterschiedlichen Geschwülsten teratoide Tumoren (ekto-, ento-, mesodermal) und zahlreiche Fehlbildungen [*„tumor-like non-neoplastic conditions of the mediastinum"* (z. B. Zysten)] im Mediastinum zu finden sind [8]. Aus topographischen Besonderheiten des Blut- und Lymphflusses wird schließlich die Häufigkeit mediastinaler Metastasen aus praktisch allen Organregionen ersichtlich.

Mediastinalorgane und Halseingeweide gehen z. T. ohne scharfe Grenze ineinander über. Die distale Begrenzung des mediastinalen Raumes durch das Zwerchfell ist teilweise offen. Lateral wird das Mediastinum durch die *„weichen, verschiebbaren"* Blätter der Pleura mediastinalis begrenzt. Aus der Topographie dieses mediastinalen Raumes wird verständlich, warum primär nicht mediastinale Geschwülste in das Mediastinum gleichsam verlagert werden können und zumindest in den bildgebenden Verfahren der Diagnostik das ohnehin problematische differentialdiagnostische Spektrum (vermeintlich) mediastinaler Geschwülste erweitern, naturgemäß auch erschweren.

Der topographische Begriff „*Mediastinaltumor*" beinhaltet also eine Fülle histogenetisch und histologisch unterschiedlicher Geschwülste und tumorähnlicher Läsionen. Eine sinnvolle Klassifikation mit klaren Vorgaben für therapeutische Implikationen kann nur auf histomorphologischen Kriterien beruhen.

Die häufig auch in der Histomorphologie auftretenden differentialdiagnostischen Probleme mediastinaler Tumoren erfordern den Einsatz aller aktuell zur Verfügung stehenden Methoden und eine enge interdisziplinäre Zusammenarbeit. Dabei spielen für klare und therapierelevante diagnostische Aussagen immunhistologische *(Immunphänotypisierung)* und molekularbiologische *(DNA-Analyse zum Klonalitätsnachweis)* Techniken eine immer größere Rolle.

In diesem Beitrag soll im folgenden v. a. auf die primär vom Thymus ausgehenden Geschwülste eingegangen werden. Die nichtthymogenen Mediastinaltumoren sollen lediglich unter differentialdiagnostischen Aspekten kurz diskutiert werden.

Lokalisation mediastinaler Tumoren

Die diagnostischen Probleme mediastinaler Geschwülste im klinischen, röntgenologischen und morphologischen Bereich sind hinlänglich bekannt [7, 25, 31, 43, 53, 64]. Es hat sich gezeigt, daß bestimmte Geschwülste entsprechend ihrer histogenetischen Abstammung typische Lokalisationen „bevorzugen" [25, 27, 28, 43]. Die Tumorlokalisation ist mithin ein durchaus brauchbares differentialdiagnostisches Kriterium (Tabelle 1; Abb. 1).

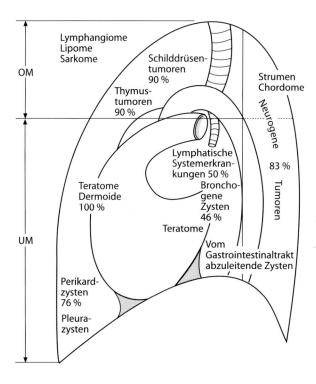

Abb. 1.
Lokalisation und Häufigkeit der verschiedenen Mediastinaltumoren. (Aus Krumhaar 1985 [27])

Tabelle 1. Topographie mediastinaler Tumoren (n = 742). (Nach [28])

	Hinteres Mediastinum 20%	„Axiales" Mediastinum 13%	Vorderes Mediastinum 69%
Oberes Mediastinum 48%	Schilddrüsengeschwülste, neurogene Tumoren	Schilddrüsengeschwülste, bronchiogene Zysten	Schilddrüsengeschwülste, Lymphome, Teratome, thymogene Geschwülste
Mittleres Mediastinum 33%	Neurogene Tumoren	Bronchiogene Zysten	Thymogene Geschwülste, Teratome
Unteres Mediastinum 19%	Neurogene Tumoren	Bronchiogene Zysten	Lipome, Pleuraperikardzysten, thymogene Geschwülste

Häufigkeit mediastinaler Tumoren

Zuverlässige Statistiken zur Häufigkeit mediastinaler Geschwülste sind selten [15, 25, 28, 43, 53, 64]. Zudem sind in der älteren Literatur die einzelnen Tumorentitäten keineswegs verläßlich definiert und exakt gegeneinander abgegrenzt worden [43]. In Tabelle 2 sind die Häufigkeiten aus 3 größeren Serien zusammengestellt, die natürlich nur das jeweils eigene Krankengut, nicht aber die tatsächlichen, die sozusagen epidemiologischen Häufigkeiten reflektieren [5, 39, 64].

Tabelle 2. Primärtumoren des Mediastinums

Tumoren	Morrison [12][a]	Davis et al. [13][a]	Verley u. Hollmann [8]
Thymus[b]	114 (11%)	458 (19%)	200 (26%)
Lymphome[c]	106 (10%)	301 (13%)	196 (26%)
Neurogene[d]	305 (29%)	496 (21%)	119 (16%)
Keimzelltumoren	171 (16%)	239 (10%)	44 (6%)
Endokrine[e]	72 (7%)	154 (6%)	77 (10%)
Mesenchymale	84 (8%)	143 (6%)	26 (4%)
Karzinome		111 (5%)	8 (1%)
Zysten	203 (19%)	439 (18%)	81 (11%)
Sonstige		58 (2%)	
Gesamt	1055	2399	751

[a] Überlappung der Kollektive, die beide die Arbeit von Sabiston u. Scott (1952) beinhalten (insgesamt 101 Fälle).
[b] Thymome, thymische Zysten und Hyperplasie.
[c] Hodgkin und Non-Hodgkin-Lymphome.
[d] Neuroendokrine Tumoren inbegriffen.
[e] Thyroide und parathyroide Tumoren.

Vor allem der Thymus gehört zu den „geschwulstarmen Organen". Unsere eigenen Erfahrungen beruhen auf der makromorphologischen, histologischen, elektronenmikroskopischen, immunhistologischen und Flow-zytometrischen Auswertung von über 400 Thymomen, die zwischen 1968 und 1996 gesammelt wurden und denen überwiegend ein ausführlich dokumentiertes klinisches Follow-up zugeordnet werden konnte [14, 15, 43].

Primär thymogene Geschwülste

Unter praktisch-onkologischen Aspekten sind, abgesehen von den Zellen des ortsständigen Mesenchyms (z. B. Thymolipome, Thymoliposarkome), 4 Zelltypen wichtig, die zum Ausgangspunkt primär thymogener Geschwülste werden können [44, 45]:
- Epithelzellen: Thymome, Thymuskarzinome,
- neuroendokrine Zellen: Karzinoidtumoren (neuroendokrine Karzinome),
- Thymozyten: T-lymphoblastische Lymphome,
- B-Lymphozyten: groß- bzw. hellzellige Lymphome (High-grade-Lymphome),
- Low-grade-Lymphome vom MALT-Typ.

Thymome, Thymuskarzinome

Die orthologischen Besonderheiten und die unter ontogenetischen und histogenetischen Aspekten komplizierte Organstruktur des Thymus haben zur Entwicklung zahlreicher Klassifikationen der primär thymogenen Geschwülste geführt [19, 20, 25, 29, 32, 43, 53, 64]. Diese Situation erklärt auch, warum mit dem Begriff „Thymom" auffallend strukturheterogene und histogenetisch unterschiedliche Geschwülste bezeichnet worden sind. Erst seit den grundlegenden Arbeiten von Castleman [3] werden mit dem Begriff „Thymom" einzig und allein die vom *Thymusepithel* ausgehenden Geschwülste bezeichnet (vgl. auch [9, 24, 29, 40, 53]).

Trotz mancher Einwände findet derzeit die von Rosai u. Levine [53] bzw. von Levine u. Rosai [29] begründete und unten wiedergegebene Klassifikation epithelialer Thymustumoren die wohl breiteste Anwendung. Allerdings hat Rosai 1996 anläßlich des *XXI International Congress of the International Academy of Pathology* in Budapest im Rahmen der *WHO Blue Book Presentation* eine neue Classification of Thymic Tumors vorgestellt, die allerdings in Einzelheiten noch nicht publiziert ist und deren klinische Relevanz abgewartet werden muß.

Thymomklassifikation in Anlehnung an Rosai u. Levine [53]
bzw. Levine u. Rosai [29]

1. Gutartige, allseits kapselbegrenzte Thymome
- Ohne Infiltration angrenzender Organe/Strukturen.
- Ohne Metastasen.
- Ohne oder nur mit geringen zellulären Atypien
    a) großzellig/epitheloid (kortikal),
    b) spindelzellig (medullär),
    c) gemischt (kortikomedullär).

Jeweils mit oder ohne lymphozytäre Assoziation.

2. Maligne Thymome (Kategorie I nach Levine u. Rosai [29])
- Örtlich aggressiv/infiltrativ.
- Gegebenenfalls mit intrathorakalen Metastasen.
- Ohne oder mit nur geringen zellulären Atypien
    a) großzellig/epitheloid,
    b) spindelzellig,
    c) gemischt.

Jeweils mit oder ohne lymphozytäre Assoziation.

3. Thymuskarzinome (Kategorie II nach Levine u. Rosai [29])
- hochmaligne.
- Thorakal und extrathorakal metastasierend
- Mit ausgeprägten zellulären Atypien
    a) undifferenziert,
    b) „lymphoepithelioma-like",
    c) epidermoid,
    d) basaloid,
    e) hellzellig,
    f) sarkomatoid,
    g) mukoepidermoid.

Jeweils mit oder ohne lymphozytäre Assoziation.

Marino, Müller-Hermelink und Kirchner [19, 20, 32, 41] klassifizieren in Anlehnung an frühere Arbeiten z. B. von Mottet [40] und Gray u. Gutowski [9] die epithelialen Thymustumoren unter histogenetischen Gesichtspunkten in medulläre, kortikale, medullär-kortikale Thymome mit teils medullärer, teils kortikaler Prädominanz und in gut differenzierte (organotypische) Thymuskarzinome (vgl. auch [11, 25, 26, 48–50, 64]). Dabei werden die medullären und die medullär-kortikalen Thymome als gutartige Tumoren, die kortikalen Thymome und die gut differenzierten Thymuskarzinome als maligne Neoplasien mit niedrigem Malignitätsgrad eingestuft. In verschiedenen retrospektiven Studien an allerdings vergleichsweise kleinen Fallzahlen hat sich diese Klassifikation auch unter prognostischen Aspekten als durchaus brauchbar erwiesen [48–50].

Die Klassifikation von Ito [56], die auf dem Differenzierungsgrad der thymomassoziierten Lymphozyten („*immature*" – „*mature*" – „*intermediate*") beruht, hat sich praktisch nicht durchsetzen können.

Epitheliale Thymustumoren sind mit Abstand die häufigsten thymogenen Geschwülste. Das durchschnittliche Lebensalter zum Zeitpunkt der Tumordiagnose liegt in unserem Patientenkollektiv bei etwa 47 Jahren. Bei Kindern sind epitheliale Thymustumoren außerordentlich selten. Etwa die Hälfte der epithelialen Thymustumoren verursacht keine Beschwerden. Gelegentlich klagen Patienten über präkordiale Schmerzen, Dyspnoe, Stridor, Husten oder Herzrhythmusstörungen. Das Syndrom der oberen Einflußstauung ist eher selten und meist nur bei invasiven (malignen) Thymomen zu finden. Klinisch bedeutsam sind parathymische Syndrome, v. a. die Myasthenia gravis, aplastische Anämien und Hypogammaglobulinämien [1, 25, 31, 34, 37, 43, 64]. Thymomassoziierte, extrathymische Zweittumoren, syn- oder metachron, werden in der Literatur zwischen 3% und 21% angegeben [25, 43, 64]. Im eigenen Untersuchungsgut sind sie eher selten.

Die Größe epithelialer Thymustumoren schwankt zwischen wenigen Millimetern („incidental microscopic thymoma" [53]) und etwa 20–30 cm. 60–70 % aller Thymome haben einen mittleren Durchmesser von 5–10 cm. Die Tumorgewichte liegen im Durchschnitt bei 120–150 g. 75–80 % der epithelialen Thymustumoren sind im vorderen, 10–15 % im vorderen und oberen, 6 % im oberen Mediastinum und 4 % im zervikolateralen Halsbereich (ektopes Thymusgewebe) lokalisiert. Extrem selten sind Thymome im hinteren Mediastinum und sog. mesotheliomatöse Thymome [14]. Ebenso selten sind das *ektope hamartomatöse Thymom* [4, 6, 35, 54, 57] und die im Hals-Nacken-Bereich lokalisierten Tumoren mit thymusähnlicher Differenzierung („*spindle epithelial tumor with thymus-like differentiation*" und „*carcinoma showing thymus-like differentiation*" [4]).

Epitheliale Thymustumoren zeigen häufig einen lobulären Aufbau. Typischerweise sind perivaskuläre Spalträume entwickelt.

Das histologische (zelluläre) und strukturelle Differenzierungsmuster kann bemerkenswert variabel sein, so daß man phänotypisch großzellig-epitheloide, epidermoide, spindelzellige, basaloide, mukoepidermoide, hell- bzw. klarzellige und solide, mikrozystische, rosettenförmige, pseudohämangioperizytomatöse, medulläre (in der Definition von Rosai u. Levine [53]), lymphoepitheliomähnliche, papilläre und sarkomatoide Thymustumoren gegeneinander abgrenzen kann [23, 30, 36, , 38, 47, 56, 58, 60, 61, 63]. Häufig sind innerhalb eines Tumors unterschiedliche zelluläre und strukturelle Differenzierungen nachweisbar.

Unabhängig vom zellulären und strukturellen Differenzierungsmuster ist in etwa 90 % aller Thymome das epitheliale Tumorgewebe von (nicht neoplastischen) Lymphozyten durchsetzt. Die Intensität der lymphozytären Assoziation kann von Tumor zu Tumor, aber auch in verschiedenen Arealen ein- und desselben Tumors erheblich schwanken. Im allgemeinen werden, semiquantitativ, folgende Verteilungen beschrieben:
1. keine Lymphozyten,
2. spärliche,
3. mittelgradige und
4. massive lymphozytäre Assoziationen.

Unter klinischen und prognostischen Aspekten ist es sinnvoll, zwischen nichtinvasiven und invasiven Thymomen zu unterscheiden (*„clinical staging"*). Erste Versuche, eine prognoserelevante Stadieneinteilung der epithelialen Thymustumoren vorzunehmen, gehen auf Bergh et al. [2] zurück. Heute wird zumeist das Stagingschema nach Masaoka et al. [34] angewandt.

Staging epithelialer Thymustumoren nach Masaoka [34]
Stadium I   Makroskopisch allseits kapselbegrenzte Thymome. Histologisch keine Kapselinfiltration.
Stadium II   Makroskopisch nachweisbare Invasion des parathymischen Fettgewebes und/oder der mediastinalen Pleura. Mikroskopisch: Kapselinfiltration.
Stadium III Makroskopisch nachweisbare Infiltration benachbarter Organe (z. B. Perikard, Lunge, Gefäße).
Stadium IVA Pleurale und/oder perikardiale Tumordissemination.
Stadium IVB Lymphangische und/oder hämatogene Metastasen.

Eine Stadieneinteilung unter Berücksichtigung der durchgeführten Therapie wurde von Verley u. Hollmann [64] vorgeschlagen.

Epitheliale Thymustumoren sind primär einer chirurgischen Therapie zuzuführen. Abhängig von der lokalen Wachstumsart, ggf. auch vom histologischen Differenzierungsgrad, sind adjuvante Therapiemaßnahmen (Radio- und/oder Chemotherapie) zwingend erforderlich. Wir empfehlen die Vorgaben des Tumorzentrums Heidelberg/Mannheim: Nach Möglichkeit sollte die postoperative *Radiotherapie* in einer Kokmbination von Photonenstrahlen und hochenergetischen Elektronen erfolgen. Das Zielvolumen muß das Mediastinum und die thorakalen Ausdehnungen des Tumors umfassen. Die Referenzdosen betragen postoperativ 45–50 Gy in 5–6 Wochen, bei Inoperabilität 50–55 Gy.

Chemotherapie

Kombinationsbehandlung mit CAP oder CHOP mit palliativem Ziel im Stadium IV nach Masaoka. Im Stadium III wird sie gegenwärtig als postoperative Behandlungsmethode in Kombination mit der Radiotherapie lediglich empfohlen.

Neuroendokrine Tumoren (Thymuskarzinoide)

Prognostische Daten und die histogenetische Zuordnung der Thymuskarzinoide zu den sog. *Neurokristopathien* rechtfertigen die Sonderstellung dieser Tumorgruppe, die erstmals 1972 von Rosai u. Higa [52] als eigenständige Tumorentität des Thymus beschrieben wurde. Es handelt sich um durchweg seltene Tumoren, die gehäuft bei Männern im mittleren Lebensalter auftreten (männlich : weiblich = 3 : 1). Neuroendokrine Tumoren des Thymus sind, einschließlich der spindelzelligen bzw. kleinzelligen (Oat-cell-Typ) Variante, sehr selten.

Aus klinischer Sicht können Thymuskarzinoide eingeteilt werden in *asymptomatische Geschwülste*, in *Geschwülste mit ausschließlich lokaler Symptomatik* (präkordiale Schmerzen, Herzrhythmusstörungen, obere Einflußstauung) und in *Geschwülste mit einer systemisch endokrinen Manifestation*, entweder im Rahmen einer *multiplen endokrinen Adenomatose* oder als *paraneoplastische Endokrinopathie* im Sinne eines ektopen ACTH-Syndroms. Diese Untergliederung ist von durchaus prognostischer Relevanz [12, 65–69].

Thymuskarzinoide können eine beträchtliche Größe erreichen. Tumorgewichte von über 1000 g sind wiederholt beschrieben worden. Etwa 50% aller Thymuskarzinoide sind von einer derben Bindegewebskapsel begrenzt. Es handelt sich um solide, nur gelegentlich septierte, grau-weiße Tumoren mit herdförmigen Nekrosen, Hämorrhagien und kleinen Zysten.

Histologisch findet man einen typisch karzinoiden Aufbau der Geschwülste mit teils plexiform-soliden, trabekulären und alveolären bzw. azinären oder auch kribrös-rosettenförmigen Formationen [67, 68]. Immunhistologische Befunde sind in Tabelle 3 zusammengestellt [53–55, 57, 58 12, 65–67, 69].

Neuroendokrine Tumoren des Thymus sind vergleichsweise aggressiv. Etwa 50% zeigen eine Infiltration angrenzender Thoraxorgane (Pleura, Perikard, Gefäße). Bei über 40% findet man mediastinale und zervikale Lymphknotenmetastasen. Die Häufigkeit extrathorakaler Metastasen wird mit 20–30% angegeben. Charakteristisch sollen Haut- und osteoklastäre Knochenmetastasen sein.

Auch bei eindeutig kapselbegrenzten Thymuskarzinoiden sind lokale Rezidive (auch Spätrezidive noch nach 14 Jahren) und Metastasen bzw. Spätmetastasen nicht selten [43].

Zehnjahresmortalitätsraten [65, 68]: Asymptomatische Karzinoide 29%, symptomatische Karzinoide (MEA) 50%, symptomatische Karzinoide (ACTH-Syndrom) 65%. Zufolge dieser Daten wird mehrheitlich eine postoperative Nachbestrahlung empfohlen. Die Effizienz einer adjuvanten Chemotherapie ist umstritten.

Maligne Lymphome

Maligne Lymphome, die sich klinisch zunächst in Form einer mediastinalen Raumforderung manifestieren, sind wahrscheinlich die häufigsten Neoplasien des vorderen Mediastinums. Betroffen sind die mediastinalen Lymphknoten und/oder der Thymus. Insofern sind die im Mediastinum lokalisierten malignen Lymphome wenigstens teilweise den primär thymogenen Geschwülsten zuzurechnen [43].

Im Mediastinum ist der *M. Hodgkin* fraglos das häufigste maligne Lymphom. Etwa 50–60% aller im Mediastinum lokalisierten malignen Lymphome sind Hodgkin-Lymphome, überwiegend vom nodulär-sklerosierenden Typ [25].

Von den Non-Hodgkin-Lymphomen werden wenigstens 3 den primär thymogenen Geschwülsten zugerechnet: das T-lymphoblastische Lymphom, das groß- bzw. hellzellige mediastinale B-Zellymphom und das Low-grade-Lymphom vom MALT-Typ.

Tabelle 3. Histochemische und immunhistochemische Befunde bei 9 Karzinoidtumoren des Thymus[a]. (Nach [12])

	Fall 1	Fall 2	Fall 3	Fall 4	Fall 5	Fall 6	Fall 7	Fall 8	Fall 9
Grimelius (argyrophil)	+≪−	+≪−	−	−	+≪−	+/−	+≪−	−	+≪−
Masson-Fontana-Hamperl (argentaffin)	−	−	−	−	−	+≪−	−	−	−
„Neuron-specific enolase"	+/−	+/−	+	(+)	+/−	+/−	+/−	+	+
Chromogranin A	+≪−	+/−	−	−	+≫−	+/−	+/−	+≪−	+≪−
Synaptophysin	(+)	+	+	+	+	+	+	(+)	+
Neurotensin	−	−	n.d.	+≪−	n.d.	+≪−	+≪−	n.d.	n.d.
ACTH	−	+/≫−	n.d.	+≪−	n.d.	−	+≫−	n.d.	n.d.
Calcitonin	−	−	n.d.	−	n.d.	−	−	n.d.	n.d.
Cholecystokinin	+≪−		n.d.	+≪−	n.d.	+≪−	+≪−	n.d.	n.d.

+: alle Tumorzellen positiv.
+≫−: die meisten Tumorzellen positiv.
+/−: etwa die Hälfte der Tumorzellen positiv.
+≪−: wenige Tumorzellen positiv.
−: alle Tumorzellen negativ.
(): schwache Reaktion.
n.d.: keine Untersuchung.
[a] Alle untersuchten Karzinoide waren negativ für Antigene gegen „calcitonin-related peptide" (CGRP), Gastrin, Serotonin, Somatostatin und Substanz P.

Das *T-lymphoblastische Lymphom* [22] manifestiert sich initial in hohem Prozentsatz als Mediastinaltumor. Es ist seit den Untersuchungen von Nathwani et al. [42] morphologisch gut charakterisiert. Nach der neuen R.E.A.L.-Klassifikation der malignen Lymphome [10] wird es den Vorläufer-T-Zellneoplasien zugerechnet. Dieses Lymphom nimmt sehr bald einen leukämischen Verlauf: „Tumorbildung im vorderen Mediastinum mit akuter lymphoblastischer Leukämie" [55]. Die Besonderheiten dieses klinischen Syndroms wurden bereits 1916 von Sternberg [59] beschrieben: „Leukosarkomatose und Myeloblastenleukämie" („*Sternberg's lymphoma of the thymus*").

Bezüglich des *groß- bzw. hellzelligen mediastinalen B-Zellymphoms*, das als High-grade-Lymphom interpretiert wird, wird auf Kap. 8.2) verwiesen.

Das *Low-grade-Lymphom vom MALT-Typ* wurde 1990 erstmals von Isaacson et al. [16] beschrieben. Inzwischen liegen einige weitere Fallbeschreibungen vor [62]. Die Lymphomzellen werden als „centrocyte-like cells" und immunphänotypisch als IgM+, IgD−, CD20+, CD5−,CD10− und CD32− charakterisiert [16, 17, 62]. Man findet zudem für schwere und leichte Ketten ein Gen-Rearrangement [51].

Mesenchymale Thymustumoren

Primäre Thymustumoren, die histogenetisch dem ortsständigen Mesenchym zugerechnet werden können, sind selten. *Thymolipome* sind unter den mesenchymalen Thymustumoren die mit Abstand häufigste Tumorgruppe (2–9 % [43, 51]). Im eigenen Material machen sie etwa 3 % aus.

Die histologische Diagnose bereitet zumeist keinerlei Probleme. Thymogene Gewebsanteile verursachen gewissermaßen eine organspezifische Prägung der lipomatösen Geschwulst. Vereinzelt wurden inmitten des maturen Fettgewebes quergestreifte Muskelzellen beschrieben. Extrem selten sind Thymofibrolipome und Liposarkome des Thymus (Thymoliposarkome [21]).

Thymolipome können eine beträchtliche Größe erreichen. Über die Hälfte aller publizierten Fälle (68 %) wog über 500 g, 23 % über 2.000 g. Trotz der oft beträchtlichen Größe handelt es sich um gutartige Tumoren, kapselbegrenzt und ohne Geschlechtsdisposition.

Thymolipome sind gelegentlich mit aplastischen Anämien, Hypogammaglobulinämien, Hyperthyreosen und, extrem selten, auch mit Mastheniesymptomen assoziiert [21, 43, 46].

Nichtthymogene Mediastinaltumoren

Die nichtthymogenen Mediastinaltumoren und tumorähnlichen Läsionen können folgendermaßen zusammengefaßt werden:
1. maligne Lymphome
   - M. Hodgkin,
   - Non-Hodgkin-Lymphome,
2. Keimzelltumoren/Teratome,
3. mesenchymale Tumoren,
4. neurogene Tumoren,
5. Schilddrüsentumoren,
6. Metastasen,
7. tumorähnliche Läsionen
   - mediastinale Zysten,
   - angiofollikuläre Lymphknotenhyperplasie (= Castleman-Lymphom),
   - fibrosierende Mediastinitis.

Im Rahmen dieses Beitrages kann auf Einzelheiten nicht eingegangen werden.

Aus Gründen der Tumortopographie (vorderes Mediastinum) spielen in der Differentialdiagnose primär thymogener Geschwülste neben den malignen Lymphomen v. a. Keimzelltumoren/Teratome, Metastasen (z. B. bronchopulmonale Karzinome) und verschiedene tumorähnliche Läsionen (z. B. Thymushyperplasie, Castleman-Lymphom, Zysten) eine Rolle [25, 43, 53, 64].

Das Mediastinum ist einer der häufigsten Manifestationsorte primär extragonadaler Keimzelltumoren/Teratome [8]. Das histologische Differenzierungsmuster entspricht gonadalen Tumordifferenzierungen. Neben maturen Teratomen sind Seminome (Dysgerminome), embryonale Karzinome bzw. Teratokarzinome, Chorionkarzinome und Yolk-sac-Tumoren (endodermale Sinustumoren, Orchioblastome) beschrieben worden.

Seminome sind die häufigsten mediastinalen Keimzelltumoren. Ihr Anteil dürfte bei 25–30% liegen. Seminome sind früher häufig den thymogenen Geschwülsten zugeordnet worden (*„seminomatous thymoma", „pseudoseminomatous thymoma", „primary thymic seminoma", „seminoma-like tumor of the thymus"*). Ein im biologischen Verhalten [z. B. Therapie (Strahlensuszeptibilität)] grundsätzlicher Unterschied zwischen mediastinalen Seminomen und epithelialen Thymustumoren erfordert eine klare Trennung beider Tumorentitäten.

Mediastinale Keimzelltumoren werden nicht selten fehlinterpretiert als metastatische Absiedlungen undifferenzierter Karzinome. In fraglichen Fällen sollte Tumorgewebe immer auch immunhistologisch hinsichtlich bestimmter Tumormarker (z. B. α-Fetoprotein, Choriongonadotropin, β-HCG, plazentare Phosphatase) untersucht werden [25, 43, 53, 64].

Zusammenfassung

Die Diagnose mediastinaler Tumoren bereitet noch immer erhebliche Schwierigkeiten. Das differentialdiagnostische Spektrum umfaßt eine Fülle histogenetisch unterschiedlicher, in sich vielgestaltiger Geschwülste. Die Methoden der konventionellen Lichtmikroskopie (z. B. HE, PAS; Masson-Goldner, Giemsa, Gomori) sind oft nicht ausreichend, einen jeweiligen Tumor exakt zu klassifizieren. Allerdings sind sie unabdingbare Grundlage einer jeden Diagnostik und um so effektiver hinsichtlich der diagnostischen Aussage, je besser das Tumorgewebe fixiert (4- bis 10%iges, neutral gepuffertes Formalin, Bouin, Sublimatfixiergemische) und schonend aufgearbeitet wurde.Hinsichtlich der therapeutischen Implikationen kann in vielen Fällen auf immunhistologische (Immunphänotypisierung) und molekularbiologische (DNA-Analyse zum Klonalitätsnachweis) Techniken nicht mehr verzichtet werden. Die Anwendung dieser Methoden setzt allerdings eine in vielen Punkten veränderte Logistik [z. B. Gewebeasservierung (N2), Gewebetransport, Laboreinrichtungen] und eine enge Kooperation zwischen den an der Diagnose beteiligten Disziplinen voraus.

Literatur

1. Bailey RO, Dunn HG, Rubin AM, Ritaccio AL (1988) Myasthenia gravis with thymoma and pure red blood cell aplasia. Am J Clin Pathol 89: 687–693
2. Bergh NP, Gatzinsky P, Larsson S, Lundin P, Ridell P (1978) Tumors of the thymus and the thymic region. I: Clinicopathologic study on thymomas. Ann Thorac Surg 25: 91–98
3. Castleman B (1955) Tumors of the thymus gland. In: Atlas of tumor pathology, Sec V, Fasc 19. Armed Forces Institute of Pathology, Washington/DC
4. Chan JKC, Rosai J (1991) Tumors of the neck showing thymic or related branchial pouch differentiation: a unifying concept. Hum Pathol 22: 349–367

5. Davis RD, Oldham HN, Sabiston DC (1987) Primary casts and neoplasms of the mediastinum: recent changes in clinical presentation, methods of diagnosis, management, and results. Ann Thorac Surg 44: 229–237
6. Fetsch JF, Weiss SW (1990) Ectopic hamartomatous thymoma: clinicopathologic, immunohistochemical, and histogenetic considerations in four new cases. Hum Pathol 21: 662–668
7. Givel JC (ed) (1990) Surgery of the thymus. Pathology, associated disorders and surgical technique. Springer, Berlin Heidelberg New York Tokio
8. Gonzales-Crussi F (1982) Extragonadal teratomas. Atlas of tumor pathology, 2nd Ser, Fasc 18. Armed Forces Institute of Pathology, Washington/DC
9. Gray GF, Gutowski WT (1979) Thymoma. A clinicopathologic study of 54 cases. Am J Surg Pathol 3: 235–249
10. Harris NL, Jaffe ES, Stein H et al. (1994) A revised Eurropean-American classification of lymphoid neoplasms: A proposal from the International Lymphoma Study Group. Blood 84: 1361–1392
11. Hasserjian RP, Klimstra DS, Rosai J (1995) Karzinoma of the thymus with clear-cell features. Report of eight cases and review of the literature. Am J Surg Pathol 19: 835–841
12. Herbst WM, Kummer W, Hofmann W, Otto HF, Heym C (1987) Carcinoid tumors of the thymus. An immunohistochemical study. Cancer 60: 2465–2470
13. Hofmann WJ, Möller P, Manke H-G, Otto HF (1985) Thymoma. A clinicopathologic study of 98 cases with special reference to three unusual cases. Pathol Res Pract 179: 337–353
14. Hofmann WJ, Möller P, Manke H-G, Otto HF (1985) Thymoma. A clinicopathologic study of 98 cases with special reference to three unusual cases. Pathol Res Pract 179: 337–353
15. Hofmann WJ, Otto HF (1989) Pathology of tumors of the thymic region. In: Martini N, Vogt-Moykopf I (eds) Thoracic surgery: frontiers and uncommon neoplasms. Mosby, St Louis, pp 157–175
16. Isaacson PG, Chan JKC, Tang C, Addis BJ (1990) Low grade B-cell lymphoma of mucosa associated lymphoid tissue arising in the thymus. A thymic lymphoma mimicking myoepithelial sialadenitis. Am J Surg Pathol 14: 342–351
17. Isaacson PG, Norton AJ (1994) Extranodal lymphomas. Churchill Livingstone, Edinburgh New York
18. Ito M, Taki T, Miyake M, Mitsuoka A (1988) Lymphocyte subsets in human thymoma studied with monoclonal antibodies. Cancer 61: 284–287
19. Kirchner T, Müller-Hermelink HK (1989) New approaches to the diagnosis of thymic epithelial tumors. Prog Surg Pathol 10: 167–189
20. Kirchner T, Schalke B, Buchwald J, Ritter M, Marx A, Müller-Hermelink HK (1992) Well-differentiated thymic carcinoma. An organotypical low-grade carcinoma with relationship to kortikal thymoma. Am J Surg Pathol 16: 1153–1169
21. Klimstra DS, Moran CA, Perino G, Koss MN, Rosai J (1995) Liposarcoma of the anterior mediastinum and thymus. A clinicopathologic study of 28 cases. Am J Surg Pathol 19: 782–791
22. Knowles DM (1992) Lymphoblastic lymphoma. In: Knowles DM (ed) Neoplastic hematopathology. Williams & Wilkins, Baltimore, pp 715–747
23. Koga K, Matsuno Y, Noguchi M et al. (1994) A review of 79 thymomas: modification of staging system and reappraisal of conventional division in invasive and non-invasive thymoma. Pathol Intern 44: 359–367
24. Kornstein MJ (1992) Controversies regarding the pathology of thymomas. Pathol Annu 27/Pt 2: 1–15
25. Kornstein MJ (1995) Pathology of the thymus and mediastinum. Major problems in pathology, vol 33. Saunders, Philadelphia
26. Kornstein MJ, Curran WJ, Turrisi AT, Brooks JJ (1988) Cortical vs. medullary thymomas: a useful morphologic distinction? Hum Pathol 19: 1335–1339
27. Krumhaar D (1985) Neoplasmen des Mediastinums. In: Trendelenburg F (Hrsg) Tumoren der Atmungsorgane und des Mediastinum, B. Spezieller Teil. Springer, Berlin Heidelberg New York Tokio (Handbuch der inneren Medizin, Bd IV, Teil B, 5. Aufl, S 582–651)
28. Levasseur Ph, Kaswin R, Rojas-Miranda A, N'Gimbous J-F, Merlier M, Le Brigand H (1976) Profil des tumeurs chirurgicales du médiastin. A propos d'une série de 742 opérés. Nouv Presse Med 42: 2857–2859

29. Levine GD, Rosai J (1978) Thymic hyperplasia and neoplasia: a review of current concepts. Hum Pathol 9: 495-515
30. Lewis JE, Wick MR, Scheithauer BW, Bernatz PE, Taylor WF (1987) Thymoma. A clinicopathologic review. Cancer 60: 2727-2743
31. Marchevsky AM, Kaneko M (1992) Surgical pathology of the mediastinum, sec edit. Raven Press, New York
32. Marino M, Müller-Hermelink HK (1985) Thymoma and thymic carcinoma. Relation of thymoma epithelial cells to the kortikal and medullary differentiation of thymus. Virchows Arch Pathol Anat 407: 119-149
33. Masaoka A, Hashimoto T, Shibata K, Yamakawa Y, Nakamae K, Izuka M (1989) Thymoma associated with pure red cell aplasia. Histologic and follow-up studies. Cancer 64: 1872-1878
34. Masaoka A, Monden Y, Nakahara K, Tanioka T (1981) Follow-up study of thymomas with special reference to their clinical stages. Cancer 48: 2485-2492
35. Mentzel T, Kriegsmann J, Kosmehl H, Katenkamp D (1995) Ektopisches hamartomatöses Thymom. Pathologe 16: 359-363
36. Moran CA, Suster S (1995) Mucoepidermoid carcinomas of the thymus. A clinicopathologic study of six cases. Am J Surg Pathol 19: 826-834
37. Morell A, Keller H (1988) Immundefekt und andere parathymische Syndrome bei Thymom. Ergeb Inn Med Kinderheilkd 57: 187-216
38. Morinaga S, Sato Y, Shimosato Y, Sinkai T, Tsuchiya R (1987) Multiple thymic squamous cell carcinoma associated with mixed type thymoma. Am J Surg Pathol 11: 982-988
39. Morrison IM (1958) Tumours and cysts of the mediastinum. Thorax 13: 294-307
40. Mottet NK (1964) Malignant Thymoma. Am J Clin Pathol 41: 61-71
41. Müller-Hermelink HK (ed) (1986) The human thymus. Histophysiology and pathology. In: Berry CL, Grundmann E (eds) Current Topics in Pathology, vol 75. Springer, Berlin Heidelberg New York Tokio
42. Nathwani BN, Kim H, Rappaport H (1976) Malignant lymphoma, lymphoblastic. Cancer 38: 964-983
43. Otto HF (1984) Pathologie des Thymus. In: Doerr W, Seifert G (Hrsg) Spezielle pathologische Anatomie, Bd 17. Springer, Berlin Heidelberg New York Tokio
44. Otto HF (1984) Thymus. In: Remmele W (Hrsg) Pathologie, Bd 1, S 685-700. Springer, Berlin Heideleberg New York Tokio
45. Otto HF (1992) Nomenklatur-immanente Probleme in der Onkologie, dargestellt am Beispiel primär thymogener Geschwülste. Chirurg 63: 109-112
46. Otto HF, Löning T, Lachenmayer L, Janzen RWC, Gürtler KF, Fischer K (1982) Thymolipoma in association with myasthenia gravis. Cancer 50: 1623-1628
47. Park HS, Shin DM, Lee JS et al. (1994) Thymoma. A retrospective study of 87 cases. Cancer 73: 2491-2498
48. Pescarmona E, Rendina EA, Venuta F, Ricci C, Ruco LP, Baroni CD (1990) The prognostic implication of thymoma histologic subtyping. A study of 80 consecutive cases. Am J Clin Pathol 93: 190-195
49. Quintanilla-Martinez L, Wilkins EW, Choi N, Efird J, Hug E, Harris NL (1994) Thymoma. Histologic subclassification is an independent prognostic factor. Cancer 74: 606-617
50. Quintanilla-Martinez L, Wilkins EW, Ferry JA, Harris NL (1993) Thymoma - morphologic subclassification correlates with invasiveness and immunohistologic features: a study of 122 cases. Hum Pathol 24: 958-969
51. Reintgen D, Fetter BF, Roses A, McCarty KS (1978) Thymolipoma in association with myasthenia gravis. Arch Pathol Lab Med 102: 463-466
52. Rosai J, Higa E (1972) Mediastinal endocrine neoplasm of probable thymic origin, related to carcinoid tumor. Clinicopathologic study of 8 cases. Cancer 29: 1061-1074
53. Rosai J, Levine GD (1976) Tumors of the thymus. In: Atlas of tumor pathology, sec ser, fasc 13. Armed Forces Institute of Pathology, Washington/DC
54. Rosai J, Limas C, Husband EM (1984) Ectopic hamartomatous thymoma. A distinctive benign lesion of lower neck. Am J Surg Pathol 8: 501-513
55. Rosen PJ, Feinstein DI, Pattengale PK et al. (1987) Convoluted lymphocytic lymphoma in adults. A clinicopathologic entity. Ann Intern Med 89: 319-324
56. Shimasota Y (1994) Controversies surrounding the subclassification of thymoma. Cancer 74: 542-544
57. Smith PS, McClure J (1982) Unusual subcutanous mixed tumour exhibiting adipose, fibroblastic, and epithelial components. J Clin Pathol 35: 1074-1077

58. Snover DC, Levine GD, Rosai J (1982) Thymic carcinoma: five distinct histologic variants. Am J Surg Pathol 16: 451–470
59. Sternberg C (1916) Leukosarkomatose und Myeloblastenleukämie. Beitr Pathol Anat 61: 75–100
60. Suster S, Rosai J (1991) Thymic carcinoma. A clinicopathologic study of 60 cases. Cancer 67: 1025–1032
61. Suster S, Rosai J (1992) Cystic thymomas. A clinicopathologic study of ten cases. Cancer 69: 92–97
62. Takagi N, Nakamura S, Yamamoto K et al. (1992) Malignant lymphoma of mucosa-associated lymphoid tissue arising in the thymus of a patient with Sjögren's syndrome. Cancer 69: 1347–1355
63. Verley JM, Hollmann KH (1985) Thymoma. A comparative study of clinical stages, histologic features, and survival in 200 cases. Cancer 55: 1074–1086
64. Verley JM, Hollmann KH (1992) Tumours of the mediastinum. Kluwer Academic Publ, Dordrecht Boston London
65. Wick MR, Bernatz PE, Carney JA, Brown LR (1982) Primary mediastinal carcinoid tumors. Am J Surg Pathol 6: 195–205
66. Wick MR, Rosai J (1988) Neuroendocrine neoplasms of the thymus. Pathol Res Pract 183: 188–199
67. Wick MR, Scheithauer BW (1982) Oat-cell carcinoma of the thymus. Cancer 49: 1652–1657
68. Wick MR, Scott RE, Li CY, Carney JA (1980) Karzinoid tumor of the thymus. A clinicopathoilogic report of seven cases with a review of the literature. Mayo Clin Proc 55: 246–254
69. Wöckel W, Hofmann WJ, Rolle A et al. (1990) Morphologie und Klinik des Thymuskarzinoids. Dtsch Med Wochenschr 115: 412–417

7.2 Diagnostik mediastinaler Raumforderungen

C. Kugler, H. Dienemann

Moderne bildgebende Verfahren haben die Diagnostik mediastinaler Raumforderungen erheblich vereinfacht. Hierdurch konnte insbesondere die Rate an operativen Probeeingriffen gesenkt werden gegenüber den Zeiten, in denen die meisten mediastinalen Raumforderungen zu diagnostischen oder kurativen Zwecken primär operativ freigelegt wurden.

Es gilt jedoch nach wie vor, daß der außerordentlich großen Palette an Differentialdiagnosen ein eher einheitliches therapeutischen Vorgehen gegenübersteht: Mit nur wenigen Ausnahmen sollen sämtliche umschriebene mediastinale Raumforderungen nach Möglichkeit vollständig exstirpiert werden, ohne daß hierzu eine Artdiagnose zwingend erforderlich ist.

Somit stellt sich die Frage, welche Form der präoperativen Diagnostik überhaupt notwendig ist und wie die erforderlichen Schritte zu staffeln sind:
1. Die Aussagen über Tumorlokalisation und -ausbreitung sollen so zuverlässig sein, daß auf dieser Grundlage der operative Eingriff sowohl in technischer als auch in personeller Hinsicht geplant werden kann. So können z. B. beim Vorliegen eines thorakalen Aortenaneurysmas, bei Ösophagustumoren oder bei intraspinaler Ausbreitung neurogener Tumoren die entsprechenden Nachbardisziplinen primär involviert sein.
2. Ergeben sich Hinweise auf ein ausgedehnt infiltratives Tumorwachstum, d. h. bestehen Zweifel an der technischen Durchführbarkeit einer Operation, so sollten entsprechende histologische Probeentnahmen einem operativen Therapieversuch vorgeschaltet werden.
3. Besteht der Verdacht auf eine Lymphadenopathie des Mediastinums, so muß zunächst ein malignes Lymphom ausgeschlossen werden, da in diesem Fall mit Chemo- oder Strahlentherapie wirksamere Behandlungsformen zur Verfügung stehen als mit der Operation.

Unter diesen Gesichtspunkten kann die Diagnostik bei der Abklärung mediastinaler Raumforderungen auf ein einfaches Schema reduziert, im Einzelfall jedoch gezielt ausgedehnt werden, um den o. g Anforderungen gerecht zu werden (Abb. 1).

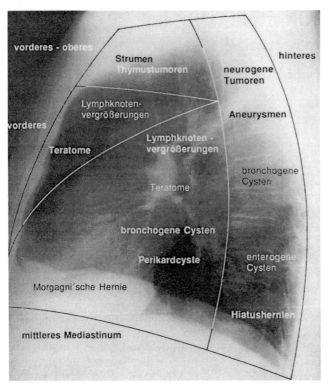

Abb. 1. Topographie des Mediastinums mit den typischen Lokalisationen der jeweils häufigsten Raumforderungen in den einzelnen „Kompartimenten". (Aus [11])

Klinische Zeichen

Mediastinale Raumforderungen sind zum Zeitpunkt der Diagnostik in 50–70 % der Fälle asymptomatisch. Dieser Prozentsatz variiert mit der Zusammensetzung des Krankengutes und ist eng verknüpft mit der Frequenz routinemäßig durchgeführter Röntgenuntersuchungen. Maligne Raumforderungen sind in einem höheren Prozentsatz klinisch symptomatisch, hier wird eine Rate von 50–90 % angegeben [9]. Das gleiche gilt für mediastinale Raumforderungen im Kindesalter [11].

Die Symptomatik erklärt sich in der Regel durch das verdrängende oder infiltrative Wachstum der Raumforderungen oder durch Kompression benachbarter Organstrukturen. Meist ist das Erscheinungsbild aber unspezifisch. Am häufigsten werden Belastungsdyspnoe und retrosternaler Schmerz angegeben [5]. Weitere Symptome sind Reizhusten, Dyspnoe, thorakale Schmerzen, Dysphagie, rezidivierende Infekte, Fieber und Gewichtsverlust.

Eine neurologische Symptomatik mit nervalen Ausfallserscheinungen deutet oft auf einen malignen Prozeß hin. Selbst sehr große blande Strumen mit ausgedehntem intrathorakalem Wachstum schädigen nur selten den N. laryngeus recurrens, einsetzende Heiserkeit muß dann als Symptom eines infiltrierenden Prozesses gewertet werden. In gleicher Weise sind Horner-Syndrom (N. sympathicus), Singultus, Schulterschmerz, Zwerchfellparese (N. phrenicus) und periphere neurologische Defizite (Spinalkanal) zu interpretieren. Gastrointestinale Symptome und Herzrhythmusstörungen können in seltenen Fällen auf eine Einbeziehung des N. vagus hinweisen. Die häufigen neurogenen Tumoren mit paravertebralem Sitz sind weniger durch Thoraxwandschmerzen als durch eine Irritation der Pleura parietalis symptomatisch.

Kommt es durch Okklusion der V. cava superior bzw. beider Vv. brachiocephalicae zum V.-cava-superior-Syndrom, so ist zwischen akuter und chronischer Form der Einflußstauung zu unterscheiden. Der akute Verschluß, am häufigsten bedingt durch rasch wachsende maligne Lymphome im vorderen und oberen Mediastinum, erzeugt eine Schwellung der Weichteile an Kopf, Hals und Armen, livide Hautverfärbung durch hervortretende Venen, Kopfschmerzen und ernste Hirndruckzeichen. Heiserkeit kann durch Schädigung des N. laryngeus recurrens, aber auch durch ein Larynxödem hervorgerufen sein. Der Patient ist subjektiv erheblich beeinträchtigt. Im Gegensatz dazu finden sich bei der chronischen Form des V.-cava-superior-Syndroms dilatierte, geschlängelte Subkutanvenen an Hals, Arm und Rumpf als Zeichen eines suffizienten Umgehungskreislaufes, falls die Schwellung der Subkutis fehlt. Die Ursachen der chronischen Verlaufsform sind häufiger benigne als maligne Prozesse [3].

Die endokrine Aktivität einiger Tumoren erklärt systemische Erscheinungen wie z. B. Hyperparathyreoidismus bei mediastinalen Nebenschilddrüsenadenomen, Cushing-Syndrom bei Karzinoid des Thymus, Hochdruckkrisen bei Phäochromozytom oder Gynäkomastie bei nichtseminomatösen Keimzelltumoren. Einige andere Symptome sind in ihrem Zusammenhang zur mediastinalen Erkrankung noch nicht sicher geklärt, dies trifft in besonderem Maße auf Störungen zu, die mit dem Auftreten von Thymomen vergesellschaftet sein können.

Krankheitsbilder in Begleitung von Thymomen

- Neuromuskuläre Syndrome
  - Myasthenia gravis,
  - Muskeldystrophie,
  - Eaton-Lambert-Syndrom,
  - Myositis.
- Hämatologische Syndrome
  - Polyglobulie,
  - Panzytopenie,
  - Megakaryozytopenie,
  - T-Zellymphome,
  - akute Leukämien,
  - multiple Myelome.

- Immundefektsyndrome
  - Hypogammaglobulinämie,
  - T-Zelldefekte.
- Kollagenosen und Autoimmunerkrankungen
  - systemischer Lupus erythematodes,
  - rheumatoide Arthritis,
  - Polymyositis,
  - Myokarditis,
  - Sjögren-Syndrom,
  - Sklerodermie.
- Dermatologische Erkrankungen
  - Pemphigus vulgaris,
  - chronische Mykosen der Haut.
- Endokrine Störungen
  - Hyperparathyreoidismus,
  - Hashimoto-Thyreoiditis,
  - M. Addison.
- Nierenerkrankungen
  - nephrotisches Syndrom,
  - Minimal-change-Nephropathie.
- Knochenerkrankungen
  - hypertrophe Osteoarthropathie.
- Zweittumoren
  - maligne Lymphome,
  - Karzinome (Lunge, Kolon etc.),
  - Kaposi-Sarkome.

Tumormarker

Biochemische Marker im Serum, die mittels Radioimmunoassay oder Enzymimmunoassay nachgewiesen werden, sind auch zur Differentialdiagnostik von mediastinalen Raumforderungen relevant, insbesondere beim Vorliegen von mediastinalen Keimzelltumoren. Zu nennen sind das α-Fetoprotein (AFP), β-Human-Chorion-Gonadotropin (β-HCG), Katecholamine und ihre Abbauprodukte, Parathormon (PTH) und Laktatdehydrogenase (LDH). Reine Seminome produzieren z. B. kein AFP und nur geringe Mengen an β-HCG (<<RE> 100 ng/ml). Höhere β-HCG-Spiegel lassen auf nichtseminomatöse Tumoranteile schließen [8]. Mehr als 90 % der malignen nichtseminomatösen Keimzelltumoren produzieren entweder β-HCG oder AFP, und etwa 85 % der Patienten haben erhöhte LDH-Spiegel im Serum, die direkt proportional zum Tumorvolumen sind [6]. Serumspiegel für AFP oder β-HCG, die über 500 ng/ml liegen, sind beweisend für das Vorliegen eines nichtseminomatösen Keimzelltumors. Bei Patienten mit benignem Teratom lassen sich keine Tumormarker im Serum nachweisen. Ebenfalls differentialdiagnostischen Wert besitzt die Bestimmung von Parathormon (Nebenschilddrüsentumoren), Katecholaminen (Phäochromozytom) und Ferritin (Neuroblastom).

Bildgebende Verfahren

Thoraxübersichtsaufnahme in zwei Ebenen

Raumforderungen des Mediastinums sind in erster Linie Zufallsbefunde bei konventionellen Röntgenuntersuchungen. Somit stehen Thoraxübersichtsaufnahmen in der Primärdiagnostik von Erkrankungen des Mediastinums weiterhin an erster Stelle. Die Projektion soll im p.-a.- und im seitlichen Strahlengang erfolgen. Voraussetzung für eine ausreichende Beurteilung der mediastinalen Randkonturen sind Hartstrahlaufnahmen mit 125–145 kV. Schrägaufnahmen bringen zusätzliche Information über die Lage, Größe und Beziehung zu Nachbarorganen, die weiterführende Diagnostik, die in fast allen Fällen zur Differenzierung notwendig ist, macht sie in der Regel aber überflüssig.

Bildverstärkerdurchleuchtung

Diese Untersuchung dient insbesondere der Lokalisation intrapulmonaler Prozesse, der Beleuchtung von Hilusstrukturen sowie der Zwerchfellbeweglichkeit. Ändert sich die Raumforderung unter variabler Körperposition oder unter verschiedenen intrathorakalen Drücken in ihrer Kontur, so spricht dies eher für eine dünnwandige Zyste und gegen einen soliden Tumor. Prozesse, die sich eindeutig atemverschieblich präsentieren, sind in aller Regel außerhalb des Mediastinums gelegen.

Tomographie

Schichtaufnahmen des Mediastinums präsentieren Lokalisation und Ausdehnung mediastinaler Raumforderungen besser als Thoraxübersichtsaufnahmen. Zudem lassen sich überdeckende Strukturen eliminieren. Besonders hilfreich hatte sich die Tomographie zur Untersuchung bei Tumoren oder Einengungen der Trachea erwiesen. Die Einführung der Computertomographie hat jedoch die konventionelle Schichtung aus dem Staging bzw. der Differentialdiagnostik von mediastinalen Tumoren verdrängt.

Ösophagusbreischluck

Besonders bei Erkrankungen des hinteren Mediastinums stellt die Doppelkontrastuntersuchung des Ösophagus eine wichtige ergänzende Untersuchung dar. Technischer Standard sollte sein, daß immer der ganze Verlauf des Ösophagus in mehreren Ebenen abgebildet wird.

Ultraschall transkutan/transösophageal

Der transkutane Ultraschall wird insbesondere für diagnostische Untersuchungen am Herzen herangezogen, er dient jedoch auch zur Identifizierung lokaler Flüssigkeitsansammlungen, sowohl perikardial als auch pleural. Mit dieser Untersuchung kann auch eine Markierung günstiger Punktionsstellen erfolgen.

Im Rahmen der Abklärung mediastinaler Prozesse kommt häufiger der transösophageale Ultraschall zum Einsatz. In Evaluierung ist die Wertigkeit der Methode bei der Beurteilung paratrachealer Lymphknoten: hier scheinen zum gegenwärtigen Zeitpunkt die CT und auch der transbronchiale Ultraschall überlegen zu sein. Eine hohe Aussagekraft besitzt die Methode bei der Beurteilung der paraösophagealen Lymphknoten sowie bei der Untersuchung von Tumoren des Ösophagus. Ösophaguskarzinome oder Leiomyome können in bezug auf Ausdehnung, Invasionsgrad und Lymphknotenstatus gut beurteilt werden [14]. Eingeschränkt ist die Methode, wenn die Stenose für die Sonde des Endoskops nicht passierbar ist.

Computertomographie (CT)

In der weiterführenden Diagnostik mediastinaler Raumforderungen steht die transversale Computertomographie derzeit an erster Stelle. Die neuere Gerätegeneration erlaubt ein hohes Auflösungsvermögen von Strukturen des Mediastinums. Die Untersuchung ist Standard für die präoperative Festlegung der Ausbreitung und Lokalisation mediastinaler Tumoren.

Durch die Möglichkeit der Dichtemessung ist oftmals auch eine Aussage über die Artdiagnose möglich. Insbesondere bei Raumforderungen des Thymus kommt der morphologischen Diagnostik Bedeutung zu. Hier kann die CT relativ zuverlässig ein infiltratives Tumorwachstum nachweisen. Dies ist nicht nur ein Zeichen der Dignität, sondern gibt auch bereits Anhaltspunkte für die Stadienzuordnung der Raumforderung.

Wesentlich für die Operationsplanung bei paravertebral gelegenen Tumoren des Mediastinums ist das Wissen um eine eventuelle Ausbreitung nach intraspinal. Nach Kontrastierung des Spinalkanals kann die CT eine Tumorausdehnung nach intraspinal nachweisen bzw. ausschließen. In dieser Fragestellung ist die Kernspintomographie heute der CT jedoch überlegen, da hierfür kein Kontrastmittel benötigt wird.

Einen unverzichtbaren diagnostischen Beitrag leistet die CT für Nachweis und Größenbeurteilung mediastinaler und hilärer Lymphknoten, welche ab einer Größe von 0,3 cm erkennbar sind. Tumorfreie und nichtentzündliche Lymphknoten sind in über 90 % der Fälle kleiner als 10 mm, deshalb kann diese Untersuchung eine Lymphknotenvergrößerung sicher darstellen und reproduzierbar machen. Die Ansicht, Lymphknoten > 10 mm primär als unverdächtig zu bewerten, hat sich klinisch allgemein durchgesetzt. Die Aussage über den Durchmesser hat jedoch keine Relevanz in bezug auf die Histologie, sondern sollte zur bioptischen Diagnostik veranlassen, sofern das Resultat Konsequenzen hat. Die CT kann eine Tumorinfiltration des Lymphknotens nicht ausreichend zuverlässig nachweisen, da entzündlich veränderte Lymphknoten und metastatisch befallene Lymphknoten häufig im selben Größenbereich liegen.

Eine intravenöse Kontrastmittelgabe in Bolustechnik erlaubt die Abgrenzung von mediastinalen Raumforderungen gegenüber den großen Gefäßen.

Kernspintomographie (MRT)

Klinische Studien haben die Computertomographie und die Kernspintomographie bezüglich ihrer Wertigkeit zu verschiedenen diagnostischen Fragestellungen verglichen [1, 12, 13]. Demnach ist die Computertomographie in der Diagnostik mediastinaler Raumforderungen derzeit der Standard, die Kernspintomographie liefert u. U. wichtige Zusatzinformationen.

Die Aussagekraft der Kernspintomographie ist stark abhängig von der Zusammensetzung der befallenen mediastinalen Organstrukturen. Gefäßveränderungen, zystische und lipomatöse Raumforderungen werden sicher erfaßt. Die Abgrenzbarkeit solider Raumforderungen hängt von der Menge des umgebenden mediastinalen Fettgewebes ab. Artefakte, die durch Herz- und Atembewegungen entstehen, können zunehmend besser durch EKG-Triggerung und Atemanhaltesequenzen ausgeglichen werden.

Durch die Verwendung paramagnetischer Kontrastmittel (Gadolinium-DTPA) wird die Kontrastierung weiter verbessert und somit die Aussage über die Zusammensetzung von Raumforderungen. Dies kann z. B. bei Staging und Therapiekontrolle von malignen Lymphomen sehr nützlich sein.

Während die Kernspintomographie der Computertomographie in der Beurteilung mediastinaler Lymphknoten unterlegen ist, hat sie Vorteile bei der Beurteilung hilärer Lymphknoten, insbesondere im aortopulmonalen Fenster. Dies erklärt sich aus der engen anatomischen Beziehung zu den großen thorakalen und pulmonalen Gefäßen, die von der MRT sicher abgegrenzt werden können. In gleicher Weise läßt sich der Grad der Tumorinvasion bei der Einbeziehung von V. cava superior oder des Myokards sicher beurteilen.

In der Diagnostik von Erkrankungen der thorakalen Aorta ist die MRT mittlerweile die Methode der Wahl. Variable Schnittführungen erlauben eine exakte Beurteilung der Gefäßagbänge und des Verlaufes der Dissektionsmembran.

Die Möglichkeit der freien Schnittführung ist überhaupt ein wesentlicher Vorteil der MRT, der aber von der CT durch die Verbesserung der dreidimensionalen Rekonstruktion zunehmend wieder aufgeholt wird.

Nuklearmedizinische Diagnostik

Nuklearmedizinische Untersuchungen von mediastinalen Raumforderungen beschränken sich im wesentlichen auf den Nachweis von intrathorakalen Strumen oder ektopen Strumaanteilen mit ^{131}Jod.

Ektope Nebenschilddrüsen oder Nebenschilddrüsenadenome werden mit CT oder Kernspintomographie lokalisiert.

Neuere Untersuchungsmethoden

Die Photonenemissionstomographie (SPECT) und die Positronenemissionstomographie (PET) erzielen z. T. eine hohe Kontrastdarstellung, am Auflösungsvermögen wird gegenwärtig gearbeitet. Die PET untersucht insbesondere die unterschiedliche Aufnahme von Glukose in Metastasen und mediastinalen Lymphknoten im Vergleich zum umliegenden Gewebe. Wegen des hohen apparativen Aufwandes und der damit verknüpften Kosten befinden sich diese Untersuchungsmethoden aber derzeit nicht im allgemeinen klinischen Einsatz.

Invasive chirurgische Diagnostik

Da bei invasiven diagnostischen Verfahren zur Abklärung mediastinaler Raumforderungen Komplikationen nicht vollständig ausgeschlossen werden können, muß ihre Anwendung strengen Kriterien unterworfen sein:
- Sie sind nur indiziert, wenn sie das weitere therapeutische Vorgehen beeinflussen.
- Vor ihrem Einsatz ist die allgemeine Operationsfähigkeit des Patienten abzuklären.
- Nichtinvasive Untersuchungsmethoden und Methoden mit einem geringeren Risiko sollten ausgeschöpft worden sein.

In der Regel zielen die Methoden der Gewebegewinnung darauf ab, die Artdiagnose von Raumforderungen zu sichern. Am Mediastinum ist dies aber nur erforderlich, um:
- differentialdiagnostisch ein Lymphom auszuschließen,
- inoperablen Patienten die entsprechenden nichtoperativen Therapiemodalitäten zukommen zu lassen,
- bei Bedarf Lymphknotenvergrößerungen zu spezifizieren, sofern nicht ohnehin eine Thorakotomie geplant ist.

Feinnadelpunktion/Stanzbiopsie

Transthorakale Punktionsverfahren haben wegen geringer Sensitivität nur untergeordnete Bedeutung in der Diagnostik von mediastinalen Raumforderungen und sollten allenfalls bei Patienten mit der Differentialdiagnose „Lymphom" zur Anwendung kommen. Da zytologisch auch mit Hilfe der immunologischen Verfahren die Unterscheidung zwischen malignen Thymomen und Non-Hodgkin-Lymphomen oft sehr schwer zu treffen ist, spielt die Feinnadelpunktion hier gegenüber der Stanzbiopsie eine untergeordnete Rolle. Bei vergleichbarer Invasivität können mittels Stanzbiopsien histologische Befunde erhoben werden [2]. Gelegentlich sind transthorakale Punktionen auch erforderlich bei inoperablen Patienten zur Sicherung der Artdiagnose oder bei Karzinomträgern mit metastasenverdächtigen Befunden. Die Feinnadelpunktion am Thorax hat eine Pneumothoraxinzidenz von etwa 20–25 %, wobei hiervon jedoch nur etwa 5 % der Patienten drainagebedürftig sind [4].

Lymphknotenbiopsie

Zervikale, supraklavikuläre und axilläre Lymphknoten können des öfteren in Zusammenhang mit malignen Lymphomen, aber auch mit anderen Malignomen des Mediastinums tumorinfiltriert sein. Durch Lymphknotenentnahme kann dann eine Artdiagnose des Tumors gestellt werden. Wegen der Lagebeziehung zu großen Gefäßen und nervalen Strukturen sollten Lymphknoten mit zweifelhafter Tiefenausdehnung in der Regel nur in Allgemeinnarkose biopsiert werden.

Mediastinoskopie

Die Mediastinoskopie leistet ihren wesentlichen Beitrag in der Diagnostik von Erkrankungen des lymphatischen Systems, die mit Vergrößerung von mediastinalen Lymphknoten einhergehen (z. B. M. Boeck, M. Hodgkin, Lymphknoten-Tbc, Non-Hodgkin-Lymphome etc.), und bei Lymphknotenmanifestationen extramediastinaler Primärtumoren. Bei der Beurteilung paratrachealer, tracheobronchialer und subkarinärer Lymphknoten erreicht sie eine Sensitivität von über 90 % bei einer sehr niedrigen Komplikationsrate [10]. Es wurde auch eine Modifikation der Mediastinoskopie beschrieben, mit der der präaortale Bereich und das aortopulmonale Fenster zugänglich werden.

Die Mediastinoskopie ist nicht geeignet für Probeentnahmen aus dem vorderen Mediastinum, da dieses Kompartiment durch die großen thorakalen Gefäße von der prätrachealen Region getrennt ist. Große Mediastinaltumoren können intraoperativ die Identifizierung der Gefäße erschweren und das Blutungsrisiko erhöhen. Eine relative Kontraindikation zur Mediastinoskopie besteht in der Regel bei einer oberen Einflußstauung wegen der Verletzungsgefahr gestauter Venen.

Mediastinotomie

Die parasternale Mediastinotomie verschafft einen sicheren Zugang zu Raumforderungen im oberen und vorderen Mediastinum. Je nach Topographie des Tumors wird sie im 2.–4. Interkostalraum angelegt. Eine Resektion des knorpeligen, parasternalen Rippenteils ist in der Regel notwendig, die A. und V. thoracica werden hierbei nach Möglichkeit geschont.

Insbesondere zum Ausschluß eines malignen Lymphoms leistet diese Methode wertvolle Hilfe, da repräsentatives Biopsiematerial entnommen werden kann, mit dem die Abgrenzung zu malignen Thymomen gelingt. Zu empfehlen ist die intraoperative Gefrierschnittdiagnostik zum Nachweis von Tumorgewebe. Proben aus den Randbereichen von Tumoren lassen oft keine eindeutige Diagnose zu, wenn sich eine ausgeprägte „Pseudokapsel" entwickelt hat. Besteht keine dringliche Therapieindikation (z. B. obere Einflußstauung), so sollte die immunhistologische Befundung prätherapeutisch abgewartet werden.

Die linksseitige Mediastinotomie im 4. Interkostalraum beinhaltet auch die Möglichkeit, hiläre Lymphknoten (präaortal und im aortopulmonalen Fenster) direkt zu biopsieren. Dies ist wegen der Gefährdung des N. phrenicus nur unter guten Sichtbedingungen zu empfehlen.

Thorakoskopie (konventionell/videoassistiert)

Die Thorakoskopie ist das Verfahren der Wahl zur Abklärung von Prozessen an Lungenoberfläche und Pleura. Sie dient somit bei fortgeschrittenen Mediastinaltumoren in erster Linie dazu, die Tumorausdehnung zu beurteilen und ggf. zu biopsieren. Begleitende Pleuraergüsse werden gleichzeitig drainiert. Aus Gründen der Übersicht ist je nach Fragestellung die seitengetrennte Beatmung des Patienten mit dem Doppellumentubus zu empfehlen.

Videoassistiert erlaubt die Methode eine noch bessere Orientierungsmöglichkeit in der Pleurahöhle, so daß z. T. therapeutische Optionen hinzukommen. Unter günstigen Umständen lassen sich gut abgegrenzte und vom Aspekt her benigne Raumforderungen (z. B. Zysten, Neurinome, Lipome) in toto exstirpieren.

Richtlinien zum praktischen Vorgehen bei radiologisch gesicherter Raumforderung

Die aktuelle anatomische Nomenklatur unterscheidet 4 Kompartimente des Mediastinums: das mittlere mit Perikard und seinem Inhalt, das vordere und hintere daran angrenzend und das obere Kompartiment oberhalb der Verbindungslinie zwischen Manubriumunterkante und dem 4. thorakalen Intervertebralraum. Diese Systematik erscheint aus klinischer Sicht willkürlich, da die Grenzen von größeren und infiltrierenden Raumforderungen oft überschritten oder verlagert werden. Dennoch kann bei umschriebenen Tumoren anhand der Topographie oftmals mit ausreichender Wahrscheinlichkeit eine Artdiagnose gestellt und somit entschieden werden, ob noch weitere diagnostische Maßnahmen notwendig sind.

Für die topographische Zuordnung sind ein Röntgenbild der Thoraxorgane in 2 Ebenen und ein CT mit Kontrastmittel oder ein Kernspintomogramm Voraussetzung.

Bei umschriebenen Raumforderungen im *oberen* Mediastinum handelt es sich bei prätrachealer Lage meistens um Strumen oder Thymustumoren, bei

7.2 Diagnostik mediastinaler Raumforderungen

retrotrachealer Lage gleichfalls um Strumen oder neurogene Tumoren. Strumen sollten stets durch Jodszintigramm gesichert werden, weil retrosternale Strumen (Struma endothoracica falsa und Struma psuedoendothoracica) vorteilhaft von zervikal exstirpiert werden, auch wenn diese über den Aortenbogen hinaus nach kaudal reichen. Im Falle scharf abgegrenzter paravertebraler Tumoren ist mit neurogenem Ursprung zu rechnen; zum Ausschluß einer zusätzlichen intraspinalen Ausbreitung („Sanduhrtumor") ist auch bei Fehlen neurologischer Zeichen ein spinales CT oder NMR anzufertigen. Tumoren, die sich ausschließlich im *vorderen* Mediastinum ausbreiten, entsprechen Thymustumoren, Dermoiden, Teratomen oder pleuroperikardialen Zysten und können in der Regel ohne weitere Diagnostik operativ angegangen werden. Entsprechend anatomischer Definition ist der Lungenhilus im *mittleren* Mediastinum gelegen. Daher sind hier Lymphknotenvergrößerungen als häufigste Raumforderung anzutreffen. Diese sollten grundsätzlich im Rahmen einer Bronchomediastinoskopie abgeklärt werden, sofern nicht andere intrathorakale Befunde ohnehin schon die Thorakotomie begründen oder die Lymphknotenvergrößerung Ausdruck einer bekannten systemischen Erkrankung ist. Häufige benigne Raumforderungen desselben Kompartiments sind bronchogene, seltener gastroenterogene Zysten.

Im *hinteren* Mediastinum sind mit Abstand am häufigsten neurogene Tumoren gelegen. Die Operation darf erst nach Anfertigung eines spinalen CT oder NMR durchgeführt werden.

Die im CT unregelmäßig begrenzten Raumforderungen, die oft ausgußartig die Hilusstrukturen und großen Gefäße umgeben, die V. cava superior einengen und sich im mittleren und vorderen sowie oberen Mediastinum ausbreiten, entsprechen meist fortgeschrittenen Thymomen oder malignen Lymphomen und sollten daher zunächst biopsiert werden. Eine Mediastinoskopie befürworten wir nur bei fehlender Einflußstauung und umschriebenen paratrachealen, tracheobronchialen oder infrakarinären Lymphknotenvergrößerungen. Eine Bronchoskopie ist immer indiziert bei malignitätsverdächtigen Prozessen, besonders in der Umgebung zentraler Abschnitte des Bronchialsystems und der Trachea. In Einzelfällen ist präoperativ die Zuordnung malignitätsverdächtiger Prozesse zum Mediastinum oder der Lunge schwierig, so daß erst die operative Freilegung Klärung bringt. Aortenaneurysmen und Ösophagustumoren bieten differentialdiagnostisch keine Probleme, da sie schon aufgrund anamnestischer Angaben, letztlich aber durch gezielt eingesetzte bildgebende Verfahren bewiesen werden können. Selten sind Malignome des Mediastinums, die den Raum einer gesamten Thoraxhälfte einnehmen und zur vollständigen Atelektase einer Lunge führen. Allein zur Beseitigung der hochgradigen Dyspnoe kann ein Palliativeingriff indiziert sein. Wenn das Computertomogramm nicht eindeutig zur Klärung der Herkunft des Tumors beitragen kann, sollte eine Angiographie, evtl. in Kombination mit einer Embolisierung durchgeführt werden, damit nach Thorakotomie auch bei schlechter Übersicht der Gefäßstiel gezielt versorgt werden kann.

Besteht der Verdacht auf einen malignen Prozeß oder generell bei Zwerchfellhochstand, sollte präoperativ die Zwerchfellbeweglichkeit der entsprechenden Seite dokumentiert werden. Schließlich sollte man bei Vorliegen großer intrathorakaler Raumforderungen, die sich nicht sicher zuordnen lassen, ältere Thoraxaufnahmen des Patienten beschaffen, welche mitunter einen Hinweis auf den Ausgangspunkt des Prozesses geben können.

Literatur

1. Batra P, Brown K, Collins JD (1988) Evaluation of intrathoracic extent of lung cancer by plain chest radiography, computed tomography and magnetic resonance imaging. Am Rev Respir Dis 137: 1456
2. Berger H, Dienemann H, Steiner W, Permanetter W (1989) Transthorakale Schneidebiopsie fokaler Lungenläsionen. Röfo 148: 363
3. Besznyak I, Szende B, Lapis K (1984) Mediastinal tumors and pseudotumors. Diagnosis, pathology and surgical treatment. Akademiai Kiado, Budapest
4. Dick R, Timmis B (1984): Percutaneous needle biopsy of pulmonary tumors. In: Bates M (ed) Bronchial carcinoma. Springer, Berlin Heidelberg New York Tokio, pp 77–95
5. Dienemann H, Sunder-Plassmann L, Hahn D, Heberer G (1989) Diagnostik mediastinaler Prozesse. Chirurg 60: 377–383
6. Friedmann A, Vugrin D, Galvey R (1980) Prognostic significance of serum tumor biomarkers (TM) alfafetoprotein (AFP), beta subjunit chorionic gonadotropin (b-HCG) and lactat dehydrogenase (LDH) in non-seminomatous germ cell tumors. Proc Am Soc Clin Oncol 21: 223
7. Ginsberg RJ (1987) Evaluation of the mediastinum by invasive techniques. Surg Clin N Am 67: 1025–1035
8. Hainsworth JD, Greco FA (1991) General features of malignant germ cell tumors and primary seminomas of the mediastinum. In: Shields TW (ed) Mediastinal surgery. Lea & Felbinger, Malvern/PA, p 211
9. Krumhaar D (1985) Neoplasmen des Mediastinums. In: Trendelenburg F (Hrsg) Tumoren der Atmungsorgane und des Mediastinums. Springer, Berlin Heidelberg New York Tokio [Schwiegk H, Buchborn E (Hrsg) Handbuch der inneren Medizin, Bd IV B, spezieller Teil: Erkrankungen der Atmungsorgane, S 582]
10. Luke WP, Pearson FG, Todd TRJ (1986) Prospective evaluation of mediastinoscopy for assessment of carcinoma of the lung. J Thorac Cardiovasc Surg 91: 53
11. Merkle NM, Graewe T, Brandscheid D, Vogt-Moykopf I (1989) Mediastinaltumoren. Chirurg 60: 391–397
12. Opsahl I, Bermann EJ (1962) Bronchogenic mediastinal cysts in infants: case report and review of the literature. Pediatrics 30: 372
13. Patterson GA, Ginsberg RT, Poon PY (1987) A prospective evaluation of magnetic resonance imaging, computed tomography and mediastinoscopy in preoperative assessement of mediastinal node in bronchogenic carcinoma. J Thorac Cardiovasc Surg 94: 679
14. Webb WR. (1989): The role of magnetic resonance imaging in the assessment of patients with lung cancer : a comparison with computed tomography. J Thorac Imaging 4/2: 65

7.3 Chirurgische Strategien bei Tumoren des Mediastinums

S. Krysa, H. Dienemann

Die Bezeichnung Mediastinaltumor ist ein klinischer Begriff, unter dem Raumforderungen im Mediastinum verstanden werden. Im strengen Sinne ist dies nicht korrekt, da das Mediastinum kein Organ ist und von daher keine Tumoren entwickeln kann. In der Praxis hat sich dieser Begriff jedoch durchgesetzt, da die meisten derartigen Raumforderungen einem einheitlichen diagnostischen und therapeutischen Procedere unterworfen sind.

Eine allgemein verbindliche Systematik der Tumoren des Mediastinums existiert nicht, jedoch scheint unter Berücksichtigung von Ätiologie, Behandlungskonzept und Prognose folgende *Systematik* gerechtfertigt:
- Zysten,
- neurogene Tumoren,
- Neoplasien des Thymus,
- endokrine Erkrankungen,
- Lymphadenopathien,
- Keimzelltumoren.

Raumforderungen des thorakalen Ösophagus, des Herzens und Aneurysma der thorakalen Aorta bleiben unberücksichtigt, da sie differentialdiagnostisch keine Probleme bereiten und das Behandlungskonzept von dem der übrigen Raumforderungen vollständig abweicht.

Mediastinale Raumforderungen sind zum Zeitpunkt der Diagnostik in 50–70 % asymptomatisch. Unter den malignen Raumforderungen sind etwa 50 % symptomatisch, während asymptomatische Prozesse umgekehrt zu 90 % gutartig sind. Typische Symptome, die sich lokal durch Verdrängung, Kompression und Infiltration benachbarter Strukturen ergeben, sind Husten, Dyspnoe, rezidivierende Infekte, Thoraxwandschmerzen, Dysphagie, nervale Störungen wie Heiserkeit (N. laryngeus recurrens), Herzrhythmusstörungen, gastrointestinale Symptome (N. vagus), Horner-Syndrom, vermehrter Speichelfluß (N. sympathicus), Singultus, Schulterschmerzen (N. phrenicus) und periphere neurologische Ausfallserscheinungen (Spinalkanal).

Grundsätzlich stellt jede umschriebene Raumforderung eine Operationsindikation dar, ohne daß im Einzelfall vorher eine histologische Diagnose erbracht werden muß. Diese Strategie wird durch 3 wichtige Argumente gestützt:
1. Die topographische Zuordnung des Tumors innerhalb des Mediastinums mittels Computertomographie oder Kernspintomographie erlaubt eine relativ zuverlässige Zuordnung entsprechend der o. g. Systematik.

2. Auch der histologische Beweis eines benignen Geschehens entkräftet nicht die Operationsindikation, da verschiedene benigne Tumoren verdrängend wachsen bzw. im späteren Verlauf entarten können.
3. Das Risiko des operativen Eingriffes bei entsprechender Vorbereitung und postoperativer Überwachung liegt unter 1%.

Für maligne Lymphome, die zum Zeitpunkt der Diagnose oftmals eine diffuse Ausbreitung im Mediastinum zeigen, besteht keine Indikation zur primär operativen Freilegung in kurativer Absicht, da einerseits in Form von Chemotherapie und Bestrahlung wirksamere Maßnahmen verfügbar sind, andererseits zumeist technische Inoperabilität besteht. Schwierigkeiten ergeben sich mitunter in der Abgrenzung fortgeschrittener Lymphome gegenüber infiltrierenden Thymomen, wobei letztere operativ angegangen werden sollen. Besteht bei einem Tumor im oberen bzw. vorderen Mediastinum klinisch und radiologisch der Verdacht auf ein Lymphom, sollte dieses zunächst sicher nachgewiesen oder ausgeschlossen werden. Dazu bieten sich eine parasternale Mediastinostomie oder eine Punktion zur Gewinnung eines Gewebszylinders an. Die Mediastinoskopie kommt lediglich bei umschriebenen prä- und paratrachealen Lymphknoten zum Einsatz.

Richtlinien zur chirurgischen Therapie

Anzahl der operativen Eingriffe in der Thoraxklinik Heidelberg-Rohrbach bei mediastinalen Raumforderungen zeigt Tabelle 1.

Tabelle 1. Operative Eingriffe (einschließlich Biopsien) bei mediastinalen Raumforderungen 1976–1996

Tumor	Anzahl (n)
Maligne Lymphome	248
Thymustumoren	219
Zysten	96
Intrathorakale Strumen	74
Teratodermoide Karzinome	71
Mesenchymale Tumoren	62
Neurogene Tumoren	45
Primäre Karzinome	15
Endokrine Tumoren	14
Sonstige	9
Gesamt	853

Tumoren im oberen und vorderen Mediastinum

Im oberen und vorderen Mediastinum finden sich Strumen, Thymustumoren, Teratome, Dermoide und Lymphadenopathien einschließließlich maligner Lymphome, die von der Hilusregion her nach ventral und kranial expandieren. Umschriebene retrosternale Tumoren können je nach Seitenpräferenz über einen rechts- oder linksseitigen transpleuralen Zugang oder über eine komplette mediane Sternotomie exstirpiert werden.

Patienten mit höherem allgemeinem Operationsrisiko tolerieren den transsternalen Zugang meist besser als eine laterale Thorakotomie. Retrosternale oder echte intrathorakale Strumen lassen sich meist durch einen kollaren Zugang entfernen, selbst wenn sie mit dem kaudalen Pol bis nahe an die Trachealbifurkation heranreichen.

Maligne Tumoren ummauern gelegentlich den N. phrenicus, der sich in vielen Fällen einschließlich seiner Begleitgefäße aus dem Tumor isolieren läßt und funktionell noch intakt ist. Vorteilhaft ist bei entsprechendem Verdacht einer N.-phrenicus-Beteiligung eine präoperative Abklärung der Zwerchfellbeweglichkeit.

Eine vollständige Ummauerung und Obstruktion der V. brachiocephalica sinistra ist bei Thymomen im fortgeschrittenen Stadium nicht ungewöhnlich. Eine obere Einflußstauung ist die Folge einer hochgradigen Einengung oder eines Verschlusses der V. cava superior. Sie entsteht in Begleitung rasch wachsender Tumoren, wenn die Ausbildung venöser Kollateralen nicht in gleichem Maße vonstatten geht oder das vorhandene Restlumen der V. cava superior plötzlich thrombosiert. Die akute obere Einflußstauung geht mit der Gefahr eines Hirnödems oder einer Glottisstenose einher. In diesem Fall ist eine sofortige Bestrahlung des Mediastinums auch ohne den histologischen Nachweis einer malignen Erkrankung indiziert. Bei Nichtansprechen ist ein prothetischer Ersatz der V. cava superior oder eine Umgehung von einer Brachiozephalvene zum rechten Vorhof indiziert.

Tumoren im mittleren Mediastinum

Bei Tumoren des mittleren Mediastinums (Perikardzysten, bronchogene Zysten, isolierte Lymphknotenmetastasen eines Keimzelltumors) ist eine anterolaterale Thorakotomie zu wählen. Bei entsprechender Erfahrung ist der Einsatz der videogestützten Thorakoskopie vorteilhaft, wenn es sich um eindeutig benigne Befunde handelt.

Tumoren im hinteren Mediastinum

Bei Tumoren des hinteren Mediastinums wird die anterolaterale oder posterolaterale Thorakotomie eingesetzt. Die überwiegende Mehrzahl aller paravertebralen Tumoren ist neurogenen Ursprungs, und 10 % dieser neurogenen Tumoren setzen sich über das Foramen intervertebrale in den Intraspinalkanal fort (sog.

Sanduhrtumoren). Wenn diese Tumoren transpleural in der Ebene des Foramen intervertebrale reseziert werden, besteht die Gefahr der Rückenmarkschädigung infolge Präparation bzw. Druck während der Blutstillung. Aus diesem Grunde soll bei Verdacht auf einen neurogenen Tumor, auch wenn es sich um einen Zufallsbefund handelt, stets der Intraspinalraum mittels Computertomographie oder Kernspintomographie abgeklärt werden. Wenn sich eine Sanduhrformation herausstellt, ist ein kombiniert neurochirurgisch-thoraxchirurgisches Vorgehen zu planen.

Zysten

Mediastinale Zysten machen bis zu 30 % aller mediastinalen Raumforderungen aus, unter ihnen sind die *bronchogenen Zysten* die häufigsten. Sie finden sich in enger Beziehung zu Trachea oder Bronchien, bevorzugt in der Trachealbifurkation. Meist handelt es sich um Zufallsbefunde, seltener sind Kompression oder Verdrängung benachbarter Organe. Radiologisch imponieren sie als scharf abgegrenzte rund-ovale Raumforderungen mit homogener Struktur, meist im vorderen und mittleren Mediastinum gelegen. Besteht eine direkte Verbindung zum Bronchialsystem, kann sich eine solche Zyste infizieren; aus dieser Komplikation sowie der Größenzunahme leitet sich die Operationsindikation ab. Die operative Freilegung erfolgt transpleural. Die dünnwandige Zyste sollte ohne Eröffnung in toto entfernt werden, da Rezidive beschrieben sind. Nur wenn diese Auflagen erfüllt werden, kann die thorakoskopische Entfernung einer bronchogenen Zyste vorbehaltlos empfohlen werden.

Gastroenterogene Zysten sind den bronchogenen Zysten entwicklungsgeschichtlich vergleichbar, aber seltener und im hinteren Mediastinum lokalisiert. Gefürchtete Komplikationen der gastroenterogenen Zysten sind peptische Ulzera mit Perforation oder Blutung ins Bronchialsystem. Diese Komplikation sowie die Möglichkeit der malignen Entartung begründen die Operationsindikation.

Perikardiale und pleurale Zysten haben lediglich Krankheitswert, wenn sie Verdrängungserscheinungen oder Dyspnoe verursachen. Die vollständige Exstirpation bereitet technisch keine Probleme und kann daher primär thorakoskopisch versucht werden.

Pankreaspseudozysten erreichen das Mediastinum durch den Hiatus aorticus oder den Hiatus oesophageus und lassen sich durch die Computertomographie dem Pankreas zuordnen. Die Sanierung erfolgt niemals transpleural, sondern grundsätzlich über einen abdominellen Zugang oder endoskopisch in Form einer inneren Ableitung.

Mesenchymale Tumoren

Mesenchymale Tumoren machen weniger als 10 % aller mediastinalen Raumforderungen aus. Es handelt sich überwiegend um Gefäßneubildungen, während andere mesenchymale Gewächse (Lipome, Fibrome, Sarkome u. a.) seltener anzutreffen sind. Gut abgekapselte Tumoren bereiten bei der Entfernung technisch keine Probleme. Tumoren mit umschriebener Infiltration müssen nach Möglichkeit vollständig exstirpiert werden, um Rezidive zu vermeiden. Bei diffuser Infiltration erstrecken sich die chirurgischen Behandlungsmöglichkeiten auf symptomatische Maßnahmen, d. h. die Aufhebung von Verdrängung bzw. Obstruktion und die Ableitung von Ergüssen.

Neurogene Tumoren

Neurogene Tumoren bilden in den meisten Kollektiven die größte Gruppe und machen bis zu 40 % aller mediastinalen Raumforderungen aus. 75 % dieser Tumoren sind im hinteren Mediastinum lokalisiert, bei 10 % handelt es sich um maligne Tumoren. Diese malignen Tumoren befinden sich überproportional häufig im vorderen Mediastinum und sind zu 75 % bei Kleinkindern anzutreffen.

Mehr als die Hälfte der neurogenen Tumoren sind Zufallsbefunde. Neurologische Symptome sind selten, jedoch am häufigsten bei Sanduhrtumoren anzutreffen. Diese sind meist von den Nervenscheiden der Spinalnerven ausgehende Gewächse, die sowohl einen intraspinalen als auch einen mediastinalen Anteil besitzen, die durch das Foramen intervertebrale miteinander in Verbindung stehen und spinale Kompressionssyndrome induzieren können. Ein Horner-Syndrom, Plexus-brachialis-Ausfälle, Heiserkeit, Interkostalneuralgien und andere neurologische Befunde lassen keinerlei Rückschlüsse auf die Dignität des Tumors zu.

Neurogene Tumoren sind fast immer scharf abgegrenzt, computertomographisch dicht und kugelig bzw. in seitlicher Projektion D-förmig mit dem flachen Schenkel zur Thoraxwand hin gerichtet. Somit sind sie auch bereits durch die einfache Röntgenübersichtsaufnahme als neurogene Tumoren zuzuordnen.

Entsprechend der Histogenese unterscheidet man Tumoren des peripheren Nervensystems (Schwannome, Neurofibrome, maligne Nervenscheidentumoren und die Neurofibromatose), der autonomen Ganglien (Ganglioneurome, Neuroblastome u. a.) und die seltenen Tumoren ausgehend von den Paraganglien wie den Granularzelltumor.

Das operative Vorgehen ist bei solitären umschriebenen Raumforderungen uniform. Über eine laterale Thorakotomie in entsprechender Höhe und unter seitengetrennter Beatmung wird der Tumor bezüglich seiner Lagebeziehung zur Umgebung beurteilt und sorgfältig exstirpiert. Es muß streng darauf geachtet werden, daß bei Blutungen im Bereich der Foramina intervertebralia keine zu starke Kompression oder unkontrollierte Elektrokoagulation vorgenommen wird.

Sanduhrtumoren werden primär über eine Laminektomie von dorsal her freigelegt, um den intraspinalen Tumoranteil zu entfernen. Anschließend wird der extraspinale Anteil über einen transpleuralen Zugang in der o. g. Weise exstirpiert, ohne das Rückenmark zu gefährden. Bei nur kleinem intraspinalem Tumoranteil kann die Freilegung transpleural über eine Erweiterung der Foramina intervertebralia erfolgen. Bei Vorliegen multipler Neurofibrome des Mediastinums als Ausdruck der kongenitalen Neurofibromatose ist eine vollständige Resektion aller befallenen Nerven nicht zu verwirklichen. Eine Indikation zur Operation besteht daher trotz eines Entartungsrisikos von über 10 % nur unter palliativer Zielsetzung, wie bei schnellem Wachstum, Schmerzen oder Verdrängungserscheinungen.

Die gutartigen Tumoren des autonomen Nervensystems unterscheiden sich hinsichtlich der operativen Strategie nicht von den gutartigen des peripheren Nervensystems.

Neuroblastome kommen überwiegend im frühen Kindesalter vor und bilden in dieser Altersgruppe die häufigsten malignen Tumoren überhaupt. In 15 % manifestieren sie sich im Mediastinum. Die Therapie richtet sich nach der histologischen Differenzierung und der Tumorausdehnung. Bei ipsilateralem Wachstum ohne Fernmetastasen ist die Operation das Verfahren der Wahl. Sie wird bei inkompletter Tumorentfernung durch eine lokale Nachbestrahlung ergänzt, während adjuvant bzw. bei Generalisation additiv eine Chemotherapie angezeigt ist.

Neoplasien des Thymus

Thymome sind nach den retrosternalen Strumen die häufigsten Raumforderungen im ventralen Anteil des oberen Mediastinums und in 30 % mit einer Myasthenia gravis assoziiert. Etwa 50 % aller Thymome werden als Zufallsbefunde erfaßt, während bis zu 30 % wegen lokaler Komplikationen entdeckt werden. Für die Beurteilung der Dignität ist nicht der zytologische Feinbau ausschlaggebend, da die meisten „benignen" Thymome die gleichen zytologischen und histologischen Merkmale wie invasiv wachsende „maligne" Thymome aufweisen. Eine größere Bedeutung für die Abschätzung des biologischen Verhaltens hat vielmehr die Festlegung des Invasionsgrades. Gemäß dieser Beobachtung wird allgemein das Stagingsystem nach Masaoka et al. (1981) angewandt:
- Stadium I: makroskopisch vollständig von intakter Pleura umgeben, mikroskopisch keine Kapselinvasion;
- Stadium II: makroskopisch Invasion in umgebendes Fettgewebe oder Pleura mediastinalis oder mikroskopisch Kapselinvasion;
- Stadium III: makroskopisch Invasion in Nachbarorgane bzw. Perikard, große Gefäße oder Lunge;
- Stadium IVA: pleurale oder perikardiale Aussaat;
- Stadium IVB: lymphogene oder hämatogene Metastasen.

Aus diesen Gründen ist für die Festlegung des Stadiums sowohl der makroskopische Eindruck des Operateurs als auch die vollständige mikroskopische Aufarbeitung des Operationspräparates Voraussetzung. Die Computertomographie ist zwar zur Beurteilung der genauen Tumorlokalisation und -ausbreitung geeignet, kann jedoch zur Dignitätsbeurteilung nicht wesentlich beitragen. Thymome im Stadium I und II nach Masaoka et al. (1981) können in toto exstirpiert werden. Die Rezidivhäufigkeit nach vollständiger Tumorentfernung beträgt 2 %.

Am häufigsten besteht eine Invasion in umgebendes Fettgewebe und Perikard. Vergleichbar der Thymektomie bei Myasthenie wird der gesamte Thymus einschließlich des mediastinalen Fettgewebes zwischen den Pleurahöhlen exstirpiert. Verwachsungen mit benachbarten Strukturen wie Lunge und Perikard müssen im Sinne eines invasiven Stadiums III nach Masaoka et al. (1981) gewertet werden, bis mikroskopisch das Gegenteil bewiesen ist. Die Stadien III und IV machen zusammen bis zu 30 % aller Thymome aus. Sie infiltrieren die umgebenden Strukturen und setzen, wenn auch selten, Fernmetastasen, was für die Prognose von größerer Bedeutung ist als das histologische Bild. Im Stadium III muß die radikale Tumorentfernung versucht werden. Bei unvollständig resezierten Thymomen wird i. allg. die Strahlenbehandlung praktiziert. Die adjuvante Nachbestrahlung wird in den Stadien II und III nach radikaler Resektion i. allg. befürwortet.

Am häufigsten erfolgt als Operationszugang die komplette mediane Sternotomie, die bei kapselüberschreitendem Wachstum die vollständige Inspektion des Mediastinums erlaubt und somit die Dignität und folglich die Operationsstrategie festlegt. Zum anderen ist bei Infiltration des N. phrenicus die bilaterale Exploration beider Pleuraentitäten notwendig. Bei Invasion in die Umgebung werden ausgedehnte Eingriffe mit Resektion zentraler Venen und der prothetische Ersatz, Resektion des Perikards, Resektion von Lungengewebe, Resektion eines N. phrenicus oder auch von Brustwandanteilen erforderlich. Die Tumorpräparation beginnt mit der Ablösung vom Perikard, was bei kleineren Tumoren durch die meist gut ausgebildete Thymuskapsel erleichtert wird. Ist die Kapsel perikardnah infiltriert oder findet sich eine Adhärenz oder Infiltration des Perikards, so sollte der Herzbeutel großzügig unter Schonung der Nn. phrenici reseziert und der Defekt zur Vermeidung einer Herzluxation mit einer geeigneten Teflonmembran gedeckt werden. Die Präparation schreitet von der Mittellinie zu den Pleuraumschlagfalten fort. Bei tumorverdächtigen Adhärenzen zwischen Kapsel und Pleurablättern sollte die Absetzung durch Lungenkeilresektion erfolgen, bei großflächigen Lungeninfiltraten favorisieren wir die anatomische Segmentresektion des befallenen Segmentes oder gar eine Lobektomie bei breiter Invasion.

Thymome im Stadium III infiltrieren nicht selten die V. brachiocephalica sinistra, den Zusammenfluß beider Brachiozephalvenen und die V. cava superior. Ein sog. V.-cava-superior-Syndrom, die akute obere Einflußstauung, entsteht lediglich bei sehr raschem Tumorwachstum bei konsekutiver Einengung oder plötzlicher Thrombosierung der V. cava superior. Bei Tumoren, die die Hohlvene teilweise oder in ganzer Länge unter Einbeziehung des Zusammenflusses beider Brachiozephalvenen infiltrieren, ansonsten aber in toto entfernt werden können, besteht die Indikation zu einem Bypass. Dieser wird zwischen der linken Brachiozephalvene und dem Herzohr angelegt. Man verwendet ringverstärkte PTFE-Prothesen mit einem Durchmesser von 14 oder 16 mm. Je nach topographischen Verhältnissen wird die periphere Anastomose entweder mit der linken oder rechten V. brachiocephalica in End-zu-End- oder End-zu-Seit-Technik hergestellt. Beschränkt sich die Tumorinfiltration auf einen kürzeren Abschnitt der oberen Hohlvene, die die zirkuläre Resektion erfordert, und besteht gleichzeitig noch keine obere Einflußstauung, so würde sich technisch ein Interponat nach Resektion des befallenen Venenabschnittes anbieten. Weil diese Maßnahme jedoch mit einer abrupten Unterbindung des venösen Rückstroms mit der Folge einer kritischen Hirnschwellung verbunden wäre, ist ein Bypass in der oben angeführten Technik zu bevorzugen. Bei akuter oberer Einflußstauung ist bei isoliertem Befall der V. cava superior eine Protheseninterposition indiziert.

Bei tangentialer Infiltration der oberen Hohlvene kann unter Ausklemmung die Tumorresektion und der Verschluß des Defektes mittels Direktnaht durchgeführt werden. Zur Vermeidung einer zu starken Einengung mit der Gefahr der Thrombosierung muß u. U. ein entsprechend breiter Kunststoffpatch eingenäht werden. Einseitig kann eine der beiden Brachiozephalvenen ohne Gefahr einer akuten Einflußstauung definitiv unterbunden bzw. reseziert werden, sofern die Gegenseite frei durchgängig ist. Infiltrationen der Aorta sind selten, meist kann der Tumor einschließlich der Aortenadventitia scharf entfernt werden.

Die Langzeitprognose der Thymustumoren richtet sich nach dem Stadium und beträgt im Stadium I 90%, im Stadium II 80% und im Stadium III 54% Fünfjahresüberlebenswahrscheinlichkeit (eigene Ergebnisse bei 70 operierten Patienten im Zeitraum 1985–1995).

Thymuskarzinoide, Thymuskarzinome und der M. Hodgkin des Thymus (M. Caselman) unterliegen den gleichen operativen Grundsätzen wie die Thymome.

Endokrine Erkrankungen

Unter den endokrinen Erkrankungen des Mediastinums versteht man Schilddrüsen- und Nebenschilddrüsentumoren (überwiegend im ventralen Teil des oberen Mediastinums gelegen), die parasympathischen Paraganglien (im mittleren Mediastinum gelegen) und die sympathischen Ganglien (im dorsalen Mediastinum gelegen).

Strumen können sich im Mediastinum ohne jegliche parenchymatöse Verbindung zur orthotopen Schilddrüse entwickeln (Struma endothoracica vera) oder lediglich – von einem unteren Schilddrüsenpol ausgehend – die Thoraxeingangsebene überschreiten und teilweise in das Mediastinum vorwachsen (Struma endothoracica falsa). Letztere wird in bis zu 15% aller Strumaeingriffe diagnostiziert, während die echten intrathorakalen Formen nur zu 0,1% vorkommen. Bei der Struma vera alliata steht der intrathorakale Anteil über einen fibrösen oder gefäßführenden Strang mit der orthotopen Schilddrüse in Verbindung. Die Struma endothoracica falsa ist die *häufigste Raumforderung* des Mediastinums. Sie stellt diagnostisch keinerlei Probleme dar und kann in der Regel von zervikal exstirpiert werden, da die arterielle Blutversorgung über die Polgefäße erfolgt. Diese Strumen wachsen bevorzugt nach rechts, da der nach links gerichtete Aortenbogen für das Gewebe offensichtlich ein Hindernis darstellt.

Eine Sternotomie ist fast nie erforderlich, da eine in der Medianlinie geführte Weichteilinzision von dem kollaren Schnitt bis zur Manubriumoberkante die Übersicht bereits erheblich verbessert. Allein retrotracheale und retroösophageale Anteile verlangen bisweilen eine Thorakotomie. Grundsätzlich muß im Rahmen der Mobilisation retrosternaler Anteile des N. laryngeus recurrens dargestellt werden. Dieser liegt nicht selten dem kaudalen Schilddrüsenpol in seinem größten Umfang an und kann bei Durchtrennung der nach kaudal gerichteten lockeren Bindegewebszüge leicht übersehen und verletzt werden.

Eine Verlagerung von *Nebenschilddrüsengewebe* ins Mediastinum, insbesondere der unteren Organe, erklärt sich aus der räumlichen Beziehung zur Thymusanlage während der embryonalen Entwicklung. Bei 10 % aller Patienten findet sich dystopes Schilddrüsengewebe, davon in 80 % in enger Umgebung des Thymus, in den meisten Fällen handelt es sich um Adenome.

Lymphadenopathien

Die Mehrzahl aller Lymphadenopathien begegnet dem Chirurgen im Rahmen invasiver diagnostischer Eingriffe, die lediglich der Histologiegewinnung dienen. Eine Systematik stellt sich folgendermaßen dar:
- Maligne Lymphome
  - M. Hodgkin und Non-Hodgkin-Lymphom,
  - Metastasen.
- Granulomatöse Lymphadenopathien und Lymphadenitiden
  - Tuberkulose,
  - Pilzinfektionen,
  - M. Boeck,
  - Silikose,
  - Wegener-Granulomatose,
  - angiofollikuläre Hyperplasie.
- Sonstige Erkrankungen
  - angioimmunoblastische Lymphadenopathie,
  - Lupus erythematodes,
  - infektiöse Mononukleose,
  - reaktive Lymphknotenhyperplasie.

Keimzelltumoren

Keimzelltumoren wachsen selten extragonadal, wobei das Mediastinum der häufigste Ort extragonadaler Keimzelltumoren darstellt, meist im vorderen und oberen Mediastinum lokalisiert. Teratome sind die häufigsten histologischen Formen. Sie enthalten Gewebeanteile, die sich aus den 3 verschiedenen Keimblättern ableiten. Man unterscheidet reife, unreife und maligne Keimzelltumoren.

Die *reifen Teratome* machen nahezu 80 % aller Teratome aus. Sie liegen fast immer im vorderen Mediastinum und sind meist zystisch. Die Therapie der Wahl ist die Exstirpation, da diese Tumoren erhebliche Größe erreichen können, sich infizieren und in Nachbarorgane perforieren sowie entarten können. Bei vollständiger Entfernung kommen Rezidive nicht vor.

Unreife Teratome haben lediglich im Kindesalter Bedeutung und machen nur 1 % aller mediastinalen Teratome aus. Sie können bei zu später Entdeckung bzw. Entfernung bereits entartet sein.

Zu den *malignen Teratomen* zählen die Seminome, embryonale Karzinome, Chorionkarzinome u. a. Spezielle diagnostische Maßnahmen zum Nachweis der Keimzelltumoren bestehen in der Bestimmung von β-HCG, α-Fetoprotein und karzioembryonalem Antigen.

Ist die Histologie gesichert, so hat die Polychemotherapie den Vorrang gegenüber der Chirurgie. Nach der Chemotherapie (in der Regel 3–4 Zyklen) werden die Tumorresiduen chirurgisch entfernt. Nach histologischer Aufarbeitung, d. h. Beurteilung des Ansprechens auf die erfolgte Chemotherapie, sowie je nach Tumormarkerverhalten erfolgt die postoperative Chemotherapie. Bei Nichtansprechen auf die Chemotherapie rückt die Chirurgie in den Vordergrund. Das Verfahren bei den Seminomen ist grundsätzlich das gleiche wie bei den nichtseminomatösen Tumoren. Da Seminome jedoch strahlensensibel sind, wird der adjuvanten Radiotherapie der Vorzug vor der Chirurgie gegeben.

Literatur

Beszynak I, Szende B, Lapis K (1984) Mediastinal tumors and pseudotumors. Diagnosis, pathology and surgical treatment. Akad Kiado, Budapest

Dienemann H, Heberer G (1991) Erkrankungen des Mediastinums. In: Heberer G, Schildberg FW, Vogt-Moykopf I, Sunder-Plassmann L (Hrsg) Chirurgie der Lunge und des Mediastinums. Springer, Berlin Heidelberg New York, S 27–32

Dienemann H, Sunder-Plassmann L, Hahn D, Heberer G (1989) Diagnostik mediastinaler Prozesse. Chirurg 60: 377–383

Kaiser LR, Martini N (1989) Clinical management of thymomas: The Memorial Sloan-Kettering Cancer Center experience. In: Martini N, Vogt-Moykopf I (eds) Thoracic surgery: frontiers and uncommon neoplasms. Mosby, St. Louis Baltimore Toronto, pp 109–117

Masaoka A, Monden Y, Nakahara K, Tanioka T (1981) Follow-up study of thymomas with special reference to their clinical stages. Cancer 48: 2485–2492

Shields TW (ed) (1983) Primary tumors and cysts of the mediastinum. In: General thoracic surgery, 2nd edn. Lea & Febiger, Philadelphia, pp 927–954

Sunder-Plassmann L, Dienemann H (1987) Eingriffe an Lunge und Mediastinum. Chirurg 58: 521–528

8 Maligne Lymphome des Mediastinums

8.1 Spezielle diagnostische und therapeutische Probleme der großen Lymphadenopathie

C. Manegold, M. Eble

Maligne Lymphome können isoliert im Mediastinum (Lazzarino et al. 1997) entstehen oder als mediastinale Beteiligung eines generalisierten lymphomatösen Prozesses in Erscheinung treten. Das Spektrum des mediastinalen Befalls erstreckt sich von zufällig diagnostizierten einzelnen Lymphknoten bis hin zu großen Mediastinaltumoren. Mediastinale Raumforderungen können asymptomatisch verlaufen oder von einer sehr vielfältigen Symptomatik begleitet sein. Sie entwickeln sich auf relativ engem Raum in unmittelbarer Umgebung lebenswichtiger Organe. Durch Kompression und Infiltration kann es zu Funktionsstörungen der Trachea, des Ösophagus, der Schilddrüse, der Nn. phrenici, der Lungen, des Herzens sowie der großen Gefäße kommen. Maligne Lymphome des Mediastinums führen nicht selten zu Pleura- und Perikardergüssen (Bruneau u. Rubin 1965; Ruckdeschel et al. 1975). Je nach der Dynamik des tumorösen Prozesses kann sich dabei das klinische Bild akut binnen weniger Tage entwickeln oder langsam über Monate entstehen. Eine Korrelation zwischen der Größe der mediastinalen Raumforderung und allgemeiner klinischer Beschwerden (B-Symptomatik) ist nicht gegeben. Mehr als 50 % aller Mediastinaltumoren sind zum Zeitpunkt der Diagnose asymptomatisch (Silverman u. Sabiston 1980).

Maligne Lymphome befallen je nach Histologie das Mediastinum in unterschiedlicher Häufigkeit (Levitt et al. 1982). Non-Hodgkin-Lymphome, obgleich initial zu 80 % disseminiert, entwickeln im Rahmen einer Generalisation nur in 10–15 % der Fälle große Mediastinaltumoren (Chabner et al. 1980). Hier sind es v. a. die histologischen Subtypen mit hoher Malignität, die mit „bulky disease" des Mediastinums einhergehen können. Bei Erwachsenen dominieren die hochmalignen B-Zellymphome. T-Zellymphome sind mit weniger als 5 % die Ausnahme. Bei Kindern handelt es sich in mehr als der Hälfte um leukämische oder aleukämische T-lymphoblastische Lymphome (McGrath 1982). Beim M. Hodgkin ist das Mediastinum in ca. 50 % der Patienten befallen (Filly et al. 1976; Kaplan 1980). Betroffen sind vorwiegend Jugendliche und junge Erwachsene. Das weibliche Geschlecht überwiegt mit 70 %. Histologisch führt die noduläre Sklerose.

Ein malignes Lymphom ergibt sich bei ca. 20 % der mediastinalen Raumforderungen (Hammon u. Sabiston 1979). Häufiger sind Thymustumoren. Sie betreffen aber in der Regel eine andere Altersgruppe. Außerdem kommen differentialdiagnostisch maligne Keimzelltumoren, intrathorakale Strumen, Zysten, mesenchymale oder neurogene Tumoren in Betracht. Seltener sind im eigenen Krankengut Karzinommetastasen, primäre Karzinome oder endokrine Tumoren (Merkle et al. 1989). Bei Kindern ist differentialdiagnostisch zunächst an Sarkome, Teratome oder das Neuroblastom zu denken.

Diagnostik

Maligne Lymphome des Mediastinums bieten wegen ihrer topographischen Nähe zu vitalen Organen eine Reihe spezieller diagnostischer Probleme. Auf die Besonderheiten in der praktischen Durchführung der Diagnostik soll eingegangen werden. Bezüglich der diagnostischen Schwierigkeiten bei der feingeweblichen Untersuchung wird auf entsprechende Beiträge aus der Pathologie verwiesen.

Die Diagnose eines malignen Lymphoms gelingt in der Regel aus einem exstirpierten peripheren Lymphknoten, da es sich initial häufig schon um eine generalisierte Erkrankung handelt (Chabner et al. 1980). Für den Fall, daß der mediastinale Tumor das einzige morphologische Substrat darstellt, steht ein einfacher Weg, diagnostisch ausreichende Gewebemengen zu gewinnen, nicht zur Verfügung. Im allgemeinen ist hier ein operativer Eingriff erforderlich, bei großen symptomatischen Tumoren mit den potentiellen Risiken der Narkose und der Gefahr lokaler Komplikationen. Dennoch kann auf eine exakte histologische Diagnose nicht verzichtet werden (Lyons et al. 1959), da für die einzelnen Lymphomsubtypen ganz unterschiedliche Therapiekonzepte in Frage kommen (Latan et al. 1995; Freund u. Heußner 1995; Trenn et al. 1995; Blossom et al. 1997; Shipp et al. 1997; DeVita et al. 1997). Vor der Operation als diagnostische Maßnahme ist die Umfelddiagnostik abzuschließen (Young et al. 1977). Wegen des engen Zusammenhangs von mediastinaler Adenopathie und Knochenmark- bzw. ZNS-Befall sind die Knochenmarkbiopsie und in bestimmten Fällen auch die Liquoruntersuchung Bestandteil der Initialdiagnostik (Dorfman et al. 1982; Coller et al. 1979).

Risiken und Nutzen der invasiven Diagnostik sind besonders bei Patienten in reduziertem Allgemeinzustand abzuwägen. Allerdings sollte auch in schwierigen Fällen vor Behandlungsbeginn die histologische Diagnose gesichert werden, selbst dann, wenn postoperative Intubation und mechanische Beatmung vorübergehend in Kauf genommen werden müssen (Neuman et al. 1984). Gravierende Nachteile können entstehen, wenn ohne definitive Diagnose therapiert wird. Die Behandlung unter falschen diagnostischen Voraussetzungen birgt immer die Gefahr in sich, mangelhaft zu sein. Nur 1/5 aller mediastinalen Raumforderungen sind maligne Lymphome. Die klinische Symptomatik, die eine mediastinale Raumforderung begleiten kann, eignet sich nicht als Entscheidungshilfe, da sie prinzipiell auch bei gutartigen Raumforderungen gefunden werden kann.

Eine prädiagnostische tumorreduktive Behandlung bei großen Mediastinaltumoren sollte dem Ausnahmefall vorbehalten bleiben. Dabei ist eine kurzfristige zytostatische Therapie einer Radiotherapie vorzuziehen, da nach einer Bestrahlung die histologische Beurteilung schwieriger ist und die Chancen für eine definitive Diagnose geringer sind als nach einer Chemotherapie (McGrath 1982). Dies trifft bei Lymphomverdacht auch für Patienten mit V.-cava-superior-Syndrom zu, obgleich das klassische Vorgehen im Falle einer fehlenden definitiven histologischen Diagnose eher in einer Radiotherapie besteht.

Die Wahl des operativen Verfahrens zur Diagnosesicherung richtet sich nach der Lokalisation der Lymphome im Mediastinum. Dabei gilt grundsätzlich, daß eine adäquate Gewebemenge über den kleinstmöglichen operativen Ergriff gewonnen werden sollte. Anders als bei epithelialen Tumoren ist die Nadelbiopsie in der Lymphomdiagnostik nicht ausreichend (Moinuddin et al. 1984; Pinkus 1996; Ben-Yehuda et al. 1996; Pappa et al. 1996). Repräsentative Gewebeproben lassen sich nur durch invasivere operative Verfahren gewinnen. Die Mediastinoskopie eignet sich zur Inspektion des mittleren Mediastinums und zur Förderung paratrachealer, tracheobronchialer und bifurkaler Lymphknoten. Sie kommt häufig in Betracht, da sich 50 % aller mediastinalen Lymphome im mittleren Mediastinum entwickeln (Herlitzka u. Gale 1958).

Über eine Mediastinotomie läßt sich vorzugsweise das vordere Mediastinum erreichen. Wird die Mediastinotomie mit einer Mediastinoskopie kombiniert, so ist gleichzeitig auch das obere Mediastinum zu inspizieren. Sind die Tumormassen im hinteren Mediastinum lokalisiert, so empfiehlt sich eine posteriore Thorakotomie. Grundsätzlich können Tumorproben auch über eine mediane Sternotomie und eine explorative Thorakotomie gewonnen werden.

Therapie

Voraussetzungen für eine erfolgreiche Behandlung maligner Lymphome ist die exakte histologische Diagnose und die genaue Bestimmung des Tumorstadiums. Dies gilt uneingeschränkt auch für die Fälle mit mediastinaler Lymphadenopathie. Maligne Lymphome werden radio- und chemotherapiert. Die Chirurgie wird zur Diagnosesicherung eingesetzt. Sie spielt therapeutisch bei malignen Lymphomen in der Regel keine Rolle. Seltene Ausnahmen, die interdisziplinär festzulegen sind, stellen große Tumoren dar, welche lebensbedrohliche mechanische Komplikationen verursachen, die durch Chemotherapie oder Radiotherapie in der zur Verfügung stehenden kurzen Zeit nicht beherrscht werden können. Beispiele sind hochgradige Trachea- und Gefäßwandkompressionen (zur inneren Schienung s. Kap. 1.18; zum V.-cava-Ersatz s. Kap. 1.12).

Intensität und Frequenz der Chemotherapie und/oder Radiotherapie können variieren und richten sich nach dem Tumorstadium sowie der Aktivität und Aggressivität der lymphomatösen Erkrankung. Prinzipiell gelten für den mediastinalen Befall die therapeutischen Richtlinien für maligne Lymphome (Latan et al. 1995; Freund u. Heußner 1995; Trenn et al. 1995; Blossom et al. 1997; Shipp et al. 1997; DeVita et al. 1997).

Mit Hilfe multimodaler risikoadaptierter Therapiekonzepte lassen sich inzwischen hohe Remissionsraten mit lang anhaltender Rezidivfreiheit und konsekutiv verbesserten Langzeitüberlebensraten und definitiven Heilungen erreichen (Abb. 1). Gleichwohl konnte parallel in den letzten Jahren die Früh- und Spätmorbidität in der Lymphombehandlung reduziert werden. Vom bislang erfolgreich beschrittenen Weg, maligne Lymphome nach standardisierten Pro-

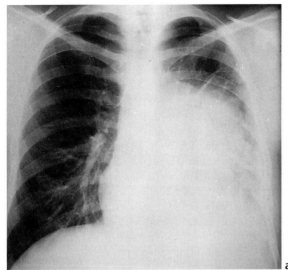
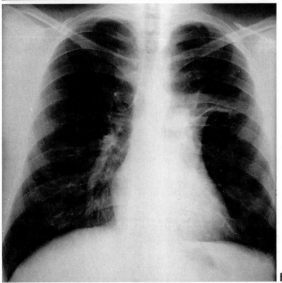

Abb. 1 a, b.
M. Hodgkin – nodulär sklerosierend – im Stadium IIB (großer Mediastinaltumor, Erhöhung der Blutsenkung). **a** Befunde vor zytostatischer Therapie. **b** Zustand nach zytostatischer Therapie mit BEACOPP II (HD 9-Protokoll, Köln)

tokollen zu behandeln, kann und darf deshalb in absehbarer Zeit nicht abgewichen werden. Neben einigen anderen Risikofaktoren, die insbesondere in den Studien der Deutschen Hodgkin-Studiengruppe klar umrissen und therapeutisch relevant sind, ist die große mediastinale Lymphadenopathie von besonderer Bedeutung. Große mediastinale Tumormassen maligner Lymphome sind nach alleiniger Strahlentherapie oder alleiniger Chemotherapie mit einem hohen Rezidivrisiko behaftet. Die Größe der mediastinalen Tumormasse wird dabei als Verhältnis von Tumor- zu Thoraxdurchmesser (MT-Ratio) angegeben.

Zumeist wird bei einem MT-Verhältnis von > 0,35 von einer großen Tumormasse („bulky disease") gesprochen.

Patienten mit M. Hodgkin im Frühstadium ohne B-Symptomatik und einem nur kleinen mediastinalen Tumor können mittels alleiniger Strahlentherapie in 85 % der Fälle geheilt werden (Mauch et al. 1982). Das Vorliegen einer großen Tumormasse erhöht eindeutig das Rezidivrisiko. Um ähnlich gute Behandlungsergebnisse bei Patienten mit großen Mediastinaltumoren erreichen zu können, müßte deutlich intensiver therapiert werden. Ein unmittelbarer Zusammenhang zwischen Tumormasse und Tumorvernichtungsdosis besteht.

Akut- und insbesondere Spätkomplikationen limitieren eine Dosiseskalation der Radiotherapie. Zu nennen sind Perikarditis und Perikarderguß (Gross 1977). Diese finden sich bei 6–20 % der Patienten und können bis zu einem Jahr nach Abschluß der Radiotherapie in Erscheinung treten. Für ihre Entstehung ist sowohl die am Perikard applizierte Strahlendosis als auch der Umfang des bestrahlten kardialen Gewebes maßgeblich (Stewart u. Fajardo 1971). Aufgrund der hohen Strahlensensibilität des Lungenparenchyms ist mit einer Strahlenpneumonitis zu rechnen. Die Inzidenz dieser Strahlenpneumonitis wird mit ca. 10 % angegeben (Shipp et al. 1997). Sie wird vorwiegend zwischen dem 2. und 6. Monat nach Beendigung der Strahlentherapie röntgenologisch oder klinisch manifest. Die meisten der Betroffenen werden schnell asymptomatisch, können jedoch eine radiologisch nachweisbare Lungenfibrose entwickeln. Wie alle Strahlentherapienebenwirkungen ist sowohl die Strahlenpneumonitis als auch die Strahlenfibrose auf das mit einer strahlentherapeutisch relevanten Dosis bestrahlte Lungenparenchymgebiet begrenzt. Eine klinisch relevante Einschränkung der Lungenfunktion wird selten beobachtet. Störungen der Schilddrüsenfunktion können bis zu 5 Jahre nach Beendigung der Strahlentherapie klinisch und subklinisch in Erscheinung treten (Schimpff et al. 1980) und haben neben der Problematik eines reduzierten Längenwachstums durch Schädigung der Knochwachstumsfugen bei der Therapie von Kindern eine besondere Relevanz.

Die Risiken einer lokal intensivierten Therapie können einerseits durch eine optimierte standardisierte Radiotherapie mit entsprechenden methodischen Verbesserungen, andererseits durch die Etablierung effizienter multimodaler Konzepte reduziert werden. In der Strahlentherapie konnte in den letzten Jahrzehnten eine standardisierte Technik (Mantelfeldbestrahlung, umgekehrtes Y) flächendeckend etabliert werden. Üblich ist die Strahlenapplikation über ventrodorsal opponierende Stehfelder am Linearbeschleuniger mit hochenergetischen Photonen mit einer Energie von 4–6 MeV. Der Einsatz individueller Blöcke erlaubt eine optimale Schonung des Lungenparenchyms und des Rückenmarks.

Als Alternative für die kleinvolumige Dosisaufsättigung kann eine 3-Felder-Kreuzfeuerbestrahlung zur Anwendung kommen. Eine alleinige Rotationsbestrahlung wird als unzureichend angesehen, da insbesondere die im vorderen Mediastinum pleural gelegenen Tumoranteile unzureichend erfaßt werden. Durch das Einsetzen eines Subkarinablocks kann die Perikarditisrate um mehr als 50 % gesenkt werden, ohne daß gleichzeitig ein Ansteigen der Rezidivhäufigkeit in Kauf genommen werden muß (Kaplan 1972). Ebenso erlaubt die „thin bloc technique" eine Bestrahlung der gesamten Lunge bzw. darin vorhandener okkulter Metastasen des Lungenparenchyms mit einer insgesamt reduzierten und zudem täglich sehr geringen Einzeldosis (Palos et al. 1971; Carmel u. Kaplan 1976; Levitt u. Lee 1983). Entsprechend der Anzahl vorhandener klonogener Zellen in bestimmten Anteilen des Zielvolumens erlaubt die „shriking field technique" Schritt für Schritt die Schonung gesunden Normalgewebes. Dies hat insbesondere in der Bestrahlung großer mediastinaler Lymphadenopathien eine Bedeutung, da bei zügigem Ansprechen der Raumforderung unter Strahlentherapie schrittweise die gesunde Lunge geschont und die Häufigkeit einer Strahlenpneumonitis gesenkt werden kann.

Durch die Kombination von Radio- und Chemotherapie können auch bei Patienten mit großer mediastinaler Tumormasse, im Vergleich mit der alleinigen Strahlentherapie bei Patienten mit kleinem Mediastinaltumor, ähnlich gute Ergebnisse erzielt werden. Ebenso wie die alleinige Strahlentherapie resultiert die alleinige Polychemotherapie in verminderten Remissionsraten und schlechteren Langzeitergebnissen (O'Dwyer et al. 1985, Pavlovsky et al. 1985). Chemo- und Radiotherapie werden alternierend in der Remissionsreduktion eingesetzt.

In zeitlicher Abfolge beginnt die Therapie aus folgenden Gründen in der Regel mit der Induktionschemotherapie. Das Erreichen einer partiellen oder kompletten Remission nach Chemotherapie erlaubt die Anwendung kleinerer Bestrahlungsvolumina und damit insbesondere im Hinblick auf radiogene Lungenveränderungen die Belastung kleinerer Lungenvolumina. Nach radiogener Tumorverkleinerung mit entsprechenden Perfusionsänderungen wird die Chemotherapieanflutung in der verbliebenen Tumormasse erschwert. Beide Überlegungen sind für die große mediastinale Lymphadenopathie von besonderer Bedeutung. Die Feinabstimmung von Chemotherapiedosis, Substanz oder Anzahl der Chemotherapiezyklen ebenso wie Radiotherapiedosis oder Feldgröße ist Gegenstand aktueller Studien. Insbesondere die Frage, ob es bei kompletter Remission nach Induktionschemotherapie konsolidierend der Applikation weiterer Chemotherapiezyklen, der lokalen Radiotherapie ehemals befallener Regionen oder keiner weiteren Therapie bedarf, ist offen und läßt sich beispielhaft für die Therapie des M. Hodgkin aufzeigen. In einer retrospektiven Untersuchung wurden am Memorial Sloan-Kettering Cancer Center Patienten verglichen, die bei Vorliegen einer kompletten Remission nach Chemotherapiegabe im Gebiet befallener Lymphknoten bestrahlt oder kontrolliert wurden (Yahalom et al. 1991). Die multivariate Analyse ergab ein 3fach erhöhtes Rezidivrisiko, wenn die Radiotherapie eingeschränkt oder gar nicht erfolgte.

Eine signifikante Verbesserung der Remissionsdauer nach niedrigdosierter ergänzender Radiotherapie zeigte gleichfalls eine randomisierte Studie der South West Oncology Group (Fabian et al. 1994). Die Aussage dieser Analyse ist begrenzt auf 234 Patienten, die nach Randomisierung entsprechend der Studie behandelt wurden. Das relative Risiko war bei fehlender Strahlentherapie um das 1,8fache erhöht. In der Studie HD3 der Deutschen Hodgkin-Studiengruppe wurde in gleicher Behandlungssituation randomisiert die Gabe weiterer 6 Zyklen Chemotherapie mit der niedrigdosierten lokalisierten Strahlentherapie verglichen (Diehl et al. 1995). Hier ergab sich kein Unterschied in der Rezidivrate oder dem Gesamtüberleben. Allen Studien gemeinsam war, daß das Vorliegen einer großen Tumormasse die Behandlungsergebnisse eindeutig negativ beeinflußte. Trotz genannter Fragestellungen in diesen Studien muß deshalb bei Vorliegen einer großen mediastinalen Lymphadenopathie unverändert die multimodale Therapie als risikoadaptierte Strahlentherapie angesehen werden.

Im weiteren Krankheitsverlauf stellen klinisch nachweisbare Residuen der großen mediastinalen Lymphadenopathie ein Problem dar. Diese sind bei annähernd 2/3 aller Patienten röntgenologisch erkennbar (Radford 1988). Sie finden sich bei großen Tumoren mit über 80 % besonders häufig. 20 % dieser Patienten entwickeln ein Rezidiv. Ein statistisch signifikanter Unterschied zur Rezidivhäufigkeit bei Patienten mit posttherapeutisch röntgenologisch normalem Mediastinum besteht nicht. Die Frage, ob in der Diagnostik dieser Residualveränderungen neben der Computertomographie die Kernspintomographie oder die 67 Ga-Szintigraphie einen höheren Stellenwert bezüglich Sensitivität und Spezifität besitzt, ist noch nicht abschließend zu beurteilen (Capua et al. 1995). Beim Nachweis residualer Veränderungen ist so zunächst eine abwartende Haltung und die regelmäßige Kontrolle zu empfehlen und gerechtfertigt, da in der Mehrzahl der Patienten im weiteren klinischen Verlauf kein aktives Tumorgewebe manifest wird.

Zusammenfassung

Eine mediastinale Beteiligung ist bei malignen Lymphomen verhältnismäßig häufig anzutreffen. Spezielle diagnostische und therapeutische Probleme können entstehen, wenn
- große Mediastinaltumoren vorliegen;
- das Mediastinum isoliert befallen ist;
- der Tumor die angrenzenden Organe und Strukturen verdrängt oder infiltriert;
- nach Abschluß der Behandlung röntgenologisch Residuen des Tumors nachzuweisen sind.

Liegt ein isolierter Befall mediastinaler Lymphome vor, ist die definitive Diagnose praktisch nur über invasive operative Maßnahmen zu erreichen. Anders als bei epithelialen Tumoren ist die Nadelbiopsie in der initialen Lymphomdiagnostik nicht ausreichend.

Um vergleichbar gute Resultate erhalten zu können, müssen große, infiltrierend oder verdrängend wachsende Mediastinaltumoren intensiver therapiert werden als kleine. Um dies garantieren zu können, sollten Radiotherapie und Chemotherapie sequentiell schon in der Remissionsinduktionsbehandlung eingesetzt werden.

Literatur

Ben-Yehuda D, Polliack A, Okon E et al. (1996) Image-guided core-needle biopsy in malignant lymphoma: experience with 100 patients that suggests the technique is reliable. JCO 14/9: 2431-2434

Blossom GB, Steiger Z, Stephenson LW (1997) Neoplasms of the mediastinum. In: DeVita VT, Hellman S, Rosenberg SA (eds) Cancer: Principles and practice of oncology, 5th edn. Lippincott/Raven, Philadelphia, pp 951-969

Bruneau R, Rubin P (1965) The management of pleural effusions and chylothorax in lymphoma. Radiology 85: 1085-1992

Capua A, Osti MF, Scattoni-Padovan F, Sarra R, Sbarbati S, Anselmo AP, Maurizi-Enrici R (1995) Assessment of residual mediastinal tumor in patients with Hodgkin's lymphoma using computed tomography, magnetic resonance and 67 Ga scintigraphy. Radiol Med Torino 90/6: 797-803

Carmel RJ, Kaplan HS (1976) Mantle irradiation in Hodgkin's disease. Cancer 37: 2813-2825

Chabner BA, Fisher RI, Young RC, DeVita VT (1980) Staging of non-Hodgkin's lymphoma. Am J Oncol 7: 285-291

Coller BS, Chabner BA, Grasnick HR (1979) Frequencies and patterns of bone marrow involvement with non-Hodgkin's lymphomas: Observation on the value of bilateral biopsies. Am J Hematol 3: 105-119

DeVita VT, Mauch PM, Harris NL (1997) Hodgkin's disease. In: DeVita VT, Hellman S, Rosenberg SA (eds) Cancer: Principles and practice of oncology, 5th edn. Lippincott/Raven, Philadelphia, pp 2242-2284

Diehl V, Loeffler M, Pfreundschuh M et al. for the German Hodgkins' Study Group (GHSG) (1995) Further chemotherapy vs. low-dose involved field radiotherapy as consolidation of complete remission after six cycles of alternating chemotherapy in patients with advanced Hodgkin's disease. Ann Oncol 6: 901-910

Dorfman RF, Magrath I, Easton JM (1982) The American Burkitt's Lymphoma Registry: Eight years' expierence. Cancer 49: 1016-1022

Fabian CJ, Mansfield CM, Dahlberg S et al. (1994) Low-dose involved field radiation after chemotherapy in advanced Hodgkin diesease. A Southwest Oncology Group randomized study. Ann Intern Med 1, 120/11: 903-912

Filly R, Blank N, Castellina RA (1976) Radiographic distribution of intrathoracic disease in previously untreated patients with HD and NHD lymphoma. Radiology 120: 277-281

Freund M, Heußner P (1995) Non-Hodgkin-Lymphom niedriger Malignität. In: Seeber S, Schuette J (Hrsg) Therapiekonzepte Onkologie. Springer, Berlin Heidelberg New York Tokio, S 189-268

Gross NJ (1977) Pulmonary effects of radiation therapy. Ann Intern Med 86: 81-92

Hammon JR Jr, Sabiston DC Jr (1979) The mediastinum. In: Ellis ME, Godshmith US (eds) Thoracic surgery. Harper & Row, Hagerstown/MD, pp 183-205

Herlitzka AJ, Gale IW (1958) Tumors and cysts of the mediastinum. Arch Surg 76: 697

Kaplan HS (1972) Hodgkin's disease. Harvard Univ Press, Cambridge

Kaplan HS (1980) Hodgkin's disease, 2nd edn. Harvard Univ Press, Cambridge

Latan B, Sieber M, Diehl V (1995) Morbus Hodgkin. In: Seeber S, Schütte J (Hrsg) Therapiekonzepte Onkologie. Springer, Berlin Heidelberg New York Tokio, S 170-188

Lazzarino M, Orlandi E, Paulli M et al. (1997) Treatment outcome and prognostic factors for primary mediastinal (thymic) B-cell lymphoma: A multicenter study on 106 Patients. J Clin Oncol 15: 1646-1653

Levitt LJ, Aisenberg AC, Harris NL, Lingood RM, Poppema S (1982) Primary non-Hodgkin's lymphoma of the mediastinum. Cancer 50: 2486-2492

Levitt SH, Lee CKK (1983) Radical radiation therapy in the treatment of laparotomy staged Hodgkin's disease patients. In: Amendola MA (ed) Recent trends in radiation oncology and related fields. Elsevier, Amsterdam, pp 21-38

Lyons HA, Cabry GC, Sammons BP (1959) The diagnosis and clarification of mediastinal masses. A study of 782 cases. Ann Intern Med 51: 897

Mauch P, Levin A, Hellman S (1982) The role of radiation therapy in the treatment of stage I and stage II Hodgkin's disesase. In: Rosenberg SA, Kaplan MS (eds) Malignant lymphomas. Academic Press, New York

McGrath I (1982) Malignant lymphomas. In: Levine AS (ed) Cancer in the young. Masson, New York

Merkle NM, Graewe I, Branscheid D, Vogt-Moykopf I (1989) Medistinaltumoren. Chirurg 60: 391–397

Moinuddin SM, Lee LH, Montgomery JH (1984) Mediastinal needle biopsy. AJR 143: 531–532

Neuman GG, Weingarten AE, Abramowitz RM, Kushins LG, Abramson EL, Ladner WB (1984) The anesthetic management of the patient with an anterior mediastinal mass. Anaesthesiology 60: 144–147

O'Dwyer PJ, Wiernik PH, Stewart MB (1985) Treatment of early stage Hodgkin's disease: A randomized trial of radiotherapy plus chemotherapy vs. chemotherapy alone. In: Cavalli F, Bonnadonna G, Rozencweig M (eds) Malignant lymphomas and Hodgkin's disease: Experimental and therapeutic advances. Martinus Nijhoff, Boston

Palos B, Kaplan HS, Karzmark CS (1971) The use of thin block shield to deliver limited whole lung irradiation during mantle field treatment of Hodgkin's disease. Radiology 101: 441–442

Pappa VI, Hussain HK, Reznek RH et al. (1996) Role of image-guided core-needle biopsy in the management of patients with lymphoma. JCO 14/9: 2427–2430

Pavlovsky S, Dupont J, Jimenez E (1985) Randomized study of chemotherapy alone vs. chemotherapy plus radiotherapy in clinical stages IA–IIA Hodgkin's disease. In: Cavalli F, Bonnadonna G, Rozencweig M (eds) Malignant lymphomas and Hodgkin's disease: Experimental and therapeutic advances. Martinus Nijhoff, Boston

Pinkus GS (1996) Needle biopsy in malignant lymphoma. JCO 14/9: 2415–2416

Radford JA, Cowan RA, Flanagan M et al. (1988) The significance of residual mediastinal abnormality on the chest radiograph following treatment for Hodgkin's disease. JCO 6: 940–946

Ruckdeschel IC, Chang P, Martin RG (1975) Radiation related pericardial effusions in patients with Hodgkin's disease. Medicine 54: 245–259

Schimpff SC, Diggs CH, Wiswell JG, Salvatore PC, Wiernik PH (1980) Radiation-related thyroid dysfunction: Implications for the treatment of Hodgkin's disease. Ann Intern Med 92: 91–98

Shipp MA, Mauch PM, Harris NL (1997) Non–Hodgkin–Lymphomas. In: DeVita VT, Hellman S, Rosenberg SA (eds) Cancer: Principles and practice of oncology, 5th edn. Lippincott/Raven, Philadelphia:, pp 2165–2219

Silverman NA, Sabiston DC Jr (1980) Mediastinal masses. Surg Clin North Am 60: 757

Stewart JR, Fajardo LJ (1971) Dose response in human and experimental radiation induced heart disease. Application of the NSD-concept. Radiology 99: 403

Trenn G, Engelhard M, Brittinger G (1995) Hochmaligne Non–Hodgkin-Lymphome. In: Seeber S, Schuette J (Hrsg) Therapiekonzepte Onkologie. Springer, Berlin Heidelberg New York Tokio, S 269–302

Yahalom J, Ryu J, Straus DJ. (1991) Impact of adjuvant radiation on the patterns and rate of ralpse in advanced stage Hodgkin's disease treated with alternating chemotherapy combinations. J Clin Oncol 9: 2193–201

Young RC, Anderson T, DeVita VT Jr (1977) The treatment of Hodgkin's disease. Emphasizing program of the clinical center. National Institutes of Health. Curr Probl Cancer 1: 1–29

8.2 Das primär mediastinale (thymische) B-Zellymphom – ein eigenständiger Mediastinaltumortyp junger Erwachsener

J. Sträter, C. Manegold, M. Paulli, M. Lazzarino, H.F. Otto, P. Möller

Geschichte

Das Mediastinum ist häufig Primärsitz von malignen Lymphomen, sowohl des M. Hodgkin als auch von Non-Hodgkin-Lymphomen (Lichtenstein et al. 1980). Während die nosologische Abgrenzung des M. Hodgkin bis in letzter Zeit keine größeren Probleme bot, unterlagen die zytologische Zuordnung und die Interpretation der Non-Hodgkin-Lymphome in den letzten 2 Jahrzehnten einem erheblichen Wandel. So beschrieben Lichtenstein et al. 1980 mediastinale Non-Hodgkin-Lymphome auf dem Hintergrund der überwiegend deskriptiven Rappaport-Klassifikation als durchweg „diffus" wachsend und zu einem Teil als „lymphoblastisch", zum anderen Teil als „histiozytisch".

Das lymphoblastische Lymphom wurde bereits 1976 durch Nathwani et al. morphologisch gut charakterisiert und in der Folgezeit als T-Zellymphomgruppe mit unterschiedlichen Immunphänotypen, die der intrathymischen T-Zellreifung entsprechen, beschrieben (Rosen et al. 1978; Bernard et al. 1981; Lennert u. Feller 1990). Dagegen erkannten Trump u. Mann (1982), Levitt et al. (1982), Waldron et al. (1983) und Yousem et al. (1985) wohl die Eigenständigkeit eines primär mediastinalen großzelligen Lymphoms, nannten dieses aber „undifferenziert".

Als Charakteristika wurden bei diesem Tumortyp ein Vena-cava-superior-Obstruktionssyndrom und das histologische Bild einer diffusen Sklerose beschrieben (Miller et al. 1981). Eine Zuordnung zur lymphozytären T- oder B-Linie konnte mit den damals möglichen Mitteln der Schafserythrozytenagglutination bzw. des Immunglobulinnachweises nicht getroffen werden. Dazu bedurfte es der Entdeckung von linienspezifischen Leukozytenantigenen wie CD3 und CD2 für T-Zellen sowie CD19, CD20 und CD22 für B-Zellen, die in den vergangenen 20 Jahren gelang (Übersicht: Knapp et al. 1989). Mit Hilfe monoklonaler Antikörper gegen diese Antigene gelang es, den Tumor eindeutig als B-Zell-Lymphom zu definieren (Möller et al. 1986 a, b).

Dieser Befund wurde noch im gleichen Jahr von Perrone et al. (1986), Menestrina et al. (1986) sowie von Addis u. Isaacson (1986) bestätigt; von Addis u. Isaacson wurde die Hypothese eines primär thymischen Ursprungs dieses Lymphomtyps aufgestellt. 1987 erfolgte die eingehende Beschreibung des Immunphänotyps (Möller et al. 1987 a) und der molekularbiologische Nachweis des Immunglobulingenrearrangements (Scarpa et al. 1987). Die nosologische Abgrenzung von Keimzentrumszellymphomen und die Darstellung des intrathymischen Ursprungs gelang 1989 (Möller et al. 1989 a, b).

Die interindividuell oft sehr variable Zytologie/Histologie des Tumors hatte zur Folge, daß er im Schrifttum unter sehr unterschiedlichen Bezeichnungen Erwähnung fand: mediastinales diffuses großzelliges Lymphom mit Sklerose (Perrone et al. 1986), diffuses histiozytäres Lymphom mit Sklerose (Miller et al. 1981), primär mediastinales hellzelliges B-Zellymphom (Möller et al. 1986 a, b). Die sog. „REAL-Klassifikation" verzichtet konsequenterweise auf eine zytologisch/histologische Charakterisierung in der Namensgebung und führt den Tumor als primär mediastinales (thymisches) B-Zellymphom; PMBL) (Harris et al. 1994).

Epidemiologie

Das PMBL ist eine Erkrankung des jüngeren Erwachsenenalters mit einem Häufigkeitsgipfel im 4. Lebensjahrzehnt. Es kommt allerdings sporadisch auch in anderen Altersklassen vor. Piira et al. (1995) beschrieben 9 Fälle von PMBL bei Kindern mit prinzipiell gleicher Histologie und Klinik wie bei Erwachsenen. In einer eigenen Untersuchung war der jüngste Patient 14 Jahre, der älteste 73 Jahre alt (Lazzarino et al. 1997). Insgesamt überwiegt das weibliche Geschlecht (Lazzarino et al. 1997; Zinzani et al. 1996), wobei Frauen früher zu erkranken scheinen als Männer (Lamarre et al. 1989).

Klinik

Erste klinische Symptome des PMLB sind häufig die auf einen Mediastinaltumor hindeutenden Symptome wie obere Einflußstauung, Dyspnoe, Thoraxschmerz und unproduktiver Husten. Die meisten Patienten präsentieren sich mit einem Mediastinaltumor von mehr als 10 cm im Durchmesser („bulky mediastinum"). Eine B-Symptomatik ist eher selten. In der Regel geht der Tumor vom vorderen/oberen Mediastinum (Thymus) aus und wächst zunächst lokal mit Infiltration der benachbarten Strukturen (Lunge, Pleura, Brustwand, Perikard, Myokard, V. cava). Eine zusätzliche primär extrathorakale Manifestation oder Dissemination ist selten, wird aber häufig bei einem Rezidiv bzw. einer Tumorprogression beobachtet (Nieren, Leber, extrathorakale Lymphknoten). Ungewöhnlich ist eine Beteiligung der Milz und eine Knochenmarksinfiltration (Lazzarino et al. 1997). Bei den laborchemischen Parametern fällt häufig eine Erhöhung der LDH auf. Ein niedriges β2-Mikroglobulin trotz „bulky tumor" soll ein Charakteristikum dieser Lymphomentität sein (Lazzarino et al. 1996).

Therapie und Prognose

Zur Zeit gibt es noch keine spezifische PMBL-Therapie. Die gängigen Lymphomstudien behandeln das PMBL stadienabhängig wie ein hochmalignes (Non-Burkitt)-B-Zellymphom. Die in den letzten Jahren publizierten (retrospektiven) Studien mit größeren Fallzahlen geben Remissionszahlen zwischen 65 und 79 % sowie Dreijahresüberlebensraten zwischen 52 und 66 % an (Lazzarino et al. 1997; Cazals-Hatem et al. 1996). Damit unterscheidet sich die Prognose des PMBL bei adäquater Polychemotherapie trotz der unterschiedlichen Klinik nicht auffallend von anderen hochmalignen B-Zellymphomen. Der Wert einer konsolidierenden Radiotherapie scheint derzeit umstritten (Lazzarino et al. 1997).

Histologie

Das Tumorwachstum des PMBL ist regelmäßig diffus, nie nodal oder follikulär (Abb. 1). Die Tumorzellen sind wechselnd groß, fallweise mittelgroß und relativ monoton (Abb. 2), fallweise groß, grotesk und polymorph (Abb. 3). Die Zellkerne können rundlich, bohnenförmig und bei den großzelligen Varianten auch

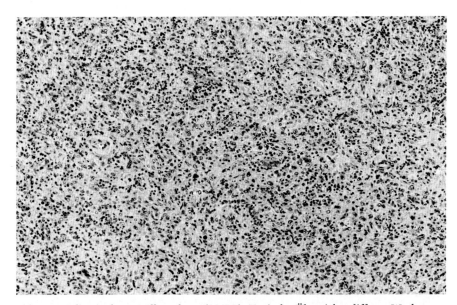

Abb 1. Mediastinales B-Zellymphom (PMBL). Typische Übersicht: diffuses Wachstum, retikuläre Sklerose, mittelgroße, helle Tumorzellen durchsetzt von einem schütteren Infiltrat kleiner reaktiver (T-)Lymphozyten

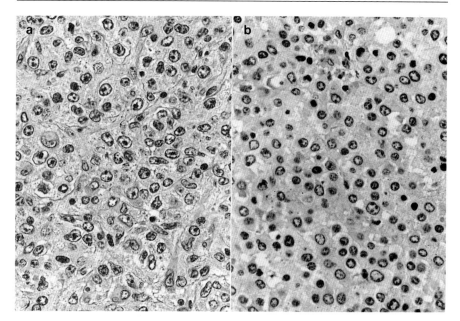

Abb 2a, b. Zytologische Variabilität des PMBL. **a** Großzellige Variante; **b** mittelgroßzellige Variante. Die Kerne sind leicht entrundet bis ovoid, die Nukleolen sind deutlich sichtbar, aber klein; der Zytoplasmasaum ist breit und kaum anfärbbar, was den Charakter der Hellzelligkeit ergibt

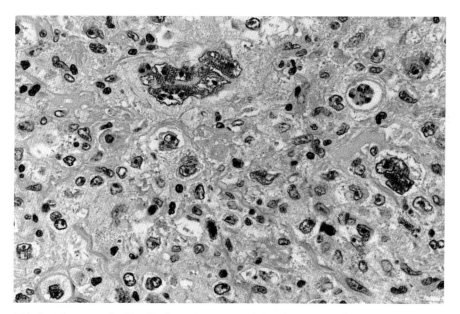

Abb 3. Eine groteskzellige Variante des PMBL. Einige der Tumorzellen ähneln Hodgkin- bzw. Sternberg-Reed-Zellen. Dieser Fall zeigt darüber hinaus eine erhebliche, alle Tumorzellen umfließende Sklerose

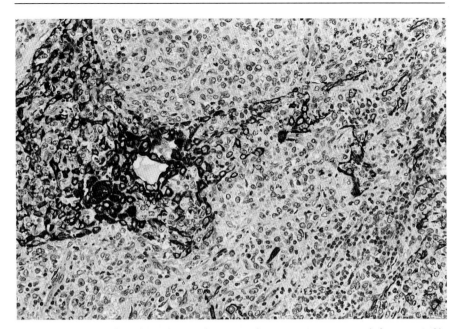

Abb 4. Der immunhistologische Zytokeratinnachweis in einem PMBL läßt tumorinfiltrierte Thymusreste in Erscheinung treten. Die Lymphomzellen zersiedeln das epitheliale Thymusretikulum, das als solches aber eindeutig erkennbar ist

pleomorph sein. Nukleolen sind regelmäßig deutlich sichtbar, jedoch meist klein. Das charakteristische zytologische Merkmal ist das auffallend voluminöse, leptochrome Zytosplasma, das den Lymphomzellen ein auffallend helles Aussehen gibt (Abb. 2). Mitosen sind häufig, z. T. typisch, z. T. atypisch. Der Bindegewebsgehalt unterliegt sowohl intratumoral als auch fallweise erheblichen Schwankungen: von der minimalen retrikulären Fibrose bis zur ausgeprägten retrikulären Sklerose (Abb. 3). Tumornekrosen sind keine Seltenheit, auch Apoptosen sind auffallend häufig (Möller et al. 1986 a; Pauli et al., zur Publikation eingereicht).

Insbesondere die immunhistologische Keratindarstellung macht deutlich, daß in den Tumoren – allerdings sind diese nicht regelmäßig nachweisbar – Thymusresiduen vorhanden sind (Abb. 4). Sie zeigen sich teils als komprimiertes, teils als expandiertes Netzwerk aus Thymusepithelien (Möller et al. 1989 b). Dies läßt auf dem Hintergrund des orthologen Vorkommens intrathymischer B-Zellen (Abb. 5 b) (Hofmann et al. 1988 a, b; Isaacson et al. 1987) den Schluß zu, daß das PMBL im Thymus entsteht und somit zu den epithelassoziierten B-Zellymphomen gerechnet werden kann (Möller et al. 1989 b).

8.2 Das primär mediastinale (thymische) B-Zellymphom...

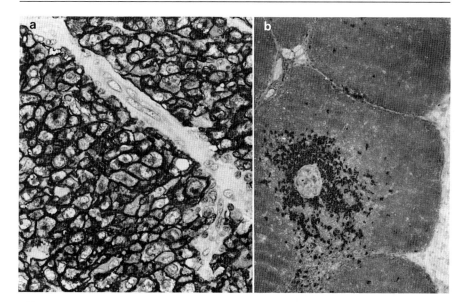

Abb 5. a Die immunhistologische Darstellung des B-lymphozytenspezifischen CD20-Antigens zeigt, daß es sich bei den Tumorzellen um B-Zellen handelt. **b** Der CD20-Nachweis in einem normalen infantilen Thymus zeigt eine nicht unerhebliche B-Zellpopulation in der Thymusmedulla. Von diesen intrathymischen B-Zellen, deren Funktion noch unbekannt ist, könnte sich das PMBL ableiten

Immunphänotyp

Das Immunprofil des PMBL hat charakteristische Besonderheiten. Obwohl das PMBL aufgrund der Expression von B-lymphozytenspezifischen Antigenen wie CD19, CD20, CD22 eindeutig als B-Zellymphom identifiziert wurde, sind Tumoren dieses Typs offenbar meist nicht in der Lage, Immunglobulin zu synthetisieren. Von den ca. 50 Fällen eigener Beobachtung wiesen nur 2 Fälle zytoplasmatisch Immunglobuline auf, und zwar je einer IgA und IgM. Auch in anderen publizierten PMBL-Kollektiven ließ der Tumor eine Ig-Expression vermissen (Addis u. Isaacson 1886; Menestrina et al. 1886; Brandter et al. 1989). Als weitere Defekte zeigen sich auffällig häufig Verluste der HLA-Klasse-I- und/oder Klasse-II-Moleküle (Möller et al. 1986 b, 1987 b; Momburg et al. 1987), die auf normalen B-Lymphozyten in hoher Antigendichte exprimiert werden. PMBL sind CD5-, CD10-, CD19+, CD20+ (Abb. 5), CD21-, CD22+ CD30-, CD37+, CD40+ und exprimieren inkonstant CD11c und CD23 (Möller et al. 1989 a). Dieses Markerprofil entspricht der extrafollikulären Differenzierungsstufe der B-Zellreifung und Differenzierung (Möller u. Mielke 1989) und macht somit eine intrafollikuläre Differenzierung des PMBL (etwa im Sinne zentroblastischer Lymphome) extrem unwahrscheinlich, obwohl es von einer Autorengruppe dafür vorgeschlagen wird (Lamarre et al. 1989).

Genotyp/molekulare Charakterisierung

Obwohl das PMBL erhebliche Defekte in der Immunglobulinexpression aufweist, haben doch molekularbiologische Untersuchungen von Scarpa et al. (1987), Brandter et al. (1989), Tsang et al. (1996) und uns (Knauf et al. 1989) ergeben, daß sowohl die Gene der schweren als auch der leichten Kette der Immunglobuline rearrangiert und die Gene des T-Zellantigenrezeptors nicht umgelagert sind. Dies ist ein weiterer Beweis für die B-Zellnatur des PMBL. Brandter et al. (1989) und Tsang et al. (1996) konnten wie wir keine Translokation des *bcl-2*-Gens nachweisen. Da dieses in mehr als 80% der Keimzentrumszellymphome beobachtet wird (Tsujimoto et al. 1985; Weiss et al. 1987), ist dieser Befund ein weiteres Argument gegen eine follikuläre Differenzierung des PMBL. Das Fehlen eines Rearrangements bzw. einer Mutation von *bcl-1, bcl-6, c-myc, ras* und *p53* grenzt das PMBL auch molekulargenetisch von anderen hochmalignen B-Zellymphomen ab (Tsang et al. 1996). Mit Hilfe der komparativen genomischen Hybridisierung (CGH) konnten für das PMBL typische chromosomale Imballancen aufgedeckt werden. Dabei zeigte sich v.a. eine Amplifizierung chromosomalen Materials von 9p, 12q und Xq (Joos et al. 1996).

Zusammenfassung

Das PMBL ist ein hochmalignes, primärthymisches B-Zellymphom, das seinen Ausgang von epithelassoziierten B-Lymphozyten des Thymusmarks nimmt, extranodal lokal aggressiv wächst und selten generalisiert. Betroffen sind überwiegend jüngere Erwachsene. Die Prognose ist unbehandelt schlecht, unter aggressiver Polychemotherapie jedoch vergleichbar mit der andere hochmaligner B-Zellymphome.

Literatur

Addis BJ, Isaacson PG (1986) Large cell lymphoma of the mediastinum: a B-cell tumour of probable thymic origin. Histopathology 10:379–390

Bernard A, Boumsell L, Reinherz EL et al. (1981) Cell surface characterization of malignant T cells from lymphoblastic lymphoma using monoclonal antibodies; evidence for phenotypic differences between malignant T cells from patients with acute lymphoblastic leukemia and lymphoblastic lymphoma. Blood 57:1105–1110

Brandter LB, Smith CIE, Hammarström L, Lindemalm C, Christensson B (1989) Clonal immunoglubulin gene rearrangements in primary mediastinal clear cell lymphoma. Leukemia 3:122–129

Cazals-Hatem D, Lepage E, Brice P, Ferrant A, d'Argay MF, Baumelou E, Brierre J, Blanc M, Gaulard Pbiron P, Schlaifer D, Diebold J, Audouin J (1996) Primary mediastinal large B-cell lymphoma. A clinicopathologic study of 141 cases compared with 916 non-mediastinal large B-cell lymphomas, a GELA („Groupe d'Etude des Lymphomes de l'Adulte") study. Am J Surg Pathol 20:877–888

Harris NL, Jaffe ES, Stein H, Banks PM, Chan JK, Cleary ML, Delsol G, DeWolf-Peeters C, Falini B, Gatter KC, Grogan KC, Isaacson PG, Knowles DM, Mason DY, Müller-Hermelink H-K, Pileri SA, Piris MA, Ralfkiaer E, Warnke RA (1994) A revised European-American classification of lymphoid neoplasms: a proposal from the International Lymphoma Study Group. Blood 84:1361–1392

Hofmann WJ, Momburg F, Möller P, Otto HF (1988 a) Intra- and extrathymic B cells in physiologic and pathologic conditions. Immunhistochemical study on normal thymus and lymphofollicular hyperplasia of the thymus. Virchow's Arch [A] 412:431–442

Hofmann WJ, Momburg F, Möller P (1988 b) Thymic medullary cells expressing B lymphocyte antigens. Hum Pathol 19:1280–1287

Isaacson PG, Norton AJ, Addis BJ (1987) The human thymus contains a novel population of B lymphocytes. Lancet II:1488–1490

Joos S, Otano-Joos MI, Ziegler S, Brüderlein S, du Manoir S, Bentz M, Möller P, Lichter P (1996) Primary mediastinal (thymic) B-cell lymphoma is characterized by gains of chromosomal material including 9p and amplification of the REL gene. Blood 87:1571–1578

Knapp W, Rieber P, Dörken B, Schmidt RE, Stein H, v.d. Borne AEGKr (1989) Towards a better definition of human leucocyte surface molecules. Immunol Today 10:253–258

Knauf WU, Möller O, Ho AD, Dörken B, Heger G, Hunstein W (1989) Mediastinal clear cell lymphoma – a distinct entity of B-cell derived lymphoma as shown by immunotyping and analysis of gene rearrangements. Blut 59:243

Lamarre L, Jacobson JO, Aisenberg AC, Harris NL (1989) Primary large cell lymphoma of the mediastinum. Am J Surg Pathol 13:730–739

Lazzarino M, Orlandi E, Astori C, Paulli M, Magrini U, Bernasconi C (1996) A low serum beta 2-microglobulin level despite bulky tumor is a characteristic feature of primary mediastinal (thymic) large B-cell lymphoma: Implications for serologic staging. Eur J Haematol 57:331–333

Lazzarino M, Orlandi E, Paulli M, Sträter J, Klersy C, Gianelli U, Gargantini L, Rousset MT, Gambacorta M, Morra E, Lavabre-Bertrand T, Magrini U, Manegold C, Bernasconi C, Möller P (1997) Treatment outcome and prognostic factors for primary mediastinal (thymic) B-cell lymphoma: a multicenter study on 106 patients. J Clin Oncol 15:1646–1653

Lennert K, Feller AC (1990) Histopathologie der Non-Hodgkin-Lymphome, 2. Aufl. Springer, Berlin Heidelberg New York Tokyo, S 230–237

Levitt LJ, Aisenberg AC, Harris NL, Linggood RM, Poppema S (1982) Primary Non-Hodgkin's lymphoma of the mediastinum. Cancer 50:2486–2492

Lichtenstein AK, Levine A, Taylor OR, Boswell W, Rossman S, Feinstein DI, Lukes RJ (1980) Primary mediastinal lymphoma in adults. Am J Med 68:509–514

Menestrina F, Chilosi M, Bonetti F et al. (1986) Mediastinal large-cell lymphoma of B-type, with sclerosis: Histopathological and immunohistochemical study of eight cases. Histopathology 10:589–600

Miller JB, Variakos D, Bitran JD, Sweet DL, Kinzie JJ, Golomb HM, Ultmann JE (1981) Diffuse histocytic lymphoma with sclerosis: a clinicopathologic entity frequently causing superior venacaval obstruction. Cancer 47:748–756

Möller P, Mielke B (1989) Extrafollicular peripheral B-cells report. In: Knapp W et al. (eds) Leucocyte typing IV. While all differentiation antigens. Oxford Univ Press, Oxford, pp 213–215

Möller P, Lämmler B, Eberlein-Gonska M, Feichter GE, Hofmann WJ, Schmitteckert H, Otto HF (1986 a) Primary mediastinal clear cell lymphoma of B-cell type. Virchow's Arch [A] 409:79–92

Möller P, Lämmler B, Herrmann B, Otto HF, Moldenhauer G, Momburg F (1986 b) The primary mediastinal clear cell lymphoma of B-cell type has variable defects in MHC antigen expression. Immunology 59:411–417

Möller P, Moldenhauer G, Momburg F, Lämmler B, Eberlein-Gonska M, Kiesel S, Dörken B (1987 a) Mediastinal lymphoma of clear cell type is a tumor corresponding to terminal steps of B cell differentiation. Blood 69:1087–1095

Möller P, Herrmann B, Moldenhauer G, Momburg F (1987 b) Defective expression of MHC class I antigens is frequent in B-cell lymphomas of high-grade malignancy. Int J Cancer 40:32–39

Möller P, Hofmann WJ, Mielke B, Otto HF (1989 a) Das primär mediastinale, hellzelige B-Zell-Lymphom ist ein epithelassoziiertes Thymuslymphom. Pathologe 10:234–239

Möller P, Matthaei-Maurer DU, Hofmann WJ, Dörken B, Moldenhauser G (1989 b) Immunophenotypic similarities of mediastinal clear-cell lymphoma and sinusoidal (monocytoid) B cells. Int J Cancer 43:10–16

Momburg F, Herrmann B, Moldenhauer G, Möller P (1987) B-cell lymphomas of high-grade malignancy frequently lack HLA-DR, -DP, and -DQ antigens and associated invariant chain. Int J Cancer 40:598–603

Nathwani BW, Kim H, Rappaport H (1976) Malignant lymphoma, lymphoblastic. Cancer 38:964–983

Perrone T, Frizzera G, Rosai J (1986) Mediastinal diffuse large-cell lymphoma with sclerosis. Am J Surg Pathol 10:176–191

Piira T, Perkins SL, Anderson JR, Meadows AT, Chilcote RR, Kadin M, Kjeldsberg CR (1995) Primary mediastinal large cell lymphoma in children: a report from the Childrens Cancer Group. Pediatr Pathol Lab Med 15:561–570

Rosen PJ, Feinstein DI, Pattengale PK et al. (1978) Convoluted lymphocytic lymphoma in adults. A clinico-pathologic entity. Ann Intern Med 89:319–324

Scarpa A, Bonetti F, Menestrina F, Menegazzi M et al. (1987) Mediastinal large-cell lymphoma with sclerosis. Virch Arch [A] 412:17–21

Trump DL, Mann RB (1982) Diffuse large cell and undifferentiated lymphomas with prominent mediastinal involvement. Cancer 50:277–282

Tsang P, Cesarman E, Chadburn A, Liu Y-F, Knowles DM (1996) Molecular characterization of primary mediastinal B cell lymphoma. Am J Pathol 148:2017–2025

Tsujimoto Y, Cossman J, Jaffe E, Croce CM (1985) Involvement of the bcl-2 gene in human follicular lymphoma. Science 228:1440–1443

Waldron JA Jr, Dohring EJ, Farber LR (1985) Primary large cell lymphomas of the mediastinum: an analysis of 20 cases. Sem Diagn Pathol 2:281–295

Weiss LM, Warnke RA, Sklar J, Cleary ML (1987) Molecular analysis of the t(14; 18) chromosomal translocation in malignant lymphomas. N Engl J Med 317:1185–1189

Yousem SA, Weiss LM, Warnke RA (1985) Primary mediastinal Non-Hodgkin lymphomas: a morphologic and immunologic study of 19 cases. Am J Clin Pathol 84:676–680

Zinzani PL, Bendani M, Frezza G, Gherlinzoni F, Merla E, Salvucci M, Magagnoli M, Babini L, Tura S (1996) Primary mediastinal B-cell lymphoma with sclerosis: clinical and therapeutic evaluation of 22 patients. Leuk Lymphoma 21:311–316

9 Chylothorax

9.1 Chylothorax

S. Trainer, C. Trainer, I. Vogt-Moykopf

Als Chylothorax wird die Ansammlung lymphatischer Flüssigkeit im Pleuralspalt zwischen parietalem und viszeralem Pleurablatt bezeichnet. Erste Erwähnung in der medizinischen Literatur fand dieses Krankheitsbild 1663 durch Longolet, der die typischen Symptome bei einer Schußverletzung fand und beschrieb. Grundlage der Erkrankung ist eine Leckage des Ductus thoracicus oder eines seiner Äste. Stand früher die traumatische Genese durch direkte oder häufiger indirekte Gewalteinwirkung bei Massivtraumen (Wirbelfraktur bei Sturz aus großer Höhe, stumpfes Thorax- oder Bauchtrauma) im Vordergrund, hat im Zuge der Ausweitung der Kardio- und besonders der onkologischen Thoraxchirurgie der postoperative Chylothorax an Bedeutung gewonnen. Die anfänglich mit über 50 % extrem hohe Mortalität ließ sich durch Entwicklung effektiver therapeutischer Möglichkeiten auf heute unter 10 % senken.

Anatomie, Physiologie und Pathophysiologie

Der Ductus thoracicus entspringt etwa in Höhe des 2. Lendenwirbelkörpers aus der Cysterna chyli und passiert hinter der Aorta durch den Hiatus oesophageus das Zwerchfell. Im unteren Thorax verläuft er prävertebral mehr rechtsseitig und kreuzt dann im mittleren Bereich der Brustwirbelsäule nach links, wo er hinter Aortenbogen und A. subclavia den linken Venenwinkel, der von V. subclavia und V. jugularis interna gebildet wird, erreicht und hier meist von dorsal kommend rechts variabel in das venöse System mündet. Entsprechend führen Verletzungen des kaudalen Ductus meist zu rechtsseitigen und des kranialen meist zu linksseitigen Chylothoraces. Die Hauptaufgabe des Ductus thoracicus ist der Transport von mit der Nahrung aufgenommenem Fett in das venöse System. Munk u. Rosenstein [23] beschrieben 1891 bei einer Lymphfistel nahrungsabhängige Veränderungen der Sekretion: klare Flüssigkeit bei Nahrungskarenz und milchig-trübe Beschaffenheit nach fettreichen Mahlzeiten. Ungefähr ²/₃ des Nahrungsfettes wird vom intestinalen Lymphsystem aufgenommen und über den Ductus thoracicus transportiert. Daher ist Fett in Form von Triglyceriden, freien Fettsäuren, Cholesterin und anderen Lipiden die Hauptkomponente des Chylus. Eine für die konservative Therapie des Chylothorax wichtige Besonderheit ist die direkte Absorption von Fettsäuren mit weniger als 10 Kohlenstoffatomen über den Pfortaderkreislauf. Die Triglyceride werden in Form von Mikroglobuli bis 0,5 mm Größe, sog. Chylomikronen, befördert [28]. Neben Fetten enthält Chylus Proteine ungefähr in halber Plasmakonzentration sowie Glukose, Elektrolyte und als vorherrschende zelluläre Komponente Lymphozyten [28, 29]. Zusätzlich finden sich Vitamine, Antikörper und Enzyme.

Der orthograde Fluß des Chylus wird in erster Linie durch Klappen im Verlauf des Ductus gewährleistet. Treibende Kräfte sind das Einströmen von chylöser Flüssigkeit in das Gangsystem im Sinne einer vis a tergo, der inspiratorisch negative intrathorakale Druck in Kombination mit positivem intraabdominellen Druck sowie v. a. muskuläre Kontraktionen der Ductuswand. Letztere erfolgen alle 10–15 s. Der intraduktale Druck beträgt 10–25 cm H_2O, kann jedoch unter Obstruktionsbedingungen 50 cm H_2O erreichen [31]. Der Chylusfluß wird durch orale Zufuhr von Nahrung und Wasser sowie abdominelle Massage und körperliche Aktivität gesteigert, hingegen durch Nahrungskarenz und Inaktivität vermindert [5]. Die tägliche Flußrate beläuft sich dabei auf 1500–2500 ml und mehr [13].

Der andauernde Verlust größerer Chylusmengen kann ernsthafte kardiorespiratorische und Stoffwechselprobleme sowie durch den entstehenden Lymphozyten- und Antikörpermangel Immundefizite zur Folge haben. Im Extremfall kann es zu Schocksymptomen kommen. In der Regel führt die Ansammlung von Chylus im Pleuraraum zur Kompression der ipsilateralen Lunge mit Belastungsdyspnoe, schlimmstenfalls zur Ruhedyspnoe bis hin zur Mediastinalverschiebung. Die Symptomatik entwickelt sich dabei meistens schleichend. Infektionen des Chylothorax sind eher selten wegen der bakteriziden Eigenschaften durch hohe Konzentrationen von Lecithin und Fettsäuren. Eine pleurale Schwartebildung und damit die Gefahr einer gefesselten Lunge ist auch bei länger bestehendem Chylothorax nicht zu erwarten, da Chylus nicht gewebereizend wirkt und somit keine entzündliche Reaktion provoziert.

Ätiologie

- Kongenital
    - Ductusatresie,
    - Fistelgänge zwischen Ductus und Pleura,
    - Geburtstrauma.
- Traumatisch
    - stumpfes Trauma,
    - perforierendes Trauma,
    - iatrogenes Trauma
      kollar
        Lymphknotenexzision,
        radikale „neck dissection",
      thorakal
        Ligatur des persistierenden Ductus Botalli,
        Resektion bei aortaler Koarktation,

       Ösophagusresektion,
       Resektion des thorakalen Aortenaneurysmas,
       Mediastinaltumorresektion,
       Pneumonektomie links,
    abdominell
       Sympathektomie,
       radikale Lymphknotendissektion.
  – Diagnostische Maßnahmen
    • translumbale Aortographie,
    • V.-subclavia-Punktion.
  – Neubildungen.
  – Sonstige.

Die Ätiologie des Chylothorax ist vielgestaltig [4]. Für die klinische Praxis empfiehlt sich die Unterscheidung in kongenitalen, traumatischen, iatrogenen und postoperativen sowie neoplastischen Chylothorax. Daneben finden sich sonstige seltene Ursachen.

Kongenitaler Chylothorax

Der Chylothorax ist die häufigste Ursache aller ingesamt seltenen Pleuraergüsse bei Neugeborenen. Geburtstraumen, Mißbildungen der Lymphgefäße, Ductusaplasien und -atresien sowie multiple Fisteln zwischen Ductus und Pleuraraum gelten als Ursachen, die sich im Einzelfall jedoch meist nur unzureichend ermitteln lassen.

Traumatischer Chylothorax

Der traumatische Chylothorax wird anfänglich meist vom zugrundeliegenden Verletzungsmuster überlagert. Klassischer Mechanismus ist ein Hyperextensionstrauma der Wirbelsäule. Dabei reißt die Wand des Ductus ein, und es bildet sich ein Chylom. Bei erhaltener Pleura kann es einige Tage bis Wochen bis zum Durchbruch dauern, so daß ein Pleuraerguß erst verzögert auftritt. Weitere Ursachen sind stumpfes Bauch- oder Thoraxtrauma, aber auch endogene Traumata wie heftiges Erbrechen oder starke Hustenstöße können zum Chylothorax führen. Dabei wird ein Abscheren des Ductus durch Bewegung des rechten Zwerchfellschenkels als Pathomechanismus angenommen [1]. Johansen u. Haanaes [16] berichten über einen Chylothorax im Zusammenhang mit einem Spannungspneumothorax.

Perforierende Verletzungen des Ductus sind sehr selten. Das klinische Bild wird meistens vom zugrundeliegenden Trauma beherrscht.

Iatrogener und postoperativer Chylothorax

Diese Gruppe ist heutzutage die klinisch bedeutsamste. Nach praktisch jedem intrathorakalen Eingriff sowie nach Wirbelsäulenoperationen können Chylothoraces auftreten. Besonders gefährdet sind Ösophagus- und Mediastinaltumorresektionen [36] und Eingriffe, die mit radikaler mediastinaler Lymphknotendissektion verbunden sind (Abb. 1). Darüber hinaus kann es auch nach Halseingriffen wie radikaler „neck dissection" und Skalenusbiopsie zum Chylothorax durch Verletzung des kranialen Ductus kommen. In Einzelfällen kommt es auch nach diagnostischen Maßnahmen wie translumbaler Aortographie und nach V.-subclavia-Punktion und sogar nach V.-jugularis-interna-Punktion zu Chylothoraces [21].

Prädilektionsorte der intraoperativen Ductusverletzung sind die Regionen der paraösophagealen im unteren und der tracheobronchialen sowie paratrachealen Lymphknotengruppen im oberen Thorax. Besonders bei Mobilisation des Aortenbogens und der supraaortalen Äste ist der Ductus gefährdet [14]. Der eigentliche chylöse Pleuraerguß tritt in den meisten Fällen erst 2–3 Tage postoperativ auf, da für eine typische chylöse Sekretion orale Fettzufuhr erforderlich ist. In manchen Fällen kommt es sogar erst 10 Tage und später zu Symptomen. Wegen der vorausgegangenen, in der Regel großen Operation und des häufig malignen Grundleidens mit allen negativen Auswirkungen auf Stoffwechsel und körperliche Reserven sind die klinischen Folgen länger anhaltenden Sekretverlustes gravierend.

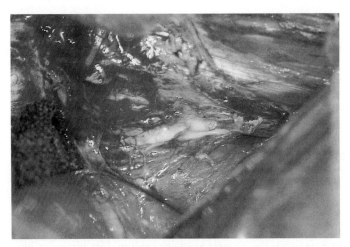

Abb. 1. Chylusfistel durch ein Leck im Ductus thoracicus mit deutlich sichtbarem Austritt von milchig-trüber Flüssigkeit

Tumorbedingter Chylothorax

Sowohl benigne wie v. a. maligne Erkrankungen können ein- oder beidseitig zum Chylothorax führen. Der Mechanismus besteht dabei einerseits in direkter Tumorinvasion des Ductus oder in Stauungsphänomenen durch Kompression oder Tumorembolus [28]. Lymphome und pulmonale Karzinome sind die häufigsten Grundleiden. Das sehr seltene Chyloperikard als Sonderfall des Chylothorax tritt vorwiegend in diesem Zusammenhang auf. Die Symptome sind die einer progredienten Herzbeuteltamponade.

Auch gutartige Neubildungen können Auslöser sein. In erster Linie muß hier die Lymphangioleiomyomatose genannt werden. Die Erkrankung befällt Frauen prämenopausal, ist hormonabhängig und äußert sich in Atemnot, rezidivierenden Pneumothoraces, Hämoptysen und eben Chylothoraces [32]. Im eigenen Krankengut fand sich sogar eine Patientin mit postmenopausaler Manifestation wahrscheinlich im Zusammenhang mit der Einnahme von Hormonpräparaten. Ebenfalls selten sind Chylothoraces durch benigne Lymphangiome.

Sonstige Chylothoraces

Infektionskrankheiten wie Tuberkulose, parasitäre Erkrankungen wie Filariose, Thrombose der V. jugularis oder V. subclavia, Leberzirrhose, Pankreaspseudozysten sowie im eigenen Krankengut euthyreote Struma permagna können Chylothorax verursachen. Es handelt sich dabei jedoch um absolute Raritäten.

Diagnostik

Die Symptomatik des geschlossenen Chylothorax ist bestimmt durch Verdrängungserscheinungen, die wie bei jedem Pleuraerguß zu Dyspnoe, Druckgefühl und Mediastinalverschiebung mit eventuellen kardiozirkulatorischen Symptomen führen können. Ein seltener Sonderfall ist der Ménétrier-Komplex, bei dem es durch Verlegung der Mündung des Ductus zur ödematösen Schwellung der linken Gesichtshälfte, der linken Halsseite und des linken Armes bei gleichzeitigem Chylothorax und Chyloascites führt [35]. Radiologisch ist eine ergußtypische Verschattung das unspezifische Korrelat. Fördert eine Punktion oder eine liegende Thoraxdrainage milchig-trübes, nicht koagulierendes Sekret, muß die Verdachtsdiagnose Chylothorax gestellt werden, insbesondere dann, wenn hohe tägliche Drainageverluste vorliegen. Labortechnisch wird die Verdachtsdiagnose durch den Nachweis von Fett in der Sudanfärbung und einen hohen Triglyceridgehalt des Ergusses erhärtet [13, 25].

Differentialdiagnostisch gilt es, den pseudochylösen Pleuaerguß abzugrenzen, der bei Tuberkulose, Malignomen, Infektionen sowie rheumatoider Arthritis auftreten kann [2]. Er erhält nur geringe Mengen Fett, so daß in der Sudanfärbung keine Chylomikronen nachweisbar sind. Die milchig-trübe Färbung beruht in diesen Fällen auf der Anwesenheit von Lecithin-Globulin-Komplexen [3] oder einem hohen Cholesteringehalt. Eine Differenzierungsmöglichkeit besteht in der Applikation von Patentblau interdigital an den Füßen. Der Farbstoff wandert in die Lymphgefäße und erscheint im Falle einer Chylusfistel nach 20–30 min in der Drainageflüssigkeit und verfärbt diese bläulich-grün. Andere Möglichkeiten sind der Vergleich der Konzentrationen von Cholesterin und Triglyceriden in Erguß und Serum und die Cholesterin-Triglycerid-Ratio im Erguß. Entspricht die Cholesterinkonzentration in etwa dem Serum bei gleichzeitig gegenüber dem Serum deutlich erhöhten Triglyceridwerten, ist ein Chylothorax nachgewiesen. Die Cholesterin-Triglycerid-Ratio ist beim chylösen Erguß > 1. Triglyceridwerte über 110 mg/dl beweisen praktisch den chylösen Ergußcharakter, solche unter 50 mg/dl machen ihn unwahrscheinlich [33].

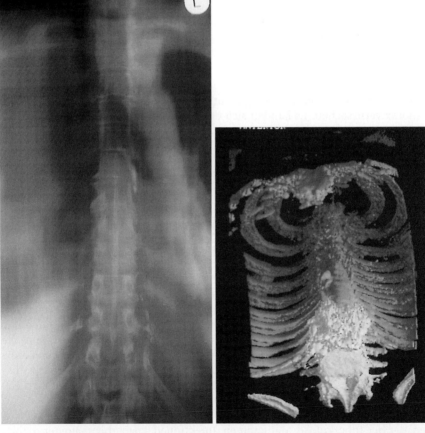

Abb. 2a, b. Tomographische Darstellung einer postoperativen Chylusleckage im Rahmen einer Lymphographie (**a**). Computertomographische 3D-Rekonstruktion derselben Fistel (**b**). (Wir danken Herrn PD Dr. Tuengerthal für die Überlassung der Röntgenbilder)

Der intraoperative Nachweis eines Ductuslecks läßt sich in vielen Fällen einfach durch Gabe von 200–300 ml Sahne über die liegende Magensonde führen. Nach 15–20 min tritt trübes milchiges Sekret aus dem Leck und sammelt sich im Thorax. Dieser Test sollte bei allen operativen Manövern in Ductusnähe durchgeführt werden, da eine Chylusfistel auf diese Weise primär entdeckt und gleichzeitig versorgt werden kann. Immer verdächtig sind intraoperativ auftretende ungewöhnlich starke wäßrige Sekretionen aus dem hinteren Mediastinum, da bei den in der Regel nüchternen Patienten die typische Trübung aufgrund mangelnden Fettgehalts fehlt.

Der Nachweis einer Chylusfistel und gleichzeitige Lokalisation gelingt in ca. 75% aller Fälle mit der Lymphographie [12, 26] (Abb. 2). Dabei erhält man gleichzeitig exakte Informationen über den gesamten Verlauf des Ductus und eventuelle anatomische Variationen.

Allerdings ist die Untersuchung bei geringer Leckage oder Zustand nach Pneumonektomie mit Vorsicht anzuwenden, da es durch das fettige Kontrastmittel zu pulmonalen Fettembolien kommen kann, wenn größere Mengen in den Blutkreislauf gelangen. Findet sich eine radiologisch darstellbare Fistel, so handelt es sich um eine erhebliche Leckage, die den Erfolg der konservativen Therapie unserer Erfahrung nach fraglich macht.

Therapie

Die Behandlung des Chylothorax ist nicht standardisiert. Dies liegt an der Seltenheit der Erkrankung und den dadurch geringen Fallzahlen. Nur an thoraxchirurgischen Zentren lassen sich nennenswerte Fallzahlen beobachten. Diese rangieren jedoch in aller Regel immer noch unter dem für eine statistische Auswertung sinnvollen Minimum.

Bis zur ersten erfolgreichen Ductusligatur durch Lampson 1948 [19] war die Drainagetherapie in Kombination mit fettarmer Ernährung der einzige Therapieersatz. Dies bedeutete unausweichlich den tödlichen Verlauf bei Versagen dieser Maßnahmen, also bei ungefähr der Hälfte der Patienten, durch in Abhängigkeit von der Größe der Fistel und den biologischen Reserven mehr oder minder rasch voranschreitende Auszehrung. Mittels der operativen Therapie konnte Lampson die bis dahin enorme Mortalität der Erkrankung von 50 auf 15% senken.

Heute stehen neben der klassischen supradiaphragmalen Ductusligatur von einer rechtsseitigen Thorakotomie aus verschiedene operative Möglichkeiten zur Verfügung, die je nach Situation in Kombination oder alternativ angewendet werden können. Uneinigkeit herrscht weiterhin über den Zeitpunkt der operativen Intervention. Generell läßt sich konstatieren, daß etwa die Hälfte aller Chylusfisteln sich spontan oder unter konservativen Maßnahmen verschließen.

An konservativen Mitteln steht eine abgestufte Skala zur Verfügung. Voraussetzung für den Erfolg und die Therapiekontrolle ist eine suffiziente Drainage des Pleuraraumes und eine möglichst vollständige Entfaltung der Lunge unter

Saugbehandlung. Am wenigsten invasiv ist die Diät mit mittelkettigen Triglyceriden, die allerdings nur bei kleinen Lecks Erfolg verspricht. Besser geeignet erscheint die komplette parenterale Alimentation, da in diesem Fall der Verdauungstrakt überhaupt nicht belastet wird und, wenn man die orale Flüssigkeitszufuhr streng limitiert, praktisch keine Stimulation des Chylusflusses resultiert. Von großer Wichtigkeit ist dabei die konsequente Überwachung des Stoffwechsels durch regelmäßige Laborkontrollen und der Ausgleich auftretender Defizite. In Fällen von nichttraumatischem Chylothorax steht die Behandlung der Grunderkrankung im Vordergrund, bei Malignomen die entsprechende onkologische Therapie oder, falls eine kausale Behandlung nicht möglich erscheint, die geeigneten palliativen Maßnahmen, die auch die Durchführung einer Pleurodese beinhalten. Auf eine operative Behandlung wird in diesen in der Regel prognostisch infausten Fällen möglichst verzichtet.

Prinzipiell ist ein konservativer Behandlungsversuch bei jedem Chylothorax gerechtfertigt. Manche Autoren fordern sogar eine mindestens 3- bis 4wöchige Therapie vor operativen Eingriffen [20], andere halten höchstens 14 Tage für vertretbar [30, 38]. Noch frühzeitigeres Operieren empfehlen Goorwitch und Emerson bei positivem Fistelnachweis [8, 10]. Wir selbst fordern vor einem Eingriff z. Z. eine Lymphographie. Läßt sich hierbei eine sichere Leckage demonstrieren, so handelt es sich unserer Erfahrung nach um eine große Fistel, so daß den konservativen Möglichkeiten mangelnde Erfolgsaussichten beschieden sind und eine Operation angestrebt werden sollte.

Selle [30] hat bereits 1971 die grundsätzlichen Behandlungsrichtlinien zusammengefaßt:
1. Idiopathische kongenitale Chylothoraces sprechen gut auf eine Drainagebehandlung an.
2. Nichttraumatische Chylothoraces sind in der Regel Ausdruck einer prognostisch infausten Erkrankung und sollten möglichst konservativ therapiert werden.
3. Bei traumatischer Genese ist ein konservativer Verlauf gerechtfertigt, bei Verlusten von mehr als 1500 ml über 5 Tage sollte operiert werden.
4. In allen anderen Fällen ist die Operation indiziert, wenn der Chylusfluß nicht innerhalb von 14 Tagen sistiert oder Alimentationsprobleme und Mangelerscheinungen auftreten.

Wir selbst handeln weitgehend im Sinne dieser Empfehlungen, die natürlich immer den jeweiligen Gegebenheiten des individuellen Patienten angepaßt werden müssen.

Die klassische Operation ist die supradiaphragmale Ligatur des Ductus von einer rechtsseitigen Thorakotomie aus [19]. Der Ductus wird zwischen Wirbelsäule, V. azygos, Ösophagus und Aorta aufgesucht und eine Ligatur des gesamten ductusführenden Gewebes durchgeführt. Es kann auch eine Patchnaht z. B. mit Teflonpatch gelegt werden. Zur Ergußrezidivprophylaxe kann eine parietale Pleurektomie angeschlossen werden ebenso wie eine Dekortikation bei gefesselter Lunge. Diese Methode wird von der Mehrzahl der Autoren bevorzugt [18, 22, 24, 27, 30].

Weitere Methoden sind der direkte Fistelverschluß oder Übernähung des Mediastinalgewebes und der mediastinalen Pleura im Bereich der Fistel. Die

Methoden können miteinander kombiniert werden. Wichtig ist in jedem Fall die prä- oder intraoperative Gabe von Sahne wie oben beschrieben, nicht nur, um das Leck darzustellen, sondern auch zur Überprüfung des Leckageverschlusses.

Wir gehen grundsätzlich so vor, daß wir bei einem sichtbaren Leck situationsabhängig die supradiaphragmale Ligatur meist nach Übernähung der Fistel anschließen. Bei nicht sichtbarem Leck, besonders bei beidseitigem Chylothorax, ligieren wir den Ductus über eine basale Thorakotomie rechts. Der linksseitige Zugang wird bei Fisteln im oberen Thorax, die in der Regel bei Aortenmobilisation im Rahmen einer Lymphadenektomie auftreten, angewandt. Postoperative Chylothoraces sollten grundsätzlich von der operierten Seite aus angegangen werden.

Einige Autoren berichten über erfolgreiches pleuroperitoneales Shunting [21, 22, 37] sowie die Anwendung von Fibrinkleber [34]. Neuerdings werden auch Verfahren der videoassistierten thorakalen Chirurgie (VATS) zur Beherrschung des Chylothorax eingesetzt [6, 9, 11, 15, 17]. Diese Verfahren werden z. Z. noch in Einzelfällen angewendet, und die Wertigkeit der Methode ist noch nicht abschließend zu beurteilen. Vorteile liegen in der geringeren operativen und perioperativen Belastung des Patienten durch die Vermeidung einer Thorakotomie oder Rethorakotomie. Auch könnte durch VATS zukünftig die Indikation zur operativen Behandlung großzügiger gehandhabt werden. Standardverfahren ist jedoch heute (noch) der Zugang per Thorakotomie.

Literatur

1. Biet AB, Connolly NK (1951) Traumatic chylothorax: a report of a case and a suvery of the literature. Br J Surg 39:564
2. Bower BC (1968) Chyliform pleural effusion in rheumatoid arthritis. Am Rev Respirat Dis 47:4515
3. Boyd A (1986) Chylothorax. In: Hood RM (ed) Surgical disease of the pleura and the chest wall. Saunders, Philadelphia
4. DeMeester TR, Lafontaine E (1989) The pleura. In: Sabiston DC, Spencer EC (eds) Surgery of the chest, 6th edn. Saunders, Philadelphia, p 523
5. Crandall L Jr, Barker SB, Graham DC (1943) A study of the lymph from a patient with thoracic duct fistula. Gastroenterology 1:1040
6. Crosthwaite GL, Joypaul BV, Cuschieri A (1995) Thoracoscopic management of thoracic duct injury. J R Coll Surg Edinburgh 40:303
7. Cunn B, Liebow AA, Friedman PJ (1973) Pulmonary lymphangiomatosis: a review. Am J Pathol 79:398
8. Emerson P (ed) (1981) Chylothorax. In: Thoracic medicine. Butterworth, London, p 631
9. Ferguson MK (1993) Thoracoscopy for empyema, bronchopleura fistula, and chylothorax. Ann Thorac Surg 56:644
10. Goorwitch J (1955) Traumatic chylothorax and thoracic duct ligation. Case report and review of the literature. J Thorac Surg 29:467
11. Graham DD, McGahren ED, Tribble CG, Daniel TM, Rodgers BM (1994) Use of video-assisted thoracic surgery in the treatment of chylothorax. Ann Thorac Surg 57:1507
12. Heilmann RD, Collins VP (1963) Identification of laceration of the thoracic duct by phangiography. Radiology 81:470
13. Hesseling PB, Hoffmann H (1981) Chylothorax. S Afr Med J 60:675
14. Higgins CB, Molder DG (1971) Chylothorax after surgery for congenital heart disease. J Thorac Cardiovasc Surg 61:411
15. Janssen JP, Joosten HJ, Postmus PE (1994) Thoracoscopic treatment of postoperative chylothorax after coronary bypass surgery. Thorax 49:1273

16. Johansen AM, Haanaes OC (1997) Chylothorax after pressure pneumothorax. Tidsskr Nor Laegeforen 117(3):352
17. Kent RB III, Pinson TW (1993) Thoracoscopic ligation of the thoracic duct. Surg Endosc 7:52
18. Kostiainen S, Mevrala H, Mattila S, Appelquist P (1983) Chylothorax: experience in nine cases. Scand J Thorac Cardiovasc Surg 17:79
19. Lampson RS (1948) Traumatic chylothorax. J Thorac Surg 17:778
20. Maloney JV, Spencer FC (1956) The nonoperative treatment of traumatic chylothorax. Surgery 40:121
21. Miller JI Jr (1994) Chylothorax. In: Shields TW (ed) General thoracic surgery, 4th edn. Williams & Wilkins, Baltimore, p 714
22. Milson JW et al. (1985) Chylothorax: an assessment of current surgical management. J Thorac Cardiovasc Surg 89:221
23. Munk I, Rosenstein A (1891) Zur Lehre von der Resorption im Darm nach Untersuchungen an einer Lymphfistel beim Menschen. Virchows Arch Pathol Anat 123:484
24. Murphy TO, Piper CA (1977) Surgical management of chylothorax. Am Surg 43:715
25. Nix JT, Albert M, Dugas JE, Wendt DL (1957) Chylothorax and chylous ascites – a study of 302 cases. Am J Gastroenterol 28:40es. Am J Gastroenterol 28:40
26. Nusbaum M, Baum S, Hedges RC, Blakemore WS (1964) Roentgenographic and direct visulization of thoracic duct. Arch Surg (Chicago) 88:105
27. Patterson GA, Todd TRJ, Delarue NC, Ilves R, Pearson FG, Cooper JD (1981) Supradiaphragmatic ligation of the thoracic duct in intractable chylous fistula. Ann Thorac Surg 32:44
28. Ross JK (1961) A review of surgery of the thoracic duct. Thorax 16:12
29. Roy PH, Carr DT, Payne WS (1967) The problem of chylothorax. Mayo Clin Proc 42:457
30. Selle JG, Snyder WA, Schreiber JT (1971) Chylothorax. Ann Surg 177:245
31. Shafiroff GP, Kau QJ (1959) Cannulation of the human thoracic lymph duct. Surgery 45:814
32. Silverstein EF (1974) Pulmonary lymphangiomyomatosis. Am J Roentgenol Radium Ther Nucl Med 120:832
33. Staats RA, Ellefson RD, Budahn LL et al. (1980) The lipoprotein profile of chylous and unchylous pleural effusion. Mayo Clin Proc 55:700
34. Stenzel W, Rigler B, Tscheliessnig KH (1983) Treatment of postsurgical chylothorax with fibrin glue. J Thorac Cardiovasc Surg 31:35
35. Tauber K (1958) Die Chirurgie des Ductus thoracicus. In Derra E (Hrsg) Handbuch der Thoraxchirurgie, Bd. 3. Springer, Berlin Göttingen Heidelberg
36. Thümmler M (1965) Ergebnisse der Mediastinoskopie und gleichzeitig ausgeführter praeskalenischer Lymphknotenbiopsie. Beitr Klin Tuberk 130
37. Weese JL, Schouten JT (1984) Internal drainage of intractable malignant pleural effusions. Wiss Med J 83:21
38. Williams KR, Burford TH (1964) The management of chylothorax. Ann Surg 160:131

10 Primäre und sekundäre Brustwandtumoren

10 Primäre und sekundäre Stoffwandlungen

10.1 Chirurgische Therapie und Diagnostik der primären und sekundären Brustwandtumoren

W. Richter, P. Schneider, I. Vogt-Moykopf

Einleitung

Brustwandtumoren umfassen eine Vielzahl sehr unterschiedlicher Krankheitsbilder, die am Skelett und an den Weichteilen auftreten. Zu unterscheiden sind hier primär an der Brustwand entstandene benigne wie auch maligne Neoplasmen. Weiter ist die Gruppe der sekundären Brustwandtumoren zu nennen. Hier sind Metastasen extrathorakaler Tumoren wie auch infiltrierende Mamma-, Bronchial-, Pleura- und Mediastinaltumoren zusammengefaßt. Aus dieser Vielzahl von unterschiedlichen Entitäten und Tumorausdehnungen ergibt sich für den Thoraxchirurgen die Notwendigkeit, für jeden Patienten ein individuelles Behandlungskonzept zu erarbeiten. Für die meisten dieser Patienten stellt die Resektion die letzte verbliebene Therapiemodalität dar. Hier bestehen sowohl kurative wie auch v.a. palliative Zielsetzungen zur Beseitigung von Komplikationen (z.B. Exulzerationen, Schmerzen). Die Kooperation mit Strahlentherapeuten und internistischen Onkologen ist die unabdingbare Voraussetzung für das meist notwendige interdisziplinäre Vorgehen.

Inzidenz

Primäre Brustwandtumoren sind selten, daher gibt es auch nur wenige aussagekräftige Arbeiten hierzu. Nur 2% aller Tumoren des menschlichen Körpers nehmen ihren Ausgangspunkt an der Brustwand. Überwiegend sind die Thoraxweichteile der Ursprung (Vogt-Moykopf u. Krumhaar 1967; Pairolero u. Arnold 1985; Farley u. Seyfer 1991). Zirka 50% der resektablen Tumoren gehen von den Weichteilen aus. Die Angaben zur Malignität der primären Brustwandtumoren schwanken zwischen 50% und 80%. In den Studien, die sich auf die Tumoren des Skeletts beschränken (Stelzer u. Gay 1980), liegt die Rate der Malignität deutlich niedriger. Maligne fibröse Histiozytome, Chondrosarkome und Rhabdomyosarkome sind die häufigsten bösartigen Tumoren der Brustwand, bei den benignen Tumoren handelt es sich meist um Chondrome, Desmoide und fibröse Dysplasien.

Zahlenmäßig sind die sekundären Brustwandtumoren in der täglichen chirurgischen Praxis von weit größerer Bedeutung, in unserem eigenen Krankengut 75% (Trainer et al. 1995).

Ein wesentlicher Anteil wird hier repräsentiert durch infiltrierende Bronchialkarzinome (T3-Tumoren). Zirka 5 % aller resektablen Bronchialkarzinome weisen eine derartige Brustwandinfiltration auf.

Zahlenmäßig vergleichbar sind die Brustwandmetastasen extrathorakaler Tumoren. Meist sind sie als infiltrierende Lungenmetastasen einzuordnen. Etwa 10 % der Patienten mit Lungenmetastasen weisen eine Brustwandinfiltration auf. In mehr als 60 % handelt es sich hier um Sarkome (Meyer et al. 1987). Daneben existieren aber auch isolierte Metastasen in der Brustwand.

Nur wenige Mammakarzinome weisen primär eine Infiltration der knöchernen Brustwand auf und bedingen daher eine En-bloc-Resektion. Lokalrezidive und Radioosteonekrosen erfordern dagegen regelmäßig eine Brustwandresektion (Sweetland et al. 1995).

Mediastinaltumoren, die eine Infiltration der Brustwand aufweisen und dennoch resektabel erscheinen, sind sicher sehr seltene Einzelfälle. Nach Sternumresektion oder nach ausgedehnten knöchernen Brustwandresektionen erfolgt die Rekonstruktion in der dargestellten Weise.

Pleuratumoren, bei denen v.a. das Mesotheliom regelmäßig eine Infiltration und Durchwanderung der Brustwand aufweist, werden in Kap. 4 besprochen.

Symptomatik und Diagnostik

Klinische Befunde

Schwellung und Schmerzen sind in 30–40 % der Fälle die ersten auftretenden Symptome. Bei fehlender Schwellung werden die Beschwerden wegen des diffusen Schmerzcharakters nicht selten als Neuritiden oder muskuläre Verspannungen fehlgedeutet. Benigne Tumoren fallen wesentlich seltener durch Schmerzen auf (Trainer et al. 1995). Sekundäre Brustwandtumoren sind wesentlich häufiger durch Schmerzen charakterisiert, da es sich hier durchweg um maligne Neoplasien handelt.

Neben der Anamneseerhebung stehen die körperliche Untersuchung, die Thoraxröntgenaufnahme sowie die Computertomographie an erster Stelle der diagnostischen Maßnahmen. Bei palpablen Tumoren muß die Verschieblichkeit gegen knöcherne Brustwand, Faszie und Haut beurteilt werden. Entzündliche Veränderungen der Haut, Teleangiektasien oder Sekretion weisen auf drohende Perforation hin. Eine subtile neurologische Diagnostik ist bei wirbelsäulennahen Tumoren wie auch bei Tumoren des Sulcus superior erforderlich. Horner-Syndrom, Hypohidrosis, Neuralgien, sensible und motorische Defizite können auf Infiltrationen der Nervenwurzeln, des Plexus brachialis oder des Sympathikusgrenzstranges hinweisen.

Bei Brustwandresektionen mit kombinierten Parenchymresektionen gelten für die Ermittlung der Funktionsparameter die in Kap. 1.10 vorgenommenen Ausführungen. Alleinige Brustwandresektionen, auch in ausgedehntem Maß, können auch bei vorbestehenden starken Funktionseinschränkungen durchgeführt werden. Ein Vergleich der prä- und postoperativen Lungenfunktion bei 32 Patienten mit Brustwanddefekten von mehr als 400 cm^2 ergab meist nur geringfügige Unterschiede (Trainer et al. 1995).

Bildgebende Verfahren

Die konventionelle Röntgendiagnostik, d.h. p.a.- und seitliche Übersichtsaufnahmen sowie Zielaufnahmen unter Durchleuchtung geben erste Aufschlüsse über die Lokalisation der Tumoren. Destruierende Knochenprozesse lassen sich hier bereits gut abgrenzen. Die konventionelle Tomographie hat an Bedeutung verloren. Dennoch ist ihr Einsatz im Bereich der Wirbelsäule nach wie vor sinnvoll. Die Computertomographie liefert die genauesten Aufschlüsse über die Gesamtheit der Tumorausdehnung (Temeck et al. 1996). Verkalkungen und Knochendestruktionen können gut erkannt werden. Auch vergrößerte mediastinale Lymphknoten sind nach Kontrastmittelgabe gut zu beurteilen. Gegenüber der Kernspintomographie hat die Computertomographie auch noch den Vorteil der schnelleren und kostengünstigeren Verfügbarkeit. Die Kernspintomographie bietet Vorteile bei Kontrastmittelunverträglichkeiten, bei der Frage nach Weichteilinfiltration und in Regionen, in denen eine axiale Bilddarstellung von Vorteil ist. Dies sind die Axilla, das Sternum und die Supraklavikulargrube (Abb. 1). Auch die Ausdehnung in den Spinalkanal läßt sich besser beurteilen. Bei komplexen Fragestellungen sind beide Verfahren als komplementär anzusehen. Mit dem Ultraschall läßt sich die Verschieblichkeit einzelner Gewebeschichten gegeneinander darstellen. Auch die Ausdehnung innerhalb der Weichteile kann beurteilt werden. Zur Gewinnung gezielter Punktionszytolo-

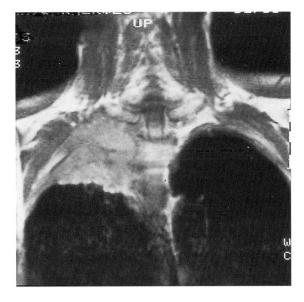

Abb. 1.
Koronares Kernspintomogramm eines Pancoast-Tumors mit Infiltration der Plexusregion. Diese Technik erlaubt eine bessere Beurteilung der axialen Tumorausdehnung sowie der Weichteilinfiltration

gien oder -histologien ist das Verfahren eine günstige Alternative zur CT. Durch die Knochenszintigraphie soll einerseits eine direkte knöcherne Infiltration bzw. Destruktion zur Darstellung kommen, andererseits können auch Hinweise für ossäre Metastasen bzw. weitere Herde gewonnen werden.

Eine detailliertere Beschreibung der bildgebenden Diagnostik erfolgt in Kap. 1.9.

Histologische Diagnose

Wenn irgend möglich, sollte bei primären Brustwandtumoren eine präoperative histologische Sicherung vorgenommen werden. Einmal kann so entschieden werden, ob bei strahlen- oder chemotherapiesensiblen Tumoren ein präoperatives interdisziplinäres Therapiekonzept zur Anwendung kommt. Aber auch entzündliche Prozesse, wie Aktinomykosen, Tuberkulosen o.ä., können Brustwandtumoren vortäuschen.

Die histologische Untersuchung geschieht am besten durch eine Inzisionsoder besser Exzisionsbiopsie. Punktionszytologien können sehr unsicher sein und haben sich nach unserer Erfahrung nicht bewährt. Schnellschnittdiagnostik an knöchernen Strukturen ist meist nicht möglich. Kleine, primäre Läsionen (3–5 cm) sollten mit einem Sicherheitsabstand von mindestens 1 cm allseits reseziert werden. Diese kleinen Läsionen lassen sich in aller Regel ohne Brustwandrekonstruktion primär verschließen. Durch den Zugangsweg sollte eine evtl. später notwendige, erweiterte Resektion nicht kompromittiert werden. Erweist sich der Tumor in der definitiven Histologie als benigne, erfolgt keine weitere Intervention. Bei Malignitätsnachweisen ohne Möglichkeit potenter, adjuvanter Therapiemaßnahmen ist die sekundäre radikale Resektion mit weitem Sicherheitsabstand erforderlich.

Primäre Brustwandtumoren, die einen Durchmesser von 5 cm überschreiten, sollten durch eine Inzisionsbiopsie histologisch gesichert werden. Die definitive operative Versorgung erfolgt auch hier erst nach histologischer Klassifizierung.

Bei malignen Tumoren muß im interdisziplinären Konsil über eine präoperative Strahlen- oder Chemotherapie entschieden werden.

Die Notwendigkeit einer präoperativen Histologiesicherung hängt bei den sekundären Brustwandtumoren von unterschiedlichen Faktoren ab. Besteht der dringende Verdacht auf ein peripheres brustwandinfiltrierendes Bronchialkarzinom, kann die primäre radikale Resektion angestrebt werden. Eine Ausnahme stellen hier die Tumoren des Sulcus superior dar. Bei Verdacht auf Gefäß- oder Plexusinfiltration sollte hier eine präoperative Strahlentherapie erfolgen, in Heidelberg 40 Gy (Schraube u. Latz 1993). Hierzu ist jedoch eine histologische Diagnosesicherung erforderlich, die in der Regel durch transthorakale Stanzbiopsie gewonnen werden kann.

Liegt der Verdacht auf Brustwandmetastasen eines der unterschiedlichsten Primärtumoren vor, sollte ebenfalls eine präoperative histologische Sicherung erfolgen. Daneben muß im Bereich des ehemaligen Primärtumors nach einem Lokalrezidiv gesucht werden. Bei Mammakarzinomen kann eine Abgrenzung zwischen Lokalrezidiven und Radioosteonekrosen oft schwer sein.

Primäre Knochentumoren

Primäre Knochentumoren der Brustwand sind sehr selten. In einer Zusammenstellung der Mayo-Klinik von 6000 konsekutiv behandelten Knochentumoren waren nur 5,9 % an der Brustwand lokalisiert (Dahlin u. Unni 1986).

Benigne Knochentumoren

Osteochondrome

Es handelt sich hier um den häufigsten gutartigen Rippentumor. Das Wachstum dieser Neoplasien beginnt im Kindesalter im Bereich der Metaphysen und endet mit Abschluß des Wachstums. Sie imponieren als knöcherne Protuberanz mit einem knorpeligen Überzug. Verkalkungen finden sich streifig in der Tumorperipherie und fleckig innerhalb des Tumors. Nach Abschluß der Pubertät sollte immer eine Resektion angestrebt werden.

Chondrome

Sie entstehen in der Regel ventralseitig im Bereich der kostochondronalen Verbindungen. Röntgenologisch findet sich eine expansive Läsion mit Ausdünnung der umgebenden Kortikalis. Die Unterscheidung zu Chondrosarkomen ist präoperativ unmöglich. Selbst nach erfolgter Resektion ist die histologische Unterscheidung zwischen Chondromen und Low-grade-Chondrosarkomen nicht sicher möglich. Daher sollten alle Tumoren, die ihren Ausgang vom Knorpelgewebe nehmen, einer radikalen Resektion mit weitem Sicherheitsabstand unterzogen werden, damit also wie bösartige Tumoren behandelt werden.

Fibröse Dysplasie

Hier handelt es sich nicht im eigentlichen Sinne um eine Neoplasie, sondern um eine knöcherne Entwicklungsstörung, bei der im Knochenmark statt spongiösem Knochen Bindegewebe angelegt ist.

Resultierend finden sich meist solitäre zystische Auftreibungen mit ausgedünnter Kortikalis und charakteristischem, zentralen Milchglasphänomen. Diese Pseudotumoren sind fast immer schmerzlos, mit der Pubertät sistiert meist ihr Wachstum. Die operative Therapie ist nur bei progredientem Wachstum oder Schmerzen indiziert (Abb. 2 und 3).

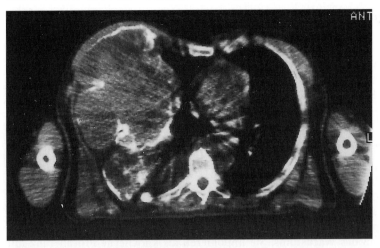

Abb. 2. Computertomographie einer exzessiven, fibrösen Dysplasie. Die groteske Deformität wurde vom Patienten über Jahre ignoriert. Erst als es zu mediastinalen Verdrängungserscheinungen und rezidivierender massiver Ergußbildung mit Ruhedyspnoe kam, wurde eine operative Maßnahme zwingend. Die Resektion erfolgte in 2 Sitzungen, wobei die obere und untere Thoraxhälfte gesondert reseziert wurden. Die 6. Rippe wurde zur Fixierung der Marlex-mesh-Netze belassen. 16 Jahre postoperativ ist der Patient beruflich voll integriert

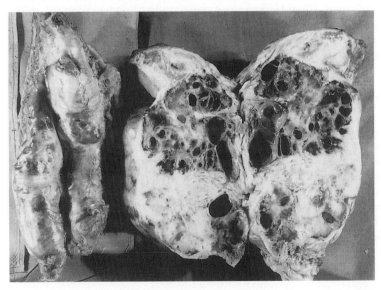

Abb. 3. Operationspräparate der in Abb. 2 dargestellten fibrösen Dysplasie

Histiozytosis-X

Die hier auftretenden knöchernen Veränderungen sind als Teilaspekt einer Erkrankung des retikuloendothelialen Systems zu sehen. Unter diesem Sammelbegriff werden mehrere Krankheitsbilder zusammengefaßt, die auch mit Fieber, Gewichtsverlust, Lymphadenopathie, Leukozytose und Splenomegalie einhergehen können. Aufgrund dieser Symptomatik kommt es häufig zu einer Fehldeutung als Osteomyelitis. Mikroskopisch finden sich entzündliche Infiltrate mit Eosinophilen und Histiozyten. Isolierte knöcherne Veränderungen ohne systemische Begleitsymptomatik werden als eosinophile Granulome bezeichnet. Hier kann eine radikale Resektion unter kurativen Aspekten erfolgen. Bei multiplen knöchernen Läsionen wird eine niedrig dosierte Strahlentherapie empfohlen. Die systemische Variante der Erkrankung verläuft chronisch und erfordert Kortikoid- und Chemotherapie.

Maligne Knochentumoren

Plasmozytom

Im Bereich der Rippen ist dies der häufigste maligne Knochentumor. Meist handelt es sich jedoch um eine generalisierte Erkrankung, so daß ein chirurgisches Vorgehen nur unter diagnostischen oder lokal palliativen Gesichtspunkten gerechtfertigt ist. Die Erkrankung tritt meist zwischen dem 3. und 5. Lebensjahrzehnt auf. Schmerzen sind in der Regel die ersten Hinweise. Pathologische Frakturen sind häufig. Charakteristisch ist eine pathologische Serumelektrophorese und die Ausscheidung von Bence-Jones-Proteinen im Urin. Bei einem solitären Herd kann die radikale Resektion unter kurativen Gesichtspunkten erfolgen. Ansonsten ist die Bestrahlung die Therapie der Wahl, bei multiplen Herden kombiniert mit einer Chemotherapie.

Chondrosarkom

Fast $1/3$ aller malignen Knochentumoren sind Chondrosarkome. Am Thorax treten sie meist ventral im Bereich der kostochondralen Übergänge auf. Im Gegensatz zu Chondromen finden sich Chondrosarkome so gut wie nie bei Patienten unter 20 Jahren. Es finden sich in aller Regel langsam wachsende, schmerzhaft palpable Tumoren mit Infiltration der Umgebung. Radiologisch finden sich gelappte Raumforderungen, ausgehend vom Knochenmark, meist mit Destruktion der Kortikalis und schlecht abzugrenzenden Tumorrändern. Therapeutisch steht die radikale Resektion mit weiten Sicherheitsabständen nach allen Seiten im Vordergrund, da andere adjuvante Therapiemaßnahmen nicht zur Verfügung stehen (McAfee et al. 1985).

Ewing-Sarkom und Askin-Tumoren

Diese beiden Tumorformen leiten sich aus primitiven neuroektodermalen Zellen ab. Aufgrund der histologischen Verwandtschaft sind auch die therapeutischen Ansätze für beide Tumorformen ähnlich.

Zirka 10 % der malignen Knochentumoren am Thorax sind Ewing-Sarkome. $^2/_3$ der Patienten sind jünger als 20 Jahre. Jungen sind häufiger betroffen als Mädchen. Neben einer schmerzhaften Schwellung sind häufig auch Allgemeinsymptome wie Fieber, Anämie und Leukozytose zu finden. Radiologisch zeigt sich das sog. Zwiebelschalenphänomen durch subperiostale Knochenneubildung sowie Spikulae. Osteolytische Zonen können neben osteoblastischen Regionen erscheinen. Diese radiologischen Zeichen können jedoch ebenso bei anderen malignen wie auch bei benignen Knochentumoren auftreten. Die Unterscheidung zu einer Osteomyelitis kann schwer fallen. Der Tumor infiltriert frühzeitig die Umgebung. Zur Diagnosestellung ist ausreichendes bioptisches Material notwendig. Bei hoher Strahlensensibilität kann allein eine Strahlentherapie durchgeführt werden. Alternativ erfolgt eine Chemotherapie mit anschließender radikaler Resektion (Rao et al. 1995; Sawin et al. 1996).

Osteosarkom

Dieser hochmaligne Tumor kommt meist bei Jugendlichen und jungen Erwachsenen vor. Die schnell wachsenden Tumoren sind meist mit Erhöhung der alkalischen Serumphosphatase verbunden. Radiologisch finden sich schlecht abgrenzbare Knochendestruktionen, Kalzifikationen innerhalb des Tumors, die rechtwinklig zur Kortikalis angeordnet sind. Die radikale Resektion unter Mitnahme der gesamten betroffenen Rippe bzw. des Sternums ist die Therapie der Wahl. Die Strahlentherapie zeigt keine befriedigenden Effekte. Die Therapierichtlinien richten sich nach den allgemeinen Empfehlungen zur Osteosarkombehandlung, was i. allg. eine präoperative Chemotherapie bedeutet (Bacci et al. 1993).

Primäre Weichteiltumoren

Die benignen Brustwandtumoren bereiten i. allg. keine diagnostischen oder therapeutischen Schwierigkeiten. Auf eine detaillierte Darstellung soll daher verzichtet werden.

Primäre Weichteilsarkome der Brustwand sind seltene Erkrankungen, und nur wenige Zentren können über aussagekräftige Zahlen berichten. Eine Vielzahl unterschiedlichster Histologien erschwert die Bestimmung prognostischer Faktoren für einzelne Entitäten. Für alle Sarkome gilt der Einfluß der histologischen Gradierung, der Radikalität der Resektion und der Existenz von Fernmetastasen. Patienten mit radikal resezierten Low-grade-Sarkomen erreichen eine

Fünfjahresüberlebensrate von 90 %. Für High-grade-Sarkome liegt die Fünfjahresüberlebensrate nur bei 49 % (Souba et al. 1986). Im Gegensatz zu den malignen Weichteiltumoren des Kindesalters kommt der Chemotherapie der Weichteilsarkome bei Erwachsenen in Hinblick auf den prognostischen Einfluß nur eine nachgeordnete Bedeutung zu (Schütte 1995). Gelingt keine radikale Resektion, sollte eine postoperative Bestrahlungstherapie stattfinden. Dies führt zu einer Verbesserung der lokalen Tumorkontrolle, ohne die Gesamtprognose zu beeinflussen (Budach u. Dinges 1995).

Aufgrund der häufigen Metastasierung in die Lunge wird das Thorax-CT im Rahmen des prä- und postoperativen Staging empfohlen. Der Nachweis synchroner pulmonaler Metastasen ist mit einer sehr schlechten Prognose verbunden. Prädisponierende Faktoren zur Entwicklung eines Weichteilsarkoms sind Bestrahlungsbehandlungen oder Erkrankungen wie der M. Recklinghausen oder das Gardner-Syndrom. Die häufigsten Tumoren sind Fibrosarkome, Liposarkome, maligne fibröse Histiozytome, Rhabdomyosarkome, Dermatofibrosarkome und Angiosarkome (Gordon et al. 1991).

Fibrosarkome treten meist als große, schmerzhafte Schwellungen auf. Infiltrationen der angrenzenden Gewebe, auch mit Destruktion der Rippen, sind regelmäßig vorhanden. Die komplette lokale Exzision stellt die Therapie der Wahl dar. Bei High-grade-Tumoren ist die Ergänzung einer adjuvanten Chemotherapie zu empfehlen.

Rhabdomyosarkome entstehen aus undifferenziertem Mesoderm. Hier ist die komplette Resektion mit adjuvanter Chemotherapie angezeigt. Der Tumor weist keine Strahlensensibilität auf.

Maligne, fibröse Histiozytome (MFH) entstehen aus Histiozyten, die in der Lage sind, Kollagen zu produzieren. Die komplette lokale Resektion steht im Vordergrund. Der Tumor weist keine Sensibilität für Chemotherapie auf. Sehr häufig kommt es zu Lokalrezidiven und zu Fernmetastasen. Beim Auftreten von Lokalrezidiven sollte eine erneute chirurgische Entfernung angestrebt werden. Eine präoperative Bestrahlung scheint in diesen Fällen von Vorteil zu sein (Wallner et al. 1991).

Liposarkome werden allein durch komplette lokale Resektion therapiert. Eine Bestrahlung kommt nur bei der Behandlung von Lokalrezidiven in Betracht, wobei die Effektivität nicht gesichert ist (Gordon et al. 1991).

Die Behandlungskonzepte für Brustwandsarkome folgen damit den allgemeinen onkologischen Richtlinien bei der Sarkomtherapie. Je nach lokalem Wachstum muß individuell entschieden werden, ob auch unter palliativen Gesichtspunkten reseziert werden muß. Dies gilt v.a. für nicht beeinflußbare Schmerzen, verdrängendes Wachstum großer Tumormassen und drohender Exulzeration.

Sekundäre Brustwandtumoren

Infiltrierende Bronchialkarzinome (T3)

In etwa 5 % aller Bronchialkarzinome liegt eine Infiltration der Brustwand vor. Schmerzen sind meist die ersten Symptome. Die Computertomographie und auch die Kernspintomographie sind für eine tatsächliche Brustwandinfiltration nur dann beweisend, wenn bereits Destruktionen nachgewiesen werden können. Für die Tumoren, die lediglich eine entzündliche Adhäsion an der Pleura parietalis aufweisen, kann keine präoperative Abgrenzung zum tatsächlichen T3-Tumor erfolgen. Die meist peripher gelegenen Karzinome weisen endoskopisch meist unauffällige Befunde auf. Bei gegebener Operabilität muß, mit Ausnahme der Tumoren des Sulcus superior, keine präoperative Histologie erzwungen werden.

Das Regelvorgehen besteht in der erforderlichen Standardlungenresektion in Kombination mit einer En-bloc-Resektion der knöchernen Brustwand mit einem Sicherheitsabstand von, wenn möglich, 4 cm. Schnellschnittdiagnostik der Resektionsränder an den Weichteilen ist obligat. Häufig liegen nur entzündliche Verklebungen der Pleurablätter vor. Bei der extrapleuralen Auslösung ist große Vorsicht geboten. Hier werden oft Tumorinseln übersehen, die sich dann auch der Schnellschnittdiagnostik entziehen. Damit ist das Lokalrezidiv vorprogrammiert. Wir führen beim geringsten Zweifel immer eine knöcherne Resektion durch. Die Prognose dieser Tumoren ist bei radikaler Resektion und fehlender lymphatischer Metastasierung als günstig einzustufen. Die Fünfjahresüberlebensraten liegen zwischen 50 und 60 % (Harpole et al. 1996). Daher wird diskutiert, ob diese Tumoren nicht eher dem Stadium II zugeordnet werden sollten. Mit Beteiligung der mediastinalen Lymphknoten werden nur noch Überlebensraten von 10 bis 30 % angegeben. Wir führen auch nach erfolgter radikaler (R0) Brustwandresektion eine Nachbestrahlung der Brustwand durch. Die Notwendigkeit dieser Maßnahme wird kontrovers diskutiert. Bei nichtradikaler (R1/R2) Resektion muß unumstritten eine Nachbestrahlung erfolgen.

Zu T3/T4-Tumoren bei Bronchialkarzinomen s. Kap. 1.14.

Eine Sonderform stellen die Tumoren des Sulcus superior dar. Nach ihrem Erstbeschreiber werden sie auch als Pancoast-Tumoren bezeichnet (Pancoast 1924). Aufgrund der engen Beziehung zur Wirbelsäule, zu den Gefäßen und zum Plexus brachialis sind hier besondere Behandlungsstrategien erforderlich. Durch eine präoperative Bestrahlungstherapie mit einer Dosierung zwischen 30–40 Gy soll eine Blockierung der lymphatischen Ausbreitung und eine Zerstörung maligner Zellverbände in den Perineuralscheiden erzielt werden. In Heidelberg applizieren wir 40 Gy. Die Operation sollte unmittelbar am Ende der Strahlentherapie erfolgen, da sich sonst erhebliche Verklebungen und Schrumpfungen ergeben können. Vom Ende der letzten Bestrahlung halten wir eine Frist von 2 Wochen bis zur Operation ein (Schraube u. Latz 1993). Es erfolgt die En-bloc-Resektion im Sinne einer Lobektomie unter Mitnahme von Brustwand und infiltrierten Anteilen der Gefäße und des Plexus. Liegt eine Infiltration der Axillargefäße, des Sympathikusgrenzstranges oder der Wurzeln C 8/Th 1 des Plexus cervicalis vor, wird die Klassifizierung im Sinne eines T3-Tumors vorgenommen. Ausgedehntere Plexusinfiltrationen sowie Infiltration der großen Gefäße (V. cava, Aorta), der Wirbelkörper oder des Mediastinums werden im Sinne von T4-Tumoren gewertet (Mountain 1986). Postoperativ erfolgt die Komplettierung der Bestrahlung bis 60 Gy. Die Fünfjahresüberlebensrate wird für alle derart behandelten Patienten mit 30 % angegeben. Das radikal resezierte Teilkollektiv ohne metastastischen Befall der Lymphknoten weist dagegen Überlebensraten von bis zu 60 % auf (Ginsberg 1995).

Metastasen extrathorakaler Tumoren

Jeder maligne Tumor kann die Brustwand metastasieren. Zahlenmäßig führend sind Mammakarzinome, Nierenzellkarzinome, Kolonkarzinome sowie Sarkome. Alle Brustwandmetastasen zeigen infiltratives und expansives Wachstum bis hin zur Exulzeration. Die metastatische Besiedlung der Brustwand folgt keinen Gesetzmäßigkeiten. Sie findet an den Rippen, am Knorpel, am Sternum, an den Wirbelkörpern und an den Weichteilen statt. Es finden sich sowohl Lungenmetastasen, die in die Brustwand infiltrieren, wie auch Metastasen, die von der Brustwand ausgehend in Lunge, Mediastinum oder Zwerchfell infiltrieren. Primäres Ziel bei der postoperativen Behandlung dieser Patienten ist die Palliation. Die Prognose kann durch ein operatives Vorgehen nicht wesentlich beeinflußt werden, sofern nicht zusätzliche systemische Therapien zur Verfügung stehen. Daher sollte die Behandlung dieser Patienten nur in enger interdisziplinärer Zusammenarbeit erfolgen. Ziel der chirurgischen Therapie ist es, trotz Bestehens einer generalisierten Erkrankung tumorbedingte Komplikationen wie Schmerzen, Blutungen, Verdrängungen und Exulzerationen zu verhindern. So wird eine Verbesserung der Lebensqualität gewährleistet. Auch das Vorhandensein von weiteren Metastasen in anderen Organen muß keine Kontraindikation für eine Brustwandresektion darstellen. Bei drohenden Tumorkomplikationen muß im interdisziplinären Konzept entschieden werden, ob die Gesamtprognose der Erkrankung eine palliative Resektionsbehandlung sinnvoll erscheinen läßt.

Die operativen Prinzipien decken sich mit den Strategien beim infiltrierenden Bronchialkarzinom.

Eine Sonderstellung kommt den Sternummetastasen zu, da v. a. die Rekonstruktion sehr hohen mechanischem Ansprüchen genügen muß, um eine suffiziente postoperative Atemmechanik zu erreichen. Meist handelt es sich um metastasierende Mammakarzinome, die entlang der parasternalen Lymphbahnen in das Sternum einbrechen (Abb. 4) (Schneider et al. 1985).

Infiltrierende Mammakarzinome

Lokal fortgeschrittene Mammakarzinome erfordern spezielle onkologische und plastisch-chirurgische Kenntnisse. Die radikale Mastektomie unter Mitnahme der befallenen Brustwand mit axillärer Lymphknotendissektion stellt die Thera-

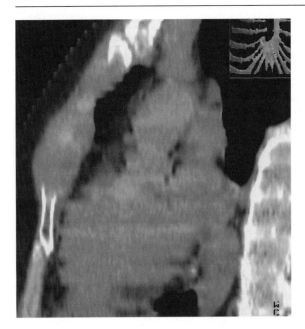

Abb. 4.
Sagittale, computertomographische 2D-Rekonstruktion einer ausgedehnten Sternummetastase eines Mammakarzinoms. Operative Therapie durch komplette Sternumexstirpation. (Aufnahme S. Tüngerthal, Heidelberg-Rohrbach)

pie der Wahl dar. Thoraxchirurgen werden häufiger mit postoperativen Lokalrezidiven oder Radioosteonekrosen nach Bestrahlungstherapien konfrontiert. Auch hier sollte die weite lokale Resektion angestrebt werden. Die Rekonstruktion der knöchernen Brustwand ist mit den zur Verfügung stehenden alloplastischen Materialien meist unproblematisch. In der Regel verbleiben jedoch auch große Weichteildefekte, die nicht ohne aufwendige myokutane Lappenplastiken gedeckt werden können. Auch durch die Anwendung von gestielten Omentumplastiken sind gute Resultate zu erzielen.

Die Prognose wird hier sowohl durch die Radikalität des Eingriffes, den Lymphknotenstatus wie auch durch das Vorhandensein von Fernmetastasen bestimmt. Somit kann die Indikationsstellung auch hier sowohl unter kurativen wie auch unter palliativen Gesichtspunkten erfolgen (Sweetland et al. 1995).

Operative Behandlung

Die Beschreibung von Brustwandresektionen findet sich seit dem Beginn unseres Jahrhunderts. Als Brustwandersatz verwendete Kirschner Fascia lata. Die Weiterentwicklung der Techniken mit Einsatz von autologen und synthetischen Rekonstruktionsmaterialien ermöglicht heute auch Deckung großer Defekte. Inzwischen werden sogar individuelle Prothesen eingesetzt, die präoperativ computergesteuert modelliert werden (Tabelle 1).

Tabelle 1. Historische Entwicklung der Rekonstruktionsverfahren nach knöcherner Brustwandresektion. Der entscheidende Fortschritt wurde durch die Einführung synthetischer Materialien wie Marlex-mesh oder PTFE erzielt. (Mod. nach Merkle et al. 1991)

Autor	Jahr	Prothesenmaterial
Kirschner	1909	Fascia lata
Sauerbruch	1928	Mamma, Diaphragma
Maurer u. Blades	1946	Rippen
Watson u. James	1947	Fascia lata
Campbell	1950	M. latissimus dorsi (Lappen)
Morrow	1950	Tantalumnetz
Cotton	1956	Stahlnetz
Hardin u. Harrison	1957	Teflon
Graham	1960	Marlex-mesh
Weber	1964	Dura mater
Eschapasse	1977	Methylmetacrylate
Jukiewicz u. Arnold	1977	Prolene (Netz) und Omentum (Lappen)
Arnold u. Pairolero	1979	Rippentransplantat, M. pectoralis major (Lappen)
Paris	1980	Silikon, Stahl und Methylmetacrylate
Mc Cormack	1981	Marlex „sandwich"
Pairolero u. Arnold	1985	„PTFE 2 mm soft tissue patch"
Hochberg	1994	Computergesteuert, maßgefertigte Silikonprothese

Zur Deckung der Weichteile wurden unterschiedliche Lappenplastiken bis hin zum freien Transfer beschrieben.

Resektionstechniken

Die Technik der Tumorresektion ist abhängig von Tumorgröße, -lage und Dignität. Vorrangiges Ziel ist die vollständige Resektion im Gesunden, wobei aus Gründen der Radikalität auch angrenzende Lungen- oder Mediastinalstrukturen en bloc mitreseziert werden. Von entscheidender Bedeutung ist ein adäquater Sicherheitsabstand, zumal am knöchernen Thorax keine Schnellschnittdiagnostik durchgeführt werden kann. Der Pathologe sollte aber die Absetzungsränder im Bereich der Weichteile als Schnellschnitt untersuchen. Für benigne Tumoren scheint ein Sicherheitsabstand von 2 cm ausreichend. Maligne Tumoren erfordern einen Abstand von mindestens 4–5 cm. Die angrenzende Rippe kaudal und kranial des Tumors sollte ebenfalls mitentfernt werden. Die Metastasierung kann im Markraum diskret erfolgen. War die Resektion nach histologischer Aufarbeitung an den Knochenrändern nicht radikal, muß sekundär nachoperiert werden, sofern keine alternative onkologische Behandlung in Frage kommt. Werden hochmaligne Tumoren wie das Ewing-Sarkom, Askin-Tumoren, Osteosarkome oder solitäre Plasmozytome sekundär oder selten primär operiert, sollten aufgrund der Tendenz zur Knochenmarkinfiltration die gesamten betroffenen Rippen reseziert werden. Die primäre Schnittführung folgt dem Rippenverlauf, wobei Hautbezirke, die suspekt auf eine Infiltration sind, mitexzidiert werden. Das gleiche Vorgehen gilt bei vorangegangenen diagnostischen Inzisionen oder Punktionen.

En bloc müssen infiltrierte Weichteile oder angrenzendes Lungengewebe mitentfernt werden (Schnellschnittdiagnostik).

Wir eröffnen grundsätzlich, breit angelegt, den Thorax. So erhalten wir Aufschluß über Abklatschmetastasen in Pleura oder Lunge, die sich auch einer sehr exakten präoperativen Diagnostik entziehen können. Die notwendige Präparation bedarf großer Sorgfalt, um eine Tumorzellverschleppung zu vermeiden.

Im Bereich der Wirbelsäule und in der oberen Thoraxapertur sind der chirurgischen Radikalität Grenzen gesetzt. Bei Zweifeln an der Radikalität sollten die entsprechenden Regionen mit Clipmarkierungen oder auch mit Afterloading-Kathetern versehen werden. So ist eine gezielte, kleinvolumige Nachbestrahlung möglich. Oft bestehen schon präoperative Hinweise auf Befall von Wirbelkörpern oder großer Gefäße. Wenn dann dennoch eine Operation indiziert ist, z.B. aus palliativen Gründen, sollte bereits präoperativ die Möglichkeit einer kleinvolumigen Bestrahlung geklärt werden.

Eine Sonderstellung nimmt die Resektion des Sternums ein, da hierdurch die Integrität und Stabilität der Brustwand erheblich beeinträchtigt werden können. Die Sicherheitsabstände sind hier in gleicher Weise erforderlich, was auch die Resektion der angrenzenden Rippen- bzw. Klavikulaanteile notwendig macht. Falls es möglich ist, eine obere oder untere Sternumbrücke stehen zu lassen, erleichtert dies erheblich die Rekonstruktion eines stabilen Tumors. Sollte sich im Bereich des Brustwandtumors Inoperabilität zeigen, kann, sofern das Subkutangewebe noch nicht erreicht ist, zwischen breitflächigem Tumorwachstum und Subcutis eine PTFE-Membrane eingelegt werden. So kann unter palliativem Gesichtspunkt nach einem eventuellen Tumor-Debulking ein Durchbrechen der Haut mit Ulzeration verhindert werden. Dieses Vorgehen wird auch in Kap. 4.2 („Mesotheliome") erläutert.

Rekonstruktionstechniken

Die Rekonstruktion des knöchernen Thorax hat zwei vorrangige Aufgaben: Zum einen die Gewährleistung einer suffizienten Atemmechanik. Zum anderen ist v.a. in den ventralen und basalen Abschnitten eine Schutzfunktion für Mediastinal- und Oberbauchorgane gefordert.

Im Gegensatz zu anderen Gruppen sind wir, je nach Topographie, bei einem plastischen Ersatz großzügig. Die direkte Rippenadaptation verursacht nach unserer Erfahrung unverhältnismäßig große Schmerzen. Durch den postoperativen Ersatz wird die Atemmechanik, v.a. in der frühpostoperativen Phase, am besten gewährleistet.

Die Anforderungen an einen suffizienten Brustwandersatz sind hoch. Stabilität und Elastizität werden in gleicher Weise gefordert. Leichte Handhabung, biologische Verträglichkeit und Haltbarkeit werden erwartet.

Dorsale und laterale Brustwanddefekte können mit doppellagigem Marlex mesh (preiswert) bzw. mit PTFE der Stärke 1–2 mm gedeckt werden. Dabei ist auf eine sorgfältige und straffe Verankerung mit nicht resorbierbarem Fadenmaterial in den benachbarten knöchernen Strukturen zu achten.

Ventrale Defekte sowie Sternumdefekte werden mit der sog. Sandwichtechnik versorgt (Eschapasse et al. 1981). Dabei wird zwischen zwei Lagen Marlexmesh oder PTFE eine Schicht aus Methylmetacrylat eingearbeitet (Abb. 5). Diese Technik kommt auch zur Anwendung bei Defekten, die 4 Rippen oder eine Fläche von 500 cm^2 überschreiten. Der Brustwandersatz derart großer Defekte wird teilweise auch nur mit PTFE oder Marlex-mesh durchgeführt. Auch die Defektdeckung nur mit myokutaner Lappenplastik wird empfohlen (Shimizu et al. 1995). In unserer Erfahrung birgt ein derartiges Vorgehen immer das Risiko einer postoperativen Instabilität mit konsekutiver prolongierter Respiratortherapie. Seit wir die Sandwichtechnik bei ausgedehnten Defekten, z.B. Sternumtotalersatz, verwenden, ist eine postoperative Nachbeatmung kaum erforderlich. Bei Kindern verwenden wir Vicrylnetz, das sich auch für infizierte Bereiche eignet.

In den meisten Fällen bleibt über den knöchernen Defekten ausreichend Weichteilgewebe für eine primäre Adaptation zurück.

Größere Weichteildefekte müssen durch gestielte Muskellappen, evtl. im Sinne von Inselhautlappen, versorgt werden. Nahezu alle Muskeln der Thoraxwand können hier bei entsprechender Mobilisierung zum Einsatz kommen.

Am häufigsten wird auf den M. pectoralis major zurückgegriffen, evtl. in Kombination mit einer Mammaverschiebeplastik. Der M. latissimus dorsi kann über weite Strecken mobilisiert werden.

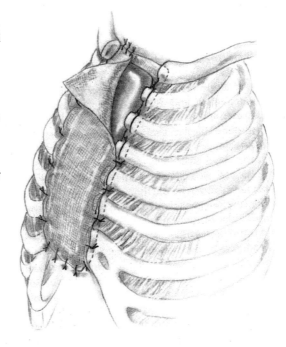

Abb. 5.
Schematische Darstellung einer Sandwichplastik. Zwischen zwei Schichten Marlex-mesh wird eine Lage Methylmetacrylat fixiert. Dieses Verfahren gewährleistet Elastizität und Stabilität in gleicher Weise. Nach Sternumresektion oder nach ausgedehnten knöchernen Brustwandresektionen erfolgt die Rekonstruktion in der dargestellten Weise. Die Weichteildeckung erfolgt durch muskulokutane Verschiebelappen oder Omentumhochzug. (Nach Merkle et al. 1991)

Zunehmend Verbreitung finden auch die gestielten Rectus-abdominis-Inselhautlappen in verschiedenen Variationen. Große Erfahrungen konnten mit diesem Verfahren bei der Mammarekonstruktion gewonnen werden.

Die Deckung mit großem Netz bietet nebst der großen Mobilität auch den Vorteil der hohen Immunkompetenz dieses Gewebes. Dies äußert sich in der sehr guten Einheilungstendenz. Nachteil ist die geringe mechanische Stabilität sowie die Notwendigkeit einer sekundären Spalthautdeckung. Das große Netz eignet sich besonders als zusätzliche Weichteilschicht, wenn infizierte Skelettanteile, besonders das Sternum, ersetzt werden. Meist führt die chronische Entzündungsreaktion in der Umgebung von z.B. Osteomyelitiden oder Tumornekrosen zu ausgedehnten Verschwielungen, so daß auf einen Kunststoffeinsatz zur Stabilisierung verzichtet werden kann. Die erste Wahl stellen daher die gestielten Muskellappen dar. Der Hochzug des großen Netzes gilt uns als Reserveverfahren.

In Ausnahmefällen sind auch freie muskulokutane Lappen, z.B. vom Unterschenkel oder vom M. latissimus dorsi der Gegenseite, erforderlich. Besonders bei diesen Verfahren ist eine enge Kooperation mit dem plastischen Chirurgen notwendig.

Selbst ausgedehnte, infizierte, tumoröse Brustwanddefekte mit offen liegenden Lungen- oder Mediastinalanteilen lassen sich fast immer adäquat operativ therapieren.

Eigene Ergebnisse und Erfahrungen

Von 1984–1994 haben wir insgesamt 429 Brustwandresektionen mit knöchernen Defekten durchgeführt. Radikalitätsraten variieren von 64–91%.

Zahlenmäßig dominierend sind die sekundären Brustwandtumoren. Den größten Anteil hatten die Brustwandresektionen aufgrund von Metastasen. Bei 207 Patienten konnten 149 (72%) komplette (R0) Resektionen durchgeführt werden.

Bei 170 Patienten mit Bronchialkarzinomen wurden Brustwandresektionen vorgenommen. 109 Patienten (64%) wurden radikal (R0) reseziert.

Es fanden sich 52 primäre Brustwandtumoren, wovon 28 maligne waren (Trainer et al. 1995). Die malignen Tumoren konnten in 67% (n = 19) der Fälle radikal reseziert werden, die benignen in 91% (n = 22). Histologisch fanden sich sehr unterschiedliche Befunde, weshalb statistisch sinnvolle Angaben zur Überlebenszeit nicht möglich sind (Tabelle 2). Ein Teilkollektiv dieser Patienten wurde hinsichtlich der prä- und postoperativen Lungenfunktion untersucht. Es zeigte sich, daß bei adäquater Brustwandrekonstruktion sogar sehr große Defekte ohne signifikante Einbußen der Lungenfunktion bleiben (Trainer et al. 1995).

Meist unter palliativen Gesichtspunkten steht die chirurgische Therapie der Brustwandmetastasen. Wir haben von 1984–1994 insgesamt 207 Brustwandresektionen wegen Metastasen durchgeführt. In 72% der Fälle konnte eine kom-

Tabelle 2. Histologische Befunde der primären Brustwandtumoren die von 1984–1994 reseziert wurden (n = 52)

Diagnosen	Anzahl (n)
Benigne	
Fibröse Dysplasie	5
Entzündlicher Pseudotumor	4
Aneurysmatische Knochenzyste	4
Chondrom/Osteom	5
Lipom/Fibrom/Neurinom	6
Maligne	
Lipo-/Neuro-/Fibrosarkom	8
Osteo-/Chondrosarkom	8
Malignes fibröses Histiozytom	5
Aggressive Fibromatose	1
Hämangioperizytom	1
Ewing-Sarkom	1
Synovialsarkom	1
Plasmozytom	1
Histiozytosis X	1
Schwannom	1
Gesamt	52

plette Resektion erfolgen. Die prognostische Wertigkeit der Resektionsbehandlung muß im Kontext der zugrundeliegenden Tumorerkrankung gesehen werden (Schirren et al. 1994).

Der kurative Ansatz von Brustwandresektionen wird durch die Ergebnisse bei den infiltrierenden Bronchialkarzinomen dokumentiert. Von 1984–1994 wurden insgesamt 170 Patienten mit brustwandinfiltrierenden Bronchialkarzinomen operiert. In der Gruppe der radikal resezierten Patienten lag die Fünfjahresüberlebensrate mit 25 % signifikant über der inkomplett resezierten (Tabelle 3). Schlüsselt man die Gruppe der radikal resezierten Patienten nach dem Lymphknotenstatus auf, zeigt sich bei den Patienten ohne Lymphknotenbefall ein deutlicher Vorteil im Langzeitüberleben (Tabelle 4).

Tabelle 3. Überlebensraten der Patienten mit operierten Bronchialkarzinomen mit Brustwandresektion (T2–T4) in Abhängigkeit von der Radikalität (R0 vs. R1/2). Die 30-Tages-Letalität betrug 10 % bzw. 13 %. 1984–1994, p = 0,002 (n = 170). Gesamtzahl aller operierten Patienten mit Bronchialkarzinomen im gleichen Zeitraum n = 2464

	R0 n = 109	R1/2 n = 61
1 Jahr	61 %	35 %
3 Jahre	33 %	21 %
5 Jahre	25 %	9 %
7 Jahre	20 %	5 %
Medianes Überleben (Monate)	18,9	8,0

Tabelle 4. Überlebensraten der im Spätschicksal verfolgten, radikal (R0) operierten Patienten mit brustwandinfiltrierenden Bronchialkarzinomen (T3) in Abhängigkeit vom Lymphknotenbefall (N0 vs. N1/2). Die 30-Tages-Letalität betrug 8 % bzw. 9 %, 1984–1994, p = 0,026, (n = 73). Gesamtzahl aller operierten Patienten mit Bronchialkarzinomen im gleichen Zeitraum n = 2464

	pT3N0 n = 39	pT3N1-2 n = 34
1 Jahr	58 %	56 %
3 Jahre	43 %	24 %
5 Jahre	37 %	13 %
7 Jahre	31 %	–
Medianes Überleben (Monate)	34,1	13,3

Von 1986–1994 wurden 17 komplette und 55 Teilresektionen des Sternums durchgeführt. Bei den Indikationen waren führend Metastasen eines Mammakarzinoms, gefolgt von Radioosteonekrosen und primären Sternumtumoren. In den meisten Fällen war somit ein palliativer Charakter gegeben. Instabilitäten und septische Komplikationen traten in 14 % auf. Die 30-Tages-Letalität betrug 5 % (Schneider et al. 1995).

Zusammenfassung

1. Sekundäre und primäre Brustwandtumoren nahezu jeder Größe können reseziert werden.
2. Diagnose und Radikalität bestimmen die Prognose, nicht das Resektionsausmaß.
3. Bei korrekter Operationstechnik lassen sich befriedigende mechanische und kosmetische Ergebnisse erzielen.
4. Die chirurgische Therapie primärer Brustwandtumoren und infiltrierenden Bronchialkarzinome kann unter kurativem Gesichtspunkt geschehen.
5. Die Resektion von Brustwandmetastasen leistet einen wichtigen Beitrag zur Verhinderung schwerwiegender Tumorkomplikationen.

Literatur

Bacci G, Picci P, Ferrari S, Ruggieri P, Casadei R, Tienghi A, Brach del Prever G, Gherlinzoni F, Mercuri M, Monti C (1993) Primary chemotherapy and delayed surgery for nonmetastatic osteosarcoma of the extremeties. Results in 164 patients preoperatively treated with high doses of methotrexate followed by cisplatin and doxorubicin. Cancer 72:3227–3238

Budach V, Dinges S (1995) Strahlentherapie der Weichteilsarkome im Erwachsenenalter. Onkologe 1:110–118

Dahlin DC, Unni KK (1986) Bone tumors: general aspects and data on 8542 cases. Thomas, Springfield

Eschapasse H, Gaillard J, Henry F, Fournial G, Berthoumien E, Desrez Y (1981) Repair of large chest wall defects: Experience with 23 patients. Ann Thorac Surg 32:329–334

Farley JH, Seyfer AE (1991) Chest wall tumors: experience with 58 patients. Mil Med 156:413-420
Ginsberg RJ (1995) Resection of a superior sulcus tumor. Chest Surg Clin N Am 5(2):315-331
Gordon MS, Hajdu SE, Bains MS, Burt ME (1991) Soft tissue sarcomas of the chest wall. J Thorac Cardiovasc Surg 101:843-852
Harpole DH Jr, Hearley EA, De Camp MM Jr, Mentzer SJ, Strauss GM, Sugarbaker DJ (1996) Chest wall invasive non-small cell lung cancer: patterns of failure and implications for a revised staging system. Ann Surg Oncol 3:261-269
Hochberg J, Ardenghy M, Graeber GM, Murray GF (1994) Complex reconstruction of the chest wall and breast utilizing a customized silicone implant. Ann Plast Surg 32:524-531
Martini N, Huvos AG, Burt ME, Heelan RT, Bains MS, McCormack PM, Rusch VW, Weber M, Downey RK, Ginsberg RJ (1996) Predictors of survival in malignant tumors of sternum. J Thorac Cardiovasc Surg 111:96-105
McAfee MK, Pairolero PC, Bergstralh EJ (1985) Chondosarkoma of the chest wall: factors affecting survival. Ann Thorac Surg 40:535-541
Merkle NM, Vogt-Moykopf I, Baumeister RG, Bubb CF (1991) Erkrankungen der Brustwand und der Pleura. In: Heberer G, Schildberg FW, Sunder-Plassmann L, Vogt-Moykopf I (Hrsg) Die Praxis der Chirurgie – Lunge und Mediastinum. Springer, Berlin Heidelberg New York, S 485-537
Meyer G, Langsdorf M, Bülzebruck H, Vogt-Moykopf I (1987) Der Stellenwert der Brustwandresektion in der Chirurgie von Lungenmetastasen extrathorakaler Tumoren. Langenbecks Arch Chir 372 (Kongreßbericht 1987) 813-819
Mountain CF (1986) A new international staging system for lung cancer. Chest 89:225-234
Pairolero PC, Arnold PG (1985) Chest wall tumors: experience with 100 consecutive patients. J Thorac Cardiovasc Surg 90:367-375
Pancoast HK (1924) Importance of careful roentgen-ray investigations of apical chest tumors. JAMA 83:1407-1411
Rao BN, Hayes FA, Thompson EI, Kumar AP, Fleming ID, Green AA, Austin BA, Pate JW, Hustu HO (1995) Chest wall resection for Ewing's sarcoma of the rib: an unnecessary procedure. Ann Thorac Surg 60:1454-1455
Sawin RS, Conrad EU, Park JR, Waldhausen JH (1996) Preresection chemotherapy improves survival for children with Askin tumors. Arch Surg 131:877-880
Schirren J, Trainer S, Krysa S, Bülzebruck H, Schneider P, Drings P, Vogt-Moykopf I (1994) Metastasenchirurgie der Lunge im interdisziplinären Konzept. Onkologie 17:439-448
Schneider P, Schirren J, Brkovic A, Vogt-Moykopf I (1995) Sandwich-Technik als Sternumersatz: Indikation, Technik, Ergebnisse. Langenbecks Arch Chir (Kongreßbericht 1995) [Suppl II]: 1041-1044
Schraube P, Latz D (1993) Wertigkeit der Strahlentherapie bei der Behandlung des Pancoast-Tumors der Lunge. Strahlenther Onkol 169(5): 265-269
Schütte J (1995) Chemotherapie der Weichgewebssarkome. Onkologe 1:119-125
Shimizu J, Nakamura Y, Tsuchida K, Watanabe S, Tsuchiyama T, Ikebata Y, Nishimura M (1995) Complete sternectomy for metastatic carcinoma with reconstruction using a latissimus dorsi musculocutaneous flap. Eur J Cardiothorac Surg 9:342-344
Souba WW, McKenna RJ Jr, Meis J (1986) Radiation induced sarcomas of the chest wall. Cancer 57:610-615
Stelzer P, Gay WA Jr (1980) Tumors of the chest wall. Surg Clin N Am 60:779-785
Sweetland HM, Karatsis P, Rogers K (1995) Radical surgery for advanced and recurrent breast cancer. J R Coll Surg Edinburgh 40:88-92
Swoboda L, Linder A, Toomes H (1989) Brustwandersatz mit nicht-resorbierbarem und resorbierbarem Kunststoff. Z Herz Thorax Gefäßchir 3 [Suppl 1]: 141-143
Temeck BK; Okunieff PG, Pass HI (1996) Chest wall disease including superior sulcus tumors. In: Pass HI, Mitchell JB, Johnson DH, Turrisi AT (eds) Lung cancer: Principles and practice. Lippincott-Raven, Philadelphia, pp 585-601
Trainer S, Schirren J, Schneider P, Vogt-Moykopf I (1995) Chirurgische Therapie der primären Brustwandtumoren. Langenbecks Arch Chir (Kongreßbericht 1995) [Suppl II]: 1002-1005
Vogt-Moykopf I, Krumhaar D (1967) Management of Primary Rib Tumors. Surgery Gyn Obstet 125:1239-1245
Wallner KE, Nori D, Burt M (1991) Adjuvant brachytherapy for treatment of chest wall sarcomas. J Cardiovasc Surg 101:888-891

11 Lungenmetastasen

11.1 Pulmonale Metastasierung von primär-extrapulmonalen Tumoren

A. von Herbay, H.F. Otto

Zu den typischen Eigenschaften eines malignen Tumors gehören das lokale infiltrative Wachstum sowie die Fähigkeit, Fernabsiedelungen (*Metastasen*) zu bilden. Dabei geht ein maligner Tumor im Einzelfall seine eigenen Wege. Gleichwohl erfolgt die Metastasierung maligner Tumoren nicht rein zufällig, sondern meistens gemäß bestimmter Ausbreitungswege. Diese sind teils durch anatomische Strukturen vorgegeben, v. a. durch den Verlauf von Blut- und Lymphgefäßen. Anderenteils sind es aber auch tumoreigene Faktoren, die zu typischen Verläufen der Metastasierung führen. Experimentelle Untersuchungen haben aufgezeigt, daß die metastatische Potenz von verschiedenen Zellgruppen (*Klone*) innerhalb eines Tumors deutlich heterogen ist (Fidler u. Hart 1982).

Da die pulmonale Metastasierung von primär-extrapulmonalen Tumoren zumeist bestimmten allgemeinen Prinzipien der Metastasierung unterliegt, sollen diese zuerst kurz dargestellt werden. Anschließend werden diese Prinzipien auf die spezielle Situation der Lungenmetastasen übertragen.

Allgemeine Prinzipien bei der Metastasierung

Die Metastasierung von Tumoren ist ein komplexer Vorgang, der als eine stufenartige Sequenz von mehreren Schritten abläuft. Die Kaskade von Ereignissen kann dabei in 3 Hauptphasen aufgegliedert werden (Poste u. Fidler 1980; Tarin u. Matsumura 1994; Alberts et al. 1994):
1. *Invasionsphase:* Lösung der Tumorzellen aus dem Zellverband und lokale Invasion;
2. *Embolisationsphase:* Verschleppung neoplastischer Zellen;
3. *Implantationsphase:* Ansiedelung und Anwachsen von Tumorzellen im Metatasenorgan.

Tumorzellinvasion

Der Prozeß der Metastasierung beginnt mit der lokalen Invasion von Tumorzellen. Dabei lösen sich zunächst Zellen aus dem Zellverband im Primärtumor (*Dissoziation*). Mittels einer besonderen Eigenbeweglichkeit (*Lokomotion*) dringen sie an der Invasionsfront in die Nachbarschaft ein. In einem weiteren Teilschritt durchdringen sie die Wand von Lymph- oder Blutgefäßen.

Ultrastrukturelle Untersuchungen haben die *Dissoziation* von Tumorzellen charakterisiert als eine Auflockerung des Verbunds von Karzinomzellen bei verminderten Junktionskomplexen und Desmosomen. Eine molekulare Grundlage hierfür ist ihr Verlust der Expression von speziellen Zelloberflächenmolekülen, welche die Zell-zu-Zell- oder Zell-zu-Matrix-Adhäsion vermitteln. Diese Adhäsionsmoleküle („*cell adhesion molecules*", CAM) umfassen verschiedene Familien: *Integrine* (α-, β-Heterodimere von 14 verschiedenen α- und 8 verschiedenen β-Untereinheiten), *Cadherine* [E-(„epithelial"), N-(„neural"), P-(„placental"), V-, T-Cadherin; Catenin], *Ig-Superfamilie* (ICAM-1 und ICAM-2, N-CAM, V-CAM, CEA, LFA-3), *Selektine* [E-(„endothelial"), L-(„leukocyte"), P-Selectin; ELAM-1 u. a.] (Nigam et al. 1994). Zu den CAM gehört ferner auch das CD 44, ein Protein mit mehreren varianten Isoformen (Nigam et al. 1994).

Ein weiteres Charakteristikum der *Dissoziation* ist der Verlust der Verhaftung von Karzinomzellen an einer epithelialen Basalmembran und nachfolgend deren Penetration.

Die Invasion ist, wie der gesamte Vorgang der Metastasierung, kein einseitiger Tumor-gegen-Wirt-Prozeß. Vielmehr stehen den vom Tumor ausgehenden Aktionen verschiedene Reaktionen des Wirts gegenüber. So ist beispielsweise an der Invasionsfront das Wirtsgewebe ödematös aufgelockert. Hierdurch ist es den Tumorzellen erleichtert, aktiv in präformierte Spalten und interstitielle Räume des Wirtsgewebes zu infiltrieren. Ferner besteht, in individuell stark wechselnder Ausprägung, entlang der Invasionsfront oft auch ein leukozytäres Infiltrat. Es entspricht wahrscheinlich dem Versuch einer lokalen immunologischen Tumorrejektion (s. unten, „Lymphogene Embolisation").

Die Infiltration des Interzellularraums ist kein Durchwandern eines leeren Raumes. Vielmehr entspricht er einem komplexem dreidimensionalen Netzwerk, gebildet von seiner Grundsubstanz sowie hierin eingelagerten Faserproteinen wie z. B. Kollagen und Elastin (Stetler-Stevenson et al. 1993). Die enzymatische Auflösung dieser extrazellulären Matrix ist ein wesentlicher Teilschritt im Ablauf der Invasion (Übersicht bei Stetler-Stevenson et al. 1993). Zu den verschiedenenen Metalloproteinasen, die die extrazelluläre Matrix degradieren, gehören Kollagenasen, Gelatinasen A und B, Stromelysin 1–3, ferner Matrilysin und Metalloelastase (Nigam et al. 1994). An diesem Prozeß sind nicht allein die Tumorzellen, sondern in einem nicht unerheblichen Ausmaß auch wirtseigene Granulozyten, Makrophagen sowie andere Wirtszellen beteiligt.

Letzter Teilschritt der ersten Metastasierungsphase ist das Eindringen von Tumorzellen in Lymph- und Blutgefäße oder aber ihr Durchbruch in Hohlräume. Dieser Schritt erfolgt durch aktive Wandpassage, meist im Bereich von Kapillaren und kleinen Venen, aber nur selten von Arterien. Molekulare Grundlage hierfür ist zunächst die Auflösung des adventitiellen Bindegewebes und der Basalmembran der Blutgefäße. Die wesentlichen Komponenten der Basalmembran sind Laminin und Kollagen Typ IV, von denen jeweils verschiedene Isoformen existieren (Hewitt et al. 1997).

Tumorzellverschleppung

Dem Eintritt von Tumorzellen in Lymph- oder Blutgefäße folgt in der 2. Phase des Metastasierungsprozesses ihre intravaskuläre Verschleppung (*Embolisation*). Gemäß den dabei beschrittenen Wegen werden 2 Hauptformen unterschieden (Walther 1948): *lymphogene* und *hämatogene* Embolisation. Eine 3. Hauptform der Tumorzellverschleppung ist die *kavitäre* Metastasierung.

Lymphogene Embolisation

Nach Einbruch in Lymphkapillaren werden die Tumorzellen mit dem Lymphstrom abtransportiert (*Lymphangiosis carcinomatosa*). Bereits innerhalb der Lymphgefäße kann es zu ihrer Vermehrung kommen, die aber nur selten zu Gefäßverschlüssen führt. Häufiger jedoch erfolgt die erste manifeste Absiedelung der anterograd verschleppten Tumorzellen in den regionären Lymphknoten. Dabei infiltrieren die Tumorzellen über das lymphatische Vas afferens des Lymphknotens zuerst die Randsinus (*Sinuskarzinose*).

Die regionären Lymphknoten haben während der Passage neoplastischer Zellen die Aufgabe eines immunologischen Filters. Dementsprechend kommen, in individuell sehr unterschiedlichem Ausmaß, verschiedene reaktive Veränderungen vor, wie eine follikuläre oder diffuse lymphatische Hyperplasie, Vermehrung von natürlichen Killerzellen, Aktivierung von Makrophagen, sowie die Bildung epitheloidzelliger Granulome („*sarcoid-like reaction*"). In Abhängigkeit von der Effektivität bzw. Ineffektivität dieser immunologischen Wirt-gegen-Tumor-Reaktion kommt es intranodal zum weiteren Tumorwachstum mit progredienter Verdrängung des lymphatischen Gewebes bis hin zum Kapseldurchbruch.

Die lymphatische Verschleppung der Tumorzellen erfolgt weiter, anterograd mit dem Lymphstrom oder auch retrograd, zu benachbarten Lymphknoten. Über den Ductus thoracicus können primär lymphangisch gewanderte Tumorzellen dann sekundär auch in den Blutkreislauf gelangen.

Die Zuordnung tumorinfiltrierter Lymphknoten zu jeweils definierten Stationen ist heute Grundlage der Definition von Tumorstadien, z. B. nach dem TNM-System. Sie bildet damit auch die Grundlage für die Wahl eines stadiengerechten Therapiekonzeptes.

Hämatogene Embolisation

Die hämatogene Verschleppung neoplastischer Zellen erfolgt zumeist anterograd, seltener retrograd. Sie folgt dabei den anatomischen Gefäßbahnen. Diesen Bahnen entsprechend werden 5 Typen der hämatogenen Metastasierung unterschieden (Willis 1941; Walther 1948). Bei 2 dieser 5 historischen Typen bilden die Lungen das erste und damit praktisch wichtigste Filterorgan für embolisierte Tumorzellen:

- Als *Hohlvenentyp* wird der Ausbreitungsweg der Tumoren jener Organe bezeichnet, deren venöses Blut über die untere oder obere Hohlvene und weiter über das rechte Herz als erstem Filterorgan in die Lungenstrombahn gelangt. Dieser Typ der hämatogenen Metastasierung umfaßt die Karzinome der oberen Luft- und Speisewege, der Brustdrüse, der Urogenitalorgane, einiger endokriner Organe sowie die Sarkome der Extremitäten.
- Dem *Pfortadertyp* sind die Tumoren der Organe zuzuordnen, deren venöses Blut anterograd über die V. portae in die Leber als Filterorgan fließt. Zu diesem Typ gehören in erster Linie die Malignome des Gastrointestinaltrakts einschließlich des Pankreas, ferner Tumoren des distalen Ösophagus, der Milz sowie des Retroperitonealraums.
- Der *Lungentyp* beschreibt das Ausbreitungsmuster von primären Tumoren der Lunge und Pleura wie auch von soliden Lungenmetastasen (s. unten, „Solide Lungenmetastasen"). Bei ihm erfolgt die metastatische Streuung anterograd über die Pulmonalvenen und das linke Herz, dann weiter auf arteriellem Weg in die Organe des großen Kreislaufs, insbesonders in Knochen, Gehirn, Leber (via A. hepatica), Nieren und Nebennieren.
- Als *Lebertyp* wird das Metastasierungsverhalten des primären Leberzellkarzinoms sowie von Lebermetastasen bezeichnet. Durch Einbruch in Äste der V. hepatica erfolgt anterograd ihre Ausbreitung über die V. cava inferior und das rechte Herz in die Lungen als Filterorgan. Die ggf. weitere Ausbreitung entspricht dann dem Lungentyp.
- Beim *Wirbelsäulentyp* erfolgt dagegen eine retrograde Verschleppung von Tumorzellen über paravertebrale Venenplexus in die Wirbelkörper als Filterorgan. Dieser Typ beschreibt insbesondere den Ausbreitungsweg von Karzinomen der Prostata und der Mamma.

Während der hämatogenen Embolisation bilden die Tumorzellen aus funktionaler Sicht ein intravaskuläres Kompartiment. In diesem Kompartiment spielen noch wenig aufgeklärte Faktoren, u. a. wohl immunologische Wirt-gegen-Tumor-Reaktionen, eine kritische Rolle für das Überleben der embolisierten Tumorzellen. Experimentelle Untersuchungen haben aufgezeigt, daß der ganz überwiegende Teil in der Zirkulation elimiert wird (Fidler 1970; Fidler u. Hart 1982).

Ein gewissermaßen dazu konträres Phänomen der Embolisationsphase ist der *Tumorzellarrest*. Ganz offenbar können Tumorzellen über längere Zeit, sogar über Jahre, in einer Art Latenzphase verweilen, ohne eliminiert zu werden. Solche schlafenden Tumorzellen können, wahrscheinlich infolge einer veränderten Resistenzlage, den Ausganspunkt für eine Spätmetastasierung bilden. Häufigstes Beispiel hierfür gibt das Mammakarzinom.

Die Embolisationsphase endet mit der Adhäsion am Gefäßendothel im Zielorgan der Metastasierung. Neben Faktoren der Blutgerinnung spielen hierbei bestimmte adhäsive Proteine, wie z. B. Thrombospondin-1, Laminin, Fibronectin oder Hyaluran-Proteoglykan, sowie ihre jeweils spezifischen Rezeptoren eine wichtige Rolle (Tuszynski et al. 1997).

Kavitäre Tumorzellverschleppung

Eine Sonderform der Tumorzellverschleppung entlang der Oberfläche eines nichtvaskulären Hohlraums bildet die kavitäre Metastasierung. Beipiel hierfür gibt die Peritonealkarzinose beim Magenkarzinom. Obgleich auch die Pleurakarzinose einer Tumorausbreitung entlang einer Serosa entspricht, ist ihre Pathogenese komplexer (s. unten, „Pleurakarzinose").

Im weiteren Sinne gehören zur kavitären Tumorzellverschleppung auch die sog. Impfmetastasen, als Tumorausbreitung entlang iatrogen geschaffener Hohlräume wie z. B. Punktionskanälen.

Tumorzellimplantation

Nur eine unter mehr als 1000 zirkulierenden Tumorzellen überlebt und führt zu einem metastatischen Tumorherd (Fidler 1970). Dies bedeutet, daß der Stufenprozeß der Metastasierung mit dem Erreichen eines Zielorgans noch keineswegs abgeschlossen ist. Insofern entspricht der diagnostische Nachweis von zirkulierenden Tumorzellen, z. B. im Knochenmark, nicht unbedingt einer Fernmetastase im herkömmlichen Sinne (etwa im Sinne der TNM-Klassifikation).

Nach der *Embolisation* erfolgt in einer 3. Phase der Metastasierung die *Implantation im Wirtsgewebe*. Bei dem zuvor erforderlichen abermaligen Durchbruch einer Gefäßwand, jetzt im Zielorgan, sind prinzipiell gleichartige Mechanismen wirksam wie in der frühen Invasionsphase (s. oben, „Tumorzellinvasion") und späten hämatogenen Embolisationsphase (s. oben, „Hämatogene Embolisation").

Neben den anatomisch vorgegebenen Bahnen weisen manche Tumoren eine auffällige, nicht anatomisch begründbare Organotropie bei ihrer Metastasierung auf. In den 80er Jahren wurden spezielle zuckerbindende Moleküle, die *Lektine*, als eine biochemische Grundlage dieser Organotropie erachtet (Uhlenbruck et al. 1986). Heute gelten organspezifische *Zelladhäsionsmoleküle* auf Endothelzellen oder der subendothelialen Basalmembran als wesentliche Determinante der Organotropie bei der Metastasierung (Zetter 1990). Die endotheliale Expression solcher *Adhäsionsmoleküle* kann experimentell durch Zytokine induziert werden, z. B. durch Interleukin-1, TNF („tumor necrosis factor") und Interferon-γ (Zetter 1990).

Nach erfolgter Implantation im Zielgewebe ist die vaskuläre Ver- und Entsorgung der Tumorzellen ein nächster kritischer Faktor. Nur bis zu einer gewissen Größe können Metastasen vom ortsständigen Kapillarnetz des Wirtsorgans mitversorgt werden. Durch Interaktionen zwischen Tumor und Wirt kann es zur Neubildung von Gefäßen kommen, die angiographisch als *pathologische Gefäße* imponieren. Manche Tumoren sind in der Lage, aktiv angiogenetische Faktoren zu bilden, die das Zu- bzw. Einwachsen von Kapillaren anregen. Meistens besteht jedoch ein relatives Mißverhältnis zwischen dem vaskulären Bedarf der Metastasen und ihrer Vaskularisation. Hieraus resultieren dann Nekrosen oder regressive Veränderungen, v. a. im Zentrum des Tumors.

Noch verschiedene weitere Faktoren entscheiden mit über das effektive Anwachen und Weiterwachsen von metastasierten Tumorzellen im Zielorgan. Hierzu gehören unspezifische Wachstumsfaktoren wie z. B. „fibroblast growth factor" und organspezifische Wachstumsfaktoren sowie deren Gegenspieler, die Inhibitoren des Zellwachstums z. B. TGF β, TNF α (Zetter 1990).

Analog zu den lokalen Immunreaktionen im Wirtsgewebe des Primärorgans finden sich mitunter auch im Zielorgan der Metastasierung verschiedene immunologisch-entzündliche Reaktionen einschließlich einer „sarcoid-like reaction".

Pulmonale Metastasierung

Aus der Darstellung der allgemeinen Prinzipien bei der Tumormetastasierung wird verständlich, daß die Lungen mit ihrem ausgedehnten Blut- und Lymphgefäßnetz in Verbindung mit dem Bauch- und Halsraum ein zentrales Zielorgan für die Metastasierung bilden. Dabei verläuft die pulmonale Metastasierung von extrapulmonalen Primärtumoren im Einzelfall häufig kombiniert über den hämatogenen und lymphogenen Weg, aber nur selten über den kavitären Weg. Hämatogene Lungenmetastasen treten tendenziell früher im Krankheitsverlauf auf als lymphogene (Kim 1978). Insgesamt kommen Lungenmetastasen häufiger vor als primäre Lungentumoren.

Aus der pulmonalarteriellen Tumorembolisation können 3 verschiedene Formen der hämatogenen Lungenmetastasierung resultieren:
1. Tumorembolisation mit Gefäßobstruktion,
2. pulmonale tumorthrombotische Mikroangiopathie,
3. solide Lungenmetastasen.

Tumorembolisation mit Gefäßobstruktion

Eine obstruktive pulmonalarterielle Embolisation von Tumorgewebe kann grundsätzlich bei allen Tumoren auftreten, deren Abflußgebiet letztlich in der Lungenstrombahn ihren Filter findet (*Hohlvenentyp, Lebertyp*). Dies ist am häufigsten bei jenen Tumoren der Fall, die geläufigerweise in große Venen einbrechen. So finden sich autoptisch bei 51 % der Fälle eines hepatozellulären Leberkarzinoms pulmonale Tumoremboli, bedingt durch Einbruch des Leberkarzinoms in Äste der V. hepatica oder V. portae (Winterbauer et al. 1968). Auch 31 % der Obduktionsfälle mit Nierenzellkarzinom haben pulmonale Tumoremboli infolge Tumoreinbruchs in die Nierenvene oder V. cava inferior (Winterbauer et al. 1968). Etwas seltener kommt eine mikroskopische Tumorembolisation beim Chorionkarzinom der Gonaden vor (Winterbauer et al. 1968; Kane et al. 1975).

In Abhängigkeit vom Ausmaß der tumorembolischen Gefäßobstruktion (bzw. Okklusion, Abb. 1) entwickelt ein Teil der Patienten eine ausgeprägte Dyspnoe (Winterbauer et al. 1968; Kane et al. 1975). Es wurde daher versucht, bei dyspnoischen Tumorpatienten mittels Einschwemmkatheter und zytologischer

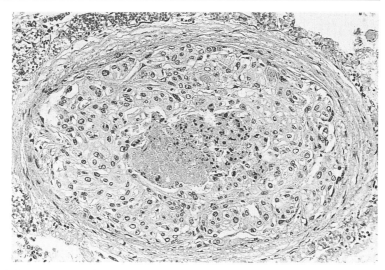

Abb. 1. Okklusive Tumorembolie: vollständiger Verschluß eines Pulmonalarterienastes durch eingeschwemmtes Tumorgewebe mit zentraler Nekrose (bei Urothelkarzinom der Harnblase). Hämalaun-Eosin

Untersuchung des kapillären Lungenbluts embolisierte Tumorzellen nachzuweisen („pulmonary microvascular cytology"; Masson et al. 1989; Lukl 1992; Abati et al. 1994). Die Spezifität solcher Untersuchungen kann zwar durch Einsatz immunzytologischer Techniken gesteigert werden, gleichwohl kommen bislang sowohl falsch-positive wie auch falsch-negative Befunde vor (Abati et al. 1994).

Pulmonale tumorthrombotische Mikroangiopathie

Die pulmonale tumorthrombotische Mikroangiopathie (PTTM) ist eine durch nichtokklusive Tumoremboli ausgelöste proliferative Angiopathie der kleinen peripheren Pulmonalarterien (von Herbay et al. 1990). Sie tritt bei etwa 3 % aller obduzierten Karzinompatienten auf. Das Spektrum der Tumoren, die zu einer PTTM führen, unterscheidet sich von den Tumoren mit okklusiver Tumorembolisation (s. oben). Ein Einbruch des Primärtumors in größere Venen ist bei der PTTM keineswegs obligat und sogar eher selten. Ganz überwiegend sind es Adenokarzinome, die zu einer PTTM führen. Am häufigsten kommt dies bei Magenkarzinomen vor (55 % der eigenen PTTM-Fälle), aber grundsätzlich wohl bei Adenokarzinomen jeglicher Lokalisation. Seltener ist eine PTTM bei anderen Karzinomen.

Pathogenetisch führt die Mikroembolisation von Tumorzellen über Adhäsion am Endothel sowie über eine lokale Gerinnungsaktivierung zu einer Proliferation der Endothelien und Myofibroblasten (von Herbay et al. 1990; Bohle u. Schaefer 1993). Die molekularen Mechanismen der PTTM dürften jenen eines

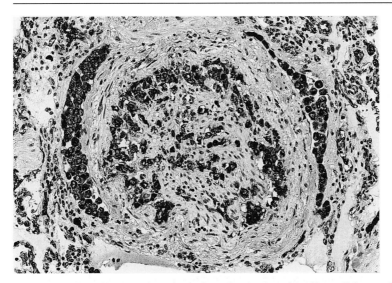

Abb. 2. Pulmonale tumorthrombotische Mikroangiopathie: fibrozelluläre Intimaproliferation mit Verschluß des Lumens, ausgelöst durch embolisierte Tumorzellen, welche fast konzentrisch dem ehemaligen Lumen anhaften. Zusätzlich liegt periarteriell eine Lymphangiosis carcinomatosa vor (Keratinimmunhistochemie; AEC)

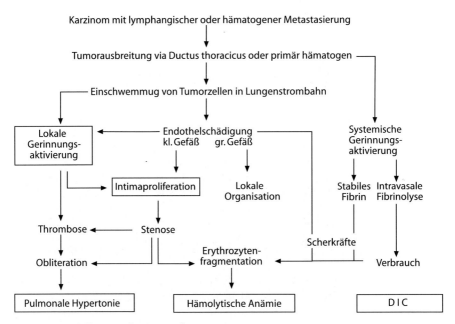

Abb. 3. Modell zur Pathogenese der PTTM

11.1 Pulmonale Metastasierung von primär-extrapulmonalen Tumoren

Moschcowitz-Syndroms entsprechen (Kuter 1991). Aus der Proliferation der Intima resultiert eine Stenose des Gefäßlumens (Abb. 2), im Extremfall auch eine Obliteration. Sekundäre thrombotische Anlagerungen, Rekanalisation und Rethrombosierungen sind häufig (Abb. 3).

Funktionell resultiert aus der PTTM eine pulmonale Hypertonie mit konsekutiver Rechtsherzbelastung. Diese kann der Tumordiagnose als Leitbefund vorausgehen. Die pulmonale Hypertonie ist in ausgeprägten Fällen (Mitteldruck 30–60 mmHg) unmittelbar todesursächlich. Bei manchen Patienten wird klinisch das Bild einer akuten Lungenembolie vorgetäuscht. Weitere Manifestationsformen der PTTM sind eine (mikroangiopathische) hämolytische Anämie und Verbrauchskoagulopathie mit Thrombozytopenie (vgl. Moschcowitz-Syndrom; Kuter 1991).

Solide Lungenmetastasen

Solide Metastasen im Lungenparenchym sind klinisch der häufigste Typ der pulmonalen Tumormetastasierung. Sie entstehen durch Implantation und Weiterwachsen embolisierter Tumorzellen (s. oben, „Tumorzellimplantation").

Solide Lungenmetastasen treten typischerweise peripher, multipel und bilateral auf. Ihre zumeist rundliche Kontur ist als Rundherd im Röntgenbild allgemein bekannt. Sie finden sich häufiger in den Unterlappen als in den Oberlappen. Die Ursache hierfür wird in der erhöhten Durchblutung der Unterlappen angenommen (Dail 1994).

Nicht so selten brechen zunächst im Parenchym gelegene solide Lungenmetastasen sekundär in einen Bronchus ein. Rein makroskopisch sind diese endo-

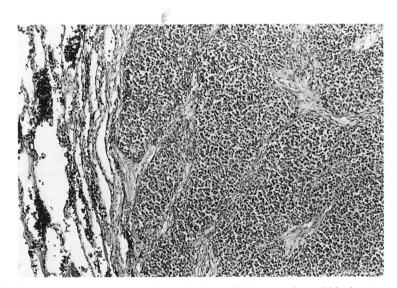

Abb. 4. Solide Lungenmetastase eines Ewing-Sarkoms (klein-, rund- und blaukernige Tumorzellen). Hämaun-Eosin

bronchialen Tumorinfiltrate schwer von primären Bronchuskarzinomen abzugrenzen (Braman u. Whitcomb 1975; Becker et al. 1990).

Die relative Häufigkeit von soliden Lungenmetastasen ist abhängig vom Typ und Sitz des Primärtumors. Literaturangaben variieren erheblich, je nachdem, ob es sich um klinische Diagnosen oder aber um autoptische Befunde handelt (Colby et al. 1995). Autoptisch finden sich Lungenmetastasen relativ häufig bei Sarkomen (Abb. 4), bei maligen Hodentumoren sowie beim malignen Melanom (Tabelle 1). Klinische Serien weisen in der Regel eine geringere Inzidenz von Lungenmetastasen aus als autoptische Studien.

Die absolute Häufigkeit von Lungenmetastasen spiegelt im wesentlichen die allgemeine Häufigkeit bestimmter Primärtumoren wieder. So finden sich aktuell Lungenmetastasen am häufigsten bei Mamma- und Kolonkarzinomen.

Weitgehend unberücksichtigt bleibt in praktisch allen statistischen Auswertungen von Serien die genaue histologische Tumordifferenzierung, obgleich diese nicht unerheblich das Metastasierungsverhalten beeinflußt.

Lymphangiosis carcinomatosa

Als *Lymphangiosis carcinomatosa* wird eine Tumorausbreitung entlang der intrapulmonalen Lymphbahnen bezeichnet (s. oben, „Lymphogene Embolisation"). Auch sie kann als symptomatische unklare interstitielle Lungenerkrankung der Tumorerstdiagnose vorausgehen (Villiger et al. 1988). Ihre historische Benennung als „Lymphangitis" (Bristowe 1868) ist zwar überholt, denn es handelt sich um keine entzündliche Gefäßerkrankung im heutigen Sinne. Gleichwohl wird der Begriff *„lymphangitic carcinomatosis"* in der angloamerikanischen Literatur heute noch oft synonym verwendet.

Phänotypisch, z. B. im Röntgenbild, können 4 verschiedene Ausbreitungsmuster der pulmonalen Lymphangiosis carcinomatosa unterschieden werden

Tabelle 1. Relative Häufigkeit von Lungenmetastasen bei ausgewählten Primärtumoren (zusammengestellt von Colby et al., 1995)

Primärtumor	Befund bei Autopsie (%)	Klinisch erkannt prämortal (%)
Malignes Melanom	80	5 (2–5)
Ewing-Sarkom	77	18
Osteosarkom	75	15
Keimzelltumoren (testikulär)	70–80	12
Chorionkarzinom (Frauen)	70–100	60
Schilddrüsenkarzinom	65	5–10
Mammakarzinom	60	5 (1–2)
Prostatakarzinom	53	5
Rhabdomyosarkom	55	21
Nierenzellkarzinom	50–75	5–30
Koloretales Karzinom	40	5 (2)
Kopf- und Halskarzinome	40	5
Harnblasenkarzinom	30	5–10

11.1 Pulmonale Metastasierung von primär-extrapulmonalen Tumoren

(Yang u. Lin 1972). 2 der 4 Ausbreitungsmuster beschreiben die lymphangische Lungeninfiltration von extrapulmonalen Primärtumoren. Am häufigsten entwickelt sich, ausgehend von Lymphknotenmetastasen im Hilus, eine progrediente radiäre streifige Parenchymverdichtung. Dieser *hilifugale Typ* tritt bei verschiedenen extrapulmonalen Tumoren auf, insbesonders aber bei Karzinomen der Mamma, des Magens und des Pankreas(-schwanzes). Etwas seltener ist eine diffuse retikuläre Parenchymverdichtung der gesamten Lunge (Abb. 5) ohne (oder mit) hilären bzw. mediastinalen Lymphknotenmetastasen. Dieser *diffuse Typ* tritt fast nur bei Magenkarzinomen auf. Die Frühveränderungen dieses diffusen Typs treten in den basalen Abschnitten der Lunge auf. Dies wurde als eine transdiaphragmale lymphatische Propagation gedeutet (Yang u. Lin 1972).

Zum diagnostischen Nachweis einer pulmonalen *Lymphangiosis carcinomatosa* sind transbronchiale Biopsien gut geeignet (Aranda et al. 1978).

Die häufige Koinzidenz von Lymphangiosis carcinomatosa und pulmonalarterieller Tumorembolisation hat zur Hypothese geführt, daß die Lymphangiosis meistens durch eine pulmonale arteriolymphangische Tumorzellembolisation entstehen würde (Übersicht bei Spencer 1985). Ausgehend von dieser Hypothese wurde versucht, durch den zytologischen Nachweis von embolisierten Tumorzellen in der peripheren Lungenstrombahn die transbronchiale Biopsie diagnostisch zu ersetzen (Masson al. 1989). Die Spezifität dieses Ansatzes wird allerdings angezweifelt (Levy u. Horak 1990; Abati et al. 1994).

Abb. 5.
Lymphangiosis carcinomatosa, diffuser Typ (bei Magenkarzinom): diffuse retikuläre Parenchymverdichtung

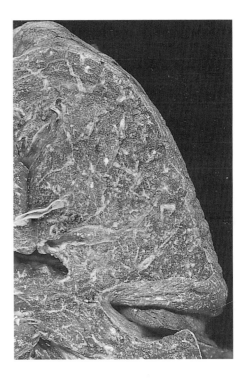

Pleurakarzinose

Unter dem makromorphologischen Begriff der Pleurakarzinose (Abb. 6) werden sowohl eine Tumormanifestation auf der serösen Pleuraoberfläche wie auch eine pleurale Lymphangiosis carcinomatosa zusammengefaßt. Ihre Pathogenese ist daher entsprechend komplex. Bei den extrapulmonalen Primärtumoren tritt eine Pleurakarzinose v. a. bei Mamma- und Magenkarzinomen auf (Colby et al. 1995).

Histologisch entspricht die Mehrzahl der Fälle einer Mischform aus pleuraler Lymphangiosis carcinomatosa und sub- bzw. epipleuraler Karzinose. Eine rein kavitäre Metastasierung entlang der Serosaoerfläche, z. B. durch Verschleppung von Tumorzellen bei Kontakt der viszeralen Pleura mit dem tumorinfiltrierten Zwerchfell (parietale Pleura), ist eher selten.

Häufig und typischerweise entwickelt sich als Folge der Pleurakarzinose ein serofibrinöser oder hämorrhagischer Erguß (Übersicht bei Kreuser 1985). Nicht zuletzt dieses Begleitphänomen hat früher zu ihrer Fehldeutung als entzündlicher Prozeß geführt („Pleuritis" carcinomatosa). Maligne Pleuraergüsse entstehen am häufigsten bei Mammakarzinom, Ovarialkarzinom oder Non-Hodgkin-Lymphomen (Kreuser 1985). Der zytologische Nachweis von Tumorzellen gelingt dann, wenn der Pleuraerguß pathophysiologisch nicht nur durch eine intrapleurale Lymphangiosis carcinomatosa bedingt ist.

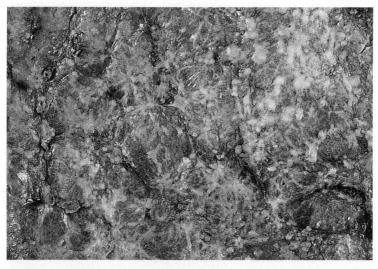

Abb. 6. Pleurakarzinose (Nahaufsicht; bei Mammakarzinom): konfluierte kleinknotige und netzförmige Tumorinfiltrate auf der Pleura visceralis

Lungeninfiltration bei Hämoblastosen

Die pulmonale Metastasierung bei Hämoblastosen wird allgemein als extramedulläre bzw. extranodale Lungeninfiltration bezeichnet. Sie entspricht einer krankheitsimmanenten Mischform aus hämatogener und lymphogener Metastasierung.

Bei malignen Lymphomen sind die *Lungeninfiltrate* typischerweise *hilifugal* ausgebildet, ausgehend von hilären Lymphomen. Sie können eine respiratorische Insuffizienz bedingen, insofern sind sie nicht selten unmittelbar todesursächlich (12 %; Schüle u. Möller 1983). Pulmonale Tumorinfiltrate kommen bei Hodgkin-Lymphomen vermeintlich häufiger vor als bei Non-Hodgkin-Lymphomen, Leukämien und dem Plasmozytom.

Bei Leukämien ist insbesonders eine *intravasale Leukostase* bei leukämischer Hyperleukozytose von klinischer Relevanz. In Abhängigkeit von der Leukozytenzahl und vom mittleren Volumen der Leukämiezellen, ferner vom Hämatokrit, kommt es ab einem Leukokrit von 20 % zu einer signifikanten Störung der Mikrozirkulation (Lichtman u. Rowe 1982). Diese bedingt in den Lungen funktionell einen alveolokapillären Block (Abb. 7). Diese pulmonale Komplikation tritt v. a. bei jenen Leukämien mit großvolumigen Blasten auf, am häufigsten beim Blastenschub der chronisch-myeloischen Leukämie, aber nur sehr selten bei einer chronisch-lymphatischen Leukämie (Gattermann u. Schneider 1991).

Als *leukämisches Lungeninfiltrat* im eigentlichen Sinne ist nicht das intravasale Vorkommen von Leukämiezellen, sondern erst ein extravasales, interstitielles Infiltrat zu definieren. Ein solches extravasales *interstitielles Lungeninfiltrat*

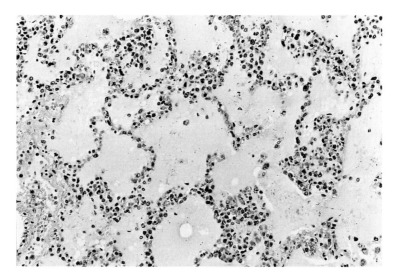

Abb. 7. Pulmonale Leukostase bei leukämischer Hyperleukozytose (terminaler Blastenschub bei CML): ausgeprägte Stase von Blasten in den Kapillaren, intraalveoläre Ödemflüssigkeit. Hämalaun-Eosin

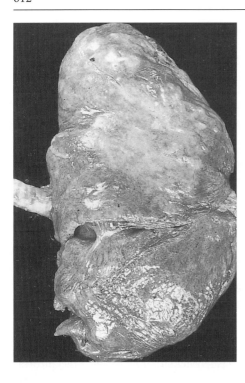

Abb. 8.
Leukämische Infiltration der Pleura im Oberlappen (terminaler Blastenschub bei CML)

kann sowohl in der Pleura (Abb. 8) wie auch als solider Herd im Lungenparenchym manifestiert sein (*granulozytäres Sarkom*).

Zusammenfassung

Die pulmonale Metastasierung von primär extrapulmonalen Tumoren ist kein reines Zufallsereignis. Sie ist vielmehr das Ergebnis eines komplexen, dynamischen Prozesses, welcher durch vielfältige Wechselwirkungen zwischen dem Tumor und seinem Wirtsorgan geprägt ist. Im Regelfall verläuft die Metastasierung als eine stufenartige Sequenz von Ereignissen mit den 3 Hauptphasen Tumorinvasion, Embolisation und Implantation.

Aus der hämatogenen Embolisation von Tumorzellen in die Lungen resultieren 3 manifeste Formen der pulmonalen Metastasierung:
1. die obstruktive Tumorembolisation,
2. die pulmonale tumorthrombotische Mikroangiopathie (PTTM) mit pulmonaler Hypertonie, hämolytischer Anämie und Verbrauchskoagulopathie,
3. solide Lungenmetastasen.

Hauptformen der lymphogenen Metastasierung sind die pulmonale Lymphangiosis carcinomatosa sowie die Pleurakarzinose. Letztere bildet oft eine Mischform mit einer kavitären Serosakarzinose. Sie geht häufig mit Ergußbildung einher. Eine Sonderform der pulmonalen Metastasierung bilden die Lungeninfiltrate bei malignen Lymphomen und Leukämien.

Das Verständnis von Pathologie und Biologie der Lungenmetastasierung bildet die rationale Grundlage einer Behandlungsstrategie.

Literatur

Abati A, Landucci D, Danner RL, Solomon D (1994) Diagnosis of pulmonary microvascular metastases by cytology evaluation of pulmonary artery catether-derived blood specimens. Hum Pathol 25: 257–262
Alberts B, Bray D, Lewis J, Raff B, Roberts K, Watson JD (eds) (1994) Cancer. In: Molecular biology of the cell, 3rd edn. Garland, New York London, pp 1255–1294
Aranda C, Sidhu G, Sasso LA, Adama FV (1978), Transbronchial lung biopsy in the diagnosis of lymphangitic carcinomatosis Cancer 42: 1995–1998
Becker HD, Kayser K, Schulz V, Tuengerthal S, Vollhaber H (1990) Atlas der Bronchoskopie: Technik, Diagnose, Differentialdiagnose, Therapie. Schattauer, Stuttgart
Bohle W, Schaefer HE (1993) Thrombendarteriitis pulmonalis carcinomatosa Ceelen: an immunohistochemical investigation. Virchows Arch A 422: 169–172
Braman SS, Whitcomb ME (1975) Endobronchial metastasis. Arch Intern Med 135: 543–547
Bristowe JS (1868) Colloid cancer of the esophagus, stomach, and lungs, and adjoining lymphatic glands. Trans Pathol Soc London 19: 228–236
Colby TV, Koss KN, Travis WD (1995) Tumors metastatic to the lung. Atlas of tumor pathology, 3rd Ser, Fasc 13: Tumours of the lower respiratory tract. Armed Forces Institute of Pathology, Washington, pp 517–546
Dail D H. Metastasis to and from the lung (1994) In: Dail DH, Hammar SP (eds) Pulmonary pathology, 2nd edn. Springer, Berlin Heidelberg New York Tokyo, pp 1581–1615
Fidler IJ (1970) Metastasis: quantitative analysis of distribution and fate of tumor emboli labelled with ^{125}J-5-iodo-2'-deoxyuridine. J Natl Cancer Inst 45: 773
Fidler IJ, Hart IR (1982) Biological diversity in metastatic neoplasms: origins and implications Science 217: 998–1003
Gattermann N, Schneider W (1991) Leukostase-Syndrom. Dtsch Med Wochenschr 116: 1399–1404
Hewitt RE, Powe DG, Morell K, Balley E, Leach ICH, Ellis IO, Turner DR (1997) Laminin and collagen IV subunit distribution in normal and neoplastic tissues of colorectum and breast. Br J Cancer 75: 221–229
Kane RD, Hawkins HK, Miller JA, Noce PS (1975) Microscopic pumonary tumor emboli associated with dyspnea. Cancer 36: 1473–1482
Kim U (1978) Pathogenesis of lung metastasis. In: Weiss L, Gilbert HA (eds) Pulmonary metastasis. Martinus Nijhoff, The Hague, pp 76–90
Kreuser ED (1985) Maligne Pleuraergüsse. Pathophysiologie, Diagnostik und Therapie. Dtsch Med Wochenschr 110: 1381–1386
Kuter DJ (1991) Case records of the Massachusetts General Hospital. Case 30-1991: Thrombotic thrombocytopenic purpura. N Engl J Med 323: 265–273
Levy H, Horak DA (1990) Pulmonary microvascular cytology in lymphangitic carcinomatosis. N Engl J Med 322: 59
Lichtman MA, Rowe JM (1982) Hyperleukocytic leukemia. Rheological, clinical, and therapeutic considerations. Blood 60: 279–283
Lukl P (1992) Pulmonary microvascular cytology in the dyspneic cancer patient. Arch Pathol Lab Med 116: 129–130
Masson RG, Krikorian J, Lukl P, Evans GL, McGrath J (1989) Pulmonary microvascular cytology in the diagnosis of lymphangitic carcinomatosis. N Engl J Med 321: 71–76
Nigam AK, Pignatelli M, Boulos PB (1994) Current concepts in metastasis. Gut 35: 996–1000
Poste G, Fidler IJ (1980) The pathogenesis of cancer metastasis. Nature (London) 283: 139–146

Schüle B, Möller P (1983) Terminales Krankheitsbild und Todesursache bei malignen Lymphomen. Tumor Diagn Ther 4: 169–174

Spencer H (ed) (1985) Secondary tumors in the lung. In: Pathology of the lung, 4th edn. Pergamon, Oxford New York, pp 1085–1096

Stetler-Stevenson WG, Aznavoorian S, Liotta LA (1993) Tumor cell interactions with the extracellular matrix during invasion and metastasis. Annu Rev Cell Biol 9: 541–573

Uhlenbruck G, Beuth HJ, Oette K et al. (1986) Lektine und die Organotropie der Metastasierung Dtsch Med Wochenschr 111: 991–995

Tarin D, Matsumura Y (1994) Recent advances in the study of tumor invasion and metastasis. J Clin Pathol 47: 385–390

Tuszynski GP, Wang TN, Berger D (1997) Adhesive proteins and the hematogeneous spread of cancer. Acta Haematol 97: 29–39

Villiger B, Grossenbacher M, Mihatsch MJ, Perrughoud AP (1988) Interstitielle Lungenkrankheit unklarer Ätiologie. Schweiz Med Wochenschr 118: 1142–1146

von Herbay A, Illes A, Waldherr R, Otto HF (1990) Pulmonary tumor thrombotic microangiopathy with pulmonary hypertension. Cancer 66: 587–592

Walther HE (1948) Krebsmetastasen. Schwabe, Basel

Willis RA (1941) A review of 500 consecutive cancer necropsies. Med J Austr 28: 258–265

Winterbauer RH, Elfenbein IB, Ball WC (1968) Incidence and significance of tumor embolization to the lungs. Am J Med 45: 271–290

Yang SP, Lin CC (1972) Lymphangitic carcinomatosis of the lungs. The clinical significance of its roentgenologic classification. Chest 62: 179–187

Zetter BR (1990) The cellular basis of site-specific tumor metastasis. N Engl J Med 322: 605–612

11.2 Diagnostik der Lungenmetastasen

S.J. Tuengerthal

Einleitung

Der maligne Tumor ist gekennzeichnet durch infiltratives Wachstum und die Entwicklung von Fernmetastasen. Bei der Entwicklung von Fernmetastasen finden hämatogen verschleppte Tumorzellen meist im ersten nachgeschalteten Kapillarbett die erforderlichen Bedingungen zum Anwachsen und bilden hier Tochtergeschwülste, nachdem sie die Gefäßwand überwunden haben [10, 30, 57, 66]. Tumorzellen in der V. cava können Lungenmetastasen verursachen [2]. Im Obduktionsgut finden sich sekundäre Neoplasien der Lunge bei 20–54% der Tumorpatienten [10]. Früher bedeutete ein Nachweis von Lungenmetastasen das Ende kurativer Therapie. Heute hat sich in diesem Punkt die onkologische Therapie gewandelt. Während zunächst nur einzelne Lungenmetastasen reseziert wurden [1, 2, 9, 23, 33, 66], werden heute im kombinierten chemotherapeutisch-chirurgischen Behandlungskonzept unter bestimmten Voraussetzungen – auch mehrfach – multiple Lungenmetastasen reseziert [8, 26, 27, 28, 42, 50]. Dabei lassen sich Fünfjahresüberlebenszeiten bis zu 30% erzielen [39, 43, 59, 61]. Zwar haben sich solch erfolgreiche Behandlungskonzepte bisher nur für wenige Tumorarten, wie das Osteosarkom oder die Hodentumoren, etabliert, aber es werden heute auch bei anderen Tumoren derartige Behandlungsverfahren erprobt. Da sich nachweisen ließ, daß die radikale Resektion der Lungenmetastasen als günstiger prospektiver Faktor angesehen werden darf, hat die Diagnostik der Lungenmetastasen neue Bedeutung gewonnen [28, 60, 61].

Diagnostische Verfahren

Klinik

Lungenmetastasen sind meist im Lungenmantel gelegen. Sie bleiben daher lange Zeit klinisch stumm: nur 8 von 136 Patienten mit Lungenmetastasen des osteogenen Sarkoms zeigten bei uns eine klinische Symptomatik [35]. Ruhe- oder Belastungsdyspnoe treten erst auf, wenn ein großer Anteil der Lunge von Tumor durchsetzt ist [65]. Singuläre subpleurale Metastasierung kann symptomatisch werden durch das Auftreten von Pleuraerguß oder Spontanpneumothorax [11]. Endobronchiale Metastasenlokalisation führt gelegentlich zu Hämoptysen oder pneumonischer Symptomatik mit Husten und Fieber [4, 24, 46, 55]. Bei endokrin aktiven Primärtumoren von Schilddrüse, Nebenniere, Hoden kann eine spezifische Organüberfunktion den Verdacht auf eine Lungenmetastasierung lenken [19, 50]. Zur Bestätigung der klinischen Verdachtsdiagnose werden in der Regel bildgebende Verfahren eingesetzt. In den meisten Fällen wird die Diagnose Lungenmetastasierung bereits vor pulmonaler Symptomatik durch die bildgebenden Verfahren gestellt und findet sich häufig als Befund bei der onkologischen Nachsorgeuntersuchung.

Lungenfunktion

Bei Tumorträgern mit beginnender Lungenmetastasierung ist die Lungenfunktion völlig unbeeinträchtigt. Pathologische spirometrische Befunde treten erst auf bei fortgeschrittener und diffuser Metastasierung. Restriktive Lungenfunktionsmuster findet man häufiger bei lymphogener Tumorausbreitung; obstruktive Ventilationsstörungen sind Zeichen des endobronchialen Tumorwachstums. Gasaustauschstörungen sind erst im Endstadium des Tumorleidens zu beobachten, wenn große Teile des Lungengewebes von Tumor durchsetzt sind.

Labor

Auffällige laborchemische Parameter sind stets Hinweise für das Spätstadium der Tumorerkrankung. Bei endokrin aktiven Tumoren sind entsprechende Serumenzymanstiege zu beobachten; diese sind aber nicht für Lungenmetastasierung spezifisch, sondern treten auch bei anderer Metastasenlokalisation oder bei lokoregionärem Rezidiv auf. Das Wachstum und damit die Progredienz verschiedener Tumoren läßt sich mit verschiedenen Tumormarkern nachweisen.

Übersicht Wichtige Tumormarker (aus [3])

Onkofetale Antigene - karzinoembryonales Antigen, - α-Fetoprotein,	Serumproteine - Immunglobuline, sonstige
ektopische Hormone - adrenokortikotropes Hormon, - antidiuretisches Hormon, - Parathormon, - Kalzitonin,	- Polyamine, - Ferritin, - Hydroxyprolin, - Katecholaminmetaboliten.
plazentare Proteine - humanes Choriongonadotropin, - humanes plazentares Laktogen, - „Regans isoencyme" (alkalische Phosphatase),	
Enzyme - prostataspezifische saure Phosphatase - Laktatdehydrogenase, - neuronenspezifische Enolase,	

11.2 Diagnostik der Lungenmetastasen

Der Anstieg des β-HCG (humanes Choriongonadotropin) oder des α-Fetoproteinblutspiegels weist bei Hodentumoren auf ein aktives Tumorwachstum hin [3, 31]. In der Überwachung der Tumorpatienten werden derartige Marker immer wichtiger zum Monitoring der onkologischen Therapie. In rascher Folge wurden für viele Tumoren Markersubstanzen entwickelt, sind aber, wie das NSE oder das CEA, nicht ausreichend tumorspezifisch. Im ersten Staging des Tumorleidens und in der Kontrolle der Tumorpatienten während und nach der Therapie sind daher mit den bildgebenden Verfahren folgende Fragen zu beantworten:
1. Besteht eine Lungenmetastasierung?
2. Anzahl, Größe und Lokalisation?
3. Komplizierende Befunde?
4. Metastasenwachstum, gemessen in Tumorverdopplungszeiten?
5. Änderung der Metastasengröße um $\geqslant 20\,\%$?

Bei Patienten, denen eine Therapie nicht durchführbar ist, dürfte es ausreichend sein, sich auf den Punkt 1 zu beschränken. Ist eine Chemotherapie geplant, sollten zusätzlich die Fragen 2-5 beantwortet werden. Ist eine Strahlentherapie oder eine chirurgische Therapie geplant, sind v.a. die Punkte 2 und 3 von Bedeutung. Chirurgische Therapie unter kurativer Zielsetzung erfordert die radikale Entfernung *aller* Lungenmetastasen. Bei Planung eines chirurgischen Eingriffs sind darum exakt Anzahl und Lokalisation der Lungenmetastasen anzugeben [9, 23, 60]. Bei diesen Patienten ergeben sich darüber hinaus folgende zusätzliche wichtige Fragen:
- Ist dem Patienten eine chirurgische Maßnahme zumutbar?
- Welche Beeinträchtigung der Lungenfunktion ist durch die chirurgischen Maßnahmen zu erwarten?
- Sind die Lungenmetastasen die einzige Tumormanifestation?

Zur Beantwortung dieser komplexen Fragestellung kann es erforderlich sein, die gesamte Palette klinischer Funktionsuntersuchungen unter Einschluß nuklearmedizinischer Methoden einzusetzen. Die heute zur Verfügung stehenden diagnostischen Methoden sind:
- Klinik,
- Labor,
- Lungenfunktionsprüfung,
- bildgebende Verfahren (Projektionsradiographie, Schnittbildverfahren, CT/MRT, Ultraschall, Nuklearmedizin),
- Endoskopie (Bronchoskopie, Thorakoskopie),
- transthorakale Punktion,
- Probethorakotomie.

Bildgebende diagnostische Verfahren

Projektionsradiographie

Bei projektionsradiographischen Verfahren wird das Röntgenstrahlenrelief hinter dem Patienten mit verschiedenen Methoden aufgezeichnet. Es handelt sich hierbei um die Summation aller Schwächungsvorgänge der Röntgenstrahlung beim Durchgang durch das Objekt. Als konventionell bezeichnet man röntgendiagnostische Verfahren, wenn das Röntgenstrahlenrelief analog aufgezeichnet wird. Im Gegensatz hierzu wird bei den digitalen Röntgenverfahren die Bildinformation über Analog-Digital-Konverter in einen Computer übertragen. Das entstehende Bild läßt sich rechnergesteuert auf verschiedene Weise modulieren. Digitale Bildverarbeitung wird bei projektionsradiographischen und Schnittbildverfahren durchgeführt. Bei konventioneller wie digitaler Diagnostik wird der Film als Dokumentationsmedium benutzt, der am Leuchtkasten durch den Radiologen ausgewertet wird. Die Auswertung von Thoraxaufnahmen am Bildschirm bekommt heute zunehmende Bedeutung, da rechnergesteuerte Bildbearbeitung die Sensitivität und Spezifität der diagnostischen Aussage verbessert.

Konventionelle Radiologie

Die Thoraxübersichtsaufnahme in 2 Ebenen gilt bis heute als unverzichtbar in der Thoraxdiagnostik. Sie steht auch an erster Stelle der bildgebenden Verfahren in der Diagnostik von Lungenmetastasen [13, 31, 52].

Technik

Die Diagnostik der Lungenmetastasen auf der Thoraxübersichtsaufnahme erfordert einwandfreie Bildqualität. Die Leitlinien der Bundesärztekammer für die Qualitätssicherung in der Röntgendiagnostik vom 09.12.88 sind zu beachten und einzuhalten [69].

Röntgenmorphologie der Lungenmetastasen

Sind bei einem Tumorträger auf einer Thoraxübersichtsaufnahme multiple Rundherde abzugrenzen, kann der Röntgenologe die Diagnose „Lungenmetastasierung" mit hoher Sicherheit stellen, und die differentialdiagnostische Abgrenzung gegenüber anderen Lungenerkrankungen ist hoch spezifisch [13] (Tabelle 1). Ist zudem der Primärtumor bekannt, ergeben sich tumortypische Befundkonstellationen, die die Diagnose zusätzlich erleichtern [9]. So sind die Lungenmetastasen von Sarkomen häufig kreisrund (Abb. 1) und haben meist eine scharf begrenzte Kontur; Metastasen der Adenokarzinome imponieren häufiger als knotige Verschattungen mit unregelmäßiger Kontur (Abb. 2). Zer-

Tabelle 1. Morphologie der Lungenmetastasen

Pathologische und radiologische Morphologie	Primärtumor
Miliar	Schilddrüse Lunge Sarkome Mamma
Netzförmig	Magen Mamma Pankreas Lunge/Bronchus Lymphome und Leukämie Prostata
„Golfballartig"	Sarkome Hellzellige Karzinome Seminome
Grob-nodulär	Oropharynx Magen Schilddrüse Weibliches Genitale Lymphosarkom Chorionepitheliom
Subpleurale Herde	Mamma Mesotheliom
Pneumonisch/peribronchial	Ösophagus Lunge/Bronchus Mamma

fall von Rundherden mit rundlichen oder irregulären Wandungen findet sich v. a. bei Plattenepithelkarzinomen des HNO-Traktes und beim Chorionkarzinom, selten bei anderen Tumoren (Abb. 3). Verkalkungen in neu aufgetretenen Lungenherden sind charakteristisch für das Osteosarkom, werden aber gelegentlich auch bei Tumoren des Kolons und des Rektums gefunden (Abb. 4). Sind auf einer Thoraxübersichtsaufnahme eines bekannten Tumorträgers multiple rundliche und grobknotige Verschattungen ohne Verkalkungen zu erkennen, muß die Verdachtdiagnose „Lungenmetastasen" gestellt werden. Zirka 75 % aller Lungenmetastasen weisen ein derartiges, einer hämatogenen Streuung entsprechendes Verschattungsmuster auf (s. Abb. 2).

Aber die Röntgenmorphologie der Lungenmetastasen ist vielfältig. Auch kleinherdige, miliariforme Knötchen (Abb. 5), große Konglomerattumoren (Abb. 6), streifige Verschattungen, segmentale oder lobäre Infiltrate, dystelektatische Infiltrate oder Atelektasen, auch Pleuraergüsse und Pneumothorax werden als röntgenmorphologische Substrate der Lungenmetastasierung beschrieben. Vielfach läßt sich wegen der Vielfalt und der Komplexität der Röntgensymptome die Diagnose „Lungenmetastase" durch die Thoraxübersichtsaufnahmen nicht stellen.

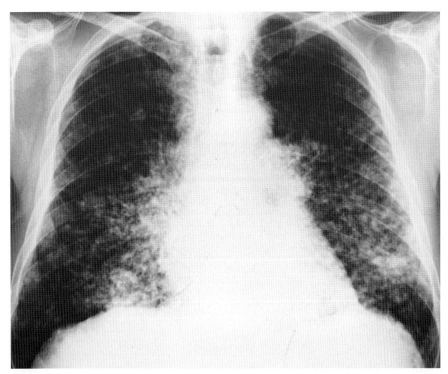

Abb. 1. Übersichtsaufnahme: Primärtumor: malignes Synovialiom des rechten Sprunggelenks (22 Jahre, weiblich). Multiple kleine, kreisrunde Lungenmetastasen

Besondere differentialdiagnostische Schwierigkeiten bereitet der solitäre Rundherd. Bei fast 1 000 resezierten Rundherden fand Toomes ca. 9 % Metastasen [53] (Abb. 7). Pathognomonische röntgenmorphologische Kriterien zur Differenzierung eines benignen von einem malignen Rundherd gibt es trotz vieler gegenteiliger Publikationen [12, 17, 47, 51, 53] z. Z. nicht. Zwar konnten Siegelmann et al. [47] nachweisen, daß schollige oder zentral gelegene Verkalkungen häufiger bei gutartigen Läsionen gefunden werden. Sie stellten fest, daß sie aufgrund röntgenmorphologischer Kriterien sicher von den seltenen verkalkten Metastasen des Osteosarkoms oder der Karzinome von Kolon, Niere und Schilddrüse zu differenzieren seien. Jeder nichtverkalkte Rundherd ist dennoch metastasenverdächtig, und es sind gutartige pulmonale Tumoren wie das Lungenchondrom oder maligne Tumoren wie das primäre Bronchialkarzinom von Lungenmetastasen nicht unterscheidbar. Es ist sicherlich nicht ratsam, beim solitären Rundherd anhand röntgenmorphologischer Kriterien eine Artdiagnose zu versuchen. Übereinstimmung herrscht darüber, daß ein neu aufgetretener singulärer Rundherd bei einem Tumorträger bis zum Beweis des Gegenteils als eine Lungenmetastase angesehen werden muß [53]. Kann mittels einer Voruntersuchung nachgewiesen werden, daß ein singulärer Rundherd keine Größenzunahme innerhalb von 2 Jahren hat, darf man an der Diagnose „Lungen-

Abb. 2.
Übersichtsaufnahme (Detail rechts): grobknotige Lungenmetastasen (Primärtumor: Zervixkarzinom; 67 Jahre)

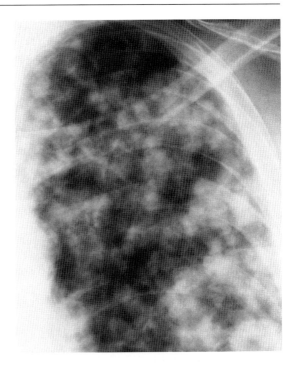

Abb. 3.
Tomographie des Hilus: Kavernisierung einer Lungenmetastase (Primärtumor: Plattenepithelkarzinom der Tonsille; 64 Jahre, männlich)

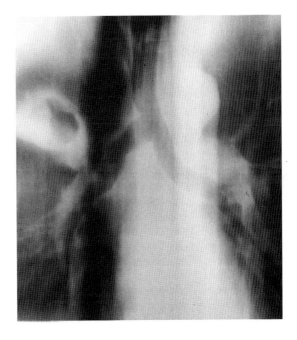

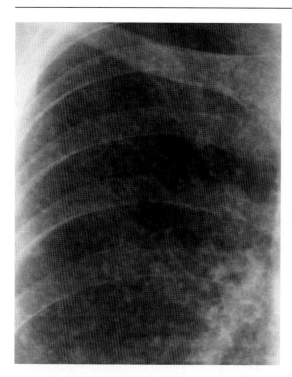

Abb. 4.
Übersichtsaufnahme (Detail Oberfeld rechts): miliariforme Metastasen (Primärtumor: tubuläres Schilddrüsenkarzinom: 72 Jahre, weiblich)

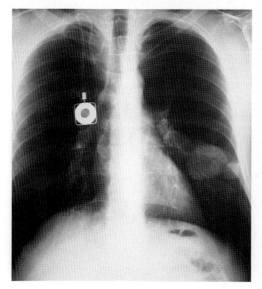

Abb. 5.
Übersichtsaufnahme: Konglomeratmetastase (Primärtumor: Kolonkarzinom; 59 Jahre, männlich)

Abb. 6.
Übersichtsaufnahme: netzförmige Metastasierung (Primärtumor Magenkarzinom: 76 Jahre, männlich) Übersichtsaufnahme (Detail rechts): grobknotige Lungenmetastasen (Primärtumor: Zervixkarzinom; 67 Jahre)

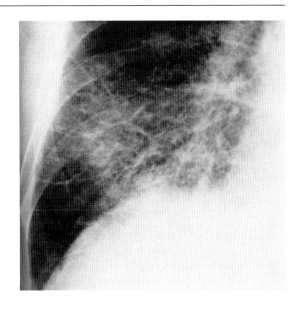

metastase" zweifeln [30, 65]. Es ist wahrscheinlicher, daß es sich um eine benigne Läsion handelt. Allerdings wurden mehrjährige Befundkonstanz und auch Befundrückbildung bei unbehandelten Nierenzellkarzinommetastasen beschrieben. Endobronchiale oder hiläre Lokalisation der Lungenmetastase kann zum Bronchusverschluß oder zur pulmonalen Gefäßkomplikation führen. Es entstehen häufig anatomisch angeordnete Verschattungen, gelegentlich findet man aber auch eine gesteigerte Lungentransparenz [13, 36, 50, 51, 54, 55]. Die Verschattungen werden hervorgerufen durch Atelektase, poststenotische Pneumonie oder Infarktpneumonie. Die gesteigerte Röntgenstrahlentransparenz entsteht durch „air trapping" bei Ventilstenose des betroffenen Bronchus und durch vikariierende Überblähung von Lungenabschnitten bei Atelektase be-

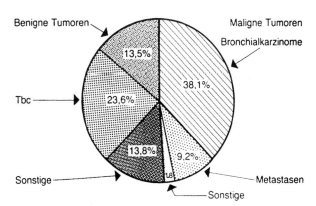

Abb. 7. Prozentuale Verteilung der Lungenrundherde. (Aus [53])

nachbarter Lungenabschnitte. Transparenzerhöhung ergibt sich auch durch die Reduzierung der peripheren Lungengefäßkaliber und weist dann auf eine Minderperfusion hin. Diese entsteht reflektorisch bei Bronchuskompression oder durch Kompression bzw. Okklusion der zentralen Lungenarterie. In Einzelfällen sind dies die einzigen und daher diskreten Röntgenbefunde, die auf die zentrale Lungenmetastase hinweisen, und sie dürfen daher nicht übersehen werden (Abb. 8). Bei einem Tumorträger sind damit schon bei diskreter Änderung eines Röntgenthoraxbildes, auch ohne Nachweis eines Tumorkernschattens oder metastasentypischer Fleckschatten, weiterführende bildgebende Verfahren und auch die Bronchoskopie indiziert.

Sensitivität

Werden technisch einwandfreie Thoraxaufnahmen durch erfahrene Ärzte beurteilt, kann nur dann eine hohe Sensitivität in der Erkennung von Lungenmetastasen erreicht werden, wenn das Lungengewebe transparent ist und keine weiteren pathologischen Verschattungen aufweist. Die räumliche Auflösung der Methode reicht dann aus, um in der Lungenperipherie Einzelknötchen von 5 mm Durchmesser darzustellen. Einzelne Rundherde werden im Lungenmantel in der Regel auf Thoraxübersichtsaufnahmen erst ab einer Größe von 1 cm als

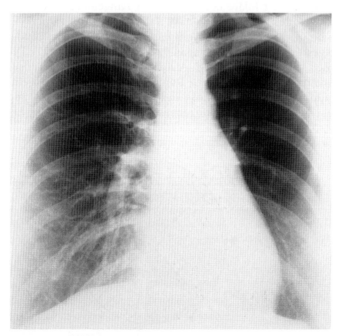

Abb. 8. Übersichtsaufnahme: Transparenzvermehrung und Oligämie der linken Lunge (Primärtumor: Niere, endobronchiale Metastasierung; 49 Jahre, männlich)

mögliche Metastasen diagnostiziert. Aber auch erheblich größere Metastasen sind bei retrodiaphragmalem, hilärem oder paramediastinalem Sitz leicht zu übersehen. Auch von erfahrenen Radiologen werden 20–30% der Thoraxaufnahmen von Patienten mit Lungenmetastasen als falsch-negativ befundet, und bei 2–5% der Untersuchungen werden falsch-positive Befunde erhoben. Gleich ausgebildete Filmleser differieren bis zu 20% in der Diagnose, und intraindividuelle Schwankungen beim gleichen Film von 10–20% sind als normal anzusehen.

Gravierende Verschlechterung der Sensivität der projektionsradiographischen Methode tritt ein, wenn Metastasen von anderen pathologischen Strukturen überlagert werden oder wenn die Lunge atelektatisch ist. Häufige pathologische Veränderungen, die bei Tumorpatienten die Röntgendiagnose „Lungenmetastasen" erschweren, sind: Lungenstauung, Atelektasen, Pneumonie und Lungenfibrose [5, 13, 31, 32, 52].

Zusätzliche konventionelle Röntgendiagnostik

In manchen Fällen können zusätzliche konventionelle radiologische Verfahren, wie die Thoraxdurchleuchtung und die konventionelle Tomographie, hilfreich sein.

Thoraxdurchleuchtung

Sorgfältige Durchleuchtung der Patienten mit Verdacht auf Lungenmetastasen bleibt, trotz vieler Vorbehalte, eine wertvolle und wichtige Untersuchungsmethode. Das zusätzliche Strahlenrisiko der Untersuchung ist für einen Tumorträger zu vernachlässigen. Trotz geringerer räumlicher Auflösung der Bildverstärkerfernsehkette wird bei der rotierenden Durchleuchtung manche zusätzliche Lungenmetastase, v.a. in paramediastinalen und basalen Lungenabschnitten, entdeckt, die auf der Thoraxübersichtsaufnahme nicht zu erkennen war. Der erfahrene Untersucher fahndet nach pathologischen Veränderungen, die bei der Planung und der Indikationsstellung eines operativen Eingriffes von Bedeutung sind. Eine paradoxe Zwerchfellbeweglichkeit bei Phrenikusparese *erhöht das Operationsrisiko*. Die Durchleuchtung ist ein sensitives Verfahren, um bei peripheren Metastasen eine Brustwandinfiltration zu erkennen. Läßt sich nachweisen, daß die Verschattung gegenüber dem Diaphragma, dem Mediastinum oder der Thoraxwand nicht verschieblich ist, muß mit einer die Lunge überschreitenden Tumorausbreitung gerechnet werden. Auch pleuranahe Tumoren und kleine Ergüsse lassen sich auf durchleuchtungsgezielten Aufnahmen gut dokumentieren. Es ist daher vor der Thorakotomie routinemäßig die Thoraxdurchleuchtung mit gleichzeitiger Ösophagusbreiuntersuchung zu fordern, auch wenn Schnittbilduntersuchungen zur Verfügung stehen [61].

Konventionelle Tomographie (Ganzlungentomographie, GTL)

Im Vergleich zur konventionellen Thoraxübersichtsaufnahme zeigt die GTL in 1 cm Abstand bis zu 20% mehr Lungenmetastasen [34, 36]. Allerdings sind ohne Verwendung von Ausgleichskörpern [54] die paramediastinalen und retrodiaphragmalen und thoraxwandnahen Lungenabschnitte so unterbelichtet, daß hier auch größere Metastasen nicht abgebildet werden. In der Diagnostik der Lungenmetastasen wurde daher die GLT weitgehend von den Schnittbildverfahren der CT abgelöst. Mit hochauflösender CT-Untersuchung läßt sich die ganze Lunge übersichtlich darstellen (Abb. 9).

Ösophagusbreischluck: Vor jeder Thorakotomie zur Metastasenentfernung sollte eine Ösophagusuntersuchung mit BaSO$_4$ als allgemeine Screeninguntersuchung erfolgen. Unabhängig davon, ob eine klinische Symptomatik vorliegt und ob Schnittbildverfahren einen mediastinalen Befall wahrscheinlich machen, hat sich diese Maßnahme bewährt. Funktionsbeeinträchtigungen des Ösophagus wie Divertikel und Kardiainsuffizienz sind häufig klinisch stumm, können aber postoperativ zur gefährlichen Aspirationspneumonie führen.

Diese wenig zeitaufwendige und gering konstenintensive, den Patienten kaum belästigende Maßnahme ist als eine wichtige und effektive Vorsorgemaßnahme anzusehen [61].

Die *Bronchographie* dürfte nach der Optimierung der Bronchoskopie und der Verbesserung der Schnittbildverfahren mit hoch auflösender Dünnschnitt-

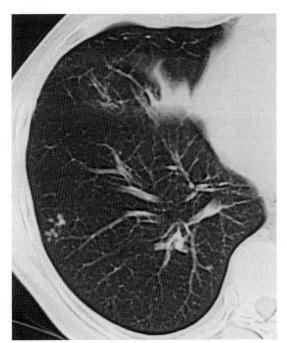

Abb. 9.
Spiral-CT-Untersuchung des Thorax einer 36jährigen Frau. Primärtumor Hämangiosarkom des linken Unterschenkels. CT-Diagnose: mehrere metastasenverdächtige Rundherde im Lungenmantel des anterobasalen Segmentes (S 8) im rechten Lungenunterlappen, 1–3 mm groß (histologisch gesichert). Technische Daten der CT-Untersuchung: Schichtdicke 5 mm, Tischvorschub 10 mm/s, Scanzeit 24 s, Röhrenspannung: kV 136, Röhrenstrom 180 mA, Bildberechnungsalgorithmus „high", berechneter Bildausschnitt mit Zoomfaktor 3,5, Präsentationsfenster (W: 2 000 HE, C: – 300 HE); Bilddokumentation mit Laserkamera auf transparentem Film

CT nur noch in Einzelfällen zur topographischen Zuordnung einer Metastase bei Rezidivoperation angezeigt sein.

Die *Mediastinalphlebographie* einschließlich der oberen und unteren Kavographie dokumentiert die Gefäßkompression und -infiltration sowie den thrombotischen Verschluß der großen Venen des Mediastinums. Da Schnittbildverfahren mit Kontrastmittelbolus die mediastinalen Strukturen übersichtlich darstellen, ergibt sich nur noch selten eine Indikation zur Mediastinalphlebographie.

Die *Pulmonalisarteriographie* ist eine Methode zur präoperativen Abklärung der Gefäßsituation bei zentraler hilärer oder zusätzlicher mediastinaler Tumorausbreitung. Vor allem bei voroperierten Patienten ist sie als präoperative Leitschiene zur Dokumentation der Pulmonalgefäße wichtig. In der frühen postoperativen Phase ist sie eine wichtige Hilfe bei der Abklärung potentiell gefäßbedingter Komplikationen, wie einer zirkumskripten Durchblutungsstörung mit Infarktpneumonie. Derartige gefäßbedingte Komplikationen sind v. a. bei ausgedehnter beidseitiger Metastasektomie gelegentlich zu beobachten und lassen sich nur durch eine Pulmonalisarteriographie nachweisen. Ist eine subtile Gefäßdiagnostik in mehreren Ebenen erforderlich, kann auf die Katheterarteriographie nicht verzichtet werden.

Aortographie und selektive Interkostal- und Bronchialarteriographie sind unter therapeutischer Zielsetzung indiziert. Die intraarterielle Chemotherapie oder die Embolisation blutender Tumoren sind Indikationen für diese invasiven, risikoreichen radiologischen Verfahren. Für derartige Untersuchungen sind digitale Bildverfahren mit angekoppelter DSA erforderlich. Das sofort verfügbare Subtraktionsbild hilft, die Untersuchungszeit zu verkürzen, die höhere Dichteauflösung des digitalen Bildes erlaubt, die Röntgenkontrastmittelkonzentration zu verringern und trägt dazu bei, das Risiko der Untersuchung zu minimieren.

Digitale Radiographie

Die digitalisierte Projektionsradiographie wurde in die Thoraxdiagnostik eingeführt, um die Nachteile der geringen Dichteauflösung der Film-Folien-Kombinationen zu vermindern. Zudem verspricht die Digitalisierung der Bildinformation einfacherer Bildbeurteilung, da somit eine rechnergesteuerte Bildbearbeitung möglich ist. Helligkeit und Schwärzung sowie Bildkontrast können variiert werden. Folgende technische Lösungen werden z. Z. angeboten und in der Klinik erprobt:
- digitalisierte Bildverstärkertechnik,
- Laserscanning von flachen Filmen,
- Laserscanning von elektronischen Platten,
- Detektorradiographie.

Die digitale Verarbeitung projektionsradiographischer Aufnahmen verbessert die Dichteauflösung, was v. a. die Erkennung nodulärer Strukturen erleichtert [14, 20, 31, 48, 49, 51, 62]. In den normalerweise unterbelichteten paramediastinalen und hilären Lungenabschnitten ist dies von besonderem Vorteil. Digitale

Bildverarbeitung korrigiert Fehlbelichtungen des Thoraxfilms. Eine wesentliche Dosisreduzierung gegenüber den heute üblichen 400 Film-Folien-Kombinationen ist allerdings ohne Einbuße diagnostischer Exaktheit nicht möglich.

Digitalisierte projektionsradiographische Aufnahmetechnik wird in Zukunft zunehmende Bedeutung erlangen, da durch zunehmenden Kostendruck ein filmloses Krankenhaus nicht mehr Utopie ist.

Schnittbildverfahren

Computertomographie

Die Entwicklung der CT-Untersuchungstechnik war für die Diagnostik der Lungenmetastasen ein wichtiger und entscheidender Fortschritt. Bereits mit den alten CT-Geräten konnten Lungenmetastasen von einem Durchmesser um 5 mm diagnostiziert werden [7, 34, 35, 45], was mit konventioneller Tomographie kaum möglich war. Die überlagerungsfreie Dokumentation in der Projektionsradiographie von unzureichend beurteilbaren retrokardialen, paramediastinalen und retrodiaphragmalen Lungenabschnitten führte dazu, daß die CT sofort zur Standardmethode in der Diagnostik der Lungenmetastasen wurde.

Fortschritte der Geräte (Übersicht, s. unten) und die standardmäßige 512 × 512-Bildmatrix, Schichtdicken von 5–8 mm und Belichtungszeiten unter 1 s und die Einführung hochauflösender Rekonstruktionsalgorithmen verbesserten die Auflösung und erlaubten es, pulmonale Rundherde von >3 mm Durchmesser darzustellen und deren morphologische Details zu analysieren. Dies steigerte die Spezifität in der Differentialdiagnose von Rundherden. Dank der hohen Dichteauflösung der CT im Lungenbereich wird die Sensitivität in der Erkennung pulmonaler Pathologie zu Recht als sehr hoch angesehen und übertrifft alle anderen bildgebenden Verfahren [36, 37]. Dennoch hatte die Einzelschnittechnik einen wesentlichen Nachteil: Einzelne Lungenrundherde, insbesondere in den Lungenunterfeldern, konnten sich aufgrund der Atemverschieblichkeit dem Nachweis entziehen, da viele Patienten nicht gleichmäßig atmen und bei kontinuierlicher Schichtfolge Lungenabschnitte nicht abgebildet werden [25].

Spiral-CT. Eine wichtige Verbesserung der computertomographischen Metastasendiagnostik ermöglicht die von Kalender et al. [21] entwickelte Spiral-CT.

Übersicht CT-Technik (Einzelschnittechnik)

- Schichtdicke: 5–8 mm,
- Tischvorschub: 5–8 mm (lückenlos),
- Belichtungszeit: ≤ 1 s;
- kV: 125–140,
- mAs/scan: 180–300,
- Kontrastmittel: nichtionisches Röntgenkontrastmittel 300 mg J/ml,
- Volumen: 120–150 ml; Injektionsgeschwindigkeit 0,7 ml/s,
- Kontrastmittelvorlaufzeit: 40 s.

11.2 Diagnostik der Lungenmetastasen

Hierbei werden während des kontinuierlichen Vorschubs des Patienten durch die Gantry des CT-Gerätes die Meßwerte registriert und zu einem Datensatz zusammengefügt. Die kontinuierliche Datenakquisition wird als „Volumenscanning" bezeichnet und hat gegenüber herkömmlicher Einzelschichtdarstellung eine Reihe von Vorteilen.

Vorteile des Spiral-CT:
- Darstellung der gesamten Lungen innerhalb von 24–30 s (1 Atemphase).
- Gesteigerte Detailerkennbarkeit pulmonaler und mediastinaler Strukturen durch optimierte Kontrastmittelapplikation mit höherer Flowrate (> 3 ml/s).
- Erweiterte Rekonstruktionsmöglichkeiten:
  - überlappende Rekonstruktionen,
  - geglättete 2- und 3-D-Rekonstruktionen,
  - MIP-(Minimum- oder Maximumintensität) kinematographische Bildanalyse an der Auswertekonsole.

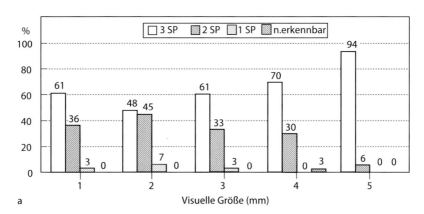

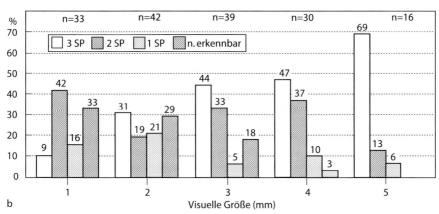

Abb. 10a, b. Einfluß der Schichtdicke auf die Erkennbarkeit von Lungenrundherden bei Spiral-CT. Schichtdicke von 5 mm (**a**) und 10 mm (**b**). Bildrekonstruktionsabstand: 5 mm bei beiden Untersuchungen (Untersuchungstechnik wie Abb. 9)

- Geringere objektbedingte Bewegungsartefakte durch kontinuierliche schnelle Bildabtastung.
- Geringere Dosis/Scan bei Vorschubgeschwindigkeit > Schichtdicke.

Diese technischen Möglichkeiten erlauben die verbesserte Darstellung von Konturen im Hochkontrast Luft/Weichteil und eine exakte Analyse thorakaler Gefäße und mit MIP auch der lufthaltigen Bronchien (Abb. 10).

Nachteile der Spiral-CT:
- Durch verringerte Quantendichte erhöhtes Bildrauschen, insbesondere bei großen und schweren Personen. Dies kann diagnostisch begrenzend sein bei der Dokumentation von Objekten mit niedrigem Kontrast (verschatteter Thorax, Prozesse der Thoraxwand und des Mediastinums), wird aber selten diagnostisch relevant bei Hochkontrastobjekten wie bei der Dokumentation von Metastasen in lufthaltiger Lunge.

Untersuchungstechnik. Da Lungenmetastasen meist Rundherde sind, gilt hinsichtlich der Abbildungsgeometrie, daß die Größe eines kugeligen Objekts nur dann aureichend abgegrenzt werden kann, wenn die Schichtdicke nicht größer ist als der Objektdurchmesser. Zwar lassen sich im Hochkontrastorgan Lunge aufgrund des Partialvolumeneffektes auch Herde mit halber Schichtdicke erkennen, eine exakte Größenangabe ist jedoch nicht möglich. Weiterhin wird aufgrund des Partialvolumeneffektes ein Teil der in der dickeren Schicht liegenden Rundherde dann nicht wiedergegeben, wenn der Durchmesser des Rundherds die halbe Schichtdicke unterschreitet [22].

Zur Diagnostik von Lungenmetastasen mit einem Durchmesser < 5 mm sollte daher eine Schichtdicke von nicht mehr als 5 mm gewählt werden, denn dann ist man in der Lage, auch noch 2,5 mm große Rundherde zu diagnostizieren.

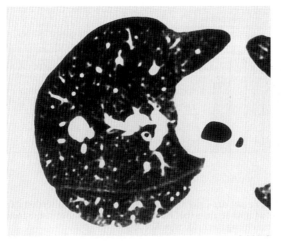

Abb. 11.
CT-Untersuchung des Thorax: ungeeignete Untersuchungstechnik und Bildwiedergabe: Schichtdicke 2 mm, Präsentationsfenster W: 750 HE, C: − 700 HE). Welche Struktur ist Gefäß, welche Metastase?

11.2 Diagnostik der Lungenmetastasen

Eigene Untersuchungen konnten zeigen, daß mit dem Somatom Plus (Firma Siemens) bei sonst unveränderten CT-Aufnahmeparametern auf einer 5-mm-Spiral-CT gegenüber einer Spiral-CT mit 10 mm Schichtdicke ca. 1/3 mehr an kleinen Lungenrundherden < 5 mm zu erkennen waren (Abb. 10) [6, 22, 41, 58, 67]. Allerdings ist die Übersichtlichkeit der anatomischen Strukturen bei dünneren Schichten geringer [44]. Die Möglichkeit des Volumenscans erlaubt die Wiedergabe pulmonaler Herde und ihre Beziehungen zu den benachbarten Gefäßen in 2-D- und 3-D-Projektionen. Dies verbessert die Erkennbarkeit fraglicher Strukturauffälligkeiten. Auch die kinematographische Betrachtung der Untersuchung an einer hochauflösenden Auswertekonsole verbessert die Sicherheit in der Abgrenzbarkeit von Rundherden in der belüfteten Lunge.

Übersicht CT-Technik (Spiral-CT)

- Schichtdicke: 5 mm (8 mm),
- Tischvorschub: 8–10 mm (je nach Broca-Wert des Patienten),
- Belichtungszeit: 24–30 s,
- kV: 125–140,
- mA: 150–180,
- Kontrastmittelapplikation: nichtionisches Röntgenkontrastmittel 300 mg J/ml, 70-ml-Flow: Frauen 1,7 ml/s, Männer 2,0 ml/s,
- Delay: je nach Herzfrequenz 20–30 s.

Präsentationsfenster. Wesentliche Voraussetzungen für eine Metastasendiagnostik ist die Wahl des geeigneten Präsentationsfensters der CT-Untersuchung. Die Empfehlungen der Bundesärztekammer zur CT-Lungendiagnostik [70] sind nach Ansicht des Autors und vieler anderer Untersucher falsch. Eine optimale Wiedergabe des Lungenparenchyms mit der pulmonalen Pathologie ist nur möglich mit einer Fensterbreite von 1 500–2 000 HE bei einer Fenstermittellage von – 300 bis – 500 HE (Abb. 9 und 11). Die kritischen pulmonalen Bilddetails bei Metastasendiagnostik können in den in den Leitlinien der CT-Diagnostik von 1989 geforderten Präsentationsfenstern mit einer Fenstermittellage von – 700 HE nicht erkannt werden (Tabelle 2, Abb. 9 und 11) [44].

Dokumentation. Die Dokumentation der CT-Aufnahmen erfolgt heute mittels Laserdruckern auf durchsichtigen Folien [71]. Die CT-Schnittbilder sollten in ausreichender Größe wiedergegeben werden, um die kritischen Bilddetails intrapulmonaler Feinstrukturen wie Rundherde < 5 mm Durchmesser oder pathologisch vermehrte interstitielle Strukturen sicher erkennen zu können. Bei einer von den meisten Untersuchern verwendeten Einzelbildgröße mit 10 cm

Tabelle 2. Präsentationsfenster

Lungenfenster		Weichteilfenster
Fensterbreite	W: 1 500–2 000 HE	W: 350–450 HE
Fensterlage	C: – 300 bis – 400 HE	C: ca. 40 HE

Kantenlänge lassen sich 20 Aufnahmen auf einem 35 × 43 cm großen Bildträger darstellen. Bei einem derartigen „kleinen" Bildformat entspricht die visuelle Auflösung der technischen Auflösung der üblichen 512 × 512 Pixel großen Bildmatrix. Um noch abbildbare kleine Details wie pulmonale Rundherde sicher zu erkennen, ist es erforderlich, die Aufnahmen mit der Lupe zu betrachten. Ein größeres Format oder Ausschnittsvergrößerungen verbessern die Erkennbarkeit der wichtigen kleinen Bilddetails; es ist aber aus Kostengründen kaum gestattet, alle Aufnahmen einer Spiral-CT-Serie einer Thoraxuntersuchung mit einer vom Untersucher als angenehm oder optimal angesehenen Bildgröße wiederzugeben. Um Film einzusparen, empfiehlt es sich, die Aufnahmeserie im „Cinemode" am hochauflösenden Monitor einer separaten Auswertkonsole zu analysieren [44]. Die Dokumentation der pathologischen Befunde aus dem Gesamtdatensatz der Spiral-CT-Untersuchung kann dann mittels Ausschnittvergrößerungen optimiert werden.

Übersicht Dokumentation

- Lasergesteuerter Filmdrucker.
  Einzelbildformat mindestens 10 cm Kantenlänge (20 Aufnahmen 35 × 43 cm Filmformat, besser größeres Filmformat).
- Zusätzlich rechnergesteuerte Rekonstruktion an „Target-Bereichen" mit fraglichen Befunden.

Magnetresonanztomographie

Das Schnittbildverfahren Magnetresonanztomographie wird immer mehr zu einer diagnostischen Alternative zur CT-Untersuchung. Bis vor kurzem hielt man eine MRT-Untersuchung in der Diagnostik der Lungenmetastasen nur bei spezieller Fragestellung wie z. B. Brustwandinfiltration für indiziert [15, 65]. Heute wird die MRT-Untersuchung in der Primärdiagnose und in der Verlaufsbeurteilung einer vermuteten thorakalen Metastasierung als Routineverfahren angesehen. Die Indikation zur MRT-Untersuchung ergibt sich insbesondere bei Kindern und Personen im gebärfähigen Alter, da die übersichtliche Schnittbilddiagnostik ohne Röntgenstrahlen möglich ist. Es gab in den letzten Jahren grundsätzliche technische Fortschritte in der Bildakquisition, so daß heute auch eine Visualisierung pathologischer Prozesse in der signalarmen lufthaltigen Lunge möglich ist. Mit modernen Geräten hoher Feldstärke lassen sich, dank kurzer Aufnahmesequenzen, Rundherde ab 5 mm Durchmesser auch in den basalen Lungenabschnitten sicher erkennen und in beliebigen Schnittebenen überlagerungsfrei darstellen. Als besonderer Vorteil wird die Möglichkeit, den Protonengehalt und das Kontrastmittelverhalten des pathologischen Prozesses zu analysieren, angesehen, denn dies ermöglicht in einzelnen Fällen eine ätiologische Differenzierung des pathologischen Prozesses. Insbesondere für Verlaufsuntersuchungen bei Tumorpatienten wie z.B. bei einer Pleuritis carcinomatosa (Abb. 12) ist die Thorax-MRT ein ausreichend sensitives Verfahren, um ein Therapiemonitoring durchzuführen. Im präoperativen Staging der Lungenmetasta-

11.2 Diagnostik der Lungenmetastasen

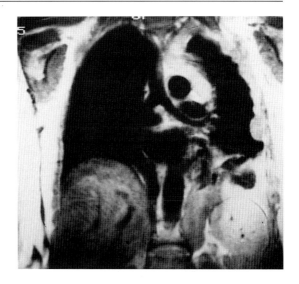

Abb. 12.
MRT-Untersuchung des Thorax. Pleuritis carcinomatosa bei Kolonkarzinom (67 Jahre, männlich). In koronarer Schnittführung gute Dokumentation der Ausdehnung des Tumorleidens

sierung ist jedoch wegen der deutlich besseren räumlichen Auflösung pulmonaler Strukturen die Spiral-CT das Untersuchungsverfahren der ersten Wahl. Obwohl die räumliche Auflösung der MRT-Untersuchung zur Lungenmetastasendiagnostik als unzureichend angesehen wird, um die prognostisch bedeutsamen Herdchen mit einem Durchmesser > 5 mm darzustellen, fordern Chirurgen gern MRT-Untersuchungen als ergänzende Diagnostik. Sie betonen, daß die multidimensionale Darstellung der thorakalen Anatomie und Pathologie die Sicherheit bei der Operationsplanung erhöht.

Ultraschall

Transthorakaler Ultraschall ist eine effektive, rasch durchführbare und kostengünstige Methode in der Diagnostik komplizierender Befunde bei Lungenmetastasierung. Die Diagnose und die Differenzierung von Erguß, Atelektase oder pleuraständigen Raumforderungen bereitet selten Schwierigkeiten (Abb. 13). Ultraschall ist das sensitivste Verfahren, eine Pleura- und Brustwandinfiltration nachzuweisen oder einen komplizierenden Perikarderguß in seiner funktionellen Bedeutung abzuschätzen. Die Ergänzung des Ultraschalls durch die farbkodierte Doppleruntersuchung hat die Indikationsstellung zur Ultraschalluntersuchung der Thoraxorgane erweitert und steigert die diagnostische Aussagekraft deutlich.

Einsatz der CT bei der Lungenmetastasendiagnostik

Primäres Tumorstaging. Bei der Primärdiagnostik eines Tumorleidens stellt sich immer die Frage nach Lungenmetastasen. Wegen der als gering angesehenen Sensität der konventionellen Röntgenaufnahme wird von den meisten Onko-

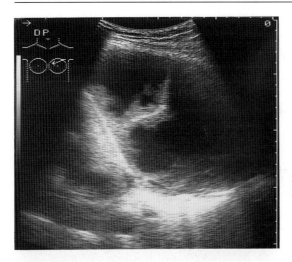

Abb. 13.
Ultraschalluntersuchungen des Thorax bei radiologisch nicht differenzierbarer wandständiger Verschattung. Nur im US-Bild abgrenzbarer, echofreier Erguß mit flottierendem Fibrinfaden, daneben echoreichere Metastase, von der Brustwand abgrenzbar

logen auch bei negativem Röntgenthoraxbefund eine computertomographische Untersuchung des Thorax gefordert. Hierbei ist von besonderer Bedeutung, daß der negative prädiktive Wert der CT-Untersuchung des Thorax höher ist als der der anderen bildgebenden Verfahren [35-37].

Verlaufsbeurteilung. Die Thorax-CT-Untersuchung kann aus Kostengründen nicht zur routinemäßigen onkologischen Nachsorge eingesetzt werden. Beim symptomfreien Patienten wird von den meisten Autoren die unauffällige Thoraxübersichtsaufnahme als ausreichend angesehen [12, 13, 31, 35]. Die CT-Untersuchung ist nur indiziert, wenn auffällige klinische Befunde oder pathologische Strukturen auf der Thoraxübersichtsaufnahme weiter abzuklären sind und gleichzeitig eine therapeutische Alternative besteht. Ist auf der Thoraxübersichtsaufnahme bereits eine diffuse Lungenmetastasierung zu erkennen, bedarf es nicht der zusätzlichen Dokumentation durch CT [27].

Nuklearmedizinische Verfahren

Planare Aufnahmeverfahren waren bisher wenig hilfreich in der Diagnostik von Lungenmetastasen. Es ließen sich nur größere Herde nachweisen, die mit anderen bildgebenden Verfahren bereits diagnostiziert wurden [18, 63]. Jodspeicherung von feinherdigen Lungenherdchen zeigt mit hoher Sensitivität die Metastasierung eines Schilddrüsenkarzinoms an und erlaubt so die Differenzierung gegenüber granulomatösen Lungenerkrankungen. Gelegentlich ist auch die Dokumentation des diffus pulmonal metastasierenden Osteosarkoms mit der planaren Szintigraphie möglich. Insgesamt sind jedoch dem direkten Tumornachweis enge Grenzen gesetzt.

Heute eröffnen radioaktiv markierte monoklonale Antikörper einen hochspezifischen Tumornachweis [40]. Mit den Schnittbilduntersuchungen PET und SPECT ist zudem eine exakte topographische Tumorlokalisation möglich (Abb. 14). Dies wird in Zukunft die Nuklearmedizin zu einem wichtigen prä-

11.2 Diagnostik der Lungenmetastasen

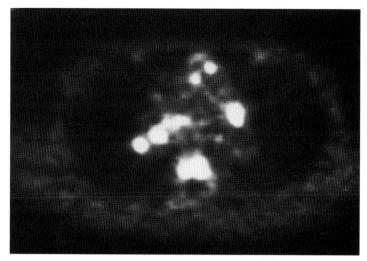

Abb. 14. PET-Untersuchung des Thorax: Vermehrte Nuklidanreicherung in perihilär gelegenem Tumor nach Chemotherapie; Aufnahme: DKFZ Heidelberg (Primärtumor: Kolonkarzinom; 64 Jahre, männlich)

operativen Untersuchungsverfahren bei der Abklärung fraglicher Befunde machen und erlaubt darüber hinaus auch eine Effektivitätskontrolle der Chemotherapie auf zellulärer Basis [16, 56].

Im präoperativen Staging wird bei geplanter Metastasenresektion vielfach die Perfusionsszintigraphie durchgeführt, um die postoperativ zu erwartende Funktionsbeeinträchtigung zu berechnen. Weiterhin ist die *Perfusionsszintigraphie* – ggf. kombiniert mit der Ventilationsszintigraphie – im postoperativen Follow-up hilfreich, um frühzeitige Durchblutungsstörungen der Lunge zu erkennen. Mit zunehmender Aggressivität des thoraxchirurgischen Vorgehens, bei der bis zu 100 Lungenmetastasen entfernt werden, sind bei den multiplen atypischen Keilresektionen des Lungenparenchyms postoperative Durchblutungsstörungen nicht selten.

Invasive Diagnostik

Bronchoskopie

Wird durch bildgebende Verfahren eine Lungenmetastasierung vermutet, sollte die Diagnose prätherapeutisch histologisch gesichert werden. Daher kann kein bildgebendes Verfahren die Bronchoskopie ersetzen. Die Sensität in der Erkennung und im Ausschluß von Lungenmetastasen ist zwar gering, aber trotz peripherem Sitz der Lungenmetastasen läßt sich in ca. 30–40 % eine positive Zytologie durch Bronchiallavage oder transbronchiale Biopsie unter Durchleuchtung gewinnen. Bei größeren Herden (65 %) oder bei einer Lymphangiosis carcinomatosa (76 %) ist die Sensivität höher als bei kleinen peripheren Herdchen [38, 68]. Bei Hämoptysen durch endobronchiale Metastasen ist die Bronchoskopie das Mittel der Wahl und erlaubt zusätzlich die Therapie der Blutung durch endobronchiale Laserkoagulation [46]. Im präoperativen Staging wird vor Metastasenresektion die Bronchoskopie als eine obligate Untersuchung angesehen [51].

Mediastinoskopie und Mediastinotomie

Die Mediastinoskopie und Mediastinotomie sind ergänzende Untersuchungsverfahren, die nur dann in der Diagnostik von Lungenmetastasen eingesetzt werden, wenn die Thoraxübersichtsaufnahme oder auch die Schnittbildverfahren einen ausreichenden Anhalt für mediastinale Tumorausbreitung geben.

Thorakoskopie

Wird mit Ultraschall oder Röntgenverfahren ein Pleuraerguß oder ein Spontanpneumothorax bei einem Tumorpatienten nachgewiesen, ist die videoassistierte Thorakoskopie das sensitivste Verfahren, auch kleine, subpleural gelegene Metastasen nachzuweisen und ermöglicht wie die vorher geschilderten Methoden die histologische Sicherung durch Biopsie unter Sicht des Auges.

Transthorakale Biopsie

Die transthorakale Biopsie dient zur histologischen Überprüfung unklarer, peripher gelegener metastasenverdächtiger Raumforderungen. Sie wird für indiziert gehalten, um dem Patienten eine Thorakotomie zu ersparen. Größere periphere pleurale oder intrapulmonale Raumforderungen können unter Ultraschall, CT-Kontrolle oder auch unter Durchleuchtungskontrolle punktiert und damit histologisch abgeklärt werden. Versierte Untersucher erreichen eine korrekte Diagnose in 98 % der Fälle. Niedrige Komplikationsraten durch Pneumothorax lassen sich bei restriktiver Indikation auf subpleural gelegene Herde und Biopsie mit Feinnadeln erzielen. Drainagepflichtige Komplikationsraten werden zwischen 3 und 10 % berichtet. Punktionsversuche mehr zentraler Herde führen zu einer gesteigerten Komplikationsrate durch Pneumothorax und Blutung. Die als invasiv anzusehende transthorakale Biopsie ist bei Verdacht auf Lungenmetastasierung indiziert, wenn kurative oder palliative therapeutische Möglichkeiten bestehen.

Diagnostische Thorakotomie

Die Probethorakotomie ist das invasivste Verfahren und dürfte nur dann indiziert sein, wenn eine histologische Abklärung mit den vorgenannten weniger invasiven Verfahren nicht möglich war. Sie wird aber immer dann für erforderlich gehalten, wenn von der histologischen Sicherung unklarer Befunde therapeutische Maßnahmen unter palliativer oder auch kurativer Zielsetzung abhängen. Wird die Thorakotomie durchgeführt, um einen „unklaren" solitären Rundherd zu entfernen, kann dies gleichzeitig eine effektive Stagingmaßnahme und Therapie sein. Die Probethorakotomie ist allen bildgebenden Verfahren überlegen.

Literatur

1. Alexander J, Haight C (1957) Pulmonary resection for solitary metastatic sarcomas and carcinomas. Surg Gynecol Obstet 85: 129–146
2. Barney JD, Churchill ED (1939) Adenocarcinoma of the kidney with metastasis to the lung. Urol J 42: 269–276
3. Bates S, Longo DL (1987) Use of serum tumor markers in cancer diagnosis. Semin Oncol 14: 102–138
4. Berg HK, Petrelle NJ, Herera L et al. (1984) Endobronchial metastasis from colorectal cancer. Dis Colon Rectum 27: 745
5. Brogdon BG, Kelsey CA, Moseley RD (1983) Factors effecting perception of pulmonary lesions. Clin N Am 21: 633–54
6. Buckley JA, Scott WW jr, Siegelmann SS et al. (1995) Pulmonary nodules: effect of increased data sampling on detection with spiral CT and confidence in diagnosis. Radiology 196: 395–400
7. Chang AE, Shaner EG, Conkel DM (1979) Evaluation of computed tomography in the detection of pulmonary metastases. Cancer 43: 913–16
8. Cliffton EE, Pool JL (1967) Treatment of lung metastases in children with combined therapy. J Thorac Cardiovasc 54: 403–12
9. Choski LB, Takita H, Vincent RG (1986) The surgical management of solitary pulmonary metastasis. Surg Gynecol Obstet 134: 482–497
10. Coppage L, Shaw C, McBride-Curtis A (1987) Metastatic disease to the chest in patients with extrathoracic malignancy. J Thorac Imag 2: 24–37
11. D'Angio GJ, Iannoccocone G (1961) Spontaneous pneumothorax as a complication of pulmonary metastasis in malignant tumors of the childhood. AJR 86: 1092–4
12. Davis SD (1991) CT evaluation for pulmonary metastases in patients with extrathoracic malignancy (state of the art). Radiology 180: 1–12
13. Fraser RG, Pare JAP et al. (1989a) Secondary neoplams of the lungs, pleura and trachea. In: Diagnosis of diseases of the chest, 3rd edn. Saunders, Philadelphia, p 1623
14. Fraser EG, Sanders C, Barnes GT et al. (1989b) Digital imaging of the chest. Radiology 171: 297–30
15. Grenier PH, Musset Carett MF et al. (1986) Primary lung cancer staging: prospective comparative study of MR imaging with CT. Radiology 160: 607–611
16. Goddard P (1985) Indications for ultrasound of the chest. J Thorac Imag 1: 89–97
17. Godwinj JD, Speckmann JM, Fram EK et al. (1982) Distinguishing benign from maligne pulmonary nodules by computed tomography. Radiology 144: 349–351
18. Hughes JMB, Brudin LH, Valind SO et al. (1985) Positron emission tomography of the lung. J Thorac Imag 1: 77–88
19. Javapour N, McIntire KR, Waldman TA (1979) Human chorionic gonadotropin (HCG) and alpha-fetoprotein (AFP) in sera and tumor cells of patients with testicular seminomas. Cancer 42: 2768
20. Johnson GA, Ravin CE (1983) A survey of digital chest radiography. Radiol. Clin N Am 21: 655–64

21. Kalender WA, Seissler W, Klotz E et al. (1990) Spiral volumetric CT with single breathold technique, continuous transport, and continuous scanner rotation. Radiology 176: 181–183
22. Kalender WA, Polacin A, Suss C (1994) A comparison of conventional and spiral CT – an experimental study on the detection of spherical lesions. J Comput Assist Tomogr 18: 167–76
23. Kelly CR, Langston HD (1956) The treatment of metastatic pulmonary malignancy. J Thorac Surg 316: 298–309
24. King DS, Castleman B (1943) Bronchial involvement in metastatic pulmonary malignancy. J Thorac Surg 12: 305–9
25. Krudy AG, Dopman JL, Herdt JR (1982) Failure to detect a 1,5 cm lung nodule by chest computed tomography. J Comput Tomogr 6: 1178–1180
26. Martini N, Huvos AG, Mike V et al. (1971) Multiple pulmonary resections in the treatment of osteogenic sarcoma. Ann Thorac Surg 12: 271–80
27. Martini N, McCormack PM, Shields TW (1983) Secondary tumors in the lung. In: Shields TW (ed) General thoracic surgery. Lea & Febiger, Philadelphia, pp 78–89
28. McCormack PM, Martini N (1979) The changing role of surgery in pulmonary metastases. Ann Thor Surg 28: 139–47
29. Meshan I (1976) Synopsis of analysis of roentgen signs in general radiology. Saunders, Philadelphia, pp 303
30. Miller FR (1989) Biology of metastasis. In: Roth JA, Ruckdeschel JC, Weisenburger TH (eds.) Thoracic oncology. Saunders, Philadelphia, pp 609–618
31. Milne ENC (1985) The conventional chest radiography – Does it have a future? Appl Radiol 14: 13–14
32. Milne ENC et al. (1980) Films, screens grids and tubes: how to get a better film. Diagn Radiol 134: 153–164
33. Mountain CF (1976) The basis for surgical resection of pulmonary metastases. Int Radiat Oncol Biol Phys 1: 749–53
34. Muhm JR, Brown LR, Cowe JK, Sheedy PF et al. (1978) Comparison of whole lung tomography and computed tomography for detection in pulmonary nodules. AJR 131: 981–84
35. Müller HA, van Kaick G, Lüllig H et al. (1981) Indikationen zur Computertomographie der Lunge und des Mediastinums. Prax Pneumol 35: 213–19
36. Osborne DR, Korobkin M, Ravin CE et al. (1982) Comparison of plain radiography, conventional tomography and computed tomography in detecting intrathoracic lymphnode metastasis from lung carcinoma. Radiology 142: 157–61
37. Pass HI, Dwyer A, Makuch R et al. (1984) Detection of pulmonary metastases in patients with osteogenic and soft-tissue sarcomas: the superiority of CT scans compared with conventional linear tomography using dynamic analysis. J Clin Oncol 3: 137
38. Poe RH, Ortiz C, Israel RH et al. (1985) Sensitivity, specifity and predictive values of bronchoscopy in neoplasm metastatic to the lung. Chest 88: 84–97
39. Putnam JB, Roth JA, Wesley NM et al. (1984) Analysis of prognostic factors in patients untergoing resection of pulmonary metastasis from soft tissue sarcomas. J Thorac Cardiovasc Surg 87: 260
40. Raventos A, DeNardo SJ, DeNardo G (1987) Prospects for radiolabeled monocloan antibodies in metastatic disease. J Thorac Imag 2: 44–49
41. Remy-Jardin M, Remy J, Giraud F et al. (1993) Pulmonary nodules: detection with thick-section spiral CT versus conventional CT. Radiology 187: 513–520
42. Roth JA (1989) Resection of pulmonary metastasis. In: Roth JA, Ruckdeschel JC, Weisenburger Th (eds) Thoracic oncology. Saunders, Philadelphia, pp 619–630
43. Rubin P, McDonald S (1987) A major challenge in cancer therapy: metastasis. J Thorac Imag 2: 1–3
44. Seltzer SE, Judy PF, Adams DF et al. (1995) Spiral CT of the chest: comparison of cine and film based viewing. J Comp Tom 197: 73–8
45. Shaner EG, Chang AE, Doppmann LJ DM et al. (1979) Comparisons of computed tomography in detecting pulmonary nodules: a prospective radiologic pathologic study. AJR 131: 51–54
46. Shepherd MP (1982) Endobronchial metastatic disease. Thorax 37: 362
47. Siegelmann SS, Zerhouni EA, Leo EP et al. (1980) CT of the pulmonary nodule. AJR 135: 1–13

48. Sommer FG, Mathers RLS, Wheat RL et al. (1985) Digital processing of film radiographs. AJR 144: 191–6
49. Sonoda M, Takano M, Miyahara J et al. (1983) Computed tomography utilizing scanning laser stimulated luminescens. Radiology 148: 833–8
50. Spencer H (1977) Secondary tumours in the lung. In: Spencer H (ed) Lung Tumors, vol 2, 3rd edn. Pergamon, New York, pp 1085–1099
51. Steckel RJ, Kagan AR (1990) Pitfalls in the diagnosis of metastatic disease or local tumour extension with modern imaging techniques. Invest Radiol 25: 881–823
52. Stender HS (1982) Vorgehen und Effizienz bei der Röntgenuntersuchung der Lunge. Radiologe 22: 121–129
53. Toomes H, Delphendahl A, Manke HG et a. (1981) Der solitäre Rundherd: Differentialdiagnose und Beurteilung. Dtsch Ärztebl 78: 1722–37
54. Tuengerthal S, Ackermann L, Herb P (1986) Conventional chest tomography using a variable shaped lead-loaded acrylic glass filter. Radiology 161: 320
55. Udelsman R, Roth JA, Pass HI (1986) Endobronchial metastases from soft tissue sarcoma. J Surg Oncol 32: 145
56. Vanel D, Amar MH, Lumbroso J et al. (1984) Pulmonary evaluation of patients with osteosarcoma: Roles of standard radiography, tomography, CT, Scintigraphy and tomoscintigraphy. AJR 143: 519–33
57. Viadana E, Bross IDJ, Pickren JW (1978) Cascade spread of blood-born metastases in solid and nonsolid cancers of humans. In: Weiss L, Gilbert HA (eds). Pulmonary metastases. Hall, Boston, pp 142–167
58. Vock P, Soucek M, Depp M, Kalender WA (1990) Lung: spiral volumetric CT with single breathhold technique. Radiology 176: 864–67
59. Vogt-Moykopf I, Meyer G (1986) Surgical technique in operations on pulmonary metastases. Thorac Cardiovasc Surg 34: 125–32
60. Vogt-Moykopf I, Bülzebruck H, Merkle NM et al. (1988a) Ergebnisse der Operation von Lungenmetastasen bei Weichteilsarkomen. Z Herz Thorax Gefäßchir 2: 4–12
61. Vogt-Moykopf I, Meyer G, Bülzebruck H et al. (1988b) Indications and long-term results in surgery of pulmonary metastases. In: Drings P, Vogt-Moykopf I (eds) Therapy of lung metastases Contrib Oncol 30: 76–107
62. Wandtke JV, Plewes DB (1987) Chest equilization radiography. J Thorac Imag 1: 14–20
63. Waxman A (1987) Nuclear medicine techniques in the evaluation of pulmonary neoplasia. J Thorac Imag 2: 50–57
64. Webb: Magnetic resonance imaging of the mediastinum, hila and lungs J Thorac. Imaging (1985) 1: 65–73
65. Willis R (1973) Secondary tumours of the lungs. In: Willis R (ed) The spread of tumours in the human body, 3rd edn. Butterworth, London, pp 167–174
66. Wilkins EW, Burke JF, Head JM (1961) The surgical management of metastasis neoplasm in the lung. J Thorac Cardiovasc 42: 298–309
67. Wright AR, Collie DA, Williams JR et al. (1996) Pulmonary nodules: Effect on detection of spiral CT-pitch. Radiology 199: 837–41
68. Zavalla DC (1978) Diagnostic value of fiberoptic bronchoscopy in metastatic pulmonary tumors. Chest 71: 369–78
69. Leitlinien der BÄK Qualitätssicherung in der Röntgendiagnostik (1989) Beschlüsse des Vorstandes der Bundesärztekammer vom 9.12.88. Dtsch Ärztebl 86: 2021
70. Bundesärztekammer Leitlinien zur Qualitätssicherung in der Computertomographie. (1992) Dtsch Ärztebl 39: C 2367–76

11.3 Chirurgische Therapie der Lungenmetastasen

J. Schirren, T. Muley, P. Schneider, C. Kugler, C. Trainer,
H. Bülzebruck, I. Vogt-Moykopf

Im Sektionsgut der an malignen Tumoren gestorbenen Patienten findet sich zu 30 % eine Metastasierung in die Lunge (Willis 1967). Gilbert u. Kagan (1976) fanden bei mehr als 20 % der Patienten eine Metastasierung, die allein auf dieses Organ beschränkt war. Nierenzellkarzinome, Hodentumoren und Mammakarzinome haben eine besondere Tendenz der Metastasierung in die Lunge. Für Osteo- und Weichteilsarkome ist sie häufig das einzige Organ (Roth 1985).

Die Resektion von Lungenmetastasen ist heute ein standardisiertes Therapiekonzept und bereits in vielen thoraxchirurgischen Zentren etabliert. In der Regel sind die Metastasen mit einer niedrigen Morbidität und Letalität technisch gut resezierbar. Allerdings sind lediglich 30 % der Patienten mit einer Lungenmetastasierung für eine Resektionsbehandlung geeignet. Die Erfordernis besonderer Selektionskriterien für dieses Therapiekonzept lassen sich nur in einer engen interdisziplinären Zusammenarbeit zwischen Thoraxchirurgen, Onkologen und Strahlentherapeuten entwickeln. Das Hauptproblem der Metastasenchirurgie besteht darin, daß mit lokalen chirurgischen Maßnahmen eine generalisierte Erkrankung therapiert werden soll.

Historie

Die Anfänge der Metastasenchirurgie am Thorax reichen weiter zurück als diejenige der Resektion von Bronchialkarzinomen. 1855 führte Sedillot die erste Metastasektomie durch, gefolgt von Weinlechner (1882) und Kröhnlein (1884), die eine Sarkommetastase an der Brustwand resezierten. Röpke (1937) nahm 1921 die ersten Metastasenresektionen eines Mammakarzinoms über Lobektomie vor. Divis (1927) resezierte eine Solitärmetastase eines Weichteilsarkoms. Barney u. Churchill publizierten 1939 das erste Langzeitüberleben nach Resektion einer Solitärmetastase eines Nierenzellkarzinoms. Der Patient starb 23 Jahre später, tumorunabhängig. Alexander u. Haight (1947) stellten später größere Patientenkollektive vor. Kelly u. Langston (1956) berichten über mehr als 100 Patienten mit resezierten Lungenmetastasen in einer weltweiten Sammelstatistik. Parallel zur Entwicklung der Resektion von Bronchialkarzinomen wurden die Lungenmetastasen in das Operationsprogramm der Thoraxchirurgie aufgenommen. Thomford (1965) berichtet über 205 operierte Patienten an der Mayo-Klinik. Von Merkle et al. (1987) wird die Zahl der weltweit vorgenommenen Resektionen auf über 10.000 geschätzt.

Pastorino et al. (1997) berichten über die Ergebnisse der 1991 gegründeten *International Registry of Lung Metastasis*. Diese Organisation hatte sich zur Aufgabe gemacht, multizentrisch prognostische Faktoren und Leitlinien zur Lungenmetastasenchirurgie zu erstellen. Während nämlich die rein technischen Probleme der Metastasenchirurgie weitgehend gelöst erscheinen, besteht hinsichtlich der Indikation und der Grenzen der operativen Eingriffe weiterhin Unsicherheit. Dies resultiert aus unvollständigen Kenntnissen der Metastasierungswege und -muster und birgt immer die Gefahr der Über- und Unterbehandlung (Vogt-Moykopf et al. 1986).

Prinzipien der Metastasenchirurgie

In der Tumorpathologie umschreibt Metastasierung (griechisch: „*Metastasis*" Wanderung) ein komplexes Geschehen, das zu sekundären (vom Primärtumor ausgehend) oder tertiären (von sekundären Absiedlungen ausgehend) Absiedlungen von Tumorzellen in benachbarte oder entfernte Organe führt. Am weitaus häufigsten erfolgt die Metastasierung über die Lymph- und Blutbahnen (Müller 1995). Die Metastasenbildung vollzieht sich dabei über 4 Stadien. Mit der Invasionsphase, der Embolisationsphase, der Tumorimplantation und der Entwicklung der Tumormetastase im Stadium IV ist damit insgesamt ein Durchdringen von Endothel-Basalmembran-Strukturen und äußeren Gefäßwandschichten notwendig.

Das Angehen und die Entwicklung von Metastasen ist weiter abhängig von der Ausbildung neuer Blutgefäße (Neoangiogenese, Tumorangiogenesefaktor) und der allgemeinen Stoffwechselsituation im jeweiligen Organ (Müller 1995). Entsprechend der Metastasierungstheorie von Walter (1948) und der Kaskadentheorie von Bross u. Blumenson (1976) vollzieht sich die Metastasierung schrittweise je nach venöser Drainage und Lymphdrainage in Abhängigkeit vom Primärtumorsitz und seiner Beziehung zu dem Filterorgan. Für die chirurgische Resektionsbehandlung kann die Unterscheidung in einen kavalen und einen portalen Metastasierungsweg mit Metastasenbefall von Lunge bzw. Leber als erstem Filterorgan von entscheidender therapeutischer Bedeutung sein.

Die generalisierte, periphere Metastasenaussaat vollzieht sich im 2. Schritt nach erfolgter Absiedlung in die vorgeschalteten Filter. Leber und Lunge sind Schlüsselorgane. Hier findet die Selektion von Tumorzellen statt, die dann zur weiteren Metastasierung befähigt sind (Fidler u. Hart 1981). Eder (1984) konnte dieses theoretische Konzept anhand von Autopsiestudien belegen. Die Metastasenchirurgie unter potentiell kurativer Zielsetzung sollte daher mit lokalen chirurgischen Maßnahmen am Filterorgan Lunge erfolgen. Mit einer kompletten Metastasenresektion soll einer weiteren Metastasierung in andere Organe vorgebeugt werden. Die Metastasierung vollzieht sich nicht nur hämatogen, sondern auch lymphogen. In Tabelle 1 ist die Häufigkeit der lymphogenen Metastasierung in Abhängigkeit vom Primärtumor dargestellt.

Tabelle 1. Prozentualer Anteil einer zusätzlichen lymphogenen Metastasierung bei operierten Patienten mit Lungenmetastasen

	Anzahl (n)	Befall (n)	[%]
Hodenkarzinom	115	9	7,8
Mammakarzinom	96	16	23,2
Kolorektales Karzinom	105	20	19
Nierenzellkarzinom	119	31	26,1
Knochensarkom	83	3	3,6
Weichteilsarkom	88	9	10,2
Melanom	25	3	12
Karzinome (gesamt)	529	91	17,2
Sarkome (gesamt)	171	12	7
Gesamt	706	103	14,6

Der Entstehungsmechanismus von intrathorakalen Lymphknotenmetastasen kann folgendermaßen erklärt werden: Es findet ein direkter Einbruch der Lungenmetastase in die verschiedenen Lymphbahnen der Lunge statt. Hämatogen entstandene Lungenmetastasen können in das Lymphbahnnetz der Lunge einbrechen. Andererseits können Mammakarzinome oder HNO-Tumoren direkt über Lymphbahnen in Brustwand, Pleura und Mediastinum metastasieren. Für die Tumoren unterhalb des Zwerchfells kann durch Reflux aus dem Ductus thoracicus die Metastasierung eingeleitet werden. Dies zeigt, daß sich die Metastasierung nicht nur auf hämatogenem, sondern sehr wohl auch auf lymphogenem Weg vollzieht.

Das Behandlungskonzept der Metastasenchirurgie am Ort des ersten Generalisationsorgans (Lunge, Leber) sollte derzeit nach denselben chirurgischen Strategien vorgenommen werden, wie sie auch für die Resektion des Primärtumors gelten und zwar die komplette Resektion der Metastasen ergänzt durch eine systematische Lymphknotendissektion.

Interdisziplinäre Zusammenarbeit

Die Operationsfrequenz von Lungenmetastasen einiger Primärtumoren ist merklich angestiegen. Die Optimierung der Chemotherapie hat zu einer Erweiterung der Indikationsstellung der zu operierenden Metastasen geführt. Nicht nur Solitärmetastasen, sondern auch Mehrfachmetastasen, uni- und bilateral lokalisiert, sowie rezidivierende Metastasen lassen sich kombiniert onkologisch-thoraxchirurgisch sinnvoll behandeln. Die Resektion multipler und auch zentral gelegener Metastasen läßt sich parenchymsparend durch die neuen laserchirurgischen Maßnahmen vornehmen (Branscheid et al. 1992). Die Fünfjahresüberlebenszeiten nach Resektion solitärer und multipler Metastasen unterscheiden sich nicht signifikant voneinander (Martini et al. 1974, Morten et al. 1973, Vogt-Moykopf et al. 1994).

Neue Erkenntnisse führen zu stetig sich ändernden Lehrmeinungen in der optimalen Behandlung für die Lungenmetastasen. Die meisten Patienten sind durch eine Chemotherapie allein nicht heilbar. Die komplette chirurgische Resektion ist häufig die einzige potentiell kurative Behandlung (Roth 1985).

Radiotherapie und Chemotherapie kommen als adjuvante Therapieverfahren in Betracht. Eine Ausnahme bilden die Hodenkarzinome und die Osteosarkome, bei denen eine hochpotente Chemotherapie zur Verfügung steht. In diesen Fällen kommt nach der vorgenommenen Chemotherapie die Chirurgie als adjuvante Therapieform zur Anwendung, da die Residuen aus dem Lungenparenchym reseziert werden sollen. Bei pulmonalen Metastasen von Nierenzellkarzinomen, kolorektalen Karzinomen und Melanomen stehen derzeit keine Chemotherapiepläne mit adäquater Ansprechrate zur Verfügung. In diesen Fällen kann jedoch eine kurative Behandlung mit einer kompletten Resektion der Metastasen möglich sein. Bei Weichteilsarkomen muß die Zweckmäßigkeit einer präoperativen Chemotherapie im Einzelfall entsprechend der individuellen Histologie diskutiert und entschieden werden. Demgegenüber wird beim pulmonal metastasierenden Mammakarzinom immer zuerst eine Chemotherapie eingeleitet.

Das grundsätzliche Problem und der limitierende Faktor der Metastasenchirurgie ist das Vorhandensein präoperativ nicht nachweisbarer Mikrometastasen. Die Wahrscheinlichkeit einer zusätzlichen Mikrometastasierung muß insbesondere bei Vorliegen multipler Metastasen als hoch eingeschätzt werden. Trotzdem kann eine Resektionsbehandlung sinnvoll sein, wenn sie mit einer effizienten Chemotherapie kombinierbar ist.

Für die nicht chemotherapiesensiblen Tumoren hingegen ist die Resektion die einzige Therapiemöglichkeit und bietet bei einer umschriebenen Metastasenanzahl auch Aussicht auf Kuration. Die Resektion multipler Herde muß allerdings meist als Palliativmaßnahme angesehen werden.

Trotz des Vorhandenseins von Leitlinien in der Metastasenchirurgie der Lunge sollte der individuelle Fall in einem interdisziplinären Tumorkolloquium diskutiert werden. Nur so läßt sich für den einzelnen Patienten ein optimales Therapiekonzept erzielen.

Differentialdiagnose Lungenmetastase – primäres Lungenkarzinom

Die Diagnose Lungenmetastasen kann bei entsprechender Tumoranamnese meist anhand der radiologischen Kriterien gestellt werden. Diese Diagnose ist um so wahrscheinlicher, je größer die Anzahl der Rundherde in beiden Lungen ist. Ein singulärer Rundherd hingegen kann sowohl einer Lungenmetastase, einem primären Lungentumor als auch einem gutartigen Prozeß entsprechen. Literaturangaben zufolge liegt bei einem solitären Rundherd die Wahrscheinlichkeit für das Vorliegen einer Lungenmetastase zwischen 1% und 80%, je nachdem, ob eine (extrathorakale) Tumoranamnese vorliegt oder nicht (Weiss u. Gilbert 1978).

Cahan (1974) kam nach Auswertung einer retrospektiven Datenerhebung vereinfacht zu folgenden Schlußfolgerungen:
- Bei Patienten mit einem extrapulmonalen Plattenepithelkarzinom als Primärtumor in der Anamnese entspricht ein singulärer Rundherd in der Regel einem unabhängigen Zweittumor der Lunge (primäres Lungenkarzinom).
- Lag als Primärtumor ein Adenokarzinom vor, so ist die Wahrscheinlichkeit einer Lungenmetastase gleichzusetzen mit der eines primären Lungenkarzinoms.
- War/ist der Primärtumor ein Sarkom oder Melanom, dann entspricht ein Lungenrundherd mit hoher Wahrscheinlichkeit einer Metastase.
- Bei Patienten mit Lymphomanamnese und abgeschlossener, ca. 10–20 Jahre zurückliegender Therapie bedeutet ein Lungenrundherd zumeist ein primäres Lungenkarzinom.

Symptome

In der Lungenperipherie gelegene metastatische Herde sind zumeist asymptomatisch. Bei Verlegung zentraler Abschnitte des Tracheobronchialsystems oder bei ausgedehnter Metastasierung des Lungenparenchyms kann es zu Dyspnoe kommen. Bei endobronchial wachsenden Metastasen können die Patienten von Hustenattacken, Hämoptysen und auch Fieber durch Retentionspneumonie gequält werden. Klinische Symptome treten außerdem bei Tumoreinbruch in das Bronchialsystem auf, z. B. Einbluten einer großen Metastase in das Lungenparenchym oder Durchbruch der Blutung in die Pleurahöhle mit konsekutivem Hämatopneumothorax. Plötzlich auftretende thorakale Schmerzen sind ein Indiz für einen Tumorbefall der Pleura parietalis oder tiefer gelegener Schichten der Thoraxwand.

Diagnostik

Metastasenverdächtige Rundherde von über 1 cm Durchmesser lassen sich in der Regel radiologisch durch Thoraxübersichtsaufnahmen in 2 Ebenen erfassen. Unter den nichtinvasiven diagnostischen Methoden hat die Computertomographie (CT) die höchste Sensitivität und entdeckt zusätzlich noch kleinere und selbst pleuranah gelegene Herde. Die präoperative CT-Diagnostik ist von entscheidender Bedeutung für die Ermittlung der Metastasenanzahl sowie deren späteres intraoperatives Auffinden. CT-Diagnostik sollte heutzutage in Spiraltechnik vorgenommen werden (Abb. 1).

In Spiraltechnik lassen sich noch Herde von unter 4 mm Durchmesser mit hoher Sensitivität und Spezifität darstellen (Remy-Jardin 1993). Andererseits erschweren gerade diese kleinsten Herde, die in ihrer Bedeutung allerdings viel-

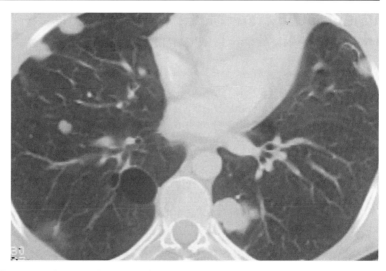

Abb. 1. Thoraxspiral-CT: multiple Rezidivmetastasen eines Osteosarkoms

schichtig sein können, die Beurteilung der Rundherde und beeinflussen dadurch die Qualität des präoperativen Stagings. Zum einen kann es sich um eine Metastase, zum anderen auch um ein Granulom, einen subpleural gelegenen Lymphknoten oder um ein kleinstes Gefäß handeln. Aus diesen Gründen ist die Durchpalpation der Lunge in belüftetem und unbelüftetem Zustand („intraoperatives Staging") die zuverlässigste Methode, um diese Herde aufzufinden und sie anschließend zu entfernen und zu beurteilen.

Tatsächlich entspricht nur bei 39 % aller unserer Patienten die präoperativ ermittelte der tatsächlich postoperativ bestätigten Metastasenanzahl. Bei 38 % wurden intraoperativ mehr, bei 23 % weniger Metastasen gefunden, als präoperativ diagnostiziert wurden. Die intraoperative Palpation beider Lungen durch den Chirurgen ist zweifellos die sensitivste Methode der Metastasensuche (Schirren et al. 1994).

Das präoperative Kernspintomogramm bringt für diese Fragestellung z. Z. keine Vorteile gegenüber der Spiral-CT-Technik. Allerdings ist die Kernspintomographie bei der Beantwortung operationstechnisch relevanter Fragestellungen wie Infiltration zentraler Gefäße, Vorhofinfiltration oder fraglichem Wirbelsäulenbefall der CT-Technik überlegen. Cavographie und Pulmonalisangiographie können in Ausnahmefällen weitere wichtige präoperative Aufschlüsse bringen.

Ein exaktes präoperatives Staging, das insbesondere die Prädilektionsstellen der Metastasierung der verschiedenen Primärtumoren berücksichtigt, ist vor jeder Metastasenresektion obligat. Eine Abdomensonographie mit besonderer Berücksichtigung der Leber und der Nebennieren sowie ein Knochenszintigramm sind unverzichtbar.

Voraussetzung zur Metastasenresektion – Indikationen

Heutzutage ist die frühere Forderung der radikalen Resektion des Primärtumors nicht mehr zwingend. Das Primärtumorgeschehen sollte unter Kontrolle sein. Gelegentlich kann eine symptomatische pulmonale Metastase (endobronchialer Tumorsitz, Brustwandinfiltration) eine dringlichere Operationsindikation darstellen als ein synchrones, aber asymptomatisches Primärtumorrezidiv. Dennoch gelten allgemein folgende Voraussetzungen zur Metastasenresektion:
- Die Metastasen müssen lokal resektabel erscheinen.
- Das allgemeine und funktionelle Operationsrisiko muß vertretbar sein.
- Der Primärtumor sollte behandelt bzw. behandelbar sein.

Das Vorhandensein weiterer extrapulmonaler Metastasen bedeutet nicht von vornherein eine Kontraindikation zum operativen Eingriff. Für manche Tumoren ist die Resektionsbehandlung auch bei zusätzlicher extrapulmonaler Metastasierung durchaus eine anerkannte Therapiemodalität, insbesondere, da durch Simultan- oder Konsekutiveingriffe dies nicht nur technisch durchführbar, sondern auch onkologisch vertretbar ist. Beispiele hierfür sind metastasierende Kolonkarzinome mit resektablen Lungen- und Lebermetastasen, metastasierende Hodentumoren mit ausgedehnter pulmonaler und peritonealer Metastasierung oder Metastasektomie der Lunge nach Resektion einer symptomatischen Hirnmetastase.

Zum gegenwärtigen Zeitpunkt stellen diese sog. Mehrhöhleneingriffe in der Metastasenchirurgie jedoch eher eine Ausnahme dar und sollten, bis zum Erlangen sicherer Erkenntnisse über ihre Wertigkeit, ausgewählten Einzelfällen vorbehalten bleiben.

Eine komplette Resektion singulärer oder multipler Metastasen kann potentiell kurativen Charakter haben. Die lokale Operabilität muß demzufolge präoperativ feststehen. Selbstverständlich muß das allgemeine individuelle Operationsrisiko im Verhältnis zum Krankheitsrisiko stehen. Den optimalen Zeitpunkt für die Operation zu finden ist daher häufig schwierig. Eine sichtbare Metastasierung kann der Beginn einer diffusen Generalisation sein. Aus diesem Grund halten wir nach Erstdiagnose einer Lungenmetastasierung eine Beobachtungszeit von 2 Monaten prinzipiell für notwendig und gerechtfertigt. Haben sich beim Restaging die Metastasen in ihrer Anzahl gar nicht und in ihrer Größe nur unwesentlich geändert, ist die Operationsindikation gegeben. Mit diesem Vorgehen wird die Anzahl der Patienten, bei denen eine Überbehandlung vorgenommen wird, gering gehalten. Es werden insgesamt folgende Indikationen unterschieden:
1. *Solitäre Metastasen:* Sie sind die klassische Indikation zur Operation, insbesondere dann, wenn keine sonstigen Therapiemöglichkeiten bestehen (z. B. Nierenzellkarzinome). Bei Solitärherden besteht die Operationsindikation schon allein aus diagnostischen Gründen, um zwischen Metastase, benigner Veränderung und primärem Bronchialkarzinom differenzieren zu können.

2. *Multiple Metastasen*: Sie stellen prinzipiell keine Kontraindikation zur Resektion dar, limitierender Faktor ist die verbleibende Parenchymreserve. Bezüglich der Langzeitergebnisse muß derzeit noch offen bleiben, bis zu welcher Metastasenzahl ein chirurgisches Vorgehen noch sinnvoll ist. Eine gute Prognose auch bei multipler Metastasierung zeigen insbesondere die chemotherapiesensiblen Tumoren (z. B. Osteosarkome, Hodenkarzinome; Abb. 2).
3. *Rezidivmetastasen*: Metastasen können rezidivieren und auch wiederholt erfolgreich mit potentiell kurativer Intention operiert werden, sofern eine zusätzliche Metastasierung in andere Organe unterbleibt.
4. *Tumormassenreduktion*: Die Resektion zur Tumormassenreduktion ist dann indiziert, wenn in Kombination eine wirksame Chemotherapie zur Verfügung steht (Hodenkarzinome, Osteosarkome). Dieses Konzept basiert auf der Vorstellung eines reziproken Verhältnisses zwischen Tumormasse und Chemotherapieerfolg.
5. *Resttumorentfernung nach Chemotherapie*: Sie ist eine weitere Operationsindikation. Verbliebene Tumorzellpopulationen, die nicht oder kaum angesprochen haben, werden operativ entfernt. Diese Herde zeigen meist eine Transformation im histologischen Bild in hochdifferenzierte Zelleinheiten und sind deswegen wenig chemotherapiesensibel. Vorrangig findet diese Vorgehensweise bei Hodenkarzinomen Anwendung. Anhand des histopathologischen Ergebnisses läßt sich dann über das ggf. weitere chemotherapeutische Vorgehen entscheiden.

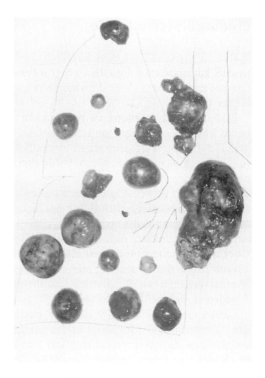

Abb. 2.
Multiple Lungenmetastasen eines Hodenkarzinoms. Resektion der Metastasen über laterale Thorakotomie mit Dissektion von Lymphknotenmetastasen aus der Bifurkation und dem oberen Mediastinum

6. *Resektion von Narbengewebe*: Sie ist gerechtfertigt, weil im Narbengewebe vereinzelt vitale Tumorzellen persistieren und diese nach vermeintlich kompletter Remission wieder zu Metastasenrezidiven neigen können (z. B. Hodenkarzinome, Osteosarkome).
7. *Palliativeingriff*: Zur Vermeidung oder Behebung von Komplikationen durch Metastasen sind diese Eingriffe insbesondere dann indiziert, wenn eine Brustwandinfiltration mit Schmerzen oder Tumorexulzeration vorliegt. Weitere Operationsindikationen stellen in diesem Rahmen Blutungen und Retentionspneumonien, ausgelöst durch endobronchialen Tumoreinbruch, dar. Im Falle von Pleuritis carcinomatosa, gefesselter Lunge und nachlaufendem Erguß kann eine Tumordekortikation und Pleurektomie eine sinnvolle Maßnahme zur Beherrschung dieser Komplikationen und zur Besserung der Beschwerden sein.

Resektionstechniken

Mit der Zunahme der Operationsfrequenz von Lungenmetastasen und den erweiterten Operationsindikationen haben sich auch die Vorstellungen über den Zugang zur Metastasektomie gewandelt.

Mediane Sternotomie

Während zunächst fast ausschließlich die laterale Thorakotomie durchgeführt wurde, kam später die mediane Sternotomie mit Simultanresektion an beiden Lungen zum Einsatz (Vogt-Moykopf et al. 1986; Johnson 1983; Vogt-Moykopf u. Meyer 1986).

Die mediane Sternotomie hat den Vorteil, daß in einer operativen Sitzung beide Lungen exploriert und die Metastasen resiziert werden können. Dies bedeutet für den Patienten einen wesentlichen Komfort. Die mediane Sternotomie ist auch weniger schmerzhaft für den Patienten. Als Nachteile gelten hier der schwierige Zugang zu den dorsalen und den hilusnahen Regionen. Besonders schwierig ist der Zugang zum linken Unterlappen, da es bei Luxation desselben zur Auswurfeinschränkung des linken Ventrikels kommen kann. Ein Vorteil des medianen Zugangsweges ist, daß dieser zur Laparotomie erweitert werden kann und unklare Befunde im Oberbauch so gut abgeklärt werden können. Über mediane Sternotomie ist eine Lymphknotendissektion im oberen Mediastinum problemlos vorzunehmen. Der Zugang zu den dorsalen Lymphknotenkompartimenten wie Bifurkation, paraösophageal und Ligamentum pulmonale dagegen ist erheblich erschwert.

Zusammengefaßt eignet sich der mediane Zugangsweg nach den derzeitigen Erkenntnissen für peripher im Lungenparenchym gelegene Herde, eine vollständige Lymphknotendissektion ist über diesen alleinigen Zugangsweg erschwert. Für einen Rezidiveingriff, bei der die Lunge mit der lateralen Brustwand verklebt ist, eignet sich dieser Zugangsweg nicht, da die extrapleurale Lösung der verwachsenen Lunge erheblich behindert ist.

Transversale Thorakotomie

Ein Zugangsweg, bei dem simultan beide Lungen exploriert werden können, bei dem aber auch ein guter Zugang zu den dorsalen Abschnitten gegeben ist, ist die transversale Thorakotomie. Sie ist für jüngere Patienten geeignet, erfordert vom Operateur eine längere Präparation, aber der Zugang zu den zentralen Strukturen am Hilus und zu den dorsalen Abschnitten der Lunge, die Möglichkeit, die beidseitigen broncho- und angioplastischen Resektionsverfahren und auch eine vollständige Lymphknotendissektion im oberen und unteren Mediastinum durchführen zu können, ist über diesen Zugangsweg beidseits problemlos möglich. Aufgrund der zu erwartenden postoperativ stärkeren Schmerzen wird der Patient routinemäßig mit einem Periduralkatheter versorgt. Ein weiterer Vorteil sind die guten kosmetischen Resultate bei Frauen, da die Schnittführung von der Mammafalte überdeckt wird. Zentral gelegene Metastasen oder multiple Metastasen lassen sich mit dem Laser über diesen Zugangsweg gut erreichen (Branscheid et al. 1992).

Laterale Thorakotomie

Die zweizeitige laterale Thorakotomie hat sich in neuerer Zeit bewährt und findet insbesondere bei multipler pulmonaler Metastasierung Anwendung (Abb. 3). Dieser Zugangsweg, der eine für den Patienten schonende Resektion multipler Metastasen erlaubt, ermöglicht außerdem eine vollständige Lymphknotendissektion im oberen und unteren Mediastinum, z. T. unter Einschluß des kontralateralen Kompartiments (Abb. 2). Dieser Zugang ist weiterhin geeignet, um ggf. zusätzliche dorsale Brustwandresektionen durchzuführen. Linksseitige Metastasenresektionen, die eine Broncho- und/oder Angioplastik erfordern, sind gut möglich. Rezidiveingriffe, die eine extrapleurale Lösung der Lunge notwendig machen, sind erleichtert. Postoperative pulmonale Komplikationen sind bei einseitigem Vorgehen weniger häufig als bei simultanem beidseitigem Verfahren. Nicht zuletzt deshalb stellt die laterale Thorakotomie für Hochrisikopatienten den Zugang der Wahl dar.

Der Nachteil für den Patienen liegt darin, daß immer nur ein Hemithorax exploriert werden kann und eine zweite Operation für die kontralaterale Seite notwendig wird. Außerdem kann die laterale Thorakotomie schmerzhafter sein als die mediane Sternotomie.

Bezüglich der Zugangswege zur Metastasenresektion bestehen divergierende Ansichten. Auf der einen Seite wird die Weiterentwicklung des Spiral-CT und die verbesserte Sensitivität der präoperativen Diagnostik mit der Vorstellung verbunden, daß dadurch die Exploration der Lunge durch den Chirurgen überflüssig sei. Deshalb wird der Überlebensvorteil bei einer beidseitigen Exploration nach unauffälligem CT in der Gegenseite der Lunge angezweifelt (Dienemann et al. 1995).

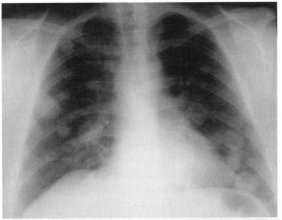

Abb. 3 a–c.
30jährige Patientin mit beidseitigen multiplen Metastasen eines adenoidzystischen Karzinoms als Beispiel einer Grenzindikation in der Metastasenchirurgie. **a** Präoperativer radiologischer Befund. **b** Komplette Metastasektomie der linken Seite mit Lasertechnik **c** Komplette Metastasektomie der rechten Seite nach 4-monatiger Erholungsphase

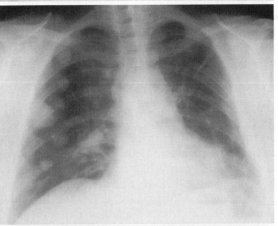

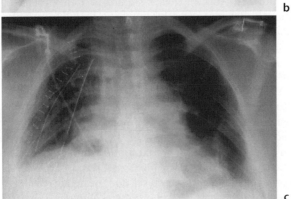

Die komplette Resektion aller suspekten Herde ist ein wesentliches prognostisches Kriterium (Vogt-Moykopf et al. 1994). Deshalb muß nach Abwägung des Gesamtzustands des Patienten und des onkologischen Stellenwertes der Resektionsbehandlung die Wahl des Zugangswegs mit der Möglichkeit der Exploration beider Lungen individuell gestaltet werden.

Prinzip der Metastasenresektion

Nach erfolgter Thorakotomie wird der Metastasenstatus in der Lunge, sowohl im belüfteten als auch im unbelüfteten Zustand, genau erhoben. Hiernach richtet sich die Operationsstrategie. Um die Lungen vollständig inspizieren und durchpalpieren zu können, muß das Ligamentum pulmonale gelöst werden. Die Resektion der Lungenmetastasen erfolgt nicht nach den gleichen Regeln wie die Resektion von Bronchialkarzinomen. Im allgemeinen müssen bei Metastaseneingriffen keine anatomischen Resektionen vorgenommen werden, es genügen zumeist atypische Keilresektionen (Abb. 4). Die resezierten Metastasen sollten vollständig von gesundem Lungengewebe umgeben sein.

Wie groß der Mindestabstand zwischen Resektionsgrenze zum Tumorgewebe sein soll, ist heute noch nicht einheitlich festgelegt. Enukleationen sind allerdings wegen der hohen lokoregionären Rezidivwahrscheinlichkeit obsolet. Liegt eine Metastase zentral im Lungenparenchym oder handelt es sich um multiple Metastasen, so hat sich die Laserresektion gewährt (Branscheid 1992; Kodama 1991; Landreneau 1991; Abb. 5 und 6). Andere zentral gelegene Metastasen können über anatomische Segmentresektionen, Lobektomien – ggf.

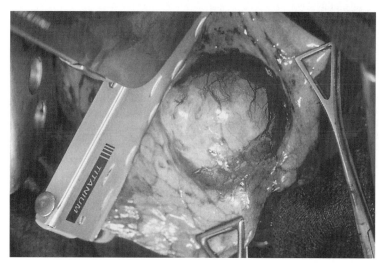

Abb. 4. Atypische Keilresektion einer Hodentumormetastase aus dem Unterlappen

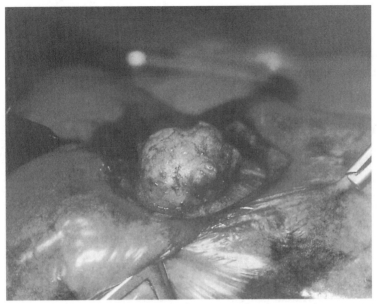

Abb. 5. Resektion einer Metastase mit dem ND:YAG-Laser. Mit einem ca. 5 mm breiten Karbonisationssaum wird die Metastase parenchymsparend komplett reseziert

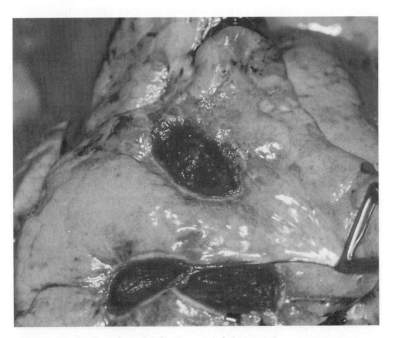

Abb. 6. Zustand nach multipler Laserresektion von Lungenmetastasen

unter Zuhilfenahme von broncho- und angioplastischen Verfahren – komplett entfernt werden. Diese Eingriffe können auch über mediane Sternotomie (Urschel 1986) sowie transversale Thorakotomie durchgeführt werden. Abschließend erfolgt die komplette Lymphknotendissektion an beiden Lungenhili, im Interlobärbereich und im Mediastinum.

In unserem Operationsgut fanden sich bei potentiell kurativen Resektionen von Lungenmetastasen in 14,6 % auch Lymphknotenmetastasen. Die Häufigkeit ist, wie in Tabelle 1 dargestellt, abhängig von der Tumorentität. Überwiegend häufig trat dies bei Nierenzell-, Mamma- und kolorektalen Karzinomen auf. Von Putnam et al. (1984), Udelsman et al. (1986) und Pastorino et al. (1997) wird ein ähnliches Metastasierungsmuster mit Vorliegen mediastinaler Lymphknotenmetastasen beschrieben. Karzinome weisen gegenüber Sarkomen eine ca. 3fach höhere Inzidenz der lymphogenen Metastasierung auf (Tabelle 1). Insgesamt ist die Prognose bei Patienten mit Lymphknotenbefall im Mediastinum ungünstig. Allerdings wird nach Dissektion der zentral gelegenen Lymphknotenmetastasen das Risiko des Auftretens von Komplikationen durch einbrechende Lymphknotenmetastasen in die zentralen Atemwege oder den Ösophagus gemindert.

Die Bedeutung einer systematischen Lymphknotendissektion im Rahmen der Metastasenchirurgie kann im Augenblick für die Prognoseabschätzung noch nicht ermittelt werden. Unserer Auffassung nach gehört die systematische Lymphknotendissektion mit zur Metastasenchirurgie. Im unterschiedlichen Ausmaß je nach Primärtumorentität findet eine hämatogene und/oder lymphogene Metastasierung statt. Wird Metastasenchirurgie unter kurativem Ansatz vorgenommen, sollten nach den derzeitigen Erkenntnissen auch die Lymphknoten im Mediastinum disseziert werden. Je nach Tumorentität und dem Vorhandensein einer effektiven Chemotherapie kann dann über adjuvante Therapieverfahren individuell entschieden werden. Die Dissektion der Lymphknoten mit histologischer Aufarbeitung stellt den goldenen Standard zur Beurteilung der mediastinalen Lymphknoten dar. Die alleinige Beurteilung anhand bildgebender Verfahren ist mit derselben Unsicherheit behaftet wie beim Bronchialkarzinom.

Postoperative Phase

Die Resektion von Lungenmetastasen kann mit postoperativen Komplikationen behaftet sein. Diese hängen einerseits mit der Lage der Metastasen und den ausgiebigen Manipulationen an beiden Lungen, andererseits mit den Besonderheiten des speziellen Krankengutes zusammen. Die Patienten leiden an einem metastasierenden Tumor, zusätzlich liegen oft schwer zu objektivierende Risiken durch vorausgegangene Chemo- oder Radiotherapien vor. Die häufigste Komplikation ist durch die Störung der Bronchialtoilette bedingt. Es können Sekretretentionen, Atelektasen und Pneumonien auftreten. Diese Komplikationen lassen sich durch eine konsequente prä- und postoperative krankengymnastische Übungsbehandlung sowie rechtzeitige endoskopische Absaugung des

Tabelle 2. Häufigkeit der verschiedenen Eingriffsarten bei Metastasenresektionen und deren perioperative Letalität (*sonstige* = Keilresektionen mit zusätzlicher Brustwand- oder Mediastinaltumorresektion). (Thoraxklinik Heidelberg, 1985–1994)

Eingriffsart	Häufigkeit (n)	[%]	30-Tages-Letalität [%]
Atypische Keilresektion	448	52,8	1,1
Anatomische Segmentresektion	157	18,5	0,6
Lobektomie	183	21,6	2,7
Bilobektomie	25	2,9	12,0
Pneumonektomie	27	3,2	18,5
Sonstige	9	1	0
Gesamt	849	100	2,2

Tabelle 3. Literaturübersicht über Prognostische Faktoren in der Lungenmetastasen-chirurgie *(TDZ* Tumorverdopplungszeit; *KFI* krankheitsfreies Intervall; *n. s.* nicht signifikant; + prognostischer Einfluß). (Mod. nach Putnam u. Roth 1994)

Autor	Jahr	Anzahl der Patienten (n)	Anzahl der Metastasen	TDZ	Komplette Resektion	KFI	Medianes Überleben (Monate)	Fünfjahres-überleben [%]
Mammakarzinom								
Staren	1992	33				58 Monate		36
Lanza	1992	44		+		> 12 Monate	47 Monate	50
Colorektales Karzinom								
McAfee	1992	139	1		+	n. s.	36	30,5
Brister	1988	66	1			> 24 Monate	42	38
McCormack	1979	35	n. s.			n. s.		22
Osteosarkom								
Pastorino	1992	102			+			58
Meyer	1987	39	< 6		+	n. s.	20	38
Goorin	1984	32	n. s.			> 12 Monate	28	(47 3 Jahre)
Nierenzellkarzinom								
Progrebniak	1992	23	n. s.		+	n. s.	> 49	60
Weichteilsarkom								
Levenback	1992	45	n. s.		+	n. s.		43
Putnam	1984	67	< 16	> 20 Tage	+	> 12 Monate	18	10
Melanom								
Harpole	1992	98	+		+	+	22	20
Gorenstein	1991	56	n. s.	n. s.	+	n. s.	18	25
Karp	1990	29	n. s.		+	n. s.	11	4,5

Bronchialsekrets mittels flexibler oder starrer Bronchoskopie vermeiden. Bei hartnäckiger rezidivierender Sekretretention sollte die frühzeitige Indikation zur Tracheotomie gestellt werden. Auftretende Herzrhythmusstörungen lassen sich in der Regel unter entsprechender medikamentöser Therapie gut beherrschen. Die Komplikationshäufigkeit und die 30-Tages-Letalität sind in Abhängigkeit vom Resektionsverfahren in der Tabelle 2 zusammengestellt. Sie kann je nach Patientenkollektiv zwischen 1 und 4 % betragen (Pastorino et al. 1997).

Spezielle Aspekte für verschiedene Primärtumoren

Prognostisch relevante Faktoren müssen im Zusammenhang mit der Histologie des Primärtumors gesehen werden. In Tabelle 3 ist ein Literaturauszug über wichtige prognostische Faktoren zusammengestellt. In der Tabelle 4 sind die prognostischen Faktoren für die Lungenmetastasenpatienten der Thoraxklinik Heidelberg-Rohrbach für den Zeitraum 1985–1994 gegenübergestellt.

Osteosarkome

Pulmonale Metastasen von Osteosarkomen treten bei 80 % der Patienten auf. Hierbei spielt es keine Rolle, ob sie eine adjuvante Chemotherapie nach Behandlung des Primärtumors erhalten haben oder nicht (Gooren 1991; Huth u. Eilber 1989). Bei synchronem oder metachronem Auftreten von Lungenmetastasen nach Osteosarkom ist im interdisziplinären Konzept zunächst eine Chemotherapie indiziert. Die Chirurgie kommt dann im Sinne eines adjuvanten Therapieverfahrens zum Einsatz. Da diese Metastasen häufig nur isoliert in der Lunge auftreten, ist die chirurgische Resektion ein wichtiger adjuvanter Therapieschritt, und es werden hierbei Fünfjahresüberlebensraten bis zu 40 % beschrieben (Meyer et al. 1987; Snyder 1991).

Tabelle 4. Prognostische Faktoren im Kollektiv der zwischen 1985 und 1994 an Lungenmetastasen operierten Patienten der Thoraxklinik Heidelberg-Rohrbach. (– kein signifikanter Einfluß; *u* univariater Einfluß; *m* multivariater Einfluß auf das Überleben; *KFI* krankheitsfreies Intervall)

	Geschlecht	Alter	Anzahl Metastasen	KFI	Lymphknotenbefall	Komplette Resektion
Hodenkarzinom	–	–	–	–	–	u
Mammakarzinom	–	–	–	–	–	u
Kolorektales Karzinom	–	–	u	–	–	u
Nierenzellkarzinom	–	–	u	m	u	–
Osteosarkom	–	–	–	m	–	m
Weichteilsarkom	–	–	–	–	u	m

Verschiedene prognostische Faktoren wurden analysiert. Hierbei spielt die Anzahl der Metastasen, das krankheitsfreie Intervall sowie die Resektabilität der Metastasen eine wichtige Rolle. Eine multivariate Analyse von Beatti et al. (1991) konnte als wichtigsten multivariaten prognostischen Faktor die komplette Resektion der Metastasen nachweisen. Die Chemotherapie hat keinen Effekt auf das Überleben nach der Thorakotomie, wenn alle Metastasen komplett entfernt sind. Die Hauptaufgabe der Chemotherapie besteht im wesentlichen darin, das metastasenfreie Intervall zwischen der chirurgischen Therapie des Primärtumors und dem Auftreten von pulmonalen Metastasen möglichst lang aufrechtzuerhalten. Die Fünfjahresüberlebenswahrscheinlichkeit nach Chemotherapie und Chirurgie liegt bei 30 %.

Weichteilsarkome

Die Weichteilsarkome gehören zur Gruppe der nicht ossifizierenden malignen Tumoren, die sich aus dem mesenchymalen Gewebe entwickeln. Bis zu 20 % der Patienten neigen zu Lokalrezidiven. Eine Metastasierung findet hauptsächlich in die Lungen statt (Potter et al. 1985). Weichteilsarkome sprechen nur eingeschränkt auf Chemotherapie an. Das mediane Überleben lag hier zwischen 13

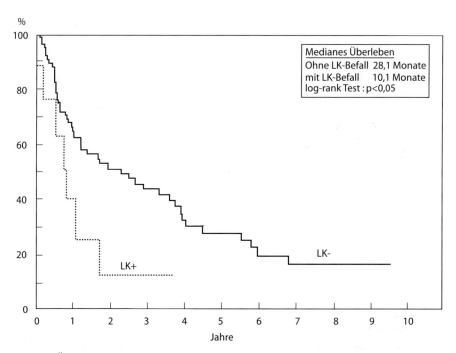

Abb. 7. Überleben bei Patienten mit resezierten Lungenmetastasen von Weichteilsarkomen in Abhängigkeit vom Lymphknotenbefall (*LK+* Lymphknotenbefall; *LK−* kein Lymphknotenbefall). (Thoraxklinik Heidelberg-Rohrbach, 1985–1994)

und 16 Monaten (Weh 1990; Elias 1989). Casson et al. (1993) konnten ein Fünfjahresüberleben von 25 % aufzeigen. Als prognostisch günstige Faktoren wurden die Tumorverdoppelungszeit, der nur einseitige Befall der Lunge, weniger als 3 Metastasen sowie die Tumorhistologie herausgearbeitet. Die multivariate Analyse ergab die Anzahl der Metastasen als den wichtigsten Faktor. Im eigenen Patientengut sind die komplette Resektion sowie der Lymphknotenbefall (Abb. 7) signifikante Prognosefaktoren. Rizzoni et al. (1986) fanden, daß ihre Patienten auch von wiederholten Metastasenresektionen profitierten. Pogrebniak et al. (1991) erzielten in einem Kollektiv von Patienten mit Rezidivmetastasen nach Resektion ein medianes Überleben von 25 Monaten.

Kolorektale Karzinome

Etwa 15 % aller Patienten entwickeln Lungenmetastasen im Anschluß an die Primärtumortherapie. Rektumkarzinome tun dies häufiger als Kolonkarzinome. Die linksseitigen Kolonkarzinome tun dies bevorzugter als die rechtsseitig gelegenen. Neben der hämatogenen Aussaat kann auch eine direkte lymphogene Metastasierung vorliegen (Schulten et al. 1976). Brister (1988) sowie McAfee et al. (1992) konnten in ihren Kollektiven jeweils Fünfjahresüberlebensquoten von 38 bzw. 30,5 % verzeichnen. Bei gleichzeitigem Vorhandensein von Lebermetastasen ist die Indikation zur Metastasenresektion an der Lunge nur noch in Ausnahmefällen gegeben. Voraussetzung ist ein guter Allgemeinzustand der Patienten, auf der anderen Seite sollten die Metastasen in beiden Organen parenchymsparend resektabel sein und dabei nur eine geringe Morbidität erwarten lassen. Sauter et al. (1990) beschreiben für isolierte Resektion von Lungenmetastasen eine Fünfjahresüberlebensquote von 47 % und im Vergleich hierzu mit zusätzlicher Resektion von Lebermetastasen eine Fünfjahresüberlebensquote von 19 %. Diese Ergebnisse machen deutlich, daß Patienten von einer ausgedehnten Resektion an Leber und Lunge profitieren können, die Eignung des Patienten muß jedoch nach starker Selektion für den Einzelfall entschieden werden.

Mammakarzinome

Patientinnen mit metastasierendem Mammakarzinom haben insgesamt eine schlechte Prognose, da die Metastasen an vielen Organen auftreten können. Patanaphan et al. (1988) beschrieben beim metastasierenden Mammakarzinom eine Metastasierung zu 51 % in den Knochen, zu 17 % in der Lunge, zu 16 % im Gehirn und zu 6 % in der Leber. Dieser Befund verdeutlicht, daß die Indikation zur Metastasenresektion an der Lunge nach Mammakarzinom interdisziplinär sehr ausführlich diskutiert werden sollte.

In der Regel werden Patienten mit einer Lungenmetastasierung zunächst einer Chemotherapie zugeführt. Der isolierte unklare Rundherd, bei dem zwischen gutartiger Erkrankung, Metastasenwachstum oder primärem Bronchialkarzinom nicht differenziert werden kann, ist die klassische Operationsindikation. Hierbei kann es für den Pathologen intraoperativ außerordentlich schwierig sein, in der Schnellschnittuntersuchung zwischen Metastase, Mammakarzinom und primärem Adenokarzinom der Lunge zu differenzieren.

Lanza et al. (1993) beschreiben bei 44 Patientinnen mit resezierten Lungenmetastasen eines Mammakarzinoms eine Fünfjahresüberlebensquote von 50 %. Langes, krankheitsfreies Intervall sowie ein positiver Hormonrezeptorstatus der Tumorzellen für Östrogen waren die wichtigsten prognostischen Faktoren. Staren et al. (1992) beschreiben für 33 Patientinnen mit Resektionen von Lungenmetastasen eine Fünfjahresüberlebensquote von 36 %. Hierbei waren die Patientinnen sowohl mit systemischer Chemotherapie als auch mit Hormontherapie behandelt worden. Die Kombination zwischen Chemotherapie und Operation wies eine Fünfjahresüberlebensquote von 36 % gegenüber 11 % bei alleiniger Chemotherapie auf.

Ovarialkarzinom, Zervix- und Endometriumkarzinom

Von allen gynäkologischen Tumoren setzt das Ovarialkarzinom am häufigsten intrathorakale Metastasen. Häufig findet sich neben dem pulmonalen Befall auch ein maligner Pleuraerguß. Unter diesen Voraussetzungen ist eine lokale Kuration auf chirurgischem Weg nicht mehr zu erreichen. Im Vordergrund steht dann eine palliative Therapie im Sinne einer Ergußbehandlung mit Pleurodese oder eventueller Pleurektomie und Tumordekortikation. Typisch für diese Tumoren ist ein zunächst regionärer Tumorbefall im kleinen Becken, und erst sekundär kommt es zu einer hämatogenen Metastasierung in die Lunge. Aus diesem Grund sollte bei den Patientinnen vor Metastasenresektion an der Lunge ein Tumorbefall im kleinen Becken und im Abdominalraum ausgeschlossen sein.

Nierenzellkarzinome

Diese metastasieren bevorzugt in die Lunge, der Metastasierungsweg ist sowohl hämatogen als auch lymphogen. Das berichtete Fünfjahresüberleben reicht von 21 % (Deverneck et al. 1985) bis hin zu 60 % bei Progreniak et al. (1992). Bei Progreniak et al. (1992) ist das Überleben nach der Resektion unabhängig von der Anzahl der Metastasen und dem krankheitsfreien Intervall. Im eigenen Krankengut sind die Anzahl der Metastasen (Abb. 8), das metastasenfreie Intervall und der Lymphknotenbefall signifikante Faktoren. Da es für diesen Tumor keine suffiziente Alternativtherapiemodalität gibt, ist die komplette Resektion der Lungenmetastasen und eine systematische hiläre und mediastinale Lymphknotendissektion wichtig für eine potentielle Kuration.

Melanome

Die Melanome haben eine besondere biologische Potenz auf ihren Metastasierungswegen. Neben einer pulmonalen Metastasierung zeigen sie auch eine ausgeprägte Metastasierung zu anderen Organsystemen. Aus diesem Grund ist die Prognose insgesamt schlecht. Bei den wenigen Patienten, bei denen sich nur

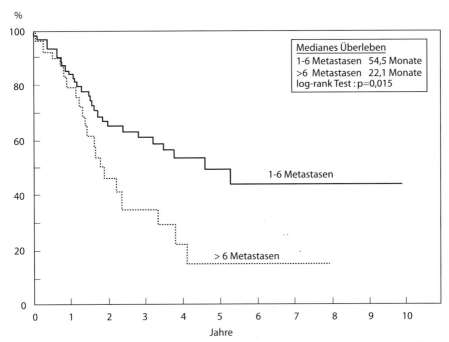

Abb. 8. Überleben bei Patienten mit resezierten Lungenmetastasen eines Nierenzellkarzinoms in Abhängigkeit vom Prognosefaktor Metastasenanzahl. Ab einer kritischen Schwelle von 7 resezierten Metastasen findet man ein signifikant schlechteres Überleben der betroffenen Patienten (Thoraxklinik Heidelberg-Rohrbach, 1985–1994)

isolierte pulmonale Metastasen zeigen, kann die Prognose günstiger ausfallen. Im Augenblick werden Fünfjahresüberlebensquoten zwischen 4,5 und 25 % beschrieben (Progrebniak et al. 1988; Gorenstein et al. 1991; Harpole 1992). Das Auftreten von multiplen Lungenmetastasen ist mit einer ungünstigen Prognose behaftet (Progrebniak et al. 1988). Gorenstein et al. (1991) fanden heraus, daß die Fünfjahresüberlebensquote für alle Patienten bei 25 % liegt.

Es zeigt sich in ihrem Kollektiv kein Unterschied, ob es sich um Patienten mit einem frühen Stadium des Melanoms handelt oder ob bei dem Patienten zusätzlich Lungenmetastasen aufgetreten sind. Weder die Lokalisation des Primärtumors, die Histologie, der Clark-Level noch das Lymphknotenmetastasierungsmuster sind von prognostischer Relevanz. Diese Ergebnisse stehen im Kontrast zu unseren Erfahrungen mit der Resektion von Lungenmetastasen bei Melanom.

Keimzelltumoren

Diese metastasieren bevorzugt in die Lungen. Seminomatöse Hodentumoren weisen eine späte pulmonale Metastasierung auf. Bei den nichtseminomatösen Hodentumoren, die auch noch Elemente von Chorionkarzinomen, embryonalen

Karzinomen, Teratokarzinomen und reifen Teratomen enthalten können, tritt dagegen eine frühe (sog. synchrone) Metastasierung auf. Bei Frauen leiten sich die Keimzelltumoren vom Chorionepithel ab. Seminome metastasieren bevorzugt über die Lymphknoten, Chorionkarzinome v. a. hämotogen und die übrigen nichtseminomatösen Tumoren auf beiden Wegen. Durch initiale cisplatinhaltige Kombinationschemotherapie erzielt man bei über 70% eine komplette Remission. Bei den übrigen 30% der Patienten sollen nach interdisziplinärer Absprache die verbliebenen Residuen in der Lunge operativ beseitigt werden. In den Resektaten dieser Residuen können Nekrosen, narbenreifes oder malignes Gewebe dicht nebeneinander liegen. Deshalb ist es wichtig, daß alle sichtbaren und tastbaren Residuen komplett entfernt werden. Anschließend muß dann die Entscheidung über eine evtl. Fortsetzung der Chemotherapie gefällt werden.

Bei den meisten dieser Patienten (69%) ist eine zusätzliche Dissektion retroperitonealer Lymphknoten notwendig (Colkani 1991; Van Schil 1989). Nachdem diese testikulären Tumoren multipel metastasieren, auch zu einem mediastinalen Lymphknotenbefall führen (Abb. 2), und eine hochpotente Chemotherapie zur Verfügung steht, ist der adjuvante Therapieschritt der Resektion von Residualtumoren besonders wichtig. Hierbei kann anhand der bildgebenden Verfahren nicht immer eindeutig sowohl am Mediastinum als auch an der Lunge entschieden werden, inwieweit diese Residuen vollständig resezierbar

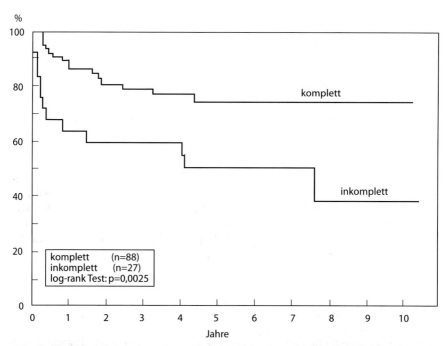

Abb. 9. Überleben bei Patienten mit resezierten Lungenmetastasen von Hodentumoren. Die komplette Resektion aller Metastasen ist der einzige prognoserelevante Faktor. (Thoraxklinik Heidelberg-Rohrbach, 1985–1994)

sind. Von besonderer Bedeutung ist daher das intraoperative Staging und das Festlegen der Resektionstaktik. In Analogie wird die Dissektion am Retroperitoneum vorbereitet.

Das wichtigste Prognosekriterium für die multipel und synchron metastasierenden Hodentumoren ist die komplette Resektion der Residuen im Mediastinum und der Lunge (Schirren et al. 1994; Abb. 9).

Tumoren des Kindesalters

Primäre Tumoren bei Kindern wie Hepatome, Hepatoblastome, Neuroblastome, Ewing-Sarkome und Rabdomyosarkome metastasieren häufig in die Lungen. Es kann aber auch eine Metastasierung in andere Organe stattfinden. Lediglich die Ewing-Sarkome metastasieren ausschließlich in die Lunge. Bei Metastasierung in die verschiedenen Organsysteme ist die Chemotherapie die Therapie der Wahl. Die Resektion von Lungenmetastasen muß abgewogen werden, einerseits um die Residuen nach Chemotherapie zu beseitigen und andererseits, um primär die Metastasen durch den chirurgischen Eingriff komplett zu entfernen. Für Patienten mit Wilms-Tumor zeigt sich kein Vorteil bei der Resektion von Lungenmetastasen im Vergleich zu einer Chemotherapie und Ganzlungenbestrahlungen (Green et al. 1991). In diesen Fällen wird es insgesamt notwendig sein, die jeweilige Indikation interdisziplinär festzulegen.

Rezidivierende pulmonale Metastasen

Metastasen können in der Lunge rezidivierend auftreten, und dennoch können sie einer chirurgischen Resektion zugeführt werden. Hierbei ist jedoch zu prüfen, inwieweit bei diesen rezidivierenden Metastasen eine erneute systemische Chemotherapie indiziert ist oder ob die Metastasenresektion als alleinige Therapie in Frage kommt.

Prospektive Datenerhebung für das eigene Patientenkollektiv

In einer prospektiven Studie wurde das Überleben und mögliche prognostische Faktoren der wegen Lungenmetastasen in den Jahren 1985–1994 operierten Patienten analysiert. An 706 Patienten wurden 849 Operationen vorgenommen. 64 % der Patienten waren männlich, 36 % weiblich, das Durchschnittsalter lag bei 45,7 Jahren, wobei der älteste Patient 81 und der jüngste 2 Jahre alt waren. In 529 (74,9 %) der Fälle war der Primärtumor ein Karzinom, in 171 (24,2 %) ein Sarkom, bei 6 (0,9 %) blieb der Primärtumor unbekannt. Die größten Primärtumorgruppen bei Karzinomen waren Hodentumoren, Mammakarzinom, Nierenzellkarzinom, kolorektales Karzinom, innerhalb der Sarkommetastasen waren die verschiedenen Weichteilsarkome, die in einer Gruppe zusammengefaßt und mit den Osteosarkomen verglichen wurden, am stärksten vertreten.

Um die Ergebnisse der Metastasenchirurgie beurteilen zu können, ist eine Unterscheidung in komplette (R0) und nichtkomplette Resektion (R1/R2-Resektion) vorgenommen worden (Tabellen 5 und 6). Es muß jedoch bedacht werden, daß der Begriff der radikalen Resektion in der Metastasenchirurgie nicht mit denjenigen in der Primärtumortherapie vergleichbar ist. Stichtag der Auswertung war der 31.5.1996. Die Nachbeobachtungszeit betrug im Mittel 29 Monate und im Maximum 127 Monate. Bis zum Zeitpunkt der Auswertung waren 321 (45,5 %) der 706 Patienten gestorben. Als Startzeitpunkt der Berechnung der

Tabelle 5. Medianes und Fünfjahresüberleben *aller* an Lungenmetastasen operierten Patienten der Thoraxklinik Heidelberg-Rohrbach (1985-1994)

Primärtumor	Anzahl (n)	Medianes Überleben (Monate)	Fünfjahresüberleben [%]
Hodenkarzinom	115	Nicht definiert	69,0
Mammakarzinom	69	41	37,8
Kolorektales Karzinom	105	42	39,1
Nierenzellkarzinom	119	39	37,8
Osteosarkom	83	24	35,1
Weichteilsarkom	88	21	26,2
Melanom	25	17	(8,3/3 Jahre)
Karzinome kaval	421	50	46,6
Karzinome portal	108	42	38,1
Karzinome	529	49	45,0
Sarkome	171	23,6	30,3
Gesamt	706	49	46,9

Tabelle 6. Medianes und Fünfjahresüberleben derjenigen Patienten *mit komplett resezierten* Lungenmetastasen der Thoraxklinik Heidelberg-Rohrbach (1985-1994)

Primärtumor	Anzahl (n)	Medianes Überleben (Monate)	Fünfjahresüberleben [%]
Hodenkarzinom	88	Nicht definiert	(78,3/4 Jahre)
Mammakarzinom	50	52,6	46,2
Kolorektales Karzinom	91	50,2	42,1
Nierenzellkarzinom	95	44,0	43,2
Osteosarkom	60	25,7	43,7
Weichteilsarkom	59	45,8	35,0
Melanom	18	21,4	(13,0/3 Jahre)
Karzinome kaval	326	62,7	51,4
Karzinome portal	93	46,4	41,6
Karzinome	419	54,5	49,3
Sarkome	119	40,4	39,6
Gesamt	542	51,2	47,0

Überlebenszeiten wurde das Datum der 1. Resektion von Metastasen gewählt. Den Endzeitpunkt bildete das Datum des Todes bzw. der letzten Nachbeobachtung. Die Berechnung der Überlebenswahrscheinlichkeiten unter Berücksichtigung der Informationen aus zensierten Beobachtungen erfolgte nach der Methode von Kaplan u. Meier. Die Signifikanzprüfung zwischen den jeweiligen Teilkollektiven wurde mit dem Log-rank-Test durchgeführt.

Zur multivariaten Analyse prognostischer Faktoren wurde das Cox-Modell mit einer mehrphasigen Auswertungsstrategie als Kombination einer Stepdown- mit Step-up-Methode eingesetzt. Die Prüfung auf proportionale Hazard-Funktionen erfolgte durch empirische Log (Log-Plots) sowie durch den Akzelerationstest von Breslow.

Prognostische Faktoren

Die aktuelle Datenanalyse der Resektionsergebnisse in unserem prospektiv erhobenen Kollektiv von Lungenmetastasenpatienten führt zu prognostischen Faktoren, die von früher publizierten Ergebnissen abweichen (Probst et al. 1991, Vogt-Moykopf et al. 1992, Schirren et al. 1994; Tabelle 4).

Wie auch bei Pastorino et al. (1997) besteht ein signifikanter Unterschied zwischen den Primärtumorhistologien Karzinom und Sarkom (Abb. 10). Dage-

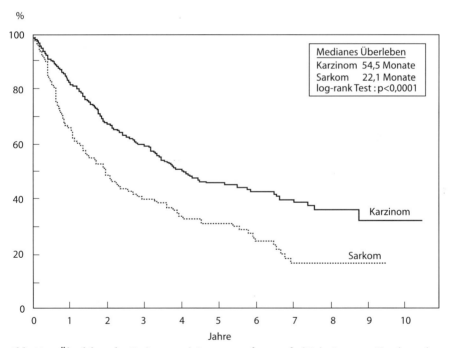

Abb. 10. Überleben der Patienten mit Lungenmetastasen bei Primärtumor Karzinom im Vergleich zu Patienten mit Primärtumor Sarkom. (Thoraxklinik Heidelberg-Rohrbach, 1985–1994)

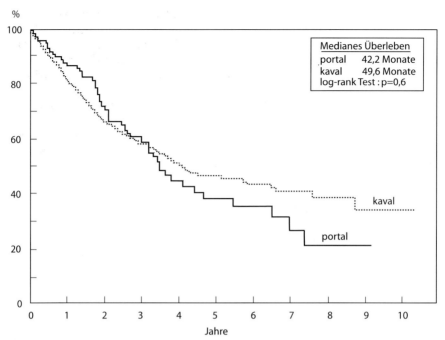

Abb. 11. Einfluß des Metastasierungsweges (portal vs. kaval) bei Patienten mit Primärtumor Karzinom. (Thoraxklinik Heidelberg-Rohrbach, 1985–1994)

gen spielt bei Karzinomen eine weitere Differenzierung in portale und kavale Metastasierung eine untergeordnete Rolle (Abb. 11).

Weitere wichtige prognostische Faktoren sind das krankheitsfreie Intervall, eine ggf. lymphogene Metastasierung, die Anzahl der Metastasen sowie die vollständige Resektion der Metastasen.

Der Einfluß der unterschiedlichen prognostischen Faktoren variiert mit der Primärtumorhistologie (Tabelle 4). Eine Literaturübersicht (verändert nach Putnam et al. 1992) ist in Tabelle 3 dargestellt.

Die Untersuchung der Prognosefaktoren am Gesamtkollektiv, wie z. B. von Pastorino et al. (1997) vorgenommem, muß deshalb als weniger sinnvoll erachtet werden.

Jede einzelne Tumorentität hat ihre spezifische Kombination von Prognosefaktoren. In den Abb. 7–13 ist der Einfluß der wichtigsten Faktoren sowie das Überleben exemplarisch für einzelne Primärtumorkollektive dargestellt.

Die komplette Resektion hat sich insgesamt als der wichtigste prognoserelevante Faktor bei der Resektion von Lungenmetastasen herauskristallisiert (Abb. 12). Bei den synchron und multipel in die Lunge metastasierenden Hodentumoren sowie den Mammakarzinomen ist die komplette Resektion sogar der einzige signifikant prognostische Faktor (Abb. 9).

Die komplette Resektion zeigt eine gewisse Abhängigkeit von der Metastasenanzahl. Beim Gesamtkollektiv liegt die kritische Grenze bei 8 resezierten

11.3 Chirurgische Therapie der Lungenmetastasen

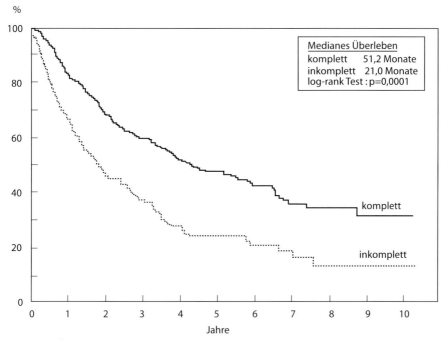

Abb. 12. Überlebenswahrscheinlichkeit bei Patienten mit kompletter im Vergleich mit Patienten mit inkompletter Resektion der Lungenmetastasen. Gesamtkollektiv der Thoraxklinik Heidelberg-Rohrbach (1985–1994)

Metastasen (Tabellen 7 und 8). Erst ab einer Anzahl von 9 und mehr resezierten Metastasen finden wir eine signifikant schlechtere Prognose, die einhergeht mit einem geringeren Anteil kompletter Metastasektomien. Im Einzelfall wie beispielsweise beim Nierenzellkarzinom können allerdings Abweichungen auftreten (Abb. 8). Mit der Anzahl der Metasetasen steigt möglicherweise das Risiko einer Mikrometastasierung.

Prognostische Faktoren müssen in ihrer Wertigkeit/Bedeutung noch sehr vorsichtig interpretiert werden. Zum einen sind die bislang vorgestellten Patientenkollektive oft sehr klein. Zum anderen kann es zwischen den einzelnen Behandlungszentren große Unterschiede hinsichtlich des onkologischen Patientengutes, der Operationsindikation sowie der Resektionstechnik geben, was die Wertigkeit von multizentrischen Sammelstatistiken einschränkt. Deshalb lassen sich daraus derzeit keine international gültigen Prognosen oder daraus abgeleitete allgemeingültige Behandlungsempfehlungen erstellen.

Der Krankheitsverlauf bei einem metastatischen Leiden wird durch eine Vielzahl von Variablen beeinflußt. Sicherlich existieren – neben den bereits erwähnten – weitere prognostische Faktoren, deren Stellenwert z. Z. noch nicht ausreichend beurteilt werden kann. Zu nennen wäre in diesem Zusammenhang z. B. der Tumormarkerstatus beim Hodentumor, der Hormonrezeptorstatus beim Mammakarzinom, das Tumorgrading bei Weichteilsarkomen, eine zusätz-

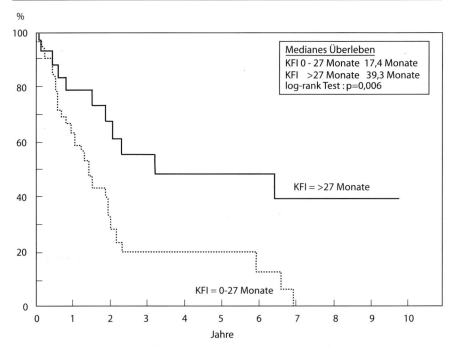

Abb. 13. Einfluß des krankheitsfreien Intervalls *(KFI)* auf das Überleben von Patienten mit resezierten Lungenmetastasen bei Primärtumor Osteosarkom. (Thoraxklinik Heidelberg-Rohrbach, 1985–1994)

Tabelle 7. Zusammenhang zwischen der Anzahl der resezierten Metastasen und der Vollständigkeit der Resektion im Operationsgut der Thoraxklinik Heidelberg-Rohrbach 1985–1994 *(n. s.* nicht signifikant)

Metastasenzahl	1	2–8	> 8	Gesamt
Komplett	82,6 %	82,1 %	56,6 %	76,8 %
Inkomplett	17,4 %	17,9 %	43,4 %	23,3 %
Signifikanz	n. s.	n. s.	$p < 0,0001$	

Tabelle 8. Zusammenhang zwischen der Anzahl der resezierten Lungenmetastasen und dem Langzeitüberleben im Operationsgut der Thoraxklinik Heidelberg-Rohrbach (1985–1994). *(n. s.* nicht signifikant)

Metastasenzahl Anzahl (n)	1 242	2–8 312	> 8 152
1 Jahr	80,5 %	79,8 %	70,0 %
3 Jahre	59,3 %	56,5 %	42,4 %
5 Jahre	46,7 %	42,6 %	31,5 %
Median	48,8 Monate	45,3 Monate	26,2 Monate
Signifikanz	n. s.	n. s.	$p = 0,0013$

liche extrapulmonale Metastasierung, der intrathorakale Lymphknotenstatus, die Durchführung einer systematischen Lymphknotendissektion und der Stellenwert einer weiteren zusätzlichen tumorspezifischen Therapie. Die Analyse und Kenntnis dieser Faktoren sollte zukünftig eine exaktere Auswahl derjenigen Patienten ermöglichen, die von einer Resektionsbehandlung profitieren könnten.

Zusammenfassung

Die chirurgische Behandlung von Lungenmetastasen im interdisziplinären onkologischen Konzept, zusammen mit internistischen Onkologen, Pneumologen und Strahlentherapeuten, stellt heute ein anerkanntes Therapiekonzept dar. Die Suche nach prognoserelevanten Faktoren ist der Versuch, aus dem Gesamtkollektiv der an Lungenmetastasen erkrankten Patienten diejenigen zu finden, die einen maximalen Gewinn durch die Operation erzielen können.

Der Vergleich primärtumorabhängiger Prognosefaktoren mit Angaben aus der Literatur ist derzeit noch sehr schwierig, da diese Analysen nur vereinzelt und z. T. in nicht vergleichbarer Form vorliegen. Da eine Therapie nur im Vergleich mit dem Spontanverlauf der Erkrankung beurteilt werden kann, fehlen hier bislang prospektive Studien. Die günstigen Ergebnisse nach Resektionsbehandlung lassen aus ethischen Gründen eine prospektive kontrollierte Studie aber auch nicht mehr zu. Kritisch betrachtet ist jedoch zu bedenken, daß die Patienten, die die Kriterien zu einem operativen Eingriff erfüllen, bereits eine prospektiv selektionierte Gruppe darstellen. Ein Überleben von 5 Jahren bedeutet keineswegs immer Heilung.

Nüchtern betrachtet darf nicht vergessen werden, daß eine Vielzahl von Patienten den Rest ihres Lebens unter wiederkehrenden Therapiemaßnahmen verbringt.

Die Ergebnisse der Lungenmetastasenchirurgie sind insgesamt nur schwer miteinander vergleichbar. Die verschiedenen Primärtumorarten, deren unterschiedliche Therapien, Histologie und Grading sowie prä- und postoperative Therapieschemen sind uneinheitliche Parameter und erschweren daher eine vergleichende Betrachtung. Die Ergebnisse der International Registry of Lung Metastasis können bestätigen, daß die Metastasenchirurgie an der Lunge ein sicheres und potentiell kuratives Verfahren ist. Dies konnte an 5206 Fällen in 18 europäischen thoraxchirurgischen Abteilungen und 4 Abteilungen in den USA und Kanada herausgearbeitet werden (Pastorino et al. 1997).

Dabei muß trotz aller naturwissenschaftlicher Bemühungen und biomatischer Erkenntnisse unter Berücksichtigung der speziellen Problematik jedes einzelnen Patienten die Therapieentscheidung in enger interdisziplinärer Zusammenarbeit individuell getroffen werden.

Literatur

Alexander J, Haight C (1947) Pulmonary resection for solitary metastatic sarcomas and Carcinomas. Surg Gynecol Obstet 85: 129–146

Barney JD, Churchill EJ (1939) Adenocarcinoma of the kidney with metastases to the lung: Cured by nephrectomy and lobectomy. J Urol 42: 269–276

Beattie EJ et al. (1991) Results of multiple pulmonary resections for metastatic osteogenic sarcoma after two decades. J Surg Oncol 46: 154

Branscheid D, Krysa S, Wollkopf G et al. (1992) Does ND-YAG laser extend the indication for resection of pulmonary metastases? Eur J Cardiothorac Surg 6: 590–597

Brister SJ et al. (1988) Contemporary operative management of pulmonary metastases of colorectal origin. Dis Colon Rectum 31: 786

Bross IDJ, Blumenson LE (1976) Metastatic sites that produce generalized cancer: Identification und kinetics of generalizing sites. In: Weiss L (ed) Fundamental aspects of metastasis. North-Holland, Amsterdam, pp 359–375

Casson AG et al. (1991) Efficacy of pulmonary metastasectomy for recurrent soft tissue sarcoma. J Surg Oncol 47: 1

Dienemann H, Piltz S, Schildberg FW (1995) Chirurgische Aspekte bei Lungenmetastasen. Dtsch Ärztebl 92: 3555–3561

Divis G (1927) Ein Beitrag zur operativen Behandlung der Lungengeschwülste. Acta Chir Scand 62: 329–341

Eder M (1984) Die Metastasierung: Fakten und Probleme aus immunpathologischer Sicht. Verh Dtsch Ges Pathol, vol. 68. Fischer, Stuttgart, pp 1–11

Fidler IJ, Hart JR (1981) Ihe origin of metastastic heterogenity in tumors. Eur J Cancer 17: 487–494

Gilbert H, Kagan AR (1976) Metastases: Incidence, detection and evaluation without histological confirmation. In: Weiss L (ed) Fundamental aspects of metastasis. North-Holland, Amsterdam, pp 315–405

Goorin AM, et al. (1991) Changing pattern of pulmonary metastases with adjuvant chemotherapy in patients with osteosarcoma: Results from the multiinstitutional osteosarcoma study. J Clin Oncol 9: 600

Gorenstein LA et al. (1991) Improved survival alter resection of pulmonary metastases from malignant melanoma. See comments. Ann Thorac Surg 52: 204

Harpole Jr DH et al. (1992) Analysis of 945 cases of pulmonary metastatic melanoma. J Thorac Cardiovase Surg 103: 743

Huth JF, Eilber FR (1989) Patterns of recurrence after resection of osteosarcoma of the extremity. Arch Surg 124: 122

Johnston R (1983) Median sternotomy for resection of pulmonary metastases. J Thorac Cardiovasc Surg 85: 516–522

Kelly CR, Langston HP (1956) The treatment of metastatic pulmonary malignancy. J Thorac Surg: 316: 298–315

Kodama K et al. (1991) Surgical management of lung metastases. Usefulness of resection with the neodymium: yttrium-aluminum-garnet laser with median sternotomy. J Thorac Cardiovasc Surg 101: 901

Krönlein E (1884) Uber Lungenchirurgie. Berl Klin Wochenschr 9: 129–136

Kulkarni RP et al. (1991) Cytoreductive surgery in disseminated non-seminomatous germ cell tumours of testis. Br J Surg 78: 226

Landreneau RJ et al. (1991) Thoracoscopy neodymium: yttrium-aluminum garnet laser-assisted pulmonary resection. Ann Thorac Surg 52: 1176

Lanza LA et al. (1992) Long-term survival following resection of pulmonary metastases from carcinoma of the breast. Ann Thorac Surg 54: 244–248

Martini N, Bains MS, Huvos AG et al. (1974) Surgical treatment of metastatic sarcoma of the lung. Surg Clin North Am 54: 841–848

McAfee MK et al. (1992) Colorectal lung metastases: Results of surgical excision. Ann Thorac Surg 53: 780

Merkle NM, Meyer G, Bülzebruck H (1987) Operative Behandlung von Lungenmetastasen. In: Schildberg (ed) Chirurgische Behandlung von Tumormetastasen. Bibliomed, Melsungen, S 191–206

Meyer WH et al. (1987) Thoracotomy for pulmonary metastatic osteosarcoma. An analysis of prognostic indicators of survival. Cancer 59: 374

Morton DL, Joseph WL, Ketcham AS (1973) Surgical resection and adjunctive immunotherapy tot selected patients with multiple pulmonary metastases. Ann Surg 178: 360–366
Pastorino U, Buyse M, Friedel G et al. (1997) Long-term results of lung metastasectomy: prognostic analysis based on 5206 cases. J Cardiovasc Surg 113: 37–49
Patanaphan V, Salazar OM, Risco R (1988) Breast cancer: Metastatic patterns and their prognosis. South Med J 81: 1109
Pogrebniak HW et al. (1992) Renal cell carcinoma: Resection of solitary and multiple metastases. Ann Thorac Surg 54: 33
Pogrebniak HW et al. (1991) Reoperative pulmonary resection in patients with metastatic soft tissue sarcoma. See comments. Ann Thorac Surg 52: 197
Pogrebniak HW et al. (1988) Resection of pulmonary metastases from malignant melanoma: Results of a 16-year experience. Ann Thorac Surg 46: 20
Potter DA, et al. (1985) Patterns of recurrence in patients with high-grade soft-tissue sarcomas. J Clin Oncol 3: 353
Rizzoni WE et al. (1986) Resection of recurrent pulmonary metastases in patients with soft-tissue sarcomas. Arch Surg 121: 1248
Röpke E (1937) Mehrjährige Heilung nach Operation eines Lungencarcinoms. Zentralbl f Chir 64: 803–806
Roth JA (1985) Treatment of metastatic cancer to lung. In: DeVita z, Hellmann z, Rosenberg z (eds) Cancer principles and practice of oncology, vol 2, 2nd edn. Lippincott, Philadelphia, pp 2104–2117
Sauter ER et al. (1990) Improved survival after pulmonary resection of metastatic colorectal carcinoma. J Surg Oncol 43: 135
Schirren J, Trainer S, Krysa S, Bülzebruck H, Schneider P, Drings P, Vogt-Moykopf I (1994) Metastasenchirurgie der Lunge im interdisziplinären Konzept. Onkologie 17: 439–448
Staren ED et al. (1992) Pulmonary resection for metastatic breast cancer. Arch Surg 127: 1282
Thomford NR, Woolner LB, Clagett OT (1965) The surgical treatment of metastatic tumors in the lungs. J Thorac Carciovasc Surg 49: 357–363
Van Schil P et al. (1989) Surgical excision of pulmonary metastases from primary testicular cancer – case reports. Acta Chir Belg 89: 175
Vogt-Moykopf I, Meyer G (1986) Surgical technique in operations on pulmonary metastases. Thorac Cardiovasc Surg 34: 125–132
Vogt-Moykopf I, Bülzebruck H, Krysa S, Kruschinski D, Branscheid D, Schirren J (1992) Results in surgery of pulmonary metastases. Chirurgie 118: 263–271
Vogt-Moykopf I, Krysa S, Bülzebruck H, Schirren J (1994) Surgery for pulmonary metastases. The Heidelberg experience. Current perspctives in Thoracic oncology. Chest Surg Clin North Am 4: 85
Vogt-Moykopf I, Meyer G, Bülzebruck H (1986) Lungenmetastasen – Therapieindikation und chirurgische Technik. MMW 128: 295–300
Vogt-Moykopf I, Meyer G, Merkle NM, Bülzebruck H, Langsdorf M (1986) Late results of surgical treatment of pulmonary metastases. Iborac Cardiovasc Surg 34: 143–148
Walther HE (1948) Krebsmetastasen. Basel, pp 22
Weh HJ et al. (1990) Chemotherapy of metastatic soft tissue sarcoma with a combination of adriamycin and DTIC or adriamycin and ifosfamide. Onkologie 13: 448
Weinlechner (1882) Tumoren an der Brustwand und deren Behandlung (Resektion der Rippen, Eröffnung der Brusthöhle, partielle Entfernung der Lunge). Wien Med Wochenschr: 20–21
Weiss L, Gilbert HA (1978) Pulmonary metastases. Hell, Boston, pp 142–167
Willis RA (1967) Pathology of tumors. AppletonCentury Crafts, London, pp 175

11.4 Nichtoperative Behandlung von Lungenmetastasen solider Tumoren

C. Manegold, M. Flentje

Die Lunge steht in der Metastasenentwicklung vor dem Skelett und nach der Leber an 2. Stelle (Willis 1973). Die verschiedenen Tumorerkrankungen entwickeln unterschiedlich häufig in 20–50 % der Fälle Lungenmetastasen. Die Tumordissemination ins Lungenparenchym erfolgt vorrangig hämatogen und/oder lymphogen (Liotta et al. 1976). 80–90 % der Metastasen siedeln sich in den peripheren Lungenabschnitten oder subpleural an (Crow et al. 1981; Scholten u. Kreel 1977). Solitäre Infiltrate sind seltener als multiple Lungenmetastasen.

Lungenmetastasen können medikamentös, strahlentherapeutisch sowie operativ behandelt werden. Im Stadium der Tumordissemination dominiert die systemische Therapie in Form der Chemotherapie oder der Hormontherapie. In Einzelfällen kommen auch multimodale Behandlungskonzepte in Betracht. Dabei werden lokale und systemische therapeutische Maßnahmen miteinander kombiniert. Bei ausgedehnter Lungenmetastasierung wird man sich nicht selten auf die Linderung von Symptomen beschränken und aus allgemeinen Gründen auf eine tumorspezifische Therapie verzichten müssen.

Die Entscheidung zur Therapie wird von verschiedenen klinischen und prognostischen Faktoren des Patienten und der Tumorkrankheit bestimmt, wie z. B. der Lage und der Biologie des Primärtumors, der Länge des rezidivfreien Intervalls, der von der Lungenmetastasierung ausgehenden Komplikationsgefahr, dem Grad der Dissemination innerhalb und außerhalb der Lunge sowie der Quantität und Qualität der tumorspezifischen Vorbehandlung. Neue supportive Therapiemöglichkeiten, Verbesserungen der zytostatischen Therapie und der Bestrahlungstechnik sowie Fortschritte in der Diagnostik erlauben es inzwischen, von der in der Vergangenheit üblichen relativ starren Übernahme allgemeiner Behandlungsempfehlungen abzuweichen und statt dessen zu einer individuellen, der jeweiligen klinischen Situation angemessenen Behandlung überzugehen.

Systemische Therapie bei bekanntem Primärtumor

Die zytostatische Behandlung von Lungenmetastasen der einzelnen soliden Tumoren folgt in der Auswahl der Medikamente bzw. von Medikamentenkombinationen in der Dosierung sowie der Dauer der Behandlung dem allgemeinen Vorgehen im Stadium der Metastasierung.

Abweichungen können sich ergeben durch die Toxizität der Zytostatika. Besondere Vorsicht ist geboten bei eingeschränkter pulmonaler Funktion, bei chronisch Lungenkranken sowie bei Patienten, die aus anderen Gründen einer potentiell lungentoxischen Behandlung bedürfen. Hier wird man – wenn möglich – Zytostatika mit bekannter pulmonaler Toxizität vermeiden und lungenverträgliche Zytostatika bevorzugen (Twohig u. Matthay 1990; Kreisman u. Wolkove 1992). Auf jeden Fall ist die Anwendung pulmotoxischer Zytostatika sorgfältig zu kontrollieren, und ihre Dosierungsobergrenzen sind streng einzuhalten.

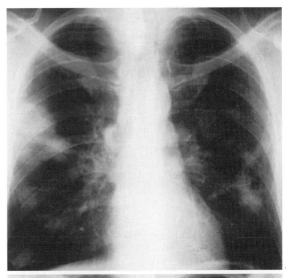
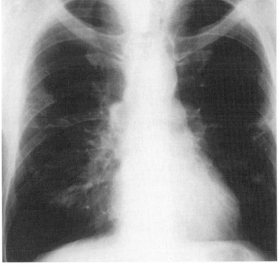

Abb. 1 a, b.
Lungenmetastasen bei malignem Non-Hodgkin-Lymphom (B-Zellymphom). **a** Befunde vor zytostatischer Therapie; **b** Zustand nach zytostatischer Therapie mit Cyclophosphamid, Vincristin, Adriamycin, Prednison (partielle Remission)

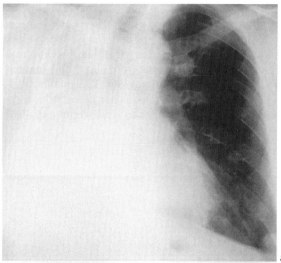

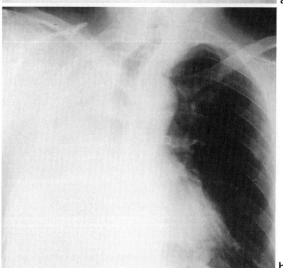

Abb. 2 a, b.
Lungenmetastasen bei malignem fibrösem Histiozytom des rechten Unterschenkels. **a** Befunde vor zytostatischer Therapie; **b** Zustand nach zytostatischer Therapie mit Adriamycin und Iphosphamid (partielle Remission)

Abweichungen insbesondere bei palliativem Behandlungsziel können sich auch durch die individuellen Voraussetzungen von Krankheit und Patient ergeben. Bei polymorbiden, schwerkranken, älteren Patienten mit weit fortgeschrittener Tumorerkrankung muß nicht selten auf eine Kombinationstherapie zugunsten einer Monotherapie verzichtet werden, die besser verträglich ist, einfacher appliziert werden kann und bessere Möglichkeiten auch für eine familiennahe, ambulante Versorgung der Patienten bietet. Einige neue Zytostatika besitzen für diese individualisierte palliative Chemotherapie einen besonderen Stellenwert, da sie in der Regel bei guter Wirksamkeit weniger toxisch sind (Manegold et al. 1997).

Keine Abstriche an einer zeit- und dosisgerechten Applikation der Chemotherapie sollten gemacht werden bei Vorliegen von Erkrankungen, die selbst im Stadium der Tumorgeneralisation durch eine Chemotherapie allein oder durch eine multimodale Behandlung geheilt werden können oder bei denen mit einer signifikanten Verlängerung der Überlebenszeit zu rechnen ist. Dies ist z. B. gegeben bei malignen Lymphomen (Abb. 1), ausgewählten sarkomatösen Tumorleiden (Abb. 2) oder auch bei metastasierten Keimzelltumoren (Abb. 3), für die in den vergangenen Jahren aufwendige multimodale Behandlungskonzepte entwickelt worden sind und für die die sequenzielle Anwendung von Chemotherapie, Operation und/oder Strahlentherapie inzwischen Behandlungsstandard ist.

Abb. 3 a, b.
Lungenmetastasen bei testikulärem Karzinom (embryonales Karzinom/Seminom). a Befunde vor zytostatischer Therapie; b Zustand nach zytostatischer Therapie mit Cisplatin, Iphosphamid, Etoposid (partielle Remission)

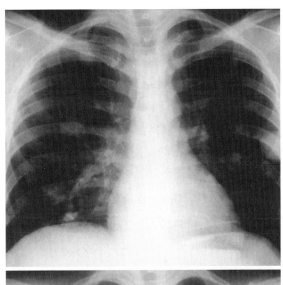

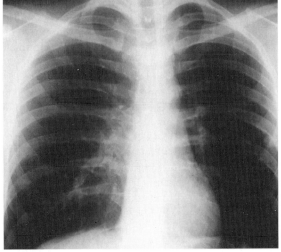

Zur Chemotherapiedauer existieren unterschiedliche Auffassungen. Einvernehmen besteht darüber, daß von einer Fortführung der Behandlung abzusehen ist, wenn eine Tumorprogression erkennbar ist. Für den Fall der Befundkonstanz wird z. T. bis zur Progression weiterbehandelt. Denkbar ist auch, daß man nach einer Behandlungsperiode von 4–6 Therapiezyklen zunächst die Behandlung unterbricht und die Entwicklung ohne Therapie abwartet; im Fall der Tumorprogression dann aber erneut mit der Behandlung beginnt. Je nach Dauer des therapie- und progressionsfreien Intervalls wird man mit der initial eingesetzten Chemotherapie reexponieren oder von vornherein eine nicht kreuzresistente andere Kombination wählen. Von einer Erhaltungstherapie wird bei soliden Tumoren in der Regel abgesehen.

Systemische Therapie bei unbekanntem Primärtumor

Ein besonderes therapeutisches Problem ergibt sich bei Patienten mit Lungenmetastasen, für die ein Primärtumor nicht gefunden werden konnte (Didolkar et al. 1977). Da somit eine am Primärtumor orientierte Behandlung nicht möglich ist, wird man sich bei der Wahl der Chemotherapie und/oder Hormontherapie nach dem histologisch wahrscheinlichsten Primärtumorleiden richten (Lindeman u. Tattersall 1995).

Für eine einheitliche und rationale Behandlung hat sich bei unbekanntem Primärtumor die Unterteilung in verschiedene histologische Kategorien als nützlich erwiesen:
- wenig differenzierte Neoplasie,
- ausdifferenziertes oder intermediär differenziertes Adenokarzinom,
- Plattenepithelkarzinom,
- undifferenziertes Karzinom oder undifferenziertes Adenokarzinom.

In 5 % der Fälle liegt lichtmikroskopisch ein wenig differenziertes Neoplasma vor. Durch elektronenmikroskopische, immunhistochemische und molekulargenetische Untersuchungen gelingt hierbei in 35–65 % der Fälle die Wahrscheinlichkeitsdiagnose Lymphom und in etwa 15 % der Fälle eine Zuordnung zu Sarkom oder Melanom (Azar et al. 1982; Horning et al. 1989; Hales et al. 1989; Gatter et al. 1985). In 60 % wird von einem ausdifferenzierten oder intermediär differenzierten Adenokarzinom gesprochen. Typisch für diese Histologie ist, daß sich bei 15–20 % der Fälle der Primärtumor noch zu Lebzeiten zeigt und daß dieser bei 70–80 % durch die Autopsie identifiziert werden kann (Schildt et al. 1983; Nystrom u. Weiner 1977). Dabei führen mit etwa 40 % Lunge und Pankreas. Gelegentlich findet sich der Primärtumor in anderen Abschnitten des Gastrointestinaltraktes. Seltener sind Karzinome der Mamma, der Prostata und des Ovars. In 5 % der Fälle ergibt sich in der Metastase ein Plattenepithelkarzinom (Greco u. Hainsworth 1997). Dieser Befund wird vorrangig aus zervikalen und supraklavikulären Lymphknoten erhoben, weniger häufig aus pulmonalen oder pleuralen Metastasen. Der Primärtumor ist in erster Linie im HNO-Bereich zu vermuten. 30% der Fälle sind dem undifferenzierten Karzinom (20%) bzw. dem undifferenzierten Adenokarzinom (10%) zuzuordnen. Bei dieser Gruppe kommen ganz unterschiedliche Primärtumoren in Betracht, wie immunhistochemische Untersuchungen, die Elektronenmikroskopie oder auch die Genanalyse zeigen können. Aus diesem Grund sollte sich hier die Diagnose nicht allein auf den lichtmikroskopischen Befund stützen (Hainsworth et al. 1987). Die elektronenmikroskopische Untersuchung kann hilfreich sein zur Identifizierung von Karzinomen, bei der Zuordnung immunperoxidasenegativer Neoplasmen oder auch bei lichtmikroskopischem Verdacht auf ein malignes Lymphom. Außerdem können elektronenmikroskopisch Sarkome, Melanome, Mesotheliome oder neuroendokrine Tumoren unterschieden werden. Spezifische chromosomale Veränderungen können für die Diagnose von Leukämien, Lymphomen, Keimzelltumoren sowie peripheren Neuroepitheliomen und Ewing-Sarkomen herangezogen werden. Bei neuroendokrinen Karzinomen finden sich elektronenmikroskopisch neurosekretorische Granula. Hinter dieser Histologie kann sich ein kleinzelliges Bronchialkarzinom verbergen. Differentialdiagnostisch kommen außerdem Karzinoide, Inselzelltumoren, das medulläre Schilddrüsenkarzinom oder auch Paraganglien in Betracht. Im Unterschied zu den hochdifferenzierten Adenokarzinomen ist bei den undifferenzierten Karzinomen bzw. Adenokarzinomen zu Lebzeiten oder durch die Autopsie der Primärtumor nur selten (<35%) ausfindig zu machen.

Patienten mit der histologischen Diagnose eines ausdifferenzierten Adenokarzinoms sind i. allg. älter und befinden sich in einem schlechten Allgemeinzustand. Die Metastasierung betrifft bei Diagnosestellung mehrere Organe und häufig gleichzeitig Lunge, Leber und Skelett. Die Prognose ist schlecht und wird bestimmt durch rasche Tumorprogression, ungünstige Voraussetzung für die systemische Therapie sowie eine kurze Überlebenszeit mit im Median 3–4 Monaten (Greco u. Hainsworth 1997). Die chemotherapeutischen Optionen sind gering (Schildt et al. 1983). Es bestehen vorzugsweise Erfahrungen mit 5-Fluorouracilkombinationen sowie mit Doxorubicin und Mitomycin. Cisplatinhaltige Chemotherapien wurden selten eingesetzt. Bei der Mehrzahl der Patienten steht die symptomatische Therapie im Vordergrund. Mit einer antihormonellen Therapie, z. B. Tamoxifen bei Frauen und Megestrolacetat bei Frauen und Männern, kann gelegentlich eine symptomatische Besserung erzielt werden.

Patienten mit undifferenziertem Karzinom oder undifferenziertem Adenokarzinom sind im Gegensatz zu Patienten mit ausdifferenzierten Adenokarzinomen jünger. Das Tumorleiden zeigt eine rasche Progression und schnelle Entwicklung von Beschwerden (<30 Tage). Unter den verschiedenen Chemotherapien erwiesen sich cisplatinhaltige Kombinationen als besonders wirksam (Hainsworth et al. 1987; Greco et al. 1986). Bei etwa 1/3 der Fälle können chemotherapeutisch komplette Remissionen erzielt werden. Es ist zu vermuten, daß es sich bei diesen erfolgreich chemotherapierten Tumorerkrankungen in Wahrheit um Lymphome oder Keimzelltumoren gehandelt hat. Auch bei atypischen Melanomen sind Langzeitremissionen gesehen worden. Es wird deshalb empfohlen, Melanompatienten, deren Erkrankung allein über die Immunperoxidasereaktion diagnostiziert worden ist, von einer cisplatinhaltigen Chemotherapie nicht auszuschließen (Hainsworth et al. 1989). Detaillierte Angaben zur Therapie undifferenzierter Karzinome und undifferenzierter Adenokarzinome stammen aus der Vanderbilt-Universität (Greco u. Hainsworth 1997). Die Chemotherapie bestand aus einer cisplatinhaltigen Kombination mit verschiedenen Kombinationspartnern und verlief in der Regel über 4 Behandlungszyklen. Die Wirksamkeit wurde nach 2 Zyklen bewertet. 26% der Patienten erreichten eine komplette Remission, 36% eine partielle Tumorrückbildung. Das krankheitsfreie Intervall betrug im Median 61 Monate (11–142 Monate), das mediane Überleben 12 Monate, die Zwölfjahresüberlebensrate aller Patienten 16%, bei Patienten mit kompletter Remission 62%. Für Tumoren mit vorzugsweise pulmonalem Befall lag das objektive Ansprechen bei 72%, die Rate kompletter Remissionen bei 21% und die der Langzeitüberlebenden bei 7%.

Klinische und therapeutische Besonderheiten bieten bestimmte metastasierende Neoplasien, die den Keimzelltumoren histologisch sehr ähnlich sind. Beim extragonadalen Keimzellsyndrom sind in der Regel jüngere Patienten (<50 Jahre) betroffen, deren Tumor vorzugsweise im Mediastinum und im Retroperitoneum zu finden ist oder auch mit einem multiplen metastatischen Befall der Lunge einhergehen kann. Die serologischen Tumormarker HCG und AFP können erhöht sein. In diesen Fällen verhält man sich therapeutisch wie bei metastasierten testikulären Tumoren.

Die Behandlung der Wahl ist die cisplatinhaltige Kombinationschemotherapie. Bei Frauen mit pulmonalen Metastasen ohne erkennbaren Primärtumor ist an ein Chorionkarzinom zu denken. Normalerweise ist dieser Verdacht durch ein erhöhtes β-HCG im Serum zu erhärten. Dieser Befund kann aber auch fehlen. Auf jeden Fall sollte eine genaue Untersuchung des Abdomens sowie des kleinen Beckens erfolgen. Da gelegentlich auch im histologischen Präparat die klassischen Merkmale des Chorionkarzinoms fehlen können, berechtigt schon der Verdacht zur zytostatischen Therapie wie bei einem Chorionkarzinom. Zu denken ist auch an seltenere histologische Formen von Keimzelltumoren mit z. B. neuroendokriner oder sarkomatöser Differenzierung. Diese besitzen eine vergleichsweise schlechte Prognose, da das Ansprechen auf eine Chemotherapie geringer ist als bei den typischen histologischen Formen.

Es gibt Patienten, die durch Lungenmetastasen, Metastasen des Mediastinum oder auch abdominelle Lymphknotenmetastasen auffallen, histologisch ein Adenokarzinom zeigen, eine PSA-Erhöhung im Serum aufweisen und für die ein Primärtumor nicht identifiziert werden kann. Diese Fälle profitieren gelegentlich von einer systemischen Therapie wie bei einem Prostatakarzinom.

Eine weitere erwähnenswerte Sonderform sind die neuroendokrinen Karzinome (Horning et al. 1989). Einige von ihnen können chemotherapeutisch effektiv behandelt werden. Wegen ihrer morphologischen Nähe zum kleinzelligen Bronchialkarzinom werden cisplatinhaltige oder anthracyclinhaltige Kombinationen bevorzugt. Mit dieser Chemotherapie sind in etwa 30% der Fälle komplette Remissionen zu erreichen. Die Langzeitüberlebensrate wird mit 15–20% angegeben.

Strahlentherapie

Die Radiotherapie als lokoregionäre Therapieform ist bei der Behandlung von Lungenmetastasen auf wenige definierte Indikationen beschränkt und kommt nur für die Behandlung einer diffusen Lungenmetastasierung in Betracht. Die Bestrahlung der gesamten Lunge ist jedoch aufgrund ihrer relativ niedrigen Strahlentoleranz nur mit Dosen möglich, die zur Kontrolle der meisten epithelialen Tumoren nicht ausreichen. Die Strahlentoleranz der Lunge wird mit 20 Gy angegeben (Jennings u. Arden 1962). Wesentliche Einflußfaktoren sind dabei das bestrahlte Volumen, die Fraktionierung sowie die Dosisleistung (Wara et al. 1973). Ab einer Dosis von 25 Gy ist mit dem Auftreten einer regelhaft ablaufenden Strahlenpneumonitis durch Schädigung der Pneumozyten II, der Alveolarmakrophagen und Kapillarendothelien zu rechnen, die in eine Fibrose mit Funktionsverlust und Rechtsherzbelastung übergehen kann (Bünemann u. Heilmann 1984; Gross 1981). Ein neuer Ansatz könnte in der Übertragung der sog. „Präzisionsstrahlentherapie/Radiochirurgie" auf die Behandlung nicht resektabler Lungenmetastasen liegen. Auf diese Weise können einzeitig oder in wenigen Fraktionen lokal sehr hohe Dosen gegeben werden, ohne die Volumentoleranz des gesunden Lungengewebes zu überschreiten.

Da Lungenmetastasen selten symptomatisch sind, dürfte eine Bestrahlung mit palliativer Zielsetzung nur in Ausnahmefällen indiziert sein. Die perkutane Radiotherapie mit kurativer Zielsetzung kommt nur für Tumoren mit hoher Strahlenempfindlichkeit und vorwiegend pulmonaler Metastasierung in Frage. Dies trifft für einige kindliche Malignome zu. Hier ist der Wert der Ganzlungenbestrahlung auch bei manifesten Lungenmetastasen erwiesen.

Bei der Primärbehandlung des Wilms-Tumors ist durch die Kombination von Radiotherapie und Chemotherapie eine Heilung von 60–70 % der Fälle möglich (Breslow et al. 1986). Bestrahlt wird der gesamte Thorax unter Ausblendung der Wachstumsfugen sowie der Humeri unter Einschluß der Zwerchfellrecessus. Während eindrucksvolle Kontrollraten mit Dosen von 16–18 Gy erzielt wurden, scheint nach Auswertung neuerer Studien eine Dosis von 12–15 Gy (1,5 Gy pro Fraktion) zusammen mit einer Kombinationschemotherapie ausreichend. Eine lokale Dosiserhöhung im Bereich großer Metastasen auf 20–24 Gy ist möglich (d'Angio et al. 1989; Jereb et al. 1985). Die Pneumonitisrate lag bei 8–10 %.

Auch bei metachroner Lungenmetastasierung konnte bei 34 % der Patienten ein Langzeitüberleben erreicht werden. Eine Anpassung des Bestrahlungsvolumens an eine evtl. früher erfolgte abdominale Bestrahlung ist von entscheidender Bedeutung.

Metastasen eines Ewing-Sarkoms finden sich zum Zeitpunkt der Diagnosestellung bei 12–20 % der Patienten (Brown et al. 1987). Das Risiko einer Mikrometastasierung ist wesentlich höher.

Der Wert einer zusätzlichen prophylaktischen Lungenbestrahlung gegenüber einer alleinigen VAC-Chemotherapie wurde in der IESS-I-Studie mit Anstieg von krankheitsfreiem und Gesamtüberleben erwiesen. Es ist wahrscheinlich, daß eine gleichartige Ergebnisverbesserung durch Erweiterung der

Chemotherapie um Adriamycin erreicht werden kann (Perez et al. 1981). Eine Ganzlungenbestrahlung ist indiziert bei manifesten Lungenmetastasen im Rahmen der multimodalen Primärbehandlung (Viettie et al. 1981). Sie kann bei Krankheitsrezidiv erwogen werden. Empfohlen wird eine Dosis von 15–18 Gy (1,5 Gy pro Fraktion) mit lokaler Dosiserhöhung auf 40 Gy bei weniger als 3 Resttumoren (Volumenbeschränkung). Eine Alternative kann eine Ganz- bzw. Halbkörperbestrahlung darstellen. Vorläufige Ergebnisse deuten auf eine Verbesserung des Gesamtüberlebens hin (Jenkins et al. 1976; Stea et al. 1987).

Beim Osteosarkom ist die Bedeutung der Lungenbestrahlung unklar. Eine Beeinflussung der Lungenmetastasen durch eine hochdosierte lokale Bestrahlung wurde beschrieben (Jenkins 1977). Die adjuvante Bestrahlung der Lunge mit 17,5 Gy (1,5 Gy pro Fraktion) hat zu widersprüchlichen Ergebnissen geführt. Während eine randomisierte Studie eine Abnahme der pulmonalen Metastasierung von 43 auf 28 % zeigte (Breur et al. 1978), wurde dies in mehreren anderen Analysen nicht bestätigt (Burges et al. 1988; Rab et al. 1976). Aufgrund der vorliegenden Ergebnisse hat die pulmonale Bestrahlung keinen gesicherten Platz in der Behandlung des Osteosarkoms.

Bei der Radiojodtherapie des Schilddrüsenkarzinoms wird ^{131}Jod spezifisch in den Thyreozyten angereichert. Differenzierte Schilddrüsenkarzinome bewahren diese Eigenschaft in etwa 2/3, undifferenzierte Karzinome noch in bis zu 30 % der Fälle. 89 % der Zerfallsenergie des Jods wird in Form von Betastrahlung mit einer maximalen Reichweite von 2,2 mm frei. Die Radiojodtherapie stellt damit eine sowohl systemische als auch selektive Behandlungsform auch im Stadium der Metastasierung dar, die zur Applikation tumorizider Dosen führen kann. Für eine ausreichende Speicherung in den Metastasen ist meist die Ausschaltung der normalen Schilddrüse durch Thyreoidektomie und eine ablative Radiojodtherapie erforderlich (Benker et al. 1988). Damit wird eine vollständige Rückbildung speichernder Lungenmetastasen ebenso wie eine Verlängerung der Überlebenszeiten (Beierwaltes et al. 1982) erreicht.

Zusammenfassung

Lungenmetastasen bedeuten Generalisation des Tumorleidens. Ihr Nachweis verändert die individuelle Therapiestrategie und die prognostische Einschätzung der Grundkrankheit. Lungenmetastasen können medikamentös, strahlentherapeutisch sowie operativ behandelt werden. Im Stadium der Tumordissemination dominiert die systemische Therapie. Bei der Auswahl der zytostatischen Therapie richtet man sich nach den Empfehlungen für den jeweiligen Primärtumor. Ist dieser nicht bekannt, folgt man den Richtlinien der Behandlung bei metastasierten Tumorleiden mit unbekanntem Primärtumor.

Literatur

Azar HA, Espinoza CG, Richman AV (1982) „Undifferentiated" large cell malignancies: An ultrastructural and immunocytochemical study. Hum Pathol 12: 323–333
Beierwaltes WH, Nishiyama RH, Thompson NW, Coop JE, Kubo A (1982) Survival time and cure in papillary and follicular thyroid carcinoma with distant metastases. J Nucl Med 23: 561–568
Benker G, Reiners C, Krause U, Bamberg M, Reinwein D (1988) Schilddrüsenkarzinome – aktuelle diagnostische und therapeutische Strategien. Internist 24: 564–574
Breslow N, Churchill G, Nesmith B, Thomas PRM, Beckwith BJ, Othersen HB, d'Angio GJ (1986) Clinicopathologic features and prognosis for Wilms tumor patients with metastases at diagnosis. Cancer 58: 2501–2511
Breur K, Cohen P, Schweisguth O, Hart AMM (1978) Irradiation of the lung as an adjuvant therapy in the treatment of osteosarcoma of the limbs. Eur J Cancer 14: 461–474
Brown AP, Fixsen JA, Plowman PN (1987) Local control of Ewing's sarcoma. An analysis of 67 patients. Br J Radiol 60: 261–268
Bünemann H, Heilmann HP (1984) Tumoren der Atmungsorgane. In: Heilmann HP (Hrsg) Spezielle Strahlentherapie maligner Tumoren. Springer, Berlin Heidelberg New York Tokio (Handbuch medizinische Radiologie 14/5, S 299–451)
Burges JM, van Glabbecke M, Bussan A et al. (1988) Osteosarcoma of the limbs. Report of the EORTC-SIOP 03 trial 20781 investigating the value of adjuvant treatment with chemotherapy and/or prophylactic lung irradiation. Cancer 61: 1024–1031
Crow J, Slavin G, Kreel L (1981) Pulmonary metastasis: A pathologic and radiologic study. Cancer 47: 2595–2602
d'Angio GJ, Breslow N, Beckwith JB et al. (1989) Treatment of Wilms tumor. Results of the 3rd national Wilms tumor study. Cancer 64: 349–360
Didolkar MS, Fanous N, Elias EG, Moore RH (1977) Metastatic carcinomas from occult primary tumours. Ann Surg 186: 625–630
Gatter KC, Alcock C, Heryet A, Mason DY (1985) Clinical importance of analysing malignant tumours of uncertain origin with immunohistochemical techniques. Lancet ii: 1302–1305
Greco FA, Hainsworth JD (1997) Cancer of unknown primary site. In: DeVita VT Jr, Hellman S, Rosenberg SA (eds) Cancer principles and practice of oncology, 5th edn. Lippincott, Philadelphia, pp 2423–2445
Greco FA, Vaughn WK, Hainsworth JD (1986) Advanced poorly differentiated carcinoma of unknown primary site: Recognition of a treatable syndrome. Ann Intern Med 104: 547–556
Gross NJ (1981) The pathogenesis of radiation induced lung damage. Lung 159: 115–127
Hainsworth JD, Wright EP, Gray GF Jr, Greco FA (1987) Poorly differentiated carcinoma of unknown primary site: Correlation of light microscopic findings with response to cisplatin-based combination chemotherapy. J Clin Oncol 5: 1275–1280
Hainsworth JD, Wright E, Davis B, Johnson D, Greco FA (1989) Immunoperoxidase staining in the evaluation of poorly differentiated carcinoma of unknown primary site. Proc ASCO (Abstr) 8: 11
Hales SA, Gatter KC, Heryet A, Mason DY (1989) The value of immunocytochemistry in differentiating high-grade lymphoma from other anaplastic tumours: A study of anaplastic tumours from 1940 to 1960. Leuk Lymphoma 1: 59–63
Horning SJ, Carrier EK, Rouse RV (1989) Lymphomas presenting as histologically unclassified neoplasms: Characteristics and response to treatment. J Clin Oncol 7: 1281–1287
Jenkins RDT (1977) Radiation treatment of Ewing's sarcoma and osteogenetic sarcoma. Can J Surg 20: 530–536
Jenkins RDT, Rider WD, Sonley MJ (1976) Ewing's sarcoma. Adjuvant total body irradiation, cyclophosphamide and vincristine. Int J Radiat Oncol Biol Phys 1: 407–413
Jennings FL, Arden A (1962) Development of radiation pneumonitis: time and dosis factors. Arch Pathol 74: 351–358
Jereb B, Issac R, Tournade MF et al. (1985) Survival of patients with metastases from Wilms tumor (SIOP 1, 2, 5). Eur Paediatr Haematol Oncol 2: 71–76
Kreisman H, Wolkove N (1992) Pulmonary toxicity of antineoplastic therapy. Semin Oncol 19: 508–520

Lindeman GJ, Tattersall M (1995) Tumours of unknown primary site. In: Peckham M, Pinedo HM, Veronesi U (eds) Oxford textbook of oncology. Oxford Medical Publ, Oxford New York Tokio, pp 2155–2165

Liotta LA, Kleinerman J, Saidel FM (1976) The significance of hematogenous tumor cell clumps in the metastatic process. Cancer Res 36: 889–893

Manegold C, Stahel R, Mattson K et al. (on behalf of a European multinational study group) (1997) Randomized phase-II-study of gemcitabine monotherapy vs. cisplatin plus etoposide in patients with locally advanced or metastatic non-small cell lung cancer. Proc ASCO 16: 460 a, 1651

Nystrom JS, Weiner JM (1977) Metastatic and histologic presentations in unknown primary cancer. Semin Oncol 4: 53–58

Perez CA, Tefft M, Nesbit M et al. (1981) Radiation therapy in the multimodal management of Ewing's-sarcoma of the bone. Report of the IESS. Natl Cancer Inst Monogr 56: 263–271

Rab GT, Ivins JC, Childs DS, Cupps RE, Pritchard DJ (1976) Elective whole lung irradiation in the treatment of osteogenic sarcoma. Cancer 38: 939–942

Schildt RA, Kennedy PS, Chen TT (1983) Management of patients with metastatic adenocarcinoma of unknown origin: A Southwest Oncology Group study. Cancer Treat Rep 67: 77–79

Scholten ET, Kreel L (1977) Distribution of lung metastases in the axial plane. Radiol Clin N Am 46: 248–261

Stea B, Kinsella TJ, Triche TJ, Horvath K, Glatstein E, Miser JS (1987) Treatment of pelvic sarcoma in adolescents and young adults with intensive combined modality therapy. Int J Radiat Oncol Biol Phys 13: 1797–1805

Twohig K, Matthay R (1990) Pulmonary effects of cytotoxic agents other than bleomycin. Clin Chest Med 11: 31–42

Viettie TJ, Geban EA, Nesbit M et al. (1981) Multimodal therapy in metastatic Ewing's-sarcoma of the bone. Report of the less. Natl Cancer Inst Monogr 56: 279–284

Wara WM, Philipps TL, Margolis LW (1973) Radiation pneumonitis. A new approach to the derivation of time dose factors. Cancer 32: 547–552

Willis RA (1973) Secondary tumors of the lung. The spread of tumors in the human body. Butterworth, London, pp 167–174

11.5 Lungenmetastasen bei Malignomen im Kindesalter

H. Jürgens, J. Ritter

Häufigkeit

Die Inzidenz maligner Erkrankungen im Kindesalter beträgt nach den Daten des Deutschen Kinderkrebsregisters 13,8 pro 100 000 Kinder unter 15 Jahren [5]. Bezogen auf die Gesamtbevölkerung entspricht dies einer Häufigkeit von ca. 2,5 neu an Krebs erkrankten Kindern pro 100 000 Einwohner. Die Erkrankungsrate bei Kindern pro Jahr liegt in Deutschland bei etwa 1800 Neuerkrankungen.

Diagnosen

Unter den Diagnosen (Tabelle 1) überwiegen Leukämien und Lymphome, die fast die Hälfte aller Neuerkrankungen ausmachen. Eine Lungenmetastasierung tritt bei diesen Erkrankungen nicht auf, allenfalls eine diffuse Lungeninfiltration. Unter den soliden Tumoren stehen an erster Stelle die ZNS-Tumoren, am häufigsten Astrozytome, gefolgt von Medulleblastomen und anderen Entitäten. ZNS-Tumoren metastasieren vowiegend im Bereich des ZNS, eine Lungenmetastasierung spielt bei diesen Tumoren keine Rolle. Unter den peripheren soliden Tumoren sind an erster Stelle mit 7,6 % aller Neuerkrankungen die Tumoren des sympathischen Nervensystems, die Neuroblastome, zu nennen. Neuroblastome neigen zu einer raschen systematischen Aussaat, vorwiegend in die Lymphknoten und das Skelettsystem. Eine Lungenmetastasierung ist, wenn überhaupt, nur spät im Erkrankungsverlauf, meist erst in terminalen Situationen, zu erkennen. Das gleiche gilt für das seltene Retinoblastom. Bei den weiteren soliden Organtumoren im Kindesalter, so den Wilms-Tumoren der Nieren, den Knochentumoren Osteosarkom und Ewing-Sarkom, den Weichteiltumoren (meist Rhabdomyosarkome) und den Keimzelltumoren, gehört die hämatogene Aussaat in die Lungen zum Krankheitsverlauf [2, 10].

Lungenmetastasen

Insgesamt stehen etwa $1/3$ (ca. 600) der jährlich neu an Krebs erkrankenden Kinder im Risiko, Lungenmetastasen zu entwickeln. Bei diesen Kindern kann man

Tabelle 1. Diagnosen, Häufigkeit und Risiko der Lungenmetastasierung maligner Erkrankungen im Kindesalter. (Nach [5])

Diagnose	Häufigkeit [%]	Lungenmetastasierung
Leukämie	34,2	–
akut lympathisch	27,6	
akut myeloisch	4,9	
sonstige	1,8	
Lymphome	14,8	–
Non-Hodgkin-Lymphom	5,6	
Morbus Hodgkin	4,8	
Langerhanszell-Histiozytose	3,0	
sonstige	1,4	
ZNS-Tumoren	16,5	–
Neuroblastome	7,6	(+)
Retinoblastome	2,5	–
Nierentumoren	6,4	+
Wilms-Tumor	6,1	
sonstige	0,2	
Lebertumoren	1,0	+
Knochentumoren	5,1	+
Osteosarkom	2,8	
Ewing-Sarkom	1,8	
sonstige	0,5	
Weichteiltumoren	6,6	+
Rhabdomyosarkom	3,9	
sonstige	2,7	
Keimzelltumoren	3,9	+
Karzinome	0,8	+
Sonstige	0,3	(+)

bei ca. 20% mit einer primären Metastasierung zum Zeitpunkt der Diagnose rechnen. Weitere ca. 20% werden Lungenmetastasen im Verlauf ihrer Erkrankung als Progredienz oder Rezidiv entwickeln. Damit beträgt die Zahl der an Krebs erkrankten Kinder mit Lungenmetastasen etwa 120 pro Jahr in Deutschland. Nimmt man die Gruppe der Jugendlichen von 15–18 Jahren hinzu, so kann man von einer Verdopplung dieser Zahl ausgehen, denn in dieser Altersgruppe nehmen die lungenmetastasierungsgefährdeten Sarkome der Knochen und Weichteile an Inzidenz zu [2, 10].

Therapiemöglichkeiten

Behandlungskonzepte und Prognose bei Lungenmetastasen im Kindesalter hängen ab von der Diagnose der Grunderkrankung, dem Zeitpunkt der Metastasierung und dem Metastasierungstyp, ob singulär oder multipel, ob umschrieben oder diffus [3, 6, 9]. Für alle zur Lungenmetastasierung neigenden

Tabelle 2. Solide Tumoren im Kindesalter mit Tendenz zur Lungenmetastasierung. 5-Jahres-Überlebensraten für Patienten ohne sichtbare Metastasierung zum Zeitpunkt der Diagnose (5)

Diagnose	Prognose (% Überleben nach 5 Jahren)
Wilms-Tumor	86
Osteosarkom	64
Ewing-Sarkom	58
Rhabdomyosarkom	65
Keimzelltumoren	84

soliden Tumoren im Kindesalter gilt, daß die sichtbare Metastasierung mit einer Verschlechterung der Prognose assoziiert ist [4, 7]. In Tabelle 2 sind Fünfjahresüberlebensraten der wichtigsten mit einer Lungenmetastasierung assoziierten Tumorerkrankungen im Kindesalter angeführt. Die Fünfjahresüberlebensraten liegen durchweg über 50 % und reichen von 58 % beim Ewing-Sarkom bis zu 86 % beim Wilms-Tumor [2, 5]. Bei allen Erkrankungsintensitäten bedeutet die Lungenmetastasierung eine Verschlechterung der Prognose, bei einer primären oder synchronen Metastasierung in der Regel auf die Hälfte der Fünfjahresüberlebensrate der nichtmetastasierten Patienten [2, 4, 10]. Bei einer sekundären metachronen Metastasierung unter Therapie oder als Rezidiv ist die Prognose noch einmal verschlechtert und liegt meist unter 20 % nach 2 Jahren.

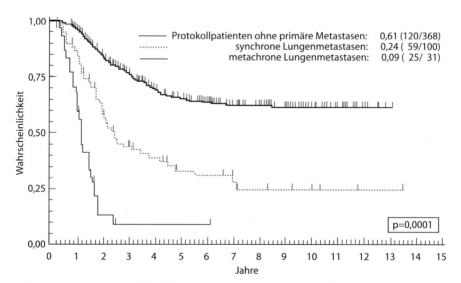

Abb. 1. Ewing-Sarkom, Überleben nach Kaplan-Meier für Patienten ohne Metastasierung mit synchronen Lungenmetastasen zum Zeitpunkt der Diagnose und mit metachronen Metastasen im Verlauf der Erkrankung. Ergebnisse der Cooperativen Ewing-Sarkom-Studie (CESS) der Gesellschaft für Pädiatrische Onkologie und Hämatologie (GPOH)

Die Prognoseverschlechterung durch die synchrone und metachrone Lungenmetastasierung ist in Abb. 1 am Beispiel des Ewing-Sarkoms erläutert, die langfristige Überlebensrate für nichtmetastasierte Erkrankungen liegt bei 61 %, bei synchronen Lungenmetastasen zum Zeitpunkt der Diagnose bei 24 % und bei metachron im Verlauf der Erkrankung auftretenden Lungenmetastasen bei 9 %.

Radiosensible Lungenmetastasen

Im Behandlungskonzept für lungenmetastasierte kindliche Tumoren ist neben der Diagnose, der Anzahl der Metastasen und dem Metastasierungszeitpunkt v.a. die Biologie der Erkrankung zu berücksichtigen. Unter den zur Lungenmetastasierung neigenden Malignomen (vgl. Tabellen 1 und 2) fallen der Wilms-Tumor, das Ewing-Sarkom und das Rhabdomyosarkom in die Kategorie radiosensibler Tumoren und eröffnen einen Stellenwert für eine Lungenparenchymbestrahlung [2, 7]. Osteosarkome sind gegenüber konventionellen Strahlendosen resistent. Unter den Keimzelltumoren sind die radiosensiblen Seminome und Dysgerminome zu unterscheiden von weniger strahlensensiblen teratoiden Tumoren. Das Behandlungskonzept bei strahlensensiblen Tumoren sieht sowohl im Fall der synchronen wie der metachronen Metastasierung eine systemische Kombinationschemotherapie und eine Lungenbestrahlung vor. Dabei ist i. allg. das gesamte beidseitige Lungenparenchym in das Strahlfeld einzubeziehen wegen des Risikos einer diffusen Mikrometastasierung (s. Übersicht).

Übersicht Lungenmetastasen bei Kindern – Behandlungskonzept für radioresistente Tumoren, z. B. Rhabdomyosarkom, Ewing-Sarkom, Wilms-Tumor

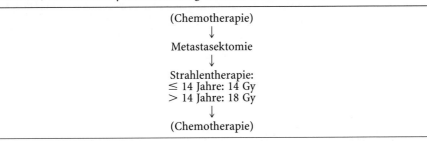

(Chemotherapie)
↓
Metastasektomie
↓
Strahlentherapie:
≤ 14 Jahre: 14 Gy
> 14 Jahre: 18 Gy
↓
(Chemotherapie)

Durch die geringe Strahlentoleranz der Lungen sind die auf das gesamte Lungenparenchym applizierbaren Bestrahlungsmengen limitiert. Im allgemeinen gelten 18–20 Gy Lungenparenchymdosis als nicht zu überschreitendes Limit. Bei Kindern unter 14 Jahren wird meist noch eine zusätzliche Reduktion auf 14 Gy empfohlen [7]. Angesichts der Limitierung der Bestrahlungsdosis sind bei Operabilität nach chemotherapeutischer Induktion verbleibende sichtbare Lungenmetastasierungsanteile vor Durchführung der Lungenbestrahlung operativ zu entfernen [3, 7].

Radioresistente Lungenmetastasen

Bei strahlenresistenten Tumoren fällt die Radiotherapie als Modalität neben der Chemotherapie und operativen Verfahren fort. Das klassische Beispiel für die Vorgehensweise bei radioresistenten, zur Lungenmetastasierung neigenden soliden Tumoren im Kindesalter ist das Osteosarkom.

Übersicht Lungenmetastasen bei Kindern – Behandlungskonzept für radioresistente Tumoren, z. B. Osteosarkom

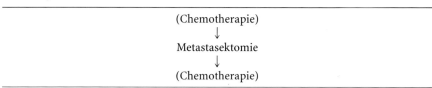

Das Behandlungskonzept sieht bei einer synchronen Metastasierung zusätzlich zur systemischen Chemotherapie und der operativen lokalen Kontrolle des Primärtumors eine Thorakotomie zur Entfernung der Lungenmetastasen vor [1, 4, 11]. Die Indikation zur Thorakotomie ist beim Osteosarkom unabhängig vom Remissionsstatus der Lungenmetastasierung unter Chemotherapie zu stellen [4, 11]. Auch bei computertomographisch vollständiger Remission der Lungenmetastasen unter Chemotherapie finden sich intraoperativ häufig minimale residuale Tumormengen, die bei nicht erfolgter Thorakotomie Ausgangspunkt einer pulmonalen Progredienz sein können.

Bei einer metachronen pulmonalen Metastasierung beim Osteosarkom ist das Therapiekonzept identisch. Der Stellenwert einer Chemotherapie hängt jedoch ab von der Chemosensibilität der Erkrankung unter Primärtherapie und dem Zeitpunkt und der Anzahl der Metastasen. Je später und vereinzelter die Metastasierung bei einem Patienten mit nicht dokumentierbarer Chemosensibilität des Primärtumors auftritt, desto mehr ist es gerechtfertigt, die Therapie einzig und allein auf eine operative Entfernung der sichtbaren Lungenmetastasierung zu stützen.

Das Osteosarkom ist zudem das klassische Modell für ein eng miteinander verzahntes pädiatrisch- bzw. internistisch-onkologisches und thoraxchirurgisches Behandlungskonzept. Der Tumor ist nicht strahlensensibel, die Inzidenz einer primären Metastasierung liegt bei etwa 20 %. In über 95 % sind die Lungen alleiniger Metastasierungsort [11]. Bei der metachronen Metastasierung ist die Lunge in einem noch höheren Prozentsatz alleiniger Metastasierungsort [4, 11]. Das Osteosarkom bedarf der systemischen Chemotherapie, sichtbare Tumoranteile sind jedoch nicht alleinig chemokurabel. Nach den Erfahrungen der Cooperativen Osteosarkom Studie (COSS) der Gesellschaft für Pädiatrische Onkologie und Hämatologie (GPOH) können mit kombiniert chemotherapeutischem und chirurgischem Vorgehen nach Lungenmetastasierung Fünfjahresüberlebensraten von 45 % erreicht werden [11]. Wird keine Metastasektomie durchgeführt, liegt die Fünfjahresüberlebensrate nicht höher als 5 % [11]. Auch nach wiederholt auftretenden Lungenmetastasen sind Langzeitremissionen

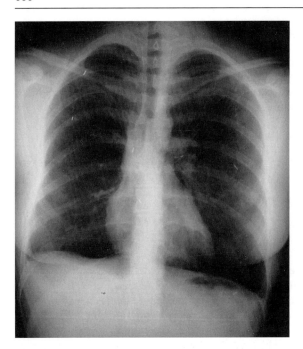

Abb. 2.
Röntgenbild einer jetzt 24jährigen Patientin mit Femurosteosarkom vor 15 Jahren, 11 Jahre nach der 7. Thorakotomie wegen rezidivierter Lungenmetastasen

beschrieben, so daß die Indikation zur Thorakotomie beim Osteosarkom gerechtfertigt ist, solange die Lungenmetastasen operabel sind und eine erneute vollständige Remission der Erkrankung zu antizipieren ist (Abb. 2; [4]).

Zusammenfassung

Zirka $1/3$ der etwa 1800 pro Jahr in Deutschland neu an Krebs erkrankenden Kinder steht im Risiko der Lungenmetastasierung, entweder synchron zum Zeitpunkt der initialen Diagnose (ca. 20%) oder metachron als Progreß oder Rezidiv im Verlauf der Erkrankung (ca. 20%). Bei den meisten Tumorentitäten ist das Vorliegen der Lungenmetastasierung mit einer Verschlechterung der Überlebensprognose verbunden. Eine Lungenmetastasierung ist jedoch nicht mit infauster Prognose assoziiert. Die Thorakotomie zur Metastasektomie hat einen festen Stellenwert in dem multimodalen Therapiekonzept und dient bei radiosensiblen Tumoren (z.B. Rhabdomyosarkom, Ewing-Sarkom) zur Entfernung residualer Metastasen vor Lungenparenchymbestrahlung und bei radioresistenten Tumoren (z.B. Osteosarkom) zum Erreichen einer pulmonalen Remission der Erkrankung.

Literatur

1. Bacci G, Picci B, Briccoli A, Avella M, Ferrari S, Femino FP, Monti C, Ruggieri P, Rizzente AG, Casadei R (1992) Osteosarcoma of the extremity metastatic at presentation: results achieved in 26 patients treated with combined therapy (primary chemotherapy followed by simultaneous resection of the primary and metastatic lesions). Tumor 78:200–206
2. Gutjahr P (1993) Krebs bei Kindern und Jugendlichen. Klinik und Praxis der Pädiatrischen Onkologie. Deutscher Ärzte-Verlag, Köln
3. Heij A, Vos A, de Kraker J, Voûte PA (1994) Prognostic factors in surgery for pulmonary metastases in children. Surgery 115:687–693
4. Jürgens H, Winkler K, Winkelmann W, Göbel U (1988) Metastatic Osteosarcoma. Sem Orthopaed 3:13–20
5. Kaatsch P, Haletsch U, Michaelis J (1997) Jahresbericht 1996 des Deutschen Kinderkrebsregisters. Institut für Medizinische Statistik und Dokumentation der Johannes-Gutenberg-Universität, Mainz
6. Pastorino U, Valente M, Gasparini M, Azzarelli A, Santoro A, Tavecchio L, Casali P, Ravasi G (1990) Median sternotomy and multiple lung resection for metastatic sarcomas. Eur J Cardiothorac Surg 4:477–481
7. Paulussen M, Braun-Munzinger G, Burdach St, Deneke S, Dunst J, Fellinger E, Göbel U, Mittler U, Treuner J, Voûte PA, Winkler K, Jürgens H (1993) Behandlungsergebnisse beim primär ausschließlich pulmonal metastasierten Ewing-Sarkom. Eine retrospektive Analyse von 41 Patienten. Klin Pädiatr 205:210–216
8. Schirren J, Wassenberg D, Krysa S, Branscheid D, die Rienzo G, Drings P, Vogt-Moykopf I (1994) Metastasenchirurgie der Lunge – Indikation. Ergebnisse und prognostische Faktoren im interdisziplinären Konzept. Pneumologie 48:469–474
9. Vogt-Moykopf I, Probst G, Bulzebruck H (1990) Ergebnisse der chirurgischen Behandlung von Lungenmetastasen. Pneumologie 44 [Suppl 1]: 142-9
10. Voûte PA, Barrett A, Lemerle J (1992) Cancer in children. Clinical management. Springer, Berlin Heidelberg New York
11. Winkler K, Torggler S, Beron G, Gerein V, Jürgens H, Kusnierz-Glaz C, Kotz R, Salzer-Kuntschik M, Schmoll HJ, Steinhoff A (1989) Behandlungsergebnisse bei primär disseminiertem Osteosarkom. Verlaufsanalyse von Patienten aus den cooperativen Osteosarkom-Studien COSS-80 und COSS-82. Onkologie 12:92–96

12 Nachsorge und Rehabilitation

12.1 Folgen der Therapie, Nachsorge und Rehabilitation

P. Drings, I. Vogt-Moykopf

Mit der in den vorstehenden Kriterien beschriebenen Therapie wird bei vielen Patienten eine definitive Heilung erreicht. Dies gilt ganz besonders für die Chirurgie des nichtkleinzelligen Lungenkarzinoms der frühen Stadien. In anderen Fällen führt die Therapie zu kompletten Remissionen, die z.T. mehrere Monate anhalten und bei einigen Patienten auch bereits Ausdruck einer definitiven Heilung sind. Dies gilt auch für einige Patienten mit kleinzelligen Lungenkarzinomen. Die Betreuung des Patienten endet jedoch nicht mit dem Abschluß der primären Behandlung, sondern muß in Form einer Nachsorge fortgesetzt werden.

„Nachsorge soll wirksame Lebenshilfe und nicht perfekte Organisation eines Krankenstandes sein" (Gallmeier 1983). Diese Nachsorge erfolgt in enger Zusammenarbeit zwischen Hausarzt und Klinik. Es ist ihre Aufgabe, den Erfolg der primären Therapie zu überwachen, ein mögliches Rezidiv rechtzeitig zu erkennen, Folgen der primären Behandlung zu erfassen und nach Möglichkeit zu behandeln sowie eine gute psychologische Betreuung des Patienten zu garantieren (Schmid 1996).

Folgen der Therapie

Sowohl die Folgen der Tumorerkrankung als auch die Früh- und Spätfolgen der primären, potentiell kurativen Therapie können das Leben des Patienten beeinträchtigen. Jede der verwendeten Therapiemodalitäten (Operation, Strahlentherapie, Chemotherapie) kann Spätfolgen verursachen. Bei sehr vielen Patienten werden im modernen interdisziplinären Behandlungskonzept 2 oder auch 3 der genannten Modalitäten angewendet. Dies kann zur Kumulation der Toxizität mit entsprechenden Spätfolgen führen (Sheperd 1995). Beispiele für den gemeinsamen Einsatz von Radio- und Chemotherapie sind unter den Thoraxtumoren die Lungenkarzinome, die Thymuskarzinome, die malignen Lymphome, die Keimzelltumoren des Mediastinums sowie mediastinale Metastasen extrathorakaler Tumoren.

Chirurgische Therapie

Die Resektionsbehandlung der Lungentumoren führt in der Regel zu einem Verlust von funktionierendem Lungengewebe. Nur in seltenen Fällen (Beseitigung von Ventilmechanismen mit teilweiser Lungenüberblähung oder unter Spannung stehenden Lungenzysten) wird die Lungenfunktion durch eine operative Behandlung verbessert.

Übersicht Folgen der chirurgischen Therapie des Lungenkarzinoms

1. Respiratorische Folgen.
2. Hämodynamische Folgen.
3. Empyem mit und ohne Bronchusfistel nach Lungenresektion.
4. Umwandlung des Hemithorax nach Pneumonektomien mit Verziehung intrathorakaler Organe, Verlagerung extrathorakaler Organe.
5. Thoraxdeformität.
6. Interkostalneuralgien nach lateralen Thorakotomien.
7. Thoraxwandschäden (Lungenhernien) nach Thorakotomie.

Im Vordergrund stehen neben einer respiratorischen und hämodynamischen Insuffizienz anatomische Veränderungen der Thoraxorgane und der Thoraxwand (Vogt-Moykopf u. Zeidler 1980). Besonders nach einer Pneumonektomie kann ein allmählich einsetzendes Herzversagen auftreten, erkennbar an einer diskreten Dyspnoe, einer zunehmenden Verdichtung der Parenchymstrukturen der verbliebenen Lungenabschnitte und des Hilus sowie einer Lebervergrößerung. Eine starke postoperative Verziehung des Mediastinums kann zu Abknikkungen großer intrathorakaler Venen führen und damit sogar eine beginnende Einflußstauung vortäuschen. Beim Zwerchfellhochstand können Leber und Magen ihre Position verändern. Das Umkippen des Magens – „upside down stomach" – nach linksseitiger Pneumonektomie, kann zu erhöhter Blähneigung und zu Oberbauchbeschwerden führen. Die hierdurch bedingte Gewichtsabnahme kann als Generalisierung des Karzinomleidens fehlinterpretiert werden. Ausgedehnte operative Manipulationen am Mediastinum, v.a. Durchtrennung des N. vagus, haben oft erhebliche Verziehungen der Speiseröhre mit Dysphagie zur Folge. Manchmal entsteht sogar eine Hiatusinsuffizienz.

In seltenen Fällen ruft eine zu starke intrathorakale Verlagerung der Leber nach rechtsseitiger Pneumonektomie durch mechanische Zugwirkung am Ductus choledochus sogar einen intermittierenden Ikterus hervor. Differentialdiagnostisch ist an Lebermetastasen zu denken.

Radio- und Chemotherapie

Radiotherapie und Chemotherapie führen bei den meisten Patienten zu rasch reversiblen Beeinträchtigungen des Wohlbefindens, zu Ösophagitis oder Pharyngitis. Spätfolgen sind jedoch seltener. Die Kombination beider Verfahren kann die Toxizität erheblich verstärken.

12.1 Folgen der Therapie, Nachsorge und Rehabilitation

Übersicht Spätfolgen nach Radio- und Chemotherapie eines Thoraxtumors

1. Lungenfibrosen,
2. Kardiomyopathien,
3. Perikarderguß,
4. Myelopathie,
5. Ösophagitis, Pharyngitis (Ösophagusstrikturen).

Die Toxizität der Behandlung ist für die Lunge von besonderer Bedeutung (Choi u. Kanarek 1994). Sie ist der Ort des häufigsten Krebses des Menschen, außerdem die häufigste Manifestation von Metastasen sonstiger Tumoren und wird sowohl durch die Radiotherapie als auch die Chemotherapie beeinträchtigt. Im Rahmen der modernen Kombinationsbehandlung kann die Lunge zum dosislimitierenden lebenswichtigen Organ werden (Drings 1988). Sie reagiert auf die Radio- und die Chemotherapie wie auf jede andere exogene Noxe nach einem weitgehend einheitlichen Muster (Van Houtte et al. 1994). Dieses entspricht einer interstitiellen Alveolitis und endet in einer Lungenfibrose. Bei einem Patienten unter bzw. nach Chemo- oder Radiotherapie muß die Differentialdiagnose eines interstitiellen entzündlichen Prozesses neben der erneuten Tumorinfiltration, einer Infektion oder sonstigen Lungenschädigung auch die interstitielle Alevolitis nach Chemo- bzw. Radiotherapie einschließen.

Der Zeitverlauf der Radiotherapie, die Ausdehnung des bestrahlten Lungenvolumens, die Art der Chemotherapie und evtl. begleitende Lungenerkrankungen bestimmen den Schweregrad der Lungenreaktion. Oft läßt sich nicht klären, ob Lungenschäden bei späterer Chemotherapie nach vorangegangener Radiotherapie Früheffekte dieser Chemotherapie oder noch Späteffekte der früheren Radiotherapie sind.

Die Begriffe „Früh- und Spättoxizität" sind bisher nicht scharf genug definiert. Man weiß aus Untersuchungen am Tiermodell, daß die Radiotherapiewirkung auf die Lunge in mehreren Phasen abläuft: Die erste Phase dauert 2 Monate und ist nur durch ultrastrukturelle und biochemische Veränderungen erkennbar, die zweite Phase zwischen 2 und 6 Monaten ist durch eine radiologische Pneumonitis gekennzeichnet, die dritte Phase beginnt nach 6 Monaten und endet in einer Fibrose. Die Zerstörung von weniger als $1/4$ des Lungenvolumens ist ohne größere funktionelle Bedeutung. Erst wenn 25–50 % des Lungenvolumens ausfallen, werden die entsprechenden Symptome beobachtet. Die Zerstörung von mehr als 50 % bedeutet eine erhebliche funktionelle Beeinträchtigung und kann sogar tödlich sein (Movsas et al. 1997).

Die akute Strahlenpneumonitis und die chronische Strahlenfibrose sind die häufigsten pulmonalen Komplikationen nach einer Mantelfeldbestrahlung. Beide korrelieren mit der Gesamtdosis, der Dosisfraktionierung und dem Ausmaß des bestrahlten Lungenvolumens. Dementsprechend ist das Risiko am häufigsten bei Patienten mit massivem mediastinalen Tumorbefall. Die Diagnose einer chronischen Strahlenpneumonitis wird gewöhnlich bis zu 12 Monate nach Beendigung der Therapie gestellt. Sie ist häufiger bei den Patienten, die bereits eine akute Strahlenpneumonitis entwickelt hatten. Man sieht auf Röntgenaufnahmen des Thorax eine paramediastinale Fibrose, ein eingeschränktes Lungenvolumen, eine Verziehung des Mediastinums sowie Fibrosierungen in den Lungenspitzen. In der Spirometrie wird eine restriktive Ventilationsstörung deutlich. Zusätzlich kann die Diffusionskapazität eingeschränkt sein (Abratt u. Wilcox 1994). Die Veränderungen stabilisieren sich in der Regel innerhalb von 1–2 Jahren. Sehr häufig bleiben sie asymptomatisch. Eine spezielle Therapie gibt es nicht. Bei bereits eingetretener Fibrose ist auch eine Behandlung mit Glukokortikoiden sinnlos.

Im Verlauf der Chemotherapie mit einigen Zytostatika wurden pulmonale Schäden beobachtet.

Übersicht Zytostatika mit pulmonaler Toxizität

Alkylanzien
Busulfan,
Cyclophosphamid,
Melphalan,
Chlorambucil,
BCNU.

Antibiotika
Bleomycin,
Mitomycin C.

Antimetaboliten
Methotrexat,
Cytosinarabinosid.

Verschiedene
Procarbacin,
VM-26,
Etoposid.

Sie traten besonders häufig auf, wenn 2 oder mehr Zytostatika appliziert wurden, ein Zytostatikum mit einer sonstigen evtl. pulmotoxischen medikamentösen Behandlung kombiniert wurde oder Radiotherapie und Chemotherapie gleichzeitig zum Einsatz kamen (Ginsberg u. Comis 1984; Stover u. Kaner 1977; Kreisman u. Wolkove 1992).

Die klinische Symptomatik dieses Syndroms ist, wie die anderer interstitieller Lungenerkrankungen, charakterisiert durch trockenen Husten, Dyspnoe und Tachypnoe, Zyanose, Fieber, bilaterales basales Entfaltungsknistern sowie gelegentlich Pleurareiben. Auf der Röntgenübersichtsaufnahme des Thorax erkennt man eine feinfleckige oder retikuläre Zeichnung besonders in den Unterfeldern. Die Lungenfunktion ist entsprechend eingeschränkt. Abhängig vom Medikament kann die Schädigung sofort nach Beginn der zytostatischen Therapie oder erst im Verlauf der Behandlung, ja sogar noch mehrere Wochen nach Beendigung der Therapie auftreten. Der Verlauf des Krankheitsbildes ist außerordentlich unterschiedlich. Die Patienten können z. T. vollständig genesen, bei anderen entwickelt sich eine Lungenfibrose mit ihren bekannten Erscheinungen. Tödliche Verläufe wurden beschrieben.

12.1 Folgen der Therapie, Nachsorge und Rehabilitation

Neben der pulmonalen Toxizität gewann in den letzten Jahren die Kardiotoxizität bzw. Kardiomyopathie nach Radio- und Chemotherapie als dosislimitierender Faktor und möglicherweise erhebliche Bedrohung des Patienten zunehmend an Bedeutung.

Kardiotoxische Nebenwirkungen werden hauptsächlich von den Antrazyklinantibiotika induziert. Andere Zytostatika wie Fluorouracil und Cyclophosphamid treten deutlich in den Hintergrund (Drings 1988; Allen 1992). Als prädestinierende Faktoren für eine therapieinduzierte Kardiotoxizität gelten ein Lebensalter über 70 Jahre, eine bereits bestehende koronare oder myokardiale Schädigung, Klappenvitien, eine langjährige, schlecht eingestellte Hypertonie und eine vorangegangene mediastinale Betrahlung.

Die Anamnese, der körperliche Untersuchungsbefund, das Elektrokardiogramm und der Röntgenthoraxbefund sind leider für die rechtzeitige Entdeckung einer Kardiomyopathie unzureichend (Fulkerson et al. 1978). Als nichtinvasive Verfahren bewährten sich in den letzten Jahren die Bestimmung der systolischen Zeitintervalle, die Echokardiographie und die Radionuklidangiographie. Eine Rechtsherzkatheterisierung mit Pulmonalisdruckmessung und Myokardbiopsie sollte Ausnahmen vorbehalten bleiben.

Die häufigste symptomatische kardiovaskuläre Komplikation einer mediastinalen Bestrahlung ist die akute und chronische Perikarditis. Ihre Häufigkeit korreliert direkt mit der Gesamtdosis, der Höhe der Einzeldosis und dem Ausmaß des bestrahlten Volumens. Mit der Verbesserung der Dosimetrie und der Bestrahlungsplanung und unter Verwendung der Computertomographie zur Bestrahlungsplanung und einer optimalen Fraktionierung gelang es im Verlauf der letzten Jahre. Häufigkeit und Schwere dieser Spätfolgen zu vermindern. Das Problem stellt sich besonders bei Patienten mit malignen Lymphomen, da diese nicht nur bevorzugt einen mediastinalen Befall ihrer Krankheit haben, sondern wegen der relativ günstigen Prognose auch tatsächlich die Spätkomplikationen erleben können. Perikardergüsse können bei 25–30 % der Patienten innerhalb von 2 Jahren nach Radiotherapie entstehen (Byhardt et al. 1975). In anderen Fällen werden sie aber auch noch nach vielen Jahren manifest, selbst wenn zunächst hierfür kein Anzeichen bestand. Die meisten Spätergüsse sind asymptomatisch und bedürfen keiner Therapie.

Seltener als eine Perikardschädigung ist die strahleninduzierte Myokardfibrose mit oder ohne Herzinsuffizienz. Die Strahlensensibilität des Myokards ist höher, als früher angenommen wurde. Das klinische Ausmaß dieser Schädigung wird durch die gleichen Untersuchungen, die bereits bei der Darstellung der Spätschäden der Chemotherapie erwähnt wurden, erfaßt (Steinherz u. Yahalom 1997). Zusätzlich zur restriktiven Kardiomyopathie kann eine Endokardfibrose als Spätfolge der Radiotherapie entstehen. Als ihre Folge kann sich eine Aorteninsuffizienz bzw. Mitralinsuffizienz durch Papillarmuskeldysfunktion entwickeln. Es gibt vereinzelte Berichte über eine Schädigung der Koronararterien mit Arteriosklerose und folgendem Myokardinfarkt (McReynolds et al. 1976) nach mediastinaler Bestrahlung bei Lymphogranulomatose.

Nachsorge

In der Nachsorge wird der rechtzeitigen Erfassung eines möglichen lokalen Rezidivs oder einer Fernmetastasierung des Tumors besondere Beachtung geschenkt. Man muß berücksichtigen, daß die klinische Symptomatik des Tumorrezidivs beispielsweise beim Lungenkarzinom so uncharakteristisch wie die des Primärtumors sein kann.

Übersicht   Rezidivsymptomatik des Bronchialkarzinoms

1. Reizhusten,
2. Fieber und Nachtschweiß (beginnende Retentionspneumonie),
3. blutiges Sputum,
4. Blutsenkung beschleunigt,
5. Gewichtsverlust,
6. Leistungsknick,
7. Brustschmerz,
8. Dyspnoe,
9. paraneoplastisches Syndrom.

Diese Symptomatik wird zusätzlich durch die Folgen der primären Therapie verschleiert. Man muß besonders auf eine Veränderung bereits vorhandener Symptome achten. Besonders verdächtig auf ein Rezidiv sind Reizhusten, Fieber und Nachtschweiß, blutiges Sputum sowie Gewichtsverlust.

Ein eitriges Sputum muß nicht unbedingt auf ein Rezidiv hinweisen (Drings et al. 1982). Es kann Folge einer Sekretverhaltung bei zu langem Bronchusstumpf, einer Bronchiektasie der Restlunge infolge von Verziehungen und Stenosen am Bronchus, einer inneren Bronchusfistel oder eines Fadengranuloms sein. Diese genannten Veränderungen können außerdem zu Blutbeimengen im Sputum führen. Die Abgrenzung kann in der Regel nur durch die Bronchoskopie erfolgen.

Ein Thoraxwandschmerz kann sowohl durch ein Tumorrezidiv mit Infiltrationen in die Thoraxwand als auch durch eine Interkostalneuralgie oder ein Neurinom hervorgerufen werden.

Eine obere Einflußstauung weist in der Regel auf ein intrathorakales Tumorrezidiv hin. Es bedarf als onkologischer Notfall einer sofortigen Radio- oder Chemotherapie. Gelegentlich können aber auch starke Verziehungen des Mediastinums zur Abknickung großer intrathorakaler Venen führen und Einflußstauungen verursachen (Vogt-Moykopf u. Zeidler 1980).

Bei bekannter Tumorerkrankung weist eine Gewichtsabnahme in der Regel auf eine Progredienz des Grundleidens hin. Die genannten postoperativen Folgezustände sollten jedoch berücksichtigt werden.

Die sog. paraneoplastischen Syndrome sind gegenüber einer Metastasierung oder den Operationsfolgen oft schwer abzugrenzen. In der Regel ist bei ihrem Erscheinen eine eingehende Untersuchung unerläßlich.

12.1 Folgen der Therapie, Nachsorge und Rehabilitation

Das Untersuchungsprogramm beim Lungenkarzinom ist weitgehend mit dem der primären Diagnostik dieses Tumors identisch. Die allgemein bewährte Unterteilung in eine standardisierte Basisdiagnostik und eine weiterführende Diagnostik (s. Kap. 1.7) wird auch in der Nachsorge angewendet. Eine ganz besondere Beachtung erfordert in der Nachsorge die Zwischenanamnese, mit der mögliche Symptome des Rezidivs (s. oben) oder Folgen der primären Therapie erfragt werden. Die Anamnese wird durch ein klinisches und apparativ-technisches Untersuchungsprogramm ergänzt.

Übersicht Klinisches-technisches Untersuchungsprogramm in der Nachsorge

- Klinische Untersuchungen:
  1. lokal: Narbenverhältnisse, Interkostalneuralgie, örtliches Rezidiv.
  2. Lunge: • Perkussion – Dämpfung, Seitendifferenz,
   • Auskultation – fehlendes Atemgeräusch, einseitiges Giemen.
  3. Allgemein: Lymphknoten (Hals, Axilla); Abdomen (Lebervergrößerung, retroperitoneale Tumoren?).
- Röntgenuntersuchungen:
   • obligatorische Lungenübersicht (Hartstrahlaufnahme), weitere Untersuchungen nach Bedarf.
- Labor
   • obligatorische Blutuntersuchungen: Blutsenkungsreaktion, Hämoglobulin, Leukozyten, γ-GT (ersatzweise alkalische Phosphatase, LDH),
   • weitere Untersuchungen nach Bedarf.
- Sonstige Untersuchungen werden individuell entschieden.

Beim beschwerdefreien Patienten werden lediglich Röntgenübersichten in 2 Ebenen angefertigt. Bei Bedarf sind sie durch weitere bildgebende Verfahren (z. B. CT) zu ergänzen. Bei unklaren klinischen Symptomen sowie einer Seitendifferenz im Auskultationsbefund, die nicht zweifelsfrei durch die primäre Behandlung zu erklären ist, wird man auch trotz eines normalen Röntgenbefundes eine Bronchoskopie vornehmen müssen, um ein Rezidiv auszuschließen (Schmid 1996). Nach Bronchusplastiken und Bronchusanastomosen wird man in jedem Fall im 6. und 7. postoperativen Monat zur Überprüfung der Durchgängigkeit der Anastomose eine Bronchoskopie vornehmen. Diese Untersuchung kann durch ein Lungenperfusionsszintigramm ergänzt werden.

Auf alle weitergehenden Untersuchungen, die zum primären Staging des potentiell operablen Patienten gehören, wird in der Nachsorge des beschwerdefreien Patienten verzichtet. Eine systematische Suche nach Fernmetastasen erscheint nicht sinnvoll, da sich kurative Perspektiven nicht ergeben würden. Dies geschieht nicht nur zur Entlastung des Patienten, sondern auch aus Gründen der Kostenersparnis.

Die genannten Nachsorgeuntersuchungen werden nach einem festgelegten Zeitplan durchgeführt (Tabelle 1). Die Erstuntersuchung erfolgt 6 Wochen nach der klinischen Abschlußuntersuchung. Man achtet bei ihr hauptsächlich auf frühzeitige direkte Folgen der primären Behandlung (z. B. Veränderungen an der Operationsnarbe, Hinweise auf eine Strahlenpneumonitis). Bis zum Ablauf des 3. postoperativen Jahres werden die Untersuchungen in Intervallen von

Tabelle 1. Nachsorgeprogramm beim Lungenkarzinom

	Monat nach radikaler Resektion oder kurativer Radiotherapie[a]					Alle 3 Monate	nach 3 Jahren alle 6 Monate	danach weiterhin einmal jährlich
	1,5	3	6	9	12			
Basisprogramm:	o	o	o	o	o	o	o	o
Zwischenanamnese Körperliche Untersuchung	o	o	o	o	o	o	o	o
BKS: Hb, Leukozyten, AP, GGT, LDH	o	o	o	o	o	o	o	o
Zusatzprogramm:	o	o	o	o	o	o	o	o
Röntgenübersicht des Thorax in 2 Ebenen								
Spezialprogramm:								
Nach Bedarf								

[a] Untersuchungen beim kleinzelligen Bronchialkarzinom im 1. Jahr alle 6 Wochen.

3 Monaten vorgenommen. Eine Ausnahme bildet das kleinzellige Lungenkarzinom. Wegen seiner sehr schlechten Prognose und hohen Tendenz zur Rezidivierung sind im 1. Jahr nach Beendigung der Therapie Kontrolluntersuchungen in Abständen von 6 Wochen empfehlenswert. Bei allen Lungenkarzinomen werden die Nachsorgeuntersuchungen im 4. und 5. Jahr alle 6 Monate, danach als Empfehlung nur noch in jährlichen Abständen vorgenommen. Beim Nachweis eines Rezidivs wird das Programm selbstverständlich individuell modifiziert.

Nur durch eine reibungslose Zusammenarbeit zwischen dem Hausarzt, dem niedergelassenen Facharzt und dem Kliniker ist eine effektive Nachsorge möglich. Es spielt keine Rolle, wer diese Untersuchungen durchführt. Entscheidend ist lediglich, daß sie zeitgerecht und kompetent vorgenommen werden. Eine gute Informationsübermittlung unter den genannten Partnern ist hier wesentlich.

Nachdem Anfang der 80er Jahre in der Nachsorge sehr aufwendige Konzepte entwickelt wurden, hat in letzter Zeit eine Besinnung in Richtung einer Beschränkung eingesetzt. Wie in der Akutversorgung müssen sich auch in der Nachsorge Inhalte, Strukturen und Konzepte an den medizinisch erreichbaren Zielen und den Bedürfnissen der Patienten orientieren. Nur so ist ihr Nutzen garantiert (Gallmeier u. Keding 1994).

Chemoprävention

Das Spätschicksal eines zunächst erfolgreich behandelten Lungenkarzinompatienten wird nicht nur durch die Entwicklung von Lokalrezidiven und Fernmetastasen, sondern auch durch die Entstehung von Zweittumoren besonders in der Lunge belastet. Dieses Risiko kann durch Veränderungen des Lebensstils, hier besonders das Einstellen des Tabakrauchens, vermindert werden. Ein weiterer Ansatz ist die Behandlung mit Vitaminen und chemischen Substanzen, welche den Prozeß der Karzinogenese bereits in der präneoplastischen Phase hemmen. Das Ziel dieser Chemoprävention ist die Verhinderung oder Verzögerung eines neoplastischen Prozesses durch pharmakologische oder endokrine Intervention (Bertram et al. 1987). Es wurden zu diesem Zweck in den vergangenen Jahren umfangreiche prospektive Studien durchgeführt bzw. eingeleitet (Pastorino 1994; Van Zandwijk et al. 1993 a, b). Die bisher vorliegenden Ergebnisse sind noch kontrovers und erlauben keine abschließende Beurteilung.

Rehabilitation

Die Rehabilitation eines jeden Tumorpatienten schließt medizinische, soziale und berufliche Maßnahmen ein. Sie verfolgt das Ziel, die Beschwerdesymptomatik und Komplikationen der Erkrankung zu vermindern, die Krankheitsprognose und die Lebensqualität zu verbessern, irreparable Folgezustände durch noch vorhandene Funktionsmöglichkeiten des Organismus zu kompensieren und die berufliche und soziale Integration des Patienten zu verbessern (Gerber et al. 1997; Schmid 1996). Von entscheidendem Einfluß auf die Möglichkeiten der Rehabilitation sind die Prognose der primären Tumorerkrankung, das Lebensalter und das Ausmaß der vorübergehenden oder permanenten Funktionseinschränkung der Lungen.

Medizinische Rehabilitation

Die Ventilation und die Bronchialdrainage können durch rehabilitative Maßnahmen wirkungsvoll verbessert werden. Diese Therapie sollte deshalb bereits vor der geplanten tumorspezifischen Behandlung beginnen. Es muß von den Patienten gefordert werden, daß sie das Rauchen einstellen. Die den Lungentumor häufig begleitende chronische Bronchitis kann bereits prätherapeutisch durch eine Inhalationsbehandlung und die Gabe von Bronchodilatatoren günstig beeinflußt werden. Eine eitrige Bronchitis wird antibiotisch behandelt. Von besonderer Bedeutung ist ein Atemübungsprogramm, das die Zwerchfellexkursionen verbessert, die Atemarbeit vermindert und den Gasaustausch erleichtert (Delisa et al. 1982; Dietz 1969; Hodgkin 1981). Man unterscheidet die medizinischen Rehabilitationspatienten bei Bronchialkarzinomen nicht von anderen chronischen Lungenkranken mit obstruktiver oder restriktiver Ventilationsstörung. Eine pulmonale Rehabilitation bedeutet für den Patienten die Wiederherstellung einer guten respiratorischen Funktion (Donner u. Howard 1992).

Die Rehabilitation verfolgt 2 Prinzipien (Hodgkin 1981):
1. die Kontrolle und Verbesserung der Symptome und pathophysiologischen Komplikationen;
2. eine Unterweisung des Patienten, sich im täglichen Leben mit seiner begrenzten ventilatorischen Kapazität einzurichten.

Besondere Beachtung bedarf im Rahmen der Rehabilitation die Ernährung des Patienten. Als Folge seiner Krankheit und der Therapie (besonders der Chemotherapie) leidet er häufig unter einer Anorexie und Übelkeit. Der zwangsläufige Gewichtsverlust kann durch eine gut ausgewogene und vitaminreiche Diät verhindert werden. Diese Maßnahmen verbessern den Allgemeinzustand des Patienten und erhöhen seine Toleranz gegenüber therapeutischen Maßnahmen.

Als spezielle Maßnahmen zur Verbesserung der Lungenfunktion werden bei Tumorpatienten sowie bei sonstigen Patienten mit chronisch obstruktiven Lungenerkrankungen eine Aerosoltherapie, eine intermittierende Überdruckbeatmung und eine O_2-Beatmung angeboten. Zusätzliche Atemübungen ermöglichen es dem Patienten, die Dyspnoe durch eine Verlangsamung der Atmung zu reduzieren, die alveoläre Ventilation und den Gasaustausch zu verbessern und die Atemmuskulatur zu schonen (Hodgkin 1981).

Wegen der bekannten ungünstigen prognostischen Faktoren liegen bisher für das Lungenkarzinom keine Ergebnisse vor, die einen signifikanten Einfluß rehabilitativer Maßnahmen auf die Überlebensdauer des Patienten wesentlich verbessern können.

Die Möglichkeiten einer beruflichen Rehabilitation sind wegen des in der Regel fortgeschrittenen Lebensalters beim Lungenkarzinompatienten bisher begrenzt. In der Regel wird man versuchen, ihn wieder an seinem Arbeitsplatz entsprechend seiner aktuellen Leistungsfähigkeit einzusetzen.

Jede Rehabilitation ist wie die sonstige übrige Tumorbehandlung nicht ohne das Angebot einer psychischen Betreuung des Patienten und seiner Familie vorstellbar. Sie sollte bereits während der Therapie und in der ersten Phase der Nachsorge eingeleitet werden. Es wird auf die entsprechende umfangreiche Literatur verwiesen, da eine im Prinzip notwendige ausführliche Schilderung an dieser Stelle aus technischen Gründen nicht möglich ist.

Literatur

Abratt RP, Wilcox PA (1994) Changes in lung function and perfusion after irradiation in patients with lung cancer. Lung Cancer 11:61–69

Allen A (1992) The cardiotoxicity of chemotherapeutic drugs. Sem Oncol 19:529–542

Bertram JS, Kolonel LN, Meyskens FL Jr (1987) Rationals and strategies for chemotherapy of cancer in humans. Cancer Res 47:3012–3031

Bristow MR, Lopez MB, Mason JW, Billingham ME, Winchester MA (1982) Efficacy and cost of cardiac monitoring in patients receiving doxorubicin. Cancer 50:32–41

Byhardt R, Brace K, Ruckdeschel J, Chang P, Martin R, Wiernik P (1975) Dose and treatment factors in radiation-related pericardial effusion associated with the mantle technique for Hodgkin's disease. Cancer 35:795

Choi NC, Kanark DJ (1994) Toxicity of thoracic radiotherapy on pulmonary function in lung cancer. Lung Cancer 10 [Suppl 1]: S 219–S 230

DeLisa JA, Miller RA, Melnick RR, Mikulic MA (1982) Rehabilitation of the cancer patient. In: DeVita VT Jr, Hellman S, Rosenberg FA (eds) Cancer principles and practice of oncology. Lippincott, Philadelphia, pp 1730–1763

Dietz JH Jr (1969) Rehabilitation of cancer patients. Med Clin N Am 53:607–624

Donner CF, Howard P (1992) Pulmonary rehabilitation in chronic obstructive pulmonary disease (COPD) with recommendations for its use. Eur Respir J 5:266–275

Drings P (1988) Kardiorespiratorische Spätfolgen nach Chemo- und Radiotherapie. Med Klin 83:408–416

Drings P, Lüllig H, Manke HG, Vogt-Moykopf I (1982) Nachsorge bei Bronchialkarzinomen. Dtsch Ärztebl 79:39–47
Fulkerson PK, Talley R, Kleinmann D (1978) Noninvasive profile in the prospective monitoring of adriamycin cardiomyopathy. Cancer Treat Rep 62:881
Gallmeier WM (1983) Nachsorge: Das Notwendige. In: Gallmeier WM, Bruntsch U, Rottinger EM, Betzler M (Hrsg) Praktische Onkologie 3. MMW Medizin, München, S 171–172
Gallmeier WM, Keding G (1994) Nachsorge bei Krebs-Patienten. Bisherige Konzepte, neuere Trends, Forderungen für die Zukunft. Münch Med Wochenschr 136:609–616
Gerber L, Hicks J, Klaiman M, Thornton B, Parks R, Robertson S, Reyburn T, Sonies B, Jain M, Augustine E, McGarvey C, Bernard M, Ballard S, Perkins K (1997) Rehabilitation of the cancer patient. In: De Vita VD, Hellman S, Rosenberg SA (eds) Cancer: Principles and practice of oncology, 5th edn. Lippincott-Raven, Philadelphia, pp 2925–2956
Ginsberg SJ, Comis RL (1984) The pulmonary toxicity of antineoplastic agents. In: Perry MC, Yabro JW (eds) Toxicity of chemotherapy. Grune & Stratton, Orlando, San Diego, San Francisco, pp 227–268
Hellman S, Mauch P, Goodman RL, Rosenthal DS, Moloney WC (1978) The place of radiation therapy in the treatment of Hodgkin's disease. Cancer 42:991
Hodgkin JE (1981) Pulmonary rehabilitation. In: Simmonds HD (ed) Current pulmonology II. Wiley & Son, New York, pp 361–380
Kreisman H, Wolkove N (1992) Pulmonary toxicity of antineolastic therapy. Sem Oncol 19:508–520
McReynolds RA, Gold GL, Roberts WC (1976) Coronary heart disease after mediastinal irradiation for Hodgkin's disease. Am J Med 60:39
Movsas B, Raffin TA, Epstein AH, Link CJ Jr (1997) Pulmonary radiation injury. Chest 111:1061–1076
Pastorino U (1994) The problem of second cancer and the European experience with chemoprevention. Lung Cancer 11 [Suppl 3]: S 67–S 70
Petty TL (1975) Pulmonary rehabiliation. Basis of respiratory disease. Am Thorac Soc 4/1:–6
Schmid L (1996) Nachsorge bei malignen Lungentumoren. Bay Internist 16:34–41
Shepherd FA (1995) Intrathoracic complications of malignancy and its treatment. Current Opinion Oncol 7:150–157
Steinherz LJ, Yahalom J (1997) Adverse effects of treatment: Toxicity. In: De Vita VD, Hellman S, Rosenberg SA (eds) Cancer: principles and practice of oncology, 5th edn. Lippincott-Raven, Philadelphia, pp 2739–2756
Stover DE, Kaner RJ (1977) Adverse effect of treatment: Pulmonary toxicity. In: De Vita VD, Hellman S, Rosenberg SA (eds) Cancer: principles and practice of oncology, 5th edn. Lippincott-Raven, Philadelphia, pp 2729–2739
Van Hautte, P, Danhier S, Mornex F (1994) Toxicity of combined radiation and chemotherapy in non-small cell lung cancer. Lung Cancer 10 [Suppl 1]: S 271–S 280
Van Zandwijk N, Pastorino U, De Vries N, Dalesio O (1993 a) Euroscan: the European Organisation for Research and Treatment of Cancer (EORTC): Chemoprevention study in lung cancer. Cancer 9:351–356
Van Zandwijk N, Pastorino U, De Vries N (1993 b) Chemoprevention of cancer. Eur Respir J 6:322–324
Vogt-Moykopf I, Zeidler D (1980) Organspezifische Nachsorge und Rehabilitation der Tumoren von Trachea, Bronchien und Lunge. In: Scheibe I, Wagner G, Bokelmann D (Hrsg) Krebsnachsorge. Urban & Schwarzenberg, München, S 199

Sachverzeichnis

A

Abklatschmetastasen 447
Abrikosoff-Tumor 385
Absaugungen, bronchoskopische 255, 334, 345
Abstandquadratgesetz 354
Abszeß 334
Abtragung 334, 335
– Laserabtragung 404
– mechanische 334
– thermische 334
– Zangenabtragung 334
ACE-Hemmer 219
ACO-Schema, Polychemotherapie 299
ACTH 81, 118, 373
Addison-Erkrankung 524
Adenokarzinom 4, 25–28, 36, 366, 396, 458
– Epidemiologie 36
– Klassifikation 4, 25–28
– – azinäre 4, 396
– – histologische Klassifikation 25–28
– – papilläre 4, 396
– – solide, schleimbildende 4
Adenom 4, 381, 382, 396
– Bronchusadenom 373
– fetales Lungenadenom, Klassifikation 4
– Fibroadenom 430
– Klarzelltumor („sugar tumor") 381, 382
– Klassifikation 4, 381
– – monomorph 4, 381, 382, 396
– – pleomorph 4, 381, 382, 396
– muzinös 382
– Onkozytom 381
– Zystadenom 4, 381
Adenomatose 514
adenosquamöses Karzinom 396
adenozystisches Karzinom 377, 404
ADH 81
Adhäsionsmoleküle 604
adjuvante Therapie mit Strahlen- oder Chemotherapie 254
adrenokortikotropes Hormon 616
Adriblastin 219, 284
AFP (α-Fetoprotein) 524, 542, 616
Afterloadingtechnik 343, 363
AGW (Atemgrenzwert) 203

„air trapping" 623
Aktivität, ziliäre 217
Alkoholabhängigkeit 218
Alkylanzien 694
Alterschirurgie 243
Alveolarzellen 367
Amber-Technik 136
Amplifikationen 5
Amyloid/Amyloidtumor 4, 381, 390, 396
– Ablagerungen 390
– Klassifikation 4
Analgesie (*siehe* Schmerztherapie) 219, 229, 230
Anämie 221, 606
– hämolytische 606
– Tumoranämie 221
Anästhesie 217–230
– Beatmung (*siehe dort*)
– Bluttransfusion 220, 221
– Einlungenventilation 222–224
– Jet-Beatmung, intraoperative 224–227
– kardiovaskuläre Begleiterkrankungen 218, 219
– Kurznarkose 228
– Lokalanästhesie 228
– postoperative Phase 227
– Regionalanästhesie 221, 229
– Risikofaktoren 217, 218
– – Alkoholabhängigkeit 218
– – Rauchen 217, 218
– Schmerztherapie 219, 229, 230
– – Interkostalanalgesie, intraoperative 229
– – Kryoanalgesie 229
– Sekretretention 228, 229
– Überwachung, intraoperative 227
– Zytostatikanebenwirkungen 219, 220
Anästhetika 221, 222
– Inhalationsanästhetika 222
Anastomosenoperationen 202
Angina 218
Angioblastome, Klassifikation 4
angiofollikuläre Hyperplasie 541
angiogene
– Faktoren 49, 57, 58
– Tumoren, Klassifikation 4
Angiographie 160, 479
Angiom / sklerosierendes Hämangiom 4, 381, 386, 396, 474, 489

Angiom, Klassifikation 4
- Lymphangiom 396, 474, 499, 508, 569
angioplastische Resektion 243
Angiosarkom 396, 474, 491
- Hämangiosarkom 396
- Lymphangiosarkom 396
angoimmunoblastische Lymphadenopathie 541
Ann-Arbor-Klassifikation 368
Anthrasilikosen 239
Anthrazykline 460
Antibiotika 694
antidiuretisches Hormon 616
Antigen
- Blutgruppenantigene 75
- CEA (carcinoembryonales Antigen) 81–85, 88–91, 118, 542, 616
- Ki67 „related antigen" (MIB1) 13
- Leukozytenantigene 554
- onkofetale 616
- TPA („tissue"-polypeptidspezifisches Antigen) 81, 90, 91
- TPS („tissue-polypeptide"-Antigen) 81, 90, 91
- tumorspezifische, Nachweis 118
Antikoagulanzien 219
Antimetaboliten 694
Antionkogene 54
Aorta 262
Aortographie 627
aortopulmonales Fenster 242
AP-1 Transkriptionsfaktor 52
Apoptose 55
Applikator 355
Applikatorsonde 355
APUD-(„amino precursor uptake decarboxylase") 15, 24, 373
- APUD-System 15, 24
- APUD-Zellen 373
Apudome (Karzinoidtumoren), Klassifikation 4, 24, 28, 396
Argonbeamer 338
Arrhythmien 212
- Arrhythmia absoluta 478
Arthralgien 477
Arthritiden 477
- rheumatoide 524
ASA-Klasse 233
Asbest / Asbeststaubexposition 11, 40, 428, 431
Askin-Tumoren 584
Aspergillome 271
Aspiration 334
Aszites
- Chyloascites 569
- Mäuseasziteszellen 329
Atelektase 122, 133, 168, 203, 205, 212, 228, 229
Atemarbeit 204
Atemgrenzwert (AGW) 203
Atemhubvolumen 224
Atemwegsstenose, zentrale 334

Atmung 204, 205
- Atemmechanik 212
- Beatmung (*siehe dort*)
- Globalinsuffizienz 205
- Partialinsuffizienz 204
- Schaukelatmung 255
Atrioventrikularklappen 485
Ausbrechertumoren 142
Autoimmunerkrankungen 524
Autotransfusion 221

B

Bain-System, Beatmung 223
Ballondilatation 334, 335, 337
Ballonkatheter 346
Basalzellhyperplasien 12
bcl-2 7, 53, 74
- Überlebenskurven bcl-2-positiver und -negativer Patienten 74
BCNU 297, 694
Beatmung / Ventilation 203, 205
- *Bain*-System 223
- CPAP-Verfahren 223
- Einlungenventilation 222–224
- Gesamtventilation 206
- Indikation 203
- Jet-Beatmung, intraoperative 224–227, 403
- Leckbeatmung 225
- *Mapleson*-D-Beatmungssystem 223
- PEEP-Ventil 225
- Ventilationsausfall 206
- Ventilationsverteilung 209
- Zweilungenbeatmung 222
Becherzellhyperplasie 12
Begleiterkrankungen, kardioskuläre 218, 219
berufliche Rehabilitation 700
berufsbedingte Risikofaktoren 40, 41
- Expositionen, berufliche 40
Bestrahlung (*siehe* Strahlentherapie) 265, 277–295, 344, 351, 406, 462, 549, 578, 642
- prophylaktische 291
Betablocker 219
bFGF („basic fibroblast growth factor") 57
Bifurkation 236
- Bifurkationslymphknoten 258
- Bifurkationsresektion 232, 403
- Bifurkationssyndrom 122
- Bifurkationstumoren 395 ff.
bildgebende diagnostische Verfahren 129, 618–635
Bildgebung, digitale 136
Bildverstärkertechnik, digitalisierte 627
Bilobektomie 232, 246, 252
- Manschettenbilobektomie 232
- obere 246
Biopsie 123, 160, 635

- CT-gesteuerte Feinnadelbiopsie 167
- Lymphknotenbiopsie 529
- Myokardbiopsie 695
- Nadelbiopsie 272, 528, 551
- Pleurastanzbiopsie 123
- Stanzbiopsie 528
- transbronchiale 635
- transthorakale 160, 635

Blastom / Lungenblastome 4, 365, 366, 385
- Angioblastome 4
- Klassifikation 4
- Myoblastome 385
- Nephroblastom (*Wilms*-Tumor) 365, 682

Bleomycin 219, 694
Blockade m. Ballon 334
Blockung, pulmonalarterielle 149
Blutbestrahlung, perioperative 221
Blutgaspartialdrücke, arterielle 209, 210
Blutgruppenantigene 75
Blutkomponenten 221
Bluttransfusion 220, 221
Blutung / Nachblutung 334, 453
- endoskopische Behandlung 346, 347

B-Lymphozyten 510
Boeck-Erkrankung 541
Bombesin 373
„boost" 281
Bougierung 334, 337
- *Savary-Gillard*-Bougies 337

Brachyradiotherapie 344
Brachytherapie 334, 354–364
- endobronchiale 354
- endoluminale 355–357
- endotracheale 354
- kurative Behandlungsindikationen 357
- palliative Behandlungsindikationen 357

Bronchialarteriographie 130, 151, 152, 627
- und Interkostalarteriographie, selektive 627

Bronchialkarzinom 4, 36, 39–46, 63–80, 120, 129 ff., 135, 140, 250–265, 271, 273, 366, 458, 464, 586
- Brachytherapie, endobronchiale und endotracheale (*siehe dort*) 354–364
- Bronchialdrüsenkarzinom 396
- chirurgische Therapie 232–269
- endobronchiale Therapie 333–353
- großzelliges 4, 396
- – hellzelliges 4
- – Klassifikation 4
- – Riesenzellkarzinom 4, 396
- infiltrierendes (T3) 586
- kleinzelliges (SCLC) 120, 264, 265, 396
- – Chemotherapie (*siehe dort*) 152, 153, 219, 254, 296–309
- – Epidemiologie 36
- – Haferkorntyp 396
- – Klassifikation 4
- – – „combinded-out-cell-carcinoma" 4
- – – „intermediate-cell-type" 4
- – – „out-cell-type" 4
- – Prognoseparameter 63–80
- – – Geschlecht 68
- – – *Karnofsky*-Index 67
- – – klinische Symptome 64
- – – LDH (Laktatdehydrogenase) 66
- – – Patientencharakteristika 66, 67
- – – prätherapeutische Laborparameter 64
- – – Prognosegruppen 71
- – – radiologisches Staging 140
- – – Stadieneinteilung 120
- – – ED („extensive disease") 120
- – – LD („limited disease") 120
- – – Tumorausbreitung (*siehe dort*) 68–70
- nichtkleinzelliges 366
- – Chemotherapie 310–327
- – kombinierte Chemoradiotherapie, kleinzelliges Bronchialkarzinom 289
- – Prognoseparameter 72–80
- – – Differenzierungsmarker 74, 75
- – – molekulare Veränderungen 72, 73
- – – Patientencharakteristika 72
- – – Proliferationsmarker 74, 75
- – – Tumorausbreitung 76–80
- – Strahlentherapie, primäre 285–288
- Ösophagusbeteiligung 413–424
- okkultes 135
- peripheres 273
- primäres Lungenkarzinom, Differentialdiagnose Lungenmetastase 643
- Risikofaktoren 39–46
- – berufsbedingte Faktoren 40, 41
- – Ernährung 42, 43
- – genetische Ursachen 43
- – Rauchen 39, 40, 67
- – Strahlenbelastung (Radon) 42
- – Umweltfaktoren 41
- Röntgendiagnostik 129–164
- Strahlentherapie 277–295
- T3-Hauptbronchusbefall 257, 586
- Tumorstadien 250–265

bronchiogene Zysten (Homoplasien) 271, 499, 536
Bronchioloalveolartumor, Klassifikation 4
- intravaskulär 4
- sklerosierend 4

Bronchitis, chronisch obstruktive 202
broncho- und angioplastische Resektion 243
bronchoalveoläres Karzinom 396
Bronchographie 140, 153, 626
bronchoplastische Eingriffe 224
Bronchopneumonie 203
Bronchoskop 334, 335
- starres 334, 335
Bronchoskopie 121, 122, 160, 203, 205, 233, 255, 317, 334, 635, 636

Bronchoskopie, Absaugungen, broncho-
  skopische 255, 334, 345
- interventionelle 233, 334
- Rebronchoskopie 127
- therapeutische 205, 335
-- Indikation 335
Bronchus
- Abknickung 208
- Anastomose 246
- Frühkarzinom („early cancer") 14, 15
- Klammernaht 349
- Obstruktion 133
- Resektion, Hauptbronchus 246
Bronchusadenom 373
Bronchuskarzinoid 373–380
- bildgebende Diagnostik 377, 378
- Differentialdiagnose 377
- Ergebnisse 379
- Geschlecht und Alter 374
- Häufigkeit 373, 374
- Histologie 374–377
- Klinik 377
- Lokalisation 374
- Therapie 378, 379
Bronchuslavage 121, 635
Bronchusmanschette 224, 245
Bronchusstumpfinsuffizienz 233
Brustwand / Brustwandtumoren, primäre
  und sekundäre 254–256, 577–595
- bildgebende Verfahren 579
- Brustwanddefekte 579
- chirurgische Therapie und Diagno-
  stik 577–595
- Knochentumoren (siehe dort)
  581–584
- Metastasen 578
- primäre 580–585, 593
-- histologische Befunde 593
- Pseudotumor, entzündlicher 593
- Rekonstruktionstechniken 590–594
- Resektion 256, 447, 588–590
-- Techniken / Verfahren 589
- sekundäre 586–588
- Tumoreinbruch in die Brustwand 255
„bulky disease" / „bulky mediastinum"
  549, 555
Busulfan 694
Bypass-Operationen 219, 419, 485
- Herz 485
-- aortokoronarer 485
- Lunge 219, 419
B-Zellymphom 514, 554–562
- Genotyp 560
- groß- bzw. hellzellig mediastinales
  514
- Immunphänotyp 559
- molekulare Charakterisierung 560
- Non-*Burkitt*-(B-Zell)-Lymphom, hoch-
  malignes 556
- primär mediastinales (thymisches)
  554–562
- REAL-Klassifikation 555

C

CA 50 85
Ca-Antagonisten 219
Cadmium 40
Calcitonin 81, 373
Carboplatin 297, 311, 461
Carboxylhämoglobingehalt 217, 218
carcinoma (*siehe* Karzinom)
Castleman-Lymphom (angiofollikuläre
  Lymphknotenhyperplasie) 516
C-Bogen 355
CEA (carcinoembryonales Antigen)
  81–85, 88–91, 118, 374, 542, 616
C-Faktor 99
Charr-Tubus 228
CHART („continuous hyperfractionated
  accelerated radiotherapy") 283
Chemodektom / Chemodektome (Para-
  gangliome) 4, 381, 385, 396
Chemoprävention 698, 699
Chemoradiotherapie, kombinierte (*siehe
  auch* Radiochemotherapie) 289, 305,
  306, 318
- präoperative 322, 323
Chemosensitivität 328–332
Chemotherapie 152, 153, 219, 254,
  296–309, 423, 424, 460, 513, 547, 647,
  670, 671, 692
- Applikation, alternierende 300
- adjuvante Therapie mit Strahlen- oder
  Chemotherapie 254
- alternierende Chemotherapie 303, 304
- Dauerbehandlung, kontinuierliche 300
- Dosiseskalation 304
- Dosisreduktion 302
- individualisierte palliative 671
- Induktionschemotherapie 261, 316,
  317, 322
- Intensivierung, späte („late intensifica-
  tion") 304
- intraarterielle 152, 153
- kleinzelliges Lungenkarzinom
  296–309
- Konsolidierungs- oder Erhaltungsthera-
  pie 300–303
- Lebensqualität 302
- Lebensverlängerung 314
- Lungenmetastasen 670, 671
- Lymphom, malignes 547
- Medikament 284, 297, 305, 311, 328
- Metastasierungstendenz 296
- Monochemotherapie 296–298, 311, 312
- Myelosuppression 302
- nichtkleinzelliges Lungenkarzinom
  310–327
- Pleuratumoren, primäre 460
- Polychemotherapie 298–300, 312, 313,
  550
- Prognose 296
- Radiochemotherapie (*siehe dort*) 265,
  286–291, 305, 306, 318–323
- Remissionen (*siehe dort*) 297, 299

- Resttumorentfernung nach Chemotherapie 647
- Therapiefolgen 692, 693
-- Früh- und Spättoxizität 693
- Thymustumoren 513
- Toxizität, Lunge- / Haut- / Ösophagus 300
- Zellproliferationsrate 296
- Zytostatika 284, 297, 298, 461, 694
-- mit pulmonaler Toxizität 694
chirurgische Therapie 232–269, 692
- kurative chirurgische 252
Chlorambucil 694
Chondroblastom 396
Chondrom 4, 381, 383, 396, 398, 577, 581, 593
- Klassifikation 4
Chondrosarkom 366, 371, 577, 581, 583, 593
- „low-grade" 581
Chordome 508
Choriongonadotropin, humanes 616
Chorionkarzinom 366, 370, 517, 542, 608
Chrom 40
Chromogranin 374
- Nachweis 374
chromosomale Aberrationen 5
Chyloascites 569
Chylothorax 565–574
- iatrogner 568
- idiopathisch kongenitaler 572
- kongenitaler 567
- postoperativer 565–568
- traumatischer 567
- tumorbedingter 569
Chylusfistel 568, 571
Cisplatin 297, 311, 460, 461, 485
Clearance, muköziliare 217
Clomethiazolbehandlung 218
CO-Einatemzugsmethode 209
Colchicin 329
Compliance, pulmonale 204, 212
Computertomographie (*siehe* CT)
Cor pulmonale chronicum 205
CPAP-System / CPAP-Verfahren 223, 225
CPT-11 297, 311
CSF1R (*fms*) 7
CT (Computertomographie) 122, 129, 147, 165–179, 317, 479, 526, 626, 628
- Herz 479
- Lunge
-- Aufklärung unklarer Befunde 167
-- CT-gesteuerte Feinnadelbiopsie 167
-- konventionelle Tomographie (Ganzlungentomographie) 626
-- Screening 166
-- Spiral-CT 130, 147, 165, 629–631
- Mediastinum 526
cTNM (klinische Klassifikation) 77, 98
Cumarinpräparate 219
cycline 7, 55–57
Cyclophosphamid 297, 485, 694

CYFRA 21-1 (Cytokeratinfragment) 81–88, 90–92
Cysterna chyli 565
Cytosinrabinosid 694

D

Dacarbazin 485
Daunorubicin 219
Dehiszenzen 248
Dekortikation 435, 447, 449, 466
Deletion 5
Delir 218
Dermoide 508, 535
Dermoidzysten 499
Desmoid 577
Desobliteration 335
Detektorradiographie 627
Deutsches Mesotheliomregister 438
Dexamethason 292
Diagnose / Diagnostik
- bildgebende Verfahren 129
- Bronchoskopie 121, 122, 160, 317
- Bronchuslavage 121
- Brustwandtumoren, primäre und sekundäre 577–595
- Computertomographie (CT) 122, 129, 147, 165–179, 626, 628
- Dopplersonographie 129
- Durchleuchtung 129, 139
- Fernmetastasenausschluß 122
- Herztumoren, primäre und sekundäre 481
- Kernspintomographie 122, 123
- Lymphknoten (N) 122
- Magnetresonanztomographie (MRT) 129, 169, 180–190, 632, 633
-- Metastasendiagnostik 188
- Mediastinum 527
- Mediastinoskopie 122, 123, 160
- nuklearmedizinische Untersuchungen 129, 527, 634
- Perfusionsszintigraphie der Lunge 122, 129, 207, 208, 635
- PET (Positronenemissionstomographie) 122, 123, 129, 191–201
- Pleurapunktion 123
- Pleurastanzbiopsie 123
- Pleuratumoren 433
- präoperative Funktionsdiagnostik 202–216
- Primärtumor (T) 122
- Projektionsradiographie 129, 153
- Röntgendiagnostik, Bronchialkarzinom 129–164
- Schnittbildverfahren 129
- SPECT (singuläre Photonenemissionstomographie) 129
- standardisierte Basisdiagnostik 121
- Strategie der Diagnostik 118–128

Diagnose/Diagnostik
- Thorakoskopie 122, 123, 447, 530, 636
- Thorakotomie, diagnostische 122
- Tumorimaging 129
- Tumormarker 83, 88
- Ultraschall 129
- Ventilationsszintigraphie 129
- weiterführende 121
Diaphragma 254, 255
- und Perikardresektion, Pleuropneumonektomie mit (P3D) 445, 447, 451, 452
DIC 606
Dichtemessung 167
Diffusionskapazität 209
Diffusionslimitation 209
digitale
- Bildgebung 136
- Substraktionsangiographie (DSA) 148, 149
Dilatation / Ballondilatation 334, 335, 337
- Dilatationstracheostomie 229
Docetaxel 311
Doppellumenintubation 334, 449
Doppelthoarakotomie 256, 451
Dopplersonographie 129
Dosis / Dosierungen
- Chemotherapie (siehe dort) 302, 304
- Dosisabfall 354
- Dosisintensität 354
- Fraktionsdosis 284, 355, 693
- Gesamtdosis 355
- Hochdosisradiotherapie, endoluminale 351
- Strahlentherapie (siehe dort) 284–286, 354, 355
- Zielvolumendosis 279
„down sizing" 316
Doxorubicin 297, 328, 461, 485
Doxycyclin 447
Drainagedauer 233
Drainageeinlage, chemische Pleurodese 447
Druck-Fluß-Schleife 214
DSA (digitale Substraktionsangiographie) 148, 149
Ductus thoracicus 565
Durchleuchtung 129, 139
Dysembryoplasien 499
Dysphagie 122, 522
Dyspnoe 64, 122, 334, 365, 458, 522

E

„early cancer" (Bronchusfrühkarzinom) 14, 15
Eaton-Lambert-Syndrom 523
Echinokokkuserkrankung 271
Echinokokkuszysten 271
Echokardiographie 479, 695
ED („extensive disease") 68, 70, 108, 109, 120, 289, 296

- Chemotherapie 296
- ED I 68, 70
- ED II 68, 70
- Strahlentherapie 289
Edatrexat 461
Einflußstauung 261, 535, 696
- akute obere 535, 696
Einlungenventilation 222–224
Einzelfraktionen 355
Einsekundenvolumen, absolutes (FEV 1,0) 203
Ejektionsfraktion, rechtsventrikuläre 211
EKG (Elektrokardiographie) 478
ektopische Hormone, Tumormarker 616
Elektrokardiographie (EKG) 478
Elektrokauter 334
Embolie / Tumorembolie 605
- okklusive 605
Embolisation / Embolisationsphase, Lungenmetastasen 599–601, 604
- hämatogene 601
- lymphogene 601
Embolisierung 151, 152
embryonaler Lungentumor 365
embryonales Karzinom 517, 542
Empyem 453, 692
En-bloc-Resektion 234, 255
enddiastolische Volumina 211
endobronchiale Therapie, Bronchialkarzinom 333–353
endodermale Sinustumoren 517
endokrine
- Erkrankungen 533, 540, 541
- Tumoren 534
Endokrinopathie 514
endoluminale Bestrahlung 355–357, 359
- Bestrahlungsstrecke 359
Endometriose, Klassifikation 4
Endometriumkarzinom 658
Endoprothesen / Stents (siehe dort) 152, 262, 334, 341, 342, 417, 418
endoskopische
- Behandlung von Blutungen 346, 347
- Resektion 379
Endothelschädigung 606
endothorakale Sonographie 275
Enolase, neuronspezifische (NSE) 81–85, 87, 90, 91, 118, 374, 616
Entspannungsobstruktion 214
Enzyme, prostataspezifische saure Phosphatase, Tumormarker 616
eosinophiles Granulom (Histiozytosis X) 4, 28, 381
Ependymom 366
Epidemiologie, deskriptive, Lungenkarzinom 35
epidurale Analgesie 229
Epirubicin 297, 461
Epitheldysplasien 12
Epithelhyperplasien 12
epitheliale Tumoren 381, 382, 396
Epithelmetaplasien 12

Epithelveränderungen, präneoplastische 11
erbB-1 / erbB-2 6, 49, 50
Erhaltungs- oder Konsolidierungs-Chemotherapie 300–303
Ernährung als Risikofaktor 42, 43
Erythrozytenfragmentation 606
Etoposid 297, 305, 311, 694
von-Euler-Liljestrand-Reflex 222
Europäisches Mesotheliom-Panel 436
Ewing-Sarkom 366, 584, 593, 607, 608, 682
Exanthem 477
Exsudat 445
„extensive disease" (siehe ED)

F

FAD (Flavin-Adenin-Dinukleotid) 329
C-Faktor 99
Fascia lata 589
FDG-PET 198
FEF (forcierter exspiratorischer Fluß) 203
Feinnadelbiopsie 272, 528
- CT-gesteuert 167
Fenster, aortopulmonales 242
Fernmetastasen (siehe Metastasen) 106, 124–127
Fernmetastasenausschluß 122
Ferritin 616
- Neuroblastom 525, 535
α-Fetoprotein (AFP) 524, 542, 616
FEV 1,0 (absolutes Eisenvolumen) 203, 205
- prognostische Bestimmung 212
- Verteilungsanalysen 205
FGF-Rezeptor (FGFR-1) 57
Fibrinklebung 334
Fibroadenom 430
Fibroelastom 474, 488
- papilläres 488
Fibrom 4, 381, 383, 396, 428, 474, 490, 502, 537, 593
- Kinder 490
- Klassifikation 4
- Leiomyofibrome 4, 381, 384
- mesenchymales 537
- Nervenscheidentumoren (Neurofibrom) 381, 386, 474
- Pleurafibrom, lokalisiertes (benignes fibröses Mesotheliom) 381, 385, 428
Fibromatose 537, 593
- aggressive 593
- Neurofibromatose 537
Fibrosarkom 4, 396, 440, 474, 492, 500, 585, 593
- Klassifikation 4
- Neurofibrosarkom 396
- Riesenfibrosarkom 440
Fibrose / fibröse
- Dysplasie, fibröse 577, 581, 593

- Fibrosarkom 4, 396, 440, 474, 492, 500, 585, 593
- Histiozytom / Histiozytose, fibröse (siehe dort) 396, 577, 585, 593
- Mediastinitis, fibrosierende 516
- Mesotheliom, benignes fibröses (lokalisiertes Pleurafibrom) 381, 385, 428
- Lungenfibrose 693
- myofibroblastischer Tumor 389
- Pleuratumor, solitärer fibröser 427
- Riesenfibrosarkom 440
- Strahlenfibrose 693
Fieber 64, 122, 477, 522
Filariose 569
Filterschichtaufnahme 415
Fistel / Fistelverbindungen 154, 271, 334, 347, 348, 415, 416, 421, 568
- arteriovenöse 271
- bronchiale 416
- Chylusfistel 568, 571
- Fistelbildung 421
- ösophagotracheale 154, 416
- Verschluß 347, 348
Fistulographie 130
Flavin-Adenin-Dinukleotid (FAD) 329
Flt-1 (VEGF-Rezeptor) 57
Flushsymptomatik 64
Flußvolumenkurve, exspiratorische 214
Flußwerte 202–205
FMN (Riboflavinphosphat) 329
Folgen der Therapie 691–701
- chirurgische Therapie, Übersicht 692
- Radio- und Chemotherapie 692, 693
fos 6, 52
Fraktionierung 277, 278, 284, 355, 693
- Dosisfraktionierung 693
- Einzelfraktionen 355
- Fraktionierungsschema 284
- Fraktionsdosis 284
- Hyperfraktionierung 277, 278
Früh- und Spättoxizität, Radio- und Chemotherapie 693
Frühkarzinom des Bronchus („early cancer") 14, 15
Fünfjahresüberlebensquote 252, 257, 263
Funktionsdaten, präoperative 214
Funktionsdiagnostik / -untersuchungen 202–216, 214, 399 ff.
- postoperative 214
- präoperative 202–216

G

Ganzlungentomographie 626
Gastrin 373
gastroenterogene Zysten 536
Gaswechsel, pulmonaler 209, 210, 225
G-CSF 304
Gefäßanastomosen 248
Gefäßendothelien 367
gefesselte Lunge 465

Gemcitabin 297, 298, 311, 461
Genamplifikation 49
genetische Ursachen, Bronchialkarzinom 43
Gerinnungsaktivierung 606
- lokale 606
- systemische 606
Gesamtventilation 206
Gesundheitswesen, Kostendruck 157
Gewebezerstörung, thermische 337
Gewichtsverlust 314, 477, 522
Gianturco-Stent 342, 418
Glottisstenose 535
Glutathion S-Transferase-π 53
P-Glykoprotein-170 53
GM-CSF 304
Goretexmembran 256, 484
Granularzelltumoren 4, 385, 474, 537
- *Abrikosoff*-Tumor 385
- Klassifikation 4
- Myoblastenmyome 385
- Myoblastom 385, 396
Granulom, eosinophiles (Histiozytosis X) 4, 28, 381
Granulomatose, *Wegener-* 541
Granulozelltumoren 381
großzelliges Karzinom 4, 396
- histologische Klassifikation 28
„growth factors" (*siehe* Wachstumsfaktoren) 57, 58
GTV („gross tumor volume") 278
gutartige Lungentumoren 381-391
Gysgerminom (Seminom) 517

H

Halskarzinome 608
Hämangioendotheliom 396
Hämangiom, sklerosierendes 4, 381, 386, 396, 474, 489
Hämangioperizytom 381, 385, 386
- malignes 396, 593
Hämangiosarkom 396
Hamartom 4, 271, 381, 383, 396, 398
- chondromatöse 271
- Klassifikation 4
hämatopoetische Wachstumsfaktoren 304
Hämoblastose 611, 612
Hämodynamik, pulmonale 210-212
hämodynamische Folgen, chirurgische Therapie 692
hämolytische Anämie 606
Hämopthysen 64, 365
Hämoptoe 122
Harnblasenkarzinom 608
Hashimoto-Thyreoiditis 524
Hauptbronchus 246, 257
- Resektion 246
- T3-Hauptbronchusbefall 257
Hauptkarina 257

Hautmykosen, chronische 524
Hauttoxizität, Chemotherapie 300
β-HCG (Human-Chorion-Gonadotropin) 524, 542
HDR-Brachyradiotherapie 343
- Afterloadingtechnik 343, 363
Heidelberger Erklärung 45
Heiserkeit 64, 537
Hemmkonzentration 330
Heparin 219
Herz / Herzerkrankungen
- koronare Herzerkrankung (KHK) 218
- Rechtsherzdekompensation 265
- Rechtsherzkatheterisierung 210, 695
- Tumoren des Herzens, primäre und sekundäre 473-496
-- Häufigkeit 473
-- Klassifikation 473
-- maligne 491
Herzinsuffizienz 210, 219, 695
-- Rechtsherzinsuffizienz 210
Herzklappen 485
Herzluxation 256
Herzohr 261
Herzschrittmacher 337
Herztamponade 500
Heteroplasien 499
Hexamethylmelamin 298
hiläre / perihiläre Raumforderung 133
Hiluslymphknoten 235
Hirnbestrahlung
- Ganzhirnbestrahlung 291
- prophylaktische 127
Hirnmetastasen, solitäre 253, 264, 291, 293
- Metastasierungsrate 291
Hirnödem 535
Histiozytom / Histiozytose (Histiocytosis / Histiozytosis)
- fibröses 396, 577, 585, 593
-- benigne 396
-- maligne 396, 577, 585, 593
- Histiozytosis X (eosinophiles Granulom) 4, 28, 381, 583
- Klassifikation 4, 28, 381
Hitzekonvektion 339
Hochfrequenzdiathermie 337, 338
- Argonbeamer 338
Hochfrequenz-Jet-Ventilation 227
Hodgkin-Lymphom 4, 366, 368, 369, 514, 516, 549, 682
- Klassifikation 4
-- *Ann-Arbor*-Klassifikation, *Hodgkin*-Lymphom 368
Hohlkatheter 343
Hohlvenentyp, Lungenmetastasen 602
Homoplasien (bronchiogene Zysten) 499, 509
Hormone, ektopische, Tumormarker 616
- adrenokortikotropes Hormon 616
- antidiuretisches Hormon 616
- Kalzitonin 616

Sachverzeichnis 711

- Parathormon (PTH) 81, 118, 524, 525, 616
Hormontherapie, Lungenmetastasen 670
Horner-Syndrom 453, 533, 537, 578
HPV (hypoxische pulmonale Vasokonstriktion) 222
HRCT-Untersuchung 154
Human-Chorion-Gonadotropin (β-HCG) 524, 542
Husten 64, 122, 365, 522
- Reizhusten 122, 522
Hustenstoß 204
Hybride 341
Hydrationstherapie 265
Hydroxyprolin 616
Hyperfraktionierung 277, 278
Hyperkalziämie 81
Hypernephrom, Lungenmetastase 331
Hyperparathyreoidismus 524
Hyperplasie, angiofollikuläre 541
Hypersekretion, postoperative bronchiale 204
Hypertonie 210, 211, 219, 606
- pulmonale 210, 606
- systemarterielle 211
Hypogammaglobulinämie 524
Hypohidrosis 578
Hypoxämie, intraoperative 220
Hypoxie, arterielle 204, 209

I
IASLC 108
Ifosfamid 297, 311, 461
Immundefektsyndrom 524
Immunglobuline 616
Immunglobulingenreangements 554
Immunphänotypisierung 508, 554
- B-Zellymphom 559
Implantate, alloplastische 503
Implantationsphase, Lungenmetastasen 599
Induktionschemotherapie 261, 316, 317, 322
Infektion
- Mononukleose, infektiöse 541
- Pilzinfektion 541
- Pleurainfektion 233
- rezidivierende 522
- Wundinfektion 233
Infiltration 133, 168
- dystelektatische 133
inflammatorischer Pseudotumor (Plasmazellgranulom) 381, 389
Inhalationsanästhetika 222
Inoperabilität, funktionelle 253
Insertion 5
Inspirationsmuskulatur 213
Insuffizienz, respiratorische 203
Intensivstation / Intensivtherapie 217, 233

Interkostal- und Bronchialarteriographie, selektive 627
Interkostalanalgesie, intraoperative 229
Interkostalneuralgien 537, 692
Interleukin (IL), IL-4 58
Interlobium 253
International
- Association for Study of Lung Cancer (IASCL) 120, 291
- Registry of Lung Metastasis 641
interventionelle Verfahren 351
Intubation, Doppellumenintubation 334, 449
Invasionsphase, Lungenmetastasen 599
Inversion 5
Inzidenz 37
IVBAK (intravasales bronchioalveoläres Karzinom) 366, 367

J
Jet-Beatmung, intraoperative 224-227
Jetventilatin 403
jun 6, 52

K
Kalzitonin 118, 616
Kalziumantagonisten 219
Kaposi-Sarkom 524
kardiale Funktion 211, 212
Kardiomyopathie 481, 693, 695
kardiovaskuläre Begleiterkrankungen 218, 219
Karina, Hauptkarina 257
Karnofsky-Index 67, 118, 233, 286
- prognostische Relevanz 67
karzinoembryonales Antigen 542
Karzinoid / Karzinoidtumoren (Apudome) 4, 24, 28, 396, 510
- atypisches 376, 396
- Klassifikation 4, 24, 28
- malignes 375
- Thymuskarzinoid, neuroendokrines 513
- typisches 396
Karzinom / carcinoma (siehe auch Tumoren)
- Adenokarzinome (*siehe dort*) 4, 25-28, 36, 366, 396, 458
- adenosquamöses 396
- adenozystisches 377, 404
- Bronchialkarzinom (*siehe dort*)
- bronchoalveoläres 396
- Carcinoma in situ 12, 13
- Chorionkarzinom 366, 370, 517, 542
- embryonales 517, 542
- Endometriumkarzinom 658
- Frühkarzinom des Bronchus („early cancer") 14, 15

Karzinom/carcinoma
- großzellige Karzinome 28, 29, 396
- Harnblasenkarzinom 608
- intravasales bronchioalveoläres (IVBAK) 366, 367
- Karzinomchirurgie 220
- Klarzellkarzinom 396
- kleinzellige Karzinome 23, 25, 120, 396
- kolorektales Karzinom 608, 657
- Kopf- und Halskarzinome 608
- Lungentumoren -/ karzinom / Lungenkrebs (siehe dort)
- Mammakarzinom 464, 578, 587, 608, 657
- Mikrokarzinom 15
- Mukoepidermoidkarzinom 377
- Narbenkarzinome 28
- neuroendokrines 375
- Nierenzellkarzinom 464, 608, 658
- „oat cell carcinoma" 375
- okkultes Karzinom 15, 135
- Ovarialkarzinom 464, 658
- papilläres 377
- Plattenepithelkarzinome 4, 19–23, 36, 367, 381, 396, 404
- Pleurakarzinose 450, 464
- primäre Karziome 534
- Prostatakarzinom 608
- Schilddrüsenkarzinom, medulläres 377
- solides schleimbildendes 396
- spindelzelliges Karzinom 396
- Staging (siehe dort) 97–117, 118–128, 140
- Teratokarzinom 517, 534
- Thymustumoren / karzinome 508, 510, 511, 538
- Uteruskarzinom 458, 464
- Zervixkarzinom 658
Karzinosarkome 4, 365–367, 396
- Klassifikation 4
Karzinose
- Pleurakarzinose 450, 464, 610
- Sinuskarzinose 601
Katecholamine 524, 525
Katecholaminmetaboliten 616
Katheter
- Ballonkatheter 346
- Hohlkatheter 343
- Pigtail-Katheter 285, 334
- Rechtsherzkatheterisierung 210
Kavernisierung 621
Kavographie 130
KB-Wildtypzellen 331
Keimzelltumoren 366, 370, 516, 533, 542, 545, 608, 659–661, 682
- Chorionkarzinom 366, 370, 517, 542, 608
- maligne 545
- primär extragonadal 516
- Teratom 366, 370, 396, 474, 491, 499, 508, 509, 516, 535, 542, 545
Keimzentrumszellymphom 554

Kernspintomographie 122, 123
Ki67 „related antigen" (MIB1) 13
Kinder / Tumoren des Kindesalters 490, 661, 681–687
- benigne Tumoren 490
- Fibrom 490
- Malignome im Kindesalter 681–687
- Rhabdomyom / Rhabdomyosarkom 490
kit 7
Klarzelltumor („sugar tumor") 381, 382, 396
- Klassifikation 4
Klassifikationen
- Herztumoren 473
- Lungentumoren 3–5, 19–29, 76, 86, 97, 98, 103–106, 233, 239, 250–265
-- histologische 4, 5, 19–29, 110
--- Adenokarzinome 25–28
--- großzellige Karzinome 28, 29
--- kleinzellige Karzinome 23–25
--- Plattenepithelkarzinome 19–23
--- seltene Lungentumoren 28
-- kleinzelliges Bronchialkarzinom 120
-- M-Klassifikation 142
-- Metastasen 103, 106
--- Fernmetastasen 106
--- regionäre lymphogene Metastasierung 103
-- N-Klassifikation 142
-- nicht-karzinomatöse maligne Tumoren 109
-- postoperative 233
-- präoperative 233
-- Primärtumor 98
-- Residualtumor-(R)-Klassifikation 97, 109, 112
-- Stadium I 251–253
-- Stadium II 253, 254
-- Stadium IIIA 254–261
-- Stadium IIIB 261–263
-- Stadium IV 263–265
-- T-Klassifikation 142
--- T3-Tumoren 255, 257
-- TNM-Klassifikation 29, 76, 98, 233, 239, 457
--- cTNM (klinische Klassifikation) 77, 98
--- pTNM (pathologische Klassifikation) 77, 98, 233
-- Tumormarker 86
-- UICC-Stadien 76
-- Verläßlichkeit der Stadieneinteilung 252
-- WHO-Klassifikation 3, 19
- Mediastinaltumoren 511
-- Thymom 511
Kleinraumbestrahlung 344
kleinzellige Karzinome
- Haferkorntyp 396
- histologische Klassifikation 23–25
- intermediärer Zelltyp 396
- kombinierter Haferkorntyp 396

- Stadieneinteilung 120
klinische Klassifikation (cTNM) 77, 98
Klonalitätsnachweis 508
Knochentumoren 581–584, 682
- maligne 583
- primäre 581–583
Knochenzyste, aneurysmatische 593
Koagulation 334, 338
- Koagulationseffekt 338
- Laserkoagulation 334
Kohlenwasserstoffe, polyzyklische aromatische 40
Kollagenosen 524
kolorektales Karzinom 608, 657
Komplikationen 248
- kardiopulmonale 212
- pulmonale 203, 205
-- postoperative 203
-- Strahlen- und Chemotherapie 693
Kompression 334, 336
konservative Therapie 404
Konsolidierungs- oder Erhaltungs-Chemotherapie 300–303
Kontinuitätsresektion 401
Kopf- und Halskarzinome 608
koronare Herzerkrankung 218
Körperspule, „phased-array" 181
Kostendruck im Gesundheitswesen 157
Kosten-Nutzen-Verhältnis 351
Krebsatlas 36
Kreisbeschleuniger (Betadron) 278
Kreuzfeuerbestrahlung, 3-Felder 549
Kryotherapie 334
- Kryoanalgesie 229
- Kryochirurgie 339
Krypton-85 206
Kulschitzky-„cell-carcinoma" (KCC-1) 375
kurative
- chirurgische Therapie 252
- Strahlentherapie 277, 357
-- Brachytherapie, kurative Behandlungsindikationen 357
Kurznarkose 228
Kymographie 140

L

Laktatdehydrogenase (LDH) 524, 616
Laktogen, humanes plazentares 616
Laminektomie 538
Langerhans-Zellhistiozytose 682
Langzeitprognose 210
Langzeitüberlebende, Radiochemotherapie 321
Lappenostium 245
Larynx 408
Laser 334, 339, 344, 404, 627
- Laserabtragung 404
- Laserkoagulation 334
- Laserscanning 627

- Nd:YAG-Laser 334, 339, 355
- photodynamische Lasertherapie (PDT) 344
Läsionen, tumorartige 381, 387–390
LD („limited disease") 68, 70, 108, 109, 120
LDH (Laktatdehydrogenase) 66, 118
- prognostische Relevanz 66
Lebensqualität 243, 302
Lebensverlängerung 314
Lebermetastasen 124
Lebertumoren 682
Leberzirrhose 569
Leckbeatmung 225
Leiomyom / Leiomyofibrom 4, 381, 383, 396, 499
- Klassifikation 4
Leiomyosarkom 396, 474
Leistungsfähigkeit 119
- *Karnofsky*-Beurteilung 118
Leistungsindex 314
Letalität (*siehe* Mortalität) 36–38, 202, 205, 210, 212, 219, 233, 274
Leukämie 515, 523, 682
- akute 523, 682
-- akut lymphatisch 682
-- akut myeloisch 682
- Lungeninfiltrate, leukämische, Klassifikation 4
- Myeloblastenleukämie 515
- T-lymphoblastische Lymphome, leukämische und aleukämische 545
Leukenzephalin 373
Leukosarkomatose 515
Leukostase, intravasale 611
Leukozytenantigene 554
Leukozytendepletionsfilter 221
Ligamente (Lig.), Lig. pulmonale 236
„limited disease" 289, 296
- Chemotherapie 296
- Strahlentherapie 289
Linearbeschleuniger 278
Lipom 4, 381, 383, 396, 474, 488, 499, 502, 508, 509, 537, 593
- Herz 474, 488, 499
- Klassifikation 4
- Lunge 4, 381, 383, 396
- mesenchymale 537
- Zwerchfell 502
Liposarkom 396, 474, 585, 593
Lobektomie 203, 208, 210, 232, 243, 246
- Bilobektomie 232, 246, 252
-- Manschettenbilobektomie 232
-- obere 246
- Manschettenlobektomie 232, 243
- Transpositionslobektomie 232
Lokalanästhesie 228
Low-output-Syndrom 256
Luftverschmutzung 41
Lung Cancer Study Group (LCSG) 315
Lunge, gefesselte 465
Lungenadenom, fetales, Klassifikation 4

Lungenblastome (*siehe* Blastom) 4, 365, 366, 385
Lungendurchblutung 222
Lungenemphysem, inhomogenes 212
Lungenfenster 631
Lungenfibrose (*siehe auch* Fibrose) 693
Lungenfunktion 221, 616
Lungenhilus 253
Lungeninfiltrat 4, 611
- interstitielles 611
- leukämisches 4, 611
Lungenmantel 615
Lungenmetastase eines Hypernephroms 331
Lungenmetastasen (*siehe auch* Metastasen) 331, 599-614, 615-639, 640-669, 670-680, 681-687
- chirurgische Therapie 640-669
-- interdisziplinäre Zusammenarbeit 642
-- Metastasenresektion (*siehe auch* Resektion) 646-651
-- postoperative Phase 653
-- Prinzipien der Metastasenchirurgie 641, 642
-- prognostische Faktoren 654, 663
-- Resektionen 648-651
- Diagnostik 615-639
- Häufigkeit 608
- Hohlvenentyp 602
- Hypernephrom 331
- Implantationsphase 599
- Invasionsphase 599
- kavitäre Metastasierung 601
- Lokalisation, endobronchiale 616
- Malignome im Kindesalter 681-687
- Morphologie 619
- nichtoperative Behandlung 670-680
-- Chemotherapie 670
-- Hormontherapie 670
-- Strahlentherapie 673, 677, 678
-- systemische Therapie bei unbekanntem Primärtumor 674
- Pfortadertyp 602
- radioresistente 685
- radiosensible 684
- Röntgenmorphologie 618, 619
- solide 604, 607, 608
- Wirbelsäulentyp 602
Lungenparenchym 227
Lungenrundherd 25, 167, 270-276, 623
- Definition 270
- spezifische 271
- unspezifische 271
Lungensequester 271
Lungentoxizität, Chemotherapie 300
Lungentumoren -/ karzinom / Lungenkrebs
- Ätiologie 35-48
- Epidemiologie 35-48
- epitheliale 381, 382, 396
- gutartige 381-391
- Häufigkeit 36
- Inzidenz 37, 46
- Mortalität (*siehe dort*) 36-38
- Neuerkrankungsrate 38
- Pathologie 3-35
- Prävention 35
- primäre 1 ff.
- seltene 28, 365
-- histologische Klassifikation 28
- Staging 97-117
- Sterberate 38
Lungentyp, Lungenmetastasen 602
Lungenvolumina 202-205
Lupus erythematodes, systemischer (SLE) 524, 541
Lymphadenektomie 244
Lymphadenitiden 541
Lymphadenopathie 533, 535, 541, 545-553
- angoimmunoblastische 541
- granulomatöse 541
- große 545-553
Lymphangioleiomyomatose 4, 381, 389, 569
- Klassifikation 4
Lymphangiom 396, 474, 499, 508, 569
- benignes 569
Lymphangiosarkom 396
Lymphangiosis carcinomatosa 601, 608, 609
Lymphdrainage, pulmonale 235, 236
- *Schema* 236
Lymphknoten („lymph node") 234, 235, 239, 240
- Bifurkationslymphknoten 258
- Biopsie 529
- Dissektion 232, 238, 239, 243, 244, 252, 259
-- mediastinale 232, 243
-- systemische 238, 243, 259
- Hiluslymphknoten 235
- intrapulmonale 236
- „lymph node skipping" 239, 241
- Lymphknotenhyperplasie 516, 541
-- angiofollikuläre (*Castleman*-Lymphom) 516
-- reaktive 541
- Lymphknoten-Station 240
- mediastinale 235
- Metastasen 140, 237, 259
lymphoblastisches Lymphom 554
lymphogenes Metastasierungsmuster 236
Lymphom 4, 366, 368-370, 396, 474, 510, 514-516, 534, 535, 541, 545-553, 554, 682
- B-Zellymphom (*siehe dort*) 514, 554-562
- *Castleman*-Lymphom (angiofollikuläre Lymphknotenhyperplasie) 516
- Chemotherapie 547
- Diagnostik 551

- Herz 474
- "high-grade"-Lymphome 510
- Keimzentrumszellymphom 554
- Klassifikation, maligne Lymphome 4
- - R.E.A.L.-Klassifikation 515
- "low-grade"-Lymphome vom MALT-Typ 510, 514, 515
- lymphoblastisches 554
- malignes 474, 514–516, 534, 535, 541, 545–553, 554
- M. Hodgkin / *Hodgkin*-Lymphom 4, 366, 368, 369, 514, 516, 549, 682
- Mediastinum, maligne Lymphome 543–553
- Non-*Burkitt*-(B-Zell)-Lymphom, hochmalignes 556
- Non-*Hodgkin* 4, 366, 369, 514, 516, 554, 682
- Plasmozytom 366, 369, 370, 593
- Pseudolymphom 4, 396
- Radiotherapie 547
- T-lymphoblastisches / T-Zellymphome 514, 515, 523, 545, 554
lymphoproliferative Läsionen (Pseudolymphome), Klassifikation 4
Lymphozyten 510
- B-Lymphozyten 510
Lymphsystem der Lunge 235, 236

M
Magnetfeldbestrahlung 693
Magnetresonanztomographie (*siehe* MRT)
Malignome im Kindesalter 681–687
MALT-Lymphome 510, 514, 515
Mammakarzinom 464, 578, 587, 608, 657
- infiltrierende 587
Manchester-Score 120, 121
Manschette
- Bilobektomie 232
- Manschettenform 248
- Manschettenchirurgie 249
- Manschettenlobektomie 232, 243
- Manschettenresektion 248, 250
- - organerhaltende 250
- Oberlappendoppelmanschette 249
- Resektion 142, 245
- Y-Manschette 246
Mantelfeldbestrahlung 549
Mapleson-D-Beatmungssystem 223
Mappingschema 239
Marker (*siehe* Tumormarker) 9, 64, 65, 81–96
Marlex-"mesh" 589
Marlex-"sandwich" 589
Masaoka-Thymustumor 513, 539
Maschendrahtprothesen 342
Mäuseasziteszellen 329
mdm2 7
Mediastinalphlebographie 140, 627
Mediastinalverziehung 133

Mediastinitis, fibrosierende 516
Mediastinoskopie 122, 123, 160, 317, 529, 636
Mediastinotomie 529
- parasternale 529
Mediastinum / mediastinal 232–236, 244, 509, 511, 533–542, 543, 554–562
- "bulky mediastinum" 555
- chirurgische Strategien 533–542
- hinteres 535
- Lymphknoten, mediastinale 235, 243
- Lymphknotendissektion, mediastinale 232
- Lymphome, maligne 543–553
- - B-Zellymphom, primär mediastinales (thymisches) 554–562
- mittleres 509, 535
- oberes 509
- Raumforderungen, mediastinale 521–532, 534
- - maligne 522
- Tumoren 507–520, 533, 535
- - nichtthymogene 516
- - oberes und vorderes Mediastinum 535
- - Topographie 509
- unteres 509
- Zysten, mediastinale 516
Megakaryozytopenie 523
Megavoltbereich 278
Melanom 4, 366, 464, 608, 658, 659
- Klassifikation 4
- malignes 366, 396, 464, 608
Melphalan 694
mesenchymale Tumoren 4, 381, 382, 534, 537
- benigne 4, 381, 382
- Klassifikation 4
- Thymustumor 516
- Zwerchfelltumor 502
Mesotheliom 271, 381–385, 427–436, 458, 578
- benignes 271, 381, 382, 385, 427, 428, 436
- Brustwand 578
- Herz, AV-Knoten 474
- Lunge
- - benigne 271, 381, 382, 385, 427, 428, 430
- - - benignes fibröses M. (lokalisiertes Pleurafibrom) 385, 427, 428
- - - biphasisch 427
- - - diffuses M. 427
- - - epithelial 427
- - - sarkomatös 427
- - Deutsches Mesotheliomregister 438
- - Europäisches Mesotheliom-Panel 436
- - maligne 430, 431, 458
Mesothelproliferationen 441
met 7
Metallendoprothesen 341

Metastasen 4, 103, 106, 124–127, 237, 253, 264, 291, 292, 331, 447, 465, 516, 578, 587, 599–614
- Abklatschmetastasen 447
- Brustwandmetastasen 558
- Chemotherapie, Metastasierungstendenz 296
- Embolisationsphase 599
- extrathorakale Tumoren 587
- Fernmetastasenausschluß 122
- Häufigkeit der Fernmetastasen 125
- Hirnmetastasen, solitäre 253, 264, 291, 293
- International Registry of Lung Metastasis 641
- Klassifikation 103, 106
-- Fernmetastasen 106
-- regionäre lymphogene Metastasierung 103
- kontralaterale Metastasierung 237
- Lungenmetastasen (siehe dort) 331, 599–614, 615–639, 640–669, 670–680, 681–687
- Lymphknotenmetastasen 140, 237, 259
-- paraösophagale 237
- lymphoghenes Metastasierungsmuster 236
- M-Staging 141
- mediastinale 516
- Mikrometastasen 291, 318
- MRT, Metastasendiagnostik 188
- multiple 647
- N-Staging 141
- Nebennierenmetastasen 264
- Organmetastasen 140
- Pleurametastasen 465
- Rezidivmetastasen 647
- Skelettmetastasen 292
- solitäre 646
- Staging der Fernmetastasen 124–127
-- extrahepatische abdominelle Metastasen 125, 126
-- Lebermetastasen 124
-- Skelettmetastasen 126
-- ZNS-Metastasen 127
- T-Staging 141
- Tumorzellinvasion 599
Methotrexat 297, 461, 694
MIB1 (Ki67 „related antigen") 13
Mikroangiopathie, pulmonale tumorthrombotische 604–606
β_2-Mikroglobulin 555
Mikrokarzinom 15
Mikrometastasen 291, 318
Mikropapillomatose 12
Minithorakotomie 274
Minitracheostoma 228
Minitracheotomie 228
Minocyclin 447
Mitomycin C 220, 311, 694
Mitoxantron 461
Mitralklappensegel 485

Mitteldruck, alveolärer 224
M-Klassifikation 142
molekularbiologische Faktoren 49–62
Monochemotherapie 296–298, 311, 312
Mononukleose, infektiöse 541
Morbidität 202, 204, 217
- perioperativ 204
Morbus (siehe auch Syndrome)
- leukämische Lungeninfiltrate 4
- M. Addison 524
- M. Boeck 541
- M. Hodgkin-Lymphom 4
- Non-Hodgkin-Lymphom 4
Mortalität / Letalität 36–38, 202, 205, 210, 212, 219, 233, 274
- Mortalitätsraten 38
- postoperativ 205, 212, 233, 263
-- 30-Tage-Mortalität / -Letalität 205, 212, 233, 263
-- 90-Tage-Mortalität / -Letalität 233
- standardisierte Mortalitätsrate 37
- Zweijahresmortaliät 219
MRT (Magnetresonanztomographie) 129, 169, 180–190, 317, 479, 527, 632, 633
- Herz 479
- Lunge 185–188
-- N-Staging 188
-- pathophysiologische Grundlagen 185
-- T-Staging 186
- Mediastinum 527
M-Staging (Organmetastasen) 141, 174, 175
- CT 174, 175
- Radiologie 141
mts-Familie 8
Mukoepidermoidkarzinom 377
Mukoepidermoidtumor 4, 396
- Klassifikation 4
mukoziliarer Clearance 217
Multidrogenresistenz 331
Muskeln
- Dystrophie 523
- M. latissimus dorsi (Lappen) 589
- M. pectoralis major (Lappen) 589
muzinöse Adenome 382
MV-Therapie 278
Myalgien 477
Myasthenia gravis 523, 539
myb 9
myc-Familie 6, 52
Myeloblastenleukämie 515
Myelome, multiple 523
Myelopathie, radiogene 284, 693
Myelosuppression, Chemotherapie 302
Mykose 271, 524
- chronische 524
Myoblastenmyom 385
Myoblastom (Granularzelltumor) 385, 396
myofibroblastischer Tumor 389
myogene Sarkome, Klassifikation 4

Myokardbiopsie 695
Myokardfibrose 695
Myokardinfarkt 212, 218, 500
Myokarditis 524
Myositis 523, 524
- Polymyositis 524
Myxom 4, 381, 474, 476, 486, 487
- familiäres 487
- Klassifikation 4
Myxomatosissyndrom 487, 488

N
N2-Chirurgie 257
Nachblutung 453
Nachsorge und Rehabilitation 689–701
Nachtschweiß 64
Nadelbiopsie 272, 528, 551
Nahtinsuffizienz 257
Narbengewebe, Resektion 648
Narbenkarzinome 28
Narbenstenose 423
Narkose (siehe Anästhesie) 217–230
Navelbin 297, 298, 305
Nd:YAG-Laser 334, 339, 355
Nebennierenmetastasen 264
Nebennierenvergrößerungen 174
Nebenschilddrüsentumoren 525
Nekrosen 248
Neoplasien des Thymus 533, 538–540
Nephroblastom (Wilms-Tumor) 365, 682
Nephropathie, „minimal change" 524
nephrotisches Syndrom 524
Nerven / Nervus (N.)
- N. phrenicus 227, 255
- N. recurrens 227
Nervenscheidentumoren (siehe Neurofibrom)
Neuerkrankungsrate 38
Neuralgien 578
Neurinom (Schwannom) 396, 537, 593
Neuroblastom 682
- Ferritin 525, 535
neuroendokrines
- Karzinom 375
- Thymuskarzinoid 513, 514
Neurofibrom (Nervenscheidentumoren) 381, 386, 396, 474, 537
- malignes 537
Neurofibrosarkom 396
neurogene Tumoren 4, 271, 381, 509, 516, 533, 534, 537, 538
- Klassifikation 4
Neurokranium 291
Neurokristopathien 513
neurologische Befunde 537
neuronales Zelladhäsionsprotein 66
Neurosarkom 474, 593
neuronspezifische Enolase (NSE) 81–85, 87, 90, 91, 118, 374, 616
Neurotensin 373

Nichtraucher / Nichtrauchen (siehe auch Rauchen) 44, 219
Nickel 40
Nierentumoren 682
Nierenzellkarzinom 464, 608, 658
N-Kategorie 243
N-Klassifikation 142
Non-Burkitt-(B-Zell)-Lymphom, hochmalignes 556
Non-Hodgkin-Lymphome 4, 366, 369, 514, 516, 554, 682
- Klassifikation 4
Notfallindikation, palliative Strahlentherapie 292
Notfalltherapie 400
NSE (neuronspezifische Enolase) 81–85, 87, 90, 91, 118, 374
N-Staging (Lymphknoten) 122, 141, 171, 172, 188, 197
- CT 168, 171, 172
- MRT 188
- PET 197
- Radiologie 141
nuklearmedizinische Diagnostik / Untersuchungen 129, 527, 528, 634
- Mediastinum 527, 528

O
O_2-Angebot 212
O_2-Atmung 209
O_2-Konzentration 220
O_2-Partialdruck 204, 209, 223
- arterieller Anstieg 209
O_2-Transportkapazität 218
„oat cell carcinoma" 375
Oberlappendoppelmanschette 249
Oberlappenresektion 208
Obstruktion
- Bronchusobstruktion 133
- Entspannungsobstruktion 214
- exobronchiale 214
- Pneumonie, obstruktive 133
- V. cava-superior-Obstruktionssyndrom 523, 554
okkultes
- Bronchialkarzinom 135
- Karzinom 15
onkofetale Antigene, Tumormarker 616
Onkogene 5–7, 13, 49–52, 73, 74
- bcl-2 7, 53, 74
- CSF1R (fms) 7
- cyclin 7, 55–57
- erbB-1 6, 49, 50
- erbB-2 6, 49, 50
- fos 6, 52
- jun 6, 52
- kit 7
- mdm2 7
- met 7
- myb 7

Onkogene, *myc*-Familie 6, 52
- *raf*-1 6
- *ras*-Familie 6, 49, 51, 52
Onkozytome 4, 381, 382
- Klassifikation 4
operative Therapie 400–404
- Kriterien und Grenzen der Operabilität 205, 206
- Operationstechnik 232, 241
- Risiko, operatives 202
Opioide 229
Orchioblastom 517
Organmetastasen 140
Ösophagoskopie 399
Ösophagus 130, 237, 262, 264, 693
- Darstellung 130
-- paraösophagale Lymphknotenmetastasen 237
Ösophagusbeteiligung beim Bronchialkarzinom 413–424
Ösophagusbreischluck 626
Ösophagusperistltik 420
Ösophagusstrikturen 693
Ösophagustoxizität, Chemotherapie 300
Ösophagusvertikel 421
Osteoarthropathie, hypertrophe 524
Osteochondrome 581, 593
Osteom 4, 381, 383, 396
- Klassifikation 4
Osteonekrosen, Radioosteonekrosen 578
Osteosarkom 366, 371, 474, 584, 593, 608, 655, 682
- extraskeletales 474
Ovarialkarzinom 464, 658
Oxygenierung 222

P

P3D (Pleuropneumonektomie mit Perikard- und Diaphragmaresektion) 445, 447, 451, 452
p53 8, 13, 54
- Expression 54
- Protein 54
Paclitaxel 297, 311, 461
palliative Therapie 264, 277, 292, 293, 357, 416–419
- Brachytherapie, palliative Behandlungsindikationen 357
- Resektionen 264
- Strahlentherapie 277, 292, 293
-- Notfallindikation 292
Palmaz-Stent 342
Pancoast-Tumor 232, 256, 586
- Resektion 232
- sulcus-superior-Tumoren 256
Pankreaspseudozysten 536, 569
Panzytopenie 523
Papillom / papilläres 4, 377, 381, 382, 396, 474
- Fibroelastom, papilläres 474, 488

- Klassifikation 4
- Plattenepithelpapillome 4, 381, 396
- Transitionalzellpapillome 4, 381
- Übergngsepithelpapillom 396
Papillomatose 12, 338, 396
- Mikropapillomatose 12
- tracheobronchiale 338
Paragangliom (Chemodektom / Chemodektomie) 4, 381, 385, 396
- Klassifikation 4
paraneoplastische Syndrome 24, 696
Parathormon (PTH) 81, 118, 524, 525, 616
- Parathormon-„related" Peptid 81
Parenchymverlust 203
Parese
- Phrenikusparese 209, 233, 345
- Rekurrensparese 233, 345, 453
Partialinsuffizienz 209
PAS-Reaktion 435
Passivrauchen (*siehe auch* Rauchen) 43, 44
- Rauchexposition 44
pathologische Klassifikation (pTNM) 77, 98, 233
PD-ECGF („platelet-derived endothelial growth factor") 58
PDT (photodynamische Lasertherapie) 344
PEEP-Ventil 225
Pemphigus vulgaris 524
Perfusionsszintigraphie der Lunge 122, 129, 207, 208, 635
Perfusionsverteilung 212
Pericardiotomie 402
Perikard / Perikardtumoren 254, 255, 499–502, 695
- und Diaphragmaresektion, Pleuropneumonektomie mit (P3D) 445, 447, 451, 452
- extraperikardiale Tumoren (Zölomdysembryoplasien) 499
- intraperikardiale Tumoren (Dysembryoplasien) 499
Perikarderguß 101, 549, 693
Perikardzysten 508, 536
Perikarditis 549
- Reibegeräusche, perikardiische 478
PET (Positronenemissionstomographie) 122, 123, 129, 191–201
- FDG-PET 198
- klinische Anwendung 195
- Methodik 191
- N-Staging 197
- pathophysiologische Grundlagen 194
- Rezidivdiagnostik 199, 200
- T-Staging 197
- Therapieverlaufskontrolle 198
Pfortadertyp, Lungenmetastasen 602
P-Glykoprotein-170 53
Phäochromozytom 489, 525
Pharyngitis 693

Sachverzeichnis

„phased-array"-Körperspule 181
Phosphatase 616
- alkalische 616
- saure 616
photodynamische Therapie 334
Photonenemissionstomographie, singuläre (SPECT) 129
Photoreaktionen, flavinvermittelte 328, 332
Phrenikus / Phrenicus 227, 255
Phrenikusparese 209, 233, 345
Phrenikusresektion 255
Pigtail-Katheter 285, 334
Pilzinfektion 541
Plasmazellgranulom (inflammatorischer Pseudotumor) 4, 381, 389
- Klassifikation 4
Plasmozytom 366, 369, 370, 583, 593
Plattenepithelkarzinom 4, 19-23, 36, 367, 381, 396, 404
- Epidemiologie 36
- Klassifikation 4, 19-23
-- histologische Klassifikation 19-23
-- spindelzelliges Karzinom 4
Plattenepithelmetaplasie 12
Plattenepithelpapillom 4, 381, 396
- Klassifikation 4
plazentale Proteine, Tumormarker 616
Pleuraerguß 88, 101, 209, 445, 458
- maligner, Tumormarker 88
- Punktion 445
Pleurafibrom, lokalisiertes (benignes fibröses Mesotheliom) 381, 385, 428
Pleurainfektion 233
Pleurakarzinose 450, 464, 610
Pleuramesotheliom 428, 458, 462
- benignes 428
- malignes 458, 462
Pleurametastasen 465
Pleuraperikardzysten 509
Pleurapunktion 123
Pleurastanzbiopsie 123
Pleuratumoren, primäre und sekundäre 427-444, 458, 578
- benigne 427, 428
- chirurgische Therapie 445-459
- histochemische und immunhistochemische Untersuchungen 435
- Klassifikation, histologische 427
- maligne 428-433
-- maligne primäre 427, 430, 431
-- maligner solitärer P. 427
-- Stadieneinteilung 433
- Mesotheliom 427, 430, 462
- nicht-operative Behandlung 460-469
- primäre bösartige 439, 440, 460
-- Chemotherapie 460, 461
-- Strahlentherapie 462
- sekundäre 440, 458, 464
- solitärer fibröser Pleuratumor 427
Pleuraverdickung 168
Pleurazysten 508, 536

Pleurektomie, videoassistierte thorakoskopische parietale 445, 447, 448
- partielle 450
Pleuritis carcinomatosa / sarcomatosa 445, 610
Pleurodese 445
- Drainageeinlage, chemische Pleurodese 447
Pleuropneumonektomie mit Perikard- und Diaphragmaresektion (P3D) 445, 447, 451, 452
Plexus-brachialis-Ausfälle 537
Plexusinfiltrationen 587
PMBL (primär mediastinales (thymisches) B-Zellymphom) 554-562
- Genotyp 560
- Immunprofil 559
- Klassifikation 555
- molekulare Charakterisierung 560
Pneumokoniosen 239
Pneumonektomie 203, 208, 210, 232, 255, 256, 420
Pneumonie 133, 205, 334
- obstruktive 133
- postobstruktive 336
- Retentionspneumonien 260
Pneumonitis 284
- floride 284
- Strahlenpneumonitis, akute und chronische 693
Pneumozyten 429
Polyamine 616
Polychemotherapie 298-300, 312, 313, 550
- ACO-Schema 299
- Standardtherapien 298
- VAC-Schema 299
Polyglobulie 523
Polymyositis 524
Positronenemissionstomographie (*siehe* PET)
Positronenstrahler 194
Präkontrastscan 175
Präneoplasien 12
- präneoplastische Epithelveränderungen 11
Präsentationsfenster 631
Primärtumor 232
- sekundäre 253
- T-Staging 122, 141, 168, 186, 197
-- CT 168-171
-- MRT 186
-- PET 197
-- Radiologie 141
- Tumorsuche 272
- unbekannter 674
Pro-ACTH 81
Probethorakotomie 249, 637
Procarbacin 694
Prognosefaktoren 254
- kleinzelliges Bronchialkarzinom 59, 63-80

-- Geschlecht 68
-- *Karnofsky*-Index 67
-- klinische Symptome 64
-- LDH (Laktatdehydrogenase) 66
-- Patientencharakteristika 66, 67
-- prätherapeutische Laborparameter 64
-- Prognosegruppen 71
-- Tumorausbreitung 68-70
--- „extensive disease" (ED) I 68, 70, 120
--- „extensive disease" (ED) II 68, 70, 120
--- „limited disease" (LD) 68, 70, 120
--- „very limited disease" (VDL) 69
- Langzeitprognose 210
- nichtkleinzelliges Bronchialkarzinom 72-80
-- Differenzierungsmarker 74, 75
-- molekulare Veränderungen 72, 73
-- Patientencharakteristika 72
-- Proliferationsmarker 74, 75
-- Tumorausbreitung 76-80
--- TNM-Klassifikation 76
--- UICC-Stadien 76
Projektionsradiographie (konventionelles Röntgen) 129-164, 618
- Schlitztechnik 136
Prostatakarzinom 608
prostataspezifische saure Phosphatase, Tumormarker 616
Prothese, PTFE-Prothese 261
Protoonkogene (*siehe auch* Onkogene) 5-7, 48
Pseudolymphom 4, 396
- Klassifikation 4
Pseudosarkom 396
„pseudoseminomatous thymoma" 517
Pseudotumor
- entzündlicher 4, 396
-- Klassifikation 4
- inflammatorischer (Plasmazellgranulom) 381, 389
PTFE-Prothese 261
pTNM (pathologische Klassifikation) 77, 98, 233
PTV („planning target volume") 278
Pulmonalarterie 246
- Segmentresketion 246
Pulmonalisarteriographie 130, 140, 147, 160, 627
Pulmonalisdruckmessung 695
Pulmonalkapillardruck 211
„pulmonary blastoma" (*siehe* Blastom) 4, 365, 366, 385
Punktion
- Pleuraerguß 445
- transthorakale Punktionsverfahren 528
Punktmutationen 51

Q
Querschnittsymptomatik 284

R
Radikalität 234
Radiochemotherapie (kombinierte Behandlungskonzepte) 265, 286-291, 318-323
- alternierende 290, 321
- kombinierte Chemoradiotherapie, kleinzelliges Bronchialkarzinom 289, 305, 306
- Induktionsbehandlung 322
- Langzeitüberlebende 321
- neoadjuvante 288, 289
- sequentielle 290, 318-321
- simultane 290, 321
- „time-to-local recurrence" 321
radiogene Nebenwirkungen 283-285
Radiographie
- digitale 627
- Projektionsradiographie 618
Radiologie, konventionelle 618
Radionuklidangiographie 695
Radioonkologie 277
Radioosteonekrosen 578
radioresistente Lungenmetastasen 685
radiosensible Lungenmetastasen 684
Radiotherapie (*siehe* Strahlentherapie) 265, 277-295, 344, 351, 406, 421, 462, 549, 578, 692
Radon (Strahlenbelastung) 40, 42
raf-1 6
Ramifikationen 102
ras-Familie 6, 49, 51, 52
Rauchen 39-46, 67, 217, 218
- Anamnese 67
- Nichtraucher 44
- Passivrauchen 43, 44
- Tabakinformationsdienst 46
- Tabakprävention 45
- Tabakprodukte 39
- Zigarettenkonsum 46
Raumforderung
- hiläre / perihiläre 133
- maligne 522
- mediastinale 521-532, 534
Raynaud-Syndrom / -Phänomen 477
rb 8, 55
Reaktivität, unspezifische bronchiale 217
REAL-Klassifikation, B-Zellymphom 555
Rebronchoskopie 127
Rechtsherzdekompensation 265
Rechtsherzinsuffizienz 210
Rechtsherzkatheterisierung 210, 695
Rechts-links-Shunt 222
Regans isoencyme (alkalische Phosphatase) 616
Regionalanästhesie 221, 229
- Techniken 221

Rehabilitation 689–701
- berufliche 700
- medizinische 699, 700
Reibegeräusche, perikarditische 478
Reizhusten 122, 522
Rekalzifizierung 292
Rekonstruktionstechniken 590–594
Rekurrensparese 233, 345, 453
Remissionen 297, 299, 360
- komplette 297, 299
- partielle 299
- Remissionsrate 297, 360
Resektabilität 112
Resektion 142, 203, 208, 214, 232–235, 246, 255, 256, 263, 264, 273, 379, 399, 401, 447, 646, 648
- Bifurkationsresektion 232, 403
- broncho- und angioplastische Resektion 243
- Brustwandresektion 256, 447, 588–590
- En-bloc-Resektion 234, 255
- endoskopische 379
- Hauptbronchusresektion 246
- Kontinuitätsresektion 401
- Letalität, 30-Tage-Letalität nach radikaler Resektion (R0) 263
- Manschettenresektion 142, 245, 246
- Metastasenresektion, Voraussetzungen / Indikationen 646
- Narbengewebe 648
- Oberlappenresektion 208
- P3D (Pleuropneumonektomie mit Perikard- und Diaphragmaresektion) 445, 447
- palliative Resektionen 264
- Pancoasttumorresektion 232
- Phrenicusresektion 255
- postoperative Phase 653
- Prinzip der Metastasenresektion 651
- prognostische Faktoren 663
- Pulmonalarteriensegmentresektion 246
- Resektionsausmaß 235
- Resektionsquote 234
- Resektionstechniken 648
- R0-Resektion (kurative Tumorresektion) 235
- Segmentresektion 203, 232, 402
- Trachearesektion 399, 402
- Tumorresektion 214
- videoassistierte thorakoskopische Resektionstechnik 273, 449
- Wedgeresektion 203
- Weichteiltumorresektionen 447
Residualkapazität, funktionelle 229
Residualtumor-(R)-Klassifikation 97, 109, 112
Residualvolumen 212
Resistenz 328, 331
- Multidrogenresistenz 331
- Resistenzentwicklung 328
respiratorische

- Folgen, chirurgische Therapie 692
- Insuffizienz 203, 453
Resthöhlendarstellung 130
Reststaging 127
Resttumorentfernung nach Chemotherapie 647
Retention, postoperative Sekretretention 345
Retentionspneumonien 260
Retinoblastom 682
Retransfusion 221
Rezidiv
- Infekte, rezidivierende 522
- lokales Rezidiv / Rezidivrisiko 286, 406
- PET, Rezidivdiagnostik 199, 200
Rezidivmetastasen 647
Rezidivsymptomatik 696
Rhabdomyom / Rhabdomyosarkom 396, 474, 490, 492, 577, 608, 682
- Kinder 490
rheumatoide Arthritis 524
Rhythmusstörungen 211
Riboflavin (Vitamin B_2) 329
Riboflavinphosphat (FMN) 329
Riesenfibrosarkom 440
Riesenzellkarzinom 4, 396
Rippentransplantat 589
Risiko, operatives 202
Risikoabschätzung 202
Risikofaktoren 35, 39–46, 217, 218
- berufsbedingte Faktoren 40, 41
- Ernährung 42, 43
- genetische Ursachen 43
- Rauchen (siehe dort) 39–46, 67
- Strahlenbelastung (Radon) 42
- Umweltfaktoren 41
Risikopatienten, weiterführende Untersuchungen 208–212
- Blutgaspartialdrücke, arterielle 209, 210
- Gaswechsel, pulmonaler 209, 210
- Hämodynamik, pulmonale 210–212
- kardiale Funktion 211, 212
Roadmapping, funktionelles 149
Rolitetracyclin 447
Röntgenanatomie 138
Röntgendiagnostik, Bronchialkarzinom 129–164
Röntgenmorphologie, Lungenmetastasen 618, 619
- Röntgensymptomatologie 619
- Verschattungsmuster 619
Röntgenstrahlen, ultraharte 278
Röntgensymptomatologie 138
Röntgenübersicht (Hartstrahlentechnik) 122, 213
R0-Resektion (kurative Tumorresektion) 235
Rundherd (siehe Lungenrundherd) 25, 167, 270–276, 623

S

Salvage-Operation 265
Sanduhrtumoren 536, 538
Sanwichplastik 589, 591
- „Marlex-sandwich" 589
„sarcoid-like reaction" 601
Sarkom 4, 365, 366, 371, 396, 440, 474, 508, 524, 537, 545, 577, 593
- Chondrosarkom 366, 371, 577, 581, 583, 593
- Ewing-Sarkom 366, 584, 593, 607, 608, 682
- Fibrosarkom 4, 396, 440, 474, 492, 500, 585, 593
- Hämangiosarkom 396
- Kaposi-Sarkom 524
- Karzinosarkom 4, 365–367, 396
- Klassifikation 4
- Leiomyosarkom 396, 474
- Liposarkom 396, 474, 585, 593
- Lymphangiosarkom 396
- mesenchymales 537
- myogenes 4
- neurogenes 474, 593
- Osteosarkom 366, 371, 474, 584, 593, 608, 655, 682
- Pseudosarkom 396
- Rhabdomyosarkom 396, 474, 492, 577, 608, 682
- Riesenfibrosarkom 440
- synoviales 474, 593
- Weichgewebssarkom 366, 371, 656, 657
Sauerstoff (siehe O$_2$)
saure Phosphatase 616
Savary-Gillard-Bougies 337
SCC („squamous cell carcinoma") 81, 82, 88
Schaukelatmung 255
Schichtuntersuchung, lineare 139
Schilddrüsenkarzinom, medulläres 377
Schilddrüsentumoren / -geschwülste 508, 509, 516, 608
Schleimhautinfiltration 399
Schlitztechnik 136
Schmerzen 64, 458, 522, 696
- Thoraxschmerz 365, 458, 522
- Thoraxwandschmerz 696
Schmerztherapie 219, 229, 230
- epidurale Analgesie 229
- Interkostalanalgesie, intraoperative 229
- Kryoanalgesie 229
Schnittbildverfahren 129, 165–178, 628
Schußverletzung 565
Schwannom (Neurinom) 396, 537, 593
- malignes 396
SCLC (siehe Bronchialkarzinom, kleinzelliges) 264, 265
Segmentresektion 203, 232, 402
Sekretansammlungen 334
Sekretion, postoperative bronchiale Hypersekretion 204

Sekretolytika 334
Sekretretention 208, 209, 228, 229, 345
Sekretverhalt 334
Sekundärbefall 406, 407, 419, 420
- trachealer 406, 407
seltene Lungentumoren, histologische Klassifikation 28
Seminom 517, 542
- Gysgerminom 517
- „primary thymic seminoma" 517
„seminomatous thymoma" 517
Sensitivität 83
Serotonin 373
Serummarker (siehe auch Tumormarker) 9
- Serumproteine 616
„shrinking field" 279
Shunt, pulmonaler 209
- Rechts-links-Shunt 222
Shuntanteile 207
Shuntblutvolumen 209
Silberkanüle 228
Silikonrohre 341
Silikose 541
Simulatorbild 279
Sinuskarzinose 601
Sinustumoren, endodermale 517
Sjögren-Syndrom 524
Skelettmetastasen 126, 292
Sklerodermie 524
Sklerose, tuberöse 4, 381
- Klassifikation 4
sklerosierendes Angiom, Klassifikation 4
SLE (systemischer Lupus erythematodes) 524, 541
„small-airways"-Region 204
Somatostatin 373
Sonographie (siehe Ultraschall) 129, 169, 275, 526, 633, 634
SPECT (singuläre Photonenemissionstomographie) 129
Spezifität 83
Spindelzellen 367
spindelzelliges Karzinom 396, 428
- monophasischer Spindelzelltumor 428
Spiral-CT 130, 147, 165, 629–631
Spirometrie 210
„split course" Behandlung 286
Spongiosablock 334
Sputumproduktion 217
Stadieneinteilung (siehe Klassifikation) 3–5, 19–29, 76, 86, 97, 98, 103–107, 233, 239, 250–265
Stadium 112, 253–265
- Stadium I 251–253
- Stadium II 253, 254
- Stadium IIIA 254, 255–261
- Stadium IIIB 261–263
- Stadium IV 263–265
Staging des Lungenkarzinoms 97–117, 118–128, 140, 633
- Fernmetastasen (siehe auch Metastasen) 124–127

- klinisches vs. pathologisches Staging 112
- M-Staging 141, 174, 175
- - CT 174, 175
- - Radiologie 141
- N-Staging (Lymphknoten) 122, 141, 171, 172, 188, 197
- - CT 171, 172
- - MRT 188
- - PET 197
- - Radiologie 141
- präoperatives 259
- primäres 633
- radiologisches Staging 140
- Reststaging 127
- Strategie des Stagings 118–128
- T-Staging (Primärtumor) 122, 141, 168, 186, 197
- - CT 168–171
- - MRT 186
- - PET 197
- - Radiologie 141
Standardthorakotomie, posterolaterale 241
Stanzbiopsie 528
Startzeitvergrößerung 166
Stehfelder 279
Stenose
- benigne 400
- Narbenstenose 423
- neoplastische 400
- zentrale Atemwegsstenose 334
Stents (Endoprothesen) / Stentimplantation 152, 262, 334, 341, 342, 404, 417, 418
- *Gianturco*-Stent 342, 418
- Hybride 341
- Maschendrahtprothesen 342
- Metallendoprothesen 341
- *Palmaz*-Stent 342
- *Strecker-* / *Strecker-Tantalum*-Stent 342, 418
- Ultraflex-Tracheobronchialstent 342
- V.-cava-Stent 152
- *Wall*-Stent 342
- zweiseitige 334
Sterberate 38
Sternotomie, mediane 648, 649
„stomach, upside-down-" 692
Strahlenbelastung (Radon) / Strahlenexposition 40, 42, 166
Strahlenfibrose 693
Strahlenpneumonitis, akute und chronische 693
Strahlentherapie 254, 265, 277–295, 344, 351, 354, 359, 406, 421, 462, 547, 549, 578, 672, 677, 678, 692
- adjuvante Therapie mit Strahlen- oder Chemotherapie 254
- Bestrahlungsfelder 281
- Bestrahlungsplanungssystem 284
- Bestrahlungsquelle 354

- Bestrahlungsstrecke 359
- Bestrahlungstechniken 354
- Blutbestrahlung, perioperative 221
- „boost" 281
- Brachyradiotherapie 344, 354
- CHART („continuous hyperfractionated accelerated radiotherapy") 283
- Dosierung 284–286, 354
- - Dosisabfall 354
- - Dosisintensität 354
- - Dosisverteilung 284
- - Fraktionsdosis 284, 355
- - Gesamtdosis 284
- - Toleranzdosis 284
- - Tumordosis 286
- endoluminale Bestrahlung 355–357, 359
- Fraktionierung (*siehe dort*) 277, 278, 284, 693
- Ganzhirnbestrahlung 291
- Hirnbestrahlung, prophylaktische 127
- Hochdosisradiotherapie, endoluminale 351
- Kleinraumbestrahlung 344
- Kreisbeschleuniger (Betadron) 278
- Kreuzfeuerbestrahlung, 3-Felder 549
- kurative 277
- Linearbeschleuniger 278
- Lungenmetastasen 673, 677, 678
- maligne Tumoren 547
- Mantelfeldbestrahlung 549
- Megavoltbereich 278
- MV-Therapie 278
- Methodik, strahlentherapeutische 278–283
- Nebenwirkungen, radiogene 283–285
- palliative 277, 292, 293
- Pleuratumoren 462
- postoperative Strahlenbehandlung 281, 286, 287, 406
- - perkutan 406
- präoperative Strahlenbehandlung 287, 288
- primäre, nichtkleinzelliges Bronchialkarzinom 285–288
- pulmonale Strahlenreaktion 283
- Radiochemotherapie (*siehe dort*) 265, 286–291, 305, 306, 318–323
- - kombinierte Chemoradiotherapie, kleinzelliges Bronchialkarzinom 289, 305, 306
- - neoadjuvante 288, 289
- Radioosteonekrosen 578
- Rezidivrisiko, lokales 286
- Röntgenstrahlen, ultraharte 278
- „split-course"-Radiotherapie 290
- Telekobaltgeräte 278
- Teletherapie 354
- Therapiefolgen 692, 693
- Zielvolumenauslastung 281
- Zielvolumendosis 279

Strecker- / *Strecker*-Tantalum-Stent 342, 418
Struma 396, 508, 534, 535, 540
- intrathorakales 534
- intratracheale 396
Subtraktionsangiographie, digitale (DSA) 148, 149
„sugar tumor" (Klarzelltumoren) 381, 382, 396
Sulcus-superior-(*Pancoast*)-Tumoren 256
Suppressorgene (*siehe* Tumorsuppressorgene) 5, 8, 13, 49, 54, 55, 73
Syndrome (*siehe auch* Morbus)
- Eaton-Lambert- 523
- Horner- 453, 533, 537, 578
- Raynaud- 477
- Sjögren- 524
Synovialsarkom 474, 593
Szintigraphie der Lunge
- Perfusionsszintigraphie 122, 129, 207, 208, 635
- Ventilationsszintigraphie 129, 206

T

T3-Tumoren 255, 257
- Hauptbronchusbefall 257
Tabakinformationsdienst 46
Tabakprävention 45
Tabakprodukte 39
Talkum 447
Talkumpuder 447
Tantalum
- *Strecker*-Tantalum-Stent 342, 418
- Tantalumnetz 589
^{99m}Tc-Makroaggregate 207
Telekobaltgeräte 278
Teleradiologie 138
Teletherapie 354
Teniposid 297
Teratokarzinom 517
- teratodermoides 534
Teratom 4, 366, 370, 381, 387, 396, 474, 491, 499, 508, 509, 516, 535, 542, 545
- benignes 396, 474
- Klassifikation 4
- malignes 396, 474, 542
- reifes 542
- thymogenes 509
- unreifes 542
Tetracyclinhydrochlorid 447
Tetrazyklinpräparate 447
Texane 298
TGFα („transforming growth factor") 58
Therapie 400
- chirurgische 400–404, 692
- Folgen der Therapie 420, 421, 691–701
- konservative 404
- multimodales Therapiekonzept 264
- palliative 264, 277, 292, 293, 357, 416–419

thermische
- Abtragung 334
- Gewebezerstörung 337
„thin-bloc technique" 549, 550
Thorakoskopie 122, 123, 447, 530, 636
- konventionell / videoassistiert 530
Thorakotomie 249, 273, 274, 649
- diagnostische 122, 160
- Doppelthorakotomie 256, 451
- laterale 649
- Minithorakotomie 274
- Probethorakotomie 249, 637
- Standardthorakotomie, posterolaterale 241
- transversale 649
Thoraxdeformität 692
Thoraxdurchleuchtung 129, 139, 625
Thoraxschmerz 365, 458, 522
Thoraxübersichtsaufnahme 131, 213
Thoraxwandschäden 692
Thoraxwandschmerz 696
Thrombomodulin 13
Thrombose 606
Thymektomie 539
thymogenes Teratom 509
Thymom 510–512, 517, 538
- benigne 511, 538
-- allseits kapselbegrenzt 511
- „incidental microscopic thymoma" 512
- Klassifikation 511
- maligne 511, 538
- „primary thymic seminoma" 517
- „pseudoseminomatous thymoma" 517
- „seminomatous thymoma" 517
Thymozyten 510
Thymphome 509
Thymusepithel 510
Thymuskarzinoid, neuroendokrines 513, 540
Thymustumoren / karzinome 508–516, 533–535, 538, 540, 545
- Chemotherapie 513
- mesenchymale 516
- Neoplasien 533, 538–540
- Staging epithelialer Thymustumoren nach *Masaoka* 513, 539
Thyreoiditis, *Hashimoto-* 524
„time-to-local recurrence" 321
T-Klassifikation 142
TNM-System / TNM-Klassifikation 29, 76, 98, 109, 233, 239, 457
- cTNM (klinische Klassifikation) 77, 98
- pTNM (pathologisches Stadium) 77, 98, 233
Tonofilamente 23
Topoisomerase-I-Inhibitoren 298
Topotecan 297, 305
Totraumventilation 212
Toxizität

Sachverzeichnis

- Chemotherapie, Lunge- / Haut- / Ösophagus 300
- Früh- und Spättoxizität nach Strahlentherapie 693
TPA („tissue"-polypeptidspezifisches Antigen) 81, 90, 91
TPS („tissue-polypeptide"-Antigen) 81, 90, 91
Tracheachirurgie 400
Trachearesektion 399, 402
Tracheastenose 340
Tracheatumoren 393–408
- primäre 405–408
Tracheobronchialbaum 262
Tracheobronchialstent, Ultraflex- 342
Tracheopathia osteoplastica 396
Tracheotomie 205
- plastische 228
Transitionalzellpapillome 4, 381
- Klassifikation 4
Transkriptionsfaktor AP-1 52
Translokation 5, 49
Transparenzvermehrung 624
Transplantationschirurgie 220
Transpositionslobektomie 232
Transsudat 445
Trikuspidalklappe 485
Trikuspidalklappensegel 485
T-Staging (Primärtumor) 122, 141, 168, 186, 197
- CT 168–171
- MRT 186
- PET 197
- Radiologie 141
Tuberkulose 271, 541, 569
tuberöse Sklerose 4, 381
- Klassifikation 4
Tubus, *Charr*-Tubus 228
tumorähnliche Läsionen 396, 516
Tumoranämie 221
tumorartige Läsionen 381, 387–390
Tumorausbreitung
- anatomische 97, 112
-- Systeme zur Klassifikation 97
- kleinzelliges Bronchialkarzinom 68–70
-- ED („extensive disease") 68, 120
--- ED I 68, 120
--- ED II 68, 120
-- LD („limited disease") 68, 120
-- VDL („very limited disease") 69
- nichtkleinzelliges Bronchialkarzinom 76–80
-- TNM-Klassifikation 76
-- UICC-Stadien 76
Tumorbefall, sekundärer 419, 420
Tumoreinbruch in die Brustwand 255
Tumorembolisation (*siehe auch* Embolisation) 599–601, 604
- okklusive Embolie 605
Tumoren
- des Kindesalters (*siehe* Kinder) 490, 661

- nichtepitheliale 396
Tumorgrading 19
Tumorheterogenität 9
Tumorimaging 129
Tumorkompression 334, 336
Tumorlets 15
Tumormarker 9, 64, 65, 81–96, 524, 616
- Diagnostik 83, 88
-- maligner Pleuraerguß 88
-- nach Symptoemmanifestation 83
- Einflußgrößen und Störfaktoren 82
- ektopische Hormone 616
- Enzyme, prostataspezifische saure Phosphatase 616
- Marker
-- AFP (α-Fetoprotein) 524, 542, 616
-- CA 50 85
-- CEA (carcinoembryonales Antigen) 81–85, 88–91, 118, 616
-- CYFRA 21-1 (Cytokeratinfragment) 81–88, 90–92
-- NSE (neuronspezifische Enolase) 81–85, 87, 90, 91, 118, 374
-- SCC („squamous cell carcinoma") 81, 82, 88
-- TPA („tissue"-polypeptidspezifisches Antigen) 81, 90, 91
-- TPS („tissue-polypeptide"-Antigen) 81, 90, 91
- onkofetale Antigene 616
- plazentale Proteine 616
- prognostische Bedeutung 87
- Screening asymptomatischer Individuen 83
- serielle Markerbestimmungen 94
- Serummarker 9
- Serumproteine 616
- Stadieneinteilung 86
- Verlaufskontrolle 88
Tumormasse 314
- Reduktion 647
Tumorpleurektomie und -dekortikation 445, 447, 449, 466
Tumorresektion (*siehe* Resektion)
Tumorsuppressorgene (*siehe auch* Onkogene) 5, 8, 13, 54, 55, 73
- *mts*-Familie 8
- *p53* 8, 13, 54
- *rb* 8, 55
Tumorvaporisation 339
Tumorwachstum 245
Tumorzellarrest 602
Tumorzellimplantation 603, 604
Tumorzellverschleppung 601
- kavitäre 603
T-Zelldefekte 524
T-Zellymphome / T-lymphoblastisches Lymphom 514, 515, 523, 545
- aleukämisches 545
- leukämisches 545

U

Überleben 233, 360
- adjustiertes 233
- Fünfjahresüberlebensquote 252, 257, 263
- tumorfreies 233
Überlebenskurven bcl-2-positiver und -negativer Patienten 74
Überlebenswahrscheinlichkeit 253
Überwachung, intraoperative 227
UICC-Stadien 76
Ultraflex-Tracheobronchialstent 342
Ultraschall 129, 169, 275, 526, 633, 634
- endothorakale Sonographie 275
- transkutan / transösophageal 526
Umweltfaktoren 41
- Luftverschmutzung 41
Unterlappenektomie 246
„upside-down stomach" 692
Uteruskarzinom 458, 464

V

VAC-Schema, Polychemotherapie 299
VALG („Veterans Administration Lung Cancer Study") 108, 119
Vaporisation, Tumorvaporisation 339
Vasokonstriktion, hypoxische pulmonale (HPV) 222
Vasokonstriktiva 334
Vasopressin 373
VDL („very limited disease") 69
VEGF („vascular endothelial growth factor") 57, 185
- VEGF-Rezeptor Flt-1 57
Venen / Venae (V.)
- V. anonyma 261
- V. cava 262
- V. cava-Stent 152
- V. cava-superior-Syndrom 523, 554
Ventilation (*siehe* Beatmung) 203–206, 222–227, 403
Ventilationsausfall 206
Ventilations-Perfusions-Inhomogenitäten 209
Ventilationsszintigraphie 129, 206
Ventilationsverteilung 209
Ventilmechanismus 334
Verschleppungszeit 272
Verteilungsanalysen, prognostische FEV 1 205
Vicrylnetz 591
videoassistierte
- Pleurektomie 445, 447, 448
- thorakoskopische Resektionstechnik 273, 447, 448
Vinblastin 328
Vincaalkaloide 328, 329
Vincristin 297, 305, 311, 328
Vindesin 297, 485

Vinorelbine 311
Vitalkapazität, forcierte expiratorische 203
Vitamin B_2 (Riboflavin) 329
VM-26 694
Volumenreduktion 202, 212–215
Volumenresektion 214
Volumina, enddiastolische 211
Vorhofflimmern 478

W

Wachstumsfaktoren („growth factors") 57, 58, 304
- bFGF („basic fibroblast growth factor") 57
- G-CSF 304
- GM-CSF 304
- hämatopoetische 304
- PD-ECGF („platelet-derived endothelial growth factor") 58
- TGFα („transforming growth factor") 58
- VEGF („vascular endothelial growth factor") 57, 185
Wall-Stent 342
Wedgeresektion 203
Wegener-Granulomatose 541
Weichgewebssarkom 366, 371, 656, 657
Weichteilfenster 631
Weichteiltumoren 447, 584, 682
- primäre 584
- Resektionen 447
WHO-Klassifikation 3, 19
Widerstand, pulmonalvaskulärer 210, 224
Wilcoxon-„matched-pair"-Test 360
Wildtypzellen 329, 331
- KB-Wildtypzellen 331
Will-Rogers-Phänomen 252
Wilms-Tumor (Nephroblastom) 365, 682
Wirbelsäulentyp, Lungenmetastasen 602
Wundheilung, verzögerte 405
Wundinfektion 233

X

Xanthom 396
Xenon-133 206

Y

YAG-Laser (*siehe auch* Laser) 334, 339, 355
Y-Manschette 246
Yolk-sac-Tumoren 517

Z

Zange, Atemwegsverschluß 337
Zangenabtragung 334
Zelladhäsionsmoleküle 604
Zelladhäsionsprotein, neuronales 66
Zellproliferationsrate 296
Zellzyklusproteine 49
Zervixkarzinom 658
Zielvolumenauslastung 281
Zielvolumendosis 279
Zigarettenkonsom 46
ziliäre Aktivität 217
ZNS-Metastasen 127
ZNS-Tumoren 682
Zölomdysembryoplasien 499
Zweilungenbeatmung 222
Zwerchfell 213
Zwerchfellbeweglichkeit, paradoxe 122
Zwerchfellersatz 453
Zwerchfellhochstand 133
Zwerchfelltumoren 502–504
- mesenchymale 502
- primäre 502

Zyklotron 194
Zystadenome 4, 381
- Klassifikation 4
Zysten
- bronchiogene Zysten (Homoplasien) 271, 499, 536
- Dermoidzysten 499
- Echinokokkuszysten 271
- gastroenterogene 536
- Knochenzyste, aneurysmatische 593
- mediastinale 516, 533–537
- Pankreaspseudozysten 536, 569
- Perikardzysten 508, 536
- Pleuraperikardzysten 509
- Pleurazysten 508, 536
Zytokeratin 21, 374
Zytokeratinexpression 13
Zytoskelettproteine 23
Zytostatika 284, 297, 298, 461, 694
- Nebenwirkungen 219, 220
- mit pulmonaler Toxizität 694

Springer und Umwelt

Als internationaler wissenschaftlicher Verlag sind wir uns unserer besonderen Verpflichtung der Umwelt gegenüber bewußt und beziehen umweltorientierte Grundsätze in Unternehmensentscheidungen mit ein. Von unseren Geschäftspartnern (Druckereien, Papierfabriken, Verpackungsherstellern usw.) verlangen wir, daß sie sowohl beim Herstellungsprozess selbst als auch beim Einsatz der zur Verwendung kommenden Materialien ökologische Gesichtspunkte berücksichtigen.
Das für dieses Buch verwendete Papier ist aus chlorfrei bzw. chlorarm hergestelltem Zellstoff gefertigt und im pH-Wert neutral.

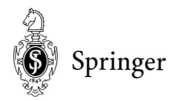

Druck: Saladruck, Berlin
Verarbeitung: Buchbinderei Lüderitz & Bauer, Berlin